U0385700

中华影像鉴别诊断学

儿科分册

主　审　朱　铭
主　编　邵剑波　李　欣
副主编　钟玉敏　宁　刚　彭　芸　严志汉

人民卫生出版社
·北京·

版权所有，侵权必究！

图书在版编目（CIP）数据

中华影像鉴别诊断学. 儿科分册/邵剑波，李欣主编. -- 北京：人民卫生出版社，2024. 10. -- ISBN 978-7-117-36722-6

Ⅰ. R445

中国国家版本馆 CIP 数据核字第 2024VT3993 号

人卫智网	www.ipmph.com	医学教育、学术、考试、健康，购书智慧智能综合服务平台
人卫官网	www.pmph.com	人卫官方资讯发布平台

中华影像鉴别诊断学——
儿科分册
Zhonghua Yingxiang Jianbie Zhenduanxue——
Erke Fence

主　　编：邵剑波　李　欣
出版发行：人民卫生出版社（中继线 010-59780011）
地　　址：北京市朝阳区潘家园南里 19 号
邮　　编：100021
E - mail：pmph @ pmph. com
购书热线：010-59787592　010-59787584　010-65264830
印　　刷：北京华联印刷有限公司
经　　销：新华书店
开　　本：889×1194　1/16　　印张：32
字　　数：991 千字
版　　次：2024 年 10 月第 1 版
印　　次：2024 年 10 月第 1 次印刷
标准书号：ISBN 978-7-117-36722-6
定　　价：198. 00 元

打击盗版举报电话：010-59787491　E-mail：WQ @ pmph. com
质量问题联系电话：010-59787234　E-mail：zhiliang @ pmph. com
数字融合服务电话：4001118166　E-mail：zengzhi @ pmph. com

（以姓氏笔画为序）　　**编　　者**

石　浩　昆明医科大学附属儿童医院/昆明市儿童医院

宁　刚　四川大学华西第二医院

朱大林　甘肃省妇幼保健院

乔中伟　复旦大学附属儿科医院

刘俊刚　复旦大学附属儿科医院厦门医院

刘鸿圣　广州医科大学附属妇女儿童医疗中心

闫　锐　西北妇女儿童医院

严志汉　温州医科大学附属第二医院/育英儿童医院

李　欣　天津市第二人民医院

杨　明　南京医科大学附属儿童医院

肖江喜　北京大学第一医院

何　玲　重庆医科大学附属儿童医院

张　静　兰州大学第二医院

张体江　遵义医科大学附属医院

陈　静　天津大学儿童医院

邵剑波　华中科技大学同济医学院附属武汉儿童医院

范　淼　中山大学附属第一医院广西医院

金　科　中南大学湘雅医学院附属儿童医院/湖南省儿童医院

赵　鑫　郑州大学第三附属医院

钟玉敏　上海交通大学医学院附属上海儿童医学中心

贺玉玺　包头市第四医院/包头市儿童医院

袁新宇　首都儿科研究所附属儿童医院

徐　昕　青海省妇女儿童医院

彭　芸　首都医科大学附属北京儿童医院

彭雪华　华中科技大学同济医学院附属武汉儿童医院

曾洪武　深圳市儿童医院

赖　华　电子科技大学医学院附属妇女儿童医院/成都市妇女儿童中心医院

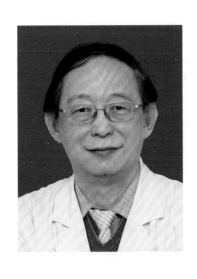

朱 铭

上海交通大学医学院附属上海儿童医学中心放射科主任医师、终身教授,上海交通大学医学院教授、博士生导师。现任中华医学会放射学分会儿科学组资深顾问,曾任中华医学会放射学分会儿科学组组长。

朱铭教授在上海交通大学医学院附属新华医院和上海儿童医学中心从事医疗系和儿科系本科生医学影像学教学多年,培养了一批硕士生和博士生。主要研究领域为儿科放射学和胎儿磁共振诊断学,儿科放射学中以儿童心血管影像诊断为重点。作为负责人的科研课题有"十五"国家科技攻关计划、国家自然科学基金面上项目、上海市科委重点项目等。曾在 *Circulation* 等国外期刊和《中华放射学杂志》等国内期刊上发表第一作者和通信作者论文多篇,并于 2017 年获得首届中华医学会放射学分会金睛奖。作为第一负责人获得上海市科技进步奖、上海医学科技奖等。

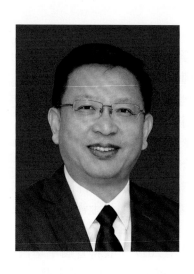

邵剑波

　　医学博士、主任医师、教授、博士生导师,享受国务院政府特殊津贴专家,美国 Nationwide 儿童医院访问学者。历任华中科技大学同济医学院附属武汉儿童医院影像中心主任、院长、党委书记。中华医学会放射学分会第十六届委员会儿科学组组长,国家卫生健康委员会儿童血液病、恶性肿瘤专家委员会影像专业委员会主任委员,湖北省医学会放射学分会副主任委员,《中华放射学杂志》《放射学实践》《临床放射学杂志》《实用放射学杂志》编委。

　　从事儿科影像工作 40 年,主编《小儿颅脑疾病 CT 诊断》《小儿腹部CT 诊断图鉴》《中华影像医学·儿科卷》等 12 部专著,参编 15 部专著。荣获宋庆龄儿科医学奖 1 项,国家级和省部级科技进步奖 6 项,发表 SCI及核心期刊论文百余篇。

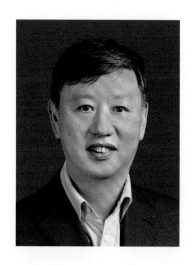

李　欣

　　教授,天津市第二人民医院院长。从事儿科影像诊断工作 36 年,历任天津市儿童医院影像科住院医师、主治医师、副主任医师、主任医师,影像科主任,天津市儿童医院副院长。曾任中华医学会放射学分会第十四、十五届全国委员,儿科学组组长。中国医师协会放射医师分会第四、五届常务委员,儿科学组组长。天津市医学会放射学分会第六届主任委员。国家放射影像专业医疗质量控制中心专家委员会委员。国家卫生健康委员会儿童血液病、恶性肿瘤专家委员会委员。

　　主编儿科影像专业学术著作《中华影像医学·儿科卷》第 1 版、第 2版,《儿科影像诊断必读》第 1 版、第 2 版,《中华医学影像案例解析宝典——儿科分册》等共计 12 部。参编全国高等院学校教材《医学影像学》第 6 版至第 9 版,《医学影像诊断学》第 3 版至第 5 版,儿科影像专业学术著作 19 部。任《中华放射学杂志》《临床放射学杂志》《放射学实践》《中国医学影像学杂志》《国际医学放射学杂志》《中国医学影像技术》专业学术期刊常务委员、编委。

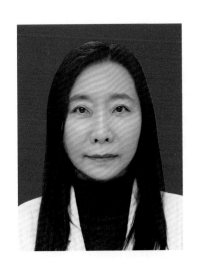

钟玉敏

    主任医师、博士生导师,上海交通大学医学院附属上海儿童医学中心影像中心主任。现任美国心脏磁共振学会儿童先天性心脏病学组专家组成员,亚洲及大洋洲儿科放射学会(AOSPR)常务委员,亚洲心血管影像学会(ASCI)先天性心脏病专家组成员,中华医学会放射学分会儿科学组副组长,中国妇幼保健协会放射医学专业委员会副主任委员,中国医疗保健国际交流促进会心血管磁共振诊断学分会常务委员,上海市医学会放射科专科分会第十届委员会委员兼儿科组组长,上海市中西医结合学会医学影像专业委员会常务委员兼儿科组组长,上海市抗癌协会肿瘤影像专业委员会常务委员兼儿科组组长。

    专业主攻方向为儿童影像,主要为儿童及胎儿心血管疾病和肿瘤影像。尤其在儿童先天性心脏病影像诊断及功能研究中成绩突出,受到国内外同行的高度认可。

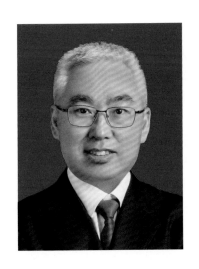

宁　刚

    教授、主任医师、硕士生导师,国家儿童区域(西南)医疗中心·四川大学华西第二医院党委专职组织员兼放射科主任,住院医师/专科医师规范化培训专业基地主任。"天府青城计划"医疗卫生领军人才,四川省学术和技术带头人,四川省卫生健康领军人才,中国医师协会放射医师分会委员兼儿科学组副组长,中华医学会放射学分会儿科学组副组长,四川省医师协会放射医师分会会长。

    长期从事本科生、研究生、住院医师及专科医师教学,参编人民卫生出版社及教育部规划教材 7 部,发表论文 100 余篇。承担"十三五"国家重点研发计划项目 1 项,各级纵向科研基金资助项目共 12 项。牵头制定《胎儿 MRI 中国专家共识》并推广应用。

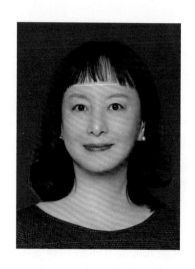

彭 芸

医学博士、主任医师、教授、博士生导师,国家儿童医学中心/首都医科大学附属北京儿童医院影像科主任,首都医科大学影像医学与核医学系副主任。中华医学会儿科学分会影像学组组长,中华医学会放射学分会儿科学组副组长,北京医学会放射学分会副主任委员,中国医学装备协会磁共振成像装备与技术专业委员会副主任委员,中国医师协会放射医师分会委员。

从事儿科影像学临床诊断工作 20 余年,具有较高的业务工作能力和技术水平。坚持工作在临床一线,积累了丰富的儿童疾病影像诊断经验和解决复杂疑难病例的能力。入选北京市科技新星计划。多次参与国家标准的制定和疾病防治工作,作为主要负责人承担国际和国内的临床药学研究,牵头制定儿童影像学检查、诊断共识和标准等工作。以项目第一负责人承担科技部、国家级和省部级课题重点项目 8 项,第一或通信作者发表文章百余篇,其中 SCI 50 余篇,被引 500 余次,主编、主译专著 7 部,参编 10 余部。

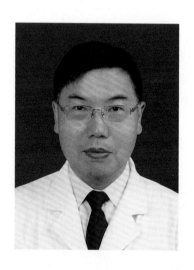

严志汉

教授、主任医师、博士生导师,温州医科大学附属第二医院/育英儿童医院放射科主任。中华医学会放射学分会儿科学组副组长,中国医师协会放射医师分会儿科学组副组长,中国医师协会儿科医师分会影像学组副组长。

承担温州医科大学本科生、留学生、研究生及住培生的医学影像学教学工作,擅长妇儿疾病、神经系统及腹部疾病的影像诊断,以小儿神经影像为主要研究方向。近年来主持国家自然科学基金 2 项,参与发表专业学术论文 200 余篇,其中 SCI 论文 50 余篇。作为主要成员获得浙江省科技进步奖二等奖 2 项。

出版说明

医疗资源分布不均、区域不平衡是我国医疗卫生体系中长期存在的突出问题。2024 年政府工作报告指出,提高基层医疗卫生服务能力和引导优质医疗资源下沉依然是政府保障和改善民生的工作重点。相信在今后较长的时期内,这项工作重点一直会是我们卫生健康行业需要解决的瓶颈问题,也自然是出版工作的使命所在。

正是基于以上的认识和思考,人民卫生出版社联合中华医学会放射学分会和中国医师协会放射医师分会启动了"中华影像鉴别诊断学丛书·中华临床影像征象库"的编写工作。

相对于既往医学影像类图书以疾病为单元的内容体系,"中华影像鉴别诊断学丛书·中华临床影像征象库"在编写思路方面进行了系统性的创新。丛书以临床所能见到的影像学基本病变/征象为编写切入点,直面"同病异征,同征异病"的临床实际问题,对人体疾病在身体各部位的影像学变化/征象进行了系统梳理,对临床上能见到的各种影像学基本变化相关疾病的鉴别诊断进行了全面总结。通过"逆向"的编写思路契合临床实践中"正向"的影像诊断思维,实现了编写思路的重大突破,更好地契合了影像科医师的实际需求。

在纸质书稿编写的同时,构建了"以影像学基本病变/征象为单元"的中华临床影像征象库。征象库汇集了纸质书中各种基本病变/征象所对应疾病的具体病例,对各病例影像学检查 DICOM 格式的影像资料进行了系统展示,以类似于"情景再现"的形式为读者呈现了影像科医师在临床工作中所能获取的病例资料,并由权威专家进行了全面解读。登录中华临床影像征象库,相当于随时随地进入 165 家大型三甲医院影像科的联合工作站,零距离跟着知名专家学习阅片。创新性地解决了医学影像从业人员业务能力提升中"百闻不如一见"的痛点,推动了优质医疗影像资源的扩容和下沉。

纸质书与征象库"目录相互对应""内容相互融合""纸质载体与数字载体(手机/电脑)互补运用",为读者呈现了从所见影像学变化/征象,到诊断思路解读,再到具体疾病的诊断与鉴别诊断,全流程"闭环"的知识体系。创新了出版形式,体现了理论总结、思路梳理与临床阅片场景再现的有机结合,进一步缩短了出版物中知识的抽象性与临床工作的实践性之间的距离,创新性地落实了优质医疗影像资源下沉的国家战略。

基于医学影像从业人员的亚专科分工,丛书共分为 9 个分册,征象库包括 9 个分库。汇集了全国 165 家大型三甲医院珍贵的病例资源和近千位专家丰富的临床智慧。中华医学会放射学分会和中国医师协会放射医师分会等学术组织的专家构成了编委的核心力量。

该丛书将于 2024 年下半年陆续出版,相应的征象库也将同步上线。

中华影像鉴别诊断学丛书
编写委员会

顾　　问

刘玉清　戴建平　周康荣　郭启勇　冯晓源　徐　克　金征宇

主 任 委 员

刘士远

副主任委员（按姓氏汉语拼音排序）

陈　敏　洪　楠　梁长虹　卢光明　宋　彬　王培军　王振常　张惠茅

委　　员（按姓氏汉语拼音排序）

陈起航　郭佑民　居胜红　李　欣　马　林　孟悛非　彭卫军
邵剑波　陶晓峰　伍建林　鲜军舫　萧　毅　严福华　袁慧书
赵世华　赵心明　郑敏文　朱　铭　朱文珍

神经分册	主 审	陈 敏
	主 编	马 林、朱文珍
	副主编	张 辉、余永强、廖伟华、陈 峰
头颈分册	主 审	王振常
	主 编	鲜军舫、陶晓峰
	副主编	曹代荣、吴飞云、沙 炎、罗德红
胸部分册	主 审	郭佑民、陈起航
	主 编	伍建林、萧 毅
	副主编	胡春洪、赵绍宏、于 红
心血管分册	主 审	卢光明
	主 编	郑敏文、赵世华
	副主编	吕 滨、侯 阳、张龙江、王怡宁
消化分册	主 审	梁长虹、宋 彬
	主 编	严福华
	副主编	刘爱连、孙应实、刘再毅、孟晓春
泌尿生殖分册	主 审	洪 楠、张惠茅
	主 编	赵心明、居胜红
	副主编	高剑波、薛华丹、沈 君、辛 军
骨肌分册	主 审	孟悛非
	主 编	袁慧书
	副主编	程晓光、曾献军、王绍武、陈 爽
乳腺分册	主 审	王培军
	主 编	彭卫军
	副主编	顾雅佳、汪登斌、杨 帆
儿科分册	主 审	朱 铭
	主 编	邵剑波、李 欣
	副主编	钟玉敏、宁 刚、彭 芸、严志汉

前　言

随着现代影像学设备和技术的发展,以及数字化网络技术的不断进步,影像学进入人工智能、智慧诊疗的新时代。儿科影像学与成人影像学一样,犹如雨后春笋,迎来了快速高质量发展。儿童疾病的影像检查范围更加广泛,诊断更加精准,越来越受到广大临床专业的重视和青睐,为保障儿童的健康做出了重大贡献。

然而,疾病诊断的水平和能力,除了设备和检查技术等要素,最为重要的是医师的诊断思路和方法。如何才能帮助大家尽快提升这一能力?《中华影像鉴别诊断学——儿科分册》一书的出版正好可以满足这一需求。本书最有特点的是,打破既往书籍以疾病为单元的传统编写方法,采用逆向思维,"以病变影像征象为切入点,从临床路径出发,抽丝剥茧进行鉴别诊断的思路",让影像专业医师真正回归本色。

大家熟知,儿童不是成人的缩小版。儿童在疾病谱、好发年龄、疾病特点和病程转归等方面都有自己的特点。不同年龄段的儿童患有不同种类的疾病。本书在传承既往胎儿及儿童常见病、多发病、少罕见病经典影像表现基础上,结合现代新技术、新知识点,以征象和鉴别诊断为主线,以同病异影、异病同影为写作重点,以图释义,图文并茂,采用阶梯式诊断思维导向图,逐步逐级明确诊断。让读者思路清晰、简便易懂、快速指导临床工作。

本书共分为八章,约 150 个征象。按解剖系统、部位或组织器官顺序,以影像学征象作为写作核心点,用多模态影像图片展示疾病的特征,把诊断与鉴别诊断融入其中,力求全面、系统和完善。在纸质书稿编写的同时,还同步编写了影像征象库,征象库汇集了纸质书中各种基本病变/征象所对应疾病的具体病例,对各病例影像学检查 DICOM 格式的影像资料进行了系统展示,并进行了全面解读。

本书在编写过程中得到了全国近 30 位儿科放射专家的支持和参与,上海交通大学医学院附属上海儿童医学中心朱铭教授亲自担任本书主审。集思广益,反复推敲,融入了众多人的心血和智慧。在此一并表示感谢。

由于我们水平有限,经验和认识不足,编写时间较仓促,难免有谬误和疏漏之处,敬请同行不吝指正。

邵剑波　李　欣

2024 年 9 月

目　录

第一章　概论

第一节　儿科分册编写思路

儿童阶段是人类生命周期的首个阶段,也是人生中至关重要的起点。根据《儿科学》的分类,包括新生儿期(出生至 28 天)、婴儿期(1 周岁内)、幼儿期(1~3 周岁)、学龄前期(3~7 周岁)、学龄期(7~12 周岁)和青春期(12~18 周岁)。随着现代母胎医学的快速进展,胎儿期也被纳入日常诊疗范围。因此,儿科影像学已成为一门综合性学科,涵盖产前、产后以及儿童全生命周期多个阶段的临床保健、疾病诊断、辅助治疗、疗效评价、预后康复随访等内容,并具有日益重要的综合临床价值。

从胎儿期到青春期,儿童经历了全身各组织器官逐渐发育成熟,生理、心理和精神状态日益完善的过程。相较于成人,儿童在解剖结构、生理特点、疾病谱系、病理过程和预后转归等方面都有个体差异。特别是儿童年龄段的特征,对于指导疾病的诊断、治疗和康复具有重要意义。因此,准确认知儿童不同阶段的特点、差异、多样性和复杂性,能够更好地保障儿童的生命健康。

本书的重点是全面展示儿童时期不同疾病的影像学特征。通过从疾病的影像学征象入手,并以临床放射影像科医师日常阅片的分析思路为指导,帮助医师回归专业本质。书中的写作思路如下所述。

首先,按照刘士远教授在中华影像鉴别诊断学系列丛书中的指导思想"以征象为切入点,从临床路径出发进行鉴别诊断思考",我们打破传统的以疾病为单元的编写方法,采用逆向思维,编写《中华影像鉴别诊断学——儿科分册》。通过高层次、高水平和高质量的要求,使其成为儿科影像医学领域的指南性参考书,面向从事儿科临床、影像医学和康复医学的工作人员、医学生及相关医务人员,解决临床放射影像阅片中的关键问题和难点,提高整体阅片能力。

其次,全书的写作模式围绕着"以征象为切入点"的主线展开。从征象的定义、病理学、显示方法、征象解读、常见成因、鉴别诊断思路等方面逐步剖析,深入分析"一病一影""一病多影""同病异影""异病同影"的解剖病理基础和形成机制,并结合临床表现和其他检查结果进行诊断和鉴别诊断。采用思维导图展示和分析整个过程,一方面通过可视化、条理化和数据化的方式以征象为线索分层次地呈现问题,另一方面培养影像医师全面系统、逻辑性的思维方式和实战经验,达到知识传授和实际应用相结合的目的。

再次,儿童与成人存在显著差异。一方面,儿童具有明显的年龄和性别特点;另一方面,儿童疾病谱与成人完全不同。在写作过程中,我们将重点关注这两个差异,并在传承既往关于胎儿和儿童常见病、多发病和罕见病的经典影像特征的基础上,结合现代新技术和新知识,进行全面的归纳和总结。配以图文并茂的方式,使读者清晰易懂,同时具备创新性、权威性、实用性、先进性、科学性和传承性。

最后,书籍的编写离不开人才,这一点至关重要。中华影像鉴别诊断学系列丛书的编写团队由中华医学会放射学分会各学组的专家组成,参与本书编写的专家都具有副教授(副主任医师)及以上职称,并拥有 10 年以上的临床影像工作经验。《中华影像鉴别诊断学——儿科分册》也不例外,参编人员来自全国各大学附属儿童医院、综合医院儿科以及科研院所的专职研究人员,他们的共同努力充分展示了全国儿科影像医学工作者集体智慧和实力的结晶。

第二节　儿童解剖与病理生理特点

一、头颈部

1. **头颅与脑**　颅顶骨由膜内骨化形成,骨间缝由纤维连接而成。颅底(蝶骨、筛骨、非鳞部颞骨以及低于上项线的枕骨)系软骨内骨化,其连接为软骨连接。颅顶骨主要颅缝包括矢状缝、额缝、冠状缝、人字缝等。随着年龄的增长,颅缝呈现越来越多的锯齿状,但内板仍保持光滑。出生时主要的囟门包括冠状/矢状缝汇合处的前囟门(闭合时称为前囟)和人字缝汇合处的后囟门(闭合时称为后囟)。前囟和后外侧囟通常在2岁时闭合,后囟闭合时间更早,通常为3~6个月。影像学可以很好地显示颅骨发育异常,如颅缝早闭。近二十年来,随着高通量DNA测序技术的应用,基因突变参与了颅缝早期闭合,多种信号通路辅助解读致病的潜在机制。此外,环境因素,特别是力学因素,被认为在颅缝闭合的病理生理过程中起重要作用。

从胚胎到成年期,脑的变化是复杂的。脑实质由灰质和白质组成,它们在成分结构(含水量和大分子)和大体形态上有所不同。大脑皮质为大脑表面的灰质,是神经系统高级中枢,由大量神经元及神经胶质细胞构成,其中神经元呈纵行柱状排列,贯穿皮质全层,包括传入纤维、传出纤维和联络神经元。小脑皮层分为3层,由外向内依次为分子层、浦肯野细胞层和颗粒层。脑白质主要由有髓神经纤维束组成,其髓鞘形成始于胚胎第5个月,持续到出生后。正常髓鞘形成遵循由尾侧向头侧、由背侧向腹侧。脑干髓鞘形成早于小脑和基底节,小脑和基底节早于大脑。胼胝体是大脑半球中最大的联合纤维,髓鞘化也是从后向前,与它所连接的各部分白质髓鞘顺序保持一致,9~10月龄时胼胝体发育接近成年人。髓鞘形成基本上在2岁左右完成,但顶枕区的一些区域持续存在未完全髓鞘化的白质。这些区域被称为髓鞘形成的终末带,不要误认为早产儿的白质损伤。正常髓鞘形成需要髓鞘形成少突胶质细胞与轴突之间的细胞和分子相互作用。少突胶质祖细胞(oligodendrocyte progenitor cells,OPCs)增殖并分化为成熟的髓鞘形成少突胶质细胞。围产期缺氧会影响OPCs的正常发育、分化和成熟,或导致其死亡,从而导致髓鞘形成受损。此外,小胶质细胞和星形胶质细胞可增加促炎细胞因子的释放,细胞外过量谷氨酸积累和一氧化氮水平的增加是缺氧诱导OPCs损伤的一些潜在因素。

儿童脑室出生时呈条带状或裂隙状,逐渐增大,6个月后逐渐变小,直到2岁停止。测量脑室大小的指标较多,主要有尾状核指数(尾状核头部的侧脑室最外端间距与同层面同水平大脑最大横径之比值)、侧脑室前角指数(侧脑室前角间距与同层面同水平大脑最大横径之比值)、侧脑室体部指数等。以尾状核指数常用,其值大于0.23时为脑室扩大。儿童脑室的前角和体部内外侧壁较平直,枕角向后延伸较远,部分壁可融合,形成一个"孤立"的枕角,并非囊肿或肿瘤。儿童中脑导水管短直,系脑室系统最狭窄的部位,也是最常见的梗阻点。脑室的重要功能是脑脊液的产生、循环和吸收。在脑脉管系统发育之前,脑脊液就已存在。随后脑脊液主要由脉络丛产生,少许来自室管膜细胞,以及可通过毛细血管壁滤过的脑实质产生。脑脊液的流动主要由侧脑室进入第三脑室,通过中脑导水管、第四脑室及其中侧孔,进入枕大池和脑干池,与蛛网膜下腔的脑脊液混合。最终,脑脊液通过毛细血管重吸收入血液循环或静脉结构。在脑脊液循环过程中发生任何障碍都可能形成不同原因、不同程度的脑积水。

脑垂体由3个小叶组成,起源于双胚胎外胚层。胚胎第4周时,原始拉特克(Rathke)囊(裂)形成,位于腺垂体和神经垂体之间,绝大部分会消失。儿童垂体上缘多平直或轻微上突,高度2~6mm,青春期可高达10mm,女性多见。神经垂体是下丘脑的直接延续,两者是结构和功能的统一体。神经垂体主要由无髓神经纤维和神经胶质细胞组成,并含有较丰富的窦状毛细血管和少量网状纤维。下丘脑前区的两个神经核团称视上核和室旁核,核团内含有大型神经内分泌细胞,其轴突经漏斗直抵神经部,是神经部无髓神经纤维的主要来源。视上核和室旁核的大型神经内分泌细胞合成抗利尿激素(antidiuretic hormone,ADH)和催产素(oxytocin),沿结节垂体束的轴突(灰结节)和视上垂体束(视上核)通过漏斗状核传输,储存在神经垂体小泡中,在T_1WI平扫图像上呈高信号。下丘脑作为神经调节和体液调节的枢纽,在血糖平衡调节、体温调节、水盐平衡调节等内环境稳态维持中起着重要作用。

脑脊膜分为3层,即硬膜、蛛网膜和软膜。硬膜包括硬脑膜和硬脊膜。前者分为2层,部分构成硬膜窦,如矢状窦、横窦,脑静脉血汇入其中;后者与椎管骨内膜之间的间隙构成硬膜外隙,内有脊神经根、脂肪、椎内静脉丛、淋巴管等。硬膜与蛛网膜之间构成硬膜下隙,内含少量液体。脉络丛是富含血管的软脑膜与室管膜向脑室内突出而形成的皱襞状结构,其中的脉络丛上皮细胞分泌的无色透明液体为脑脊液。

2. 眼与眼眶 眼是人体的感光器官,其核心结构为眼球,围绕眼球周围的附属结构有眼睑、眼眶、眼外肌、结膜和泪器等,起支持、保护和运动等作用。儿童刚出生时眼球的大小为成人的 75%,到 7 岁时发育完全。眼球近似圆球体,由眼球壁和眼球内容物组成。眼球内容物有房水、晶状体和玻璃体等,均无色透明,与角膜一起组成眼球的屈光介质。房水是由睫状体血管内的血液渗透及非色素上皮细胞分泌而成的。房水从后房经瞳孔至前房,继而沿前房角经小梁网间隙流入巩膜静脉窦,最终从静脉导出。房水的产生和排出保持动态平衡,使眼压维持正常,并有营养晶状体和角膜等作用。若房水回流受阻,眼球内压增高,则导致青光眼。晶状体是一个具有弹性的双凸透明体,主要由纤维状的上皮细胞构成,人一生中晶状体纤维不断生成并将旧的纤维挤向中心。晶状体外包一均质的薄膜,称晶状体囊,由增厚的基膜及胶原原纤维组成。当晶状体囊受损或房水代谢发生变化而浑浊时形成白内障。玻璃体位于晶状体和视网膜之间,中央有一个从晶状体后极至视神经乳头的玻璃体管,是胚胎时期玻璃体动脉的遗迹。出生有残留者称为永存玻璃体动脉。眼球内胚胎性玻璃体系统持续性增生,导致永存原始玻璃体增生症(persistent hyperplasia of primary vitreous, PHPV)。

眼球壁分 3 层,从外至内依次为:①纤维膜,质地较硬,起支持保护作用,主要成分为致密结缔组织,其中前 1/16 为透明的角膜,后 15/16 为瓷白色的巩膜;②血管膜,又称葡萄膜,具有营养和遮光作用,主要成分为含大量血管和色素细胞的疏松结缔组织,从前后后分为虹膜、睫状体与脉络膜;③视网膜,根据有无感光功能将视网膜分为盲部与视部,两者之间以锯齿缘为界。视网膜视部分为色素上皮层和神经层。其中色素上皮层与脉络膜发生密切联系,因此脉络膜在病理状况下很容易从色素上皮层分开,是临床上造成视网膜剥离的解剖学基础。

眼眶包括眼眶筋膜、眼外肌、眼球及其附件、血管、神经和脂肪。眼眶随着眼球的发育而被动地生长,骨性眼眶和视神经管在 10 岁时几乎达到成人大小。视神经孔是位于眶尖的圆孔,视神经和眼动脉穿行其中。眶上裂位于视神经孔的外下方,第Ⅲ、Ⅳ、Ⅵ脑神经及第Ⅴ脑神经的眼支、眼上静脉、脑膜中动脉眶支和部分交感神经纤维由此裂通过。眶底和眶外壁由眶下裂向后分开。该裂隙向后内侧经翼腭窝、向前外侧经翼上颌裂和颞下窝与眼眶相通。

眼肌分为两组,一组是眼内肌,有瞳孔括约肌、瞳孔开大肌和睫状肌;另一组为眼外肌,除下斜肌起源于鼻泪管开口侧面的眶底外,其他眼外肌均起源于眶尖部并附着于眼球。当先天性眼外肌发育不正常、支配眼外肌运动的神经先天性麻痹或母亲难产引起眼外肌和眼外肌神经损伤,都可引起儿童先天性斜视。下斜肌眶筋膜形成眼眶骨膜,此前其形成环形膜,称为眶隔。隔膜前面的结构称为前隔膜;后面的结构称为后隔膜。眶隔可阻挡隔膜前炎症向后方扩散。隔膜后空隙可被肌锥进一步细分为肌锥内和肌锥外部分。

泪腺位于眼眶的上外侧。上、下泪小管的泪点位于上、下眼睑的内侧。它们通过上、下泪小管到达共同小管,然后进入泪囊外侧壁的小憩室,称为迈尔(Maier)窦,然后进入泪囊。鼻泪管从泪囊延伸形成中空的管道至鼻腔的下鼻道。

眼眶动脉主要有来自颈内动脉的第一主要分支眼动脉、来自上颌动脉的眶下动脉和脑膜中动脉的眶支。眼眶静脉解剖变异多,内无静脉瓣。有 3 个回流方向:①向前通过眼静脉与眼内眦静脉吻合,汇合面静脉;②向后通过眼上、下静脉回流入海绵窦及颅静脉系统;③向下经眶下裂入翼静脉丛,与面部深、浅层静脉,鼻腔静脉,颅内静脉窦互相交通。

3. 耳　耳是位觉和听觉器官,由外耳、中耳和内耳组成。外耳和中耳起收集和传导声波的作用,内耳则具有感受位置觉和听觉的功能。

外耳包括耳郭、外耳道和鼓膜;中耳包括鼓室、鼓窦、乳突小房和咽鼓管;鼓室表面有黏膜皱襞,听骨、肌肉、韧带、神经和血管等随黏膜皱襞突入鼓室。咽鼓管管壁的前 2/3 为软骨部,黏膜覆以假复层纤毛柱状上皮,纤毛朝咽部方向摆动;后 1/3 为骨部,表面被覆单层柱状上皮。

内耳包括骨迷路和膜迷路两部分。骨迷路为弯曲如隧道的骨性管道,腔面覆有骨膜,分骨半规管、前庭和耳蜗三部分。骨半规管由 3 个互相垂直的管道组成,其一端膨大,称壶腹。在膜半规管壶腹的一侧,部分黏膜呈鞍状增厚并凸向腔内,形成一横行隆起,称壶腹嵴。前庭内的膜迷路包括椭圆囊与球囊,两囊之间由 Y 形小管相连,由其延伸出的小管称内淋巴管,管的末端为盲状膨大,为内淋巴囊。耳蜗外形如蜗牛壳,其中轴的骨质呈圆锥形,称蜗轴,骨蜗管则围绕蜗轴螺旋盘曲,人的骨蜗管盘旋两圈半。蜗轴的骨质疏松,内有血管和螺旋神经节等,由蜗轴向骨蜗管伸出的螺旋形薄骨片称骨螺旋板。骨蜗管外侧壁的骨膜增厚形成螺旋韧带,将骨螺旋板与螺旋韧带连接起来的薄膜,称膜螺旋板,又称基底膜。膜迷路悬吊在骨迷路之中,由一些相互连通的膜管和囊腔组成,包括骨半规管内的膜半规管、前庭内的膜性椭圆囊和球囊、耳蜗内的膜蜗管三部分。膜迷路和骨迷路之间的间隙称外淋巴间隙,内充满外淋巴,而膜迷路内所含的液体为内淋巴。

儿童内、中、外耳均可发生先天性畸形,以内耳较多且严重,出生即无听力,或1~2岁时才出现听力减退,部分患者可保留部分残余听力。按照部位和严重程度将内耳畸形分为耳蜗畸形、前庭畸形、半规管畸形、内耳道畸形及前庭导水管和耳蜗导水管畸形。

4. 鼻与鼻窦 鼻腔外侧壁结构复杂,由鼻骨、泪骨、腭骨垂直板、筛骨、下鼻甲和蝶骨翼突构成。鼻外侧壁与鼻前庭双侧鼻移行,与中间的鼻中隔构成3条平行线。儿童时期鼻腔的发育不平衡,鼻腔长度、宽度与牙发育相关;婴儿鼻甲双侧不对称,鼻道很细小,呼吸靠总鼻道。因此,轻微的阻塞或者鼻腔异物即可引起呼吸困难。鼻中隔的偏曲常见,11岁之后几乎都存在不同程度的偏曲。造成原因主要是筛骨垂直板和犁骨的骨化过程不平衡以及两骨连接不佳所致。鼻后孔的高度受上颌骨发育影响,其形成受颊咽膜、颊鼻膜与鼻后孔四周的骨组织发育影响,易形成鼻后孔膜性闭锁或骨性闭锁。

儿童鼻咽部淋巴环组织(腺样体)丰富,在出生后6~12个月时开始发育,2~10岁为其增殖旺盛期,10岁以后开始逐渐萎缩至成人状态。腺样体可因多次炎症刺激而发生病理性增生,称儿童腺样体肥大,临床表现为鼻塞、张口呼吸、打鼾、听力减退和耳鸣,甚至出现腺样体面容、脑组织低氧状态。常与慢性扁桃体炎、鼻炎、鼻窦炎和渗出性中耳炎并存。

婴幼儿鼻窦发育未成熟,上颌窦及筛窦出生时虽已形成,但极小,2岁后才开始发育,至12岁才发育充分。额窦在1岁以前尚未发育,2岁时开始出现。蝶窦出生即存在,5~6岁时才增宽。婴幼儿易患鼻窦炎,以筛窦及上颌窦最易感染。

5. 颈部 颈部的胚胎发育过程十分复杂,当发育过程中出现部分组织发育不全、退化不全或移行异常时都将导致儿童颈部先天性疾病出现,包括甲状舌管囊肿、鳃裂畸形、淋巴管畸形等,大多数可在产前被发现。由于颈部解剖关系复杂且病变可邻近血管、上消化道以及气道结构,当胎儿颈部出现占位性病变时可显著影响其他器官和脏器系统,引起气管、喉阻塞时甚至可危及生命。胎儿颈部出现巨大

肿瘤时,可因堵塞食管而导致羊水聚集和羊水过多,从而增加早产的风险。

传统解剖学将颈部划分为三角形,首先被胸锁乳突肌界定和分隔为颈前和颈后三角,颈前三角进一步细分为颈动脉和下颌下三角,以及单一的中线颏下和舌骨下肌三角,颈后三角则包括成对的枕骨和锁骨下三角。位于中央的管腔被分为鼻咽腔、口咽腔、喉咽腔和口腔。这种解剖方法不能反映被筋膜层(即头颈部浅、深筋膜)界定的解剖。

颈深筋膜由3层构成,分别是颈深筋膜浅层、颈深筋膜中层以及颈深筋膜深层。颈深筋膜浅层分隔咀嚼肌、腮腺和下颌下间隙,颈深筋膜中层主要形成口咽和咽颅底筋膜以及腭帆提肌筋膜,它们都参与了颈动脉间隙的形成。颈深筋膜深层,也称为"椎前筋膜",形成椎前间隙,并被分为前部的椎前间隙和后部的椎旁间隙。从横断面再将颈部划分为舌骨上和舌骨下区,每个区域再进一步被筋膜分隔为更多间隙,包括咽部黏膜间隙、咽旁间隙、颈动脉间隙、咽后间隙、咀嚼肌间隙、腮腺间隙、椎周间隙等,这种解剖结构的界定方法有利于鉴别诊断,有利于放射科和临床的沟通。

颈部淋巴结丰富,主要排列在静脉血管及器官的周围。主要分为如下7组:1组为颏下和颌下区,2组为颈深部上区,3组和4组分别为颈深部中、下区,5组为颈后三角区,6组为颈前区,7组为上纵隔区。头颈部结核、炎症、恶性肿瘤、淋巴瘤等常转移或侵及颈部淋巴结。非病理性淋巴结短轴长度应小于1cm且长短轴大于2cm,形态应类似于橄榄球形而不是圆形。近年来,影像组学通过从医学影像图像中高通量提取并定量分析一些肉眼不可识别的特征信息,对颈部肿瘤性病变进行定性诊断、分期、预后以及治疗疗效评估具有较好的临床应用价值。

二、胸部

胸部由胸廓骨和软骨构成支架,覆盖着肌肉、乳腺和筋膜等软组织,并由壁胸膜形成内衬。胸壁与下面的横膈一起形成胸腔。胸腔两侧容纳肺和胸膜囊,中间是纵隔,其中包含心脏大血管、气管和食管等结构。横膈则作为胸腹腔的分界。

婴幼儿胸廓较短呈桶状,前后径与横径相近,肋骨水平排列。随着年龄增长,儿童开始站立行走,腹腔脏器下移,横膈下移,肋骨逐渐向下倾斜,形成椭圆形胸廓接近成人。

呼吸肌的运动是完成肺通气的动力基础,包括

膈肌、肋间肌和辅助呼吸肌群等，儿童的呼吸肌发育相对较差，肌纤维较细小且间质较多，耐疲劳的肌纤维比例较低。因此，儿童的呼吸肌力量较弱，容易疲劳，发生呼吸衰竭。儿童以膈肌为主的腹式呼吸较成人发达，由于肋骨间隙较小，在呼吸过程中更多地依赖腹式呼吸。随着年龄增长，从4~7岁逐渐向胸式呼吸转变为主要方式，而在7岁后接近成人的胸式呼吸模式。

1. 气道　气道包括鼻、咽、喉、气管和支气管。胚胎发育过程中，喉气管沟逐渐形成气管憩室，位于食管腹侧，与食管之间有气管食管隔。气管憩室向上发育为喉，下部发育为气管。如果气管食管隔未完全分离，可能导致气管食管瘘。

喉部的发育在孕第8周已完成，喉气管憩室的上皮细胞层通常会被吸收，形成喉。喉闭锁是喉再通失败的结果，可能导致先天性高位气道阻塞综合征，预后不良。儿童的喉腔形状呈漏斗状，声门入口则呈三角形。喉腔下部至环状软骨上方是儿童呼吸道最狭窄的部位，而声门则是成人呼吸道最狭窄的地方。随着年龄增长，喉腔位置逐渐下移：新生儿喉腔位置最高，声门位于第3~4颈椎水平；6岁时，声门大约位于第5颈椎水平，仍然较高于成人。儿童的喉腔相对狭窄，软骨柔软，假声带和黏膜薄弱，同时毛细血管和淋巴组织丰富。因此，轻微炎症即可导致喉头肿胀，引起喉腔狭窄甚至呼吸困难。当儿童喉腔内黏膜肿胀1mm时，声门入口的通气面积将减少到原来的35%，导致喉部阻塞。儿童的喉部神经敏感，容易因刺激而导致喉痉挛。

气管由喉气管沟向尾侧发育，与食管平行并最终分离，不同发育速度可能导致气管狭窄或发育不全。支气管在孕10周开始出现软骨，并在孕16周完成分支形成。气管起始于环状软骨下缘，向下延伸至胸骨角平面。气管由16~20个C形软骨环、平滑肌和结缔组织组成，上接喉部的环状软骨下缘，下至胸骨角水平的分叉（第6颈椎至第4~5胸椎上缘）。气管的软骨切口朝后，软骨之间通过平滑肌和结缔组织相连。C形软骨主要提供支撑，而平滑肌则控制气管的舒缩。气管基本位于正中线，与胸骨柄相对，以胸骨柄上缘水平为界分为颈段和胸段。气管的下部略向右偏移，主要是因为儿童右肺的牵引力较大，而在成年后由于主动脉弓的作用而略向右推。儿童的气管位置较成人高。新生儿的气管上段大约位于第4颈椎水平，隆突约在第3胸椎水平。随着年龄增长，位置逐渐下降。12岁时，隆突降至第5~6胸椎水平。儿童气管的直径在不同年龄段之间存在很大差异。新生儿的气管直径仅为5~6mm，而成人为20~25mm。气管横径在2岁之前为5~9mm，在2~10岁之间为7~15mm。从新生儿到成人，气管的长度增加了3倍，直径增加了4倍。气管的横径大于前后径，比例大约保持在1:0.7，在生长发育过程中以此比例均衡增长。

支气管是由气管分出的各级分支，主支气管分左、右两支。右主支气管有3~4个软骨环，较粗、陡、直，因此异物容易进入其中，而且在支气管镜检查时更容易进入右主支气管。右主支气管位于第5胸椎水平经过右肺门进入肺部，并分为上、中、下3个分支。左主支气管通常有7~8个软骨环，与气管中线的角度较大，比右侧的支气管更细长。左主支气管位于第6胸椎水平经过左侧肺门进入肺部，并分为上、下2个分支。主支气管进入肺门后逐渐分为5个肺叶支气管和18个段支气管。小气道的软骨环数量减少、稀疏，呈分离的板状，而毛细支气管则没有软骨环。由于儿童气管、支气管管腔较窄、柔软，黏膜柔嫩且血管丰富，弹性组织发育较差，纤毛功能相对较弱，因此儿童容易发生呼吸道感染及阻塞。

2. 肺　先天性肺部疾病是由胚胎发育过程中呼吸系统不同部位解剖结构畸形引起的疾病。了解肺的发育过程对于诊断儿童肺部疾病非常有帮助。肺的发育可分为5个阶段：胚胎期（26~52天）、假腺管期（52天~16周）、微管期（17~28周）、小管期（29~36周）和肺泡期（36周~足月）。

胚胎期和假腺管期主要完成气管、主支气管和其他气道的发育。在假腺管期，胸腹膜管的关闭是一个重要事件。如果关闭失败，可能导致膈缺陷，使胸腔和腹腔之间仍然相连，可能引起先天性膈疝。微管期时，支气管和终末细支气管增大，毛细血管床与未来的气腔数目接近，可以进行气体交换。孕29周之前早产儿的肺发育处于假腺管期到小管期，围产期的各种刺激（如宫内生长受限、炎症暴露、给氧、机械通气等）可能导致肺血管和肺泡发育停滞，形成大的囊状肺泡结构，降低通气和换气功能，最终可导致支气管肺发育不良（broncho-pulmonary dysplasia，BPD）。孕20~22周时胎儿肺中即出现Ⅰ型和Ⅱ型肺泡细胞，但此时的毛细血管-肺泡界面无法支持宫外生存，至孕23~24周方能满足存活要求。小管期时，终末气囊发育并伴有末梢气腔上皮细胞扁平化。Ⅱ型肺泡细胞制造表面活性物质并储存在板层小体。表面活性物质分布于肺泡内,可以降低肺泡表面张力,减少呼吸功耗,特别是在肺容积较小时,可以稳定终末气腔。成熟的表面活性物质通常在孕34~36周出现,缺乏成熟的表面活性物质是早产儿发生肺透明膜病的主要原因。肺泡期间,肺泡的大小和数量增加,足月儿的肺泡数量约为5千万个,在分娩后继续发育,成熟时肺泡数量约为30亿个。

胎儿肺是唯一一个在分娩前不履行生理功能的器官。在孕期,胎儿肺内充满肺液,由肺上皮细胞产生,成分不同于羊水,主要功能是防止组织粘连。此时,肺没有通气和换气功能,气体交换主要依靠胎盘完成,无需心肺循环参与。随着胎儿成熟,肺泡内出现成熟的表面活性物质,降低肺泡表面张力,使肺内液体压力高于羊水压力,导致肺内液体流出进入羊水中,通过分析羊水中的表面活性物质可以评估胎儿肺的成熟程度。临近分娩前,肺液开始被清除,这个过程持续几小时,主要通过肺循环和淋巴循环进行。如果肺液清除延迟,可能导致新生儿湿肺,轻度或中度呼吸窘迫,尤其在剖宫产中更常见。新生儿代谢旺盛,单位体积氧需求量高,但此时肺和胸廓尚未完全发育,限制了每次呼吸量。因此,新生儿只能通过增加呼吸频率来满足代谢需求。年龄越小,呼吸频率越快,新生儿的呼吸频率可达40~50次/min。

儿童肺的基本结构和组成单位与成人相似。肺形状为圆锥形,右肺较宽短,左肺较狭长。左肺分为上叶和下叶,由斜裂分隔;右肺分为上叶、中叶和下叶,由斜裂和水平裂分隔。叶间裂可发生解剖变异,且不同程度的邻近肺叶融合现象较常见。副裂可形成副叶或段。奇叶是指由奇静脉弓压迫导致右上叶凹陷的正常变异情况;而左水平裂也是一种正常的变异表现。

肺门是肺与纵隔之间的通道,包含支气管、血管、淋巴和神经的出入口。左右肺均有10个肺段,有时左肺出现8个肺段。肺小叶是肺的基本功能单位,2岁前保留原始单房囊形态,6岁时接近成人发育程度,7~12岁时完全发育。

次级肺小叶是肺结构中最小的基本单位,由结缔组织隔膜划分,包括气道、肺动脉、静脉、淋巴管和间质。每个次级肺小叶通常由3~24个大小不一的肺腺泡组成。每个腺泡的大小为6~10mm,是气体交换的主要场所。

婴幼儿的肺泡之间没有侧支通气的肺泡孔,因为这种通道直到2岁后才出现。婴幼儿的肺结缔组织丰富,弹性组织发育不完全,血管密度高,肺泡数量相对较少。因此,婴幼儿的肺血容量多而气容量少,更容易发生感染、肺不张、肺气肿和下部坠积性淤血等问题。

3. 纵隔 纵隔是指位于胸腔内两侧胸膜之间的全部器官、结构和组织。相对于成人,儿童纵隔在胸腔内占据较大空间,纵隔组织柔软且疏松,脂肪相对较少,缺乏明显的对比度。因此,当发生严重肺不张、胸腔积液等疾病时,纵隔容易发生移位,严重情况下可能导致心血管功能障碍。此外,儿童纵隔也是胸部肿块最常见的位置,包括先天性血管异常、非血管性异常、感染性和炎症性疾病,以及良性或恶性肿瘤等。

正常纵隔略偏向左,从矢状位来看,上部较窄,下部较宽,前部较短,后部较长。前界为胸骨,后界为脊柱胸段,两侧为纵隔胸膜。纵隔的上端起于胸廓上口,下端止于横膈。常用的解剖分类方法是四分法。在胸骨角水平将纵隔分为上、下纵隔。下纵隔再分为三个部分:前纵隔位于心包前方与胸骨体之间,中纵隔位于心包前壁和后壁之间,后纵隔位于心包后壁和脊柱胸段之间。

儿童上纵隔中,胸腺是最重要的组织结构之一,质地柔软,不会移动或压迫邻近结构。胸腺的大小和形态变异很大,与个体的营养状况相关,并且随着年龄增长而逐渐变小。异位胸腺较为常见,两种生长方向值得重视:一是异位胸腺向上延伸至颈部下方;二是向后延伸至上腔静脉或主动脉弓后方。

与成人不同,正常儿童纵隔淋巴结的大小没有确定的标准。一般来说,在青春期之前,正常纵隔淋巴结在影像学检查中通常不可见,尤其是在常规胸片上。因此,当在影像学上观察到任何肿大的淋巴结时,必须排除潜在原因。儿童的奇静脉食管隐窝(azygoesophageal recesss,AER)位于右下肺的内侧缘,是一个向纵隔凸出的腔隙,从奇静脉弓水平下方延伸至主动脉裂孔和右侧膈面水平。它可有多种形态,并容易受到发育畸形(如前肠重复囊肿)、食管病变(尤其是炎症)、血管畸形、淋巴结病变和神经源性肿瘤等影响。

4. 心血管 心脏是人体最关键的器官之一,是推动血液循环的"泵"。心血管系统在胚胎发育的第3周开始形成,第8周左右胎儿心脏已发育相当成熟,在保证胚胎发育所必需营养物质的供应以及代谢产物的排泄方面,起着重要的作用。心脏血管的胚胎发育是一个复杂的过程,包括心管形成、心球形成、心房分隔、房室管分隔、心室分隔、圆锥动脉干分隔、主动脉弓发育、肺血管发育、体静脉发育、冠状动脉发育以及心房和心室的发育。

胎儿期血液循环的特点与儿童和成人不同。胎儿时期下腔静脉血由含氧量较高的脐静脉血与外周静脉回流的低氧合血混合组成进入右心房，大部分经由卵圆孔进入左心房至左心室，而后泵入主动脉，以满足胎儿心肌、头颈部及上肢的血液供应。其余的下腔静脉高氧合血进入右心房后与上腔静脉的低氧合血相混合进入右心室，然后进入肺动脉，大部分通过动脉导管进入降主动脉，并由脐动脉回到胎盘再次进行气体交换；少部分血液通过肺动脉到肺组织。

出生后，当脐带被结扎或自然闭塞，体循环阻力增加的同时，肺循环阻力下降，肺血流急剧增多，肺静脉回流到左心房的血流相应增加，引起左心房压升高，同时由于脐静脉血的中断和静脉导管的缩窄使下腔静脉和右心房压下降，当左心房压超过右心房压后，卵圆孔关闭，两心房间无血流分流。由于新生儿肺的氧合作用，血氧浓度升高，导致前列腺素E1水平下降，引起动脉导管收缩、闭合。随之体循环和肺循环路径开启，左心排血量增加，右心排血量减少，使左、右排血量相等，左心室压力与负荷的增加使心肌增厚，而右心室压力与容量负荷的减少使右心室壁逐渐变薄。

在新生儿期，心脏位置较高且呈横位，心尖搏动位于第4肋间隙锁骨中线外，心尖主要由右心室组成。在2岁以后，心脏逐渐变为斜位，心尖搏动下移至第5肋间隙，此时心尖主要由左心室构成。在大血管方面，儿童的动脉和静脉内径差别较小，从新生儿到1岁时，肺动脉内径较主动脉宽，到了青春期，主动脉的直径开始超过肺动脉。

胚胎发育期间的异常会导致先天性心脏病的发生，根据临床表现分为发绀型和非发绀型。发绀型先天性心脏病是指血液不经过肺的氧和，而经缺损从右心向左心分流，所致血中去氧血红蛋白增多，血氧饱和度下降引起皮肤和黏膜呈青紫色，如法洛四联症、大动脉转位等。非发绀型先天性心脏病，包括心房、心室和大血管水平左向右分流的先天性心脏病，如房间隔缺损、室间隔缺损、动脉导管未闭等。这类先天性心脏病会导致肺动脉压力增加，逐步发展为肺小动脉增厚及血流阻力增加，从而出现右向左的分流，使皮肤、黏膜从无青紫发展至有青紫色，即艾森门格综合征(Eisenmenger syndrome)。

通过节段分析法，可以了解心脏的解剖结构和心脏畸形的分类。首先进行内脏位置评估，然后评估体静脉解剖，接下来依次评估心房位置、心室形态等。对于大动脉的评估，从圆锥(漏斗部)开始，然后评估大血管的位置和心室动脉连接情况。完成心脏节段解剖评估后，应评估房间隔、室间隔是否有缺损，大血管是否存在狭窄或其他畸形等情况。

三、腹盆部

1. **腹壁和腹膜腔** 孕3周，胚胎内中胚层分化形成侧板。孕6周，中胚层自椎旁肌节侵入侧板，侧板前缘将分化为左、右腹直肌。中胚层的主体部分分为三层，形成腹外斜肌、腹内斜肌和腹横肌。孕12周，除脐环外，左右两侧的腹直肌近似完整。腹外斜肌腱膜形成腹直肌前缘和后缘的包鞘。包鞘自中线交合形成白线。腱膜的最下部止于腹股沟韧带。

头、尾以及外侧皱褶的闭合形成胚内体腔。中胚层包绕体腔分为两层，包括体壁中胚层和脏壁中胚层。体壁层形成腹膜壁层，勾勒出腹壁内层。脏壁层形成脏层腹膜，包被腹部器官。壁腹膜和脏腹膜之间的空间为腹膜腔。

腹膜是全身最大的浆膜，包括衬于腹壁下的壁腹膜和覆盖于腹部空腔及实质脏器表面的脏腹膜。腹膜反折使腹膜腔内的器官和内脏相连。连接胃与其他结构的韧带称为网膜。肠系膜将一部分肠道和后腹壁相连。腹膜皱襞内的脂肪组织与腹膜外和腹膜后组织在解剖上是连续的。肠系膜腹膜内腔隙称为腹膜下间隙，连接腹膜和腹膜后，是疾病在腹膜腔和腹膜后之间传播的重要路径。通常腹膜皱襞在横断面图像上不能直接显示，但可以通过典型位置、与器官的关系或其主要构成血管提示的解剖标志予以辨认。当腹膜因水肿、炎症或肿瘤浸润而增厚时，就可以在CT或MRI上直接辨认。

2. **胃肠道** 妊娠第3~4周形成原始胃肠道，上起颅侧口咽膜，止于尾端泄殖腔膜，可分为三部分，即前肠、中肠和后肠。前肠包括食管、胃和十二指肠近段，除位于食管下段括约肌附近的食管外供血动脉大部分来自腹腔干。中肠由肠系膜上动脉供血，包括远端十二指肠、空肠、回肠、盲肠、阑尾、升结肠以及约2/3的横结肠。后肠由肠系膜下动脉供血，包括横结肠的其余部分、降结肠、乙状结肠及直肠的上2/3。

胃位于左膈肌下方，其长轴垂直于身体长轴。胃主要包括贲门、胃底、胃体、胃窦和幽门五部分。

其位置相对固定,胃膈、肝胃、胃脾、胃结肠韧带将胃固定于邻近结构。胃的正常大小、形状以及位置,会因胃内容物的多少与个体年龄的差异而有所不同。在婴儿期,胃的位置较高且横置,开始走行时其位置逐渐变为垂直,年长儿和成人的胃多为纵向形和J形。婴幼儿期胃平滑肌发育尚未完全,贲门和胃底部肌张力低,而幽门括约肌发育较好,因此容易发生幽门痉挛而出现呕吐。

小肠包括十二指肠、空肠和回肠,位于胃与结肠之间。刚出生时小肠长度约2m,成人时可增长至6m左右。十二指肠是小肠近端部分,起源于前肠尾部和中肠头部。十二指肠球部起始于幽门止于胆囊颈部,通过小网膜松散地附着于肝。十二指肠降段、水平段及升段均位于腹膜后。降段从胆囊颈部延伸与胰头相接,胆总管自其中间部进入其内。水平段前缘由腹膜覆盖,与肠系膜上动、静脉相交,跨越中线走行于左侧,位于脊柱、主动脉和下腔静脉前方。升段沿主动脉左侧上升并向腹侧前行,在十二指肠空肠曲水平延续为空肠。十二指肠空肠曲在腹膜后,由十二指肠悬韧带固定。近2/5小肠为空肠,其余为回肠。空肠和回肠呈悬浮状态,由宽基肠系膜附着于后腹壁,尽管小肠两端固定,但也可以在腹腔内移动。小肠管径自近向远逐渐变细,末段回肠管径约为空肠起始部的2/3,小肠外表面光滑,内表面有横向和螺旋褶皱,被覆绒毛。空肠比回肠褶皱更为明显。

结肠分为升结肠、横结肠、降结肠和乙状结肠。新生儿结肠长度为30~40cm,成人可达到1.5m。盲肠位于右下腹,为升结肠起始部,但在婴儿时其位置往往偏高,可位于髂嵴以上。阑尾是盲肠的盲端。升结肠位于腹膜后,沿腹膜腔右侧向上延伸至肝脏下方。结肠肝曲向内侧转弯,进入腹膜腔为横结肠。从右向左走行,在左上腹脾曲达到最高点。横结肠由于系膜可以悬浮和自由移动。结肠脾曲在腹膜后,向尾侧转向成为降结肠,沿左侧腹壁走行至骨盆边缘。此时它位于腹膜腔,成为乙状结肠。乙状结肠呈S形,长度变化差异很大。直肠起始于腹膜反折处,并沿骶骨曲线走行,止于肛管末端。直肠远端1/3位于腹膜后。

小儿消化管与成人有明显不同之处。正常人胚胎第6周消化管上皮细胞过度增生致管腔完全闭塞,随后过度增生的细胞发生程序性细胞死亡,使闭塞的管腔内出现许多小腔。第8周小腔相互融合,管腔重新出现。管腔重建受阻使某一段消化管管腔过细导致狭窄;完全无管腔重建则为闭锁;若管腔内残存一隔膜则形成肠重复畸形,上述表现可发生在任何部位的消化管,以食管和十二指肠多见。胚胎第10周时,中肠袢开始从脐腔退回腹腔,以肠系膜上动脉为轴心逆时针方向旋转180°,脐腔随之闭锁。到第11周时,旋转过程完成。若中肠袢从脐腔退回腹腔时根本不发生旋转,则为中肠不转位;若是沿顺时针方向旋转180°,虽然中肠和后肠的空间关系正常,但十二指肠位居横结肠的腹侧,为中肠反向转位;中肠旋转不良伴有内脏器官的镜像性易位,形成内脏逆位。

儿童肠管相较比成人长。新生儿肠管总长度约为身长的8倍,婴幼儿为6倍,而成人则为4~5倍。肠管的长度随年龄而增长,最初数月增长最快,3岁以后增长缓慢。结肠、小肠长度比也有所不同,新生儿为1:16,婴幼儿为1:5,成人为1:4。从肠壁组织结构上来看,新生儿肠壁肌层较薄,尤以纵肌更薄,黏膜富于血管和细胞,黏膜下组织脆弱,弹力纤维不发达。然而,小肠吸收力强,通透性高,分泌及蠕动功能易紊乱。正常情况下,新生儿和小婴儿肠管内可含有气体,因此肠管多呈膨胀状态。稍大的儿童胃与结肠含气,小肠内无气,而新生儿全部胃肠道均充气。影像学可利用小肠充气情况作为诊断疾病的依据,如新生儿小肠不充气常提示消化道畸形。

3. **肝胆**　肝脏起源于前肠的囊状突起,这个憩室头侧形成肝实质和肝内胆管,而尾侧形成肝外胆管、胆囊和胰腺。肝憩室根部则发育为胆总管。最初,胆总管开口于十二指肠的腹侧壁。以后,因十二指肠右侧壁发育快于左侧壁以及十二指肠的转位,胆总管的开口逐渐移至十二指肠的背内侧。

肝脏是腹部最大器官,肝右叶大于左叶。年龄越小,肝脏体积相对越大。婴幼儿期肝下缘位于锁骨中线右肋缘下约2cm,可触及,而到了4岁以后肝脏一般不可触及。肝脏上缘部分与膈肌直接接触,无腹膜覆盖被称为裸区。肝后缘毗邻下腔静脉、右侧肾上腺和远端食管。肝下缘与结肠、胆囊及右肾相邻。肝左叶与胃相接。肝的脏面包含肝门,其内为血管和胆管。由于Couinaud提出的肝段解剖在确定手术切除肝段时更有价值,因此此种方法更广泛地应用于临床中。Couinaud肝段解剖中,肝脏由肝中静脉和正中裂分为左、右两叶,正中裂为腔静脉和胆囊窝的连线。尾状叶为Ⅰ段。肝左静脉将左叶分为后段(Ⅱ段)和前段(Ⅲ段和Ⅳ段),Ⅲ段和Ⅳ段由脐裂隙和镰状韧带分离。肝右静脉把肝右叶分为后段(Ⅵ段和Ⅶ段)和前段(Ⅴ段和Ⅷ段),门静脉右支又将上段(Ⅶ段和Ⅷ段)与下段(Ⅴ段和Ⅵ段)分开。

肝内胆道与门静脉相伴行,并与肝脏解剖分段相一致。按照正常解剖,右前肝管及右后肝管汇合为右肝管,分布于肝Ⅴ~Ⅷ段。左肝管由肝Ⅱ、Ⅲ、Ⅳ段引流的细小分支组成。大多数情况下,引流尾状叶的胆管同时汇入左右肝管。左右肝管于肝门区汇合成肝总管,而后与胆囊管汇合成胆总管。胆总管末端常与主胰管汇合,于十二指肠壁内形成 Vater 壶腹(肝胰壶腹),开口于十二指肠大乳头。

肝内和肝外胆管在发生过程中也有一个管腔暂时闭塞,而后再重新管腔化的过程。如果管腔重建过程受阻,就可能出现肝内或肝外胆管闭锁,从而导致先天性阻塞性黄疸。肝内胆管的发育过程与门静脉分支周围的肝细胞前体细胞(成肝细胞)鞘进行性发育有关,即所谓的胆管板。胆管板的发育不良导致卡罗利(Caroli)病、先天性肝纤维化、胆道错构瘤和多囊肝。胆囊管发育不良导致胆总管畸形、胰胆管汇合异常和胆囊畸形。

4. 脾脏　脾脏是人体最大的淋巴器官,也是胎儿发育过程中主要的造血器官。脾脏含有两种主要的组织成分即红髓和白髓。胚胎 5 周开始,脾脏开始发育。脾脏由来自背侧胃系膜内的大量间叶细胞融合形成,若细胞未能完全融合,则形成副脾。脾脏是重要的淋巴器官,胚胎 11 周左右,脾脏开始出现淋巴细胞。脾脏最终位于左上腹是由胃的旋转决定的,它位于由膈膜、胃、左肾和肾上腺、横结肠韧带以及胸壁构成的间隙里。脾门内缘表面凹陷,内有脾动脉、静脉和神经通过。脾脏主要依靠两个重要韧带来保持其位置固定,即脾胃韧带和脾肾韧带。其他支持韧带还包括脾膈韧带、脾结肠韧带、脾胰韧带、膈结肠韧带以及胰结肠韧带。脾脏随着年龄的增长而增大,直至青春期。脾脏的血供来自脾动脉,脾动脉是腹腔动脉的一个分支。脾脏回流的静脉是脾静脉,脾静脉沿着胰腺的下后方走行,然后与肠系膜上静脉汇合形成门静脉主干。

无脾症和多脾症是内脏异位综合征(也就是心房不定位)复杂疾病中的一部分,也与因各种器官系统、血管结构和心腔的左右异构所引起的多种心脏和其他内脏先天性异常有关。脾脏在内脏异位综合征中几乎全都受累。游走脾脏在儿童和年轻女性中最为常见,由于慢性或间歇性脾脏扭转导致缺血、梗死。

5. 胰腺　胰腺起源于十二指肠两侧背侧芽和腹侧芽,两者由十二指肠内胚层形成。胚胎第 6 周,腹侧芽逆时针旋转到十二指肠后部,与背侧芽融合,背侧芽和腹侧芽的导管也融合在一起,成为主胰管。背侧芽管先前的一小部分残余称为副胰管。主胰管通过大乳头或肝胰壶腹汇入十二指肠,而副胰管通过小乳头汇入十二指肠。胰腺水平横卧于腹膜后。胰腺头部位于中线右侧、十二指肠曲内。钩突为腺体实质的延伸交界,连接胰头的左下缘。胰头前缘毗邻横结肠、胃十二指肠动脉和多个小肠袢。后缘毗邻下腔静脉、胆总管、肾静脉和腹主动脉。钩突前缘和肠系膜上动、静脉相接。胰体部和胃前缘、腹主动脉部分后缘、脾静脉、左肾和肾上腺、肠系膜上动脉起始部相邻。胰尾与脾脏的胃侧面以及结肠脾曲相邻。在儿童中,胰尾略呈球形,而成人则相对狭长。新生儿及婴幼儿胰脂肪酸和胰蛋白酶活性都较低,故对脂肪和蛋白质消化和吸收不够完善,易发生腹泻。

胰腺组织在解剖学上与正常胰腺分离、位于异常位置上,称为异位胰腺。最常异位于胃,其次是十二指肠和空肠。当腹侧胰芽不能正常旋转时,就会产生环状胰腺,留下一部分胰腺组织,环绕十二指肠第二段,引起不同程度的十二指肠梗阻,新生儿和婴儿常出现非胆汁性呕吐,且喂养不耐受。胰腺分裂是一种相对常见的胰管系统先天性畸形,超声难以发现,对比增强 CT 或 MRI,尤其是高分辨率三维磁共振胆胰管成像(3D-MRCP)是显示胰管解剖异常的最佳成像手段。

6. 泌尿生殖系统　泌尿系统和生殖系统在胚胎学上是密切相关的,均在胚胎 4 周开始发育,均起源于沿着腹膜腔后壁中间的中胚层。在腹主动脉两侧形成中胚层的两条纵向隆起,即泌尿生殖嵴。泌尿生殖嵴部分演变为生肾索,后形成泌尿系统;另一部分演变为生殖嵴,后形成生殖系统。

肾脏位于腹膜后脊柱两旁,呈"八字形""蚕豆样"。左肾约平胸 11 椎体下缘至腰 2 椎体下缘水平,右肾约平胸 12 椎体上缘至腰 3 椎体上缘水平。双肾高度差一般小于一个椎体高度。新生儿和婴儿肾脏形态趋于球形,年长儿肾横径和长径比约 1:2。肾实质由皮质区和髓质区两个区域组成。肾单位大部分位于肾皮质内,而肾髓质由 8~13 个肾锥体组成,肾锥体在肾盏水平终止于肾乳头。肾柱为肾皮质在锥体间向中央的延伸,最常见于中间和上组肾盏或位于重复肾的两肾中央部。肾脏上极皮质通常较下极皮质稍厚,而中间部皮质较薄。肾门周围可见明显的皮质组织,邻近上下肾盂。

肾盂、肾盏形态大小差异很大。肾盂可完全位于肾窦内,也可几乎全部位于肾窦外。肾盂按形状分可分为常见型、分枝型和壶腹型;按位置分可分为肾内型、中间型和肾外型,其中以中间型最多见。多数情况下,肾盂与2个主要肾盏相连。与上肾盏相比,下肾盏通常宽而短,且其内与其相连的肾小盏数量较多。每个肾脏有2~4个肾大盏和8~13个肾小盏。

输尿管是连接肾脏和膀胱的管状结构,走行于腹膜后。儿童输尿管活动度较大,可向外侧或内侧轻度移位。输尿管主要可分为3个部分:①肾盂输尿管连接部(ureteropelvic junction,UPJ)和上段输尿管;②中段输尿管;③下段输尿管和UVJ(包括输尿管壁内段和输尿管开口)。输尿管每分钟蠕动2~7次,有节律的蠕动将尿液从肾盂输送到膀胱。UVJ起到了被动瓣膜的作用,是预防膀胱输尿管反流的重要解剖结构。输尿管的黏膜下段紧贴着黏膜走行,当膀胱内压增高时可防止反流的发生。

新生儿及婴儿期膀胱位置与胎儿期相近,位置较高,膀胱顶部和体部主要位于腹腔前部,基底部位于盆腔内且靠后,底部稍高于耻骨联合平面,年长儿膀胱底部低于或位于此平面。膀胱后方是膀胱三角区,三角区两侧角是双侧输尿管口,正中下方是尿道内口。新生儿及婴儿可根据体重预测膀胱容积,年长儿则可以根据年龄预测。对于1岁以内的婴儿,膀胱容积(ml)预测计算公式为体重(kg)×7;对于1岁以上的儿童,(年龄+2)×30为膀胱预测容积(ml)。

生殖嵴和两组内生殖管(米勒管和沃尔夫管)是生殖系统发育的3个重要前体。胚胎7周左右,生殖嵴可转变为睾丸或卵巢。胚胎32周时男性胎儿中93%睾丸会经腹股沟管下降至阴囊,生后6周时,仅4%的足月儿无法扪及睾丸。这些婴儿中20%为真性隐睾症(睾丸未下降),病因未明,可能由激素原因或机械性因素(睾丸固定结构缺乏或异常的睾丸引带)所致。鞘突多于1岁前关闭,如未关闭则形成交通性鞘膜积液。前列腺位于膀胱和尿生殖膈之间,大小随年龄而增大。小儿前列腺甚小,腺部不明显,性成熟期腺部迅速增大。精囊腺位于膀胱底之后,为长椭圆形囊状结构。睾丸位于阴囊内,为卵圆形,双侧大小对称。睾丸随性成熟迅速生长。附睾紧贴睾丸,由头、体、尾部组成。

卵巢、子宫形状和大小因年龄而异。典型的新生儿子宫呈铲形,子宫颈前后径为基底部2倍。1岁之后,典型的子宫形态为管状,且以此形态持续数年。青春期后,典型的子宫形状为梨形,子宫降至盆腔深处,且子宫不再保持月经前期的中立位,变成前倾或后倾位。卵巢为卵圆形结构,通常位于子宫后侧或外侧的阔韧带卵巢系膜中。在胚胎发育过程中,卵巢可见于肾脏下缘至阔韧带间的任何部位。卵巢在胎儿期就降至盆腔,位置较固定,极少数位于阔韧带以下或腹股沟处。幼女卵巢表面光滑,青春期开始后因多次排卵,卵巢表面出现瘢痕而凹凸不平。输卵管连于子宫底两侧,由内向外分为子宫部、输卵管峡部、输卵管壶腹部和输卵管漏斗部。

四、骨与关节

横纹肌和骨骼均由中胚层分化而来,起源于中胚层的生骨节细胞和原位间充质细胞,于胚胎第4周末四肢胚芽形成。这两种原始细胞是多态的、多能的,在一定条件下,可分化为成纤维细胞、成软骨细胞和成骨细胞,其中成纤维细胞形成网状组织、肌腱和韧带等。

人体骨骼的形成基本可以归纳为2种方式:软骨内成骨和膜内成骨。四肢长骨为软骨内成骨,间充质先形成软骨雏形,在此基础上再骨化形成骨组织。骨膜下成骨细胞活动使骨骼周径变大、骨皮质增厚。在整个生长过程中,骨干除了长度和宽度持续增长外,还在不断地塑形和重构以达到最终形态,这一过程也称为"管状化",典型特征是骨干在增宽后逐渐向心性收缩,这种变化过程明显快于骨端部分,这就形成了骨端外展形的外观。儿童期多种慢性疾病可干扰骨干的塑形过程,进而影响骨骼发育。如正常肌张力丧失的脑性瘫痪患儿,骨骼表现为过度管状化,骨骼管径明显变窄,而干骺端显著增宽。当管状化不足时,骨干管径将异常增宽,干骺端正常外展形态消失,如戈谢病、骨软骨瘤病等。邻近生长板的干骺端是发育期骨代谢最活跃的地方,也是原始骨沉积的地方,因此由全身性疾病引起的急性骨改变最常见于此处(如佝偻病、白血病等)。

四肢骨分为3种:①长、短管状骨;②腕部和足部的圆形骨;③位于肌腱和关节囊内的籽骨。管状骨的大小形态虽有不同,但其结构和生长方式是相似的,均由原始骨化中心形成骨干,骨干呈圆柱体,外围为致密的骨密质,中间形成骨髓腔,骨密质覆盖有骨膜。长管状骨的两端有骨骺,短管状骨只有一侧有骨骺,多位于骨关节活动度较大的地方。如短骨在非正常骨化中心侧也出现骨化中心,则称之为"假骨骺"。干骺端覆盖有软骨,骨骺和干骺端之间待骨化的软骨带称为骨骺板。新生儿生理性骨硬化很常见,这是由于胎儿和新生儿期骨皮质成比例增厚且松质骨丰富,这种表现在出生后数周内逐渐消失。1~4月龄的婴儿常可见生理性骨膜反应,多双侧对称、边缘光滑规则且厚度小于 2mm,以胫腓骨、股骨和肱骨骨干最为多见。与创伤性骨膜反应相比,后者多位于干骺端、不对称且不规则增厚。

绝大多数人有 7 个颈椎、12 个胸椎和 5 个腰椎,同时有 5 个骶椎和 4 个尾椎,但 5% 的个人会出现椎体数量异常。脊柱由脊椎和椎间盘构成,出生后每个脊椎包括 3 个骨化中心(椎体 1 个、两侧椎弓各 1 个),并逐渐发育融合。当一个或多个椎体椎板闭合不全,患处脊柱背侧皮肤完整而椎管内脊髓及神经组织未直接突出于皮肤表面时,则形成隐性脊柱裂,它可见于脊柱任何部位,但以腰骶部最多见,它的存在与儿童遗尿密切相关。椎间盘位于椎体之间,由位于中心的髓核、周围的纤维环以及上下椎体的软骨板构成,是保证脊柱活动的重要结构。每个脊柱都有多个突出点,如横突、棘突等,它们为椎旁韧带提供了附着点。脊柱从上至下贯穿存在前、后纵韧带,棘上韧带、棘间韧带和黄韧带,这些韧带将脊柱牢固地连接在一起,保证了脊柱的稳定性。脊柱在矢状面是存在一定曲度的,并且从出生以后曲度不断变化。新生儿期时颈椎和腰椎略前凸,胸椎略后凸。到了 1 岁时曲度随着对头部的支撑增加而更为明显,腰椎则伴随着行走前凸更为显著。到了青春期后脊柱的生理曲度逐渐固定下来。儿童时期由于颈部肌肉组织相对较弱,韧带结构相对柔软,脊柱活动度更大,关节面比成人脊柱更水平。儿童颈椎运动的支点约位于颈 2/3 椎体水平,随着年轻增长逐渐下移至颈 5/6 椎体水平。由于儿童颈椎的解剖和生物力学特点,可出现假性滑脱(颈 2 椎体相对于颈 3 椎体前移)表现,这是 7 岁以下儿童的正常生理现象,需与病理性脱位相鉴别。

儿童期骨骼处在发育阶段,其影像表现与成人有所不同。主要体现在如下结构:①骨骺,位于长骨骨端或某些突出部位如股骨大粗隆和肱骨大结节等,骨骺随着年龄增大,逐渐骨化形成二次骨化中心并增大形成骨松质,其边缘由不规则逐渐变光滑,最后与骨干融合。股骨及尺桡骨等长管状骨在骨两端各有一个二次骨化中心,而掌骨、跖骨等仅一端出现二次骨化中心。②干骺端,骨干两端增宽部位称为

干骺端,是骨骼生长最活跃的部位。③骨骺板或骨骺线,是干骺端和骨骺之间的软骨投影。儿童期较宽称为骺板,随着年龄增长逐渐变窄称为骺线。④关节间隙,儿童关节构成骨表面覆盖的软骨较成人厚,故 X 线投影示关节间隙较宽。⑤腕骨和跗骨,分别有 8 块和 7 块,形态不规则,腕骨和跗骨有多个关节面,构成多个关节并形成一定的力学结构,如足弓等。⑥骨龄,骨骼发育过程中,管状骨二次骨化中心(骨骺核)的出现,以及与干骺端闭合(骺线消失)的时间有一定规律。儿童及青少年骨骼发育水平同骨骼发育标准比较所得的骨骼发育年龄,称为骨龄。其在很大程度上能够反映机体的生物学发育年龄,能比较准确地估计儿童骨骼的成熟程度,对于生长发育性疾病的诊断及治疗监测有一定的参考价值。

第三节　儿童疾病一般规律和特征

1. 儿童不是成人的缩小版本。儿童在疾病谱、好发年龄、疾病特点和病程转归等方面都有自己的特点。不同年龄段的儿童患有不同种类的疾病。在新生儿和婴幼儿时期,常见的是先天性结构异常和遗传代谢性疾病;随着年龄增长,儿童参与社会活动增加,感染性疾病、创伤性疾病、肿瘤性疾病和心理性疾病逐渐增多。儿童患病通常病程较短,病情变化快,危重症死亡率高;年龄越小的儿童肿瘤恶性程度越高,预后较差;有些儿童时期的疾病可以自行消退或康复,而其他一些疾病可能持续到成年甚至终身。尽管儿童疾病繁多且诊断困难,但仍然存在一定的规律和迹象可供参考。熟悉儿童阶段疾病的发生和发展规律以及疾病特点是诊断、评估和治疗儿童疾病的关键。

2. 儿童疾病谱与成人不同。其中以先天性结构异常性疾病较为常见,这与胚胎发育过程中的障碍密切相关。例如,在消化管发育过程中,出现闭锁、狭窄和重复畸形等情况。在胚胎第 6 周时,消化管上皮细胞过度增生,导致管腔完全封闭。随后,过度增生的细胞会发生程序性细胞死亡,使得原本封闭的管腔内部出现多个小腔。到了第 8 周,这些小腔会相互融合,使管腔重新形成。如果上述管腔重建过程受阻,就会导致某一段消化管管腔过细,即称为消化管狭窄;如果完全没有管腔形成,则称为消化管闭锁;如果管腔内有纵向隔膜,将某一段消化管分

为并列的两部分,则称为消化管重复畸形。尽管这些畸形可以发生在消化管的任何部分,但闭锁和狭窄更常见于食管和十二指肠,而重复畸形则更常见于小肠,尤其是回肠。另外,儿童中的肠祥旋转异常也是胚胎发育过程中受阻导致的。这是儿童常见的多发病和急腹症之一。在胚胎第10周时,中肠祥从脐腔退回腹腔时应该逆时针方向旋转180°。如果该旋转过程出现异常,就会产生各种消化管异位情况。例如,中肠祥从脐腔退回腹腔时根本没有旋转,导致中肠祥头支位于腹腔右侧,而尾支位于腹腔左侧。这种畸形称为中肠不转位,或者根据结肠的位置称为左位结肠。另一种情况是,中肠祥退回腹腔时以顺时针方向旋转180°,导致中肠和后肠的空间关系正常,但十二指肠和横结肠的位置发生错位,即十二指肠位于横结肠的腹侧。这种畸形称为中肠反向转位。

3. 儿童疾病具有明显的年龄特点,不同年龄段患病种类也不同。 充分利用儿童的年龄作为关键线索有助于进行诊断和鉴别诊断。例如,在胎儿期、新生儿期和婴儿期,肾脏肿瘤的发病率较高,其中大多数是中胚层肾瘤。这是一种由胎儿发育过程中肾门附近间质组织异常增生引起的低度恶性肿瘤,具有明显的年龄特征。类似地,在诊断儿童松果体区肿瘤时,患儿的年龄也是一个非常重要的参考因素。一般来说,1岁以下的患儿应首先考虑非典型畸胎样/横纹肌样肿瘤(atypical teratoid/rhabdoid tumor,AT/RT),特别是当肿瘤体积较大、生长迅速且伴有肿瘤卒中时,进一步明确诊断尤为重要;而2岁左右的患儿则更常见于松果体母细胞瘤;松果体区生殖细胞肿瘤的发病年龄一般较大,通常在10岁左右。对于这3种肿瘤,结合性别、甲胎蛋白(AFP)、人绒毛膜促性腺激素(HCG)以及相关影像学特征,可以进行较准确的鉴别诊断,从而帮助临床选择正确的治疗方案。

4. 儿童疾病的好发部位与其解剖生理结构密切相关。 特定解剖部位在儿童中易受特定疾病的影响,呈现出明显的倾向性和特异性。例如,在儿童中颅后窝肿瘤较为常见,占所有脑肿瘤的45%～60%。颅后窝肿瘤具有多种病理类型,但也存在一定的倾向性。其中,髓母细胞瘤最为常见,占30%～40%,其次是毛细胞型星形细胞瘤(25%～35%)、弥漫性中线胶质瘤(20%～25%)、室管膜瘤(10%～15%),以及非典型畸胎样/横纹肌样肿瘤(1%～2%)。髓母细胞瘤主要发生于小脑蚓部;毛细胞型星形细胞

瘤多见于小脑半球,其次是蚓部;弥漫性中线胶质瘤在儿童期多发于脑干,尤其是脑桥,次之是小脑半球;室管膜瘤在婴幼儿和低龄儿童中多发生于第四脑室侧隐窝区,并向桥小脑角区扩展,而在大龄儿童和青少年中则更常见于第四脑室中线区域。梅克尔憩室是小儿胃肠道最常见的先天性畸形,常伴有并发症如小肠梗阻和下消化道出血。它起源于回肠祥的一个盲囊。在胚胎发育过程中,中肠通过卵黄管或脐肠系膜管与卵黄囊暂时相通。在胚胎第5～6周,这种通道应完全闭塞,但有时会发生不完全闭塞,导致梅克尔憩室的形成。梅克尔憩室是由于卵黄管的脐端发生纤维性闭塞,而回肠端完全开放所致,因此一般位于距回盲瓣100cm以内对侧系膜的位置。

5. 某些疾病与特定组织生理结构密切相关。 例如,脑脊液所相邻的脑组织区域常为视神经脊髓炎谱系疾病(neuromyelitis optica spectrum disorder,NMOSD)的好发部位。NMOSD是一种以视神经和脊髓受累为主的中枢神经系统炎性脱髓鞘疾病,其发病机制与水通道蛋白4(aquaporin 4,AQP4)抗体相关。AQP4-IgG高度聚集于脊髓灰质、中脑导水管和脑室周围的星形胶质细胞足突中,直接参与了NMOSD的发病过程,这解释了为什么病变在脑脊液所相邻的脑组织区域更为常见。

6. 儿童疾病在发展过程、转归和预后方面也具有特定特征。 某些疾病可能是"一见定终生",而另一些则可能呈现"此起彼伏"反复发作的情况,还有一些疾病可能经历"自然消退"并恢复健康,而其他一些则可能"无力回天"导致不良后果。以结节性硬化症(tuberous sclerosis,TSC)为例,这是一种多系统受累的罕见病,可能从胎儿时期开始,常在儿童期发病,并可影响脑部、皮肤、肾脏、心脏、骨骼等多个器官。目前尚无特效药物或其他治疗手段来治愈该病,患者可能需要终身接受治疗。该病的各器官病变不会同时出现,而是具有明显的时间规律。例如,心脏横纹肌瘤和颅脑改变通常在胎儿期就可以观察到,婴幼儿期开始出现皮肤表现(如皮脂腺瘤、脱色斑),年长儿可能出现颅内室管膜下巨细胞型星形细胞瘤,肝肾可以出现多个错构瘤,而肺部受累(如肺淋巴管平滑肌瘤病)则常见于青年和中年。了解儿童疾病的变化规律对临床诊断和评估疾病进展非常有帮助。

7. 不同儿童疾病的发展和转归模式各有差异。 我们可以利用这些特点来寻找鉴别点,以协助诊断。

举例来说,急性播散性脑脊髓炎(acute disseminated encephalomyelitis, ADEM)和多发性硬化(multiple sclerosis, MS)在疾病初期的影像学表现可能存在相似之处,有时很难仅凭影像学进行区分。那么,如何加以鉴别呢?MS 具有以下特点,即新旧病灶同时存在于不同时间点、病变反复发作、逐渐加重。而ADEM 则通常表现为单相型病程,即病情复发只是在时间上出现的,而非空间上的多个病灶。在影像学上,ADEM 只会出现旧病灶的扩大,没有新病灶的产生。最终,ADEM 的病灶将会显著好转或完全消失。因此,在鉴别 ADEM 和 MS 时,需要考虑病变的时间轴、病灶的分布和进展情况。这有助于通过影像学和其他临床指标来进行准确的诊断。

8. 有关"自然消退"转归的疾病,在某些儿童实体肿瘤性病变中具有代表性。 例如,儿童神经母细胞瘤的4S 期。神经母细胞瘤(neuroblastoma, NB)是儿童常见的颅外恶性实体肿瘤,国际神经母细胞瘤分期系统(INSS)将其分为1~4 期和4S 期。4S 期是NB 的特殊分期,指的是发病年龄小于 12 个月,原发肿瘤为 INSS 1 期或 2 期,并伴有肝、皮肤和/或微量骨髓转移。这种病情主要特点是高转移率和高自愈率。尽管 4S 期 NB 患儿存在转移,但绝大多数患儿预后良好,肿瘤可自然消退,5 年总体生存率为84%~92%,5 年无事件生存率高达82%。类似的情况还有其他疾病,例如,婴儿血管瘤(infantile hemangioma, IH),这是一种血管内皮细胞的良性增生性疾病,大多数病变在出生后几周内发生。它是新生儿

和婴幼儿最常见的良性肿瘤,不属于血管畸形,具有明确的增殖和消退过程。在增生期可持续 1~2 年,90% 以上的病变在 9 年内自然消退,肿块逐渐减小并被脂肪替代。此外,结节性硬化症(TSC)患儿可能有多个心脏横纹肌瘤,但绝大多数情况下不会引起血流动力学变化,对心脏没有明显影响。随着年龄增长,心脏横纹肌瘤会自然消退,直至完全消失。这些例子说明某些儿童肿瘤性病变具有自然消退的特点,对患儿的预后较好。

(邵剑波)

参 考 文 献

[1] 王卫平. 儿科学.8 版[M]. 北京:人民卫生出版社,2014.

[2] COLEY B D, GREGORY D, FAERBER F N, et al. Caffey's Pediatric Diagnostic Imaging. 12th Edition[M]. Philadelphia:Elsevier,2013.

[3] 李欣,邵剑波. 中华影像医学·儿科卷.2 版[M]. 北京:人民卫生出版社,2019.

[4] 中国医药教育协会儿科专业委员会,中华医学会儿科学分会呼吸学组,中华医学会儿科学分会新生儿学组,等. 支气管肺发育不良的儿童期管理专家共识[J]. 中华实用儿科临床杂志,2022,37(20):1527-1538.

[5] 王鹏程,董瑞. 神经母细胞瘤 4S 期预后不良相关因素的研究进展[J]. 临床小儿外科杂志,2022,21(04):394-398.

[6] 王桂枝,李建明. 骶椎椎板发育及骶椎隐性脊柱裂发生率年龄变化规律的多层螺旋 CT 影像研究[J]. 中华解剖与临床杂志,2023,28(5):295-300.

第二章　中枢神经系统

第一节　临床相关症状和体征

儿科神经影像学是将影像学应用于儿童神经系统疾病的发现、诊断、治疗和随访的一门亚学科。儿童不是成人的缩影，儿童期神经系统尚未成熟，与成人期相比存在诸多不同之处，且年龄越小差异越大。儿童期神经系统疾病，以感染性、遗传性、先天性疾病最多见，感染性疾病发病率和死亡率亦高于成人期。儿童病情变化快，脑炎恢复期较短，后遗症一般比成人少；但也可迅速进展而猝死。新生儿脑损伤时间不同，病理和影像改变不同，早产儿与足月儿不仅脑性瘫痪的患病率差异甚大，而且病变的类型和神经影像表现也不尽相同。这与胎儿不同时期的脑组织对缺氧的敏感度不同有关。

一、神经系统一般检查

1. **意识障碍**　是儿童神经系统疾病常见症状，意识状态根据儿童对外界的声、光、疼痛、语言等刺激的反应来判断。有意识障碍时，对外界刺激的反应减低或消失。有意识障碍的儿童要注意生命体征的改变。

2. **精神发育和行为异常**　反映儿童神经系统发育状况，儿童行为主要表现在与其他人接触的能力，活动的多少，如是否有活动过度，注意力是否不集中，情绪是否有抑郁、欣快、易变等问题。精神和智力发育的指标包括运动、语言和适应能力，根据儿童对外界环境的反应和完成的技能来判断。

3. **头颅形状异常**　颅缝闭合异常时头颅形状改变和不对称性，头皮静脉怒张应进行颅脑神经影像学检查。儿童头围个体差异较大，婴儿时期与体格发育有关，体重大的婴儿头围相对也较大。当小头畸形、脑萎缩、颅缝早闭时头围过小。脑积水、慢性硬膜下血肿、巨脑畸形、某些脑脂质沉积症等疾病

时头围过大。头颅形状异常多见于颅缝早闭，舟状头见于矢状缝早闭，扁头见于冠状缝早闭，塔形头见于各颅缝均早闭。囟门大小、紧张度、是否膨隆反映颅内压和颅缝闭合情况。正常时囟门在生后 2～18 个月之间闭合，闭合过早见于小头畸形、颅缝早闭。囟门闭合过晚或囟门过大，见于脑积水、慢性硬膜下血肿、软骨营养不良等。颅内压增高时，囟门除增大以外，还有紧张、膨隆。正常时颅缝在生后数周内可能摸到，6 个月以后即不易摸到。

4. **脊柱异常弯曲**　提示存在畸形，背部正中线区色素沉着、小凹陷、成簇毛发，说明该处可能有隐性脊柱裂，或有窦道或皮样囊肿。

5. **皮肤色素异常**　有助于神经系统疾病的诊断，特别是神经皮肤综合征。皮肤色素脱失斑常常是结节性硬化症的早期表现；皮肤咖啡牛奶斑常见于神经纤维瘤病；面部三叉神经区域火焰痣提示脑面血管瘤病；面部血管纤维瘤常见于结节性硬化症；皮肤和毛发颜色浅淡见于苯丙酮尿症；皮肤和黏膜广泛性色素增多可见于肾上腺脑白质营养不良。

二、脑神经异常

1. **颅内病变损害视神经**　影响视力、视野、眼底。视神经萎缩时，视神经乳头苍白，血管稀少。但正常婴儿的视神经乳头生理凹陷较浅、乳头小、血管发育不良，故略显灰白，不可误认为视神经萎缩。视神经乳头水肿发生于颅内压增高时，眼底检查见静脉扩张、动脉搏动消失、视神经乳头生理凹陷消失、乳头充血、边缘模糊甚至隆起。严重的乳头水肿时可伴网膜出血、水肿及渗出。儿童严重屈光不正时，视神经乳头边缘可稍模糊，不要误诊为视神经乳头水肿。黄斑部检查很重要，此处无网膜血管，有中心光反射，当有脑黄斑变性等疾病时，可见樱桃红点或棕灰色斑块。某些遗传代谢性疾病可见网膜周边部有色素变性。

2. **眼球运动和瞳孔反射异常** 提示脑神经受损,动眼神经、滑车神经、外展神经共同支配眼球的全部运动和瞳孔反射。眼球运动异常,包括眼肌麻痹、眼球震颤、眼球不正常运动,是指安静时患儿有眼球自发的异常运动,或儿童头部不转动,眼球不随医生的手指向上、下、左、右各方向注视。瞳孔异常有重要临床意义,表现为瞳孔大小、形状、对称性异常。颅内压增高时,如出现两眼瞳孔不等大,瞳孔散大的一侧动眼神经麻痹,是小脑幕疝的重要体征。当一侧瞳孔缩小但对光反应正常,伴眼球轻微下陷、眼裂稍小、同侧面部少汗,称为霍纳(Horner)综合征,见于颈部或脑干部交感神经受损。

3. **三叉神经受损** 三叉神经运动纤维支配咀嚼肌。三叉神经运动支受累时,咀嚼肌强直,出现牙关紧闭,见于破伤风等。单侧三叉神经受累出现麻痹时,患侧咀嚼肌力弱,两侧麻痹时,咀嚼、闭口困难。

4. **面神经受损** 面神经支配除了上睑提肌以外的所有面部肌肉。中枢性面神经麻痹时,表现为患侧下部面肌麻痹,表现为鼻唇沟变浅,而眼裂变大、不能闭眼情况不明显。末梢性面神经麻痹时,患侧面肌上下部都有麻痹,患侧额纹消失、不能闭眼、眼裂大、鼻唇沟浅。

5. **听神经受损** 表现出儿童对声音、语言、耳语的反应减弱或消失。正常婴幼儿对声音有眨眼反应,3~4个月时头和眼转向声音刺激的方向。检查前庭功能,患儿两臂伸直,原地旋转3~4圈,正常儿童在旋转时出现眼球震颤,旋转停止后眼球震颤也随之消失。若前庭器或前庭神经兴奋性增强时,旋转后眼震持续时间延长。

6. **舌咽神经及迷走神经受损** 影响咽部及软腭正常运动。在发"啊"音时,观察软腭和悬雍垂的位置,如有一侧软腭麻痹,则该侧软腭不能上提。

7. **副神经受损** 副神经支配胸锁乳突肌和斜方肌。副神经受损时,患儿向对侧转头无力。

8. **舌下神经受损** 舌下神经一侧受累时,舌伸出偏向病灶侧。两侧舌下神经损害时,舌完全不能运动(图2-1-2-1)。

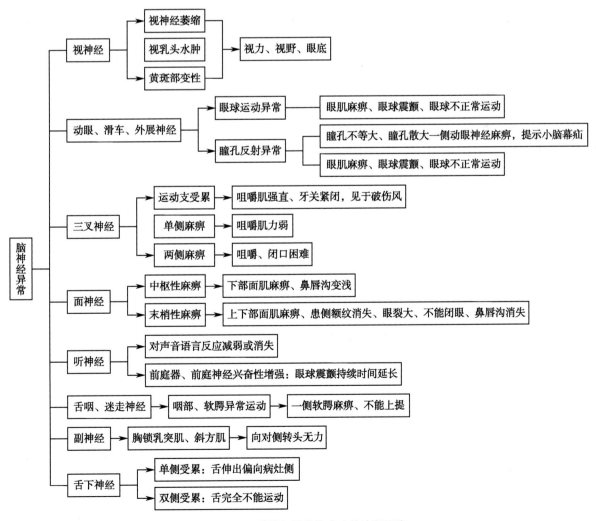

图 2-1-2-1 脑神经异常临床症状诊断思路

三、运动异常

儿童运动系统的检查应观察头、躯干、四肢的随意动作,如卧、坐、立、跑、上台阶、握手、游戏、写、画等。看是否达到该年龄的正常标准。运动系统异常包括以下内容:

1. **中枢神经系统损伤** 可表现为肌张力增高或减低。肌张力的判断是用手触摸肌肉在静止状态时的紧张度,或在肢体放松情况下做被动的屈伸、旋前旋后、内收外展等运动以感觉其阻力。患儿在下运动神经元性瘫痪、小脑疾患、低血钾、深昏迷、严重缺氧、肌病时肌张力减低。患儿锥体系统受损(折刀样肌张力增高)以及锥体外系疾病(齿轮样或铅管样强直)时肌张力增高。上、下运动神经元麻痹均可有肌力减弱,但在锥体外系疾病时肌力不减弱。

2. **共济运动失调** 提示中枢神经系统损伤。一侧小脑半球病变时,共济失调见于病变同侧肢体,小脑中线病变时共济失调以躯干及下肢为最明显。小脑病变时睁眼或闭眼对共济失调的程度差别不大。前庭器官或深感觉障碍时,共济失调在闭眼时更为显著。

3. **姿势和步态异常** 反映复杂的神经活动,与深感觉、肌张力、肌力以及小脑、前庭功能都有密切关系。痉挛性步态、剪刀式步态、"鸭步"等反映患儿存在共济失调。小脑性共济失调步态表现为行走时两足分开较宽,左右摇摆,难保持直线方向,且视觉不能帮助平衡。感觉性共济失调步态是跨步大,举腿高,落足用力过度。痉挛性步态见于上运动神经元性瘫痪,下肢伸肌张力高,步态僵直,呈拖曳状。若两下肢伸肌及内收肌紧张,两足交叉前进,为剪刀式步态。肌病时盆带肌(又称下肢带肌,是躯体和腿相连区域)无力,行走慢,左右摇摆如鸭,称"鸭步"。

4. **锥体外系疾病** 表现为不自主运动,指不自主的、强制的、毫无生理意义的动作。不自主运动在情绪紧张时或试图保持某一姿势、完成某一动作时加重,入睡后消失。

四、惊厥

惊厥是儿童时期常见的一种急重病症,也是小儿神经系统最常见的症状。小儿惊厥可伴或不伴发热。惊厥是神经元功能紊乱引起的脑细胞突然异常放电所导致的不自主全身或局部肌肉抽搐。伴有发热的热性惊厥,多为感染性疾病所致,颅内感染性疾病常见有脑膜炎、脑脓肿、脑炎、脑寄生虫病等;颅外感染性疾病常见有热性惊厥,各种严重感染如中毒性菌痢、中毒性肺炎、败血症等所致中毒性脑病。不伴发热者,多为非感染性疾病所致,除常见的癫痫外,还有水电解质紊乱、低血糖、药物中毒、食物中毒、遗传代谢性疾病、各种脑器质性病变等。热性惊厥既往又称高热惊厥,系小儿时期发热所诱发的惊厥,是小儿惊厥中最常见的原因,有明显年龄依赖性和自限性,绝大多数儿童6岁后不再发作,病程呈良性经过。

五、癫痫

中枢神经系统先天性畸形、肿瘤、感染等多种原因造成的慢性脑功能障碍均可引发癫痫,是儿童神经系统的常见疾病。按照病因分为结构性、遗传性、感染性、代谢性、免疫性以及病因不明。遗传性指癫痫是遗传缺陷的直接结果。结构性/代谢性有明确的结构或代谢性疾病导致癫痫,结构损害可以是获得性疾病如卒中、肿瘤、感染等,也可以是遗传性疾病如结节性硬化症、皮质发育不良。病因不明有可能是遗传缺陷导致,也有可能是由某一种未被认识的疾病导致。

六、智力低下

智力低下也称智力落后或精神发育迟滞。指发育时期,一般智力功能明显低于同龄水平,同时伴有适应性行为缺陷的一组疾病。儿童患病率为1%~2%,是儿童神经疾病常见症状之一。智力低下主要表现为感知、记忆、语言、思维方面的障碍。在幼儿时期主要表现为大运动、语言、精细动作落后。学龄期主要表现学业成绩差。智力低下的病因非常复杂,一般分为两大类,一类为生物医学因素,约占90%;一类为社会心理文化因素。

世界卫生组织1985年将智力低下的病因分为11类:①感染、中毒,包括出生前、后的脑部感染,新生儿早期高胆红素血症、铅中毒、酒精中毒以及长期服用某些药物;②脑机械损伤、缺氧,如产伤、颅脑外伤、溺水、麻醉意外、癫痫持续状态;③代谢、营养、内分泌疾病;④脑部大体疾病;⑤先天性脑畸形,包括脑积水、小头畸形、神经管闭合不全、脑畸形等;⑥染色体畸变,包括常染色体或性染色体的数目或结构改变,如21-三体综合征、18-三体综合征、C组三体综合征、猫叫综合征、脆性X综合征、先天性睾丸发育不全综合征、先天性卵巢发育不全综合征等;⑦围产期因素,包括早产儿、低出生体重儿、胎儿生长受限、母亲营养疾病、妊高症等；⑧伴发于精神病，如婴儿孤独症、儿童期精神分裂症；⑨社会心理因素，主要由神经心理损害和感觉剥夺等不良环境因素造成，如严重缺乏早期合适刺激和教育；⑩特殊感官缺陷，包括聋、哑、盲等特殊感官缺陷。

按病因的作用时间分类，可分为出生前、产时和出生后三大类。出生前的因素包括遗传性疾病、胎儿宫内发育迟缓、早产儿、多发畸形、宫内窒息、各种中毒、宫内感染。主要的遗传性疾病有染色体畸变、先天代谢性疾病、遗传综合征等。染色体畸变主要为21-三体综合征，先天代谢性疾病最常见的有甲状腺功能减退症、苯丙酮尿症等。产时因素包括生后窒息、颅内出血、产伤，其中主要为窒息和颅内出血。出生后的因素包括脑炎、脑膜炎、脑病、惊厥后脑损伤、社会文化落后、心理损伤、特殊感官缺陷、脑变性疾病、脑血管疾病、营养不良、颅脑外伤、核黄疸、各种中毒等。

七、脑性瘫痪

脑性瘫痪是出生前、出生时及生后脑发育早期各种原因所致的非进行性脑损伤或脑发育缺陷，主要表现为中枢性运动障碍及姿势异常。诊断脑性瘫痪应符合以下2个条件：①婴儿时期出现症状，如运动发育落后或各种运动障碍；②需除外进行性疾病，如各种代谢病或变性疾病所致的中枢性瘫痪，以及正常儿童一过性运动发育落后。脑性瘫痪儿童可伴有智力低下、癫痫、行为异常、感知觉障碍及情绪障碍等。

引起脑性瘫痪的原因很多，可发生在出生前、出生时及出生后，但存在这些病因的患儿并非全部发生脑性瘫痪，只能将这些因素视为可能发生脑性瘫痪的危险因素。出生前因素指母亲妊娠期各种异常情况，均可视为脑性瘫痪的危险因素，多胎妊娠、胎儿脑发育畸形是引起脑性瘫痪的重要原因。出生时的危险因素包括缺氧窒息及机械损伤，凡是使血氧浓度降低的任何因素都可引起窒息，各种影响母体与胎儿间血液循环气体交换的因素，都会造成胎儿窘迫。机械损伤由头盆不称、急产、不恰当的助产所引起，这些机械损伤包括软组织损伤、出血、神经损伤、脊髓损伤、骨折及内脏损伤等。产伤除了可能直接引起颅内出血和脑挫伤外，还可能由于损伤引起出血、休克、呼吸衰竭、心力衰竭等进而导致缺血缺氧性脑损伤。新生儿颅内出血是造成脑性瘫痪的重要原因之一。新生儿期的各种因素中，早产和低出生体重是引起脑性瘫痪的重要原因。体重越小，发生脑性瘫痪的概率越高。胎儿在宫内发育受到损害时，既可造成脑损伤也可导致早产，这时早产并非脑性瘫痪的直接原因。早产儿与足月儿脑性瘫痪的患病率差异甚大，且病变的类型不尽相同。这与胎儿不同时期的脑组织对缺氧的敏感度不同有关。对于早产儿，胎儿26~36周时脑深部组织特别是脑室周围组织对缺血缺氧敏感，出血多发生在室管膜下部位，破裂到脑室内又可引起脑室内积血，而足月儿出血部位往往在白质区或皮质区。

核黄疸又称胆红素脑病，也是造成脑性瘫痪的重要原因之一。各种原因如血型不合、溶血、感染所致的高胆红素血症，都有可能引起胆红素脑病，未结合胆红素可通过血脑屏障，使中枢神经系统被胆红素浸润，尤其是脑基底核，呈鲜亮黄色或深黄色，其他部位神经核也是黄色。由于胆红素沉着于细胞膜和线粒体的生物膜上，阻碍细胞的氧化磷酸化，导致细胞变性坏死。低体重儿或呼吸窘迫综合征、缺氧、酸中毒及感染时，血管和内皮细胞受损，破坏血脑屏障，以致与蛋白结合的胆红素也可进入脑组织引起核黄疸。各种中枢神经系统感染也是引起脑性瘫痪的重要原因，如宫内感染、新生儿期神经系统病毒或细菌感染。虽然引起脑性瘫痪的病因很多，但并非每个患儿都能找到病因，大约有1/4的脑性瘫痪患儿目前还不能找到病因。

脑性瘫痪临床分为痉挛型和不随意运动型，痉挛型占全部脑性瘫痪患儿的60%~70%。病变波及锥体束系统，肌张力增高，肢体活动受限。上肢常表现为屈肌张力增高，肩关节内收，肘关节、腕关节屈曲，手指屈曲呈紧握拳状，拇指内收，紧握于掌心中。下肢大腿内收肌张力增高，大腿外展困难，踝关节跖屈。坐位时两下肢向前伸直困难。站立位时足尖着地，行走时呈踮足、剪刀样步态。腱反射亢进或活跃，踝阵挛常呈阳性，2岁以后巴宾斯基征（巴氏征）仍阳性。不随意运动型的主要病变在锥体外系统，表现为不随意运动（图2-1-7-1）。

八、皮肤血管、色素异常

颜面皮肤血管、色素异常，提示起源于外胚层的组织和器官发育异常的病变，特别是神经、皮肤和眼睛的异常，也波及中胚层或内胚层。目前为止，神经皮肤综合征包括的疾病已有40余种，常见的有如神经纤维瘤病、结节性硬化症、脑面血管瘤病、共济失调毛细血管扩张症等（图2-1-8-1）。这些疾病多为

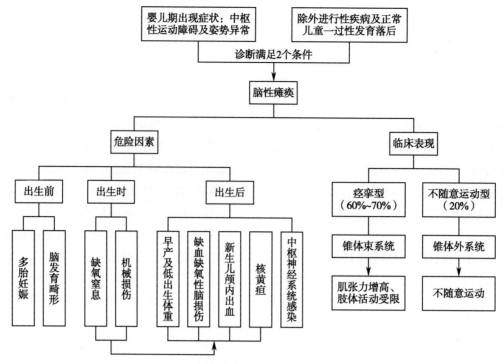

图 2-1-7-1 脑性瘫痪诊断标准、病因及临床表现

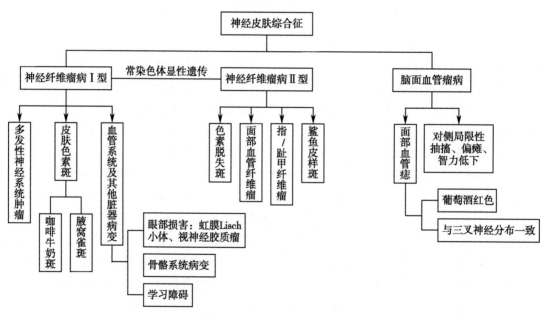

图 2-1-8-1 神经皮肤综合征临床表现诊断思路

常染色体显性遗传,有较高的、不完全外显率。目前对这类疾病的病因了解还不清楚,可能与胚胎发育早期出现某些变异有关。神经纤维瘤病根据临床表现及染色体基因定位可分为两型。

1. 神经纤维瘤病Ⅰ型 主要表现为多发性神经系统肿瘤、皮肤色素斑、血管系统及其他脏器病变。出生时皮肤即可见到咖啡牛奶斑,表现为不突出于皮肤、浅棕色(咖啡牛奶色)、界限清楚、大小不等的色素斑,呈卵圆形或其他形状,多见于躯干和四肢,很少见于面部。咖啡牛奶斑随年龄增长而逐渐增多。正常小儿有时也可见 1~2 个咖啡牛奶斑,但

超过 2 个的仅占 0.75% 。若有 6 个或 6 个以上,青春期前直径>5mm,青春期后直径>15mm,符合该病诊断标准之一。有些患儿在腋窝或腹股沟部位可见到多数、成簇的雀斑大小浅棕色斑点,称为腋窝雀斑,颈部或其他部位有时也可见到,其临床意义与咖啡牛奶斑相同。皮肤有时还出现神经纤维瘤,从针尖大小到葡萄大小,质软,有蒂或无蒂,表面光滑,呈棕色、红色或与皮肤色泽一致,无疼痛。数目多少不等,见于躯干、四肢或头皮,约 1/2 的患儿有神经方面的症状。由于神经纤维瘤生长的部位不同,症状也多种多样,在儿童常有单发的颅内肿瘤,较大的儿

童可见到椎管内肿瘤。丛状神经纤维瘤常波及面部，早期增长较快，以后减慢，破坏面容、可影响视力。部分患儿表现为惊厥、智力低下、语言和运动发育迟缓。眼部损害也常见到，虹膜上有粟粒状棕黄色圆形小结节（Lisch 小体），属色素细胞错构瘤，是本病的特征表现之一，大约从 6 岁以后开始出现，成年患者 95% 有此表现。15% 的患者有视神经胶质瘤，可引起视力丧失、视神经萎缩、局部疼痛、眼球突出等。骨骼系统表现为体格矮小、先天性骨发育不良、骨皮质变薄、骨化不全、病理性骨折、脊柱侧弯等。大约 50% 患儿有学习障碍，不足 10% 患儿有智力低下，6%~10% 患儿有惊厥。本病属常染色体显性遗传，致病基因位于 17q11.2。

2. **神经纤维瘤病Ⅱ型** 典型的皮肤改变包括色素脱失斑、面部血管纤维瘤、指/趾甲纤维瘤及鲨鱼皮样斑。90% 患儿在婴儿时期皮肤可以见到色素脱失斑呈白色，部分患儿在出生后即可见到。形状不规则、大小为 0.5~2cm，或呈树叶状，也可以表现为数目众多纸屑状白色小片。多见于腹部、背部及下肢。色素脱失斑若发生在头皮，该处头发变白或灰白色。面部血管纤维瘤为本病突出表现之一，多数患儿 1~4 岁出现，逐渐增多，青春期明显。血管纤维瘤在鼻唇沟附近最多，向颊、前额、下颌等部位扩展，偶尔见于眼睑，呈红褐色或与皮肤色泽一样，从针尖大小到豌豆大小，无疼痛，无分泌物。血管纤维瘤的组织结构由过度增生的结缔组织和血管所组成，4~10 岁以后逐渐增多。指/趾甲纤维瘤位于指/趾甲周围或指甲下面，像一小块肉状的小结节，15%~20% 患儿有此表现。20%~30% 患儿在躯干两侧或背部皮肤可见到鲨鱼皮样斑，Ⅱ型较Ⅰ型少见，本病基因位于 22q11，有明显的遗传倾向，常染色体显性遗传，属完全的外显率。

3. **脑面血管瘤病** 特点为面部血管痣、抽搐、偏瘫、智力低下。出生后即可发现一侧面部血管痣，不隆起于皮肤，呈红葡萄酒色，由淡红到紫红，压之可稍退色，常与三叉神经的分布一致，有时也可为双侧。身体其他部位也可见到血管痣，在唇、颚、鼻、牙龈、颊内、咽、肠黏膜上也可发生。80%~90% 的患儿有惊厥，最常见局限性运动性发作，表现为血管痣对侧肢体抽搐，全身大发作较少见。偶尔可见复杂部分性发作。血管痣对侧肢体常伴有偏瘫，多为轻瘫，轻瘫的肢体较对侧发育慢。大约有一半患儿智力受损，智力障碍可轻可重。25%~40% 患儿可发生青光眼，可在出生时出现，也可在生后数年才发现。

（李　欣）

第二节　大脑半球发育畸形

一、皮质增厚

【定义】

皮质增厚是指大脑皮质高度折叠且富含神经元的结构较正常（1.5~5mm）增厚，在不同区域皮质厚度有所不同。

【病理基础】

正常人大脑皮质的发育包括神经元和胶质细胞的增殖、神经元移行和皮质组建 3 个阶段。大脑皮质发育的这 3 个阶段在时间上并不是独立的：增殖期在移行期开始后仍继续，并且移行期在组建期开始后也继续。异常增殖产生的细胞常常不能进行正常的移行或组建。皮质发育过程中的任何因素如基因突变、缺氧、外伤、感染等，均可影响这几个阶段而发生皮质发育畸形。无脑回畸形发生在神经元增殖或移行期，大体病理上可见皮质及皮质下白质厚度、脑回数量及成熟度均不同，其皮质不存在正常的 6 层结构，镜下只有 4 层皮质结构包括表浅分子或边缘层、外侧神经元皮质、细胞稀疏层和深部神经元皮质。巨脑回畸形发生在神经元移行期，移行不足所形成的皮质结构紊乱，大脑皮质呈中重度增厚。局灶性皮质发育不良属于神经元增殖异常性发育畸形，病理特征是大脑皮质局部结构紊乱伴有神经元和胶质细胞的形态异常，以及白质内异位神经元等。半侧巨脑症的病理特点是受累的半球含有巨脑回、多小脑回、灰质异位与白质内胶质增生。

【征象描述】

1. **CT 表现** 大脑皮质增厚在 CT 平扫上表现为大脑皮质厚度呈不同程度地增加，脑回增宽，脑沟变浅或消失。皮质增厚可累及大脑半球任何部位，或为双侧发病，可对称或不对称，也可仅累及单侧单个脑叶，形式比较多样。

2. **MRI 表现** MRI 检查较 CT 的组织分辨率高，结合多层面成像对于皮质的显示更具有优势。皮质增厚在 MRI 上同样表现为大脑皮质局限性或弥漫性增厚，局部结构紊乱且灰白质界限不清，同时可显示出白质内异常信号以及病变皮质相邻脑沟、脑室的形态异常。

【相关疾病】

皮质增厚可见于不同的脑皮质发育异常,包括无脑回畸形、巨脑回畸形、局灶性皮质发育不良、半侧巨脑症。

1. **无脑回畸形(lissencephaly)** 是一种以神经元移行障碍、4 层皮质结构、脑表面光滑为特征的先天性发育畸形,又称平滑脑。致病原因包括基因突变、巨细胞病毒感染及毒素作用等。本病的临床表现与基因缺陷的类型,皮质及异位灰质的位置、厚度、数量有关,包括无脑回畸形 I 型、X 连锁无脑回畸形(双层皮质)、巨脑回-无脑回畸形、带状灰质异位症,其中无脑回合并额颞叶巨脑回畸形最常见。临床表现为发育延迟、癫痫。无脑回的影像学表现为脑表面光滑,脑回、脑沟消失,皮质增厚呈分层状,外侧皮质薄而内侧皮质厚,中间为细胞稀疏层分隔。外侧裂池宽而浅,轴位图像观察大脑呈"沙漏"状或"8"字形,以顶、枕叶最显著(图 2-2-1-1)。完全性无脑回畸形罕见,多为顶、枕叶无脑回合并额、颞叶巨脑回。继发于巨细胞病毒感染者可见皮质下钙化斑。MRI 上 T_1WI 序列可清晰显示灰质、白质界限,白质细胞稀疏层信号减低。T_2WI 可显示各层结构,白质细胞稀疏层信号升高(图 2-2-1-2)。继发于巨细胞病毒感染者,外侧皮质变薄,$T_2^* GRE$(梯度回拨)可见皮质下白质内钙化。MRS(磁共振波谱成像)显示受累皮质 NAA(N-乙酰天冬氨酸)代谢峰降低。

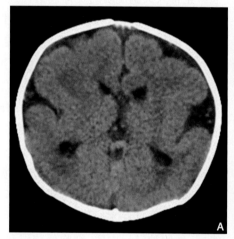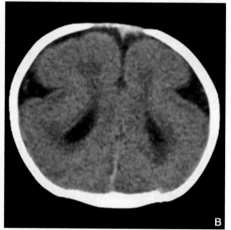

图 2-2-1-1　无脑回畸形的 CT 表现

患者男,8 个月。A、B. CT 平扫显示双侧大脑半球脑回稀少,脑沟变浅,皮质增厚、表面光滑

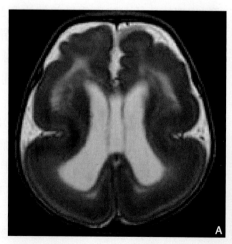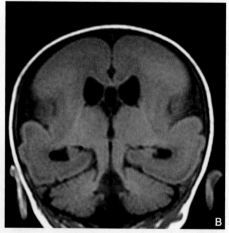

图 2-2-1-2　无脑回畸形的 MRI 表现

患者女,1 岁。A. MRI 平扫轴位 T_2WI 显示双侧大脑半球脑回粗大,双侧外侧裂池宽而浅,大脑半球呈"8"字形,脑回粗大,皮质增厚呈分层状,外侧皮质薄而内侧皮质厚,中间为高信号的细胞稀疏层分隔,双侧脑室扩大且后角为著;B. T_1WI 冠状位显示双大脑半球脑回异常粗大,脑沟消失

2. **巨脑回畸形（pachygyria）** 巨脑回与无脑回畸形属于程度不同的同一类型神经元移行病变，畸形程度较无脑回轻。巨脑回指有部分脑回存在，多为双侧发病，可对称或不对称，也可仅累及单侧单个脑叶，多见于额、颞叶，亦可呈弥漫性。巨脑回畸形的 MRI 表现为脑回变宽、变平，皱褶减少，脑皮质增厚、脑白质减少。由于缺少白质指状突起，灰白质间指样交界消失且异常光滑，T$_2$WI 可显示白质细胞稀疏层信号升高。外侧裂变浅、增宽，脑室可有扩大（图 2-2-1-3）。MRS 显示受累皮质 NAA 代谢峰降低。

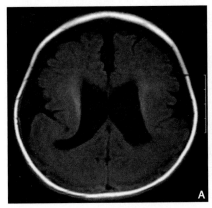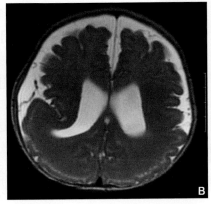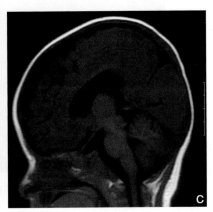

图 2-2-1-3 巨脑回畸形的 MRI 表现

患者男，1 岁。A. MRI 轴位 T$_1$WI 显示双侧顶枕叶脑回粗大，脑沟数目减少；B. MRI 轴位 T$_2$WI 显示双侧顶枕叶脑沟变浅，脑室周围脑白质稀疏，双侧侧脑室形态增宽；C. MRI 矢状位 T$_1$WI 显示顶枕叶脑回粗大、脑沟减少，胼胝体发育不良

3. **局灶性皮质发育不良（focal cortical dysplasia，FCD）** 是儿童药物难治性癫痫最常见的病因之一，是皮质发育畸形的常见亚型。临床症状可在任何年龄出现，绝大多数为儿童期，可伴有精神运动发育迟缓、局部神经功能障碍、认知障碍。根据神经病理学特征及 MRI 的特点，本病主要分为 3 种类型：Ⅰ型存在分层异常但无异形神经元，Ⅱ型表现为同时存在分层异常和异形神经元，Ⅲ型为在Ⅰ型基础上伴随其他疾病，Ⅲa 伴发海马硬化为癫痫责任病灶，Ⅲb 伴发癫痫相关肿瘤，Ⅲc 伴发病灶附近血管畸形，Ⅲd 伴有早年获得性致痫灶为责任病灶（如外伤、缺血性损伤、脑炎），ⅢNOS 型为伴有临床或影像学表现可疑责任病灶，但不能获得或不能进行神经病理学检查者。FCD 可发生于脑部任何部位，约 30% 以上累及两个脑叶，主要累及皮质和皮质下区。影像学上特征性的表现是 MRI 可显示局部皮质增厚、灰白质分界不清和皮质下白质异常信号，伴局部脑回、脑沟走行异常及邻近蛛网膜下腔局限性增宽。绝大多数 FCD 病灶无强化。其中Ⅰ型的临床症状轻、出现晚，多见于成人，病变常位于颞叶，皮质及皮质下区可见少量 T$_2$WI 及 FLAIR（液体抑制反转恢复）高信号，边界欠清晰（图 2-2-1-4），局部脑叶发育不全或萎缩较Ⅱ型更多见，常伴皮质下白质容积减小，部分患儿于 MRI 平扫无明显异常。Ⅱ型临床症状较重、出现早，多见于儿童。皮质下白质异常信号自灰白质交界处向侧脑室延伸，呈线样、曲线样、放

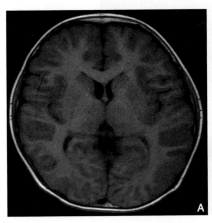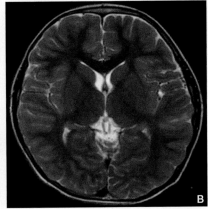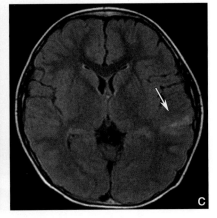

图 2-2-1-4 局灶性皮质发育不良Ⅰ型的 MRI 表现

患者男，6 岁，癫痫。A、B. MRI 轴位 T$_1$WI 显示左侧颞叶皮质及皮质下区片状稍低信号，轴位 T$_2$WI 呈稍高信号，病变边界欠清晰，无明显占位效应，邻近的脑外间隙增宽；C. 病变于 FLAIR 序列呈稍高信号（箭）

射状或漏斗状的 T₂WI 及 FLAIR 高信号,并逐渐变细呈"放射带",为 FCD 的特征性表现(图 2-2-1-5)。

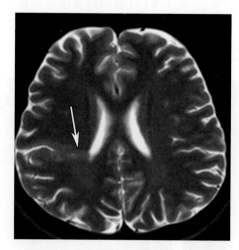

图 2-2-1-5 局灶性皮质发育不良 Ⅱ 型的 MRI 表现

患者男,7 岁,癫痫。MRI 轴位 T₂WI 显示右顶叶皮质下白质线样高信号,自灰白质交界处向侧脑室延伸,呈"放射带"的典型表现(箭)

4. 半侧巨脑症(hemimegalencephaly,HME) 为部分或一侧大脑半球错构样过度增长,并伴有神经元增殖、移行和皮质组建障碍的畸形。双侧大脑结构明显不对称,可累及小脑和脑干。本病可单独发生,或与神经皮肤综合征共同发生。影像学表现为部分或一侧大脑半球体积增大,皮质发育异常主要以皮质增厚为主,灰白质界限模糊伴有白质内 T₁WI 稍低信号,T₂WI 稍高信号,为异位组织或星形细胞增生所致。胼胝体不对称;脑室系统不对称或发育异常,患侧侧脑室形态增宽、额角变直且指向前上方有一定的特征性(图 2-2-1-6)。受累侧小脑半球下移,脑中线可移位;未受累大脑半球较正常大脑体积小并因移位而变形。本病可同时发现多种神经元移行障碍如巨脑回、多小脑回畸形或灰质异位等。

另外,多小脑回畸形也表现为病变皮质区域的皮质增厚,但一般增厚程度较轻,且皮质深部皱褶显著、脑回迂曲增多,常合并脑室形态的异常。

【分析思路】

皮质增厚主要见于多种大脑皮质发育畸形,病变程度、范围变化较大。需要鉴别的疾病包括多种,分析思路如下:

第一,认识这个征象。

第二,如何分析。首先重点观察皮质增厚出现的位置,是累及双侧大脑半球还是单侧大脑半球。观察双侧大脑半球是否对称、受累部位的脑回形态有何变化。

第三,分析有无相对特异性的影像学表现。如无脑回畸形的大脑呈"沙漏"状或"8"字形;如皮质下白质异常信号自灰白质交界处向侧脑室延伸,呈线样、曲线样、放射状或漏斗状的 T₂WI 及 FLAIR 高信号,并逐渐变细呈"放射带",为 FCD 的特征性表现;如半侧巨脑症的患侧侧脑室额角变直且指向前上方具有一定的特征性。

第四,分析合并的颅内其他影像学表现,如受累部位皮质下白质分布有无异常、灰白质界限是否清晰等。

第五,结合患者的临床病史、特征性影像学表现等,可缩小鉴别诊断范围。

【疾病鉴别】

基于影像信息的鉴别诊断流程见图 2-2-1-7。

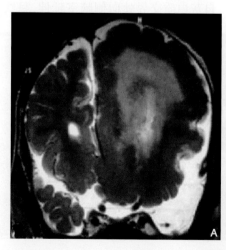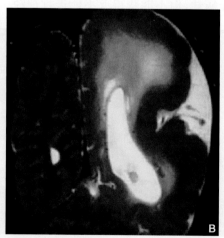

图 2-2-1-6 半侧巨脑症的 MRI 表现

患者男,2 岁。A、B. MRI 冠状位 T₂WI 显示左侧大脑半球体积不规则增大、皮质增厚,左侧脑室明显增宽伴前角拉直

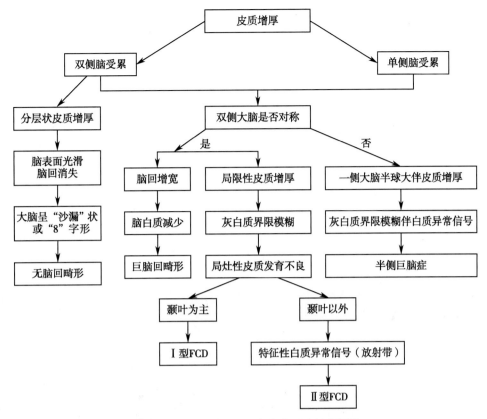

图 2-2-1-7 基于影像信息的鉴别诊断流程图

二、波浪征

【定义】

波浪征是指颅脑 CT 或 MRI 检查中所显示出的大脑皮质呈多结节样改变，沿着皮质区或侧脑室室管膜下分布，形成较深的褶皱向深部白质或脑室内延伸、突入，表现为不规则波浪状，故称波浪征。

【病理基础】

正常人大脑皮质的发育包括神经元和胶质细胞的增殖、神经元移行和皮质组建 3 个阶段。多小脑回畸形是发生在神经元移行晚期、皮质组织形成时期的发育异常，神经元抵达皮质，但分布紊乱，形成许多小的波纹状脑回，皮质未分层或呈 4 层细胞结构。大体病理可见病变区域多发的小脑回，形态紊乱。镜下可见多小脑回畸形，最常累及 4~5 层皮质结构，畸形脑回表面呈胚胎期柔脑膜血管结构，皮质下髓鞘形成或皮质内纤维异常。"鹅卵石型"无脑回畸形是由于神经元过度移行而产生的，神经母细胞的移行过度以及神经胶质细胞超过外层神经胶质的限制到达蛛网膜下腔所致。室管膜下灰质异位是神经元在放射状移行的过程中中止，导致神经元在异常部位（室管膜下）聚集。病理上可表现为无脑回-单灶结节性灰质异位的多种表现，严重病例表现为永存胎儿期柔脑膜血供。镜下可见发育不成熟或

发育不良的多种神经元细胞，兴奋性神经元回路多于抑制性神经元回路以及相邻区域的白质显微结构异常。

【征象描述】

1. CT 表现　CT 可显示大脑皮质多结节样改变的部位、范围和特点，对合并钙化敏感性高。CT 平扫见大脑皮质区或侧脑室室管膜下多发等密度灰质结节，可为单侧或双侧，局限性或弥漫性分布，灰质结节相连续则呈不规则波浪状表现。

2. MRI 表现　MRI 组织对比分辨率较高，容易区分灰白质，可明确判断大脑皮质有无形态学的异常改变，这种多结节样形似"波浪"的灰质结构在 MRI 各序列上均与正常灰质信号一致。另外，MRI 同时可以观察白质内异常信号，故作为诊断本病的首选影像学检查方法。

【相关疾病】

波浪征可见于不同的大脑皮质发育畸形，最常见于多小脑回畸形，较少见于鹅卵石样无脑回畸形（Ⅱ型无脑回畸形）以及室管膜下灰质异位。

1. **多小脑回畸形（polymicrogyria）**　是指脑回迂曲增多伴有灰质增厚。可为单侧或双侧，局限或弥漫性，以外侧裂池区最常见。常见于 40% 难治性癫痫患儿，发病年龄与基因变异的严重程度及其临床表现有关，X 连锁遗传畸形常见于男性患儿。双

侧发生者占60%,70%发生于额叶。常见临床表现包括双侧面咽舌咀嚼肌瘫、发育延迟、癫痫、轻偏瘫,癫痫严重程度与病变严重程度有关,癫痫病灶位于邻近多小脑回畸形的周围区域,而不是发育不良的皮质内。本病常合并脑裂畸形、巨脑畸形及Chiari Ⅱ型畸形等。CT平扫可见病变区域有较多数量的微小脑回,大脑表面形态不规则,皮质不同程度增厚,可形成较深的褶皱向室管膜下延伸,外侧裂池可向后部延伸至顶叶。当合并巨细胞病毒感染时,可见脑室旁钙化或皮质钙化。MRI的T₁WI序列显示病变区域皮质表面不规则,灰白质界限不清,脑沟变浅或消失,可表现为增厚(5~7mm)的弧形皮质,相邻

白质内常伴有神经胶质增生。由于受髓鞘形成的影响,T₂WI序列有两种影像学表现:年龄<12个月的患儿显示病变区域皮质呈波纹状,但厚度正常(2~3mm);年龄>18个月的患儿显示病变区域皮质增厚(5~8mm),表面凹凸不平,并可见髓鞘发育延迟、皮质内翻等(图2-2-2-1)。T₂ FLAIR序列显示发育不良的白质呈高信号,并可见增宽扩大的血管周围间隙。患侧大脑半球通常小于对侧,常合并脑室形态异常。增强检查可见病变区域发育不良的柔脑膜强化。MRV(磁共振静脉成像)可能显示病变区域永存胚胎性血管。MRS显示癫痫灶NAA下降,但也可正常。

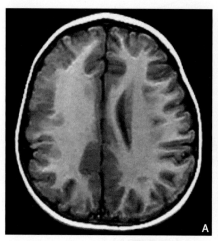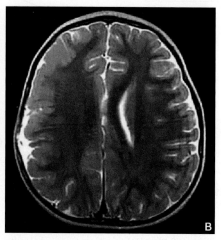

图2-2-2-1 多小脑回的MRI表现

患者男,1岁半。A、B. MRI轴位T₁WI和T₂WI示右额叶表面不规则呈波纹状,局部皮质增厚、脑沟变浅,皮髓质界限欠清晰

2. **鹅卵石样无脑回畸形** 神经元过度移行可形成"鹅卵石样"无脑回畸形,为Ⅱ型无脑回畸形,多发生于颞枕叶。本病多为先天性肌营养不良(congenital muscular dystrophy,CMD)各个分型的其中一种表现,Walker-Warburg综合征(Walker-Warburg syndrome,WWS)为最严重的一型;先天性肌萎缩为最轻的一型;肌-眼-脑病为中间一型,其中WWS的患儿生后即可出现面肌和四肢肌张力低下,神经系统症状突出伴"鹅卵石样"无脑回畸形、小脑脑干发育不良、广泛白质异常及多种眼部症状。MRI表现为大脑表面形态呈结节样,形成波浪状改变,外表面光滑,内表面不规则。灰质岛不规则伸入皮质下白质,皮质下白质异常被认为是髓鞘化延迟所致,多位于侧脑室旁,髓鞘化过程不同于正常进程,而是由皮层下白质向中心进展,随着年龄增长,白质异常减轻(图2-2-2-2)。另见额叶多小脑回、小脑发育不良和微囊(图2-2-2-3)。

3. **室管膜下灰质异位症**(gray matter heteroto-

pia) 灰质异位是指神经元自室管膜下生发基质向皮质移行过程中断或终止,灰质团块停留于异常位置所致。异位的灰质结节在室管膜下到皮质下均可发生,可孤立存在,也可与其他畸形并存。临床表现为认知障碍、癫痫发作,发生时间、严重程度与异位灰质的位置、数量有关。CT可显示病灶发生的部位和特点,但MRI组织对比分辨率较高,容易区分灰白质,特别在T₁WI上异位灰质的显示更加明显。室管膜下灰质异位症最常见,表现为灰质结节邻近脑室或突入脑室内,若呈多不规则结节样分布则呈现出波浪状表现。CT平扫显示病灶与正常灰质呈等密度。MRI上无论在T₁WI或T₂WI序列均显示病灶与灰质呈等信号(图2-2-2-4),边缘清晰或模糊。增强扫描无强化为其特征。室管膜下灰质信号结节或肿块周围均无水肿或占位效应。于T₂WI序列显示皮质下病变与脑室表面相延续,DTI(弥散张量成像)纤维束成像显示白质纤维穿过带状异位灰质。MRS显示胆碱、NAA有变化。

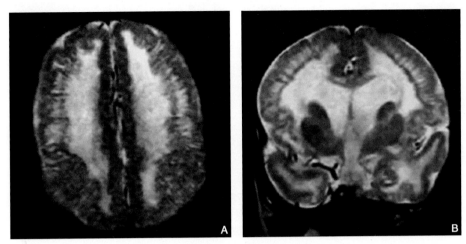

图 2-2-2-2 鹅卵石样无脑回畸形的 MRI 表现

患者男,3 岁。A、B. MRI 平扫轴位及冠状位 T_2WI 示双侧额顶叶皮质增厚呈不规则结节状,表现为波浪状改变,并同时伴有白质髓鞘发育延迟

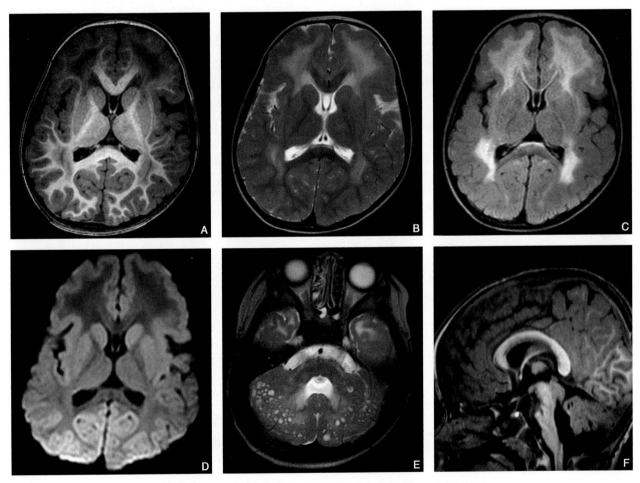

图 2-2-2-3 先天性肌营养不良-鹅卵石样无脑回畸形的 MRI 表现

患者男,2 岁,CMD 患儿。A～D. 双侧额叶脑回增大,额、枕叶白质可见大片 T_1WI 低信号、T_2WI 高信号,T_2 FLAIR 为高信号,DWI 为低信号;E. 双侧小脑半球白质可见片状 T_2WI 高信号,并可见多发多囊状高信号;F. 矢状位 T_1WI 示脑干及小脑细小

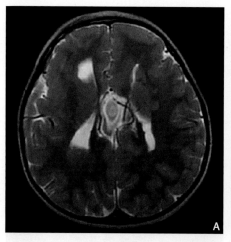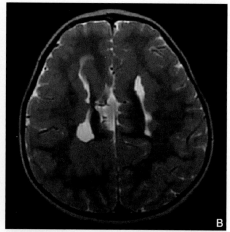

图 2-2-2-4 室管膜下灰质异位的 MRI 表现

患者男,4 岁。A、B. MRI 平扫轴位 T₂WI 示双侧脑室形态不规则增宽,双侧脑室周围可见
多发结节样或条带状等信号灰质团块影,呈波浪状表现

【分析思路】

波浪征主要见于多小脑回畸形,但需要鉴别的疾病包括多种,分析思路如下:

第一,认识这个征象。

第二,如何分析。首先重点观察"波浪征"出现的位置,位于单侧或双侧大脑半球皮质区,多为皮质发育异常;于双侧脑室室管膜下区的多发灰质结节要首先考虑到室管膜下灰质异位的可能,同时注意观察有无合并钙化。

第三,分析合并的颅内其他影像学表现,最需要观察的就是病变皮质区域相邻的白质有无特征性的异常表现。

第四,结合患者的临床病史、特征性临床表现、实验室检查及基因学检查等,可缩小鉴别诊断范围。

【疾病鉴别】

波浪征只是一个征象,决不能孤立看待,需要联合其他影像学特征和患儿的临床信息进行诊断和鉴别诊断。波浪征在几种不同疾病中的主要鉴别诊断要点见表 2-2-2-1。

表 2-2-2-1 波浪征在几种大脑半球发育畸形中的主要鉴别诊断要点

疾病	典型部位	影像特征及鉴别要点	伴随征象/症状
多小脑回畸形	常见于外侧裂周围区域	脑回迂曲增多伴有灰质增厚,皮髓质界限不清;病变区域发育不良的柔脑膜强化	发育不良的白质呈 T₂WI 高信号,并见增宽扩大的血管周围间隙。患侧半球通常小于对侧,可伴脑室形态异常
鹅卵石样无脑回畸形	多发生于颞枕叶	脑外表面光滑,内表面不规则呈结节状,灰质岛不规则伸入皮质下白质	小脑脑干发育不良、广泛白质异常;视觉异常、先天性肌肉功能障碍
室管膜下灰质异位	侧脑室室管膜下	MRI 各序列均与灰质呈等信号;增强检查无强化	无周围水肿、无占位效应

(闫 喆)

第三节 颅后窝发育畸形

一、臼齿征

【定义】

臼齿征(molar tooth sign,MTS)是在 CT 或 MRI 上,中脑峡部和脑桥上部水平脚间窝异常加深,小脑上脚增粗、伸长呈水平走行所导致的征象,因形似"臼齿",故称臼齿征。

【病理基础】

臼齿征是由于严重的小脑蚓部发育不全-发育不良伴中线裂,小脑核不连续,浦肯野样神经元异位,脑桥和延髓结构如脑桥、网状结构、下橄榄核、背柱和孤束核发育不良,小脑上脚和皮质脊髓束在延髓椎体无交叉所致。

【征象描述】

1. CT 表现　小脑蚓部体积小或缺如，小脑上脚增粗、伸长呈水平走行，脚间窝加深，小脑上脚交叉缺如，导致中脑峡部变窄"臼齿"状（图 2-3-1-1）。由于小脑蚓部体积小或缺如，导致两侧小脑半球并行排列于中线部位但不融合，形成"中线裂"，第四脑室变形呈"蝙蝠翼"状或三角形。

2. MRI 表现　除了较 CT 能更好地显示臼齿征的形态特征，DTI 可显示小脑上脚交叉缺如，呈水平向后走行（图 2-3-1-2）。此外，MRI 能更好地显示合并的其他畸形，如多小脑回畸形及其他神经元移行异常、垂体异常/下丘脑错构瘤、胼胝体畸形、Dandy-Walker 畸形、脑膜脑膨出等。

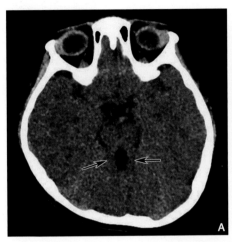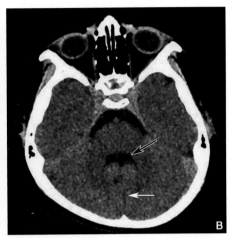

图 2-3-1-1　臼齿征的 CT 表现

患者女，5 岁。A. CT 平扫显示双侧小脑上脚增粗、延长（黑箭），中脑峡部变窄，中脑形似"臼齿"状；
B. 两侧小脑半球并行排列，形成"中线裂"（白箭），第四脑室变形呈"蝙蝠翼"状（黑箭）

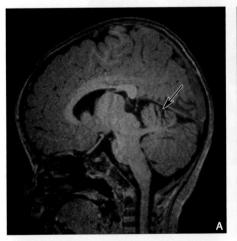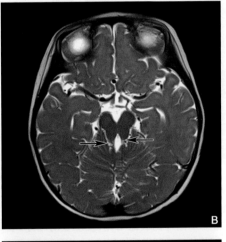
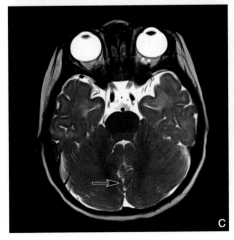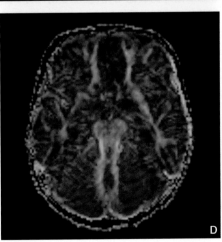

图 2-3-1-2　臼齿征的 MRI 表现

患者男，8 个月。A. MRI 平扫矢状位 T_1WI 显示小脑蚓体积减小（黑箭）；B. MRI 平扫 T_2WI 轴位显示双侧小脑上脚增粗、伸长（黑箭），呈水平走行，脚间窝加深，中脑峡部变窄，形成"臼齿"征；C. MRI 平扫 T_2WI 轴位显示双侧小脑半球平行排列，可见半球间"中线裂"（黑箭），第四脑室呈"蝙蝠翼"状；D. DTI 显示小脑上脚水平向后走行呈蓝绿色，中脑内小脑上脚交叉缺如（正常为点状红色区）

【相关疾病】

1. Joubert 综合征及相关疾病 (Joubert syndrome and related disorder, JSRD) 白齿征最早被用于描述经典型 Joubert 综合征 (Joubert syndrome, JS), 随后在小脑-眼-肾综合征、Dekaban-Arima 综合征、COACH 综合征等多种综合征中被发现。遗传学研究显示以上疾病均由编码原始纤毛蛋白异常所致, 因此目前将以上疾病统称为 Joubert 综合征及相关疾病, 本病除了典型"白齿征"外, 还可以累及大脑、眼、肾、肝、骨骼等, 具体表现为:

（1）其他神经系统缺陷:可以合并多小脑回或其他神经元移行异常、胼胝体畸形、Dandy-Walker 畸形、脑膜脑膨出及垂体异常/下丘脑错构瘤（图 2-3-1-3）。

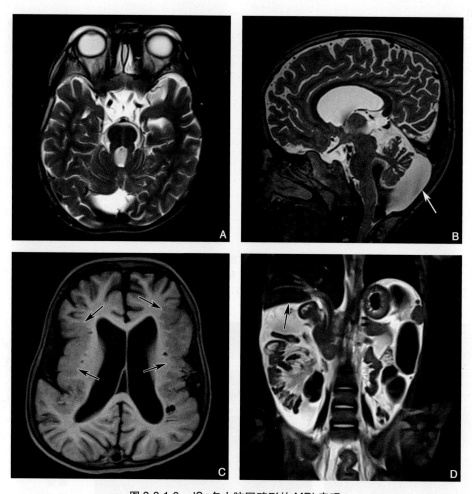

图 2-3-1-3　JS+多小脑回畸形的 MRI 表现
患者男,8 岁。A. 头颅 MRI 平扫 T_2WI 轴位显示中脑呈白齿状;B. 头颅 MRI 平扫 T_2WI 矢状位显示小脑蚓体积减小,其后方可见囊性信号影（白箭）与第四脑室相通;C. 头颅 MRI 平扫 T_1WI 轴位显示双侧外侧裂池增宽,皮质显著增厚,表面呈波浪状（黑箭）;D. 腹部 MRI 平扫 T_2WI 冠状位显示肝实质体积减小,信号减低（黑箭）,腹腔内积液

（2）眼缺陷:以进行性视网膜萎缩最常见,系由于进行性感光细胞变性所致,临床表现可为先天性视网膜失明,可以有一定的视力保留。部分患者可表现为眼球后部缺损。

（3）肾缺陷:见于大约 25% 的 JSRD 患者,其中大多数表现为肾单位肾痨（图 2-3-1-4）,少数表现为囊性肾发育不良（图 2-3-1-5）。肾单位肾痨是一种结构性肾小管-间质疾病,由于进行性肾小管间质纤维化,影像学呈典型肾萎缩改变,70% 合并皮髓质交界区直径 1~1.5cm 的小囊形成。根据发生时间早晚可分为:①婴儿型,发生于 1 岁以内,进展更快、预后更差;②幼年型,可生后几年内无症状,或表现轻微,如多尿、烦渴;10 岁左右出现急性或慢性肾功能不全;③青年型,近 20 岁时出现终末期肾衰竭,需要透析或肾移植。

（4）肝:表现为先天性肝纤维化,由于胆管板胚胎畸形所致,伴有原始胆道囊性扩张和门静脉纤维化,临床早期出现肝/脾增大,严重者可致肝硬化、门静脉高压、食管静脉曲张。血清肝酶水平升高至少 2 倍。

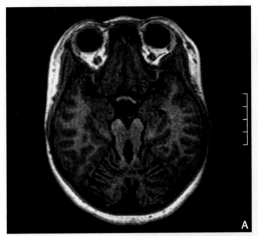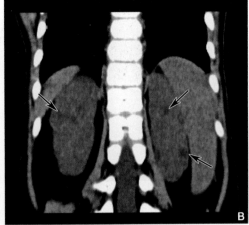

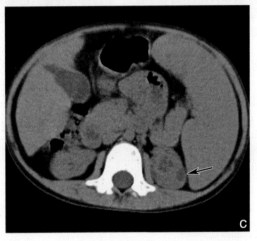

图 2-3-1-4　JS+肾单位肾痨+肝纤维化的 MRI 表现

患者女,5 岁。A. 头颅 MRI 平扫 T_1WI 轴位显示中脑呈臼齿状;B. 腹部 CT 平扫冠状位重建显示双肾体积减小,双肾实质内多发小囊肿(黑箭);C. 腹部 CT 平扫轴位显示肝脾增大,左肾实质内小囊肿(黑箭)

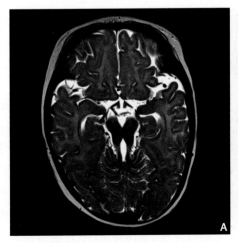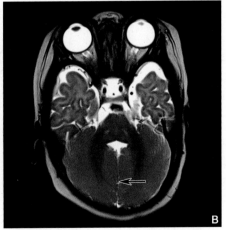

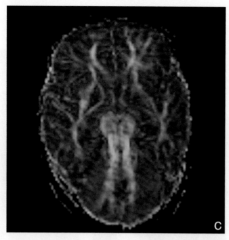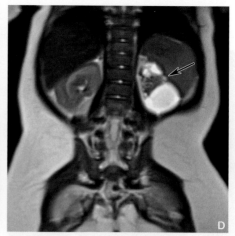

图 2-3-1-5 JS+多囊性肾发育不良的 MRI 表现

患者女,4 个月。A. 头颅 MRI 平扫 T₂WI 轴位显示中脑呈臼齿状;B. 头颅 MRI 平扫 T₂WI 轴位显示双侧小脑半球平行排列,可见半球间"中线裂"(黑箭);C. 头颅 DTI 显示小脑上脚水平向后走行呈蓝绿色,中脑内小脑上脚交叉缺如(正常为点状红色区);D. 腹部 MRI 平扫 T₂WI 冠状位显示左肾囊性肾发育不良(黑箭)

（5）骨骼:8% ~ 16%可发生多指/趾畸形,最常见为轴后型(尺骨或腓骨侧)。

Joubert 综合征及相关疾病,根据合并其他表现可分为以下亚型(表 2-3-1-1)。

表 2-3-1-1 根据临床特征的 Joubert 综合征及相关疾病分型

临床亚型	主要特征	合并特征	曾用名称	主要致病基因
经典型 JS	MTS		JS JS A 型	多种
JS+眼缺陷	MTS 视网膜萎缩(包括先天性黑矇)		JS B 型	AHI1
JS+肾缺陷	MTS 肾单位肾痨			NPHP1 RPGRIP1L
JS+眼、肾缺陷	MTS 视网膜萎缩(包括先天性黑矇) 肾单位肾痨	先天性肝纤维化	小脑-眼-肾综合征 JS B 型 Dekaban-Arima 综合征	CEP290
JS+肝缺陷	MTS 先天性肝纤维化	眼缺陷 肾单位肾痨	COACH 综合征 Gentile 综合征	TMEM67
JS+口面指缺陷	MTS 分叶舌 多指畸形	唇腭裂	口面指综合征 4 型 Váradi-Papp 综合征	TMEM216

2. Meckel-Gruber 综合征 一种致命性畸形,表现为脑膨出、其他颅后窝畸形、肝胆管板畸形和多囊肾。本病与 JSRD 在基因上和临床上存在诸多重叠特征,两者可能代表一种连续征的两端。

【分析思路】

第一,认识这个征象。

第二,如何分析。CT 平扫由于组织对比度较差,很容易漏诊,特别是摆位不标准时。因此,需要从 CT 及 MRI 常规轴位、矢状位观察小脑蚓部、中脑、小脑脚、第四脑室形态;高度怀疑臼齿征时,应进

行 DTI 扫描,观察是否存在小脑上脚交叉缺如,若缺如则可进一步明确诊断。

第三,分析合并的颅内其他影像学表现。本病可合并第四脑室扩大,容易先入为主的诊断 Dandy-Walker 畸形,而忽视了臼齿征的存在,很容易导致漏诊。此外,本病可以合并多小脑回畸形及其他神经元移行异常、垂体异常/下丘脑错构瘤、胼胝体畸形、脑膜脑膨出等。

第四,积极观察神经系统及神经系统以外是否存在病变,如肝、肾及骨骼发育异常。

第五,结合患者的临床病史、特征性临床表现、实验室检查及基因学检查等,可缩小鉴别诊断范围。

【疾病鉴别】

基于临床信息的鉴别诊断流程见图 2-3-1-6。

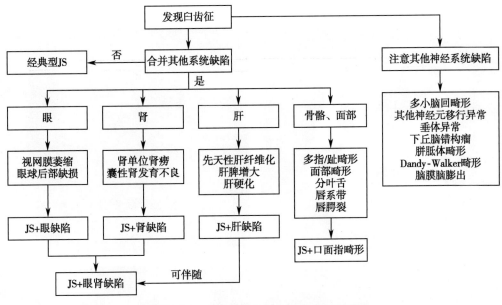

图 2-3-1-6　基于临床信息的鉴别诊断流程图

二、尖钉征

【定义】

尖钉征(pointed nail sign)是在 CT 矢状位三维重建图像或 MRI 矢状位图像上,小脑扁桃体下疝超过枕大孔 5mm,形态呈"尖钉"样改变,故称为尖钉征。

【病理基础】

尖钉征为枕骨软骨骨化不全或神经管闭合缺陷,导致小脑扁桃体向下疝到椎管内,下疝的小脑扁桃体形成"尖钉"样形态,阻塞枕大孔区,导致颅内、椎管内脑脊液循环受阻。

【征象描述】

1. CT 表现　颅后窝狭小,窦汇低位,枕大孔区小脑扁桃体异位、脊髓扁平,小脑延髓池变窄或消失。骨窗图像可无异常,或表现为寰枕联合畸形、扁平颅底、齿状突高位、颅底凹陷、斜坡短小、颈椎椎管扩大、脊柱闭合不全等。三维重组图像能很好地观察寰枕部骨质结构畸形。

2. MRI 表现　矢状位和冠状位 T_1WI 可以清晰显示小脑扁桃体、蚓部下疝及并发的其他畸形。在矢状位 T_1WI 上,枕骨大孔后下缘至枕骨斜坡下端之间作一连线,可测量小脑扁桃体下疝的程度。MRI可观察第四脑室、延髓位置的改变,并发的脑积水及脊髓形态异常等。T_1WI 表现为小脑扁桃体"尖钉"样改变,下疝超过枕大孔水平 5mm。枕大孔区"拥挤",伴有小脑延髓池、枕大池变小或消失,可伴有第四脑室伸长、后脑畸形。T_2WI 表现为小脑扁桃体呈斜形,斜坡短小,延髓位置低,部分患者可伴有脊髓空洞积水症(图 2-3-2-1)。

【相关疾病】

1. Chiari Ⅰ 畸形(Chiari Ⅰ malformation)　是一种以小脑扁桃体下疝为特征的先天畸形,呈常染色体显性遗传。临床症状与小脑扁桃体下疝的程度及合并的畸形有关,一半以上患者无症状,当合并脊髓空洞和先天性颅颈连接部畸形,症状出现早。本病的诊断标准为一侧小脑扁桃体下疝超过枕骨大孔前缘中点与后缘中点连线 5mm,或双侧小脑扁桃体下疝在枕大孔下 3~5mm 之间,颈髓延髓屈曲成角、第四脑室伸长、小脑扁桃体呈"尖钉"样改变。本病可伴随多种畸形,包括骨性颅底或椎体畸形、脊髓空洞症(图 2-3-2-2~图 2-3-2-4),但不合并脊髓脊膜膨出。

2. Chiari Ⅱ 畸形(Chiari Ⅱ malformation)　又称 Arnold-Chiari 畸形(Arnold-Chiari malformation),是一种复杂的后脑畸形,100% 合并神经管闭合障碍,常为腰椎脊髓脊膜膨出。本病可合并多种脊柱及颅脑畸形,包括开放型脊柱闭合不全、寰椎后弓畸形、脊髓空洞症、脊髓纵裂畸形、Klippel-Feil 综合征、胼胝体发育不全、中脑水管狭窄、灰质畸形、透明隔缺如等。MRI 是诊断本病最可靠的检查方法,可显示小脑扁桃体下降程度,脑干及第四脑室形态的变

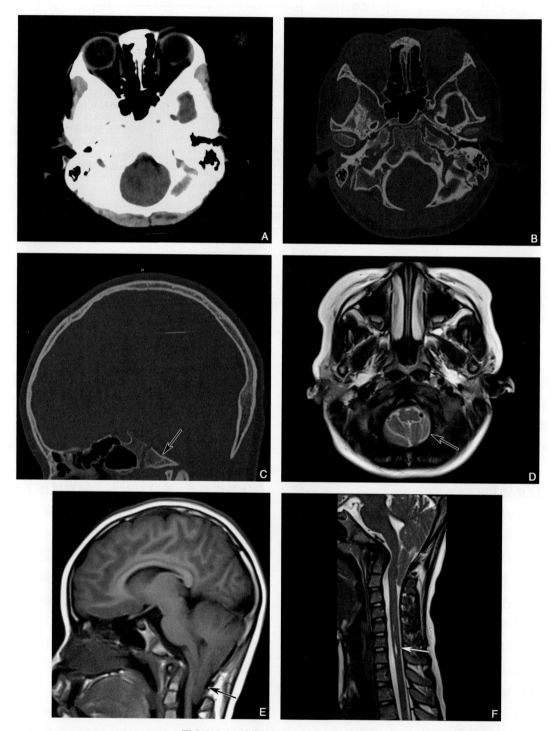

图 2-3-2-1 尖钉征的 CT 和 MRI 表现

患者女,9 岁。A. CT 平扫轴位头窗显示小脑延髓池消失;B、C. CT 平扫轴位骨窗显示斜坡短小(黑箭),
枕大孔扩大;D. MRI 平扫 T_2WI 轴位显示延髓变扁,后方见双侧小脑扁桃体(黑箭);E. MRI 平扫 T_1WI 矢
状位显示小脑扁桃体"尖钉"样进入椎管内(黑箭),颈髓延髓轻度屈曲成角,第四脑室延长;F. MRI 平扫
T_2WI 矢状位显示脊髓中央管轻度扩张(白箭)

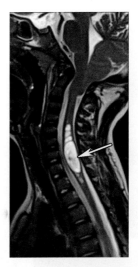

图 2-3-2-2　Chiari Ⅰ 畸形的 MRI 表现

患者女,4 岁。颈椎 MRI 矢状位 T₂WI 显示小脑扁桃体呈"尖钉"样伸入椎管内,颈髓空洞、积水(白箭)

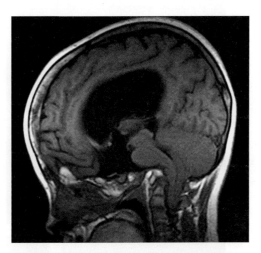

图 2-3-2-3　Chiari Ⅰ 畸形的 MRI 表现

患者男,8 岁。头颅 MRI 矢状位 T₁WI 显示小脑扁桃体呈"尖钉"样伸入椎管内,颈髓延髓屈曲成角,枕骨斜坡畸形,颅底扁平,齿状突位置上移

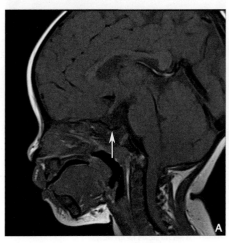
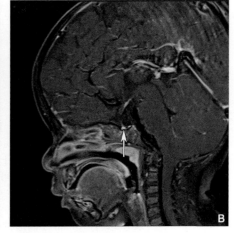

图 2-3-2-4　Chiari Ⅰ 畸形的 MRI 表现

患者男,10 个月。A. 头颅 MRI 矢状位 T₁WI 平扫显示小脑扁桃体呈"尖钉"样伸入椎管内(箭),斜坡短小,垂体窝平浅,垂体前叶小,垂体后叶、垂体柄未见;B. 头颅 MRI 矢状面 T₁WI 增强扫描显示垂体前叶强化,垂体柄细小、不连续(箭)

化。矢状位 T₁WI 表现为小脑扁桃体下疝形态呈"尖钉"样改变,颈髓延髓屈曲成角,顶盖呈"鸟嘴状",第四脑室伸长,第四脑室尖顶消失。顶盖向后牵拉呈"鸟嘴"状,幕上脑室扩张、积水,丘脑间黏合增大,脑回细小但皮质厚度正常,脑回常跨越半球间裂呈交错状。脊髓脊膜膨出,绝大多数发生于腰椎,T₂WI 表现为疝出物组织变性,呈高信号(图 2-3-2-5)。

【分析思路】

第一,认识这个征象。

第二,如何分析。CT 轴位图像表现为颅后窝拥挤,不注意观察很容易漏诊。CT 矢状位重建图像或 MRI 矢状位扫描图像可很容易发现"尖钉征"表现。

第三,分析合并的颅内其他影像学表现。观察小脑、脑干向下移位程度,小脑半球、小脑蚓是否包裹延髓,颈髓延髓有无屈曲成角,第四脑室畸幕上脑室的变化。

第四,注意是否合并骨结构异常。观察颅后窝狭小的程度及岩锥后缘、斜坡、寰椎后弓形态,枕大孔是否扩大,颈椎椎管是否增宽。

第五,注意是否合并脊髓脊膜膨出及脊髓空洞积水症、Klippel-Feil 综合征、胼胝体发育不全、灰质畸形、透明隔缺如等其他畸形。

【疾病鉴别】

尖钉征是 Chiari Ⅰ 畸形和 Chiari Ⅱ 畸形较具特征性表现,两者间鉴别诊断要点见表 2-3-2-1。

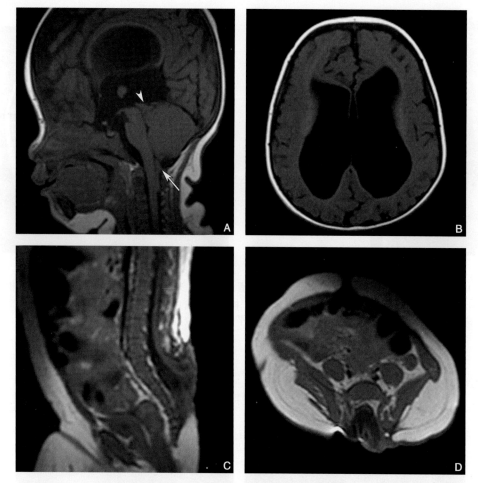

图 2-3-2-5　Chiari Ⅱ 畸形的 MRI 表现

患者男,1岁。A、B.头颅 MRI 平扫 T₁WI 显示小脑位置低,小脑扁桃体疝入椎管内(箭),顶盖呈"鸟嘴"状(箭头),第四脑室变窄,幕上脑室扩张,双侧大脑半球脑回交错;C、D.腰骶部 MRI 平扫 T₁WI 显示腰骶椎闭合不全,可见脊髓、脊膜及脑脊液向外膨出

表 2-3-2-1　Chiari Ⅰ 畸形和 Chiari Ⅱ 畸形鉴别诊断要点

		Chiari Ⅰ 畸形	Chiari Ⅱ 畸形
关键特征	尖钉征	有	有
	脊髓脊膜膨出	无	有
其他特征	骨骼畸形	寰枕融合畸形 扁平颅底 齿状突高位 颅底凹陷 斜坡短小	开放型脊柱闭合不全 寰椎后弓畸形 Klippel-Feil 综合征 胼胝体发育不全
	脊髓表现	脊髓空洞积水症	脊髓空洞症 脊髓纵裂畸形
	幕上表现		中脑水管狭窄、脑积水 灰质畸形 透明隔缺如

（吴先胜　刘俊刚）

第四节　脑室形态异常

一、单一脑室征

【定义】

单一脑室征(single ventricle sign)是指大脑中线结构部分或完全缺失,侧脑室系统呈融合的单个脑室。

【病理基础】

在胚胎第 4~8 周时,如果原始前脑分化发育过程中发生背侧诱导失败,使前脑未能完全分裂,常用双侧脑结构异常"融合"来描述,即前脑无裂畸形侧脑室分离不全所致单脑室。胚胎 10~12 周时,端脑双侧脑泡腔间就形成透明隔;随后随着胼胝体开始发育分化,逐步向颅侧尾侧弓状延伸,在胼胝体与穹隆联合间的薄片状分隔双侧脑室;如果透明隔发育异常也可以形成单一脑室。在重度脑积水的压力下,透明隔破裂也可能形成单一脑室。

【征象描述】

1. CT 表现　双侧侧脑室相通,呈单一脑室改变(图 2-4-1-1)。横轴位侧脑室前角"V"字形结构扁平,角度增大呈"一"字形。

2. MRI 表现　双侧侧脑室相通,呈单一脑室改变,横轴位侧脑室前角变平呈"一"字形(图 2-4-1-2),冠状位呈"方盒"形,可呈镰刀样或马蹄样(图 2-4-1-3A),有或无半球间裂、胼胝体、大脑镰、透明隔及第三脑室等中线结构。大脑半球完全融合未分开或后部大脑半球部分分开,丘脑完全融合或部分融合,尾状核可见部分融合。

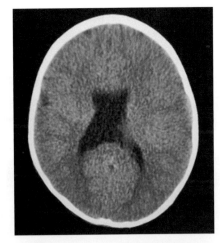

图 2-4-1-1　单一脑室征 CT 表现

患者男,2 岁,透明隔缺如伴脑裂畸形。CT 平扫显示双侧侧脑室相通,透明隔未见显示

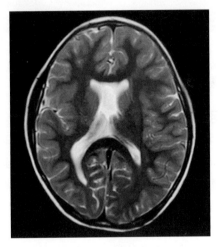

图 2-4-1-2　单一脑室征 MRI 表现

患者女,5 岁,透明隔缺如伴右侧额叶脑裂畸形。MRI 平扫 T₂WI 显示透明隔缺如,双侧侧脑室相通

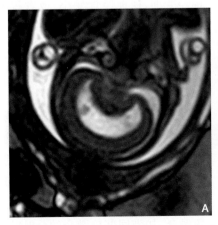
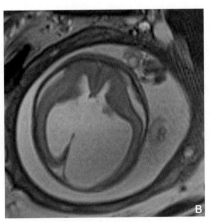

图 2-4-1-3　胎儿单一脑室征 MRI 表现

A. 胎儿,孕 22 周,无分叶型全前脑畸形。MRI T₂WI 显示双侧侧脑室相通,融合呈单一脑室改变。B. 胎儿,孕 23⁺⁵ 周,双侧侧脑室重度积水伴透明隔破裂。MRI T₂WI 显示双侧侧脑室扩张积水,透明隔后分不连续,双侧侧脑室相通

3. 超声表现 在孕早期对单一脑室的诊断和鉴别诊断,尤其是对前脑无裂畸形的筛查有独特优势,可见胎儿脑部脉络丛"蝶翼征"消失或者严重变形。可以观察大脑半球是完全未分开或后部部分分开,透明隔腔、第三脑室是否可见,丘脑是部分融合或完全融合(图2-4-1-4)。

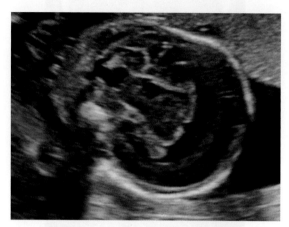

图2-4-1-4 胎儿单一脑室征超声表现
胎儿,孕25周,无分叶型全前脑畸形。超声显示双侧侧脑室相通,融合成单一脑室,双侧丘脑融合

【相关疾病】

1. **常见疾病** 透明隔缺如(absence of septum pellucidum,ASP),是指透明隔完全或部分缺失,并导致两侧的侧脑室融合成一个脑室。透明隔缺如是透明隔发育不良的一种表现,由胚胎期透明隔融合不全所致,完全性透明隔缺如多为原发性,往往是透明隔先天性发育不良的结果。透明隔缺如常伴有其他脑部发育畸形,如脑裂畸形、神经元移行障碍等。

2. **少见疾病** 包括视-隔发育不良(septo-optic dysplasia,SOD)和重度脑积水伴继发性透明隔破裂。

(1) 视-隔发育不良(SOD):是罕见的中线结构前部畸形,包括透明隔缺如及视觉传导通路发育不良,可合并其他脑内发育异常。典型临床症状为视神经发育异常、脑部透明隔缺损和垂体功能低下三联征。不典型患者可有不同程度的视神经受累及中枢神经系统发育异常的表现。

(2) 重度脑积水伴继发性透明隔膜破裂:当发生重度脑积水时,可引起继发性透明隔破裂,双侧侧脑室相通形成单一脑室改变(图2-4-1-3B)。患者有颅内压增高的表现。

3. **罕见疾病** 前脑无裂畸形(holoprosencephaly,HPE),分为四型。

(1) 无叶型前脑无裂畸形(alobar holoprosencephaly,alobar HPE):是HPE最严重的类型,大脑半球完全融合未分离,大脑镰完全缺如,双侧基底节区、下丘脑及丘脑完全融合,残余前脑被推移向前呈球形、杯口状或煎饼状,后分可见一个较大的背囊(图2-4-1-3A)。

(2) 半叶型前脑无裂畸形(semilobar holoprosencephaly,semilobar HPE):部分脑叶及脑室分化形成,主要为后部,如侧脑室前角缺如,后角存在,后部大脑间裂出现;胼胝体前部缺如,压部存在,丘脑完全融合或部分融合。

(3) 脑叶型前脑无裂畸形(lobar holoprosencephaly,lobar HPE):大脑各脑叶和大脑纵裂基本上发育完成,但额叶底面仍融合,且双侧脑室仍相通,胼胝体膝部可能发育不良。

(4) 半球中央变异型前脑无裂畸形(middle interhemispheric variant of holoprosencephaly,MIH):即大脑半球间的变异,此型表现为额、顶叶后部不分隔,而额极和枕叶分隔。

【分析思路】

单一脑室征最典型的特征就是双侧侧脑室没有正常的中线结构将其分离开,相互融合成一个脑室,可以是一个基本正常的侧脑室形态,也可以呈镰刀样、马蹄样或不规则样改变,同时全面的影像检查观察脑部结构,尤其是重要的脑中线结构如大脑镰、胼胝体、透明隔等中线结构有助于诊断和鉴别诊断。

首先,如果单一脑室,侧脑室形态基本正常,可见前角、三角区、枕角及颞角,双侧大脑半球、基底节、丘脑、胼胝体未见异常,视交叉及视神经未见异常,即可诊断单纯性透明隔缺如。如果脑室系统重度扩张,可见形态不规则透明隔残余,可能是严重脑积水导致的透明隔破裂所致。如果发现视交叉、视神经变细,视神经管变小,或者视交叉位置、形态异常等视觉通路发育不良影像表现,应考虑视-隔发育不良或De-Morsier综合征。

其次,单一脑室征,还要关注大脑半球的发育情况,观察大脑半球是完全未分离还是部分未分离,大脑镰是完全缺如还是部分缺如,基底节或丘脑是部分融合还是完全融合,是不是前脑无裂畸形。无叶型及半叶型前脑无裂畸形大多在胎儿期产前诊断,大多于妊娠期死亡或终止妊娠,即使有部分出生后也早期夭亡。如果脑裂完全形成,但双侧侧脑室前角融合,扣带回部分融合的分叶状前脑无裂畸形,以及半球中央变异型属于轻型HPE,出生后生存质量不佳,大多有癫痫、肌强直、智力缺陷、发育迟缓、肌张力减退、嗅视功能障碍、颅内高压、下丘脑垂体神经内分泌障碍等。胎儿的分娩方式应由通常的产科指征决定,并应根据大脑和面部异常的严重程度进行个体化。在分叶型 HPE 中,如果存在大头畸形或先天性脑积水,考虑到婴儿预后很差,可以考虑采用头镜穿刺术来实现顺产。

【疾病鉴别】

基于脑部结构改变的鉴别诊断流程见图 2-4-1-5。

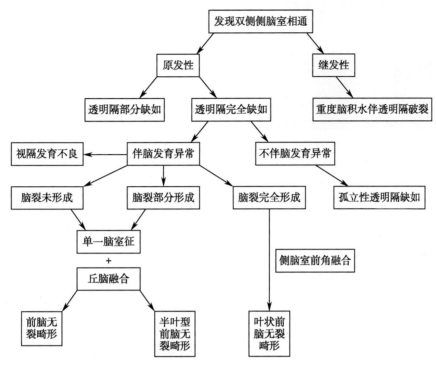

图 2-4-1-5 基于脑部结构改变的鉴别诊断流程图

二、侧脑室牛角征

【定义】

侧脑室牛角征(bull horn sign)是指双侧侧脑室额角分离,大脑中线结构部分或完全缺失,双侧侧脑室系统呈牛角样的改变。

【病理基础】

侧脑室牛角征的病理基础是妊娠 12~18 周期间的神经发育异常引起的胼胝体发育不全。胼胝体缺如患者完全没有正常的交叉白质束,取而代之的是沿着侧脑室内侧边缘向前后方向延伸的非交叉白质纤维(即 Probst 束),使双侧侧脑室平行分离,在冠状位看额角呈"牛角征"。

【征象描述】

1. CT 表现 冠状位可见双侧侧脑室额角分离,呈曲线状,形似"牛角"。横轴位可见双侧侧脑室体部分离且相互平行,双侧侧脑室后角相对扩大,呈"泪滴样"改变。

2. MRI 表现 冠状 T₂WI 显示胼胝体缺如,双侧侧脑室额角分离,呈曲线状(图 2-4-2-1、图 2-4-2-2)。轴位见双侧侧脑室平行分离,半球间裂增宽,第三脑室向上移位,放射状脑回,海马呈圆形,双侧侧脑室颞角扩大。由于没有交叉纤维使其移位和倒转,扣带回仍呈外翻状态,扣带沟也未形成。

【相关疾病】

侧脑室牛角征主要相关的疾病为胼胝体发育不全。

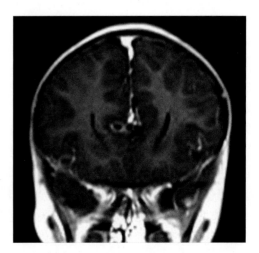

图 2-4-2-1 侧脑室牛角征 MRI 表现

患者男,3 岁,胼胝体缺如。MRI 冠状位 T₁WI 增强扫描示左右走行的胼胝体未见显示,双侧侧脑室分离,Probst 束压迫双侧脑室前角,双侧侧脑室前角呈牛角样改变,呈曲线状

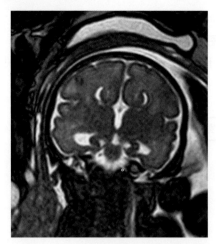

图 2-4-2-2 胎儿侧脑室牛角征 MRI 表现

胎儿, 孕 32^{+2} 周, 胼胝体缺如。MRI 冠状位 T_2WI 示胼胝体未见显示, 双侧侧脑室分离, 半球间裂增宽, 双侧侧脑室前角呈牛角样改变

胼胝体发育不全(agenesis of corpus callosum, ACC)是先天性脑发育畸形的一种, 由脑发育障碍导致的完全型胼胝体发育不全(胼胝体完全缺如)和部分型胼胝体发育不全(胼胝体部分缺如)。可伴有透明隔部分或全部缺如。可单独存在, 也可与其他脑发育畸形并存, 如 Aicardi 综合征、导水管狭窄、蛛网膜囊肿、Chiari 畸形、脂肪瘤、灰质异位、脑裂畸形、脑膨出及 Dandy-Walker 畸形等。真正的胼胝体发育不全多源于先天因素或宫内不良影响(血管性、机械性或感染性因素等), 目前已有证据表明, 胼胝体发育不全的病因中, 许多与遗传因素有关。

【分析思路】

第一, 侧脑室牛角征最典型的特征就是双侧侧脑室额角分离, 呈曲线样走行; 冠状位可见侧脑室前角向外移位, 侧脑室内侧缘有凹陷的压迹。原因是原先连接两侧半球的前部胼胝体缺如, 本来横向连接两侧半球的纤维(Probst 束)现呈纵向排列, 位于侧脑室内缘, 压迫侧脑室, 形成压迹, 冠状位呈"牛角"改变。

第二, 在冠状位观察到侧脑室牛角征, 可进一步在横轴位、矢状位观察胼胝体的形态, 胼胝体是部分缺如还是完全缺如。如果胼胝体体部还可见部分显示, 为膝部、嘴部缺如, 为胼胝体发育不全。如果胼胝体完全未见显示, 则为胼胝体缺如。矢状位上扣带回消失, 可见放射状的脑沟回。横轴位可见半球间裂是否增宽, 半球间裂是否有囊肿或脂肪瘤, 双侧侧脑室平行分离、后角扩大呈"泪滴样"改变。如果胼胝体膝部缺如, 则大脑前动脉呈向上、向后走行。

第三, 积极观察颅内其他合并征象。呈牛角形的两侧脑室前角彼此分离, 由于左右交叉纤维缺失,

纵裂接近第三脑室前部, 半球间裂增宽, 侧脑室平行分离, 第三脑室位置上移, 体积可增大。由于胼胝体压部交叉纤维缺如, 侧脑室后角扩大; 海马发育不良, 海马呈圆形, 颞角扩大。

【疾病鉴别】

侧脑室牛角征的主要鉴别诊断要点见表 2-4-2-1。

表 2-4-2-1 侧脑室牛角征的主要鉴别诊断要点

疾病	双侧侧脑室	视神经	胼胝体
胼胝体发育不全	平行分离	正常	部分或完全缺如
透明隔缺如	相通	细小或缺如/正常	正常或缺如

三、第四脑室蝙蝠翼征

【定义】

第四脑室蝙蝠翼征(bat wing sign)是指由于小脑蚓部发育不良导致第四脑室扩张和顶部角状突起, 横轴位影像可见第四脑室上部蝙蝠翼样的改变。

【病理基础】

第四脑室蝙蝠翼征的病理基础是编码初级纤毛蛋白的基因异常所致的小脑蚓部发育不良, 小脑半球与第四脑室尖顶部相连, 第四脑室扩张, 在脑桥下方平面, 小脑半球之间可见扩张的第四脑室顶部缺口。横轴位呈"蝙蝠翼样"或"伞"样外观。

【征象描述】

1. CT 表现 横轴位脑桥下方平面, 第四脑室顶部扩张, 小脑半球与第四脑室顶部相连, 呈蝙蝠翼样改变。

2. MRI 表现 轴位 T_1WI、T_2WI 显示小脑蚓部缺失, 小脑半球与第四脑室尖顶部相连, 小脑半球和第四脑室顶部呈"蝙蝠翼"或"伞"样征象(图 2-4-3-1)。矢状面 T_1WI 或 T_2WI 显示第四脑室顶部在缺失蚓部区域呈角状突起呈"矩形"外观。

【相关疾病】

第四脑室蝙蝠翼征主要相关的疾病为 Joubert 综合征。

Joubert 综合征是一种罕见的神经系统疾病, 主要表现为小脑蚓部发育不良, 于 1969 年由 Joubert 等首次报道, 该病是一种遗传性疾病, 目前报道的致病基因有 30 余个, 大部分为散发, 其主要遗传方式是常染色体隐性遗传, 为纤毛相关类疾病。典型的改变为小脑蚓部发育不良或不发育, 齿状核、脑桥基

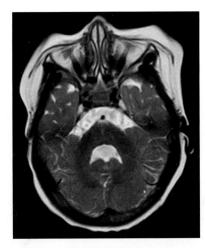

图 2-4-3-1 第四脑室蝙蝠翼征 MRI 表现

患者女，3 岁，Joubert 综合征。MRI 轴位 T_2WI 可见第四脑室呈蝙蝠翼样改变，可见纵行的"中线裂"征

底核及延髓的神经核团也发育不良，脑桥-中脑接合部发育异常、变细，锥体交叉几乎完全缺如，小脑上脚纤维不交叉因而增粗、移位。患者常伴发视网膜缺损或视网膜发育不良、多囊肾和多指/趾症、肝纤维囊肿等。

【分析思路】

第一，第四脑室蝙蝠翼征最典型的特征就是 CT

或 MRI 横轴位图像小脑半球和第四脑室顶部呈蝙蝠翼样或"伞"样改变。在矢状位第四脑室还有矩形改变。

第二，如果同时伴有典型"中线裂""磨牙征"和第三脑室的"子弹"征，将是 Joubert 综合征的典型表现。磨牙征：也是由于小脑上脚增粗、移位所形成，在横断面上增深的脚间窝、增厚延长的小脑上脚和发育不良的小脑蚓部类似磨牙，称为磨牙征，是确定诊断 Joubert 综合征的特征表现。中线裂：小脑下蚓部不发育或发育不良，在横断和冠状位上均可以看到由于小脑蚓部缺失导致在两小脑半球间形成的"中线裂"。

第三，结合患儿临床表现，患儿年龄很小即可出现症状，表现为肌张力减低，共济失调，运动及智力发育落后，间歇性呼吸深快及眼球运动异常等。建议结合临床病史及家族史，特征性临床表现及基因学检查等进行诊断，胎儿期可以行羊水穿刺进行遗传学检查帮助确诊。

【疾病鉴别】

基于脑部结构改变的鉴别诊断流程见图 2-4-3-2。

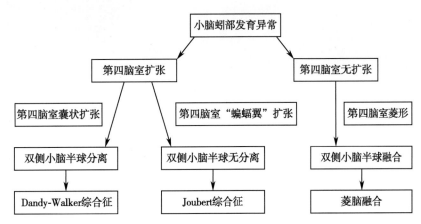

图 2-4-3-2 基于脑部结构改变的鉴别诊断流程图

四、第四脑室开放征

【定义】

第四脑室开放征是指第四脑室与枕大池（即小脑延髓池）相通，呈开放改变。

【病理基础】

第四脑室开放征的病理基础包括：由于胚胎 6~10 周时菱脑发育障碍引起前髓帆发育不良、第四脑室出口闭锁或正中孔延迟开放、小脑发育异常和小脑蚓部发育不良，第四脑室扩张为 Dandy-Walker 综合征。枕大池扩大，有囊性占位，囊壁为一层纤维结

缔组织，壁内附一层扁平蛛网膜细胞，囊液成分多同脑脊液，蛋白增高者可呈淡黄色，为枕大池蛛网膜囊肿。

【征象描述】

1. **CT 表现** 第四脑室扩大，呈脑脊液低密度，与枕大池相通，枕大池呈梭形或菱形扩大（图 2-4-4-1）。

2. **MRI 表现** 扩大的第四脑室呈 T_1WI 低信号、T_2WI 高信号，与枕大池相通（图 2-4-4-2）。

【相关疾病】

1. **常见疾病** 枕大池蛛网膜囊肿（arachnoid

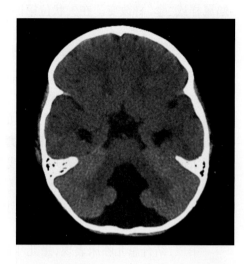

图2-4-4-1 第四脑室开放征 CT 表现

患者男,4岁,Dandy-Walker综合征。CT平扫可见第四脑室扩大,与枕大池相通

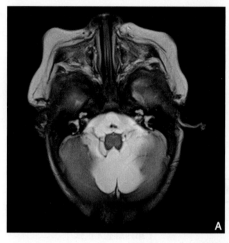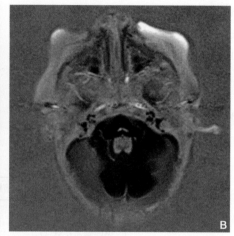

图2-4-4-2 第四脑室开放征 MRI 表现

患者女,1个月,交通性脑积水。A、B. MRI 可见第四脑室扩大,T_2WI(A)呈高信号,T_1WI(B)呈低信号,呈脑脊液充填,与枕大池、桥前池、桥小脑角池相通

cyst)是颅内蛛网膜形成的、内含脑脊液的、非肿瘤性、囊性病变。囊肿可呈单房性或多房性。枕大池蛛网膜囊肿可第四脑室开放,可伴有局部脑组织的受压萎缩,局部骨瓣(颞、枕骨鳞部)受压变薄并向外膨隆。

2. 少见疾病 交通性脑积水(communicating hydrocephalus)是指脑脊液可以由脑室流出,并进入蛛网膜下腔,这个上下自然循环是存在的,形成积水的原因是产生过多,或者吸收障碍。交通性脑积水可导致脑室系统扩张,第四脑室开放,与枕大池相通。

3. 罕见疾病 Dandy-Walker综合征(Dandy-Walker syndrome)是由于胚胎6~10周时菱脑发育障碍引起前髓帆发育不良、第四脑室出口闭锁或正中孔延迟开放、小脑发育异常和小脑蚓部发育不良,第四脑室扩张(图2-4-4-3)。Dandy-Walker综合征预

后差,在胎儿期可以通过影像学检查结合羊水穿刺基因检测进行诊断。

【分析思路】

第一,第四脑室开放征即第四脑室扩张并与枕大池相通,影像学表现特点为第四脑室和枕大池均扩大,第四脑室呈开放改变。

第二,第四脑室开放征主要疾病包括 Dandy-Walker综合征、交通性脑积水、枕大池蛛网膜囊肿。Dandy-Walker综合征的特征包括小脑下蚓部发育不良、蚓干角扩大、第四脑室呈囊样扩张。枕大池蛛网膜囊肿有囊性灶,边界清,是良性病变,对周围组织压迫不重,其预后较好。交通性脑积水往往各脑室系统均扩张,并且可以试图结合临床病史进行病因分析。

第三,第四脑室开放除了识别这个征象,还需要寻找其他的异常。如是否有小脑下蚓部发育不良,

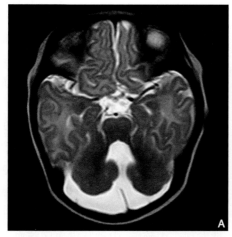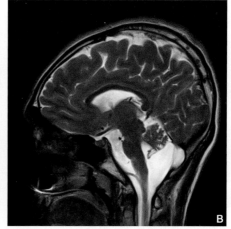

图 2-4-4-3　第四脑室开放征 MRI 表现

患者女,56 天,Dandy-Walker 综合征。A. MRI 轴位 T₂WI 可见第四脑室扩大,与枕大池相通;B. MRI 矢状位 T₂WI 可见小脑下蚓部发育不良,蚓干角扩大,第四脑室与枕大池相通,枕大池增大

第四脑室是否呈囊样扩张,多方位成像尤其矢状位可更直观显示小脑发育不良或小脑蚓部的缺如、枕大池囊肿、直窦与窦汇的上移、伴随的其他畸形以及并发的脑积水,则考虑 Dandy-Walker 综合征。如果除了第四脑室开放,双侧侧脑室、第三脑室均扩张,桥前池、桥小脑角池均增宽,则要考虑是否为交通性脑积水。一般交通性脑积水,中脑导水管流速增快,MRI 形成流空效应,呈现低信号。蛛网膜囊肿在枕大池区域有囊性病变,呈脑脊液密度或脑脊液信号改变,有清晰的边界。分析颅内其他影像学表现,如小脑下蚓部是否缺如,蚓干角是否扩大,是否有囊性灶是鉴别疾病的要点。

第四,建议结合家族史,特征性临床表现及基因学检查等,胎儿期可以行羊水穿刺进行遗传学检查帮助确诊。

【疾病鉴别】

第四脑室开放征的主要鉴别诊断要点见表 2-4-4-1。

表 2-4-4-1　第四脑室开放征的主要鉴别诊断要点

疾病	小脑蚓部	是否呈囊性改变	蚓干角
Dandy-Walker 综合征	下蚓部发育不良	第四脑室呈囊性改变	扩大
交通性脑积水	正常	否	正常
枕大池蛛网膜囊肿	正常	枕大池呈囊性改变	正常

（廖　怡　宁　刚）

第五节　脑血管疾病

一、常春藤征

【定义】

常春藤征(ivy sign)是指颅脑 MRI 上,FLAIR 序列或对比增强 T₁WI 显示软脑膜脑回样高信号,类似爬行在石头上的常春藤而命名。

【病理基础】

常春藤征的病理基础为软脑膜血管显著增多,增多的血管血流缓慢,对比剂在小血管中滞留,导致软脑膜强化。出现此征象的疾病包括血管性疾病、感染性疾病等。

【征象描述】

1. CT 表现　CT 平扫可无阳性发现,或可见病变区域脑肿胀,脑沟变浅,晚期表现为脑萎缩。增强扫描可见软脑膜脑回样强化,呈"常春藤"样表现。

2. MRI 表现　MRI 为最佳显示方法,可清晰显示病变位置、范围,并对合并的脑实质异常表现敏感,MRA(磁共振血管成像)可显示 Willis 环及侧支血管情况,对判断疾病的病因及鉴别诊断有帮助。FLAIR 序列显示大脑半球脑沟内迂曲、线样高信号影(图 2-5-1-1)。增强扫描可见软脑膜脑回样强化,呈"常春藤"样表现。

【相关疾病】

常春藤征主要为烟雾病或烟雾综合征患者的 MRI 表现,需要与表现为软脑膜 FLAIR 高信号及脑回样强化的其他疾病相鉴别,如 Sturge-Weber 综合

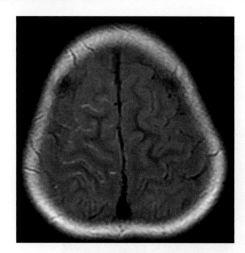

图 2-5-1-1 常春藤征 MRI 表现

征、脑膜炎、原发中枢神经系统血管炎、软脑膜胶质瘤、软脑膜转移瘤等。

1. **烟雾病**（moyamoya disease） 以颈内动脉远端或基底动脉环近端慢性进行性狭窄或闭塞，伴侧支小血管网形成为特点的脑血管病。可为特发性（烟雾病）或继发性（烟雾综合征），特发性烟雾病的受累基因位于染色体 3p26-p24.2 的 *MYMY1*、17q25 的 *MYMY2* 和 8q24 的 *MYMY3*，10% 为家族性。继发性烟雾综合征病因多样，包括唐氏综合征、结节性硬化症、神经纤维瘤病、镰状细胞贫血、结缔组织病、早老症、中枢神经系统脉管炎、脑底脑膜炎（结核）、川崎病等。儿童期临床表现主要为短暂性脑缺血发作或脑梗死，交叉性肢体瘫痪，成年人可因小动脉瘤破裂而出现脑出血。

头颅 CT 常为阴性表现，也可存在梗死或出血灶。MRI 为本病最佳诊断方法，平扫可显示双侧大脑前、中动脉流空信号消失，T_1WI 显示基底节区多发点状或线样血管流空信号，T_2WI 显示脑池内网状

侧支小血管。FLAIR 序列显示大脑半球脑沟内迂曲、线样高信号影，呈"常春藤"征。DWI 序列于急性缺血发作期可显示病变区域的高信号缺血病灶（图 2-5-1-2A）。T_1WI 增强扫描显示基底节区豆状核纹状体侧支动脉点状或线样强化，脑池内网状薄壁血管，软脑膜增强呈"常春藤"征（图 2-5-1-2B）。MRA 显示颈内动脉远端或基底动脉环近端狭窄或闭塞，常为双侧性，严重时可累及后循环。闭塞血管周围见小侧支血管网形成（图 2-5-1-2C）。PWI（灌注加权成像）显示深部半球白质灌注减低，后部循环供血区灌注相对升高，早期 MRI 阴性时 PWI 可有阳性发现。大脑前、中动脉供血区脑血流量减低。

DSA（数字减影血管造影）是诊断"金标准"，可明确颅内血管的病理性改变，清晰显示颈内动脉远端或基底动脉环近端狭窄情况、侧支血管情况，以及有无小动脉瘤形成。侧支主要来源于后循环和软脑膜血管，于闭塞血管周围形成密集的烟雾状血管网，病变常为双侧性。

2. **Sturge-Weber 综合征** 脑三叉神经血管瘤病，为胚胎期血管发育异常所致的神经皮肤综合征。生后面部前额和三叉神经分布区域可见"葡萄酒"痣，患儿 1 岁以内可出现癫痫，其他表现包括轻偏瘫、偏头痛，眼脉络膜血管瘤及先天性青光眼等。病理上，软脑膜血管瘤主要为覆盖于大脑皮质的软脑膜静脉血管瘤，可发生偏侧性脑萎缩、患侧皮质钙化，病变区神经节细胞减少、变性，胶质细胞增生和脱髓鞘样改变。

畸形血管壁和病变区脑皮质钙化，CT 表现为大脑半球表面呈脑回样或波浪形高密度影，在 T_1WI 及 T_2WI 均表现为低信号。患侧脑实质萎

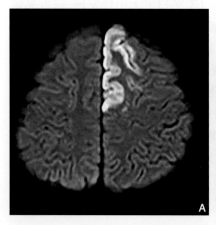
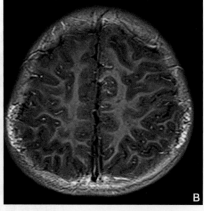
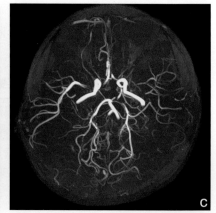

图 2-5-1-2 烟雾病 MRI 表现

患者女，4 岁，发作性右侧肢体活动障碍。A. DWI 序列显示左额叶缺血性病变；B. 增强 T_1WI 显示脑沟内软脑膜强化呈"常春藤"征，左额叶为著；C. MRA 显示双侧颈内动脉、大脑中动脉、大脑前动脉、左侧大脑后动脉狭窄闭塞，远端分支减少，周围见多发网状侧支小血管影

缩,脑室扩大,脑池、脑沟、脑裂增宽,中线结构向患侧移位。皮质内或皮质下区见 FLAIR 序列呈高信号的胶质增生。增强扫描软脑膜血管异常增多扩张,呈明显脑回样强化,患侧脉络丛异常增

大呈明显强化(图 2-5-1-3)。MRV 可显示进行性静脉窦闭塞,表浅皮质静脉减少,横窦、颈静脉血流减少,深部代偿静脉明显增多。患侧局部颅骨板障明显增厚。

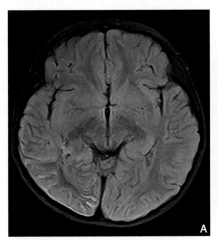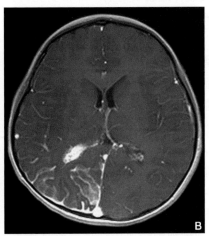

图 2-5-1-3 Sturge-Weber 综合征 MRI 表现

患者女,3 岁,间断发热抽搐 8 小时,右前额至顶部皮肤大面积血管瘤。A. FLAIR 序列显示右颞枕部脑沟内线样高信号影;B. 增强 T₁WI 显示右颞枕部脑沟内软脑膜脑回样强化,同侧脉络丛明显增大

3. 脑膜炎　以化脓性脑膜炎多见,可也为结核性脑膜炎、真菌性脑膜炎等。化脓性脑膜炎常见致病菌为大肠埃希菌、流感嗜血杆菌、脑膜炎双球菌等。脑膜血管过度扩张充血,蛛网膜下腔充满脓性渗出物,覆盖脑沟脑回,FLAIR 序列可显示脑沟内高信号影,增强 T₁WI 可见软脑膜脑回样强化,类似常春藤征(图 2-5-1-4)。此外,化脓性脑膜炎可形成硬膜下积液或积脓,表现为带状长 T₁、长 T₂ 信号影,脓液在 FLAIR 序列信号高于脑脊液,常见于额颞区。炎性渗出物可导致脑脊液循环发生障碍,引起不同

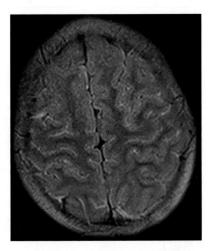

图 2-5-1-4 脑膜炎 MRI 表现

患者女,3 岁,发热、呕吐 2 天,细菌性脑膜炎(肺炎链球菌)。增强 FLAIR 显示双侧额顶叶脑沟内迂曲线样强化

程度脑室扩张积水。炎症导致血管闭塞可出现脑梗死,在 T₁WI 呈低信号,T₂WI、FLAIR 及 DWI 序列呈高信号。

结核性脑膜炎首先累及颅底软脑膜,向上波及大脑凸面。脑底池积聚大量渗出物,可累及血管造成动脉闭塞性血管炎,造成脑梗死。炎症阻塞导水管、填塞脑池或脑膜粘连引起梗阻性脑积水。CT 及 MRI 可见脑基底池、外侧裂池变窄、密度/信号增高。脑积水首先表现为颞角增宽,其次为额角及体部。脑梗死常见于大脑中动脉供血区。增强检查病变脑膜呈线状或串珠状强化,分布于基底池、环池或外侧裂池周围。脑膜肉芽肿可融合形成明显强化的结核瘤。结核瘤钙化后于 CT 呈高密度结节。室管膜炎表现为沿室管膜走行的线样强化。

4. 原发性中枢神经系统血管炎　病因未明,病变主要侵犯软脑膜血管,表现为特征性的伴有多种细胞成分浸润并可见多核巨细胞形成的肉芽肿,血管壁坏死、狭窄或闭塞,病变区域可出现梗死或出血。MRI 平扫可见梗死、脱髓鞘样病变、出血或肿块样病变。T₂WI 及 FLAIR 表现为皮质和皮质下白质大小不等的边界模糊病灶,可累及单侧或双侧。增强后软脑膜强化,可累及部分脑实质,皮质下见不规则条纹状强化。随病程进展,可见新旧不一的病灶,旧病变可缩小、消失或形成软化灶。肿块样病变表现为白质内团块样异常信号,增强呈团块样或花环

样强化。皮质及皮质下区可发生慢性、静止性点状出血,SWI 呈低信号。DSA 典型的血管腔形态改变包括单发或多发性局限性狭窄、节段性狭窄、闭塞、串珠样改变、动脉瘤形成或瘤样扩张等。

5. 原发性软脑膜神经胶质瘤病 非常少见,为软脑膜异位胶质细胞产生,病理上可为多形性胶质母细胞瘤、高级别星形细胞瘤、少突胶质细胞瘤、胶质肉瘤和毛细胞型星形细胞瘤。临床症状为颅内压增高和脑膜刺激症状,还可出现视力丧失及其他脑神经受累症状。脑脊液检查显示蛋白水平明显增高,葡萄糖水平低。影像表现为脑积水导致脑室扩张,软脑膜弥漫性增厚、强化,可伴有脑膜结节形成、囊性变及侧脑室肿块。可沿软脑膜播散或沿血管周围间隙向脑实质内播散。

6. 软脑膜转移瘤 为肿瘤细胞在软脑膜和蛛网膜下腔中播散,肿瘤细胞经血源性播散或直接扩散。常有原发肿瘤病史,颅内原发恶性肿瘤以髓母细胞瘤、小脑胶质瘤和室管膜瘤较多见,血液系统恶性肿瘤如白血病、淋巴瘤,实体肿瘤等均可发生软脑膜转移。增强 CT 及 MRI 表现为软脑膜弥漫性强化,脑池及脑裂内可见结节状占位,可累及脊膜,脑

神经可见异常增厚强化。脑脊液检查找到恶性肿瘤细胞可确诊。

【分析思路】

常春藤征主要见于烟雾病,但需要与引起软脑膜脑回样强化的疾病鉴别,分析思路如下:

第一,认识这个征象。常春藤征于颅脑 MRI FLAIR 对比增强 T_1WI 上观察,表现为软脑膜脑回样高信号。

第二,如何分析。首先,重点观察病变累及范围,单侧还是双侧,局限还是弥漫。其次,观察软脑膜是否增厚,有无结节形成。

第三,观察颅内其他影像学表现,有无合并出血或梗死、皮质肿胀或萎缩、白质病变,脑室形态。MRA 观察脑血管形态,有无狭窄或闭塞,有无侧支血管、动脉瘤、颅内血管畸形等。必要时行 DSA 检查。

第四,是否存在神经系统以外病变,是否有系统性疾病。

第五,结合患者的病史、特征性临床表现、实验室检查及基因学检查等,可缩小鉴别诊断范围。

【疾病鉴别】

常春藤征的鉴别诊断流程见图 2-5-1-5。

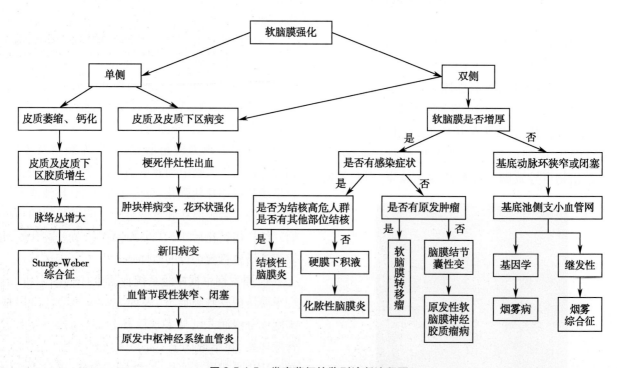

图 2-5-1-5 常春藤征的鉴别诊断流程图

二、髓静脉扩张

【定义】

髓静脉扩张主要是指脑实质深部髓静脉扩张,于 SWI 序列最敏感,显示垂直于侧脑室的低信号线样或

毛刷状病灶,伴或不伴脑白质的楔形或扇形病灶。

【病理基础】

髓静脉扩张的病理基础为不同原因导致脑实质深部髓静脉增宽扩张,病因包括血管畸形、与髓静脉相关的出血性疾病、炎症或肿瘤等导致深静脉堵塞。

【征象描述】

1. **CT 表现** CT 平扫价值有限，难以显示较细的髓静脉，增粗的静脉可显示为高密度影。继发缺血或出血可见病变区低密度或高密度影。

2. **MRI 表现** 于 SWI 序列最敏感，增粗的髓静脉呈低信号影，常垂直于侧脑室，由皮质向侧脑室体部走行（图 2-5-2-1）。T_2WI 呈线样高信号或低信号，FLAIR 序列可见沿静脉走行的线样高信号。增强扫描呈血管样明显强化。

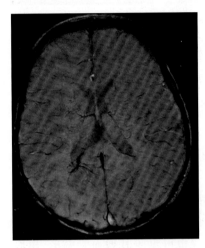

图 2-5-2-1 髓静脉扩张 MRI 表现

【相关疾病】

髓静脉扩张相关疾病包括髓静脉发育异常、与髓静脉相关的出血性疾病、沿髓静脉扩散的炎性疾病、髓静脉内的肿瘤以及代谢相关疾病等。

1. **发育性静脉异常（developmental venous anomaly，DVA）** 由多支扩张的髓质深静脉汇聚到一支或多支中心静脉，然后经表浅静脉或室管膜下静脉汇入静脉窦或 Galenic 系统，其病因可能为宫内或出生后发生静脉闭塞的代偿性引流机制。DVA 的临床表现常不典型，常无症状而偶然发现，也可表现为头痛、癫痫、头晕，合并颅内出血少见，可能与合并动静脉畸形等有关。幕上或幕下均可发生。

DVA 影像学表现具有一定特征性，增强 CT 或 MRI 上可见较多细小的髓静脉呈放射状汇聚于单个干静脉，并引流至皮质或室管膜下静脉，呈典型的"水母头"征。常规 MRI 有时无法显示部分细小的髓静脉，在 T_1WI 上，有时可见扩张的引流静脉呈流空信号，T_2WI 一般呈线样高信号，也可呈低信号（图 2-5-2-2）。SWI 序列比较敏感，表现为低信号血管影呈"水母头"样。

2. **Sturge-Weber 综合征** 包括面部血管瘤和同侧软脑膜血管瘤，也可见异常扩张的引流静脉汇聚到侧脑室前角或后角。CT 平扫可见皮质脑回状钙化，在 T_1WI 及 T_2WI 均表现为低信号。患侧脑实质萎缩，脑室扩大，脑池、脑沟、脑裂增宽。皮质内或皮质下区见 FLAIR 序列呈高信号的胶质增生。增强扫描软脑膜血管异常增多扩张，呈明显脑回样强化，可见扩张的引流静脉汇聚到室管膜下区，患侧脉络丛异常增大呈明显强化（图 2-5-2-3）。

3. **高能创伤导致的弥漫性血管损伤（diffuse vascular injury，DVI）** 主要表现为白质区（特别是矢状旁区）散在的微出血，原因可能为加速度引起的扭转力造成内皮损伤，导致血液外渗，也可能是近端静脉损伤导致髓质深静脉充血，DVI 可伴或不伴弥漫性轴索损伤（diffuse axonal injury，DAI）。SWI 上表现为沿深静脉汇聚方向上的低信号影，汇聚点在侧脑室前角或后角（图 2-5-2-4）。

4. **静脉窦血栓** 形成引流区域深静脉或浅静脉发生充血、扩张（图 2-5-2-5）。静脉窦血栓 CT 上表现为三角形或条状高密度，MRI 上正常流空信号消失，MRV 可显示静脉窦狭窄或不显影，增强检查

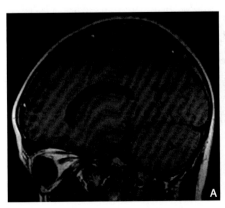
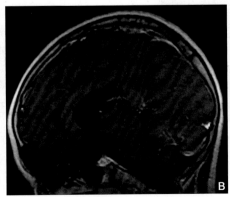
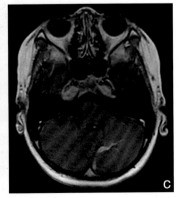

图 2-5-2-2 发育性静脉异常 MRI 表现

患者男，10 岁。A. 矢状位 T_1WI 示左侧小脑半球扩张的髓静脉呈流空信号；B、C. 增强矢状位及轴位 T_1WI 示多发细小的髓静脉汇集于单个干静脉，呈"水母头"征

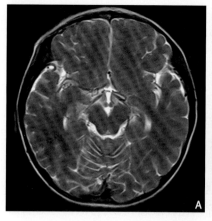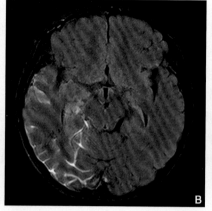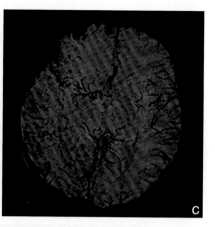

图 2-5-2-3 Sturge-Weber 综合征 MRI 表现

患者男,6 岁,精神弱 3~4 天,抽搐 2 次,生后发现右额颞部血管瘤。A. 轴位 T₂WI 示右颞叶髓静脉扩张,呈迂曲低信号;B. 增强轴位 FLAIR 序列示右颞枕部软脑膜脑回样强化;C. SWI 示右颞叶深部髓静脉扩张,自皮质向室管膜下区走行

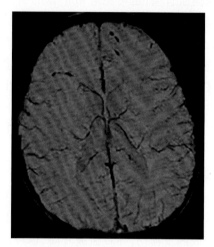

图 2-5-2-4 DVI MRI 表现

患者男,4 岁。外伤。SWI 示双额叶深部髓静脉走行区低信号影,为 DVI 导致的微出血

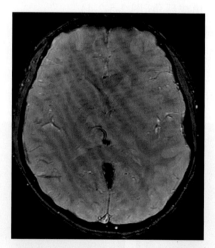

图 2-5-2-5 静脉窦血栓 MRI 表现

患者男,13 岁。大脑大静脉、直窦血栓,SWI 见右侧丘脑区深静脉扩张

可见静脉窦充盈缺损、狭窄或闭塞。引流区域脑实质可发生静脉性脑梗死、脑水肿或出血。

5. 多发性硬化(multiple sclerosis,MS) 是一种影响中枢神经系统的自身免疫介导的炎症性脱髓鞘疾病。MS 的大多数白质病变表现为沿静脉周围分布。中心静脉征被认为是区分 MS 的特异性征象。脱髓鞘病变垂直侧脑室分布,其内可见中央静脉。

【分析思路】

单纯的髓静脉扩张主要见于发育性静脉异常,髓静脉扩张也可见于其他血管畸形、出血性疾病及炎性疾病等,分析思路如下:

第一,认识这个征象。SWI 序列对显示扩张的髓静脉较敏感。

第二,如何分析。首先 MRI 平扫常规序列观察周围脑实质内有无其他异常信号病灶,是否伴随出血、梗死或水肿。SWI 序列观察扩张髓静脉位置及形态,有无伴随其他血管畸形。MRV 观察静脉窦显影情况。必要时行增强 MRI 检查观察颅内病变增强情况及静脉窦充盈情况。

第三,观察神经系统以外是否存在病变,如特征性皮肤改变。

第四,结合患者的病史、临床表现、实验室检查等,可缩小鉴别诊断范围。

【疾病鉴别】

髓静脉扩张的鉴别诊断流程见图 2-5-2-6。

三、铁环征

【定义】

铁环征是指颅脑 MRI 上,脑实质病灶周边出现的低信号环,是脑实质内海绵状血管畸形的 MRI 表现。

【病理基础】

铁环征的病理基础为海绵状血管畸形反复多次

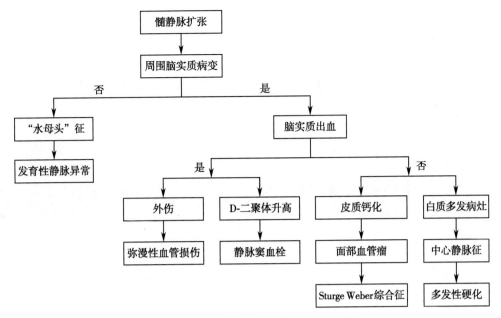

图 2-5-2-6　髓静脉扩张的鉴别诊断流程图

少量出血,随着时间的推移,病灶周围出现含铁血黄素沉积所致。

【征象描述】

MRI 表现:T_2WI 见脑实质内高信号或混杂信号病灶,周围见环形低信号影包绕(图 2-5-3-1)。SWI 对含铁血黄素更敏感,呈明显低信号,可发现 T_1WI 及 T_2WI 上表现阴性的病灶。

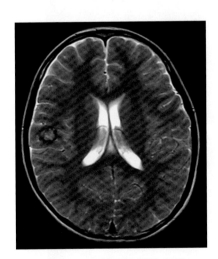

图 2-5-3-1　铁环征 MRI 表现

【相关疾病】

铁环征见于脑实质海绵状血管畸形,需要鉴别的疾病包括动静脉畸形、脑实质血肿、脓肿、肿瘤出血等。

1. 海绵状血管畸形(cavernous malformation) 又称海绵状血管瘤(cavernous hemangioma),病变由丛状薄壁的血管窦样结构组成,血管壁薄且缺乏弹性,易出血。本病可见于任何年龄,儿童期发病高峰

年龄呈双峰,分别为 6 个月~3 岁和 11~16 岁,为儿童期导致颅内出血的第二位原因。主要临床表现包括癫痫、突发性头痛及神经功能缺陷,有家族遗传倾向。可单发或多发,单发多见,80% 发生于幕上,额叶最常见,依次为颞叶、顶叶,皮质发生者多于深部脑实质。另外 7% 发生于脑室内,20% 发生于幕下结构,其中 14.7% 发生于脑桥。病变外观呈蓝紫色分叶状结节,周围脑组织见神经胶质假包膜、含铁血黄素沉着。病变内可见不同时期的出血并存,可与其他血管畸形并存,如毛细血管扩张或发育性静脉异常。

病变呈分叶状或爆米花样,CT 表现为界限清楚的圆形或卵圆形等高混杂密度影,其内可见钙化(图 2-5-3-2),瘤周一般无水肿及占位效应,出血量较大时可有轻度占位效应。增强后一般无强化,或呈轻度强化。MRI 信号特征取决于瘤内出血时间。T_1WI 呈略低或低等混杂信号,出血呈高信号。T_2WI 呈高信号或混杂信号,病灶周围含铁血黄素沉着呈环形低信号,即“铁环征”,为其特征性表现,近期有出血可见瘤周水肿。SWI 对含铁血黄素更敏感,表现为明显低信号影,可发现隐匿性病灶(图 2-5-3-3)。增强扫描一般无强化,或呈轻度强化。

2. 动静脉畸形(arteriovenous malformation,AVM) 是由扩张迂曲的动脉与静脉组成,其间缺乏毛细血管网,导致动静脉直接沟通,是儿童期自发性颅内出血最常见的原因。患者常出现反复头痛、癫痫、进行性神经功能缺陷、脑积水或出血。

CT 平扫显示脑实质内异常高密度影,表浅出血

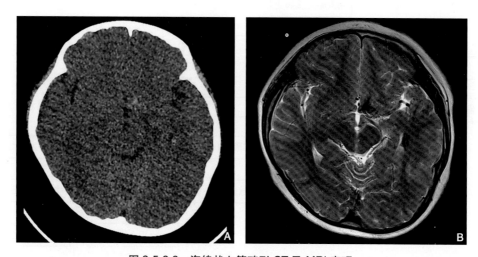

图 2-5-3-2　海绵状血管畸形 CT 及 MRI 表现
患者男,7 岁,抽搐,左额叶及左颞叶深部多发海绵状血管畸形。A. CT 平扫呈斑片状高密度;B. MRI 轴位 T_2WI 呈低信号

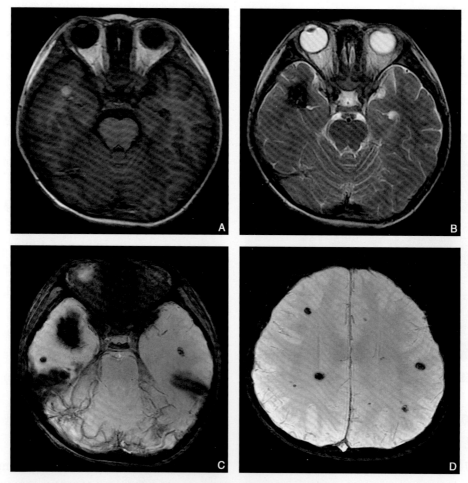

图 2-5-3-3　海绵状血管畸形 MRI 表现
患者男,8 岁,抽搐,多发海绵状血管畸形。A. MRI 轴位 T_1WI 右颞叶小片高信号;B. 轴位 T_2WI 以低信号为主;C、D. SWI 见双侧大脑半球多发大小不等病灶

可以破入蛛网膜下隙,深部出血可破入脑室。出血后的1~2周内,血肿密度进行性减低,至与脑组织呈等密度。CTA(计算机体层血管成像)能显示扩张动脉、血管巢、引流静脉的结构。

MRI常规序列能显示不同时期的出血信号,能显示迂曲的血管巢,以及邻近血管巢的供血动脉、引流静脉血管流空影(图2-5-3-4)。T_1WI增强可见显著强化的血管巢、扩张供血动脉和引流静脉。MRA能粗略显示供血动脉、血管巢、引流静脉。SWI较常规MRI序列及MRA更敏感。

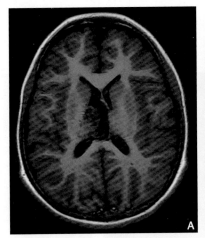
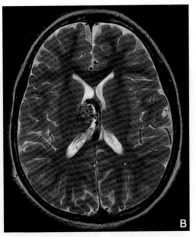

图 2-5-3-4 动静脉畸形 MRI 表现
患者女,12岁。头晕。A、B. MRI平扫轴位T_1WI及T_2WI示右侧丘脑及侧脑室区畸形血管团及粗大引流静脉

DSA通常需要进行双侧颈内、外动脉和椎基底动脉造影,以全面观察供血动脉,特别是多重供血时。DSA能清晰显示AVM的3种结构,扩张供血动脉的数量、起源,及其可能并发的高流量动脉瘤,包含密实血管的血管巢,常易被血肿掩盖。引流静脉位于皮质和室管膜下,早期充盈,扩张管径超过动脉,可见部分血栓形成,此时可见侧支血管形成。

3. 脑实质血肿 儿童脑实质血肿原因包括血管畸形、外伤、高血压、凝血功能障碍、恶病质、肿瘤、感染、静脉窦血栓形成等。

急性期,CT为首选检查方法,表现为脑实质内边缘清晰的圆形、不规则团块样高密度影,CT值在50~90HU之间,周边可伴发低密度水肿带。脑实质深部血肿可破入脑室系统,形成脑室内积血。血肿相邻的脑室、脑沟及脑池呈不同程度受压,中线结构向对侧移位。血肿吸收可变成低密度,边缘逐渐清晰,体积缩小。脑实质血肿在MRI中的信号随时间发生变化,有一定规律性。亚急性期血肿在T_1WI及T_2WI均呈高信号,亚急性晚期及慢性期周围可见含铁血黄素沉着环,T_2WI为低信号,从外圈向中心演变(图2-5-3-5)。

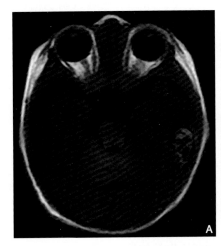
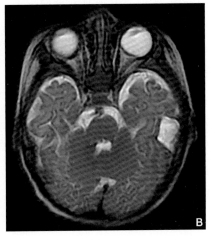

图 2-5-3-5 脑实质血肿 MRI 表现
患者男,1个月,血小板减少,左颞叶亚急性期血肿。A、B. MRI平扫轴位T_1WI及T_2WI均呈高信号,周围见含铁血黄素沉着

4. 脓肿　常见致病菌包括葡萄球菌、链球菌、肺炎球菌等，主要通过血源性感染和直接蔓延两种途径感染。临床表现为发热、寒战、颅内压增高及局灶性症状和体征。

脑脓肿不同时期的影像学表现有多样性，脑炎期 CT 平扫显示边缘模糊的低密度病灶，MRI 表现为边界不清的长 T_1、长 T_2 信号区，与周围脑水肿区融为一体，增强检查病灶无强化或呈不规则浅淡强化；

包膜形成期 CT 平扫部分病灶可见脓肿壁，MRI 上，脓腔中心液化坏死区呈更低的长 T_1 信号，更高的长 T_2 信号，脓肿包膜呈等 T_1 信号，在常规 FSE 序列 T_2WI 显示脑脓肿坏死区周围有一菲薄的低信号"暗带"，是由于脓肿壁上大量巨噬细胞吞噬活动产生的顺磁性物质缩短该区域 T_1 和 T_2 弛豫时间造成。DWI 上脓肿呈明显高信号，ADC（表观弥散系数）值减低。增强后可见脓肿壁明显环状强化（图 2-5-3-6）。

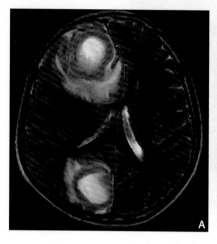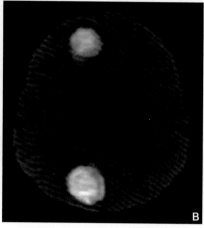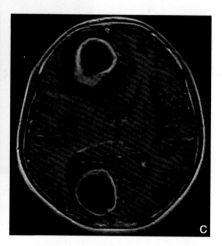

图 2-5-3-6　脑脓肿 MRI 表现

患者男，14 岁，多发脑脓肿。A. MRI 平扫轴位 T_2WI 示脑脓肿坏死区周围低信号"暗带"，周围伴大片水肿；B. DWI 上脓肿呈明显高信号；C. 增强 T_1WI 可见脓肿壁明显环状强化

5. 肿瘤出血　容易出血的肿瘤包括转移瘤、胶质瘤、垂体瘤等。出血量小时，可见肿瘤组织，出血量大时，肿瘤和出血分辨不清或淹没，根据不同肿瘤特点，出现不同程度强化，周围有与出血量不相称的灶周水肿和占位效应。

【分析思路】

铁环征主要见于海绵状血管畸形，影像表现较典型，鉴别诊断相对简单，需要与其他具有类似表现的病变鉴别，分析思路如下：

第一，认识这个征象。铁环征一般在 MRI T_2WI 上观察，SWI 序列更敏感。

第二，如何分析。首先观察病变有无合并急性出血及周围水肿，占位效应是否明显，病变单发还是多发，有无畸形血管团。

第三，结合其他序列，如 DWI、SWI、MRA 及增强检查综合评估病变范围及性质。

第四，结合患者的病史、临床表现及实验室检查可缩小鉴别诊断范围。

【疾病鉴别】

铁环征的鉴别诊断流程见图 2-5-3-7。

四、空三角征

【定义】

空三角征是指颅脑 CT 或 MRI 增强图像上，上矢状窦区呈三角形环状高密度/信号，中心充盈缺损呈低密度/信号，为上矢状窦血栓的常见征象。

【病理基础】

空三角征的病理机制包括以下假说：①静脉窦内血栓再通；②栓子机化；③血脑屏障破坏；④硬膜外和硬膜侧支静脉扩张。

【征象描述】

1. CT 表现　CT 平扫表现为上矢状窦三角形及横窦区条状高密度影；CT 增强显示上矢状窦区空三角征或横窦区条状充盈缺损。CT 平扫亦可显示由于静脉淤血、静脉性脑梗死或出血引起的病理征象，可见对称性或弥漫性脑肿胀、多灶性脑出血等。

2. MRI 表现　MRI 平扫表现为正常静脉窦的流空信号消失。急性期血栓在 T_1WI 为等信号，T_2WI 为低信号，不易诊断；亚急性期血栓在 T_1WI 及 T_2WI 均为明显高信号，易确诊。MRV 可显示静脉窦充盈缺损，连续性中断，管腔不规则狭窄。增强

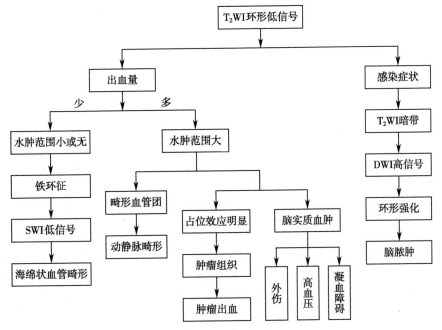

图 2-5-3-7 铁环征鉴别诊断流程图

T_1WI 可显示空三角征,边缘呈高信号,中心见低信号充盈缺损(图 2-5-4-1)。

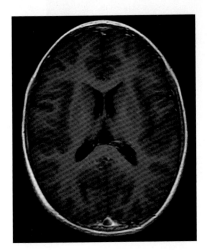

图 2-5-4-1 空三角征 MRI 表现

【相关疾病】

空三角征为上矢状窦血栓的特异性征象,需与半球间硬膜下出血引起的假性空三角征、静脉窦血流较慢、静脉窦变异、硬膜外血肿或脓肿压迫、血流相关伪影、蛛网膜粒等鉴别。

1. 脑静脉窦血栓形成(cerebral venous sinus thrombosis,CVST) 儿童脑静脉窦血栓形成常见的危险因素为血液病或自身免疫性疾病如系统性红斑狼疮、脱水导致的血液浓缩、高凝状态、化疗药物、静脉窦炎症、感染或外伤等。病理上静脉窦血栓形成后导致脑皮质静脉回流障碍,动脉灌注受阻及颅内压增高、脑水肿及斑点状出血、脑梗死等。临床表现为颅内压增高症状,头痛、恶心、呕吐、抽搐、视神

经乳头水肿、神经功能障碍、意识障碍等。上矢状窦血栓最常见,其次为横窦、乙状窦、海绵窦、直窦,单纯大脑皮质静脉栓塞少见。

影像学表现包括直接征象和间接征象。CT 直接征象为病变静脉窦密度增高,呈三角形或条索状高密度影(图 2-5-4-2),增强扫描静脉窦内见充盈缺损。典型征象为上矢状窦区空三角征。间接征象为脑梗死及出血,梗死部位为皮质及皮质下区,出血常为斑点状高密度。MRI 平扫表现取决于血栓形成时期,急性期在 T_1WI 为等或稍高信号,T_2WI 为低信号;亚急性期在 T_1WI 及 T_2WI 均为明显高信号。慢性期因纤维化和含铁血黄素沉着在各序列为低信号,T_1WI 及 T_2WI 不易与流空信号分辨,血栓不全再通可呈多种信号。MRV 可显示静脉窦充盈缺损,连

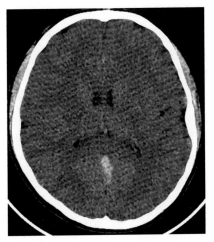

图 2-5-4-2 静脉窦血栓 CT 表现
患者男,13 岁,头痛、呕吐就诊。CT 见直窦区条状高密度影

续性中断,管腔不规则狭窄,周围小静脉扩张。增强 T_1WI 及 MRV 可显示空三角征,边缘呈高信号,中心见低信号充盈缺损;周围可见大量侧支血管迂曲扩张,少见的静脉窦如枕窦、边缘窦可开放。静脉性脑梗死区域对应栓塞静脉,额叶、顶枕叶皮质及皮质下

区常见,深部静脉栓塞引起双侧基底节区及丘脑区梗死,呈不均匀异常信号,SWI 见斑点状出血灶呈低信号,病变以血管源性水肿为主时,DWI 仅见轻度扩散受限,细胞毒性水肿为主时表现为明显高信号(图2-5-4-3)。

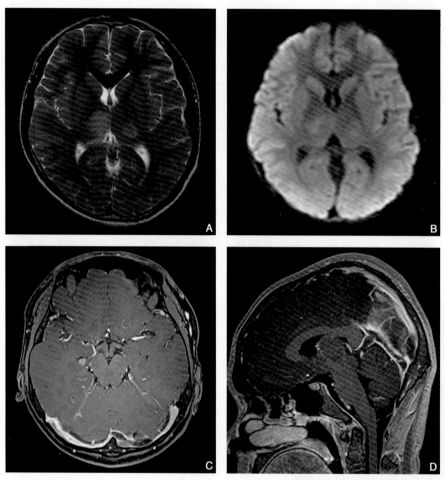

图 2-5-4-3　静脉窦血栓 MRI 表现

与上图同一患者。A、B. MRI 平扫轴位 T_2WI 及 DWI 见双侧丘脑区水肿;C、D. MRI 增强轴位及矢状位 T_1WI 见直窦及左侧横窦充盈缺损

2. **假性空三角征**　半球间硬膜下出血或积液可类似空三角征。硬膜下积液有时可合并静脉窦血栓,尤其是在感染性病例中,需警惕。

3. **静脉窦变异**　20%~25%的人群可见横窦不对称,左侧横窦发育不全相对右侧常见,表现为横窦较细或缺如,同侧乙状窦及颈内静脉亦细小(图2-5-4-4),同侧 Labbe 静脉(下吻合静脉)有时会代偿性增粗引流颞叶的血流。

4. **蛛网膜粒**　蛛网膜粒将脑脊液从蛛网膜下腔引流入血液,可表现为腔内小的充盈缺损。多见于上矢状窦和横窦,MRI 信号强度与脑脊液基本一致,无临床症状及继发脑实质病变可资鉴别。

5. **硬膜外血肿或脓肿**　硬膜外血肿或脓肿压

迫可导致静脉窦局部变细或中断,硬膜外血肿主要见于外伤患者;化脓性中耳炎可蔓延至颅内形成硬膜外脓肿,常压迫同侧乙状窦。

【分析思路】

空三角征主要见于上矢状窦血栓,但诊断陷阱较多,分析思路如下:

第一,认识这个征象。空三角征主要在增强 CT 或 MRI 上观察,表现为上矢状窦充盈缺损。

第二,如何分析。首先平扫发现静脉窦密度/信号异常,需结合 MRI 观察有无引流区域脑实质病变,高度怀疑静脉窦血栓时需行增强 CT 或 MRI 检查,发现静脉窦充盈缺损即可确诊。

第三,TOF-MRV 发现静脉窦异常时,需排除血流伪影、静脉窦变异、蛛网膜粒、外在压迫等。

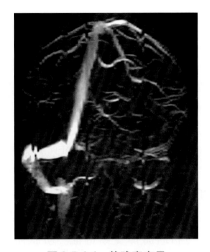

图 2-5-4-4　静脉窦变异
患者男,6岁,左侧横窦未发育。2D-TOF-MRV(二维时间飞跃法 MRV)示左侧横窦未显影,左侧乙状窦细小

第四,结合患者的病史、临床表现、实验室检查查找病因,确定诊断。

【疾病鉴别】

空三角征的鉴别诊断流程见图 2-5-4-5。

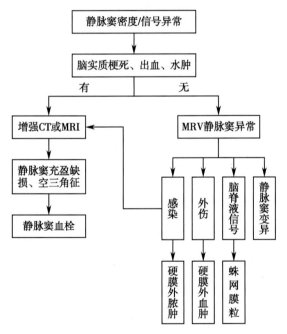

图 2-5-4-5　空三角征的鉴别诊断流程图

（王立英）

第六节　脑代谢性异常

一、蝴蝶征

【定义】

蝴蝶征(butterfly sign)是指 T_2WI 高信号病变累及双侧大脑半球和中间相连的胼胝体,轴位和冠状位形似蝴蝶。

【病理基础】

胼胝体纤维结构致密,通常对疾病播散起着屏障作用。但对于侵袭性病变,如多形性胶质母细胞瘤、中枢神经系统淋巴瘤、脱髓鞘病变则容易累及胼胝体,代表了其跨中线生长的生长方式。不同疾病的病理基础不一样。儿童的蝴蝶征主要出现在 X 连锁肾上腺脑白质营养不良(X-linked adrenoleukodystrophy,X-ALD)患者中。

X-ALD 脑型的受累脑白质在组织学上分为 3 个区带:最外带(Schaumburg zone 1)为活动性脱髓鞘的边缘区,髓鞘活动性损毁、缺乏血管周围炎性细胞;中间带(Schaumburg zone 2)代表与活动性炎症有关的脱髓鞘,病理为血管周围炎性细胞和脱髓鞘,轴突保留;中央带(Schaumburg zone 3)区域没有少突胶质细胞、髓鞘和炎性细胞,髓鞘已经完全被神经胶质所替代,病理为胶质增生和散在的星形细胞,有时出现空洞。病变从外到内,破坏逐渐加重。

【征象描述】

病变累及双侧大脑半球白质和中间相连的胼胝体,轴位和冠状位 T_2WI 上形似蝴蝶。常见于 X-ALD、原发胼胝体肿瘤(淋巴瘤及胶质瘤),偶见于炎性脱髓鞘疾病。

1. CT 表现　胼胝体及周围白质密度减低,肿瘤性病变可见不均匀强化。

2. MRI 表现　胼胝体及周围白质 T_1WI 等或低信号,T_2WI 等或高信号,具体疾病改变有不同。

X-ALD 表现为典型的顶枕叶白质受累,即双侧对称性顶枕叶(侧脑室三角区)白质内异常信号,呈 T_1WI 低信号、T_2WI 高信号,病变通过胼胝体压部,使两侧病变融合,形成典型的"蝴蝶样"外观。另有约 15% 为额叶型,以前头部双侧额叶白质和胼胝体膝部受累为特征,多为成人。

胼胝体肿瘤的影像征象同脑内其他部位肿瘤改变一致,儿童少见。

淋巴瘤表现为 T_2WI 等或稍低、DWI 明显高信号,ADC 减低,增强后均匀强化,囊变少见。

胶质瘤表现为信号及强化特点同肿瘤分级相关。T_1WI 低、T_2WI 高信号,高级别胶质瘤可囊变、坏死、出血、增强后不均匀强化。

【相关疾病】

肿瘤、感染、外伤(弥漫性轴索损伤)、脱髓鞘性疾病。儿童最常见为 X-ALD。

1. 肾上腺脑白质营养不良 为一种 X 连锁隐性遗传病，由于过氧化物体酶的缺乏，导致极长链饱和脂肪酸代谢中断，使极长链脂肪酸在中枢神经系统的脑白质、肾上腺皮质及睾丸组织中沉积，引起神经系统功能障碍及肾上腺皮质功能低下。在大脑的顶、枕、额叶等处脑白质出现对称性髓鞘脱失，是一种脱髓鞘性脑白质病，由于胼胝体压部和周围脑白质对称性脱髓鞘，形成"蝴蝶征"。X-ALD 的表现：典型的顶枕叶白质受累表现为双侧对称性顶枕部（侧脑室三角区）白质内异常信号，呈 T_1WI 低信号、T_2WI 高信号，病变通过胼胝体压部，使两侧病变融合，形成典型的"蝴蝶样"外观，早期胼胝体压部受累为其特征。脑白质病变对应了病理上的 3 个区域：中央区 T_1WI 低信号，T_2WI 呈极高信号（病变区内信号最亮区域）；中间区呈花边状强化，T_1WI 及 T_2WI 呈等信号或轻微低信号，DWI 呈稍高信号；外周区不强化，T_1WI 为稍低信号，T_2WI 呈轻度到中等高信号（图 2-6-1-1）。另有约 15% 为额叶型，以前头部双侧额叶白质和胼胝体膝部受累为特征，多为成人。

2. 原发性肿瘤 主要是原发性中枢神经系统淋巴瘤、胶质母细胞瘤。淋巴瘤累及深层结构时，预后差，因此"蝴蝶征"的淋巴瘤中位生存时间低于表浅淋巴瘤。边缘光滑，脐凹征。淋巴瘤细胞密度高、CT 密度增高，T_2WI 信号减低、弥散受限，增强均匀强化，激素治疗可改善。胼胝体胶质瘤成人多见。对于低级别胶质瘤，跨中线生长是影响预后的因素之一。高级别胶质瘤呈边缘不规则、浸润性、边缘强化不规则、内部出血坏死等特征（图 2-6-1-2）。

【分析思路】

第一，认识这个征象。

第二，分析胼胝体受累特征。胼胝体累及的部位：膝部、体部、压部是否为全层受累，ALD 最常见为胼胝体压部和顶枕叶脑白质受累的模式，额叶加胼胝体膝部受累亚型亦可见。

第三，分析病变影像表现。仔细观察 T_2WI 信号特点；DWI 是否扩散受限；增强是否强化，强化特点。淋巴瘤因其细胞密度较高，常 T_2WI 等或稍高信号（与灰质信号相仿），DWI 显著扩散受限，增强多为均匀强化。胶质瘤则为 T_1WI 低、T_2WI 高信号，如囊变坏死，肿瘤信号可不均匀，增强后高级别胶质瘤可不均匀显著强化。

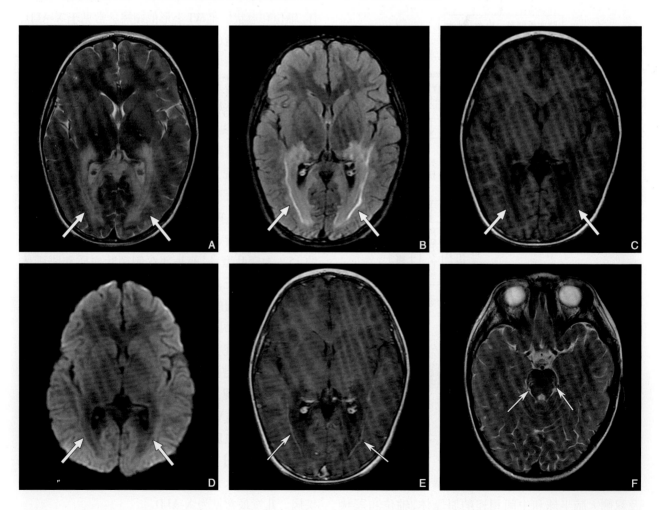

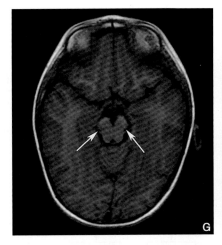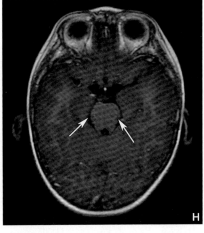

图 2-6-1-1　肾上腺脑白质营养不良的 MRI 表现

患者男,4 岁 3 个月,临床及基因诊断 ALD(*ABCD1* 基因半合子状态)。A～E. 基底节水平轴位 T_2WI、T_2FLAIR、T_1WI、DWI 及增强 T_1WI,显示双侧脑室后角旁白质(顶枕叶)对称异常信号,并通过胼胝体压部相连,呈蝴蝶状(粗箭),脑白质病变分为 3 个区域:最内侧区(中央区)呈 T_1WI 明显低信号,T_2WI 呈极高信号,FLAIR 呈稍高信号,DWI 呈低信号,无强化;中间区呈线状 T_1WI 和 T_2WI 呈等信号或轻微低信号,FLAIR 呈高信号,DWI 呈稍高信号,增强呈花边状强化(细箭);外周区呈 T_1WI 为稍低信号,T_2WI 和 FLAIR 像呈轻度到中等高信号,增强不强化。F～H. 中脑水平轴位 T_2WI、T_1WI 及增强 T_1WI 显示双侧中脑前外侧(锥体束)对称片状灶,呈 T_2WI 高信号,T_1WI 低信号,增强可见强化(细箭)(上海交通大学医学院附属上海儿童医学中心钟玉敏教授和孙燕教授提供病例)

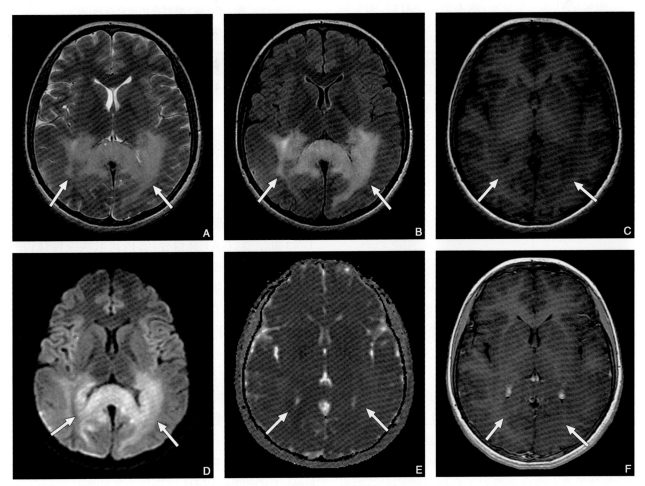

图 2-6-1-2　大脑弥漫性胶质瘤的 MRI 表现

患者女,15 岁,脑活检病理:大脑弥漫性胶质瘤(H3 G34 突变,WHO 4 级)。A～F. 基底节水平轴位 T_2WI、T_2FLAIR、T_1WI、DWI、ADC 图及增强 T_1WI,显示双侧脑室后角旁白质(顶枕叶)对称异常信号,并通过胼胝体压部相连,呈蝴蝶状(粗箭),病变明显肿胀,尤其胼胝体压部明显,病灶边界不清,呈均匀 T_1WI 低信号,T_2WI 和 FLAIR 呈高信号,DWI 呈高信号,ADC 图呈稍低信号,增强 T_1WI 未见明显强化(首都医科大学三博脑科医院朱明旺教授提供病例)

第四,分析相关征象。胶质瘤具有沿白质纤维束走行的倾向,周围有子灶。淋巴瘤除上述信号特点外,有中线及室管膜下受累的倾向,当然淋巴瘤生长方式、强化形式可多种多样,需注意。ALD 的蝴蝶征典型,双侧内囊后肢和皮质脊髓束同样可以受累,晚期患者出现萎缩。

第五,结合病史。ALD 为 X 连锁遗传,仅发生在男性患者,脑型又可以分为儿童脑型、青少年脑型和成人脑型。儿童脑型早期发育正常,5~10 岁发病,出现注意力不集中,记忆力、学习成绩下降,行为异常,视力和/或听力下降,步态不稳,写字困难等一系列症状。神经系统和认知功能迅速恶化,最重 2~5 年进展为植物人状态,导致死亡。65% 脑型 ALD 患者存在肾上腺皮质功能不全。患者逐步进展,最终完全瘫痪,失明或耳聋,可有惊厥,甚至出现惊厥持续状态。脑胶质瘤在成人更常见。

【疾病鉴别】

蝴蝶征只是一个征象,绝不能孤立看待,需要联合其他影像学特征和临床信息进行诊断和鉴别诊断(图 2-6-1-3、表 2-6-1-1)。

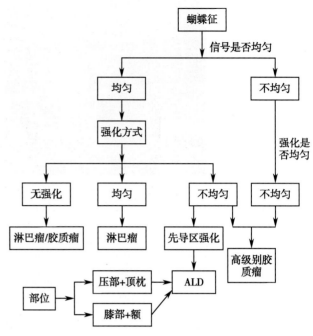

图 2-6-1-3　蝴蝶征的诊断流程图

表 2-6-1-1　常见蝴蝶征的疾病特点

疾病	蝴蝶征特点	鉴别要点	伴随征象
淋巴瘤	脑室周围分布,穹隆等受累;CT 稍高密度、T_2WI 等或稍高信号、DWI 高信号、增强显著均匀强化	细胞密度高,信号符合淋巴瘤特点	近中线分布
胶质瘤	信号不均匀,形态不规则,高级别胶质瘤可坏死、囊变、出血,增强不均匀强化	易囊变出血、坏死,显著不均匀强化	沿着深部脑白质播散、子灶
X-ALD	顶枕+压部;额+膝部;周边强化	男孩	可伴皮质脊髓束受累

二、虎纹征/豹斑征

【定义】

虎纹征/豹斑征(tigroid/leopard skin pattern)是指在 MRI 轴位 T_2WI 图像上显示的侧脑室周围广泛白质高信号,其内有放射状线性(虎纹,侧脑室体水平)及点状低信号(豹斑,半卵圆中心水平)。

【病理基础】

目前认为,虎纹征/豹斑征是脑内穿支血管鞘周围残余的正常白质结构,相当病理上髓鞘化岛,如 GM1 神经节苷脂贮积症(GM1 gangliosidosis)、异染性脑白质营养不良及佩-梅病;也可能代表脂质储存,如球形细胞脑白质营养不良的条纹相对应静脉周围的簇状球状细胞富含脂质物质,缺乏髓磷脂鞘。

【征象描述】

1. CT 表现　双侧侧脑室周围白质弥漫性低密度,无强化,虎纹征显示不清。

2. MRI 表现　双侧侧脑室周围白质弥漫性 T_1WI 低信号、T_2WI 高信号,其内放射状线性灶(沿穿支血管周围)或点状,呈 T_1WI 稍高信号、T_2WI 低信号(与正常白质信号相同),增强扫描无强化(图 2-6-2-1)。

【相关疾病】

虎纹/豹斑征最早见于佩-梅病(PMD),随后报道见于溶酶体贮积病,尤其在异染性脑白质营养不良(MLD)具有特征性,球形脑白质营养不良(GLD)也较显著,而在婴儿型 GM1 及 PMD 相对特征性不明显(表 2-6-2-1)。

1. 异染性脑白质营养不良(metachromatic leukodystrophy,MLD)　是最常见的遗传性脑白质营养不良,又称为脑硫脂病(sulfatidosis),是髓磷脂代谢缺陷所致的常染色体隐性遗传病。由于溶酶体水解酶——芳基硫酸酯酶 A(aryl sulfatase A,ARSA)及神经鞘脂激活蛋白 B(sphingolipid activator protein-B,

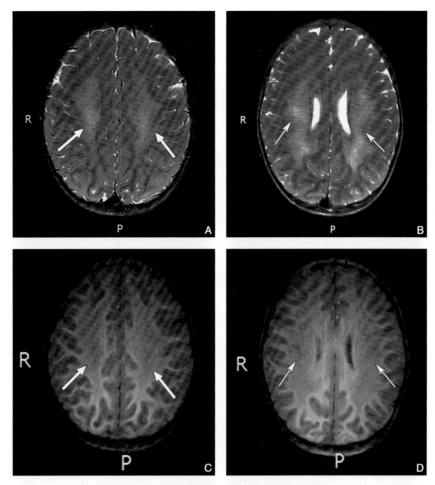

图 2-6-2-1 异染性脑白质营养不良的 MRI 表现

患者男,2 岁,临床及基因证实为异染性脑白质营养不良(MLD)。A~D. 头 MRI 在半卵圆中心层面(A、C)和侧脑室层面(B、D)横轴位 T_2WI 及 T_1WI 见侧脑室周围白质内弥漫 T_1WI 稍低信号、T_2WI 高信号,其内可见点状(豹斑征,A、C,粗箭)及放射状线性灶(虎纹征,B、D,细箭),呈 T_1WI 稍高信号、T_2WI 低信号(与皮质下正常白质信号相同)

表 2-6-2-1 出现虎纹征/豹斑征的 4 种疾病的影像特征及鉴别

疾病	虎纹征/豹斑征	脑白质异常类型	MRI 主要伴随征象	CT 高密度
佩-梅病	部分有,不特异	髓鞘化低下	弥漫脑白质髓鞘化低下,追随无变化	无
异染性脑白质营养不良	均有,特异	脱髓鞘	早期累及胼胝体,后期累及内囊及脑干锥体束,追随白质病变进展	无
球形脑白质营养不良	有,不特异	脱髓鞘	早期累及脑干锥体束及小脑白质,侧脑室周边白质受累随病程进展而扩大	双侧丘脑、基底节、部分内囊后肢、尾状核、白球和壳核
婴儿型 GM1	有,不特异	髓鞘化低下	幕上脑白质髓鞘化低下,可见丘脑 T_1WI 高信号、T_2WI 低信号,同时基底节可见 T_2WI 高信号	双侧丘脑

SAP-B)活性降低,硫酸脑苷脂不能在溶酶体中正常水解而沉积在多个系统的器官中。在中枢神经系统中硫化物积累会损害脑白质髓鞘,早期累及胼胝体及侧脑室周围白质,而皮质下 U 纤维和深部白质内穿支血管间隙周围白质不受累。

头 CT 表现为双侧对称性弥漫性脑白质密度降

低,直到晚期才有脑萎缩的迹象,增强扫描未见强化。在 MRI 上,胼胝体(膝部+压部)常最先受累,随后双侧脑室周围白质出现对称性异常信号,早期皮质下弓形纤维相对不受影响。通常,大脑白质呈弥漫性 T_1WI 低信号、T_2WI 高信号。在 T_2WI 上弥漫高信号白质中,有多个线及点状低信号,类似"豹斑"及

"虎纹"的外观(图 2-6-2-1)。双侧内囊后肢及脑干锥体束在疾病晚期也受累。

2. **佩-梅病**(Pelizaeus-Merzbacher disease,PMD) 是一种罕见的弥漫性脑白质髓鞘形成障碍的 X 连锁隐性遗传疾病,属于蛋白脂蛋白 1(proteolipid protein 1,PLP1)相关遗传性髓鞘形成障碍疾病谱中的一种。*PLP1* 基因突变可导致多种疾病,按发病年龄和疾病严重程度分为 3 种类型,即先天型、过渡型和经典型。从最严重类型(先天型,connatal form),较轻型(经典型,classical form)到最轻类型(痉挛性截瘫 2,SPG2),脑白质髓鞘化低下程度不同。PMD 特征性病理改变为神经髓鞘不能正常形成,导致全部或部分脑白质无髓鞘,而并非其他遗传性白质脑病的脱髓鞘。随访观察髓鞘化程度没有变化或进步;相反,随着病程发展,部分髓鞘化白质会倒退。大脑白质髓鞘发育缺乏或低下,呈弥漫性或斑片状分布,可累及皮质下 U 纤维,但血管周围白质不受累。CT 扫描对 PMD 的诊断帮助不大,仅在晚期显示萎缩。MRI 主要表现是髓鞘发育低下或髓鞘完全无发育。在先天型 PMD 表现为幕上及幕下白质髓鞘化完全缺乏,呈弥漫性融合性 T₂WI 高信号,无虎纹征/豹斑征改变,而在经典型及轻度 PMD/SPG2 患者头颅 MRI 可显示部分髓鞘化。在经典型 PMD 病例中,正常髓鞘存在于脑干(部分)、小脑白质(部分)、内囊后肢(部分)、丘脑和苍白球,通常脑干的锥体束缺乏髓鞘化,而脑干的其他部分髓鞘较好,类似正常新生儿脑。在某些情况下,在放射冠的邻近脑室周围部分,在皮质下白质和中央前回和后回的皮质,以及在视放射靠近脑室周围部分存在额外的髓鞘化。大脑白质在 T₂WI 和 T₂FLAIR 呈弥漫性高信号,其内可见放射状线性低信号(虎纹征)(图 2-6-2-2)。随着病情进展,表现为脑萎缩(脑白质容积缩小、胼胝体变薄、脑室扩大和皮质内陷)。

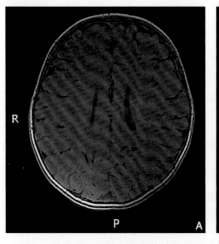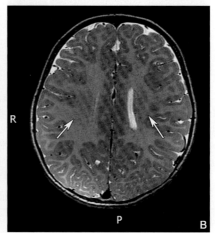

图 2-6-2-2 佩-梅病的 MRI 表现
患者男,2 岁,临床及基因证实 PMD。A、B. 头 MRI 在侧脑室顶层面轴位 T₁WI 和 T₂WI,T₁WI 显示脑白质呈弥漫稍低信号(与灰质信号相仿),仅侧脑室旁少量稍高信号,T₂WI 显示白质呈弥漫高信号,侧脑室旁白质高信号内隐约见线状稍低信号(虎纹征,细箭),脑白质发育类似新生儿,提示脑白质髓鞘化低下或缺乏

3. **球形细胞脑白质营养不良**(globoid cell leukodystrophy,GLD) 又称 Krabbe 病,是一种常染色体隐性遗传的进行性白质疾病。位于第 12 号染色体的 β-半乳糖脑苷脂酶(galactocerebrosidase,GALC)基因缺陷造成溶酶体内 GALC 缺乏,致使半乳糖脑苷脂蓄积于脑内。半乳糖脑苷脂是髓鞘的重要成分,由于酶的缺乏而正常髓鞘不能代谢更新,因而出现广泛脱髓鞘改变,病理上脑白质内出现大量含有沉积物的球形细胞。

CT 在疾病早期具有特征性诊断价值。在早期(Ⅰ期),脑 CT 显示双侧丘脑及放射冠,部分病例的内囊后肢、尾状核、苍白球和壳核呈对称密度增高,甚至可以是更广泛的高密度区域,包括脑干、小脑、齿状核、视放射、中央皮质下白质和皮质灰质,病理上 CT 的高密度与球状细胞和胶质细胞增殖、密度增高有关。在中晚期(Ⅱ期和Ⅲ期)出现双侧侧脑室周围白质对称性低密度区,而早期白质病变不明显。MRI 显示在早期婴儿型 GLD 初始阶段可能表现正常,因为未髓鞘化白质与白质脱髓鞘无法区别。婴儿期出现齿状核门、小脑半球白质和脑干锥体束的信号异常提示 GLD 诊断,如果 CT 显示双侧丘脑呈高密度,则高度提示 GLD 诊断。早发性 GLD 存在双侧侧脑室周围白质异常,但皮质下白质及 U 纤维相对不受累;胼胝体受累时,两侧白质病变融合。在大脑白质异常信号区内(T$_2$WI 高信号)常见条纹状放射带(虎纹征),但这种征象对诊断不具特征性,大脑病理检查显示条纹与血管周围的球状细胞沉积有关。内囊后肢、小脑白质、齿状核门和脑干锥体束同时受累,而且脑干和小脑的受累早于幕上白质受累,具有特征性(图 2-6-2-3)。CT 上的高密度区域在 MRI T$_2$WI 呈相对低或高信号强度,而在 T$_1$WI 呈正常或高信号。随着疾病的进展,皮质下白质也受累,随之出现全脑萎缩。在一些 GLD 婴儿中发现视神经增粗,这与大量球状细胞存在有关。在许多患者中,MRI 和 CT 提供了互补的信息,CT 显示特征性高密度,MRI 显示脱髓鞘程度。

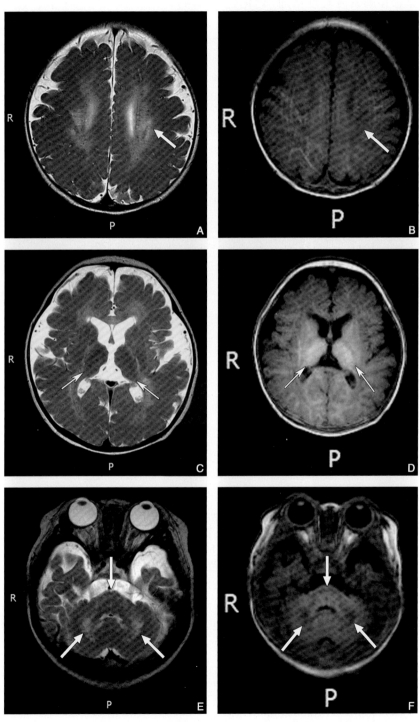

图 2-6-2-3　球形脑白质营养不良的 MRI 表现
患者女,6 个月,临床及基因证实为球形脑白质营养不良(GLD)。A、B. 侧脑室层面轴位示双侧脑室旁白质呈 T$_1$WI 低、T$_2$WI 高信号,其内可见线状 T$_1$WI 高信号、T$_2$WI 低信号(虎纹征,粗箭);C、D. 基底节层面轴位 T$_1$WI 及 T$_2$WI 显示双侧基底节及丘脑呈 T$_1$WI 高信号、T$_2$WI 低信号(与球状细胞和增殖胶质细胞密度增高有关,细箭),侧脑室前后角周围白质及内囊后肢呈 T$_1$WI 低、T$_2$WI 高信号;E、F. 小脑层面轴位 T$_2$WI 及 T$_1$WI 显示双侧脑桥前部、桥臂及小脑白质对称 T$_2$WI 高信号、T$_1$WI 低信号(粗箭)

4. 婴儿型 GM1 神经节苷脂贮积症（GM1 gangliosidosis）　是一种常染色体隐性遗传病，GM1 代谢障碍导致不同程度 GM1 在神经和内脏积聚。酸性 β-半乳糖苷酶的原发性缺乏引起 GM1 分解过程的第一步不能进行和 GM1 在神经元中沉积。此型患者小脑损害较重，视网膜变性，脊髓和周围神经均有不同程度的髓鞘脱失。

脑部 CT 通常显示丘脑密度轻度增加（钙化）。

MRI 显示弥漫性白质异常，以髓鞘形成严重延迟和低下为主。脑干及胼胝体后部的髓鞘发育较好，但小脑白质髓鞘缺乏。在 T$_2$WI 上大脑白质弥漫高信号内可见非常轻微的辐射线状低信号（虎纹征），这与血管周围区域较高的髓磷脂含量有关。同时伴有丘脑在 T$_1$WI 呈高信号，T$_2$WI 呈低信号，并有基底节对称性 T$_1$WI 低信号、T$_2$WI 高信号（图 2-6-2-4）。

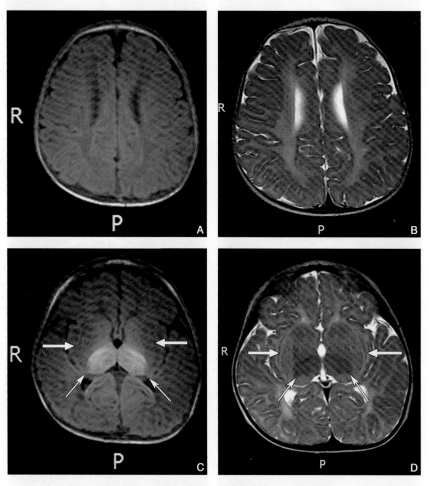

图 2-6-2-4　GM1 神经节苷脂贮积症的 MRI 表现
患者女，1 岁，临床及基因证实 GM1 神经节苷脂贮积症。A、B. 侧脑室层面轴位示双侧大脑室旁白质呈 T$_1$WI 低信号、T$_2$WI 高信号，没有明显虎纹征/豹斑征，提示脑白质髓鞘化低下；C、D. 基底节层面轴位示双侧丘脑呈 T$_1$WI 高信号、T$_2$WI 低信号（细箭），双侧壳核见斑片状 T$_1$WI 低信号及 T$_2$WI 高信号（粗箭）

出现虎纹征/豹斑征的 4 种疾病的影像特征及鉴别见表 2-6-2-1。

【分析思路】

虎纹征/豹斑征是指在 MRI 轴位 T$_2$WI 上广泛侧脑室周围白质高信号内有放射状线性及点状低信号。

第一，认识这个征象。

第二，重点分析脑白质异常信号的类型。如果是髓鞘化低下或缺乏，考虑 PMD 和 GM1 神经节苷脂贮积症，PMD 仅有髓鞘化低下，而 GM1 神经节苷脂贮积症有基底节及丘脑异常。如果髓鞘化过程正常，而是脱髓鞘病变，则考虑 MLD 和 GLD。MLD 为大脑白质较广泛异常信号，有明显虎纹/豹斑征，而且早期累及胼胝体，无基底节及丘脑异常；而 GLD 早期累及侧脑室周围白质及幕下白质为主，而且有基底节及丘脑异常。

第三，分析头部 CT 是否有高密度。如果双侧丘脑呈对称性高密度，则考虑 GM1 神经节苷脂贮积症和 GLD，但 GLD 在更多区域呈现高密度，如内囊后肢、尾状核、苍白球和壳核,而 GM1 神经节苷脂贮积症仅限于丘脑;同时,GM1 神经节苷脂贮积症有髓鞘化低下(累及皮质下 U 纤维及侧脑室周围白质),而 GLD 没有,脑白质低密度区仅限于侧脑室周围;另外,GM1 神经节苷脂贮积症有基底节区异常信号(T_1WI 低信号、T_2WI 高信号),而 GLD 不明显。

第四,影像学随访复查。髓鞘化低下或缺乏疾病(PMD 和 GM1 神经节苷脂贮积症)在随诊复查中,髓鞘化低下类型不会改变。而脱髓鞘病变(MLD 和 GLD)在随诊中,脑白质脱髓鞘病变随病程进展而白质病变加重。

【疾病鉴别】

虎纹征/豹斑征只是一个征象,决不能孤立看待,需要联合其他影像学特征和临床信息进行诊断和鉴别诊断。基于影像信息的鉴别诊断流程见图 2-6-2-5。

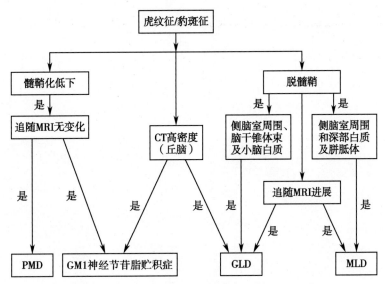

图 2-6-2-5　虎纹征/豹斑征的疾病鉴别诊断流程图

三、熊猫脸征

【定义】

熊猫脸征(face of panda sign)是指脑干层面 T_2WI 信号增高的背景衬托相对低信号的核团或纤维束,形成大/小熊猫脸征象。

【病理基础】

Wilson 病(肝豆状核变性)的病理基础是神经元丢失,伴海绵样变性、胶质增生、腔化。Leigh 综合征(亚急性坏死性脑脊髓病)的病理特征为神经纤维空泡化,呈"海绵状"改变,而神经元相对保留,同时伴有脱髓鞘、胶质增生、毛细血管增生和增厚。

【征象描述】

熊猫脸征在不同层面分别表现为大熊猫脸和小熊猫脸。大、小熊猫脸征联合出现时称为"双熊猫脸征"。

1. **大熊猫脸(face of giant panda)征**　中脑背盖层面,T_2WI 呈弥漫信号增高,衬托出内部保持正常 T_2WI 低信号的红核和黑质网状部,以及中等信号的中脑导水管灰质和上丘,分别对应了熊猫的眼睛(红核)、耳朵(黑质网状部)、鼻子(中脑导水管周围灰质)和嘴(上丘)。

2. **小熊猫脸(face of giant panda cub,face of miniature panda)征**　脑桥层面轴位 T_2WI,呈内侧纵束和中央被盖束相对低信号(眼睛),与通向第四脑室导水管的高信号(鼻子和嘴)形成对比,下界为上髓帆(superior medullary velum),小脑上脚形成脸颊。

【相关疾病】

熊猫脸征最常见于 Wilson 病和 Leigh 综合征,两种均可有"双熊猫脸征",但两者在熊猫脸征构成上有区别。

1. **Wilson 病**　Wilson 病(肝豆状核变性)是一种常染色体隐性遗传病,由 *ATP7B* 基因突变引起,导致铜在肝脏中的运输和积聚错误,沉积在肝、脑、肾和角膜及皮肤等多部位,引起相应损害。诊断通常包括血清铜蓝蛋白水平降低、虹膜周围的 Kayser-Fleischer 环及尿铜增高,针对 *ATP7B* 基因突变的检测可更直接确定诊断。

MRI T_2WI 图像上脑干的熊猫脸征是 WD 的特征性表现之一。除脑干受累外,壳核外缘、尾状核、丘脑腹外侧核、小脑蚓、齿状核、额叶皮质及皮质下均可受累，呈对称性。纹状体是最常见的受累部位，层状改变为特征，早期肿胀，晚期萎缩，并可以囊变

（图 2-6-3-1）。此外，基底节可因金属沉积表现为 T₁WI 信号增高和 T₂WI 信号减低，SWI 呈低信号。治疗有效时，病灶可缓解。

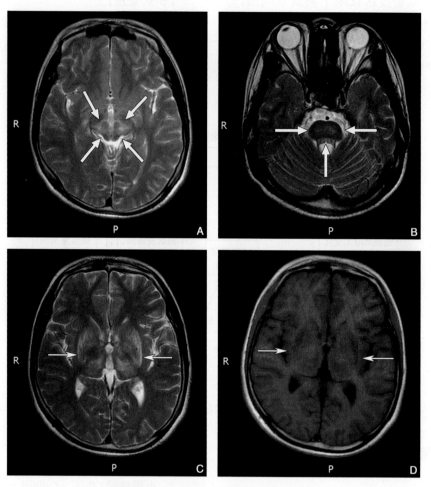

图 2-6-3-1 肝豆状核变性的 MRI 表现

患者男，18 岁，诊断肝豆状核变性。A. 中脑背盖层面 T₂WI 呈弥漫高信号，但红核（眼睛）和黑质网状部（耳朵）正常 T₂WI 低信号保留，中脑导水管灰质（鼻子）和上丘（嘴）呈中等信号，构成大熊猫脸征（粗箭）；B. 脑桥层面轴位 T₂WI 显示呈小熊猫脸征（粗箭），即内侧纵束和中央被盖束相对低信号（眼睛），同通向第四脑室导水管的高信号（鼻子和嘴）形成对比，下界为上髓帆，小脑上脚形成脸颊；C、D. 基底节层面 T₂WI 和 T₁WI，显示双侧壳核（外侧）和丘脑（腹外侧）不均匀 T₁WI 低信号、T₂WI 高信号，尤其壳核外侧病变呈线状改变具有特征（细箭）

2. 亚急性坏死性脑病（subacute necrotizing encephalopathy）或 Leigh 综合征（Leigh syndrome）是一种线粒体功能异常的进行性神经退行性疾病。系线粒体疾病谱中最常见的类型，具有遗传异质性，在超过 75 个基因中发现了突变。常发生于婴儿期或幼儿期，预后差。血液和/或脑脊液中乳酸水平升高（也可在脑 MRS 上发现）是诊断的线索。MRI 显示对称双侧基底节（尤其壳核）、脑干（中脑和延髓，包括导水管周围灰质）的 T₂WI 高信号、T₁WI 低信号，急性期由于细胞毒性水肿，弥散性降低，DWI 呈高信号；丘脑下核、黑质、尾状核、苍白球、丘脑背内侧核和小脑齿状核也可能受累。双侧对称性壳核、

导水管周围灰质 T₂WI 高信号为 Leigh 综合征的特征性表现，相对而言脑桥层面受累不突出，因此大熊猫脸征在 Leigh 综合征更常出现，偶见"双熊猫脸征"（图 2-6-3-2）。基因型不同，影像也有差异，*SURF1* 和 *ATPase 6* 的脑干受累突出，尤其是下丘脑核及黑质（网状部），熊猫脸征更常见。受累区域早期肿胀，晚期萎缩。T₁WI 低信号，当存在出血坏死时可出现高信号。T₂WI 高信号、囊变为 Leigh 综合征的突出表现，T₂FLAIR 为低信号，对应病理出现的棕色凝胶样或空腔样坏死。急性期肿胀明显，DWI 显著高信号，MRS 可见宽大 Lac（乳酸）峰，对诊断有重要价值。

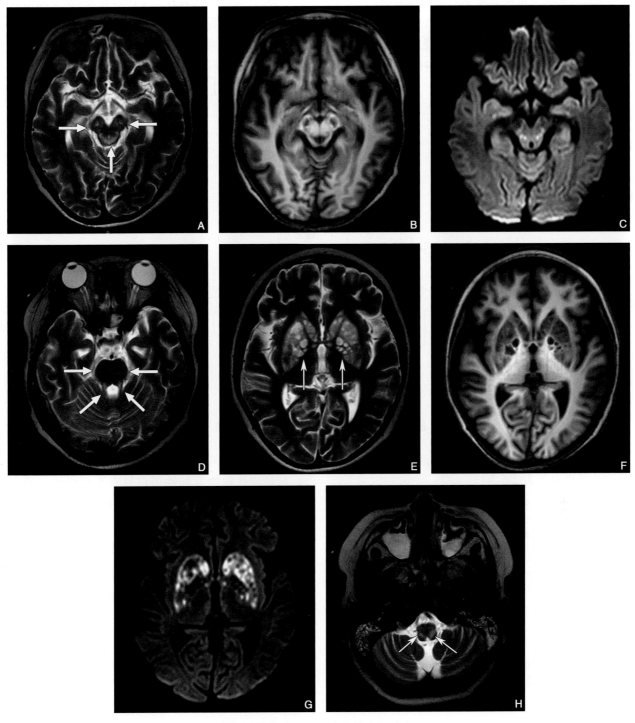

图 2-6-3-2 Leigh 综合征的 MRI 表现

患者男,9 岁,临床及基因诊断 Leigh 综合征(*ATP* 基因突变:9176T>C)。A~C. 中脑背盖层面 T_2WI、T_1WI 及 DWI 显示双侧黑质网状部和导水管周围灰质呈对称 T_2WI 高信号、T_1WI 低信号,DWI 可见斑点状高信号,但 T_2WI 上红核低信号和上丘呈中等信号保留,构成大熊猫脸征(粗箭),但与 Wilson 病不同为双侧黑质网状部呈明显 T_2WI 高信号;D. 脑桥被盖层面轴位 T_2WI 显示呈小熊猫脸征,即内侧纵束和中央被盖束相对低信号(眼睛),导水管到第四脑室开口呈高信号(鼻子和嘴),下界为上髓帆,小脑上脚形成脸颊(粗箭头);E~G. 基底节层面 T_2WI、T_1WI 和 DWI,显示双侧壳核、苍白球和尾状核头肿胀,呈不均匀 T_1WI 低、T_2WI 高信号,DWI 呈不均匀高信号,其内可见多发小囊变区(细箭);H. 延髓水平 T_2WI 显示双侧延髓背外侧受累,呈高信号(细箭)

【分析思路】

第一,认识这个征象。

第二,重点分析熊猫脸征。是大熊猫脸征,小熊猫脸征还是双熊猫脸征;是否显著肿胀,DWI显著高信号;急性期Leigh综合征的肿胀较WD重,DWI信号更明亮;囊变和MRS的Lac峰亦是Leigh综合征的特征性改变。

第三,分析颅内其他受累部位。WD的纹状体

和丘脑受累为层状改变,出现囊变则为Leigh综合征。

第四,综合临床表现。WD多在6~8岁以后发病,存在肝功能异常、K-F环等。而Leigh综合征可在1岁内起病(常见婴儿期或幼儿期),于应激或感染后出现快速倒退性病程。

【疾病鉴别】

1. 熊猫脸征的诊断及鉴别流程见图2-6-3-3。

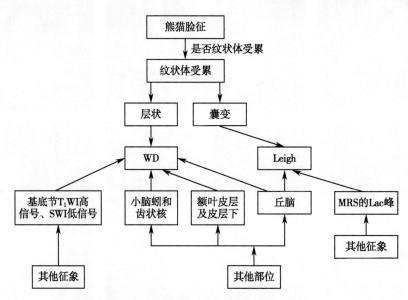

图 2-6-3-3　熊猫脸征的诊断及鉴别流程图

2. 熊猫脸征在 Wilson 病及 Leigh 综合征的主要鉴别诊断要点见表2-6-3-1。

表 2-6-3-1　常见有熊猫脸征疾病的影像特征及鉴别

疾病	熊猫脸征特点	鉴别要点	伴随征象
Wilson 病	大小熊猫脸、双熊猫脸		纹状体层状异常信号、丘脑、小脑、额叶皮质及皮质下异常信号;T_1WI基底节高信号
Leigh 综合征	大熊猫脸、双熊猫脸	肿胀、囊变更明显	深方灰质肿胀,囊变,MRS 可见宽大 Lac 峰

四、虎眼征

【定义】

虎眼征(eye of tiger sign)是指在 MRI 的轴位或冠状位 T_2WI 图像上,苍白球呈明显低信号,低信号包围着前内侧高信号中心区域,类似虎眼状。

【病理基础】

苍白球前内侧(中央区)T_2WI 高信号为神经元丢失、胶质细胞增生和含水量增加,周围区域 T_2WI

明显低信号(外周环状带)是由病理性过量铁积累所致,超顺磁性铁物质如铁蛋白具有不成对的轨道电子,导致超顺磁化率,T_2WI 信号降低。

【征象描述】

1. CT 表现　显示双侧苍白球密度正常,有文献报道少许高密度(钙化),但认为与虎眼征无关。

2. MRI 表现　轴位 T_1WI 上显示苍白球为等信号,或前内侧部小片状稍低信号区;在 T_2WI 上,苍白球内观察到的特征性虎眼征,由两个部分组成,前内侧病灶由于神经元丢失、胶质细胞增生和含水量增加,呈点或小片高信号,周围出于病理性铁沉积,呈现明显低信号环包裹。在 T_2^*WI 或 SWI 上,周围低信号环显示更清楚($SWI>T_2^*WI>T_2WI$),尤其在疾病早期或幼儿期(3~4岁),在 T_2WI 仅见中央区高信号灶,呈条片状,周围低信号环并不明显或缺乏,如果怀疑虎眼征,加扫 SWI 序列,可以早期观察到低信号环(图2-6-4-1)。

【相关疾病】

虎眼征是泛酸激酶相关神经变性病(pantothenate kinase-associated neurodegeneration, PKAN)特征性影像表现,该征象的显示率高达95%~100%。文

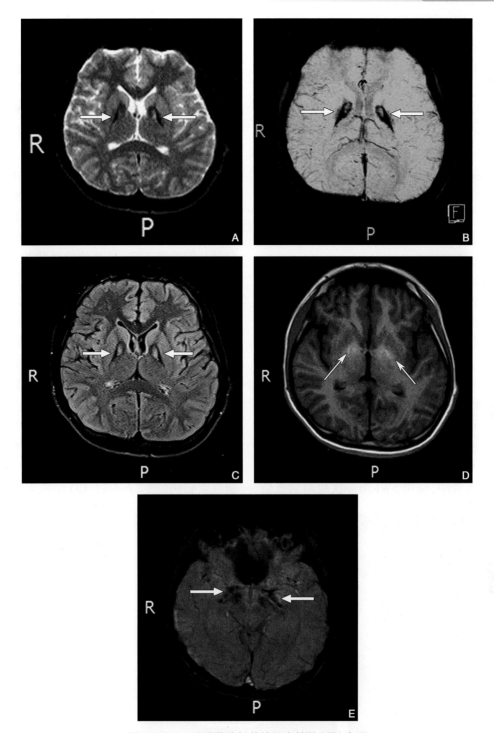

图 2-6-4-1 泛酸激酶相关神经变性的 MRI 表现

患者男,16 岁,临床及基因证实 PKAN。A~C. 轴位 T_2WI、SWI 及 T_2FLAIR 显示双侧苍白球前内侧片状高信号,周围环状低信号区包绕(虎眼征,粗箭);D. 轴位 T_1WI 显示双侧苍白球前部稍高信号(可能钙化,细箭);E. 中脑水平轴位 SWI 显示双侧黑质小片明显低信号(过量铁沉积,粗箭)

献报道有些疾病有类似虎眼征样改变,如 CO 中毒、NF I(神经纤维瘤病 I 型),其他脑铁积累神经退行性病(NBIA)[如神经铁蛋白病、线粒体膜蛋白相关神经变性(MPAN)]、Wilson 病、其他锥体外系帕金森症(如皮质基底节变性,早发多巴反应性帕金森病,进行性室上核麻痹)等。但这些疾病多数见于成年人,由于随年龄增大,苍白球区生理或病理性铁沉积增加,铁沉积和胶质增生的交互结果,导致 T_2WI

出现低信号和高信号并存,类似虎眼征,这些疾病在本章节中不叙述和讨论,本章节重点讨论儿童期虎眼征相关疾病(表 2-6-4-1)。

1. 泛酸激酶相关神经变性(PKAN) 这种疾病曾称为 Hallervorden-Spatz 病,现在称为 PKAN 或脑铁积累神经退行性病 1 型(neurodegeneration with brain iron accumulation,NBIA1),是 NBIA 最常见亚型,约占 NBIA 病例的 50%,发病率为 1/100 万~

表 2-6-4-1　具有虎眼征或类虎眼征疾病的影像和临床特征

疾病名称	苍白球、黑质铁沉积	虎眼征/类似虎眼	其他特征及临床
PKAN	有	有（>95%）	早期仅线状 T_2WI 高信号
MPAN	有	有（但内髓板完整），半数病例	部分有脑萎缩
CO 中毒	无	类似	CO 中毒病史
NF Ⅰ	无	类似	皮肤有咖啡牛奶斑

3/100 万。这是一种常染色体隐性遗传病，由 20p13 号染色体上的泛酸激酶 2（pantothenate kinase 2，PANK2）基因突变引起。通常在儿童时期表现为肌张力障碍、构音障碍、痉挛、虚弱和智力下降。PKAN 有 2 种类型，即经典型 PKAN（发病年龄为 6 个月～12 岁，平均 3 岁）和非经典型 PKAN（发病年龄为 1～28 岁，平均 14 岁）。头部 CT 未见异常发现，脑 MRI 是诊断 PKAN 首选影像方法，其影像特征为轴位 T_2WI 上苍白球区出现"虎眼"征，同时在中脑黑质呈明显低信号。虎眼征在儿童早期病例（3 岁以前）不典型或没有，在 T_2WI 主要表现为在前内侧区域的孤立线状高信号中心，周围 T_2WI 低信号带不明显，文献报道在 3 岁患者中，应用 SWI 第一次检测到低信号带，并从苍白球的内侧向外侧发展，范围和信号下降程度随着年龄的增长。到成人期患者中，高信号的中心区形状不同，从小片到圆点或者完全消失，可能由于铁沉积增加，逐渐掩盖 T_2WI 高信号区域，到最后整个苍白球全部变为低信号。PKAN 特异性虎眼征能更好地在 SWI 确定区域铁沉积的具体类型，区别 NBIA 不同亚型（图 2-6-4-1）。

2. **线粒体膜蛋白相关神经变性**（mitochondrial membrane protein-associated neurodegeneration，MPAN）　是一种常染色体隐性遗传，由 C19orf12 基因突变引起，占所有 NBIA 的 5%～10%。临床特征包括认知功能下降、显著的神经精神异常和运动神经病变的体征。发病年龄为 4～30 岁，平均 11 岁。特征 MRI 表现为苍白球呈明显低信号（脑铁沉积过量），但内髓质板（内外侧部之间）呈线状 T_2WI 高信号。虽然半数患者有这种影像学表现，但这可能将 MPAN 与其他 NBIA 亚型区分开来。苍白球内髓质板线性 T_2WI 高信号随着时间推移而变化，随着苍白球铁积累增加而高信号区减少，出现类似虎眼征改变。部分病例存在大脑皮质和小脑萎缩。

3. **其他疾病**　文献报道儿童期有些疾病有类似虎眼征样改变，如胆红素脑病、CO 中毒、NF Ⅰ 等。胆红素脑病（图 2-6-4-2）、CO 中毒有明确病史。NF

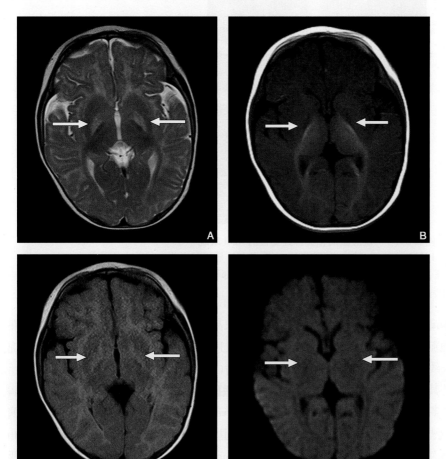

图 2-6-4-2　胆红素脑病后遗 MRI 表现

患者男，5 个月，出生后有胆红素脑病病史。A～D. 轴位头 MRI 示双侧苍白球体积缩小，呈对称 T_2WI 高信号，周边未见低信号环，T_1WI 稍低信号，T_2FLAIR 及 DWI 病灶呈等信号（粗箭）（天津市儿童医院陈静教授提供病例）

Ⅰ除苍白球病变,有丘脑、脑干及小脑白质病变,但在 SWI 上均没有明显低信号(过量铁沉积)改变(图 2-6-4-3)。

【分析思路】

虎眼征指在 MRI 轴位 T_2WI 上苍白球呈明显低信号,这种低信号包围着前内侧高信号中心区域,类似虎眼状。

第一,认识这个征象。

第二,重点分析苍白球内虎眼征的核心病理改变,过量铁沉积导致 T_2WI 明显低信号,前内侧则为神经元丢失、胶质细胞增生和含水量增加导致 T_2WI 信号增加,该征象是 PKAN 的特征改变。虽然有文献报道其他疾病有类似虎眼征改变(如 CO 中毒、NFⅠ),但均不是真正虎眼征,仅为苍白球内点片状 T_2WI 高信号,没有过量铁沉积导致的 T_2WI 明显低信号,如果鉴别有困难,加扫 SWI 序列可以明确诊断。

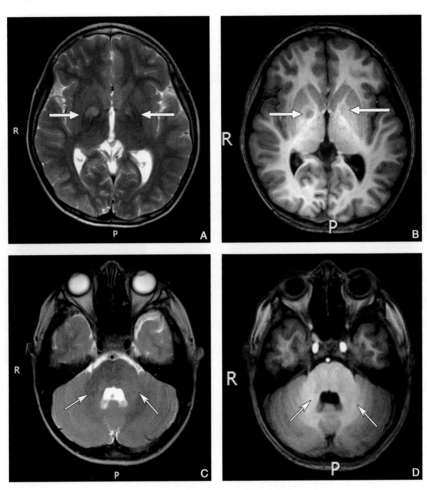

图 2-6-4-3　NF-1 的 MRI 表现

患者男,9 岁,临床及基因诊断 NFⅠ。A、B. 基底节层面轴位显示双侧苍白球前部不对称片状 T_1WI 低信号、T_2WI 高信号(粗箭),轴位 T_2WI 稍低信号环不完整(没有明显铁过量沉积);C、D. 脑桥层面轴位显示脑桥背侧、桥臂及小脑白质内斑片状灶呈 T_2WI 稍高信号、T_1WI 稍低信号(细箭)

第三,在 MPAN 也有类似虎眼征改变,两者均为 NBIA 的亚型,而且均有苍白球和黑质铁过量沉积,但 MPAN 的中央 T_2WI 高信号区呈线状(整个内髓板保留),呈典型 3 层信号(低-高-低)。而 PKAN 高信号位于前内侧中央区,外周低信号呈环状完整包绕。

第四,在 PKAN 的病程早期,苍白球区仅有线状 T_2WI 高信号,而没有明显周围低信号,需要与孤立苍白球受累疾病[如甲基丙二酸血症(MMA)、肌酸缺乏症等]鉴别,可以加扫 SWI 序列,观察有无铁过量沉积,如果有可以明确 PKAN 诊断,如果没有则考虑其他疾病。

【疾病鉴别】

虎眼征只是一个征象,决不能孤立看待,需要联合其他影像学特征和临床信息进行诊断和鉴别诊断。

1. 基于影像信息的鉴别诊断流程见图 2-6-4-4。

2. 虎眼征或类虎眼征在几种不同常见疾病的主要鉴别诊断要点见表 2-6-4-1。

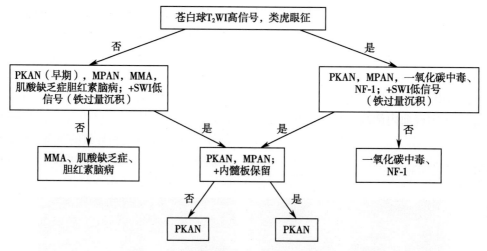

图 2-6-4-4　苍白球虎眼征或类虎眼征诊断及鉴别流程图

（朱　颖　肖江喜）

第七节　增强后征象

一、子母环征

【定义】

子母环征（daughter mother ring sign），又称为多房征（multifocal sign）、套环征（intussusception syndrome），指在 CT 或 MRI 增强扫描后多个圆形或类圆形相互连接的环形强化病灶，病灶可局限于一处脑叶及供血区域或分布于不同脑叶及供血区域内，此影像征象常见于多房性脑脓肿。

【病理基础】

脑脓肿的形成在病理上经过了急性脑炎期、化脓期及包膜形成期 3 个阶段，到包膜形成至少经过了 2 周的时间，完全形成要 4~8 周。此时，脓腔中央坏死液化，脓腔外周的肉芽组织、纤维结缔组织形成脓肿壁，因其血脑屏障被破坏和新生血管共同的作用，使得病变呈环形强化。由于脓肿的破坏性强，病变向周围扩散或通过薄弱区的破溃，形成子灶，多个囊腔彼此相连，增强检查囊壁强化，呈大环小环相互连接的子母环征。

【征象描述】

CT/MRI 增强扫描是显示"子母环征"的主要方法，表现为颅内多个大小相等或不等的环形强化彼此相连，环与环之间的夹角较小，呈锐角（图 2-7-1-1）。

【相关疾病】

"子母环征"由于其特殊的形成机制，主要见于多房性脑脓肿。但仍需要与表现为环形强化的颅内

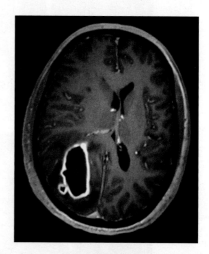

图 2-7-1-1　MRI 增强扫描轴位显示子母环征

其他疾病相鉴别，例如结核瘤、脑囊虫、脑转移瘤、高级别胶质瘤、脱髓鞘假瘤等，除常规检查外，弥散加权成像（DWI）、灌注加权成像（PWI）、磁共振波谱成像（MRS）及磁敏感加权成像（SWI）等 MRI 功能序列，也可为鉴别诊断提供帮助。

1. **脑脓肿（brain abscess）**　脑脓肿形成的不同时期，影像表现不同。在脑炎晚期，炎症区水肿进一步加重，血脑屏障被破坏，对比剂进入炎症区，此时包膜尚未形成，出现由外向内的环形强化，环壁界限模糊。包膜形成期脓肿壁增厚、脓腔收缩，水肿及占位效应均明显减轻。脓肿壁呈典型 3 层结构，自内向外分别为炎症细胞反应层、胶原纤维层与胶质细胞增生层，T_2WI 上相应表现为稍高信号、低信号及稍高信号。增强扫描脓肿环壁更加完整、光滑呈厚壁环状强化，近脑室侧较薄。脑脓肿较易出现子母环征的病理基础是脓肿壁的薄弱区破溃，炎症的扩散并局限导致子脓肿的形成。子环多出现在病变的白质侧，其原因是白质侧血流量较皮质侧少，肉芽

组织形成少,因此环壁相对薄弱容易破溃。子母环征是脑脓肿特有的征象。脓肿中心的坏死 DWI 呈明显高信号,ADC 减低。MRS 脓肿中心坏死区缺乏正常脑组织代谢产物,但可在 0.9ppm 处出现多种氨基酸共振峰,在 1.3ppm 处可见乳酸峰(Lac),但很少出现 AA(缬氨酸、亮氨酸和异亮氨酸),故 AA 是诊断脑脓肿的关键性标志。在 SWI 上脑脓肿表现出"双边缘征"是极具特异性的影像学特征,外环低信号由于巨噬细胞产生顺磁性自由基所致,内环呈高信号时因为脓肿内壁肉芽组织构成,此征象对于区分坏死性胶质母细胞瘤和脑脓肿具有重要作用(图 2-7-1-2、图 2-7-1-3)。

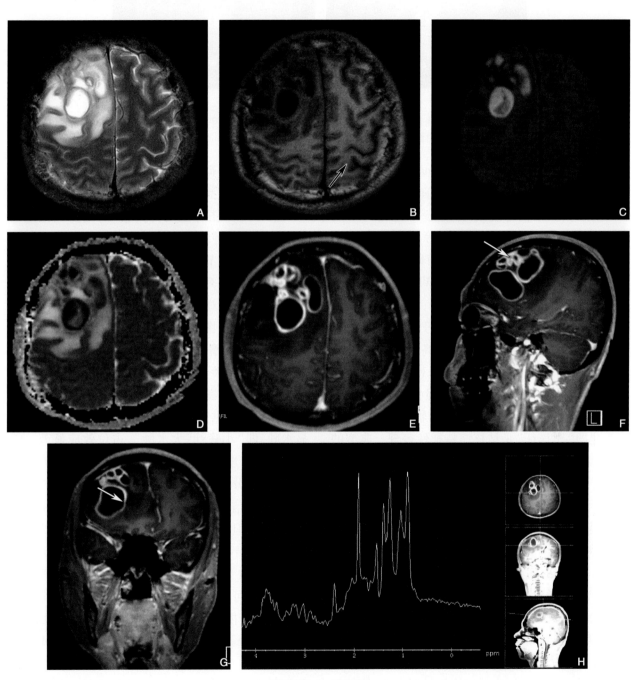

图 2-7-1-2 脑脓肿

患者男,13 岁,头痛伴发热 4 天。A~D. 头颅 MRI 平扫:右侧额叶皮质下多个大小不等的囊性病灶,彼此相连呈簇样分布,病变中央为 T_1WI 低信号、T_2WI 高信号,壁呈 T_1WI 稍高信号及 T_2WI 低信号;DWI 病灶呈高信号,ADC 图呈低信号;囊性灶周水肿为 T_1WI 低信号,T_2WI 高信号,DWI 低信号,ADC 高信号;E~G. MRI 增强扫描:T_1WI 矢状位、冠状位、轴位示右侧额叶皮质下多个大小不等环形强化影,彼此相连,呈"子母环征"(箭);H. MRS[回波时间(TE)= 35ms]示包膜期脑脓肿的坏死中心见氨基酸和乳酸水平升高

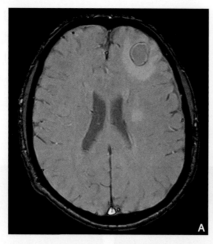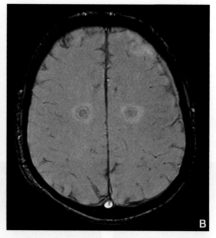

图 2-7-1-3 SWI 序列脑脓肿"双边缘征"

患者男,10 岁,头痛伴发热 2 周,加重伴间断意识错乱 1 天,穿刺证实为脑脓肿。
A、B. SWI 显示双侧额叶多发异常信号呈"双边缘征"

2. **脑结核瘤(brain tuberculoma,BT)** 结核分枝杆菌经血行播散至颅内,可累及脑膜和脑实质,结核瘤为脑实质结核性慢性肉芽肿。临床常见于儿童、青少年以及免疫力低下、吸毒等易感人群,主要表现为头痛、恶心、发热及局限性脑炎等症状。脑结核瘤好发于大脑半球皮质下区,T_1WI 示中心为低信号,肉芽肿性环壁呈等或略高信号,T_2WI 上当干酪样坏死中心(未液化)表现为低信号时,肉芽肿环为高信号;当干酪样坏死中心液化为高信号时,肉芽肿环则为低信号,DWI 示干酪样坏死呈低信号影。CT/MRI 增强检查均表现为环形强化,环壁厚薄均匀,边界光滑,当环形强化并环内容物出现点状钙化或强化即"靶样征"是结核瘤特征性表现。典型的 MRS 表现为 NAA/Cr(肌酸)下降,NAA/Cho(胆碱)轻度下降,其他代谢物消失,出现较大的脂质峰。PWI 示结核瘤属于富血供病变,呈高灌注表现。SWI 偶见外周低信号(富含顺磁性离子的包膜)(图 2-7-1-4)。

3. **脑囊虫病(cerebral cysticercosis)** 根据脑囊虫病发展阶段的不同,影像学表现也不同,可分为急性脑炎型、多发小囊型、单发大囊型、多发结节型、环状强化型、多发钙化型。在囊泡期显示为脑实质单个大囊,呈类圆形或多个融合呈分叶状,或多发小囊型呈小圆形或卵圆形薄壁囊肿,信号似脑脊液,其内可见偏心点状影(T_1 高、T_2 低信号),即"囊点征"或"黑靶征",周围无水肿,病灶无强化或伴有轻度强化;胶样囊泡期病变周围有水肿并伴环形强化,此时 T_2WI 囊液及周围水肿呈高信号,而囊壁与囊内模糊不清的头节呈低信号,低信号为囊虫逐渐纤维化、机化和钙化所致,即"白靶征"。

上述白靶征、黑靶征以及囊点征,均见于囊泡期和胶样囊泡期,代表了囊腔和头节,其头节在 T_1WI、DWI 和 FLAIR 图像上均为高信号,增强扫描通常不强化。肉芽肿结节期病变囊壁皱缩,可见结节状或厚壁强化,结节钙化期可见病灶钙化,增强扫描无强化;DWI 序列上囊内扩散不受限,可以与脓肿鉴别;SWI 序列对钙化非常敏感,可发现较小的、多发的低信号灶(图 2-7-1-5)。

4. **脑转移瘤(metastatic tumor of brain)** 可发生于任何年龄,但多见于老年人,有原发肿瘤病史,多表现为皮髓质交界区的多发病变,也可单发。肿瘤中心乏血供常发生坏死囊变,而瘤周多伴有明显水肿,即"小病灶,大水肿",占位效应显著。CT 平扫肿瘤密度不等,与原发肿瘤性质有关,在 MRI 上,实性成分多呈稍长 T_1 和 T_2 信号,中央常呈长 T_1 和长 T_2 信号的坏死及囊变区,囊壁厚薄不均,外壁多光整,但内壁可见壁结节,增强扫描常为结节状、环形及不规则强化。DWI 显示病灶环形强化的肿瘤实质为高信号,而中心坏死区多呈等低信号,这一点可与脑脓肿鉴别。但要注意,部分腺癌转移灶由于内部分泌黏液物质,可以出现病灶中央 DWI 高信号。PWI 显示囊壁呈稍高灌注。MRS 示转移瘤实质 Cho 峰升高,提示肿瘤细胞增殖,而内部坏死常表现为 Cr 和 NAA 消失不见,可出现 Lip 峰(图 2-7-1-6)。

5. **高级别胶质瘤(high-grade glioma)** 儿童高级别胶质瘤的发病率较低,仅占儿童原发性神经系统肿瘤的 8%～12%。0～19 岁患者高级别胶质瘤年发生率仅为 0.85/10 万人,且无性别差异。肿瘤常位于深部白质,多见于额叶,其次是颞叶,少数位

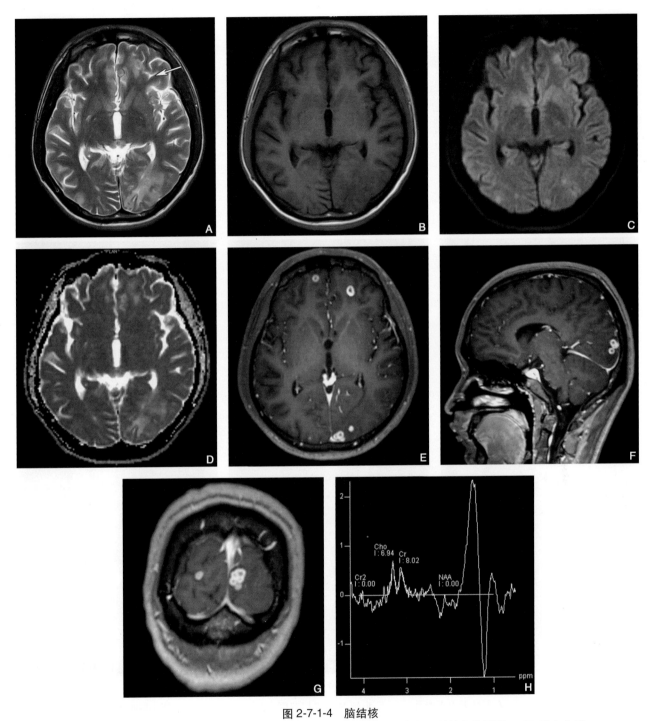

图 2-7-1-4 脑结核

患者男,14 岁,头痛伴发热 1 周。A~D. 头颅 MRI 平扫双侧额枕叶多发环形异常信号影,T_2WI 示中央低信号影,周缘环形高信号(靶样征,箭);T_1WI 中央低信号,周缘环形等信号,DWI 呈低信号;E~G. MRI 增强扫描病灶呈环形强化,环壁厚薄均匀,右侧枕叶病灶呈子母环征;H. MRS(TE=35)表现为脑内正常代谢产物的 NAA 波及 Cr 波降低,出现较大的 Lip(脂质)峰及乳酸(Lac)峰

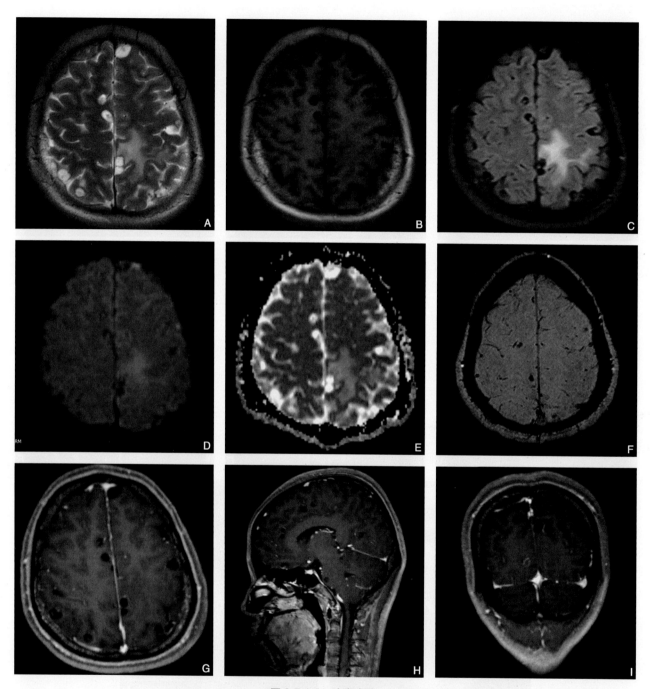

图 2-7-1-5 脑囊虫病

患者女,11 岁,头痛、恶心、右下肢无力 1 个月。A~F. 头颅 MRI 平扫双侧大囊半球多发大小不等小圆形薄壁囊性灶,信号似脑脊液,其内可见偏心点状影(即头节,T_1WI、DWI、FLAIR 图像上均为高信号;T_2WI 低信号),即"囊点征"或"黑靶征",DWI 示囊腔内低信号;G~I. MRI 增强病灶无强化或伴有轻度强化影,SWI 序列示脑实质内多发低信号影

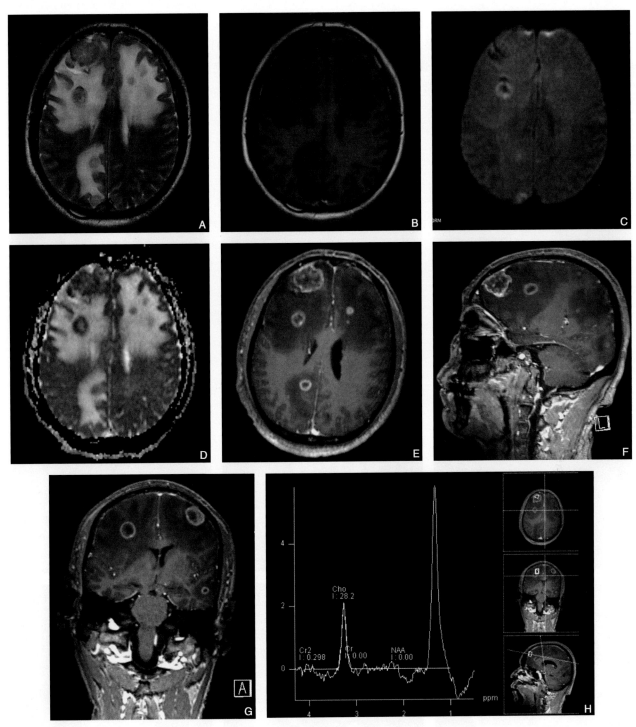

图 2-7-1-6　脑转移瘤

患者男,16 岁,右下肢无力 1 周伴头痛 4 天。A~D. 头颅 MRI 平扫示双侧额叶皮髓交界区间多发大小不等类圆形病变,实性成分多呈稍长 T_1、稍长 T_2 信号影,中央常呈长 T_1、长 T_2 信号的坏死、囊变区,囊壁厚薄不均,内壁不光整部分呈结节样改变;E~G. MRI 增强扫描常为结节状、环形及不规则强化;H. MRS(TE=35)示 Cho 峰明显增高,NAA 峰减低,肿瘤内部坏死常表现为 Cr 和 NAA 消失不见,可出现 Lip 峰

于基底节区,可经胼胝体向对侧生长呈蝶翼样改变,也可沿白质纤维束向周围扩散,形成卫星灶,即大的母体肿瘤周围出现多发子灶,影像上可与中心病灶相连,增强类似不规则多环状强化,需与脑脓肿鉴别。高级别胶质瘤表现为 CT 脑实质内大片状低密度影,或者 MRI 呈稍长 T_1、稍长 T_2 不均匀信号,伴中重度水肿,占位效应明显,肿瘤内部坏死囊变出血多见,瘤脑界面不清。增强呈环形或花环样强化,典型者环形强化的环壁常不规则或不完

整,厚薄不均,无张力,内外壁不光整,常同时有结节状或不规则强化存在。DWI 示壁及结节扩散受限,提示细胞密度大,代表高级别病变区;SWI 示囊壁不连续低信号;PWI 示囊壁明显高灌注;MRS 示 NAA 峰显著下降,胆碱(Cho)峰明显升高,乳酸峰(Lac)增高,Cho/Cr 和 Cho/NAA 比值升高,与肿瘤级别正相关。DTI 显示肿瘤浸润的范围对白质纤维束髓鞘和轴突膜的破坏程度,进一步确定手术方式(图 2-7-1-7)。

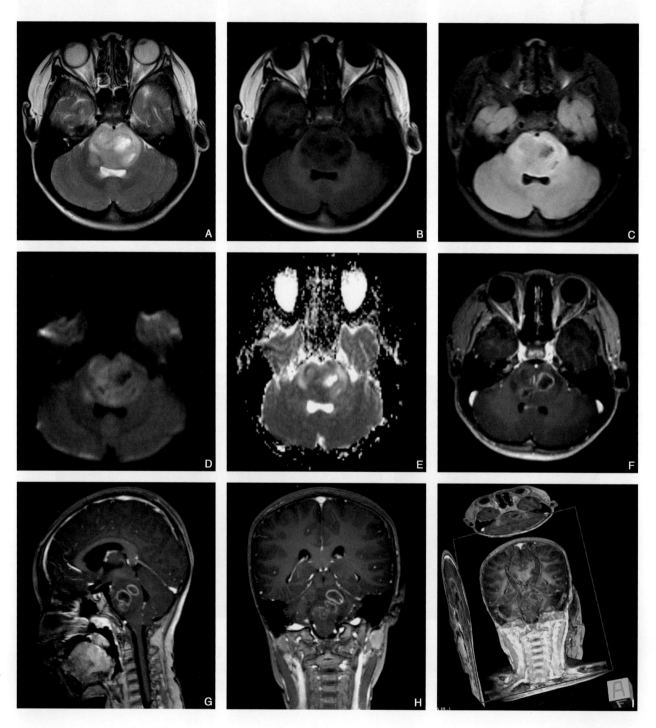

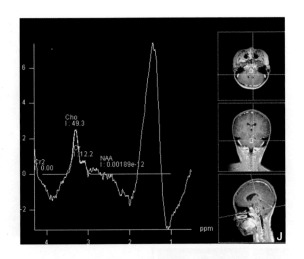

图 2-7-1-7　高级别胶质瘤

患者女，7 岁，发音不清伴走路不稳 1 周余。A ~ E. 头颅 MRI 平扫示脑干囊实性占位，病变实性成分呈 T₁WI 低信号、T₂WI/FLAIR 稍高信号，DWI 呈高信号；囊性成分呈 T₁WI 低信号，T₂WI 高信号，FLAIR 及 DWI 呈低信号；F ~ H. MRI 增强见实性成分呈多个不规则环形强化影相连，囊性成分未强化，DTI 示病灶周围皮质脊髓束走行稀疏，局部受侵断裂；I、J. MRS（TE = 35）示病灶区 NAA 峰减低，Cho 峰显著升高，可见高耸 Lac/Lip 峰

6. **脱髓鞘性病变（demyelinating disease）**　是指长径≥2cm 的孤立的、免疫介导的中枢神经系统炎性脱髓鞘病变。各年龄段均可发病，中青年多见，急性或亚急性起病，病灶以白质受累为主，可累及皮质及皮质下白质、基底节、脑干甚至下丘脑，额顶叶多见。MRI 表现为肿块样病变，较 CT 显示的范围大，T₁WI 低信号，T₂WI/FLAIR 高信号，可伴有明显水肿，占位效应相对较轻，肿块可囊变但出血少见，增强扫描呈斑片状、火焰样、环状、开环状或垂直于侧脑室的线状强化；开环征是脱髓鞘性病变特征性征象，强化缺口多位于灰质侧或基底核团侧；DWI 示急性期扩散受限；MRS 示 Cho 升高，NAA 减低，可出现 Lac 峰及明显升高的 Glx（谷氨酸类化合物）峰；激素试验冲击治疗有效。PWI 呈低灌注，rCBV（局部脑血容量）减低。SWI 病灶区可正常或可见多发小血管穿行（图 2-7-1-8）。

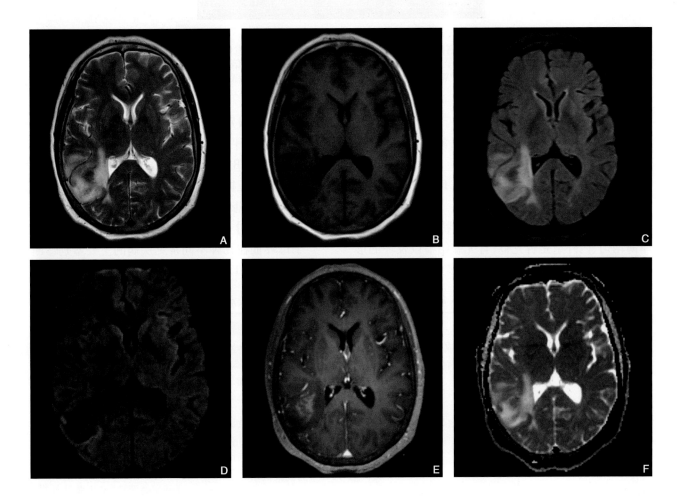

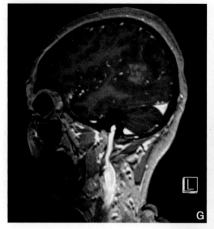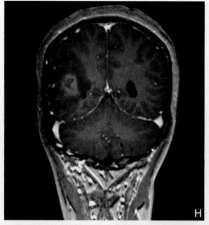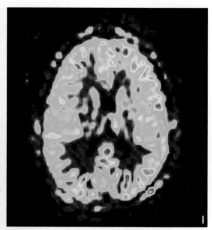

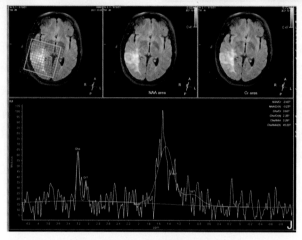

图 2-7-1-8　炎性脱髓鞘性病变

患者女,16 岁,左侧头痛伴双侧视力下降 20 天。A~F. 头颅 MRI 平扫示右侧顶颞叶大片状异常信号影,T_1WI 呈低信号、T_2WI/FLAIR 呈高信号,DWI 中央呈低信号,边缘呈稍高信号,周围伴水肿影;G、H. MRI 增强呈不规则花环样强化;I. PWI 示病灶呈低灌注;J. MRS 示 Cho 升高,NAA 减低,可出现 Lac 峰及明显升高的 Glx 峰

【分析思路】

"子母环征"为增强扫描后征象,其分析思路如下:

第一,发现与认识子母环征。CT 或 MRI 增强扫描是发现此征象的检查方法。

第二,分析环壁的形态及强化特点。环壁是否厚薄均匀、内外壁是否光整、有无壁结节以及环的形态,张力高多见于脑脓肿,张力低多见于脑囊虫,无

张力多见于高级别胶质瘤。

第三,观察平扫影像特征,结合磁共振新技术,如 DWI、PWI、MRS、SWI,可为子母环征相关病变的鉴别提供有力证据。

第四,结合患者的临床资料及实验室检查。

【疾病鉴别】

子母环征在几种不同常见疾病的主要鉴别诊断要点见表 2-7-1-1。

表 2-7-1-1　子母环征相关疾病的鉴别诊断要点

疾病	临床特点	影像表现	鉴别要点
脑脓肿	儿童及青壮年,急性或亚急性起病,有原发感染症状,实验室及脑脊液检查阳性	多位于灰白质交界区,可单发或多发,包膜形成期,环壁薄且均匀一致,T_1WI 等或稍高信号,T_2WI 相对低信号。增强环形强化	"子母环征",壁完整均匀,脓腔有张力,DWI 扩散受限;PWI 环壁呈低灌注;SWI 见双边缘征;MRS 可见氨基酸峰
颅内结核	有结核感染病史,全身中毒表现,实验室检查脑脊液(CSF)结核菌素培养阳性	多为幕上脑皮髓质交界区及脑室周围区域。T_1WI 示中心为低信号,环壁呈等或略高信号,T_2WI 示中央低或高信号,环壁为高或低信号	DWI 扩散不受限;"靶样征";MRS 示 NAA/Cr 下降,NAA/Cho 轻度下降,其他代谢物消失,出现较大的脂质峰;PWI 环壁呈高灌注;SWI 偶见外周低信号

续表

疾病	临床特点	影像表现	鉴别要点
脑囊虫病	流行病区居住史,脑脊液的囊虫补体结合试验、间接血凝试验、囊虫抗体的 ELISA(酶联免疫吸附试验)等检测较有意义	脑实质单个大囊呈分叶状或多发小囊型,头节在 T_1WI、DWI 和 FLAIR 图像上均为高信号,增强通常不强化;肉芽肿结节期囊壁皱缩,可见结节状或厚壁强化,结节钙化期可见病灶钙化,增强扫描无强化	"白靶征、黑靶征、囊点征",均见于囊泡期和胶样囊泡期;DWI 序列上囊内扩散不受限;SWI 序列对钙化非常敏感
转移瘤	中老年,原发肿瘤病史,颅内高压症状,头痛、恶心、呕吐、共济失调、视神经乳头水肿等表现	病灶主要位于皮髓质交界区及血供丰富的区域,常多发,小病灶大水肿,占位效应显著,实性成分多呈稍长 T_1、稍长 T_2 影,中央常呈长 T_1、长 T_2 信号的坏死、囊变区	囊壁及壁结节 DWI 扩散受限,PWI 囊壁稍高灌注,MRS 示脑外转移至脑内 NAA 很低或消失
高级别胶质瘤	45~75 岁最常见,病情发展快,病程短	肿瘤常位于深部白质,形态多不规则,浸润生长,边界不清,指状血管源性水肿,脑实质内大片状稍长 T_1、稍长 T_2 不均匀信号,占位效应明显,肿瘤内部坏死囊变出血多见	囊壁厚薄不均,壁及结节 DWI 扩散受限,SWI 囊壁不连续低信号,PWI 囊壁高灌注,MRS 示 Cr 和 NAA 可明显降低,Cho 峰明显升高。DTI 显示病灶周围纤维束被破坏
脱髓鞘性病变	中青年发病,起病急,病程短、病程波动性,头痛起病较多	病灶主要位于白质,多垂直于侧脑室分布,增强扫描呈开环征、垂直征,开环强化缺口多位于病灶内侧缘	增强呈开环征、垂直征或火焰状强化;开环强化缺口多朝向灰质或基底节区;MRS 示 Glx 峰升高

二、靶征

【定义】

靶征(target sign),也称为牛眼征(bull's eye sign)、靶眼征,包括环靶征、双靶征、三环征等。在医学影像上表现为多层同心圆结构,类似枪靶,故命名为靶征。1979 年第一次提出,1988 年报道称"靶征"是诊断脑结核瘤的特异性征象。后来研究发现其他疾病也可出现相似的"靶征",例如脑弓形体病、脑囊虫病、脑脓肿、脑转移瘤,其他系统如转移性肝癌、肝结核、肠套叠、先天性肥厚性幽门狭窄等也可出现。

【病理基础】

靶征最主要的特点是多层环形表现,其平扫病理基础为病灶中央区的坏死、液化、囊变,病灶中间层为炎性肉芽肿或肿瘤组织,在脓肿时脓肿壁呈典型三层结构,自内向外分别为炎症细胞反应层、胶原纤维层与胶质细胞增生层。在肿瘤性疾病中病变周围可由大量肿瘤细胞、血管及结缔组织构成。病变外层在脓肿为反应性胶质细胞增生和水肿带,胶质瘤还有肿瘤浸润。增强扫描时脓肿因其血脑屏障被破坏和新生血管共同的作用,使得脓肿壁呈环形强

化。肿瘤性疾病中病变周围可由大量肿瘤细胞、血管及结缔组织构成,或破坏血脑屏障呈环形强化。因此增强扫描病理基础的共同点在于:①病灶中央区呈坏死囊变;②囊壁呈环形强化,囊壁可以是炎性肉芽肿或肿瘤实质;③病灶周围有水肿带。增强扫描病变环形强化的主要原因包括:局部血容量或血流量相对增加;血脑屏障破坏导致通透性异常增加;局部血管发育不良,对比剂外渗。

【征象描述】

靶征在影像上表现为多层同心圆结构,可出现在平扫或增强图像,平扫呈多层环形表现,病灶周围可见水肿。CT/MRI 增强表现为病灶中心伴强化或者不强化,而病灶边缘出现环形强化特点。环形强化特点为病灶中央区 CT 呈低密度,MRI 呈 T_1 等低信号和 T_2 等高信号;囊壁呈环状强化,周围有水肿(图 2-7-2-1)。

【相关疾病】

最初靶征被认为是脑内结核瘤的特异性征象,后来发现与多种临床疾病有关,可出现相似的"靶征",包括感染性疾病、肿瘤性疾病和脱髓鞘疾病等,如脑弓形体病、脑囊虫病、脑脓肿、脑转移瘤等,详见表 2-7-2-1。

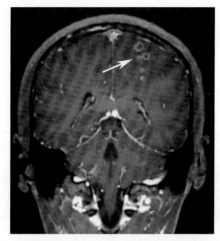

图 2-7-2-1 靶征 MRI 增强表现

患者男,16 岁,脑结核瘤。MRI 增强扫描冠状位 T_1WI 示左侧额叶多发异常信号并环形强化,病灶周围水肿,呈"靶征"表现(箭)

表 2-7-2-1 靶征相关疾病

感染性 疾病	肿瘤性 疾病	脱髓鞘 疾病	手术后治疗 后改变
脑结核瘤	脑转移瘤	儿童多发性 硬化	脑血肿吸 收期
脑脓肿	胶质瘤		脑术后残腔
脑弓形体病			
脑囊虫病			

1. 脑结核瘤(brain tuberculoma,BT) 由局限性结核性脑炎演变而成,是结核分枝杆菌在脑实质内所形成的慢性肉芽肿;单发或多发,任何年龄段均可发生,常见于儿童和青少年。感染途径以血行多见。发病部位见于颅内任何部位,常见于灰白质交界区和脑室周边区域。CT 平扫可呈等、高密度或低等混杂密度,圆形或分叶状,具有占位效应,瘤周常有水肿。增强呈环状、结节状强化,极少数病灶可不强化。环状强化者环壁多数连续且厚薄均匀,边缘光滑或不规则,环内组织呈接近脑组织的密度或低密度,少数可见钙化。其中小环状强化伴中央点状透亮区,称为微环征。靶征在 MRI 表现为 T_1WI 低或等信号,T_2WI 多数信号不均匀,与瘤内物质结构有关,如为脓性液化物则 T_2WI 呈高信号,如为钙化或凝固性干酪物质则 T_2WI 呈低信号。成熟结核瘤外周包膜大多数呈等 T_1、短 T_2 信号,增强为环形强化,而中间的脓性液化、钙化或凝固性干酪物质则无强化(图 2-7-2-2、图 2-7-2-3)。

2. 脑弓形体病(cerebral toxoplasmosis) 常见于 HIV 感染、肿瘤化疗后等免疫力低下的患者,造

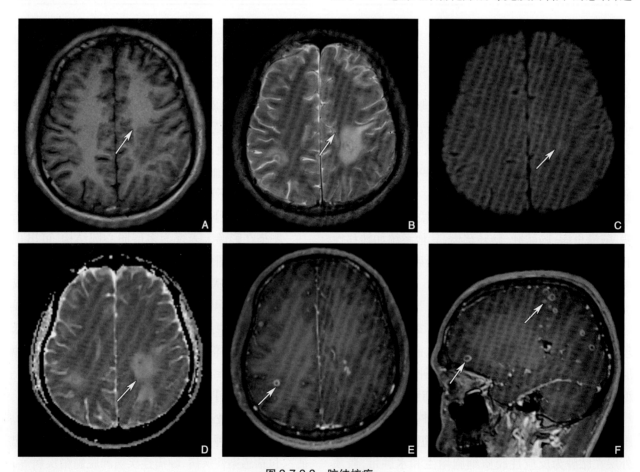

图 2-7-2-2 脑结核瘤

患者男,16 岁,间断肢体麻木 20 余天、发热伴头痛 1 周。A～F. MRI 平扫+增强扫描示双侧额顶枕颞叶、半卵圆中心多发环形稍长 T_1、稍长 T_2 信号(A、B),DWI(C)呈等信号,ADC 图(D)呈高信号,病灶内部为片状低信号(E),增强扫描(F)病灶呈环形强化(箭)

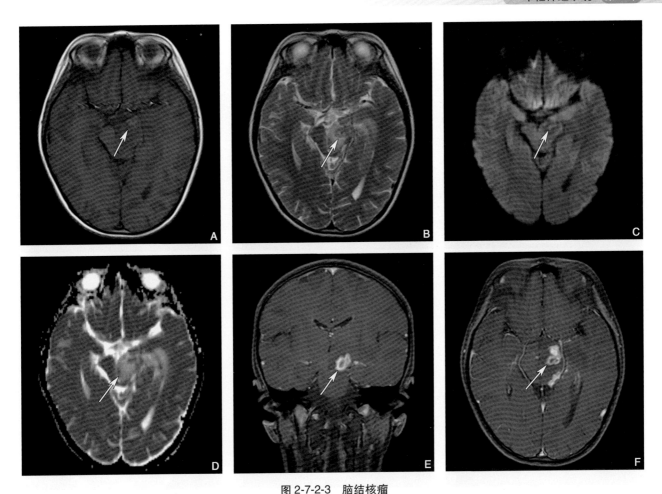

图 2-7-2-3 脑结核瘤
患者男,8 岁,结核性脑膜炎病史,左眼视物变形,右上肢无力。A~D. 头颅 MRI 平扫示中脑左侧分见多发小片状异常信号影,呈融合状,T_1WI(A)呈低信号,T_2WI(B)呈稍高及稍低信号,DWI(C)部分病灶呈高信号,ADC 图(D)呈低信号,病灶周围可见长 T_1、长 T_2 水肿(箭);E、F. MRI 增强中脑左侧多发异常信号并环形强化,可见"靶征",环池左侧强化(箭)

成机会性感染,艾滋病人群中 15%~35% 的患者有弓形虫感染。发病部位多发于基底神经节、皮髓质交界区、白质和脑室周围的区域,常多发。CT 平扫呈不均匀低密度,多伴有周围水肿,增强后结节状或环状强化,可见靶征。MRI 表现为 T_1WI 呈等或稍低信号,T_2WI 及 FLAIR 上呈不均匀高或混杂信号,DWI 呈高信号,可呈同心圆靶征,周围可见水肿。增强 T_1WI 上多表现为环状强化、偏心靶征或环中环样及结节样强化,周围水肿呈低信号。偏心靶征是弓形体病典型的 MRI 表现,包括 3 层,即最内层强化核心(偏心多见),中间是低信号区,最外层是高信号强化环。

3. **脑囊虫病(cerebral cysticercosis)** 最常见的脑寄生虫病,影像学表现由于发病部位不同有多种表现,可单发或多发,脑实质、脑膜、脑室均可发病。根据脑囊虫病发展阶段不同,影像学表现也不同。活虫期:包膜是完整的,寄生虫是存活状态,影像表现囊腔类似脑脊液信号,囊壁菲薄光滑,不明显强化或轻度环形强化,可见偏心点状强化的头节

(T_1WI 高信号、T_2WI 低信号),囊点征。蜕变坏死期:寄生虫死亡,囊液浑浊,包膜渗漏,周围组织炎症水肿,影像表现囊液浑浊、密度增高,T_1WI 信号增高,厚壁环形强化为特征,周围水肿明显。钙化结节期:囊壁塌陷、回缩,水肿减轻,在囊虫死亡后呈钙化胶质增生等改变,周围免疫反应消失,影像钙化结节,无水肿,T_2WI 信号减低。"黑靶征"是指 T_1WI 囊内头节呈高信号,其余呈低信号;在 T_2WI 白色高信号内见到点状低信号,即"白靶征"(图 2-7-2-4)。

4. **脑脓肿(brain abscess)** 化脓性细菌进入脑组织引起炎性改变进一步导致脓肿形成。临床表现为颅内压增高和感染性症状。发生在任何年龄,儿童和青壮年多见。多位于灰白质交界处,额叶和顶叶最常见。根据病理学特征脑脓肿可分为急性脑炎期、化脓期、包膜形成期。典型脑脓肿脓液 T_1WI 呈低信号,T_2WI 呈高信号,DWI 上为高信号,ADC 呈低信号;脓肿壁在 T_1WI 呈等或稍高信号,T_2WI 呈相对低信号,提示纤维增殖。增强后脓肿壁强化,呈环状改变,环张力高,内壁光滑,外缘可不规则。病

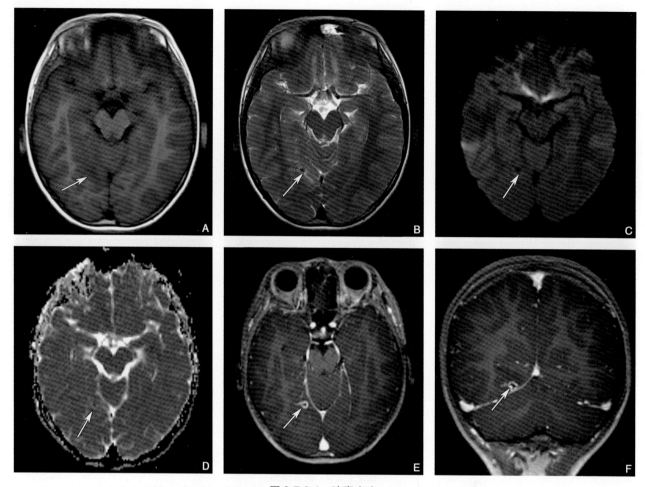

图2-7-2-4 脑囊虫病

患者女,13岁,头痛3天,抽搐1次。A~D. MRI平扫示右枕叶近小脑幕缘见一长T₁、短T₂信号结节影(A,B),病灶周围见模
糊片样长T₂信号影,DWI(C)呈低信号,ADC(D)呈低信号(箭);E、F. MRI增强呈环形明显强化,内呈低信号无强化区(箭)

灶周围伴明显水肿(图2-7-2-5)。MRS可出现特征的Ala(丙氨酸)峰。

5. 脑转移瘤(metastatic tumor of brain) 多见于中老年人,常由恶性肿瘤经血性播散所致,故常发生于灰白质交界处,可单发,更常见多发病灶。病灶可呈结节状或环形强化,出现环形强化中心坏死、周围水肿,表现靶征,但转移瘤环壁厚薄不均,强化不均匀,内壁不光整而外壁光滑(图2-7-2-6)。肿瘤实质是环形强化,故在DWI环壁常呈高信号弥散受限,MRS实质区Cho峰增高,提示肿瘤增殖,可与感染性肉芽肿以资鉴别。

6. 高级别胶质瘤(high-grade glioma) 儿童脑胶质瘤表现主要包括颅内压增高、癫痫发作和神经功能损伤三大类。肿瘤坏死、囊变多见,信号混杂,增强呈环-结节状强化或花环状强化,壁厚而毛糙。MRI平扫通常为混杂信号病灶,T₁WI为等信号或低信号,T₂WI为不均匀高信号,伴有出血、坏死或囊变,瘤周水肿及占位效应明显。肿瘤常沿白质纤维束扩散。MRI增强扫描呈不规则厚壁"花环"样强化或"蜂房"样强化,环常无张力(图2-7-2-7)。肿瘤血管生成明显。DWI肿瘤通常为高信号,ADC减低。MRS示肿瘤内NAA峰下降,Cho峰升高,Lac峰增高。PWI多呈高灌注。

7. 多发性硬化(multiple sclerosis,MS) 是以中枢神经系统白质炎性脱髓鞘为主要表现的慢性自身免疫性疾病。3%~10%的MS患者在儿童期或青春期首次出现症状,与成年患者相比,儿童时期起病的MS患者更早出现复发,且复发频率更重,其临床特点为病变具有时间和/或空间上的多发性,常有缓解和复发,可同时或相继累及大脑、小脑、脑干、脊髓和视神经。好发部位为半卵圆中心、侧脑室旁白质、胼胝体、脑干等。CT主要表现为脑白质区域多发等或低密度影。增强扫描活动性斑块可呈斑片状、片状或环状强化,慢性静止性斑块无强化。MRI病灶在T₁WI上呈等信号、低信号或极低信号,在T₂WI或FLAIR呈高信号,病灶多无占位效应。增强扫描可提示疾病的活动程度,活动期病灶明显强化;活动期病灶DWI表现为高信号(图2-7-2-8)。

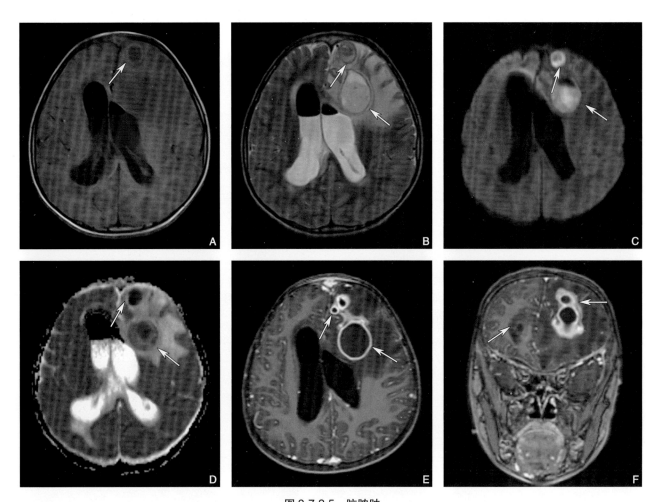

图 2-7-2-5　脑脓肿

患者男,4 岁,间断发热,伴嗜睡、呕吐 20 天。A~D.MRI 平扫示左侧额叶见多发类圆形囊状长 T_1、长 T_2 信号影,部分融合、壁薄,病灶周围见斑片状长 T_1、长 T_2 信号影,左侧侧脑室受压(A、B);DWI 序列(C)呈高信号;ADC 图(D)呈低信号(箭);E、F.MRI 增强示呈环形强化(箭)

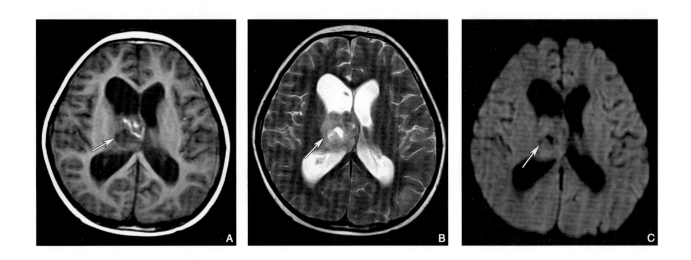

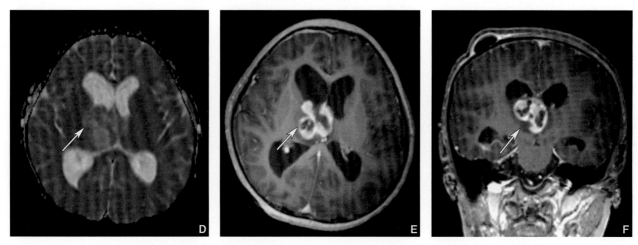

图 2-7-2-6 脑转移瘤

患者男,6岁,间断恶心、呕吐2天,意识不清。右侧丘脑胶质瘤术后。A~D. MRI平扫右侧侧脑室颞角、视交叉后方及第四脑室内见混杂信号占位,T_1WI(A)呈等、低及高信号,T_2WI(B)呈不均匀高、稍低信号,DWI(C)呈低信号,ADC图(D)呈低及稍高信号(箭);E、F. MRI增强呈不规则结节状、环状、斑片状强化影(箭)

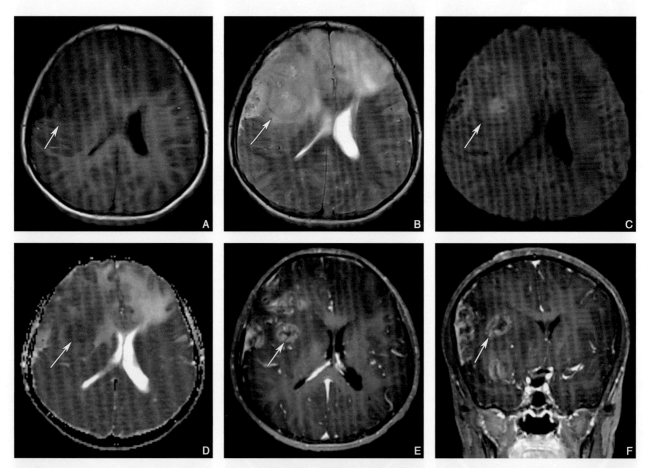

图 2-7-2-7 高级别胶质瘤

患者男,13岁,间断头痛伴恶心、呕吐半个月。A~D. MRI平扫示右侧额颞岛叶较大稍长T_1、稍长T_2信号肿块,信号不均,内见点片状短T_1、短T_2信号影(A、B);DWI(C)呈不均匀稍高信号、内见低信号影;ADC图(D)呈低信号(箭);E、F. MRI增强呈多发不规则结节状、环状明显强化,内部呈絮状强化,周围明显水肿(箭)

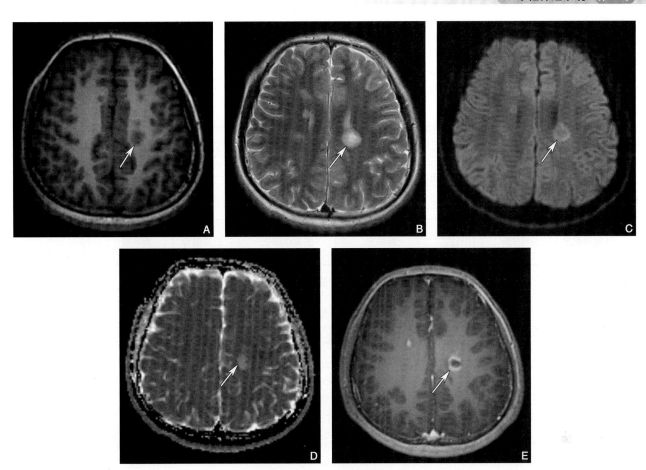

图 2-7-2-8 多发性硬化
患者男,13 岁,左侧肢体无力 9 个月,右下肢无力 2 天。A~D.MRI 平扫示右侧额叶皮质、双侧额叶皮质下白质、双侧侧脑室旁、半卵圆中心散在、多发斑片状异常信号,边界清楚,$T_1WI(A)$ 呈稍低信号,T_2WI 呈(B)高信号,DWI(C)呈稍高信号,ADC 图(D)呈高信号(箭);E.MRI 增强大部分呈环状强化,结节状强化(箭)

【分析思路】

靶征主要为增强扫描图像征象,涉及多个疾病,分析思路如下:

第一,发现病变与认识靶征。CT 或 MRI 平扫及增强扫描呈多层环形征象,增强扫描有助于显示病灶与周围结构的关系、病灶血供情况等。

第二,重点分析环状强化壁的厚薄和形状。环状强化壁薄,环内常见典型的"靶征"常见于结核瘤;壁厚常见于转移瘤、胶质瘤;壁形状不规则常见于转移瘤、胶质瘤、脑脓肿等。

第三,分析强化环的张力高低。张力高多见于脑脓肿,张力低多见于脑囊虫,环常无张力多见于高级别胶质瘤。

第四,分析脑内其他影像学表现,如是否伴随钙化、水肿、脑膜强化等。

第五,结合患者的临床病史、临床症状、诊疗经过、多次影像学检查前后对比结果及靶征出现的时机等临床资料,可缩小鉴别诊断范围。

【疾病鉴别】

靶征只是一个征象,决不能孤立看待,需要联合其他影像学特征和临床信息进行诊断和鉴别诊断。

1. 基于临床信息的鉴别诊断流程见图 2-7-2-9。

2. 靶征在几种不同常见疾病的主要鉴别诊断要点见表 2-7-2-2。

三、开环征

【定义】

开环征(open ring sign, ORS),又称为弓形征(arclike sign)、断环征(broken ring sign)、不完整环征(incomplete ring sign)、月牙征(crescent sign)、马蹄征(horseshoe sign)、尖端征(leading edge sign),是一种特殊的强化方式,指静脉注射对比剂后,病灶中心不强化,而其外围组织呈现出非闭合性的环形强化。

【病理基础】

开环征在不典型脱髓鞘病变中具有高度特异性,强化的区域代表活跃的炎症区域,而未强化的区域代表脱髓鞘的慢性炎症过程。此外,病灶周围因新生血管大量增加,或血脑屏障通透性异常,对比剂在细胞外间隙集聚,形成环形强化。在肿瘤性疾病

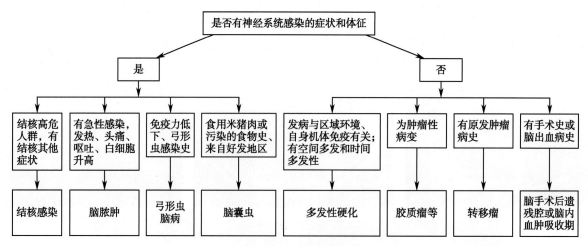

图 2-7-2-9　基于临床信息的鉴别诊断流程图

表 2-7-2-2　靶征在几种不同常见疾病的主要鉴别诊断要点

疾病	临床特点	影像特征	鉴别要点	主要伴随征象
结核瘤	有结核感染病史,全身中毒表现,可有颅内压升高及颅内占位表现	单发或多发、圆形或分叶状,瘤周常有水肿。常见于灰白质交界区和脑室周边区域。增强呈环状、结节状强化,极少数病灶可不强化	环状强化者环壁多数连续且厚薄均匀,边缘光滑或不规则;环内常见典型"靶征"	伴有脑膜、脑池强化,尤其脑基底
脑弓形体病	头痛,伴有精神状态的改变和发热;可有癫痫、脑神经异常、视野缺损和感觉障碍	双侧、多发;发病部位以额叶、基底节及丘脑和脑干为主;形态以类圆形或结节状为主;病灶 T_1 低信号、T_2 多为高信号;增强后病灶为弥漫大小不等、花瓣样和结节状及环形强化	结节常是偏心位,即"偏心靶"征/"不对称靶"征;深部实质病灶可为"同心靶"征	病变周围脑实质伴不同程度水肿
脑囊虫病	流行病区居住史,不洁饮食史,常见癫痫、头痛、脑积水、颅内高压、意识障碍等表现	活虫期:囊点征;蜕变坏死期:囊液浑浊、密度增高,T_1 信号增高,厚壁环形强化为特征,周围水肿明显;钙化结节期:影像钙化结节,无水肿,T_2 信号减低	大脑深部多发环形病灶、内部见点状头结,病灶环状强化,强化程度轻;可见"黑靶征""白靶征"	可有钙化
脑脓肿	明显的感染病史,实验室及脑脊液检查呈阳性	多位于灰白质交界处,额叶和顶叶最常见;可单发或多发,典型脑脓肿脓液 T_1 低信号、T_2 高信号,DWI 高信号;脓肿壁在 T_1 呈等或稍高信号,T_2 呈相对低信号,增强后脓肿壁环形强化	圆形或类圆形环状强化,环张力高、壁薄规则、内壁光滑;DWI 呈高信号,ADC 值降低,MRS 可出现特征的 Ala 峰	可有分隔,罕有壁结节
脑转移瘤	头痛、头晕、呕吐为首发症状,如发现身体其他脏器恶性肿瘤即可确诊	主要发生在灰白质交界处,病灶较小时呈"小病灶大水肿"改变;常呈斑点状、实性或环形明显强化,环形强化壁厚薄不均,强化不均匀,内壁不光整而外壁光滑	DWI 常无弥散受限,ADC 值较周围脑实质高。MRS 缺乏 NAA 峰和 Cr 峰,常出现 Lip 峰	常有分叶,周围有明显指压迹状水肿
高级别胶质瘤	有颅内高压征象,意识障碍等表现	易发生周围水肿,占位效应明显,不规则厚壁"花环"样强化或"蜂房"样强化,可见壁结节、环壁厚薄不均、内外壁不规则,环强化程度高,环常无张力	DWI 肿瘤通常为高信号,ADC 减低;MRS 示肿瘤内 NAA 峰下降,Cho 峰升高,Lac 峰增高;PWI 多呈高灌注	有分叶,可见壁结节

中,如绝大多数的单发脑转移瘤和胶质母细胞瘤伴有明显的囊变、出血、坏死,增强后病变中心为囊变、坏死的组织表现为不强化,病变周围可由大量肿瘤细胞、血管及结缔组织构成,或破坏血脑屏障呈环形强化。淋巴瘤"开环征"的缺口是肿瘤细胞在垂直于白质纤维束方向浸润受阻所致。

【征象描述】

CT/MRI 增强检查是显示"开环征"的主要方法,表现为病灶中心不强化,而病灶边缘出现非闭合性的环形强化(图 2-7-3-1)。

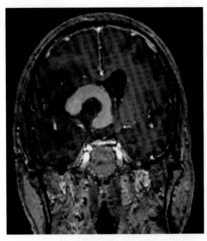

图 2-7-3-1 开环征 MRI 增强表现
患者男,确诊弥漫大 B 细胞淋巴瘤。
右侧基底节区开环形强化灶

【相关疾病】

开环征为环形强化的一种类型,诸多脑内病变可表现为开环强化,其速记口诀为"MAGIC DR L",即转移(M,metastasis)、脓肿(A,abscess)、多形性胶质母细胞瘤(G,glioblastoma multiforme)、亚急性期梗死(I,infarct)、挫伤(C,contusion)、脱髓鞘疾病(D,demyelinating disease)、放射性坏死(R,radiation necrosis)和淋巴瘤(L,lymphoma)。其中脱髓鞘疾病的开环强化较有特点。

1. 中枢神经系统炎性脱髓鞘疾病 是一组免疫介导的原发或特发于脑和/或脊髓的炎性脱髓鞘病。临床常见有多发性硬化(multiple sclerosis,MS)、视神经脊髓炎(neuromyelitis optica,NMO)、同心圆性硬化(Balo 病)、急性播散性脑脊髓炎(acute disseminated encephalomyelitis,ADEM)、瘤样炎性脱髓鞘病(tumor-like inflammatory demyelinating disease,TIDD)等不同临床表型。对首次发病不能确诊 MS 的患者,称为临床孤立综合征(clinically isolated syndrome,CIS)。在这一疾病谱中,存在一些不典型的病变。

(1)MS:影像学上典型表现为脑室周围白质内多发性卵圆形斑块,其长轴与脑室壁垂直,斑块直径通常在 3~16mm,急性发作期病灶可有结节状或环形强化(图 2-7-2-8)。

(2)同心圆性硬化:也称 Balo 病,头颅 CT 平扫多为皮质或皮质下大片状低密度灶,CT 强化少见。MRI 在各种扫描序列上均可见典型的圆或类圆形影像,早期可见"煎蛋样"表现,随着病程进展可见年轮样同心圆带,一般在发病后 0.5~3.0 个月;MRI 增强可见半环形或 C 形强化,有的亦有双层条带强化,这是其特点之一,强化主要在病变的边缘;DWI 信号强度随时间由强逐渐减弱。

(3)ADEM:多见于儿童,常有明确的病毒感染史、出疹史或疫苗接种史。典型 MRI 表现为同一时期的、双侧分布、非对称性、多发斑片状长 T_1 病灶,病灶一般≥4cm。大病变可以融合,甚至出现占位效应,小病灶可类似 MS 表现。增强表现多样,如点状、结节状、不规则、脑回样或不完全环状等(图 2-7-3-2)。主要累及白质,但胼胝体常不受累。灰质受累常见,特别是基底节、脑干等部位。长期随访时 ADEM 病变可完全或部分消失。

(4)TIDD:发病机制尚不确切,有学者认为其是一种特殊类型的 MS,称为肿瘤样 MS,也有学者认为是 MS 与 ADEM 之间的过渡类型。病灶多位于幕上,病灶分布以白质为主,或垂直于侧脑室分布,有占位效应,周围多伴水肿,增强扫描典型者出现开环形强化,该环的非闭合口多朝向灰质或基底节区。病灶可多发、多样化,或伴有其他脱髓鞘病灶。影像易与肿瘤混淆。MRS 显示 NAA 峰轻度降低,Cho 峰和 Cr 峰均有不同程度升高,可出现明显升高的 Glx 峰(图 2-7-1-8)。DTI 表现为病灶 FA(各向异性分数)值减低,脑白质纤维束受压、稀疏。

2. 高级别胶质瘤(high-grade glioma) 临床上以颅内高压症状和神经元损害体征为主。肿瘤呈弥漫性、浸润性生长,常累及多个脑叶,信号不均匀,常因生长迅速使瘤内因缺血缺氧而发生囊变坏死,常见出血,肿瘤跨中线生长时常呈"蝴蝶样"改变;占位效应及瘤周水肿明显。肿瘤实性部分 DWI 以稍高信号为主,囊变坏死及出血区呈低信号。增强扫描典型征象呈环状、花斑样强化,壁厚薄不均,内见棘样突起,囊变坏死及出血灶无强化(图 2-7-1-7);少数情况下可呈非闭合性环形强化(图 2-7-3-3);当肿瘤无囊变坏死或囊变坏死范围小时,见斑片、结节状实性强化。MRS 显示瘤区 Cho 峰明显高耸,NAA

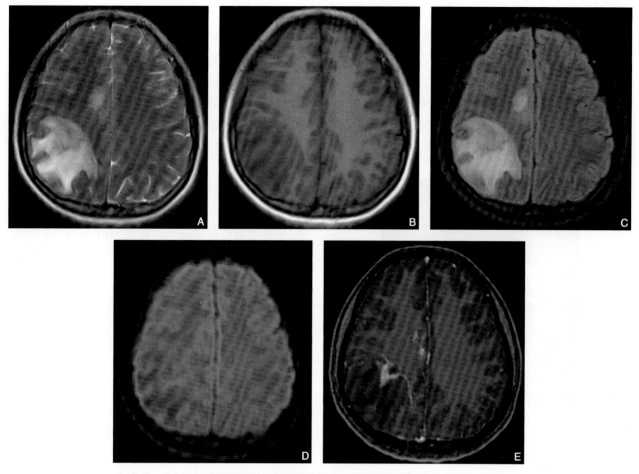

图 2-7-3-2 急性播散性脑脊髓炎 MRI 表现

患者女,15 岁,急性播散性脑脊髓炎,右顶叶大片状异常信号。A. MRI 平扫轴位 T₂WI 示病灶呈混杂稍高信号,周围见指样水肿;B. 轴位 T₁WI 病灶呈稍低信号;C. FLAIR 序列病灶呈等信号;D. DWI 序列病灶呈等信号;E. 增强示病灶呈边缘不完整环状强化

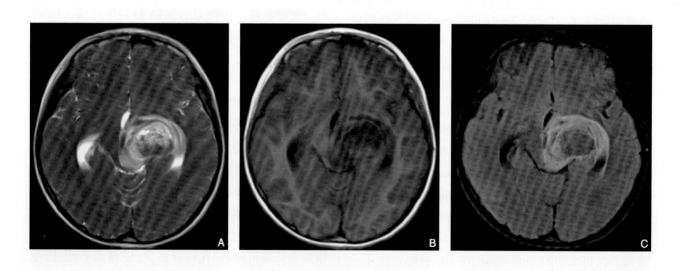

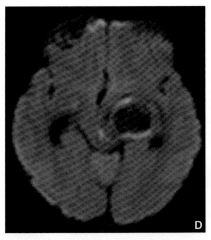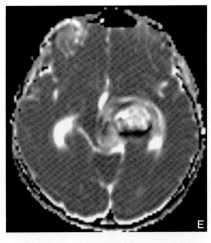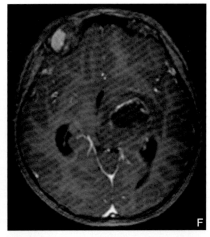

图 2-7-3-3　高级别胶质瘤 MRI 表现

患者女,8 岁,左侧丘脑-大脑脚占位。A. MRI 平扫轴位 T_2WI 示病灶呈高低混杂信号,周围见水肿;B. T_1WI 轴位病灶呈等稍低混杂信号;C. FLAIR 序列病灶呈不均匀低信号;D. DWI 序列病灶呈低信号,边缘呈环形稍高信号;E. ADC 图病灶大部呈不均匀高信号,局部见片状低信号;F. 增强示病灶呈边缘不完整环状强化

峰显著下降,Cr 峰轻、中度降低,NAA/(Cr+Cho)值明显减低。DTI 以白质纤维束侵犯和破坏为主。

3. 原发中枢神经系统淋巴瘤(primary central nervous system lymphoma,PCNSL)　占原发性脑肿瘤的 1%~3%,常出现在有免疫缺陷的患者,任何年龄均可发病。脑脊液生化检查对诊断有一定帮助,糖含量降低,淋巴细胞增多,可能发现淋巴瘤细胞或异型淋巴细胞。肿瘤以幕上分布为主,常发生在近中线深部脑组织。CT 平扫肿瘤多呈稍高密度或等密度,且密度常较均匀。MRI 平扫 T_1WI 呈等或稍低信号,T_2WI 常为与灰质相似的等信号或明显低于周围水肿的稍高信号,DWI 多呈高信号,出血、囊变及坏死少见;肿瘤易破坏血脑屏障导致对比剂漏出,故增强扫描时,多发和单发病灶均呈较均质显著强化,典型者呈"尖角征""脐凹征""握拳征"。发生在免疫缺陷患者的淋巴瘤可呈环形强化(图 2-7-3-1),弥漫浸润性淋巴瘤可以呈不均质强化或部分强化。MRS 可见明显高耸的脂质峰(Lip 峰)。对全脑放疗、化疗敏感。

4. 脑转移瘤(metastatic tumor of brain)　发病率随着年龄的增长而增加。主要发生在灰白质交界处,病灶较小时,常可引起大范围瘤周水肿,呈"小病灶大水肿"改变,常呈明显强化,强化形式多种多样,可呈斑点状、实性或环形强化,环形强化壁厚薄不均,强化不均匀,内壁不光整而外壁光滑,部分可呈开环样强化(图 2-7-2-6E)。DTI 以白质纤维束受压推移改变为主。

5. 脑脓肿(brain abscess)　细菌、真菌或寄生虫等病原体侵入脑实质引起化脓性炎症,继而形成的脓肿。脑实质内形成脓腔,临床表现为颅内压增

高、局部定位体征和感染性症状。可在任何年龄发生,以儿童和青壮年多见。根据病理学特征脑脓肿可分急性脑炎期、化脓期、包膜形成期。典型脑脓肿脓液 T_1WI 呈低信号,T_2WI 呈高信号,DWI 上为高信号;脓肿壁在 T_1WI 呈等或稍高信号,T_2WI 呈相对低信号,增强后脓肿壁强化,呈花环状改变,皮质侧较厚,脑室侧较薄(图 2-7-3-4)。

6. 亚急性脑梗死(subacute cerebral infarction)　发生在缺血事件起病后 2~14 天。通常病变呈楔形,血管供血区内累及灰质和白质。CT 表现为低密度灶和脑水肿。T_2WI 为高信号,DWI 为高信号,ADC 值降低。2 天时开始出现强化,2 周时达峰值,到 2 个月左右消失,脑回状强化明显(图 2-7-3-5)。

7. 脑挫伤(brain contusion)　指外伤引起的皮质和深层的散发性出血、脑水肿和脑肿胀。伤后数天至数周,受损脑组织逐渐出现修复性病理变化,坏死组织液化,瘢痕组织修复,增强扫描可呈环形强化。

8. 放射性脑坏死(radiation brain necrosis)是放射性脑损伤的一种形式,是放射治疗后最严重的并发症之一,分为急性(数天至数周)、早迟发性(1~6 个月)和晚迟发性(6 个月后)。放射性脑损伤早期表现为损伤组织的照射野区脑肿胀,脑白质内"指状"分布的水肿,T_1WI 呈低信号,T_2WI 呈高信号,增强扫描无强化。随着病变的进展出现坏死时,增强后病灶由于坏死区血脑屏障的破坏,增强扫描时可见受损区强化,强化后的病灶形态多种多样,可呈斑点状、斑片状、花环样、不规则形强化,和颅内肿瘤复发很难鉴别。当病灶内合并出血或渗血时,

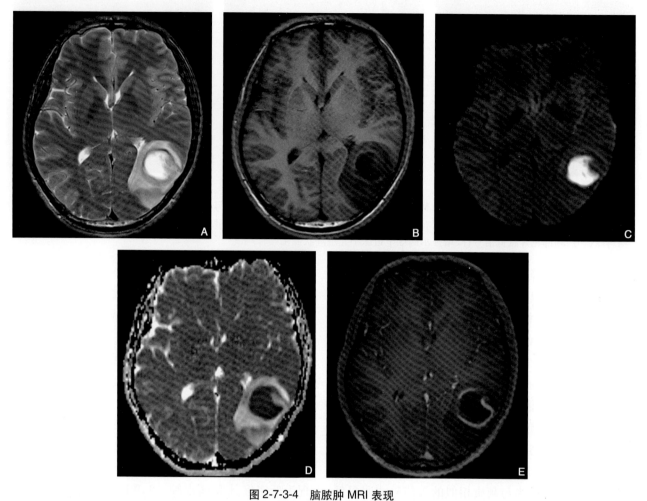

图 2-7-3-4　脑脓肿 MRI 表现

患者男,17 岁。A. MRI 平扫轴位 T_2WI 示左侧颞叶囊性占位,囊壁呈环形等至稍高信号,囊液呈高信号,周围见大片状稍高信号水肿;B. 轴位 T_1WI 示囊壁呈环形等信号,囊液呈低信号;C. DWI 序列示囊壁呈环形等至稍低信号,囊液呈明显高信号;D. ADC 图示囊液呈低信号;E. 增强病灶囊壁开环样强化,囊液未见强化

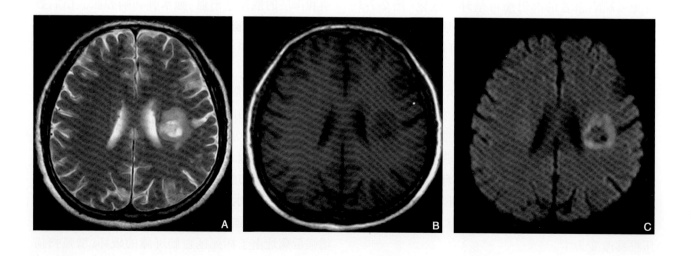

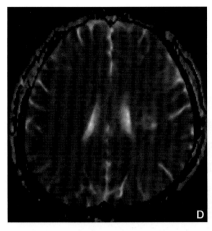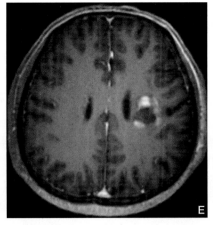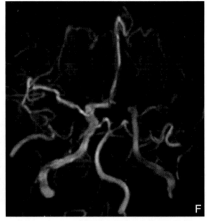

图 2-7-3-5　亚急性脑梗死 MRI 表现

患者男,15 岁,右侧肢体无力 10 天。A. MRI 平扫轴位 T_2WI 示左侧侧脑室旁稍高至高信号为主的混杂信号;B. 轴位 T_2WI 示病灶呈稍低至低信号混杂为主;C. DWI 序列示边缘呈环形稍高信号,中心呈不均匀低信号;D. ADC 图示病灶边缘呈稍低信号、中心高信号;E. 增强示病灶呈边缘不规则开环样强化,中心未见强化;F. MRA 示左侧大脑中动脉 M1 段起始处闭塞

MRI 平扫病灶信号强度变得高低混杂;晚期病变出现液化坏死,液化坏死部分与脑脊液相仿。动脉自旋标记(arterial spin labeling,ASL)表现为病灶局部脑血流量减低。

【分析思路】

开环征主要为增强扫描图像征象,涉及多个疾病,分析思路如下:

第一,发现病变与认识征象。CT 或 MRI 增强扫描是直接发现病灶强化方式的检查方法。

第二,分析病灶平扫密度/信号特点。脱髓鞘性病变一般占位效应较轻。CT 平扫脱髓鞘性病变的强化区域密度多低于肿瘤性病变。非强化区 T_2 信号均匀多见于脱髓鞘性病变,而肿瘤性病变因出血

坏死等信号混杂。DWI 囊壁受限多见于肿瘤,囊内受限多为脑脓肿。

第三,分析临床资料。患者的年龄、临床病史对疾病鉴别诊断有重要意义。患者为急性/亚急性起病,有前驱感染病史,实验室检查阳性,需考虑脑脓肿;中老年患者,具有原发肿瘤病史,需考虑脑转移瘤;在一些免疫缺陷的患者中,如果出现颅内开环强化,需考虑淋巴瘤的可能;肿瘤放射治疗后颅内出现环形强化,需考虑放射性脑坏死和原发灶不明的脑转移瘤。

【疾病鉴别】

开环征在几种不同常见疾病的主要鉴别诊断要点见表 2-7-3-1。

表 2-7-3-1　开环征在几种不同常见疾病的主要鉴别诊断要点

疾病	临床特点	影像表现	鉴别要点
脱髓鞘性病变	中青年发病,起病急,病程短、病程波动性、头痛起病较多	病灶分布以白质为主,或垂直于侧脑室分布	增强呈开环征、垂直征或火焰状强化;开环强化缺口多位于病灶内侧缘;MRS 可出现明显升高的 Glx 峰;DTI 表现为脑白质纤维束受压、稀疏;激素试验冲击治疗有效
脑转移瘤	老年多见,原发肿瘤病史,颅内高压症状	多发生于灰白质交界区,肿瘤小而瘤周水肿明显	环形强化壁多完整,厚而不规则,MRS 表现为 NAA 峰和 Cr 峰缺失,随诊病灶数量增多、增大,DTI 白质纤维束受压推移改变为主
脑脓肿	明显的感染病史,实验室及脑脊液检查呈阳性	多位于灰白质交界区,脓液明显弥散受限	强化的脓肿壁多完整,薄而均匀,内壁光滑而有张力感,子母环征
多形性胶质母细胞瘤	中老年人多见,癫痫症状	肿瘤坏死、囊变多见,信号混杂	增强呈环-结节状强化或花环状强化,壁厚而毛糙;DTI 以白质纤维束侵犯和破坏为主
淋巴瘤	病情发展快,头晕、肢体乏力、记忆力下降等	白质深部多见	环形强化以免疫缺陷患者多见,Cho/Cr 和 Cho/NAA 比值,或者 Lip 峰和/或 Lac 峰都明显升高

(岳松虹　徐生芳　樊凤仙　张　静)

第八节 颅内钙化

一、烛泪征

【定义】

烛泪征是指颅脑 CT 平扫上沿着侧脑室室管膜下的结节状钙化，向侧脑室内突入，因钙化结节呈高密度，形状类似沿着侧脑室壁滴落的白色蜡烛油，呈"蜡滴"状突起，故称烛泪征。

【病理基础】

烛泪征的病理基础为不同原因导致的固体性钙盐在室管膜的异常沉积。出现这种病理性钙化的原因包括感染性疾病、代谢性疾病等。

【征象描述】

1. **CT 表现** CT 可清晰显示钙化的位置、数量、形态，是显示室管膜下钙化的主要方法。双侧侧脑室室管膜下区显示高密度结节样钙化，通常双侧发生，且为多发，但并非双侧对称性分布（图 2-8-1-1）。钙化结节大小可不同，均向侧脑室内突入。对于侧脑室内单发病变或发生于室间孔区病变，即使病变内含有钙化成分，也不能归类于此征象。室管膜下结节也可为部分钙化，表现为软组织密度结节，或软组织密度结节伴其内点状钙化。

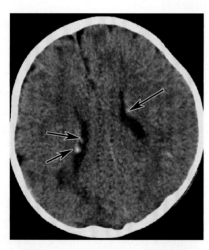

图 2-8-1-1 烛泪征 CT 表现（箭）

2. **MRI 表现** 双侧侧脑室室管膜下区显示点状或结节状 T_1WI 低信号、T_2WI 低信号影。于 SWI 序列较敏感，呈低信号。当结节钙化不完全时，可表现为 T_1WI 等信号、T_2WI 等信号，沿双侧侧脑室边缘室管膜下分布并向侧脑室内突入。

【相关疾病】

烛泪征见于不同的疾病，最常见的疾病为结节

性硬化症。另外，需要与表现为侧脑室内或侧脑室周围白质区钙化的其他疾病相鉴别，如先天性 TORCH 感染、神经纤维瘤病 Ⅱ 型、原生基质出血、Aicardi-Goutieres 综合征、假 TORCH 综合征 2 型等。

1. **结节性硬化症**（tuberous sclerosis，TSC）又称 Bourneville 病，是一种累及神经系统、皮肤、肾脏、眼、心脏等器官的常染色体显性遗传病。临床表现具有典型的三联征：智力发育延迟、癫痫和皮肤改变。皮肤改变具有一定特点，最早可出现色素脱失斑，随后可出现皮脂腺瘤，青春期后可出现鲨革斑和指/趾甲下纤维瘤。

结节性硬化症的颅内影像学表现具有一定特征性，主要包括室管膜下结节、皮质结节和白质病变。①室管膜下结节：位于双侧脑室表面。CT 和 MRI 表现与患儿年龄具有相关性。<1 岁时，室管膜下结节很少出现钙化，此时在 CT 上发现结节往往具有难度，此时 MRI 较敏感。室管膜下钙化的数量和体积随年龄增长而增多、增大，CT 表现为典型的双侧侧脑室室管膜下区多发钙化结节，向脑室内突入即"烛泪征"（图 2-8-1-2）。MRI 平扫，室管膜下结节的信号也与年龄具有相关性，在新生儿期及小婴儿期表现为 T_1WI 相对高信号、T_2WI 低信号。随着年龄增大，室管膜下结节可表现为 T_1WI、T_2WI 等信号，完全钙化结节则表现为 T_1WI、T_2WI 均低信号（图 2-8-1-3）。MRI 对体积较小的钙化结节显示不及 CT 敏感，SWI 序列具有一定补充作用，表现为室管膜下区低信号。增强检查，室管膜下结节呈不同程度强化，可无强化、轻度强化或显著强化。当室管膜下结节进行性增大时，需要警惕室管膜下巨细胞星形细胞瘤的出现，该病变通常位于 Monro 孔周围，向脑室内生长，T_1WI 呈等、低信号，T_2WI 呈混杂高信号，增强后肿瘤明显强化。肿瘤可引起梗阻性脑积水，少数情况可发生恶变。②皮质结节：多位于大脑半球，钙化的数量随年龄增大而增多。在年长儿和成人中，无钙化的皮质结节在 CT 上较难被发现。皮质结节在 MRI 表现也随年龄的变化而变化。在新生儿期和小婴儿期，表现为 T_1WI 高信号、T_2WI 低信号，部分受累脑回呈增厚表现。随着年龄增大，皮质结节表现为 T_1WI 稍低信号、T_2WI 稍高信号（图 2-8-1-3）。③白质病变：皮质下白质及中央白质均可发生。CT 上部分病变内可见钙化。MRI 表现与皮质结节信号特征相似，在新生儿期和小婴儿期 T_1WI 呈高信号；随年龄增大 T_2WI 显示病变更加敏感，呈高信号（图 2-8-1-3）。其他的颅内少见表现还包括小脑的

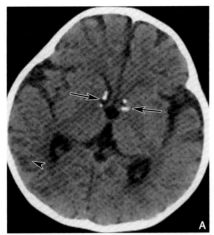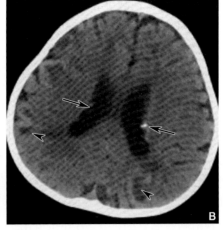

图 2-8-1-2 结节性硬化症 CT 表现

患者男,3 岁,癫痫,多发皮肤色素脱失斑。A、B. CT 平扫显示双侧侧脑室室管膜下区多发结节(箭),部分为钙化结节。双侧大脑半球皮质区及白质区可见多发低密度病变(箭头)

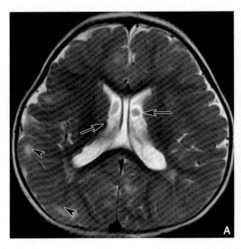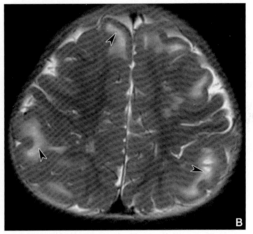

图 2-8-1-3 结节性硬化症 MRI 表现

与图 2-8-1-2 为同一患者。A、B. MRI 平扫轴位 T_2WI 显示双侧侧脑室室管膜下区结节呈等或低信号(箭),双侧大脑半球皮质区及白质区多发高信号病变(箭头)

皮质结节、白质病变及室管膜下结节;大脑半球白质内囊样结构,多位于脑室旁;少数患者可发生颈内动脉或大脑前动脉动脉瘤。

2. 先天性 TORCH 感染 又称胚胎脑病(embryonic encephalopathy),是由已知的病原体经胎盘或产道途径感染胎儿,引起先天性宫内感染或围产期感染的脑部疾病。"TORCH"由已知病原体英文首字母的缩写组成,即 T,弓形虫(toxoplasma);O,其他病原体(other agents),如梅毒、乙型肝炎病毒、人类免疫缺陷病毒、呼吸道合胞病毒、水痘病毒等;R,风疹病毒(rubella virus);C,巨细胞病毒(cytomegalovirus);H,单纯疱疹病毒(herpes simplex virus)。临床多表现为小头畸形、智力发育延迟、脑性瘫痪等。临床症状严重程度与发生感染时的胎龄密切相关,感染发生越早,脑损伤程度越严重。

钙化是先天性 TORCH 感染的最常见影像学表现。CT 平扫典型表现为室管膜下及皮质下白质区多发斑点状钙化(图 2-8-1-4)。MRI 显示脑白质病变更敏感,表现为侧脑室周围白质区 T_1WI 低信号、

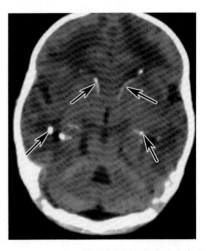

图 2-8-1-4 先天性 TORCH 感染 CT 表现

患者男,11 个月。CT 平扫显示双侧侧脑室周围室管膜下多发钙化斑(箭),双侧侧脑室周围脑白质密度减低

T_2WI 高信号,脑室周围白质体积减少导致双侧脑室不规则扩张。同时,还可观察到不同类型的脑发育畸形,如脑裂畸形、无脑回畸形、巨脑回畸形、多小脑回畸形,感染发生的时期越早,畸形越严重。

3. 神经纤维瘤病Ⅱ型(neurofibromatosis type Ⅱ,NFⅡ) 又称听神经纤维瘤病、中枢神经纤维瘤病等,其典型表现为皮肤病变、白内障和双侧听神经鞘瘤,5%为听神经或其他颅/脊神经鞘瘤、脑膜瘤、室管膜瘤和青少年白内障中的任何两种疾病。少数情况下,神经纤维瘤病Ⅱ型可伴有侧脑室内钙化,在年轻患者中,可出现沿脑室蔓延的钙化,另外也可出现皮质表面钙化。

4. 原生基质出血(germinal matrix hemorrhage) 多见于早产儿缺氧缺血性脑病后遗症期,原生基质出血或脑室内出血吸收后,于室管膜下区偶可见钙化结节,出现在既往的原生基质出血区。多同时合并脑室周围白质软化表现。

5. Aicardi-Goutieres 综合征(Aicardi-Goutieres syndrome,AGS) 为常染色体隐性遗传干扰素病,由多种致病基因导致。临床表现存在异质性,主要包括脑病、脑脊液淋巴细胞增多、α干扰素增高、冻疮样皮损等。典型影像学表现为颅内钙化、脑白质病变和脑萎缩。颅内钙化部位不定,多位于双侧脑室周围白质区、基底节丘脑区、脑干、小脑齿状核。双侧脑室周围白质区钙化多呈多发结节状或斑点状。

6. 假TORCH综合征2型(pseudo-TORCH syndrome type 2) 常染色体隐性遗传性多系统疾病,致病基因为 *USP18*,患儿多于婴儿期死亡。临床表现为小头畸形、癫痫发作、胎儿期颅内出血、肝功能异常、血小板减少、早期呼吸衰竭。神经影像学表现为脑室扩张、皮质异常(巨脑回畸形、多小脑回畸形、灰质异位及脑皮质破坏性病变等)、小脑发育不全和颅内钙化。颅内钙化表现为双侧脑室周围及大脑半球皮质下区多发结节状及斑片状钙化。

【分析思路】

烛泪征主要见于结节性硬化症,但需要鉴别的疾病包括多种,分析思路如下:

第一,认识这个征象。

第二,如何分析。首先重点观察钙化的位置,位于双侧侧脑室室管膜下区的多发结节样钙化,向侧脑室内突入。其次,观察钙化累及的具体部位,侧脑室内、侧脑室周围,是否同时存在其他部位的多发钙化,如大脑半球皮质区、基底节丘脑区、脑干及小脑半球。

第三,分析合并的颅内其他影像学表现,如是否伴随脑皮质结节、脑白质病变、脑室扩张、脑发育不良、神经元移行障碍、脑神经病变等。

第四,积极观察神经系统以外是否存在病变,如特征性皮肤改变、其他器官如肾、眼等部位的异常。

第五,结合患者的临床病史、特征性临床表现、实验室检查及基因学检查等,可缩小鉴别诊断范围。

【疾病鉴别】

基于临床信息的鉴别诊断流程见图2-8-1-5。

二、轨道征

【定义】

发生在颅内的轨道征是指颅脑CT平扫上大脑半球脑实质内脑回样、条片状平行的高密度钙化。

【病理基础】

轨道征的病理基础为不同原因导致的脑实质内固体性钙盐沉积。出现这种病理性钙化的原因包括神经皮肤综合征、血管性疾病、代谢性疾病等。

【征象描述】

1. CT表现 CT可清晰显示脑实质内钙化的位置、形态,可直接显示轨道征,表现为大脑半球脑实质内脑回样、条片状高密度影(图2-8-2-1),形态可不规则,可为单侧或双侧,可为单发或多发,高密度的程度可不一致,可为明显高密度或较浅淡高密度。

2. MRI表现 MRI常规序列显示轨道征所表现的脑实质内钙化通常不敏感。钙化程度较高时表现为 T_1WI、T_2WI 低信号。于SWI序列较敏感,呈低信号。

【相关疾病】

颅内的轨道征见于不同疾病,最常见的疾病为Sturge-Weber综合征。另外,需要与表现大脑半球脑实质内钙化的其他疾病相鉴别,如结节性硬化症、海绵状血管畸形、陈旧性脑损伤、Cockayne综合征、Fahr病等。

1. Sturge-Weber综合征(Sturge-Weber syndrome,SWS) 又称脑面血管瘤病,为胚胎期血管发育异常所致的神经皮肤综合征,发病率为1:50 000,无性别、种族差异。Roach分型将本病分为:Ⅰ型,面部、柔脑膜血管瘤,可伴有青光眼;Ⅱ型,仅有面部血管瘤,可伴有青光眼;Ⅲ型,仅有柔脑膜血管瘤。临床特点为面部皮肤异常,多位于前额和三叉神经分布区域,呈灰红色或暗紫色,形状不规则,

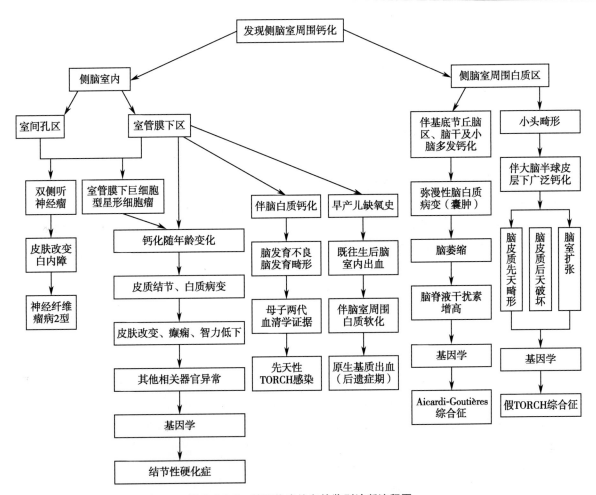

图 2-8-1-5 基于临床信息的鉴别诊断流程图

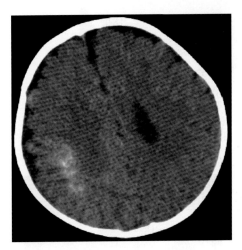

图 2-8-2-1 轨道征 CT 表现

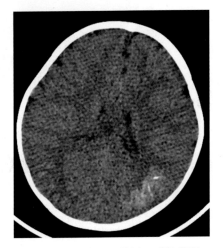

图 2-8-2-2 Sturge-Weber CT 表现

患者女,5 岁,左侧额部血管瘤。CT 平扫显示左侧顶枕叶皮质区不规则钙化

又称为"葡萄酒"痣。90% 患儿可出现癫痫。Sturge-Weber 综合征的影像学表现具有一定特征性。CT 平扫的典型表现为轨道征,表现为单侧或双侧大脑半球皮质区高密度钙化影,呈脑回状或波浪形(图 2-8-2-2),20% 为双侧。同时伴随患侧病变区脑萎缩,脑室扩大,脑池、脑沟、脑裂增宽,中线结构可向患侧移位。可见患侧局部颅骨板障增厚。MRI 能够提供更多信息,MRI 平扫可见病变区脑萎缩表现,于

T_1WI 及 T_2WI 钙化均表现为低信号,于 FLAIR 序列皮质或皮质下区可见高信号胶质增生;MRI 增强检查表现为病变区软脑膜异常强化,呈脑回状,为软脑膜血管异常增多扩张(图 2-8-2-3)。患侧侧脑室内脉络丛增大、强化。MRV 可显示进行性静脉窦闭塞,表浅皮质静脉减少,横窦、颈静脉血流减少,深部代偿静脉增多。

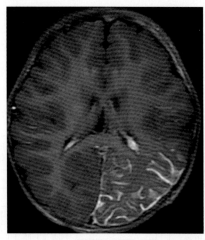

图 2-8-2-3　Sturge-Weber MRI 表现

与图 2-8-2-2 为同一患者。MRI 增强轴位 T₁WI 显示左侧顶枕叶软脑膜病理性强化,左侧脑室脉络丛较对侧增大、明显强化

2. 结节性硬化症(tuberous sclerosis,TSC)

为神经皮肤综合征,累及多个系统。颅内影像学特点为室管膜下结节、皮质结节和白质病变。此三种病理改变均可出现钙化,通常与年龄具有相关性。室管膜下结节发生钙化多出现在 1 岁以上儿童,CT平扫表现为双侧侧脑室室管膜下区多发结节,结节可为软组织密度或伴钙化,也可为完全钙化,室管膜下结节进行性增大时需要警惕室管膜下星形细胞瘤的出现。皮质结节和白质变多呈低密度,其内发生钙化的程度和数量也随年龄增大而增多(图 2-8-2-4)。MRI 显示皮质结节和白质病变更加敏感,其信号也随年龄变化而变化。根据皮肤改变、癫痫、智力发育延迟临床三联征,结合室管膜下结节、皮质结节及白质病变等典型的影像学表现,以及其他相关器官的异常,通常可明确诊断。

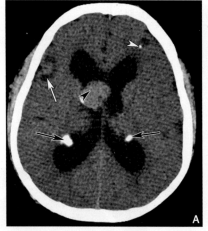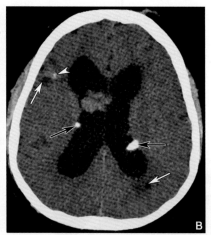

图 2-8-2-4　结节性硬化症 CT 表现

患者男,11 岁,癫痫,多发皮肤色素脱失斑。A、B.CT 平扫显示双侧侧脑室室管膜下区多发钙化结节(黑箭),右侧脑室内近室间孔区可见稍高密度团块(黑箭头),其内可见钙化影。双侧大脑半球皮质区及白质区可见多发低密度病变(白箭)和钙化影(白箭头)

3. 海绵状血管畸形(cavernous malformation)

又称为海绵状血管瘤,为良性海绵状血管的球形聚集,有出血倾向,常为多次少量反复出血。发生于任何年龄,无性别差异。80% 发生于幕上,大脑半球表浅部位多于深部。CT 平扫表现为等至高混杂密度或不均匀高密度,病变内可见不均质钙化(图 2-8-2-5),通常无占位效应及瘤周水肿。对于较小病变,CT 平扫显示不敏感,MRI 具有较高敏感性,SWI 序列最为敏感,特别是对于多发海绵状血管瘤,能够显示更多的数量、更小的病变。因病变内存在不同时期的出血,海绵状血管畸形在 MRI 多呈混杂信号,典型表现为"爆米花"样外观,于 T₂WI 序列病变边缘可见低信号环绕(图 2-8-2-6),为含铁血黄素沉着。SWI 序列呈低信号,增强检查早期一般无强化或轻度强化。

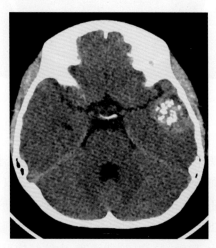

图 2-8-2-5　海绵状血管畸形 CT 表现

患者男,9 岁,抽搐。CT 平扫显示左侧颞叶不均匀高密度病变,其内可见多发钙化

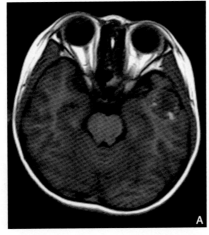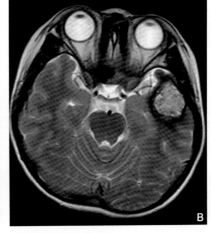

图 2-8-2-6　海绵状血管畸形 MRI 表现
与图 2-8-2-5 为同一患者。A. MRI 平扫轴位 T₁WI 显示左侧颞叶类圆形病变呈
等至高信号;B. T₂WI 显示病变呈不均匀高信号,边缘低信号环绕

4. **陈旧性脑损伤**　为导致大脑半球脑实质钙化的少见原因。导致陈旧性脑损伤的原因可以为出血、梗死、脑挫裂伤等,结局为软化灶形成,其内可伴有不规则条片状钙化。CT 平扫软化灶表现为低密度,边缘较清楚,软化灶内或边缘可见高密度钙化影(图 2-8-2-7),软化灶邻近脑沟增宽,脑室局限性扩大。MRI 对于钙化的显示不敏感,对于软化灶的形态和范围显示更加明确。

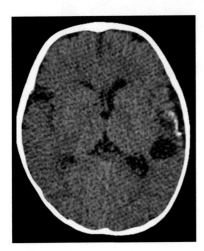

图 2-8-2-7　陈旧性脑损伤伴钙化 CT 表现
患者男,7 个月,血友病,既往脑实质内血肿。CT 平扫显示左侧颞叶软化灶,呈低密度,边缘可见高密度钙化,邻近脑沟增宽,左侧脑室局限性增宽

5. **Cockayne 综合征**(Cockayne syndrome,CS)又称为侏儒-视网膜萎缩-耳聋综合征或小头、纹状体小脑钙化和白质营养不良综合征,为常染色体隐性遗传病,可导致多系统受累,且为进行性加重。临床典型表现为小头、生长发育障碍伴智力障碍、身材矮小、早老化面容、皮下脂肪减少或呈恶病质体形、光敏性皮肤损害、视网膜变性、牙齿缺失、感觉神经性

耳聋等。典型影像学表现包括进行性脑萎缩、大脑半球白质脱髓鞘改变、颅内钙化以及颅板增厚等。颅内钙化多见于早期出现症状的患儿,发生在多个部位。双侧基底节区钙化以壳核最常见,同时可发生大脑半球皮质区深部及小脑齿状核的钙化。丘脑、大脑半球脑白质及软脑膜的钙化较少。CT 平扫颅内钙化可呈浅淡稍高密度至明显高密度(图 2-8-2-8)。MRI 常规序列不及 CT 敏感,钙化于 T₁WI 序列可呈稍高信号至低信号,于 SWI 序列较敏感,呈低信号。

6. **Fahr 病**(Fahr disease)　又称为家族性特发性脑血管亚铁钙沉着症,是一种由多种因素引起的遗传异质性疾病,为罕见病。可发生于任何年龄,以青春期或成人多见,无性别差异。多数具有家族倾向,少数为散发病例。典型影像学表现为颅内多发广泛的对称性钙化,随年龄增加而数量增多、范围增大。CT 表现为双侧大脑半球灰白质交界区、基底节丘脑区、小脑多发对称性斑片状高密度钙化灶(图 2-8-2-9)。MRI 表现包括脑萎缩、脑白质脱髓鞘改变。

【分析思路】
颅内的轨道征表现为 CT 平扫上大脑半球皮质或皮质下区脑回样高密度钙化,最常见疾病为 Sturge-Weber 综合征,需要与其他少见疾病如结节性硬化症、海绵状血管畸形、陈旧性脑损伤,罕见疾病如 Cockayne 综合征、Fahr 病等进行鉴别,分析思路如下:
第一,认识这个征象。
第二,如何分析。首先重点观察钙化的位置、数量、形态及程度。钙化为单侧还是双侧,若为双侧,

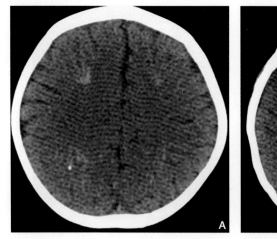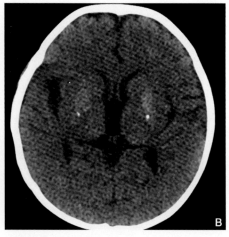

图 2-8-2-8　Cockayne 综合征 CT 表现

患者男,22 个月,发育落后,日光性皮炎,特殊面容。A、B. CT 平扫显示双侧大脑半球皮质区深部、壳核对称性钙化

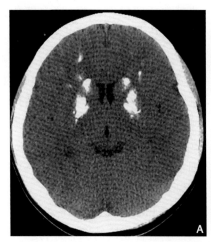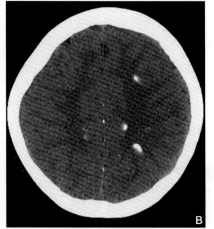

图 2-8-2-9　Fahr 病 CT 表现

患者女,10 岁。A、B. CT 平扫显示双侧基底节区、大脑半球灰白质交界区多发钙化

是对称性分布还是非对称性分布。对于多发钙化,除大脑半球皮质及皮质下区以外,是否同时存在其他部位的钙化,如双侧基底节丘脑区、室管膜下区等。同时需要观察钙化的形态,是脑回样、条片状分布还是为边界清楚的类圆形团块状。最后观察钙化的程度,为浅淡稍高密度、完全高密度,还是不均匀混杂高密度。

第三,分析合并的颅内其他影像学表现,如是否伴有脑实质内的其他病变,如软化灶、其他皮质或白质病变等。

第四,对于 CT 平扫发现的大脑半球钙化表现不具典型性时,需要进一步行 MRI 平扫或增强检查,提供更多的诊断信息。

第五,结合患者的既往病史、详细的体格检查、特征性临床表现等来缩小鉴别诊断范围,明确最终诊断。

【疾病鉴别】

基于临床信息的鉴别诊断流程见图 2-8-2-10。

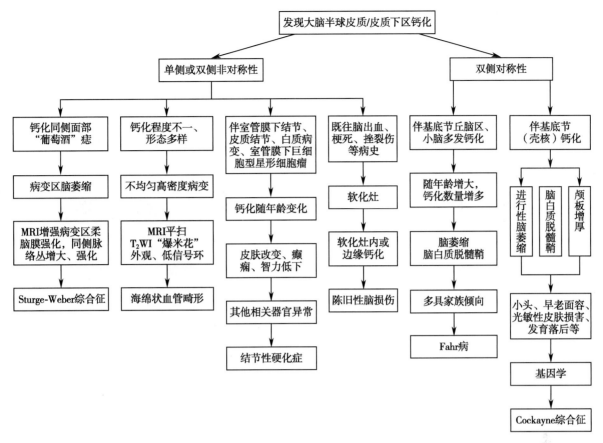

图 2-8-2-10　基于临床信息的鉴别诊断流程图

（王春祥）

第九节　颅后窝占位

一、实性为主占位

【定义】

发生在颅后窝，以实性成分为主的占位。发生部位包括颅后窝的各解剖位置，可分为小脑、第四脑室、桥小脑角区、脑干等。

【病理基础】

儿童期颅后窝实性为主占位的病理类型多样，以胚胎性肿瘤最多见，其中包括髓母细胞瘤、非典型畸胎样/横纹肌样瘤、有多层菊形团的胚胎性肿瘤。其他病理类型还包括室管膜瘤、弥漫性中线胶质瘤、脉络丛乳头状瘤、生殖细胞肿瘤等。

【征象描述】

1. CT 表现　CT 可清晰显示颅后窝实性为主占位的发生位置。占位呈稍低密度、等密度或高密度，当肿块内出现钙化、囊变坏死或出血时，密度可不均匀。肿块内钙化呈高密度，囊变坏死区呈低密度，出血则因时期不同密度有变化。

2. MRI 表现　MRI 显示实性为主占位的成分、发生部位、大小和形态、边缘以及与周围结构的关系更加清晰。实性成分主要呈 T_1WI 等信号、T_2WI 等至稍高信号。于 DWI 序列肿块实性成分信号变化较大，可呈低信号、等信号或高信号，DWI 序列对于肿块性质的判断有重要价值。部分肿块内可见 T_1WI 低信号、T_2WI 高信号囊变坏死区，通常囊变坏死区较小，形态不规则，常多发。MRI 对于肿块内钙化的显示不敏感。增强 MRI 实性为主肿块强化程度多样，与其病理类型间无一一对应关系。肿块强化形式可为均质或不均质。另外，增强检查的意义在于明确是否存在脑脊液播散。

【相关疾病】

儿童期颅后窝实性为主占位，以髓母细胞瘤最常见，其他相对较常见病理类型包括弥漫性中线区胶质瘤伴 H3K27M 突变型、室管膜瘤、非典型畸胎样/横纹肌样瘤、有多层菊形团的胚胎性肿瘤。少数情况下，颅后窝毛细胞型星形细胞瘤也可表现为实性为主占位。不同病理类型的肿瘤，其发生部位有一定特点。

1. 髓母细胞瘤（medulloblastoma, MB）　是儿

童期最常见的中枢神经系统胚胎性肿瘤,WHO 分级为Ⅳ级。发病年龄为 3~15 岁,以 3~7 岁最多见,男性多于女性。最常见发生部位为小脑蚓部,也可发生于小脑半球、第四脑室、桥小脑角区、桥臂等。WHO 中枢神经系统肿瘤分类中髓母细胞瘤按照组织学和分子学有不同的分类。不同亚型髓母细胞瘤的预后存在差异,肿瘤部位对分子学分类具有一定提示作用:①*WNT* 激活型 MB,典型部位为桥小脑角区或第四脑室侧孔区,少数位于中线区。常规治疗预后较好。②*SHH* 激活型 MB,多位于小脑半球,分为两种类型,伴 *TP53* 野生型和伴 *TP53* 突变型。伴 *TP53* 野生型多见于婴儿或青少年,预后较好;而伴 *TP53* 突变型多见于中间年龄段的儿童,预后较差。③非 *WNT*/非 *SHH* 激活型 MB 包括 Group3 型和 Group4 型。Group3 型 MB 多发生于中线区,以小脑蚓部多见,也可为第四脑室,新生血管多,预后差,可出现脑脊液播散。Group4 型 MB 多位于中线区,以第四脑室多见。MB 影像学表现具有一定特点,CT 平扫表现为高密度肿块(图 2-9-1-1),肿瘤内钙化或囊变不多见,为较小钙化或囊变。MRI 平扫表现为 T_1WI 等至稍低信号,T_2WI 稍高至高信号,瘤周水肿

不明显。DWI 序列肿块呈高信号,ADC 图信号减低,表现为明显弥散受限(图 2-9-1-2)。MRS 表现为 NAA 峰明显减低,Cho 峰明显升高。MRI 增强检查缺乏特异性,肿瘤实性部分强化程度可呈轻度至明显强化。MB 可经脑脊液通路导致颅内或椎管内蛛网膜下腔播散,因此有必要对整个神经轴进行 MRI 增强检查。

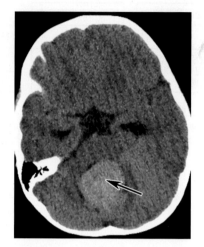

图 2-9-1-1 髓母细胞瘤 CT 表现
患者男,6 岁,呕吐。CT 平扫显示颅后窝中线区高密度肿块(箭)

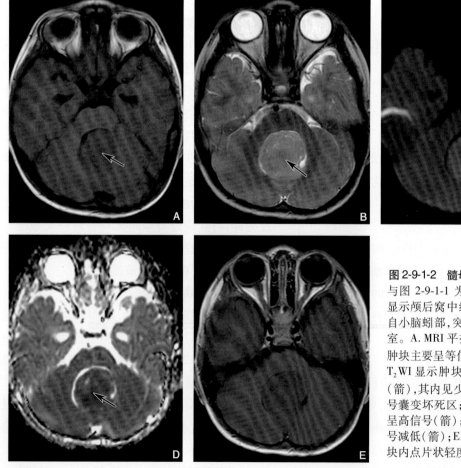

图 2-9-1-2 髓母细胞瘤 MRI 表现
与图 2-9-1-1 为同一患者。MRI 显示颅后窝中线区实性肿块,起自小脑蚓部,突入并占据第四脑室。A. MRI 平扫轴位 T_1WI 显示肿块主要呈等信号(箭);B. 轴位 T_2WI 显示肿块主要呈稍高信号(箭),其内见少量小点片状高信号囊变坏死区;C. DWI 序列肿块呈高信号(箭);D. ADC 图肿块信号减低(箭);E. 增强检查显示肿块内点片状轻度强化

2. **弥漫性中线胶质瘤伴 *H3K27M* 突变型** (diffuse midline glioma, *H3K27M*-altered) 属于儿童型弥漫性高级别胶质瘤, WHO 分级为Ⅳ级。多发生于儿童及青少年, 无明显性别差异。该肿瘤发生于颅内中线区, 儿童期多发生于脑干。该肿瘤的影像学表现具有一定特点: 肿瘤常形态不规则, 多致脑干呈膨胀性改变。CT 平扫表现为等至稍低密度。MRI 平扫 T_1WI 呈等至稍低信号, T_2WI 呈稍高信号, 肿瘤多包裹基底动脉(图 2-9-1-3), 肿瘤内可出现囊变, 多为偏心性。DWI 序列肿瘤可伴或不伴弥散受限。增强检查肿瘤强化形式多样。

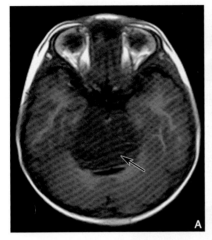 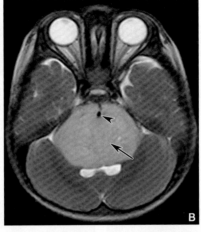 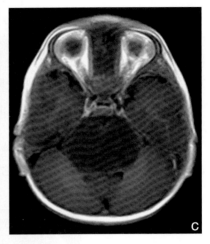

图 2-9-1-3 弥漫性中线胶质瘤伴 *H3K27M* 突变型 MRI 表现
患者男, 3 岁, 共济失调、左侧面瘫。MRI 平扫显示脑干肿块, 致脑干呈膨胀性改变。A. 轴位 T_1WI 显示肿块主要呈等至稍低信号(箭); B. 轴位 T_2WI 显示肿块主要呈稍高信号(箭), 包裹基底动脉(箭头); C. MRI 增强检查显示肿块未见强化

3. **室管膜瘤** (ependymoma) 组织学分为经典型室管膜瘤(WHO 分级Ⅱ级) 和间变性室管膜瘤(WHO 分级Ⅲ级)。发病年龄为 6 个月~18 岁, 3~5 岁为发病高峰。发生在颅后窝者位于第四脑室, 肿瘤中心可为第四脑室中线区, 也可为第四脑室偏侧性侧隐窝区。肿瘤 CT 表现为等至低密度, 钙化较常见, 可伴有囊变坏死或出血。MRI 平扫肿瘤实性部分 T_1WI 呈等至稍低信号, T_2WI 呈等至稍高信号, 囊变坏死区呈长 T_1、长 T_2 信号, 钙化于各序列均呈低信号。MRI 多方位成像能更好地显示其生长方式, 具有特征性, 肿块多沿第四脑室流出道向外生长, 延伸至枕骨大孔及双侧桥小脑角区(图 2-9-1-4)。DWI 序列肿瘤通常弥散受限不明显, 当肿瘤内出现明显弥散受限区时, 提示其具有间变性成分。增强检查肿瘤呈不均匀强化, 实性部分呈轻至中度强化, 强化形式可不规则。

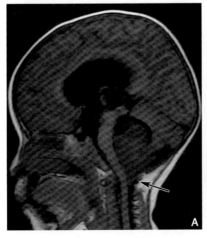 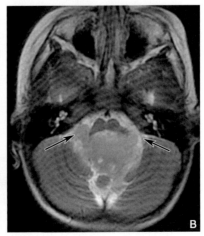

图 2-9-1-4 室管膜瘤 MRI 表现
患者女, 3 岁, 头痛。MRI 平扫显示第四脑室内肿块, A. 矢状位 T_1WI 显示肿块主要呈等至低信号, 脑干受压, 肿块向枕骨大孔延伸(箭); B. 轴位 T_2WI 显示肿块主要呈稍高信号, 其内见点片高信号区, 肿块向双侧桥小脑角区延伸(箭)

4. **非典型畸胎样/横纹肌样肿瘤（atypical tera-toid/rhabdoid tumor，AT/RT）** 属于中枢神经系统胚胎性肿瘤，WHO 分级为 Ⅳ 级。多见于 3 岁以下婴幼儿，男性多于女性。发生于颅后窝者多位于中线旁区，常位于小脑蚓部、小脑半球或桥小脑角区，少数情况下可位于第四脑室。CT 表现为不均匀高密度肿块，可伴有出血、囊变坏死或钙化（图 2-9-1-5）。MRI 平扫肿瘤呈混杂信号，实性部分于 T₁WI 呈等信号，T₂WI 呈等至稍高信号；肿瘤内多发囊变坏死区呈长 T₁、长 T₂ 信号，常呈偏心性分布于肿瘤周边。DWI 序列肿瘤实性部分明显弥散受限（图 2-9-1-6）。MRI 增强检查肿瘤呈不均匀强化，"曲带状"强化具有特征性。

5. **有多层菊形团的胚胎性肿瘤（embryonal tumor with multilayered rosettes，ETMR）** 属于中

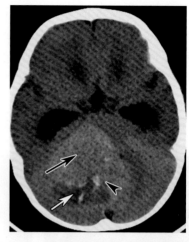

图 2-9-1-5 非典型畸胎样/横纹肌样肿瘤 CT 表现
患者男，1 岁 9 个月，呕吐。CT 平扫显示颅后窝偏右侧巨大肿块密度不均匀，实性部分呈高密度（箭），其内散在点片状更高密度钙化灶（箭头）及片状低密度区（白箭），脑干及第四脑室明显受压变形

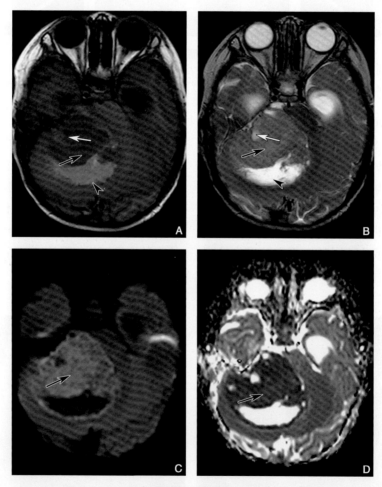

图 2-9-1-6 非典型畸胎样/横纹肌样肿瘤 MRI 表现
与图 2-9-1-5 为同一患者。MRI 平扫显示颅后窝偏右侧巨大混杂信号肿块。A. 轴位 T₁WI 显示肿块主要呈稍低信号（箭），肿块周边见多发片状稍高信号（箭头）及小片低信号区（白箭）；B. 轴位 T₂WI 显示肿块主要呈等至稍高信号（箭），肿块周边见多发高信号区，为出血（箭头）及小囊变坏死区（白箭）；C. DWI 序列肿块实性部分呈高信号（箭），出血及囊变坏死区呈低信号；D. ADC 图肿块实性部分信号减低（箭）

枢神经系统胚胎性肿瘤,WHO 分级为Ⅳ级。多见于 4 岁以下儿童。约 30% 发生在颅后窝,多发生在脑干区,可突入第四脑室内。肿瘤多呈实性,可伴囊变坏死或钙化。CT 表现为高密度肿块,MRI 平扫于 T_1WI 呈等信号,T_2WI 呈等至稍高信号,DWI 序列明显弥散受限。MRI 增强检查肿瘤通常强化不显著。

6. **毛细胞型星形细胞瘤**(pilocytic astrocytoma,PA) WHO 分级为Ⅰ级。好发于 3~7 岁,无明显性别差异。肿瘤多位于小脑半球,其次为小脑蚓部。典型影像学表现为囊实性,多呈大囊伴壁结节表现。囊性部分 CT 表现为低密度,MRI 表现为 T_1WI 呈低信号,T_2WI 呈高信号;壁结节表现为 CT 等密度,MRI 表现为 T_1WI 呈等信号,T_2WI 呈等至稍高信号。增强检查表现为壁结节明显强化,囊性部分及囊壁无强化。不典型情况下,毛细胞型星形细胞瘤也可表现为完全实性或以实性为主的囊实性肿块,增强检查实性部分呈不均匀强化。此时需要与发生于颅后窝的胚胎性肿瘤相鉴别,主要鉴别依据为 PA 实性部分 CT 平扫呈等至稍低密度(图 2-9-1-7),MRI 检查 DWI 序列无明显弥散受限(图 2-9-1-8)。

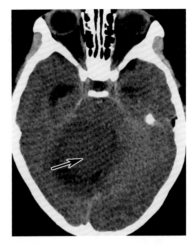

图 2-9-1-7 毛细胞型星形细胞瘤不典型 CT 表现
患者男,4 岁,走路不稳。CT 平扫显示颅后窝偏右侧囊实性肿块,实性部分呈稍低密度(箭)

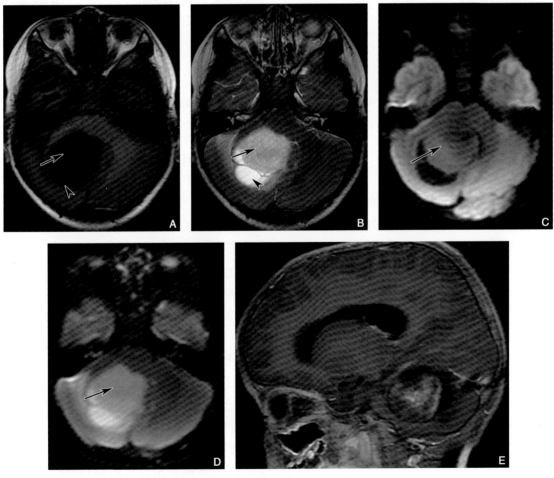

图 2-9-1-8 毛细胞型星形细胞瘤不典型 MRI 表现
与图 2-9-1-7 为同一患者。MRI 平扫显示颅后窝偏右侧囊实性肿块,以实性为主。A. 轴位 T_1WI 显示肿块实性部分呈略高于脑脊液的低信号(箭),囊性部分呈更低信号(箭头);B. 轴位 T_2WI 显示肿块实性部分主要呈稍高信号(箭),囊性部分呈高信号(箭头);C. DWI 序列肿块实性部分呈等信号(箭);D. ADC 图肿块实性部分信号增高(箭),提示无明显弥散受限;E. 增强检查矢状位显示肿块实性部分呈不均匀强化

【分析思路】

儿童期颅后窝实性为主占位包括多种肿瘤类型,分析思路如下:

第一,认识这个征象。判断占位为完全实性,或是实性为主的囊实性。

第二,如何分析。对颅后窝占位进行定位,判断肿瘤的中心位置,是位于小脑半球、第四脑室、侧孔/桥小脑角区或是脑干等。

第三,重点观察 DWI 序列和 ADC 图判断肿瘤是否有明显的弥散受限。

第四,结合患儿的年龄、肿瘤的生长方式及较为特征的强化形式,可缩小鉴别诊断范围。

【疾病鉴别】

颅后窝实性为主占位的鉴别诊断流程见图 2-9-1-9。

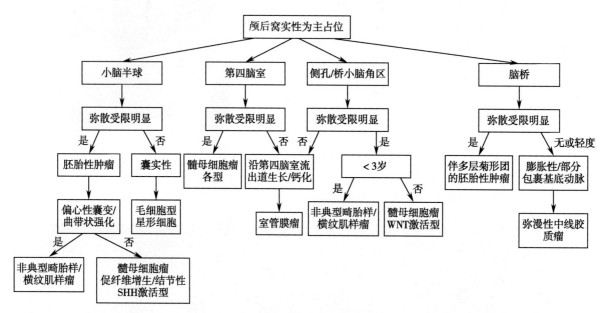

图 2-9-1-9 颅后窝实性为主占位的鉴别诊断流程图

二、囊性为主占位

【定义】

发生在颅后窝,以囊性成分为主的病变,具有占位效应,可表现为完全囊性或以囊性为主的囊实性。发生部位包括颅后窝的各解剖位置,可分为小脑、第四脑室、颅后窝脑外间隙等。对于颅后窝的先天性畸形,虽然可表现为囊性病变,但也不能归类于此部分。血管母细胞瘤虽然也是以囊性为主的颅后窝占位,但是多见于成人,因此本部分内容不作介绍。

【病理基础】

儿童期颅后窝囊性为主占位的病理类型多样,主要为发生在颅后窝的肿瘤、囊肿或感染等,以毛细胞型星形细胞瘤、蛛网膜囊肿为主,其他病理类型包括表皮样囊肿、皮样囊肿、室管膜囊肿等。

【征象描述】

1. **CT 表现** CT 可清晰显示颅后窝囊性为主占位的发生位置、密度。占位通常呈低密度为主,以囊性为主的囊实性占位中可见少量等密度影。

2. **MRI 表现** MRI 显示囊性为主占位的成分、发生部位、大小和形态、边缘以及与周围结构的关系更加清晰。占位效应的程度主要与病变所在部位有关,可引起脑积水。完全囊性占位根据其内成分不同,在 MRI 信号多样,可呈 T_1WI 低信号、T_2WI 高信号,于 T_1WI 序列也可呈等或高信号,多数情况下病变内信号均匀。以囊性为主的囊实性占位,其内囊性部分呈 T_1WI 低信号、T_2WI 高信号。增强检查完全囊性者囊内容物通常无强化,少见情况下见囊壁强化;囊实性者其内实性成分可强化,囊性成分无强化。

【相关疾病】

儿童期颅后窝囊性为主占位,以毛细胞型星形细胞瘤和蛛网膜囊肿多见,其他少见疾病包括表皮样囊肿、皮样囊肿等,另外与发生在颅后窝的脓肿也需要进行鉴别。

1. **毛细胞型星形细胞瘤(pilocytic astrocytoma,PA)** WHO 分级为 Ⅰ 级,是儿童期发生在颅后窝的最常见良性肿瘤。好发于 3~7 岁,无明显性别差异。肿瘤多位于小脑半球。典型影像学表现为囊实性,多以囊性为主,呈大囊伴壁结节表现。

囊性部分 CT 表现为低密度,MRI 表现为 T_1WI 低信号、T_2WI 信号;壁结节表现为 CT 等密度,MRI 表现为 T_1WI 等信号、T_2WI 等至稍高信号。增强检查

表现为壁结节明显强化,囊性部分及囊壁无强化(图 2-9-2-1),若囊壁强化则提示囊壁由肿瘤组织构成。

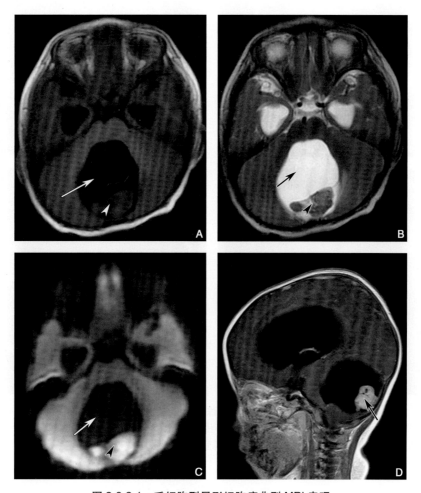

图 2-9-2-1 毛细胞型星形细胞瘤典型 MRI 表现

患者男,4 岁。MRI 平扫显示颅后窝囊性为主肿块,呈大囊伴壁结节表现。
A. 轴位 T_1WI 显示肿块囊性部分呈低信号(箭),壁结节呈等信号(箭头);
B. 轴位 T_2WI 显示肿块囊性部分呈高信号(箭),壁结节呈等信号(箭头);
C. DWI 序列肿块囊性部分呈低信号(箭);D. 增强检查矢状位显示壁结节呈明显强化(箭),囊性部分及囊壁无强化

2. **蛛网膜囊肿**(arachnoid cyst) 颅后窝蛛网膜囊肿是颅后窝脑脊液被包裹在蛛网膜下腔内所形成的囊袋状结构,是一种蛛网膜-软脑膜之间的良性占位,可无任何症状或体征,多为偶然发现。常位于小脑后方,边缘清晰,有占位效应,可推压小脑向前移位,囊肿较大时可致小脑幕位置上抬。CT 呈脑脊液样低密度,MRI 各序列均与脑脊液信号一致(图 2-9-2-2),DWI 序列无弥散受限。增强检查囊壁及内容物均无强化。颅后窝蛛网膜囊肿不与第四脑室相通,第四脑室受压变形并向前移位,无小脑蚓部发育不良。

3. **表皮样囊肿**(epidermoid cyst) 颅后窝表皮样囊肿可发生于脑池或第四脑室内,桥小脑角池

多于第四脑室、枕大池、桥前池。位于桥小脑角池者可累及所在位置的脑神经,引起面瘫或听力障碍等症状;位于枕大池或第四脑室内者当病变体积较大,占位效应明显,压迫小脑半球时,可引起步态不稳等症状。病变多形态不规则,呈分叶状,边界清楚,具有钻缝式生长的特点。位于第四脑室者可沿第四脑室流出道向外延伸;位于脑池者可沿脑池或脑裂向周围延伸。CT 平扫多呈低密度,少数情况下可呈等密度或低-等混合密度。MRI 平扫表现为 T_1WI 呈低信号,T_2WI 呈信号,其信号程度并不与脑脊液信号完全一致,于 FLAIR 序列不能被完全抑制,DWI 序列呈高信号。增强检查,大多情况下囊壁及囊内容物均无强化。

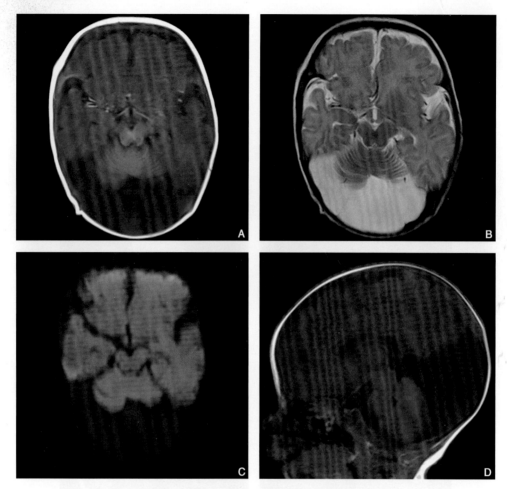

图 2-9-2-2 颅后窝蛛网膜囊肿 MRI 表现

患者男,6个月。MRI 平扫显示颅后窝囊性病变,于各序列均与脑脊液信号一致,具有占位效应。A. 轴位 T_1WI 显示颅后窝病变呈低信号,信号均匀;B. 轴位 T_2WI 呈高信号;C. DWI 序列病变呈低信号;D. 矢状位 T_1WI 显示颅后窝病变向前压迫小脑并向前移位,向上致小脑幕受压上抬,该病变不与第四脑室相通

4. **皮样囊肿**(dermoid cyst) 为皮肤外胚层剩件包埋于神经沟内发展而成,常含有皮肤的各种成分。多发生于颅内中线区,常为含脂肿块。CT 平扫呈低密度,CT 值为 −40~−20HU,边界清楚,边缘囊壁可见钙化。MRI 表现信号不一,主要与囊内容物成分有关,多数在 T_1WI 和 T_2WI 均呈高信号,与皮样囊肿内含有液态脂类物质有关,且信号常不均匀。增强扫描囊内容物无强化,囊壁少见强化。皮样囊肿可破裂,脑脊液内可见脂肪滴,在 T_1WI 表现为蛛网膜下腔及脑室内散在的高信号,具有一定特征性。皮样囊肿常合并皮毛窦,中线区椎体/颅底异常等。

5. **脓肿**(abscess) 颅后窝脓肿可发生于轴内或轴外,也可多发同时累及。CT 平扫多呈低密度。MRI 更具特征性,以包膜期最具有影像学特征,脓腔中心液化坏死呈 T_1WI 低信号、T_2WI 高信号,于 DWI 序列弥散受限,呈明显高信号,ADC 呈低信号,具有一定特征性。包膜于 T_2WI 呈低信号环,发生于脑实质者周围可见水肿区,增强检查脓肿壁呈环形强化(图 2-9-2-3),典型者脓肿壁厚度均一光滑。发生于

颅后窝者乳突炎常为其原因之一。

【分析思路】

儿童期颅后窝囊性为主占位包括多种病理类型,分析思路如下:

第一,认识这个征象。

第二,如何分析。首先对颅后窝囊性为主占位进行成分判断,判断病变为完全囊性,或是以囊性为主的囊实性占位。

第三,对于完全囊性占位,判断其部位,位于轴内还是轴外。然后根据 CT 和 MRI 表现,观察其为脑脊液样还是非脑脊液样,再进行进一步鉴别。儿童期发生在颅后窝的以囊性为主的囊实性占位多为毛细胞型星形细胞瘤,结合其典型 MRI 表现能够明确诊断。

第四,结合占位的形态、生长方式、成分是否均质、DWI 序列信号特点以及较为特征的强化形式,可缩小鉴别诊断范围。

【疾病鉴别】

颅后窝囊性为主占位的鉴别诊断流程见图 2-9-2-4。

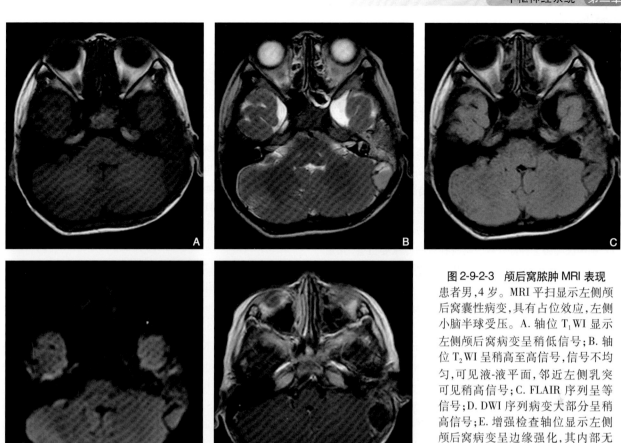

图 2-9-2-3 颅后窝脓肿 MRI 表现

患者男，4 岁。MRI 平扫显示左侧颅后窝囊性病变，具有占位效应，左侧小脑半球受压。A. 轴位 T_1WI 显示左侧颅后窝病变呈稍低信号；B. 轴位 T_2WI 呈稍高至高信号，信号不均匀，可见液-液平面，邻近左侧乳突可见稍高信号；C. FLAIR 序列呈等信号；D. DWI 序列病变大部分呈稍高信号；E. 增强检查轴位显示左侧颅后窝病变呈边缘强化，其内部无强化

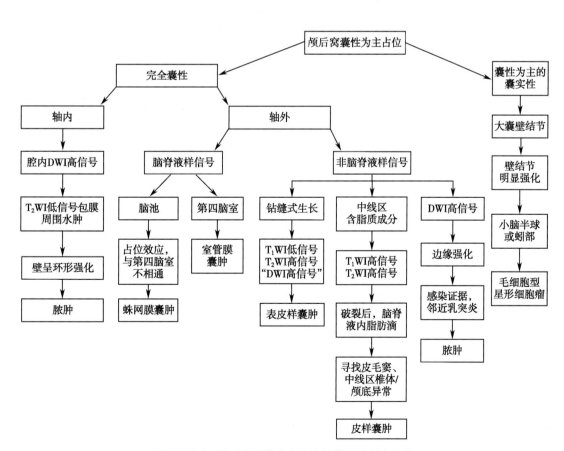

图 2-9-2-4 颅后窝囊性为主占位的鉴别诊断流程图

（陈 静）

参 考 文 献

[1] 李欣,邵剑波.中华影像医学·儿科卷[M].第2版.北京:人民卫生出版社,2019.

[2] 李欣,曾洪武.中华医学影像案例分析宝典.儿科分册[M].北京:人民卫生出版社,2017.

[3] 张小旭,尹义,刘雅文,等.Joubert综合征的MRI诊断[J].中国CT和MRI杂志,2023,3:62-64.

[4] 王蒙,胡岩,左玉超,等.儿童Chiari畸形1型的诊断与治疗:国际专家共识(2021)解读[J].中华神经医学杂志,2022,8:757-761.

[5] 中国医师协会神经外科分会脊柱脊髓专家委员会.儿童Chiari畸形Ⅰ型诊疗专家共识[J].中华神经医学杂志,2023,4:325-332.

[6] 吴月圆.Chiari畸形并脊髓空洞症的MRI分型及临床意义研究[J].影像研究与医学应用,2019,19:15-17.

[7] 袁昌巍,王盈进,段鸿洲.磁共振相位对比电影成像检测Chiari畸形Ⅰ型脑脊液流体力学的研究进展[J].中国微创外科杂志,2020,2:160-163.

[8] 肖江喜,范晓颖,郭雪梅,等.儿童型肾上腺脑白质营养不良的2D-H MRIS和DTI初步应用[J].实用放射学杂志,2005,21(5):254-258.

[9] 肖江喜,杨开颜,王霄英,等.儿童异染性脑白质营养不良的MRI表现[J].中华放射学杂志,2001,35(10):747-750.

[10] 杨旋彪,薛春升,庄素芹,等.颅内环状强化病变的影像学的表现与分析[J].临床和实验医学杂志,2007,6(7):23-25.

[11] 戚晓昆.全面掌握中枢神经系统炎性脱髓鞘疾病影像学进展[J].中华神经科杂志,2011,44(7):445-447.

[12] FERNÁNDEZ V,LLINARES-BENADERO C,BORRELL V. Cerebral cortex expansion and folding:what have we learned[J].EMBO J,2016,35:1021-1044.

[13] AGIRMAN G,BROIX L,NGUYEN L. Cerebral cortex development:an outside-in perspective[J].FEBS Lett,2017,591:3978-3992.

[14] MOLNÁR Z,CLOWRY G. Human cerebral cortex development[J].J Anat,2019,235:431.

[15] MIYAN J,CAINS S,LARCOMBE S,et al. Subarachnoid cerebrospinal fluid is essential for normal development of the cerebral cortex[J].Semin Cell Dev Biol,2020,102:28-39.

[16] LEVITT P,BARBE M F,EAGLESON K L. Patterning and specification of the cerebral cortex[J].Annu Rev Neurosci,1997,20:1-24.

[17] GUERRINI R,CARROZZO R. Epilepsy and genetic malformations of the cerebral cortex[J].Am J Med Genet,2001,106:160-173.

[18] DASILVA A F,GRANZIERA C,SNYDER J,et al. Thick-
ening in the somatosensory cortex of patients with migraine[J].Neurology,2007,69:1990-1995.

[19] SURISETTI B K,HOLLA V V,PRASAD S N,et al. Clinical and Imaging Profile of Patients with Joubert Syndrome.[J].J Mov Disord,2021,14:231-235.

[20] SRIVASTAVA S,MANISHA R,DWIVEDI A,et al. Meckel Gruber and Joubert Syndrome Diagnosed Prenatally:Allelism between the Two Ciliopathies,Complexities of Mutation Types and Digenic Inheritance.[J].Fetal Pediatr Pathol,2021,41:1041-1051.

[21] GANA S,SERPIERI V,VALENTE E M. Genotype-phenotype correlates in Joubert syndrome:A review[J].Am J Med Genet C Semin Med Genet,2022,190:72-88.

[22] AKSU U T,ERTÜRK B,AYDIN K,et al. Clinical and genetic spectrum from a prototype of ciliopathy:Joubert syndrome[J].Clin Neurol Neurosurg,2022,224:107560.

[23] D'ARCO F,KHAN F,MANKAD K,et al. Differential diagnosis of posterior fossa tumours in children:new insights[J].Pediatr Radiol,2018,48(13),1955-1963.

[24] CULLETON S,MCKENNA B,DIXON L,et al. Imaging pitfalls in paediatric posterior fossa neoplastic and non-neoplastic lesions[J].Clin Radiol,2021,76(5),391. e19-391. e31.

[25] SPAZZAPAN P,BOSNJAK,PRESTOR B,et al. Chiari malformations in children:An overview[J].World J Clin Cases,2021,4:764-773.

[26] KRISHNA V,SAMMARTINO F,YEE P,et al. Diffusion tensor imaging assessment of microstructural brainstem integrity in Chiari malformation Type I[J].J Neurosurg,2016,125:1112-1119.

[27] ATLAS S W. Magnetic Resonance Imaging of the Brain and Spine. 4th ed. Philadelphia:Wolters Kluwer,2008.

[28] BARKOVICH A J,RAYBAUD C. Pediatric Neuroimaging. 5th ed. Philadelphia:Wolters Kluwer,2011.

[29] ALORAINY I A,SABIR S,SEIDAHMED M Z,et al. Brain stem and cerebellar findings in Joubert syndrome[J].J Comput Assist Tomogr,2006,30(1):116-121.

[30] BRANCATI F,DALLAPICCOLA B,VALENTE E M. Joubert syndrome and related disorders[J].Orphanet J Rare Dis,2010,5:20.

[31] WOLFSON B J,FAERBER E N,TRUEX R C J R. The "keyhole":a sign of herniation of a trapped fourth ventricle and other posterior fossa cysts[J].AJNR Am J Neuroradiol,1987,8(3):473-477.

[32] TAOKA T,FUKUSUMI A,MIYASAKA T,et al. Structure of the medullary veins of the cerebral hemisphere and related disorders[J].Radiographics,2017,37:281-297.

[33] CHEON J E,KIM I O,HWANG Y S,et al. Leukodystrophy in children:a pictorial review of MR imaging features

[J]. Radiographics,2002,22(3):461-476.

[34] KIM J H,KIM H J. Childhood X-linked adrenoleukodystrophy:clinical-pathologic overview and MR imaging manifestations at initial evaluation and follow-up[J]. Radiographics,2005,25(3):619-631.

[35] IWADATE Y,SUGANAMI A,IKEGAMI S,et al. Non-deep-seated primary CNS lymphoma:Therapeutic responses and a molecular signature[J]. J Neurooncol,2014,117:261-268.

[36] DALIA S,FORSYTH P,CHAVEZ J,et al. Primary B-cell CNS lymphoma clinicopathologic and treatment outcomes in 89 patients from a single tertiary care center[J]. Int J Hematol,2014,99:450-456.

[37] TUNTHANATHIP T,RATANALERT S,SAE-HENG S,et al. Butterfly Tumor of the Corpus Callosum:Clinical Characteristics,Diagnosis,and Survival Analysis[J]. J Neurosci Rural Pract,2017,8(Suppl 1):S57-S65.

[38] KIM T S,KIM I O,KIM W S,et al. MR of childhood metachromatic leukodystrophy[J]. AJNR Am J Neuroradiol,1997,18(4):733-738.

[39] VAN DER VOORN J P,POUWELS P J,KAMPHORST W,et al. Histopathologic Correlates of Radial Stripes on MR Images in Lysosomal Storage Disorders[J]. AJNR Am J Neuroradiol,2005,26:442-446.

[40] JACOBS D A,MARKOWITZ C E,LIEBESKIND D S,et al. The "double panda sign" in Wilson's disease[J]. Neurology,2023,61:969.

[41] THAPA R,GHOSH A. Face of the giant panda' sign in Wilson disease[J]. Pediatr Radiol,2008,38:1355.

[42] SONAM K,BINDU P S,GAYATHRI N,et al. The "double panda" sign in Leigh disease[J]. J Child Neurol. 2013,29:980-982 .

[43] SETHI K D,ADAMS R J,LORING D W,et al. Hallervorden-Spatz syndrome:clinical and magnetic resonance imaging correlations[J]. Ann Neurol,1988,24:692-694.

[44] GUILLERMAN R P. The eye-of-the-tiger sign[J]. Radiology,2000,217(3):895-896.

[45] SAVOIARDO M, HALLIDAY W C, NARDOCCI N, et al. Hallervorden-Spatz disease:MR and pathologic findings [J]. AJNR Am J Neuroradiol,1993,14(1):155-162.

[46] PÉRICLESMARANHÃO-FILHO,MAURICE B. Vincent. Diagnostic clues apropos of visual illusions[J]. Arq Neuropsiquiatr,2009,67(4):1117-1123.

[47] LEE J H,YUN J Y,GREGORY A,et al. Brain MRI pattern recognition in neurodegeneration with brain iron accumulation[J]. Front Neurol,2020,11:1024.

[48] MOLINUEVO J L, MUNOZ E, VALLDEORIOLA F, et al. The eye of the tiger sign in cortical-basal ganglionic degeneration[J]. Mov Disord,1999,14:169-171.

[49] BARBOSA E R,BITAR M S,BACHESCHI L A,et al. Parkinsonismoprecoceassociado a lesõespallidais do tipo "eye of the tiger"[J]. Arq Neuropsiquiatr,1995,53:294-297.

[50] DAVIE C A,BARKER G J,MACHADO C,et al. Proton magnetic spectroscopy in Steele-Richardson-Olszewski syndrome[J]. Mov Disord,1997,12:767-771.

[51] HSU W C,TANG L M,CHEN S T,et al. Multiple brain abscesses in chain and cluster:CT appearance[J]. J Comput Assist Tomogr,1995,19(6):1004-1006.

[52] ENZMANN D R,BRITT R H,PLACONE R. Staging of human brain abscess by computed tomography[J]. Radiology,1983,146(3):703-708.

[53] MUZUMDAR D,JHAWAR S,GOEL A. Brain abscess:an overview[J]. Int J Surg,2011,9(2):136-44.

[54] BRITT R H,ENZMANN D R. Clinical stages of human brain abscesses on serial CT scans after contrast infusion. Computerized tomographic, neuropathological, and clinical correlations[J]. J Neurosurg,1983,59(6):972-89.

[55] BARGALLÓ J,BERENGUER J,GARCÍA-BARRIONUEVO J,et al. The "target sign":is it a specifi c sign of CNS tuberculoma[J]. Neuroradiology,1996,38(6):547-550.

[56] BERNAERTS A,VANHOENACKER F M,PARIZEL P M,et al. Tuberculosis of the central nervous system:overview of neuroradiological findings [J]. Eur Radiol, 2003, 13(8):1876-1890.

[57] JOY L,SAKALECHA A K. Role of Multiparametric Magnetic Resonance Imaging of the Brain in Differentiating Neurocysticercosis From Tuberculoma[J]. Cureus, 2023,15(5):e39003.

[58] VAN NIEKERK M, GOUSSARD P, VAN TOORN R, et al. Giant cerebral tuberculoma mimicking a high-grade tumour in a child [J]. BMJ Case Rep, 2022, 15(4):e248545.

[59] BARAT M,POTONNIER W,BORDACAHAR B. Target sign on diffusion-weighted MRI in solid and papillary tumor[J]. Diagn Interv Imaging,2021,102(5):333-334.

[60] MASDEU J C,QUINTO C,OLIVERA C,et al. Open-ring imaging sign:highly specific for atypical brain demyelination. [J]. Neurology,2000,54(7):1427-1433.

[61] JAVALKAR V,MANIX M,WILSON J,et al. Open ring enhancement in atypical brain demyelination. J. Clin. Neurosci,2012,19(6):910-912.

[62] KIM D S,NA D G,KIM K H,et al. Distinguishing tumefactive demyelinating lesions from glioma or central nervous system lymphoma:added value of unenhanced CT compared with conventional contrast-enhanced MR imaging [J]. Radiology,2009,251(2):467-475.

[63] BASKIN H J. The pathogenesis and imaging of the tuberous sclerosis complex[J]. Pediatr Radiol, 2008,38(9):936-

952.

[64] GONÇALVES F G, CASCHERA L, TEIXEIRA S R, et al. Intracranial calcifications in childhood:Part 2[J]. Pediatr Radiol,2020,50(10):1448-1475.

[65] JUHÁSZ C,HAACKE E M,HU J,et al. Multimodality imaging of cortical and white matter abnormalities in Sturge-Weber syndrome[J]. AJNR Am J Neuroradiol, 2007, 28 (5):900-906.

[66] ZOU X,HART B L,MABRAY M,et al. Automated algorithm for counting microbleeds in patients with familial cerebral cavernous malformations[J]. Neuroradiology, 2017, 59(7):685-690.

[67] SIMON B,OOMMEN S P,SHAH K,et al. Cockayne syndrome:characteristic neuroimaging features[J]. Acta Neurol Belg,2015,115(3):427-428.

[68] BRANDÃO L A,YOUNG POUSSAINT T. Posterior fossa tumors[J]. Neuroimaging Clin N Am,2017,27(1):1-37.

[69] TAMRAZI B,MANKAD K,NELSON M,et al. Current concepts and challenges in the radiologic assessment of brain tumors in children:part 2[J]. PediatrRadiol, 2018, 48 (13):1844-1860.

[70] LOUIS D N,PERRY A,WESSELING P,et al. The 2021 WHO Classification of Tumors of the Central Nervous System:a summary[J]. Neuro Oncol, 2021, 23 (8):1231-1251.

[71] PAJTLER K W,WITT H,SILL M,et al. Molecular classification of ependymal tumors across all CNS compartments, histopathological grades,and age groups[J]. Cancer Cell, 2015,27(5):728-743.

[72] LEEPER H,FELICELLA M M,WALBERT T. Recent advances in the classification and treatment of ependymomas [J]. Curr Treat Options Oncol,2017,18(9):55.

[73] KRESBACH C,NEYAZI S,SCHÜLLER U. Updates in the classification of ependymal neoplasms:the 2021 WHO classification and beyond[J]. Brain Pathol, 2022, 32(4): e13068.

第三章　头颈部

第一节　临床相关症状和体征

头颈部为人体器官最多最复杂的部位,颅内包含脑;面部包含眼、耳、鼻、舌等感觉器官;颈部包含淋巴结、甲状腺、喉部、动脉、静脉、气管、食管等。每个器官因为有特殊的功能,疾病时其反映出来的症状和体征也大不相同。婴幼儿和儿童期头颈部疾病,以先天性疾病、感染性和肿瘤性疾病最多见,儿童病情变化快,症状重叠高。第二章第一节儿科神经系统临床相关症状和体征出现的内容不在此章节重复。

一、头痛

头痛(headache)指眉弓、耳郭上部、枕外隆凸连线以上部位的疼痛。头痛分为 3 种:①原发性头痛;②继发性头痛;③痛性脑神经病、其他面痛和头痛。原发性头痛可视为一种独立的疾病,而继发性头痛则是继发于其他疾病的一种症状。

以下因素均可以引起头痛,血管因素(颅内外血管的收缩、扩张或牵引)、神经因素(脑神经和颈神经被刺激),脑膜受刺激或牵拉,头、颈部肌肉的收缩;眼、耳、鼻、鼻窦及牙齿等病变的疼痛,可扩散或反射到头部而引起疼痛。

头痛部位可以是单侧、双侧,前额、颞部或枕部,局部或弥漫。

头痛可以急性起病或慢性起病。急性起病并有发热者常为感染性疾病所致。长期的反复发作性头痛,见于偏头痛、紧张性头痛、丛集性头痛等。慢性进行性头痛并有颅内压增高的症状(如呕吐、缓脉、视神经乳头水肿)应注意颅内占位性病变。

头痛程度分为轻度和重度,头痛持续时间可有长有短。头痛形式多种多样,常见的有胀痛、闷痛、撕裂样痛和电击痛,部分患者还可以伴有血管搏动感以及恶心、呕吐和头晕等症状;继发性头痛还可以出现其他系统性疾病的体征,例如感染性疾病常会伴有发热;神经血管病变常会伴有偏瘫、失语等神经功能损害。

二、眩晕

眩晕(vertigo)是患者感到自身或周围环境物体旋转或摇动的一种主观感觉障碍,常伴有客观的平衡障碍,一般无意识障碍。人体通过视觉、本体觉和前庭器官分别将躯体位置的信息经感觉神经传入中枢神经系统,整合后做出位置的判断,并通过运动神经传出,调整位置,维持平衡。其中任何传入环节功能异常都会出现判断错误,产生眩晕。病因主要为迷路、前庭神经、脑干及小脑病变。

临床上将眩晕分为:①前庭系统性眩晕,亦称真性眩晕,由前庭神经系统功能障碍引起,表现为旋转感、摇晃感、移动感等;②非前庭系统性眩晕,亦称一般性眩晕,多由全身性疾病引起,表现为头晕、头胀、头重脚轻、眼花等。

根据病因,眩晕可分为周围性眩晕(耳性眩晕)、中枢性眩晕(脑性眩晕)和其他原因的眩晕。

1. 周围性眩晕(耳性眩晕)　病变位于内耳前庭至前庭神经颅外段之间。病因有梅尼埃病、迷路炎、内耳药物中毒、前庭神经元炎。周围性眩晕常见的类型有:①位置性眩晕,患者头部处在一定位置时出现眩晕和眼球震颤,多数不伴耳鸣及听力减退。可见于迷路和中枢病变。②晕动病,乘车、船或飞机时,因不规则晃动和旋转使得内耳迷路受到机械性刺激,与本体空间位觉错配,引起前庭功能紊乱所致,俗称晕船、晕车等,常伴恶心、呕吐、面色苍白、出冷汗等。

2. 中枢性眩晕(脑性眩晕)　病变位于前庭神经颅内段、前庭神经核及其神经纤维联系、小脑、大脑等。病变性质可以是颅内血管性疾病(椎-基底动脉供血不足、脑动脉粥样硬化、高血压脑病)、颅内肿瘤性病变(听神经瘤、小脑肿瘤、第四脑室肿瘤)、颅内感染性疾病(颅后窝蛛网膜炎、小脑脓肿)等。

3. 其他原因的眩晕 低血压、高血压、阵发性心动过速、房室传导阻滞、各种原因所致的贫血、急性发热性疾病、尿毒症、严重肝病、眼屈光不正、青光眼或长时间看电影等,均可导致眩晕。

三、晕厥

晕厥(syncope),又名昏厥,是由于脑血流量减少导致的一时性、广泛性脑供血不足,引发的一过性意识丧失状态。意识丧失的时间和程度不一,可持续数秒或数分钟。因为发作时患者肌肉张力消失,不能保持正常姿势而倒地。脉搏细数、血压下降、呼吸微弱。一旦处于水平位,患者的状态可很快恢复,其后很少留有后遗症。晕厥病因大致分4类:

1. 血管舒缩障碍 见于单纯性晕厥、体位性低血压、颈动脉窦综合征、排尿性晕厥、咳嗽性晕厥及疼痛性晕厥等。

2. 心源性晕厥 见于严重心律失常、心脏排血受阻、心肌缺血及心力衰竭等。

3. 脑源性晕厥 见于脑动脉粥样硬化、短暂性脑缺血发作、偏头痛、无脉症、慢性铅中毒性脑病等。

4. 血液成分异常 见于低血糖、通气过度综合征、哭泣性晕厥、重症贫血及高原晕厥等。

四、眼部异常

1. 视力障碍 是指眼部结构或功能异常导致的视觉受损,指眼睛无法清楚地看到外界物体,或者看清外界物体的能力下降。可表现为看远处或者看近处视物不清,视物模糊,视物变形、变小、变色、复视,视野缩小或者眼前有固定或者飘动的黑影等。

视力障碍可由近视、远视、散光等原因导致,也可能是由于角膜炎、青光眼、白内障、视网膜脱离等疾病引起。

2. 色觉异常 包括色弱、色盲,可由烟酒中毒、药物中毒、视神经损伤等引起。

3. 夜盲 常见于视网膜发育不良、视网膜色素变性、周边视网膜病变、白点状视网膜变性等。

4. 昼盲 常见于黄斑变性、全色盲、角膜中心区白斑、晶状体中心区混浊、瞳孔散大、黄斑病变、轴性视神经炎等。

5. 白瞳征 常见于白内障、视网膜母细胞瘤、眼内炎、外层渗出性视网膜病变(Coats病)、永存原始玻璃体增生症、眼内寄生虫、早产儿视网膜病变、瞳孔区机化膜、视网膜全脱离等。

五、耳聋

耳聋(deafness)是指听觉径路发生病变,听功能障碍,造成不同程度的听力下降,总称为听力损失(hearing loss),临床上将各种听力损失称为耳聋。一般认为语言频率平均听阈在26dB以上时称为听力障碍。

按病变性质分为器质性耳聋、功能性耳聋和伪聋3类。按病变部位及性质耳聋可分为4类:即传导性聋、感觉神经性耳聋、混合性聋和中枢性聋。

耳聋有先天性和后天性,其中化脓性中耳炎所致的传导性耳聋最为常见。近年来,分泌性中耳炎成为儿童听力减退的主要原因。

六、耳鸣

耳鸣(tinnitus)是患者在缺乏外部声源刺激情况下,耳内或颅内产生嗡嗡、嘶鸣、蝉鸣声等异常声音幻觉,可以一种或多种,并且持续一定时间。

耳鸣可以分为主观性耳鸣和客观性耳鸣。①主观性耳鸣,在没有外部声音刺激的情况下,只有患者自己才能听到的耳鸣。通常被患者描述为嗡嗡声、嘶嘶声、蝉鸣声、响铃声、咔嗒声,也可以是复杂的音乐声,可以间歇性或持续性。②客观性耳鸣,临床上少见,不仅患者可以听到耳鸣声,医生通过听诊设备也可以听到。这类多为搏动性耳鸣,主要由于耳部血液湍流,或面部、颈部肌肉收缩造成,病因和疗效均比较明确。搏动性耳鸣约占全部耳鸣的4%,表现为耳鸣的节奏通常与心跳、脉搏速度匹配,又称为节律性耳鸣、血管性耳鸣。可由血管性疾病,如动脉粥样硬化引起或由特发性颅内高压引起。

根据耳鸣的时间分类:耳鸣时间短于3个月的为急性耳鸣,耳鸣时间长于3个月且短于6个月为亚急性耳鸣;耳鸣时间长于6个月的为慢性耳鸣。

七、鼻塞

鼻塞(rhinobyon)即鼻通气不畅或完全不通。鼻塞的原因有:①鼻腔结构异常如鼻中隔偏曲、腺样体肥大等;②机械性阻塞,如黏膜血管扩张、腺体分泌物增多,毛细血管渗出增加,导致鼻腔容积缩小。鼻塞的类型有:①间歇性鼻塞,为鼻通和鼻塞交替出现;②交替性鼻塞,为左侧或右侧交替出现;③阵发性鼻塞,突然出现鼻塞,一段时间后好转,或者在原有鼻塞的基础上突然加重,一段时间后减轻;④持续性鼻塞,在较长段时间内持续鼻塞;⑤进行性鼻塞,由轻逐渐加重。间歇性、交替性鼻塞,多为双侧,多见于黏膜炎性或血管神经性反应,如感染、变态反应、自主神经紊乱等。持续性鼻塞若为双侧常由慢性炎症引起的黏膜增生所致,见于慢性鼻-鼻窦炎、鼻息肉。

长期鼻塞影响正常经鼻呼吸,可引起不良后果,如婴幼儿的营养不良、脸面发育畸形、咽鼓管功能不良导致的听力下降。长期经口呼吸导致的慢性咽喉炎,睡眠时导致鼻源性鼾症,严重者发生睡眠呼吸暂停综合征,使患者产生头晕、困乏、记忆力下降等神经症状,久之影响心肺功能。

八、嗅觉障碍

嗅觉障碍(dysosmia)是指对气味感知能力减退或丧失甚至倒错。嗅觉障碍主要分为:

1. **嗅觉减退(hyposmia)/丧失(anosmia)** 指鼻子闻到气味的功能较正常人减弱,有的只能闻到较重的气味,或者需要很近距离才能闻得到。当闻不到任何气味就叫嗅觉丧失。

2. **嗅觉过敏(hyperosmia)** 指患者对气味的敏感性增强,闻到的气味明显比普通人闻到的气味强烈。

3. **嗅觉倒错(parosmia)** 将一种气味闻成另一种气味,比如芳香的气味闻成臭的气味。

4. **幻嗅(olfactory hallucination)** 闻到不存在的、正常人无法闻到的气味,一般见于精神障碍患者。

九、咽喉痛

咽喉痛是一种常见的症状,主要由咽喉部疾病引起,其次由咽喉部相邻器官疾病引起。主要表现为咽喉部疼痛,伴随症状可以有流鼻涕、咽痒、咳嗽、咳痰、声嘶、呼吸困难、异物感、头晕、发热、反酸等。

病因包括炎症性疾病、外伤、肿瘤等。其中,炎症性疾病常为上呼吸道感染,可引起咽喉痛、咳嗽、发热等不适。其他包括辛辣饮食、大量吸烟、酗酒、异物损伤、咽喉肿瘤、胃食管反流等,通过病史、查体和辅助检查,可明确病因。

十、喉鸣

喉腔属于管状结构,如果出现局部狭窄,呼吸时气流通过狭窄的管腔就会形成涡流发出响声,也就是喉鸣(laryngeal stridor)。能引发喉腔狭窄的病因都可引起喉鸣。病变位于声带或声带以上者,为吸气性喉鸣。病变在声带以下者为双重性或呼气性喉鸣;狭窄严重者多出现高调喉鸣。小儿喉腔小组织松弛,易发生喉鸣。

引起喉鸣的原因有先天性喉鸣、炎症、外伤性和神经性。双侧喉返神经麻痹导致吸气性喉鸣,常常伴有呼吸困难;喉内肿瘤阻塞产生压迫性喉鸣。

十一、颈部肿块

颈部肿块(neck mass)根据其病因和病理,主要为3类:①先天性肿块;②炎性肿块;③肿瘤。

先天性肿块多为囊性肿块,多见于婴幼儿,肿块圆形或椭圆形,质地柔软,触之有波动感,有时可见瘘管。

炎性肿块分为特异性炎性(如结核性)肿块和非特异性炎性肿块,有感染或外伤史,局部疼痛或压痛,一般边界清楚,活动良好。

颈部的良性肿瘤主要为甲状腺腺瘤和涎腺混合瘤,肿块生长缓慢,边界清楚,活动度良好,如生长过程中突然加快,与周围组织粘连、界限不清时提示恶变。颈部的恶性肿瘤以淋巴结转移为主。由于颈部恶性肿瘤中大多数是转移性病灶,所以应根据病史、肿瘤的位置、体格检查、影像学检查和病理检查等确定原发病灶,并针对原发病变治疗。

十二、颈肌无力

引起颈肌无力的常见原因有重症肌无力、脊髓灰质炎、进行性肌萎缩及其他神经科疾病和严重消耗性疾病。

十三、颈痛

颈痛(neck pain)的常见原因有炎症,颈部的软组织感染,尤其是急性炎症;恶性肿瘤,直接压迫或侵蚀引起疼痛,累颅内外神经引起;颈椎疾病;甲状腺疾病等。

十四、颈部瘘管

颈部瘘管(neck fistula)可分为先天性瘘管和后天性瘘管。先天性瘘管包括:①甲状舌管瘘;②鳃源性瘘管,为鳃弓未能正常融合引起。第一鳃源性瘘管外口位于下颌角附近,其他鳃源性瘘管外口多位于胸锁乳突肌前缘;③腮腺瘘管,有外伤或手术史;

④胸导管瘘,为胸导管受损伤所致,有外伤或手术史,分泌物为淘米水样或牛奶状,瘘口位于左侧锁骨上胸锁交界处。

十五、斜颈

斜颈是由于颈部软组织(肌肉或相邻组织)或者颈椎骨质异常引起头经常偏向一侧(患侧或对侧)。

1. **生理性斜颈**　出生后 3 个月出现斜颈,此时往往是生理性斜颈,因为幼儿抬头后颈部力量不够,头部相对较重导致,不用治疗,到 1 岁左右通常会自然好转。

2. **病理性斜颈**

(1) 肌性斜颈:出生后 2 周左右出现斜颈,颈部可见明显肿块。肌性斜颈是一侧胸锁乳突肌病变导致肌肉紧张痉挛所致,其发病机制有两种说法:一个是胸锁乳突肌的肌肉内压力增高,导致肌肉缺血、纤维化。另一个是肌肉内良性纤维瘤病变。80%肌性斜颈通过功能锻炼等理疗方式可治愈,20% 到 1 岁没有好转的,则需要做手术治疗。

(2) 眼源性斜颈:于 6 个月时出现斜颈,颈部没有肿块,双侧胸锁乳突肌对称、形态无异常。一般患儿定位看东西时才出现斜颈,睡觉时又会恢复正常,可能是斜视所致。

(3) 骨性斜颈:骨性斜颈由颈椎畸形导致。表现为出生后即出现斜颈,同时可伴发短颈等症状,也叫短颈综合征。颈椎 CT 的多平面重建及 3D 骨重建能直观显示病变的颈椎。当上述病因排除后,斜颈仍存在,建议头颅 MRI 检查小脑是否有病变。

(曾洪武)

第二节　小头畸形

【定义】

小头畸形(microcephaly)是指头围小于正常儿童头围平均值 3 个标准差以下,其特点是头小和脑发育不全。

【病理基础】

小头畸形主要与遗传、接触有害因素有关,先天性小头畸形通常与遗传有关,继发性小头畸形与胎儿期接触有害因素及围产期产后疾病有关。基本病因主要有以下 3 个方面:①遗传先天性小头畸形与脑部畸形、发育中断有关,可有基因缺陷和染色体异常;②胎儿期接触到有害素,如放射线、药物、宫内感染、缺氧等,导致脑发育障碍,最终造成小头畸形;③围产期产后疾病,如产伤、出生时窒息、新生儿感染、出血等,导致脑部发育迟滞,最终形成小头畸形。

【征象描述】

小头畸形最为常见的疾病是颅缝早闭,其次为脑发育畸形和缺氧缺血性脑病、TORCH 感染等,病因不同,影像学表现差异大,具体影像征象在相关疾病中分类介绍。

【相关疾病】

1. **颅缝早闭(craniosynostosis)**　是一条或多条颅缝过早闭合引起的颅骨发育畸形。颅缝过早融合限制大脑生长,导致脑结构异常(小头畸形),严重影响患儿颅骨和大脑的正常发育。CT 三维重建被认为是诊断颅缝早闭最完整、最准确的影像学检查,可在早期发现颅缝连接处的异常,主要表现为沿颅缝骨样密度影的增浓、硬化(图 3-2-0-1)。

2. **无脑回畸形(lissencephaly)**　是一种神经元

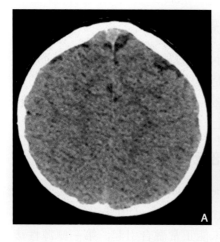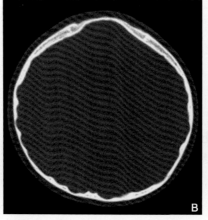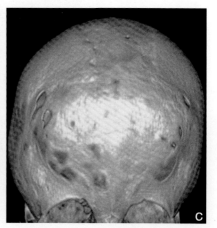

图 3-2-0-1　颅缝早闭 CT 表现

患者女,10 个月。A. CT 平扫脑窗显示额穹隆较小,蛛网膜下腔间隙消失;B. 骨窗显示双侧顶骨脑回压迹明显;C. SSD(表面阴影显示)重建冠状缝、矢状缝、颞顶缝及前囟均已闭合

移行障碍性病变,表现为脑沟脑回完全消失,脑表面光滑,又称为光滑脑。患者常有不同程度的精神、运动及智能障碍。MRI 是其最佳检查方法,可明确诊断,表现为脑沟脑回结构完全消失,脑外形轮廓呈哑铃形,皮质增厚,脑白质变薄,灰白质界面光滑,脑室扩大,常伴有胼胝体发育异常(图 3-2-0-2)。

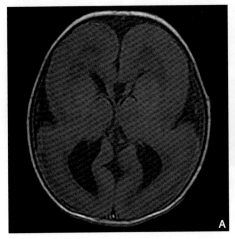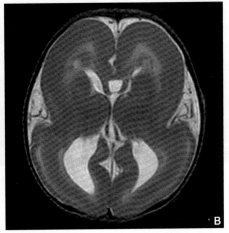

图 3-2-0-2　无脑回畸形 MRI 表现

患者男,1 个月。A、B. MRI 平扫轴位 T_1WI、T_2WI 示双侧大脑半球呈"8"字征,脑表面光滑,无脑沟、脑回,皮质明显增厚,双侧脑室形态失常;MRI 平扫轴位 T_2WI 示灰白质分界不清,白质区对称性高信号

3. 前脑无裂畸形(holoprosencephaly,HPE) 是胚胎时期脑中线完全或部分未分裂而引起的脑部结构异常。根据有无半球间裂和脑室形态不同,可分为无脑叶型、半脑叶型和脑叶型。无脑叶型是最严重的一型,表现为无半球间裂,大脑不分成两半,丘脑融合造成第三脑室缺如,只有单个脑室(图 3-2-0-3)。半脑叶型双侧额叶融合,大脑前纵裂缺如,后纵裂存在,丘脑出现部分分离,第三脑室很小,颞角发育不全,透明隔和胼胝体缺如(图 3-2-0-4)。脑叶型是发育最好、畸形最少的其中一型,大脑的额部已有半球间裂及大脑镰,额叶发育不良,侧脑室前角发育不良,透明隔仍缺如(图 3-2-0-5)。

4. 缺氧缺血性脑病(hypoxic ischemic encephalopathy,HIE) 是一种由任何原因引起脑供氧、供血不足引起的以神经系统脑病症状为主要表现的临床综合征。早产儿 HIE 主要累及脑室周围白质,足月儿主要累及分水岭区、脑皮质、基底核。病理学表现包括脑水肿、坏死、软化、胶质增生,30 周左右的早产儿 HIE 易出现脑软化。CT 平扫表现为脑水肿、脑萎缩,重者表现为基底节密度减低、脑室变窄、灰白质分界模糊及斑点状出血。MRI 表现为脑水肿,皮质、皮质下及深部白质的线状 T_1WI 高信号(代表层状坏死),脑实质周围出血及蛛网膜下腔出血。慢性期出现脑萎缩、胶质增生和囊状脑软化(图 3-2-0-6)。

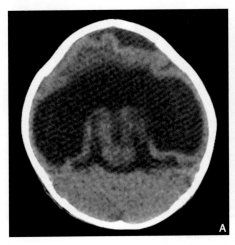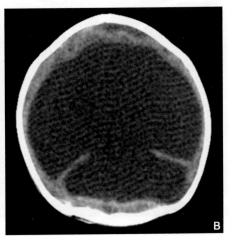

图 3-2-0-3　前脑无裂畸形(无脑叶型)CT 表现

患者女,6 个月。A、B. CT 平扫轴位示两侧大脑半球无半球间裂,无大脑镰及透明隔结构,大脑半球仅有一层菲薄的皮质围绕单一扩大的脑室

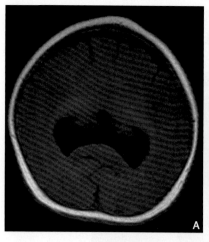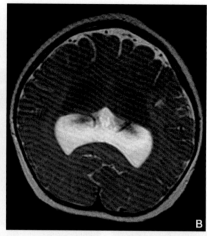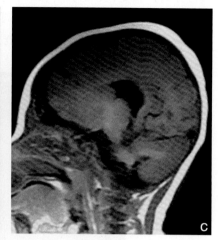

图 3-2-0-4　前脑无裂畸形(半脑叶型)MRI 表现

患者男,5 个月。A. MRI 平扫轴位 T_1WI 大脑前纵裂未见显示,双侧额叶联合为一体;B. MRI 平扫轴位 T_2WI 丘脑未分成左右两半,双侧侧脑室后角相通,呈"蝙蝠翼"状;C. MRI 平扫矢状位 T_1WI 胼胝体未见显示

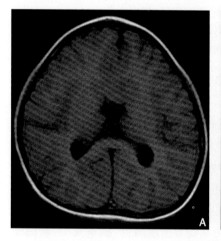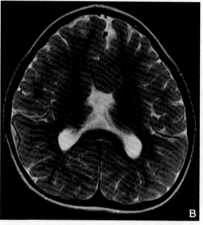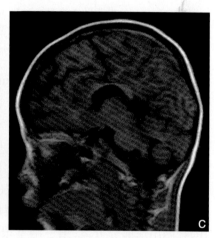

图 3-2-0-5　前脑无裂畸形(脑叶型)MRI 表现

患者女,3 岁。A. MRI 平扫轴位 T_1WI 示大脑半球间裂存在,双侧额叶近胼胝体处融合;B. MRI 平扫轴位 T_2WI 示透明隔缺如,侧脑室前角相通;C. MRI 平扫矢状位 T_1WI 胼胝体发育不良

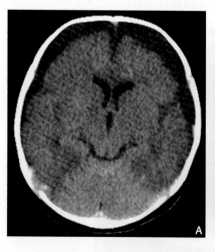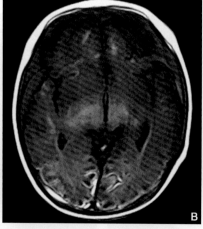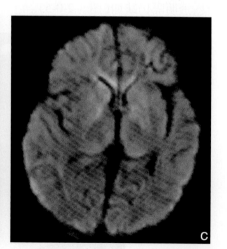

图 3-2-0-6　HIE CT、MRI 表现

患者女,3 个月。A. CT 平扫轴位显示双侧大脑半球脑实质密度弥漫性减低,硬膜下积液;B. MRI 平扫轴位 T_1WI 示双侧大脑半球皮质多发脑回样高信号,提示皮质坏死;C. 轴位 DWI 示基底节多发高信号

5. **TORCH 综合征** 主要发生于胚胎期或分娩过程中,临床表现为中枢神经系统功能障碍或智力低下的一组感染综合征。感染早期,炎症引起基底节、丘脑区血管损害,脑实质缺血缺氧;胎儿期缺氧易导致室管膜下坏死、囊变和神经胶质增生,继而发生室管膜下钙化;随着病程进展,基底节、丘脑、脑白质中出现钙盐沉积。CT 表现:①室管膜下线条状钙化和/或脑实质斑片状钙化;②侧脑室旁或灰白质交界区斑片状或小圆形低密度区,增强扫描边缘可有不规则强化;③脑室系统扩张;④脑发育不良或脑萎缩;⑤伴脑先天畸形,如小头畸形、脑裂畸形、多小脑回畸形(图 3-2-0-7)。

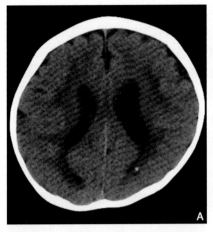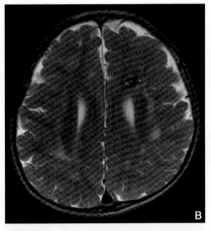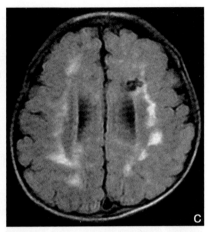

图 3-2-0-7 TORCH 综合征 CT、MRI 表现

患者男,1 岁 5 个月。A. CT 平扫轴位示双侧脑室旁多发斑片状低密度区,左侧脑室后角旁脑实质钙化;B. MRI 平扫轴位 T_2WI 示双侧脑室旁白质多发高信号;C. MRI 平扫轴位 FLAIR 左侧额叶白质区低信号,提示为钙化灶

【分析思路】

第一,了解小头畸形的定义,其是一个临床诊断,指头围小于正常儿童头围平均值 3 个标准差。

第二,当临床怀疑小头畸形,首先需排除颅缝早闭,这是引起小头畸形最常见的病因,CT 可明确诊断。

第三,颅内异常导致小头畸形分先天性和后天性,先天发育异常主要包括无脑回畸形和前脑无裂畸形,后天性继发脑损伤常见的有 TORCH 感染和 HIE,以上疾病根据临床表现和 CT、MRI 特征诊断都较为容易。

【疾病鉴别】

小头畸形影像鉴别诊断流程见图 3-2-0-8。

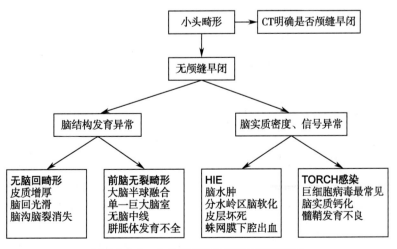

图 3-2-0-8 小头畸形影像鉴别诊断流程图

(李志勇 曾洪武)

第三节 巨脑畸形

【定义】

巨脑畸形（megalencephaly）定义为头围超过同年龄和同性别儿童的平均值 2 个标准差以上。

【病理基础】

巨脑畸形分为不成比例和成比例巨脑畸形。不成比例的巨脑畸形指头部大小较儿童的身体不成比例地增大，如脑积水、遗传性脑部疾病等。成比例巨脑畸形指头和身体成比例地增大，应考虑过度生长综合征。

【征象描述】

儿童巨脑畸形最常见的病因是脑积水，CT 和 MRI 均可明确诊断。脑白质病变引起的巨脑畸形有 Alexander 病、Canavan 病（海绵状白质脑病）和 Krabbe 病，CT 提供信息有限，首选 MRI 检查。MRI 表现为脑白质对称性脱髓鞘性改变，三者各有一定的特征性表现，在相关疾病中进行分类介绍。

【相关疾病】

1. **脑积水（hydrocephalus）** 是由多种原因引起颅内脑脊液异常积聚的一种病理现象，指脑脊液吸收障碍、循环受阻或分泌过多所致的脑室系统扩张。临床表现为头围异常增大、颅缝增宽、智力下降及发育落后。CT 可显示脑室扩张程度、脑灰质厚度，以及有无其他颅内病变。MRI 能更准确地显示脑室系统、蛛网膜下腔的形态、大小，同时可进行脑脊液电影成像，了解脑脊液循环是否受阻等情况，对追踪脑积水病情发展和术后疗效评估最具临床价值（图 3-3-0-1）。

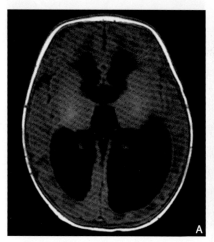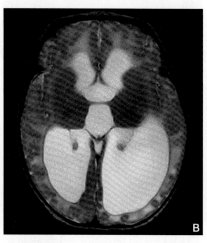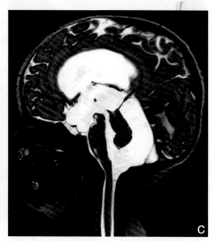

图 3-3-0-1 脑积水 MRI 表现

患者女，1 个月。A. MRI 平扫轴位 T_1WI 示幕上脑室明显扩张，脑白质髓鞘化延迟；B. MRI 平扫轴位 T_2WI 示脑白质含水量增多；C. MRI 平扫矢状位 T_2WI 示中脑导水管扩张，小脑半球萎缩

2. **亚历山大病（Alexander disease）** 又称纤维蛋白样白质营养不良脑病，表现为发育滞后、癫痫发作、巨脑畸形及以额叶为主的脑白质病变。组织病理学检查可见星形胶质细胞中存在大量 Rosenthal 纤维，脑组织活检或基因检测可明确诊断。CT 表现为头颅增大，双侧额叶白质对称性低密度，并向后累及尾状核、内囊及外囊等。MRI 表现以下 5 条标准中符合 4 条即可确诊 Alexander 病：①以额叶为主的广泛脑白质异常；②脑室周缘见环形 T_1WI 高信号、T_2WI 低信号；③基底节和丘脑异常；④累及中脑和延髓；⑤脑室周缘、额叶白质、视交叉、基底节、丘脑、齿状核和脑干一个或多个结构出现强化（图 3-3-0-2）。

3. **海绵状脑白质营养不良（spongiform leuco-encephalopathy）** 又称 Canavan 病，病因为 N-乙酰天冬氨酸（NAA）酶缺乏，导致 NAA 蓄积，影响髓鞘的形成进程。临床表现为巨脑畸形、精神迟缓、视神经萎缩及癫痫。病理特征为脑白质疏松变色，呈海绵状空泡变性，伴髓鞘水肿。CT 见头颅增大，双侧大脑半球深部白质对称性低密度，MRI 示病变开始发生于皮质下白质的弓形纤维，后向心性进展，累及脑皮质深部白质及丘脑；MRS 示病变区 NAA 水平明显升高，具有特异性（图 3-3-0-3）。

4. **球形细胞脑白质营养不良（globoid cell leu-kodystrophy，GLD）** 又称 Krabbe 病，是 β-半乳糖苷酶缺乏或其活性减低所致脑脂质沉积病。半乳糖脑苷脂是髓鞘的重要成分，由于酶的缺乏而髓鞘不能代谢更新，从而神经系统出现广泛的脱髓鞘，脑白质出现大量含有沉积的球形细胞。MRI 检查可见脑部白质对称性脱髓鞘性病变，U 形弓状纤维常不受累，晚期可见脑萎缩，脑室扩大（图 3-3-0-4）。

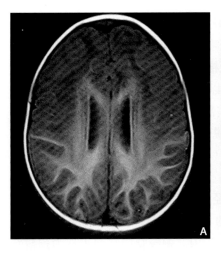
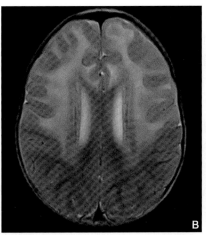
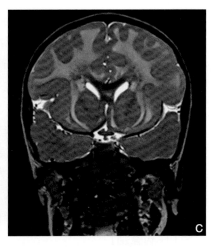

图 3-3-0-2　Alexander 病 MRI 表现

患者男,2 岁 6 个月。A. MRI 平扫轴位 T₁WI 示双侧额叶广泛对称性低信号;B. MRI 平扫轴位 T₂WI 示双侧额叶广泛对称性高信号;C. MRI 平扫冠状位 T₂WI 示双侧额叶、内囊对称性高信号

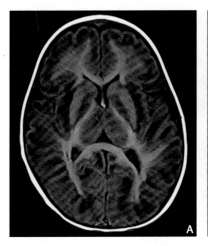
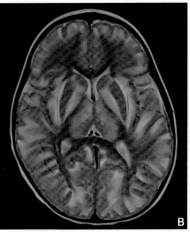
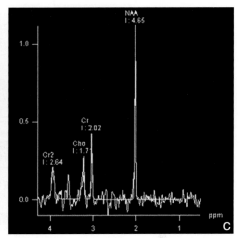

图 3-3-0-3　Canavan 病 MRI 表现

患者 1 岁 11 个月。A. MRI 平扫轴位 T₁WI 示双侧大脑皮质下弓形纤维、基底节区、背侧丘脑对称性低信号;B. MRI 平扫轴位 T₂WI 示双侧大脑皮质下弓形纤维、基底节区、背侧丘脑对称性高信号;C. MRI 波谱示双侧背侧丘脑感兴趣区域 NAA 峰明显升高

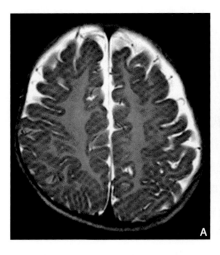
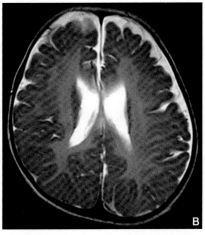
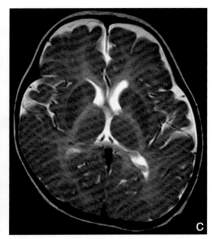

图 3-3-0-4　Krabbe 病 MRI 表现

患者女,8 个月。A~C. MRI 平扫轴位 T₂WI 示双侧基底节区、半卵圆中心对称性脑白质脱髓鞘,皮质下 U 形纤维未受累

【分析思路】

第一,巨脑畸形是一个临床诊断,是指头围超过同年龄和同性别儿童平均值2个标准差以上。

第二,当临床怀疑巨脑畸形,首先需考虑脑积水,是引起巨脑畸形最常见的病因,首选 MRI 检查,可明确诊断脑积水病因。

第三,考虑脑白质病变,主要包括 Alexander 病、Canavan 病和 Krabbe 病,三者均有表现为对称性脑白质异常信号。Alexander 病表现为双侧额叶白质受累,Canavan 病波谱检查病变区 NAA 显著升高,具有特征性,Krabbe 病脑白质的弓状纤维不受累。

【疾病鉴别】

巨脑畸形影像鉴别诊断流程见图 3-3-0-5。

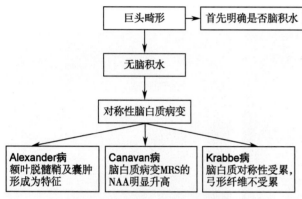

图 3-3-0-5 巨脑畸形影像鉴别诊断流程图

(李志勇　曾洪武)

第四节　颅底凹陷症

【定义】

颅底凹陷症(basilar invagination,BI)是由枕骨大孔周围颅底骨组织或寰枢椎向上移位内陷进入颅腔,造成枕骨大孔狭窄,颅后窝容积变小并引起脑干、延-颈髓、小脑、低位脑神经及周围血管受压产生各种症状和体征的一种枕颈部畸形。

【病理基础】

颅底凹陷症最可能发生的时期是围产期,并根据病因学可分为原发性和继发性两类。其中原发性颅底凹陷症由先天性枕颈部畸形导致,常合并枕颈部多种先天畸形表现,如寰枕融合、齿状突畸形、Chiari 畸形、寰椎发育不良、软骨发育不良等;继发性颅底凹陷症由类风湿关节炎、Paget 病、佝偻病、感染等继发颅底周围骨质病变引起。

【征象描述】

1. 颅底凹陷　枢椎齿状突超过硬腭后缘与枕骨大孔后上缘连线(Chamberlain 线)5mm;或 Klaus 高度指数(鞍结节向枕内粗隆作一连线,齿状突顶点向此线所作垂线的长度即为 Klaus 高度指数)低 30mm。

2. 寰椎、枢椎发育畸形　寰椎、枢椎形态失常,部分发育不良,以寰椎侧块发育不良多见。部分可见寰椎与枕骨底部骨性融合,形成寰枕融合。

3. 寰枢椎脱位　寰椎前弓后侧与齿状突前缘距离超过 5mm(儿童),经侧块关节矢状位重建显示。

4. 伴发神经系统异常　颅底凹陷症常见伴发神经系统异常的为 Chiari 畸形,表现为小脑扁桃体向下疝入颈椎椎管内。颈段脊髓空洞表现为颈段脊髓中央管扩张呈囊状 T_2WI 高信号。

【相关疾病】

颅底凹陷症是一种复杂的神经脊髓压迫综合征,为枕骨大孔周围骨性结构异常向颅腔内陷,造成枕骨大孔区的狭窄。患者可因脑干、延髓等受压而出现颈部疼痛、感觉麻木、四肢无力等神经症状,严重可致残,甚至威胁生命。由于颅底凹陷症临床表现复杂,不具有特异性,常被漏诊或误诊为颅后窝肿瘤、脊髓空洞等。

颅底凹陷症的诊断和评估对其手术治疗方案有重要指导意义。目前颅底凹陷症的诊断和评估主要依赖于影像学检查。多层螺旋CT 容积数据后的处理,矢状位和冠状位重建、3D 骨重建最佳,能够准确显示齿状突位置、形态,颈枕区的结构与序列,寰枢关节的对位关系及其颅底骨结构的畸形特征,有助于手术方案的制定,实现颈枕区稳定性的重建、神经的减压,恢复脑脊液正常循环。MRI 的优势在于对其脑干及颈段脊髓等压迫的判断,可清楚显示骨与软组织、神经等解剖结构的位置关系,提示颅颈交界区的脊髓压迫程度与继发性改变,如 Chiari 畸形、脊髓空洞等。

颅底凹陷症的影像学诊断:枢椎齿状突超过硬腭后缘与枕骨大孔后上缘连线(Chamberlain 线)5mm(图 3-4-0-1);或 Klaus 高度指数(鞍结节向枕内粗隆作一连线,齿状突顶点向此线所作垂线的长度即为 Klaus 高度指数)低 30mm(图 3-4-0-2)。

颅底凹陷症的影像学评估包括:

1. 寰椎、枢椎发育畸形　寰枢关节脱位或寰枕融合,枕颈区结构失稳,齿状突上移进入颅内(图 3-4-0-3),多以腹侧压迫延髓、脊髓为主,因此若能纠正寰枕异常结构或使寰枢关节脱位复位,便可达到解除延髓、脊髓压迫,恢复正常枕颈区结构序列的目的。

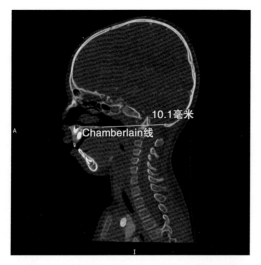

图 3-4-0-1　利用 Chamberlain 线诊断颅底凹陷症

患者男,4 岁。头颈部 CT 矢状位重建显示枢椎齿
状突超过硬腭后缘与枕骨大孔后上缘连线(Cham-
berlain 线)10mm(颅底凹陷症诊断标准为大于
5mm)

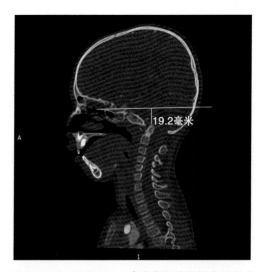

图 3-4-0-2　利用 Klaus 高度指数诊断颅底凹陷症

患者男,4 岁。头颈部 CT 矢状位重建,鞍结节向枕
内粗隆作一连线,齿状突顶点向此线所作垂线的
长度(Klaus 高度指数)为 19mm(颅底凹陷症诊断
标准为小于 30mm)

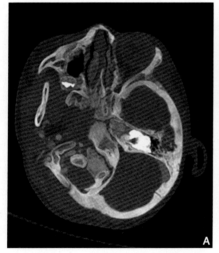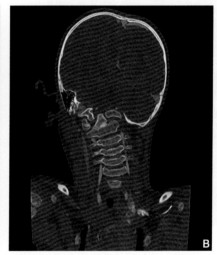

图 3-4-0-3　颅底、寰椎、枢椎发育畸形 CT 表现

患者男,4 岁。A、B.头颈部 CT 多平面重建显示颅底、寰椎、枢椎发育畸形,寰椎左
侧块发育不良,右侧寰枕融合,寰枢关节脱位

2. **枕齿间隙**(basion dens interval,BDI)　枕骨
大孔前唇中点至齿状突尖端最短距离(图 3-4-0-4)。

3. **寰齿前间隙**(atlanto-dental interval,ADI)
是齿状突前缘与寰椎前弓后缘之间的距离。儿童正
常小于 4~5mm(图 3-4-0-5)。BDI 和 ADI 是评估寰
枢关节脱位程度的指标,其值越大,表明脱位较严
重,手术应对寰枢关节脱位进行纠正。

4. **椎管储备间隙**(space available of spinal
cord,SAC)　寰椎前、后弓中点连线与齿状突后缘
交点的距离(图 3-4-0-6)。

5. **斜坡-椎管角**(clivus-canal angle,CCA)　斜
坡背侧表面延长线(Wackenheim 线)与齿状突后缘
沿线与腹侧的交角(图 3-4-0-7)。SAC、CCA 增大有
效反映了颈枕连接的序列、稳定程度和脊髓的减压

效果,CCA 越小,其稳定性越差;SAC 越小,脊髓减压
越显著。手术能在一定程度上改善 SAC、CCA,有助
于脊髓背侧压力的减轻和延颈髓正常曲度的回归,
恢复正常的颈枕区生物力学特征,增加脊髓功能改
善的空间。

6. **神经系统评估**　脑干、延髓、颈段脊髓伴发
改变,如 Chiari 畸形、脊髓空洞等(图 3-4-0-8)。

【分析思路】

第一,认识颅底凹陷症的影像学表现和诊断
标准。

第二,如何分析。通过影像图像后处理技术,分
析颅底、寰椎、枢椎发育畸形,明确颅底凹陷症的影
像学诊断。

第三,评估神经系统。颅底凹陷症最主要的危

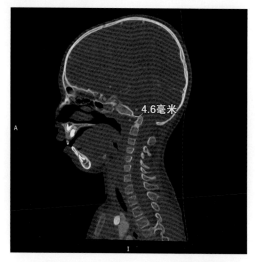

图 3-4-0-4 枕齿间隙(BDI)测量方法
患者男,4 岁。头颈部 CT 矢状位重建测量枕齿间隙(BDI)

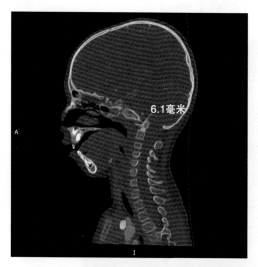

图 3-4-0-5 寰齿前间隙(ADI)测量方法
患者男,4 岁。头颈部 CT 矢状位重建测量寰齿前间隙(ADI)

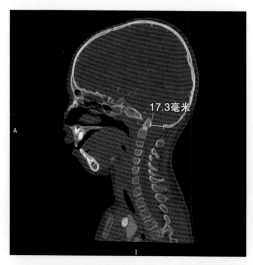

图 3-4-0-6 椎管储备间隙(SAC)测量方法
患者男,4 岁。头颈部 CT 矢状位重建测量椎管储备间隙(SAC):寰椎前、后弓中点连线与齿状突后缘交点的距离

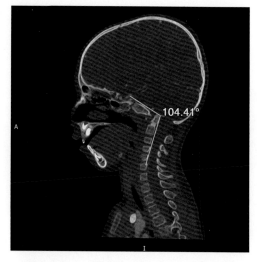

图 3-4-0-7 斜坡-椎管角(CCA)测量方法
患者男,4 岁。头颈部 CT 矢状位重建测量斜坡-椎管角(CCA)

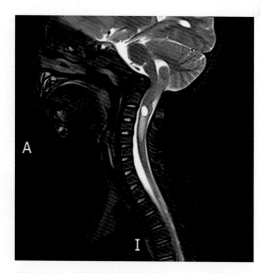

图 3-4-0-8 颅底凹陷症伴 Chiari 畸形 MRI 表现
患者男,4 岁。颈部 MRI 矢状位 T_2 脂肪抑制显示 Chiari 畸形,小脑扁桃体下疝,延髓受压,颈段脊髓空洞

害是继发神经系统异常,脑干、延髓、颈段脊髓受压迫,Chiari 畸形、脊髓空洞等。

第四,术前术后影像学评估。通过影像图像后处理技术,测量 BDI、ADI、SAC、CCA。

【疾病鉴别】

颅底凹陷症影像学表现较为典型,并有明确的诊断标准。影像学检查是主要的诊断及评估手段(图 3-4-0-9)。

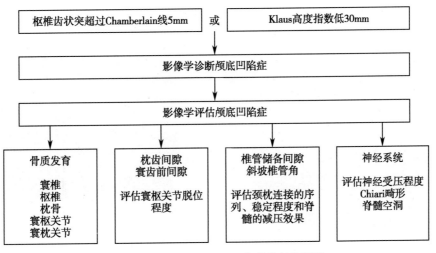

图 3-4-0-9　颅底凹陷症影像学诊断流程图

（孙龙伟　曾洪武）

第五节　小眼球畸形

【定义】

目前国际上尚无小眼球诊断的统一标准。Duke-Elder 将小眼球定义为眼球体积小于正常的 2/3，眼轴长度为 16.0~18.5mm。也有研究将标准放宽至眼轴长度小于 20.5mm，还有学者认为眼轴长度小于同龄人眼轴平均值 2 个标准差。

【病理基础】

胚胎发育第 3 周时，视泡形成失败将会导致无眼球。在视泡形成后，由于任何原因导致眼球发育停滞会形成小眼球。眼组织缺损则是由于胚胎发育第 5~7 周时胚裂闭合失败所致，亦可以导致小眼球畸形。小眼球畸形可合并眼眶囊肿、永存原始玻璃体增生症等眼部畸形。

【征象描述】

1. **眼球体积缩小**　小眼球的眼轴长度小于同龄人眼轴平均值 2 个标准差。眼轴长度标准尚未统一。

2. **正常眼组织缺损**　缺损可累及角膜、虹膜、睫状体、晶状体悬韧带、脉络膜、视网膜及视神经乳头，表现为正常缺失。

3. **眼眶囊肿**　眼球前部结构未见明显异常，视神经乳头区眼球壁不连续，相应位置 T_1WI 低信号、T_2WI 高信号，囊肿影突出于眼球之外，并与视神经相连。

4. **永存原始玻璃体增生症**　晶状体后方与视神经乳头之间可见带状或圆锥状软组织影，为富血供的原始玻璃体增殖物，在 T_1WI 和 T_2WI 上与玻璃体相比均呈低信号，增强后明显强化。矢状面观察最佳。玻璃体腔内有时可见液-液平面，为玻璃体陈旧性出血。

【相关疾病】

1. **单纯性小眼球**　原始视泡发生后，无论何种原因引起眼球发育停滞均将导致先天性小眼球，仅有眼球体积减小但无其他显著畸形称为单纯性小眼球（图 3-5-0-1），包括睑裂狭窄、小角膜、前房拥挤、虹膜膨隆、巩膜增厚、视网膜乳头状黄斑褶皱，晶状体大小基本正常，但因眼球体积小导致晶状体/眼球容积比例由正常的 4% 增加 10%~30%。根据眼球前后节长度，单纯性小眼球可以分为完全性小眼球和部分性小眼球。完全性小眼球又叫真性小眼球，即眼前节和后节整体缩小的小眼球。部分性小眼球中，眼前节缩短而眼后节基本正常称为相对性前部小眼球；眼后节不成比例缩小，而眼前节却相对正常称为后部小眼球。这两种类型的小眼球都有不同程度的眼轴长度缩短，眼内结构及功能没有明显异常。

2. **复杂性小眼球**（complex microphthalmos）小眼球合并眼组织缺损、眼眶囊肿、永存原始玻璃体增生症等眼部畸形。

（1）小眼球合并眼组织缺损：眼组织缺损可累及眼球的多个层面，包括角膜、虹膜、睫状体、晶状体悬韧带、脉络膜、视网膜及视神经乳头，表现为正常眼组织结构缺失（图 3-5-0-2）。

（2）小眼球合并眼眶囊肿：胚胎时期胚裂闭合不全，囊肿通过缺损处突出而形成。MRI 表现为相应位置 T_1WI 低信号、T_2WI 高信号，囊肿影突出于眼球之外，并与视神经相连（图 3-5-0-1）。患眼的视功能与囊肿大小及缺损程度相关，若囊肿较大、缺损明

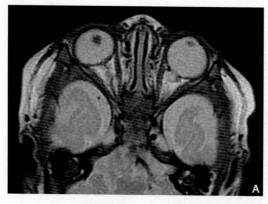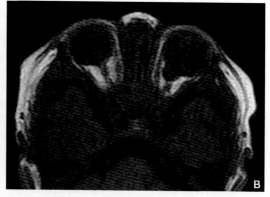

图 3-5-0-1　右侧单纯性小眼球、左侧缺损性小眼球畸形并眼眶囊肿 MRI 表现

患者男,2 个月。A、B.眼眶 MRI 轴位 T_2WI、T_1WI 显示右侧眼球体积小,眼球结构未见缺损。左侧眼球体积小,眼球后壁局部缺损,T_2WI 高信号经缺损区向后方突出,形成球后囊肿

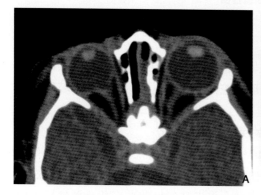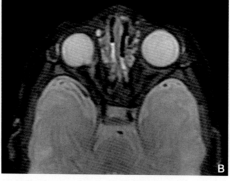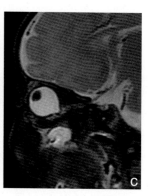

图 3-5-0-2　右侧缺损性小眼球畸形 CT、MRI 表现

患者女,15 天。A～C.眼眶 CT 轴位、MRI 轴位、MRI 矢状位 FS-T_2WI 显示右眼球长轴为 13mm,左眼球长轴为 16mm,右侧眼球体积较左侧眼球小,右侧眼球后壁视神经乳头处局部缺损

显、眼球发育较差,则眼球往往无视功能。

（3）小眼球合并永存原始玻璃体增生症(persistent hyperplasia of primary vitreous, PHPV):胚胎时期玻璃体血管未退化而原始玻璃体继续增生所致。MRI 表现为眼球体积小,晶状体后方与视神经乳头之间可见带状或圆锥状软组织影,为富血供的原始玻璃体增殖物,在 T_1WI 和 T_2WI 上与玻璃体相比均呈低信号,增强后明显强化,矢状面观察最佳。玻璃体腔内有时可见液-液平面为玻璃体陈旧性出血(图 3-5-0-3)。

【分析思路】

第一,认识小眼球的影像表现。

第二,如何分析。首先测量眼球长轴确定小眼球。分析单侧小眼球,可将患侧眼球与健侧眼球对比。分析双侧小眼球,可对比同龄人健康眼球。

第三,观察小眼球眼组织结构。是否存在正常眼组织缺损、眼眶内囊肿、眼球内异常密度或信号。

第四,根据发生率高低、临床表现及影像表现综合分析,可缩小鉴别诊断范围。

【疾病鉴别】

小眼球影像鉴别诊断流程见图 3-5-0-4。

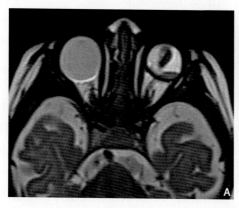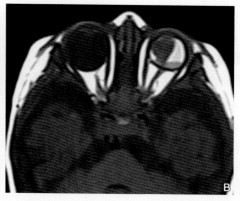

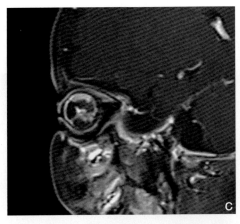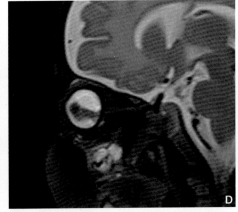

图 3-5-0-3　左侧小眼球合并永存原始玻璃体增生症 MRI 表现

男,3 个月。A~D.眼眶 MRI 检查显示左眼球长轴为 15mm,右眼球长轴为 20mm,左侧眼球体积小。左眼球玻璃体内晶状体后方与视神经乳头之间可见带状或圆锥状软组织影,T_1WI 和 T_2WI 上与玻璃体相比均呈低信号,增强后明显强化

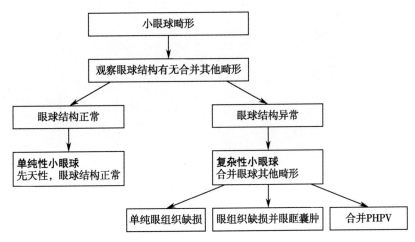

图 3-5-0-4　小眼球影像鉴别诊断流程图

（孙龙伟　曾洪武）

第六节　白　瞳　征

【定义】

白瞳征(leucocoria)又称猫眼,瞳孔区呈白色、黄白色或粉白色反光,单眼或双眼均可发生。

【病理基础】

正常情况下,光线被视网膜、脉络膜吸收,瞳孔无反光。不同疾病导致白瞳征的原因存在差异:①缺乏吸收光线的色素,如脉络膜缺失;②瞳孔至视网膜上皮之间有白色物体阻挡形成白色反光,如晶状体混浊、机化或肿瘤等。

【征象描述】

1. **眼球内肿块**　最常见为视网膜母细胞瘤(retinoblastoma,RB)所致。CT 表现:眼球内高密度肿块,伴有钙化是 RB 特征性表现,瘤内钙化超过 90%(图 3-6-0-1A)。MRI 表现:T_1WI 显示为较玻璃

体稍高信号,T_2WI 显示为不均匀低信号,钙化则为更低信号。增强后肿块为中度或明显不均匀强化(图 3-6-0-1B~D)。

2. **"高脚酒杯"征**　永存原始玻璃体增生症特征性表现。CT 表现:晶状体后方三角形略高密度。MRI 表现:晶状体后方纤维血管增殖物与残存的玻璃体管连接形成"高脚酒杯"形,T_1WI 及 T_2WI 均为低信号,增强 Cloquet 管和残存的玻璃体动脉明显强化(图 3-6-0-2)。

3. **视网膜脱离**　肿瘤、纤维血管增殖或视网膜下聚集渗出物均可导致视网膜脱离,表现为视网膜下积液。CT 和 MRI 信号根据积液成分不同而变化,增强后积液和渗出物无强化(图 3-6-0-1A、图 3-6-0-2、图 3-6-0-3)。

【相关疾病】

1. **视网膜母细胞瘤(retinoblastoma,RB)**　为儿童最常见的眼球内原发恶性肿瘤,好发于 5 岁以

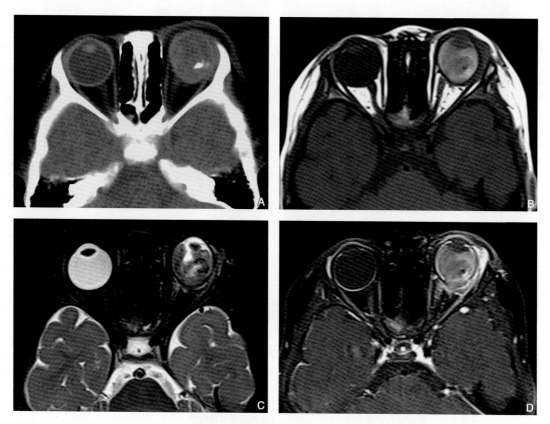

图 3-6-0-1　视网膜母细胞瘤的影像表现

男,2 岁 2 个月。A. 轴位 CT 显示左侧眼球明显增大突出,眼球内见不规则肿块伴有特征性钙化,玻璃体密度增高;B. 轴位 T_1WI 显示肿块呈等信号,玻璃体信号增高;C. 轴位 T_2WI 脂肪抑制显示肿块呈低信号;D. 轴位 T_1WI 脂肪抑制增强显示增强后肿块不均匀强化,眼环不完整,视神经、泪腺受累明显强化

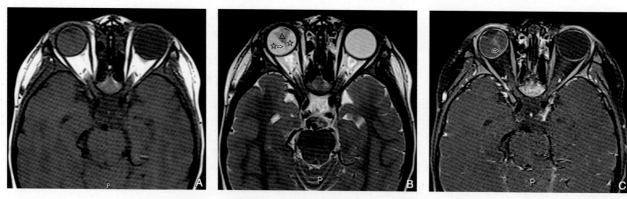

图 3-6-0-2　永存原始玻璃体增生症的影像表现

男,6 岁 7 个月。A. 轴位 T_1WI 显示左侧小眼球,玻璃体 T_1WI 信号弥漫增高;B. 轴位 T_2WI:(△)为眼球晶状体后三角形纤维组织,后方可见茎状原始玻璃体动脉残存(⇨)呈"高脚酒杯",(☆)为视网膜脱离并积液;C. 轴位 T_1WI 脂肪抑制增强显示残存的玻璃体动脉明显强化

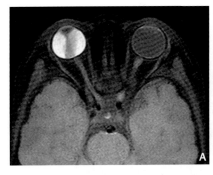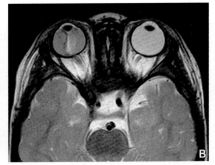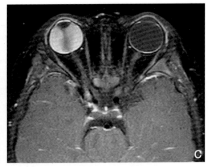

图 3-6-0-3　渗出性视网膜炎的影像表现

男,2岁4个月。A. 轴位 T_1WI 脂肪抑制显示右侧眼球玻璃体信号明显增高,脱离的视网膜汇集眼球中部;B. 轴位 T_2WI 显示右侧眼球玻璃体信号稍减低;C. 轴位 T_1WI 脂肪抑制增强显示右侧眼球病变未见强化

下儿童,可单眼或双眼发病,如双侧眼球 RB 合并原发颅内中线胚胎性肿瘤称为三侧性 RB,如同时有松果体和鞍上肿瘤则称为四侧性 RB。最具特征性的病理表现是瘤细胞形成假菊形团,钙化常见。RB 的高危因素包括玻璃体种植、肿瘤侵犯晶状体、虹膜-睫状体、前房、巩膜、脉络膜以及视神经等。根据美国癌症联合委员会(American Joint Committee on Cancer,AJCC)第8版的 cTNM 临床分期,cT_0 期:眼球无异常;cT_1 期:肿瘤局限于眼球内且视网膜脱离范围≤5mm;cT_2 期:肿瘤眼球内扩散(视网膜脱离范围>5mm,玻璃体或视网膜下种植);cT_3 期:肿瘤局限于眼球内,但侵犯眼前节、眼内出血或无菌性蜂窝织炎;cT_4 期:肿瘤侵犯视神经或球外结构。$cT_1 \sim T_3$ 期患儿均可行保眼治疗,而 cT_4 期患儿则需行眼球摘除。

2. 永存原始玻璃体增生症(persistent hyperplasia of primary vitreous,PHPV) 为眼球胚胎血管退化异常并增殖的先天性疾病。常单眼发病,临床表现为出生后不久出现小眼球,晶状体小,前房浅及白瞳征。双眼发病常伴 Norrie 病和 Walker-Warburg 综合征等。PHPV 主要表现为晶状体后和/或视神经乳头前的纤维血管膜,根据病变位置分为前部型、后部型和混合型,其中混合型最常见。

3. 外层渗出性视网膜炎(Coats 病) 是一种以视网膜毛细血管和微血管异常扩张为特征,常伴有黄白色脂质渗出的视网膜病变。4/5 单眼发病,眼球大小正常,4~8 岁发病,患儿常在视力明显下降或出现白瞳征时就诊。外层渗出性视网膜炎早期仅表现为眼球壁增厚,当视网膜下聚集渗出物,则表现为视网膜脱离和视网膜下积液。

4. 早产儿视网膜病(retinopathy of prematurity,ROP) 是发生于早产及低出生体重儿的视网膜血管增生性疾病,是婴幼儿首要的致盲和致低视力疾病。常见于有吸氧史的早产儿,常常双眼发病,双眼形态不对称,眼球小或大小正常。其表现为视网膜脱离及视网膜下出血。

5. 先天性白内障(congenital cataract,CC) 是婴幼儿1岁前出现部分或全部晶状体混浊,严重影响儿童视力发育,是儿童致盲的主要疾病之一。先天性白内障多为常染色体显性遗传,其可分为仅有晶状体混浊的单纯型和伴有其他异常的综合征,大多数为单纯型,双眼受累,单眼发病少见。

【分析思路】

第一,认识以白瞳征为临床表现疾病的影像征象。

第二,结合白瞳征患者的发病年龄、眼球大小、病史、典型的影像学表现、其他检查如超声和眼底检查等综合分析。5岁以下儿童,眼球内高密度钙化肿块,眼球增大或正常,首先考虑视网膜母细胞瘤。眼球内高密度影也可见于脉络膜骨瘤,但临床表现无白瞳征,可对两种疾病鉴别。4~8岁儿童,眼球大小正常,球内高密度,增强造影或眼底荧光造影检查眼底多发微血管异常,则考虑 Coats 病。出生后不久出现白瞳征,小眼球并晶状体后方条索纤维组织影支持永存原始玻璃体增生症。具有吸氧史的早产儿,双侧小眼球并视网膜脱离及视网膜下出血则考虑早产儿视网膜病。1岁前婴幼儿双眼出现部分或全部晶状体混浊则支持先天性白内障。

【疾病鉴别】

白瞳征在不同疾病中的鉴别要点见表 3-6-0-1。

表 3-6-0-1 白瞳征在不同疾病中的鉴别要点

	发病年龄	累及范围	眼球大小	特征性影像表现
视网膜母细胞瘤	5 岁以下	2/3 单眼	眼球大或正常	肿块内钙化
永存原始玻璃体增生症	出生后不久	常单眼	小眼球	"高脚酒杯"征
外层渗出性视网膜炎	4~8 岁发病	4/5 单眼	眼球正常	视网膜下积液
早产儿视网膜病	早产儿并有吸氧史	常双眼	眼球小或正常	视网膜脱离及视网膜下出血
先天性白内障	1 岁以前	常双眼	眼球小或正常	晶状体混浊

（曹卫国 曾洪武）

第七节 眼 球 突 出

【定义】

眼球突出（exophthalmos）是指各种原因导致眼球向前移位，眼球突出度超过 22mm，或两眼球突出度差值大于 2mm，或在观察中眼球突出度不断增长，均为眼球突出。

【病理基础】

眼球突出是一种临床体征，各种眼眶疾病及全身性疾病引起眼球本身增大导致眼球突出度增大，眶内容物体积的增加或眶腔缩小引起眼球向前突出。

【征象描述】

常在 CT 图像上测量眼球突出度判断是否眼球突出。眼球突出度是指眶外缘连线至角膜顶点的垂直距离。CT 测量法：选取眼眶 CT 轴位图像标准，双侧眼球对称、晶状体中心、视神经眶内段全程显示，眶外缘处于最低点。选择眼眶外侧壁颧骨眶突水平位观测最远点做连线，在角膜弧度最远点，通过晶状体做连线的垂直线，该垂直线距离即为眼球突出度绝对值。眼球突出度超过 22mm 或两眼球突出度差值大于 2mm，均为眼球突出（图 3-7-0-1）。

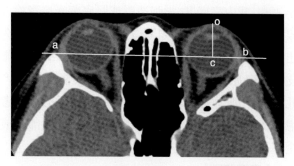

图 3-7-0-1 CT 图像眼球突出度的标准测量线
晶状体最大切面和视神经管位于同一层面的图像进行测量，分别以两眼角膜顶点（o）向两眼眶外缘最前点（a、b）连线做垂线，该长度（oc）为该眼球突出度

【相关疾病】

根据解剖结构，导致眼球突出病变可位于球内外，而引起眼球突出的病因大致分以下几类：肿瘤性疾病、遗传及发育性疾病、炎症性疾病、内分泌性疾病、外伤性疾病等。肿瘤性疾病是导致眼球突出的主要原因，儿童包括淋巴管畸形、婴幼儿海绵状血管瘤、RB、横纹肌肉瘤、朗格汉斯细胞组织细胞增生症、转移瘤等。

1. **淋巴管畸形（lymphatic malformation，LM）** 属于低流速单纯型脉管畸形，主要指囊性 LM，分为微囊型（囊腔＜2cm）、巨囊型（一个及以上囊腔≥2cm）和混合型。LM 多见于儿童，形态不规则，由大小不等的淋巴管组成，内为淋巴液，由于淋巴管畸形内有广泛的纤维血管增生，所以易自发反复出血，可局限性或弥漫生长，多发生在肌锥外间隙。影像表现为形态弥漫不规则，呈"见缝就钻"生长方式，典型的影像表现是多囊性和"蜂窝状"改变累及肌锥内外间隙。CT 呈低密度；MRI 表现为 T_1WI 呈低信号、T_2WI 呈高信号。出血时则可见液-液平面。增强后囊壁及分隔轻度强化，囊内无强化（图 3-7-0-2）。

2. **婴儿血管瘤（infantile hemangioma，IH）** 多于出生时即有，或生后 6 个月内婴幼儿，部分患儿长大后肿瘤可自发消退。IH 是由毛细血管和内皮细胞增殖而成的肿瘤。常位于眼睑，形态不规则，向后可累及眶隔后的间隙。婴儿血管瘤结合临床表现较易确诊，影像学检查的目的是明确病变的范围。先天性血管瘤（congenital hemangioma，CH）是在胎内形成，出生后不再明显进展的肿瘤性病变，影像表现与 IH 类似。CT 表现呈等密度，密度均匀或不均匀。MRI 表现为 T_1WI 呈低信号或等信号，T_2WI 呈等信号或略高信号，可有血管形成的信号流空影。增强后不均匀明显强化（图 3-7-0-3）。

3. **海绵状血管瘤（cavernous hemangioma）** 是成人眶内最常见的良性肿瘤，儿童少见。2018 年

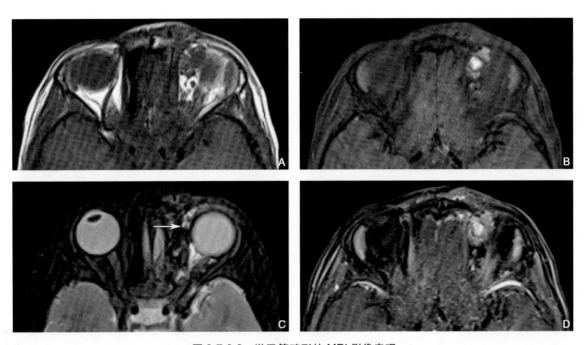

图 3-7-0-2　淋巴管畸形的 MRI 影像表现

女,3 岁 7 个月。A~D. 轴位 T_1WI、T_1WI 脂肪抑制、T_2WI 脂肪抑制和 T_1WI 脂肪抑制增强显示左侧眼眶弥漫不规则肿块,可见 T_1WI 高信号(箭),增强后未见强化,包块内可见液平面(D)

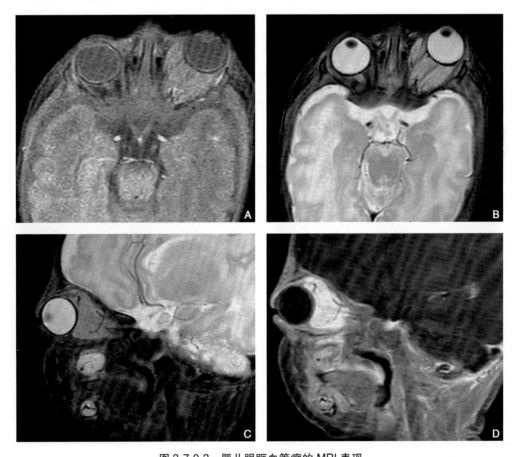

图 3-7-0-3　婴儿眼眶血管瘤的 MRI 表现

男,1 个月。A~D. 轴位 T_1WI 脂肪抑制、T_2WI 脂肪抑制,矢状位 T_2WI 及 T_1WI 脂肪抑制增强,显示眼眶肌锥内外间隙不规则包块,包绕眼球,T_1WI 呈等信号、T_2WI 呈稍高信号,其内可见血管流空信号,增强后明显均匀强化

最新的国际脉管性疾病研究学会(International Society for the Study of Vascular Anomalies,ISSVA)定义为脉管畸形,因此亦称为眼眶海绵状静脉畸形。其好发于女性,发展缓慢,超过80%发生在肌锥内间隙,多为边界光整的圆形或椭圆形病灶。影像表现:CT呈等密度。MRI表现为T_1WI呈稍低信号、T_2WI呈高信号,其内纤维分隔T_2WI为低信号;肿块包膜和化学位移伪影可导致病变周边环形低信号影,称为"晕环征"。增强后病变呈渐进性强化。

4. 朗格汉斯细胞组织细胞增生症(Langerhans

cell histiocytosis,LCH) 是一种以 $CD1a^+/CD207^+$ 未成熟树突状细胞异常增生,导致该细胞浸润组织器官和引起功能障碍为特征的克隆性、肿瘤性增殖性疾病,好发年龄 1~3 岁,23%~37.5% 累及眼眶,最常侵犯眶上壁。影像表现为溶骨性骨质破坏,边界清晰,无硬化边。骨质破坏区及周围可见软组织包块(图 3-7-0-4),CT 为等或稍高密度,如有出血则表现为高密度;MRI 的 T_1WI 呈低信号、T_2WI 呈高信号,如合并出血则信号混杂,增强呈中等到明显强化。

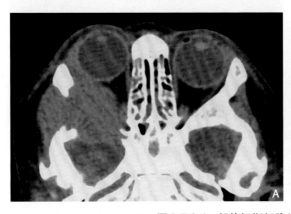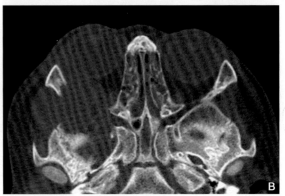

图 3-7-0-4 朗格汉斯细胞组织细胞增生症的 CT 表现
男,1 岁 9 个月。A、B. CT 轴位软组织窗和骨窗显示右侧眼眶外壁溶骨性骨质破坏并软组织包块,右侧眼球突出

5. 横纹肌肉瘤(rhabdomyosarcoma,RMS)
儿童最常见的原发性眶内恶性肿瘤,起源于中胚叶未分化的多能间充质,多好发于 10 岁以下儿童。RMS 按形态学分为胚胎型、腺泡型和多形型 3 类,大约 60% 为胚胎型,20% 为腺泡型,其余为多形型。眼眶 RMS 最有特征的临床表现是迅速的眼球突出。影像表现为眼眶内密度或信号均匀或混杂的不规则肿块,CT 为等密度,MRI 则以 T_1WI 低信号、T_2WI 高信号为主,肿块与眼外肌分界不清,可同时累及眶隔前后组织,增强后明显强化。邻近骨质可出现溶骨性骨质破坏,部分可破坏眶壁累及鼻窦等邻近结构。

6. 转移瘤(metastatic tumor) 发生在儿童多为神经母细胞瘤,原发部位多位于腹膜后和后纵隔。眼眶绿色瘤(chloroma)即粒细胞肉瘤(granulocytic sarcoma)则是儿童白血病易侵犯的部位。影像表现:可发生在眶骨、肌锥外间隙、肌锥内间隙或弥漫性分布。大多数发生在眶骨,表现为溶骨性骨质破坏和周围不规则软组织肿块。儿童转移性神经母细胞瘤 CT 的特征性表现为针状骨质密度影(图 3-7-0-5)。软组织肿块 CT 呈不均匀高密度,MRI 则 T_1WI 呈稍低信号、T_2WI 呈稍高信号,增强后中等至明显强化。

如仅累及眼外肌,表现为眼外肌增粗,增强后明显强化(图 3-7-0-6)。

7. 视网膜母细胞瘤(retinoblastoma,RB) 见白瞳征章节(第三章第六节)。

8. 颅缝早闭(craniosynostosis) 一条或多条颅缝提早发生骨性闭合造成颅面骨畸形,其发病率

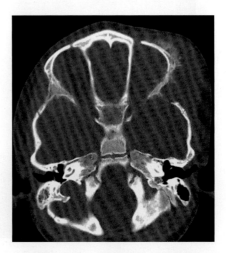

图 3-7-0-5 转移瘤的 CT 表现
患者女,2 岁 4 个月。颅骨 CT 轴位骨窗显示左侧眼眶骨壁、颧弓溶骨性骨质坏并软组织包块,可见特征性的针状骨膜反应

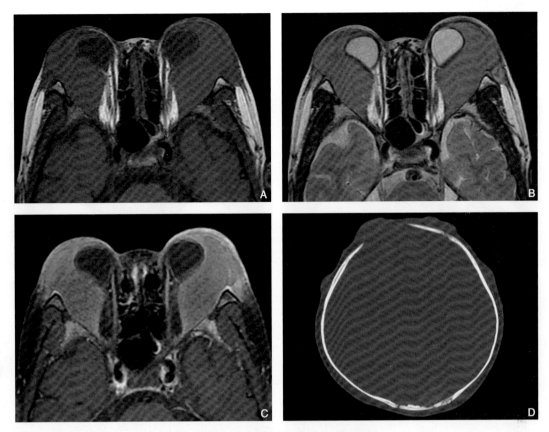

图 3-7-0-6　白血病浸润的 CT、MRI 表现
男,9 岁 2 个月。A~C. 轴位 T_1WI、T_2WI、T_1WI 脂肪抑制增强显示双侧眼眶及眶周 T_1WI、T_2WI 均为等信号肿块,增强后均匀强化,双侧眼球受压变形,向前内方移位,双侧视神经受压向内移位,双侧眶外壁及蝶骨大翼明显强化。女,1 岁 7 个月。D. CT 轴位骨窗显示头皮多发软组织包块,但未见明确骨质破坏

约 1/2 500。先天性颅缝早闭最常见伴发肢体畸形,最常见为尖头并指/趾畸形,亦称为阿佩尔综合征(Apert syndrome)。Crouzon 综合征也是颅缝早闭导致的一种颅面发育不全,又称遗传性家族性颅面骨发育不全,是一种罕见的常染色体显性遗传病,主要与成纤维细胞生长因子受体 2(FGFR2)突变有关,其特征性的三联征为颅骨畸形、面部畸形和眼球突出。Crouzon 综合征主要表现:①以冠状缝早闭常见,也可见矢状缝和人字缝早闭,最常表现为短头畸形;②中面部发育不良、颧骨退缩、上颌发育不良;③眼眶眶腔浅小、眶距增宽和眼球突出。但无颅缝早闭不能排除该病。颅缝早闭使眼眶眶腔浅小从而导致眼球突出(图 3-7-0-7),可有颅内压升高,从而引起视神经乳头水肿和视神经萎缩,导致视力下降。

9. 眼眶蜂窝织炎(orbital cellulitis,OC)　是眼眶软组织或骨膜下的急性化脓性炎症,儿童眼眶蜂

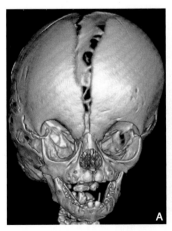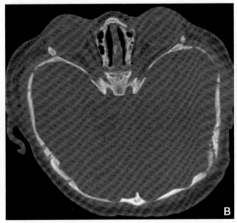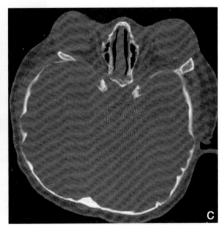

图 3-7-0-7　颅缝早闭的 CT 表现
患者女,1 个月。A、B. VR 重建和横断面 CT 骨窗显示冠状缝早闭,双侧眼眶眶腔缩小,眼球突出;C. 横断面 CT 骨窗显示 Crouzon 综合征,颅缝早闭,上颌发育不良,双侧眼眶眶腔浅小,眼球突出

窝织炎主要由鼻窦感染引起，也可由颜面部皮肤疖肿、牙周炎、血源性播散或眼眶外伤带入的细菌引起。根据 Chandler 提出的分类方法，OC 可以分为眶隔前蜂窝织炎、眼眶蜂窝织炎（图 3-7-0-8A）、骨膜下脓肿（图 3-7-0-8B ~ E）、眼眶脓肿（图 3-7-0-8F、G）、海绵窦血栓。

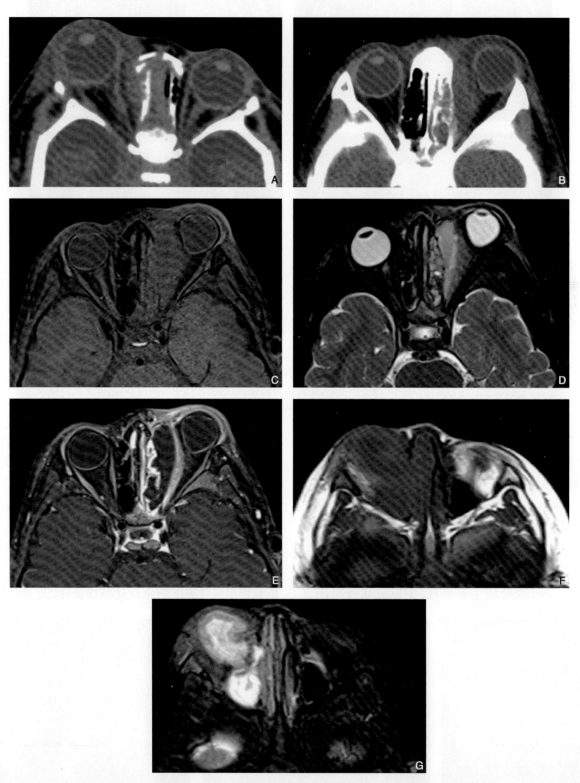

图 3-7-0-8　眼眶炎症的影像表现

男，1 个月。A. 轴位 CT 软组织窗显示右侧眼睑肿胀，肌锥外间隙及眶周软组织密度影。男，6 岁 6 天。B. CT 轴位软组织窗显示左侧眼眶肌锥外间隙，宽基底贴左侧筛板软组织密度影，与内直肌分界不清；C ~ E. T_1WI、T_2WI、T_1WI 脂肪抑制增强显示包块中心 T_1WI 为稍低信号、T_2WI 为高信号，增强后病变与左侧筛窦沟通，脓腔无强化，壁明显强化，内直肌受累，与病变边缘分界不清。男，1 岁 11 个月。F、G. T_1WI 和 T_2WI 脂肪抑制显示右侧眼眶与上颌窦沟通的大片 T_1WI 稍低信号、T_2WI 高信号，眶内脂肪模糊呈 T_2WI 稍高信号

眼眶与鼻窦解剖结构密切相关,眶上、内、下壁仅以菲薄的骨板与鼻窦相隔,而儿童鼻窦骨壁较成人更薄,甚至存在先天性的骨壁缺损,病灶可从损伤的骨壁或解剖孔道到达眼眶,导致眼眶蜂窝织炎的发生,而筛窦炎是儿童眼眶蜂窝织炎最常见原因。影像表现:眶隔前蜂窝织炎 CT 表现为眼睑、颊面部软组织肿胀,密度增高;MRI 表现为 T_1WI 呈等低信号、T_2WI 呈高信号。眶隔后蜂窝织炎 CT 表现为眼睑、颊面部肿胀并眶隔后肌锥内外间隙模糊(图 3-7-0-8A),MRI 表现为 T_1WI 呈等信号、T_2WI 呈高信号,肌锥内外间隙脂肪信号存在,增强后炎症累及范围内有强化,但无脓腔形成,眶内有脓腔形成则为眶内脓肿(图 3-7-0-8F、G)。眼眶骨膜下脓肿 CT 表现为眼眶内与眶壁宽基底相连软组织密度影,多呈梭形,眶壁可有骨质破坏;MRI 表现为 T_1WI 呈低信号、T_2WI 呈高信号,增强后脓肿壁明显强化(图 3-7-0-8B~E)。眶内结构受累,表现为眼外肌增粗肿胀,泪腺增大等。累及颅内的并发症可有硬膜下脓肿及脑膜炎等表现。

10. 甲状腺相关性眼病(thyroid-associated ophthalmopathy,TAO) 又称格雷夫斯眼病(Graves' ophthalmopathy,GO),是一种器官特异自身免疫性疾病,位居成人眼眶疾病发病率首位,女性多见,儿童罕见。也是毒性弥漫性甲状腺肿(Graves disease,GD)最常见的甲状腺外表现。90% 表现为双侧眼外肌增粗,一般累及多条眼外肌,眼外肌增粗主要为肌腹增粗而肌腱不增粗,但部分病例在急性期时肌腱可增粗。下直肌最常发生增粗。CT 表现:增粗的眼外肌呈等密度,可有片状低密度影。MRI 表现:急性期眼外肌为水肿表现,表现为 T_1WI 低信号、T_2WI 高信号;晚期肌肉纤维化则 T_1WI 和 T_2WI 均呈低信号。根据疾病时期不同,增强后强化程度可从轻度到明显强化,可均匀或不均匀。其他改变包括眼球突出、泪腺增大、眼眶脂肪增多、视神经拉直和眼上静脉增粗等。

【分析思路】

第一,眶内起源的肿瘤是引起眼球突出的最常见原因,儿童最常见是淋巴管和血管来源肿瘤,视网膜母细胞瘤、转移瘤、横纹肌肉瘤和骨源性疾病均可引起眼球突出。此外,发育畸形、炎性病变、内分泌疾病和外伤等均可导致眼球突出。

第二,临床表现分析。儿童颅面骨及颅盖骨畸形,眶腔小,多考虑颅缝早闭,如双侧蝶骨大翼位置偏于前内,而颞骨鳞部偏外,颞窝浅,常见于 Crouzon 综合征。患者临床表现为眼眶红肿热痛,使用抗生素和激素治疗有效,考虑眼眶蜂窝织炎。如有眼眶外伤史,需考虑骨膜下血肿、眼球脱出等所致眼球突出。短时间内迅速出现眼球突出见于横纹肌肉瘤和自发性淋巴管畸形出血。

第三,影像表现分析。溶骨性骨质破坏并周围软组织肿块见于转移瘤、朗格汉斯细胞组织细胞增生症和横纹肌肉瘤等。并放射性骨针首先考虑神经母细胞瘤转移,如在腹膜后或后纵隔找到原发灶则可明确诊断。伴有其余眶壁及颅底骨质信号异常并增强后强化,考虑白血病侵犯。如其余眶壁及颅底骨质信号正常,增强后无强化,则常为横纹肌肉瘤和

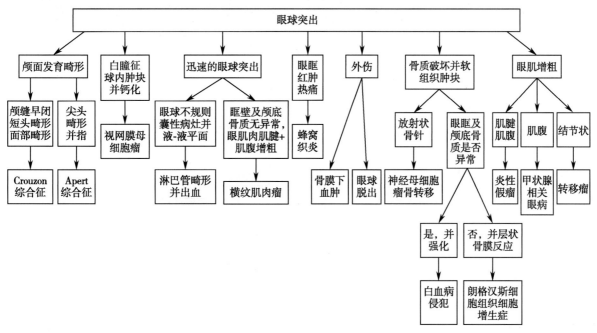

图 3-7-0-9 基于临床和影像特征的鉴别诊断思维导图

LCH;并层状骨膜反应则考虑 LCH。T_1WI 信号混杂可见高信号,并液平面的不规则病灶,考虑淋巴管畸形。眼外肌增粗:TAO 主要表现为眼外肌肌腹增粗,而肌腱一般不增粗;横纹肌肉瘤、炎性假瘤等眼外肌肌腹和肌腱均增粗;而眼外肌转移瘤为结节性增粗。

【疾病鉴别】

基于临床和影像特征的鉴别诊断见图 3-7-0-9。

(曹卫国　曾洪武)

第八节 内 耳 畸 形

一、耳蜗缺失

【定义】

耳蜗缺失(cochlear loss)是指在 HRCT(高分辨率 CT)上发现的一种征象,具体表现为颞骨岩部、内耳道前方耳蜗位置无任何耳蜗结构显示,耳蜗完全缺如。

【病理基础】

耳蜗是内耳的重要组成部分,位于内耳道前方,形似蜗牛,由中央的蜗轴及骨质小管旋转约 2 周半形成。耳蜗内部分成 3 个不同的通道,主要为前庭阶、中阶(也称为蜗管)和鼓阶。耳蜗多于胚胎中期发育至成人水平,出生后不再变化。耳蜗畸形多为药物、感染、遗传等因素引起胚胎早期发育障碍所致,胚胎不同时期的发育障碍将导致不同程度的耳蜗畸形。如胚胎第 3 周,耳基板发育障碍,可导致内耳完全不发育,形成 Michel 畸形。胚胎第 3 周后期内耳发育停滞出现耳蜗未发育。胚胎第 4~5 周发育障碍可致"共同腔畸形",此阶段听泡已形成,但仍未分化为耳蜗、前庭及半规管的原基器官。此外,脑膜源性的化脓性迷路炎,疾病进展,大体病理显示为迷路内腔完全被骨性密度影取代。耳蜗缺失的影像表现见于多种耳蜗畸形,单一的耳蜗缺失主要为胚胎第 3 周末发育障碍造成的耳蜗未发育。同时,耳蜗缺失可伴有正常前庭半规管和伴前庭扩大 2 个亚型。

【征象描述】

1. HRCT 表现　HRCT 可清晰显示骨迷路的位置和形态结构,是显示耳蜗缺失的首选检查方法。CT 图像为颞骨(轴位)内耳道前方、冠状位内耳道外下方未见耳蜗显示(图 3-8-1-1)。耳蜗缺失可见于单侧或双侧,多伴有同侧颞骨岩部发育短小。

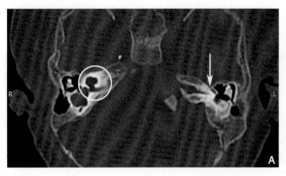
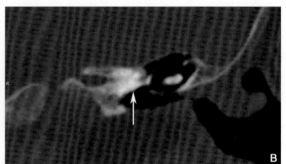

图 3-8-1-1　耳蜗缺失 HRCT 图像

患者女,5 个月。A.圆形指示右侧正常耳蜗结构,箭为左侧耳蜗缺失,未见显示;B.箭为左侧内耳道狭窄,前方未见耳蜗显示

2. MRI 表现　MRI 能够提供较为清晰、辨别软组织的信号强度,可清晰显示内耳结构、形态,是显示内耳及听神经的主要检查方法。可以作为 HRCT 有效的补充检查手段。MRI 图像为内耳道狭窄,其前方耳蜗结构缺如(图 3-8-1-2、图 3-8-1-3)。

【相关疾病】

耳蜗缺失的表现与多种耳蜗畸形、感染性疾病有关(表 3-8-1-1)。

【分析思路】

耳蜗缺失是由于各种原因造成的颞骨岩部耳蜗位置耳蜗结构的缺如,分析思路如下:

第一,认识耳蜗缺失这个征象,掌握正常的解剖

表 3-8-1-1　耳蜗缺失相关疾病

耳蜗畸形	感染性疾病
耳蜗未发育	骨化性迷路炎
Michel 畸形	
共同腔畸形	

结构、位置及影像图像。正常 CT 和 MRI 上显示鼓阶、前庭阶、中阶结构。

第二,熟悉和掌握常见的耳蜗畸形疾病类型。重点观察耳蜗、前庭、半规管、内淋巴囊发育情况。注意单侧或双侧耳蜗畸形类型。若 CT 和 MRI 均表现为单纯的耳蜗缺失,无其他内耳结构缺失,主要见

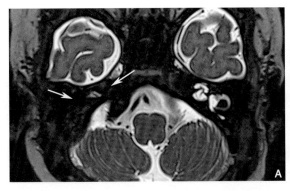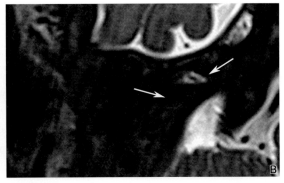

图 3-8-1-2　耳蜗缺失 MRI

患者女,2 个月。A. 圆形指示左侧正常耳蜗结构,箭为右侧耳蜗缺失,未见正常耳蜗结构;B. 箭为右侧耳蜗缺失伴前庭半规管发育畸形

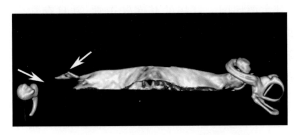

图 3-8-1-3　耳蜗缺失 VR(容积再现)成像

患者女,2 个月。箭为右侧耳蜗缺失

于耳蜗未发育,同时注意观察是否伴有正常的前庭或前庭扩张。若耳蜗、前庭、半规管等整个内耳结构缺失,患儿有化脓性中耳炎、感染等病史,考虑为骨化性迷路炎。无相关临床病史和症状,只表现为耳蜗、前庭、半规管、内淋巴囊整个内耳结构缺失,主要见于 Michel 畸形(也称为迷路未发育)。同时,依据多个层面的影像和是否伴有颞骨岩部发育不

良,将 Michel 畸形进行进一步细分,包括 3 个亚型,即:①Michel 畸形伴颞骨岩部发育不全;②无耳囊的 Michel 畸形;③伴有耳囊的 Michel 畸形。若耳蜗、前庭融合成腔,伴或不伴有半规管畸形见于共同腔畸形。

第三,结合头颈部其他影像学表现,分析是否合并内耳以外其他的形态学异常。

【疾病鉴别】

耳蜗缺失只是一个征象,不能孤立看待,需联合其他内耳结构影像特征和临床信息进行诊断和鉴别诊断。

1. 基于影像特征和临床信息的鉴别诊断流程见图 3-8-1-4。

2. 耳蜗缺失在几种不同常见疾病的主要鉴别诊断要点见表 3-8-1-2。

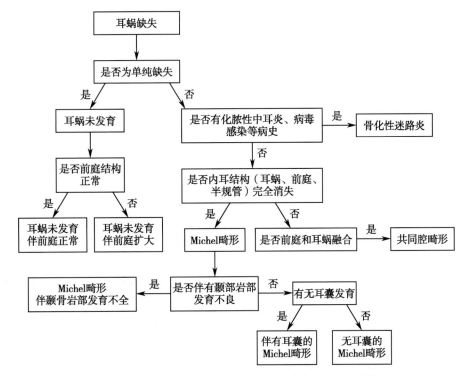

图 3-8-1-4　基于影像特征和临床信息的鉴别诊断流程图

表 3-8-1-2　耳蜗缺失在几种不同常见疾病的主要诊断鉴别要点

疾病	耳蜗缺失征象影像表现	鉴别要点	主要伴随征象
耳蜗未发育	HRCT 表现为耳蜗缺失	单一的耳蜗缺失	前庭正常或扩大
Michel 畸形	HRCT 表现为内耳结构完全缺失	内耳结构完全缺失（包括耳蜗、前庭、半规管）	可伴有颞骨岩部发育不良
骨化性迷路炎	HRCT 表现为迷路内腔密度增高，弥漫性耳蜗骨化，耳蜗正常结构缺失	部分或全部迷路内腔骨化；炎症所致骨化密度更高	多伴有化脓性中耳炎、感染病史
共同腔畸形	HRCT 表现为前庭和耳蜗呈单一或融合腔	前庭和耳蜗融合成腔	可伴有部分发育的半规管

二、小耳蜗

【定义】

小耳蜗，即耳蜗发育不全（cochlea hypoplasia, CH），指耳蜗的尺寸小于正常且具有各种内部结构畸形，耳蜗和前庭结构可以区分，表现为耳蜗和前庭分化，但未至正常大小（耳蜗的高度小于 4mm 或耳蜗少于 2.5 圈），发育不全的耳蜗像从内耳道（internal auditory canal, IAC）发出的小芽孢。

【病理基础】

内耳在发育过程中受到各种因素的影响，导致胚胎发育停滞，内耳的胚胎发育在不同阶段出现停滞，会出现不同类型的内耳畸形（inner ear malformation, IEM）。在胚胎发育的第 6 周停滞，会出现耳蜗发育不全。膜迷路的发育决定内耳的最终形状，如果膜迷路发育正常，耳蜗的形状就会正常。如果存在膜迷路发育异常（membranous labyrinth developmental abnormality, MLDA），则不可能发育为形状正常的耳蜗。大多数情况下，血管供应减少可能是内耳畸形的最重要因素。四种不同类型的 CH 的病理表现如下：

1. CH-Ⅰ　耳蜗呈芽状，耳蜗内部结构严重变形，蜗轴缺失或发育不全，耳蜗内部的神经连接有缺陷，没有蜗管内间隔（interscalar septum, ISS）或内部膜结构；耳蜗神经管可能再生障碍或发育不全，同时伴有耳蜗神经发育不全；前庭系统也可能发育不全。

2. CH-Ⅱ　其外部形状类似耳蜗，但比正常的更圆。耳蜗的内部结构与Ⅰ型相比，Ⅱ型上半部分没有发育，即耳蜗上 1/2 部分的蜗轴存在缺陷；ISS 可能发育不全或缺失，使耳蜗形状更圆；耳蜗神经管完全缺失以及神经发育不全；前庭可能发育不全、正常或轻度扩张；前庭水管有时增大。

3. CH-Ⅲ　具有缩短但正常发育的蜗轴、蜗管和 ISS，耳蜗的外部形状与正常耳蜗非常相似，蜗轴通常发育良好，但比正常耳蜗短；与正常耳蜗唯一的区别是 CH-Ⅲ耳蜗仅由大约 1.5 圈组成，ISS 存在；前庭系

统中前庭和半规管常发育不全，耳囊骨壳正常。

4. CH-Ⅳ　是一种罕见的双侧对称异常，遗传是其主要病因。耳蜗的基底转正常，并且存在中转和顶转，但比正常耳蜗小得多；现有的报告中，此类畸形的患者均未出现耳蜗神经管发育不全。

【征象描述】

HRCT 表现：HRCT 是内耳畸形的首选检查方法，最薄层厚可达 0.5~0.6mm。锥形束 CT 具有更高的空间分辨率（层厚可达 0.1~0.3mm）和更低的辐射剂量。测量和比较健康与发育不全的耳蜗尺寸（表 3-8-2-1），如果通过圆窗的轴向截面中基底转长度 <7.5mm，并且中蜗轴截面上耳蜗高度 <3.5mm 则应怀疑耳蜗发育不全，一旦确诊耳蜗发育不良，应进行分型。

表 3-8-2-1　耳蜗发育不全测量结果的对比

	通过圆窗的轴向截面中基底转	中蜗轴截面耳蜗的高度
CH 确诊值	长度 <7.5mm	高度 <3.5mm

（1）CH-Ⅰ：芽状耳蜗。无蜗轴和 ISS 的耳蜗就像一个小芽，呈圆形或卵圆形，由 IAC 产生（图 3-8-2-1），内部结构严重变形，耳蜗和 IAC 之间可没有薄骨分隔。这是耳蜗发育不全畸形中最严重的一型。

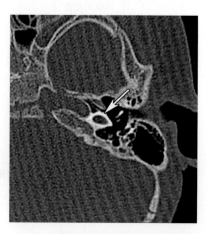

图 3-8-2-1　CH-Ⅰ
患者男，1 岁。无耳蜗轴、蜗管内间隔，白箭所指耳蜗呈微小囊状突起

（2）CH-Ⅱ:囊性耳蜗发育不全。外部形状与正常耳蜗相似,但较小,蜗轴和 ISS 发育不良(图3-8-2-2)。

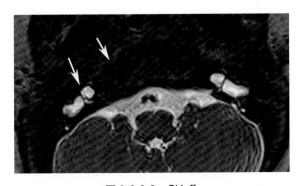

图 3-8-2-2　CH-Ⅱ

患者女,3 个月。白箭示耳蜗外部尺寸较小,部分蜗轴发育

（3）CH-Ⅲ:耳蜗<2 圈。外部形状与正常耳蜗相似,但耳蜗少于 2 圈(图 3-8-2-3),蜗轴存在但较短,并且 ISS 的总长度减少。

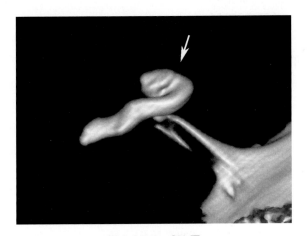

图 3-8-2-3　CH-Ⅲ

患者女,4 岁。白箭示耳蜗外部尺寸较小,少于 2 圈,内部结构正常

（4）CH-Ⅳ:耳蜗中转和顶转发育不全。耳蜗基底转正常,中转和顶转转角较小,且位置更靠前部和中央(图 3-8-2-4),面神经迷路段常位于耳蜗前部是 CH-Ⅳ的特征标志。

【相关疾病】

1. **常见病**　脑脊液瘘、复发性脑膜炎。

2. **少见病**　面神经路径异常。

3. **罕见病**　综合征性耳聋相关。CHARGE 综合征、鳃耳肾谱系障碍(branchiootorenal spectrum disorder,BOSD)又称鳃裂-耳-肾综合征、Waardenburg 综合征又称瓦登伯革综合征。

【分析思路】

第一,认识这个征象。

第二,熟悉颞骨 HRCT 所见的耳蜗正常解剖结

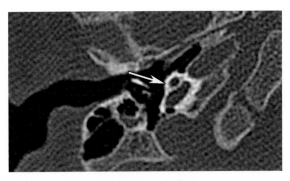

图 3-8-2-4　CH-Ⅳ

患者男,8 个月。白箭示耳蜗外部尺寸较小,耳蜗顶转和中转发育不全,耳蜗基底转形态正常

构非常重要。耳蜗有 2.5~2.75 圈。中蜗轴截面是评估耳蜗内部结构和区分正常耳蜗和不完全分隔异常最重要的视图。中蜗轴截面显示蜗轴为四边形或五边形结构,位于耳蜗基底转的中心以及耳蜗基底转和中转之间。蜗管内间隔是耳蜗内壁和蜗轴之间较厚的间隔,将正常耳蜗分成 2.5~2.75 圈。

第三,熟悉区分耳蜗发育不全分型的关键点,耳蜗是否存在,熟悉耳蜗和前庭的正常解剖结构是否可以区分且明显分化,在评估可能的内耳畸形图像时,重要的是测量结构的大小,而不仅是寻找异常,定量测量已被证明能够更好地对耳蜗发育不良进行诊断。

【疾病鉴别】

1. 基于影像特征和临床信息的鉴别诊断流程见图 3-8-2-5。

2. 耳蜗发育不全的主要鉴别诊断要点见表 3-8-2-2。

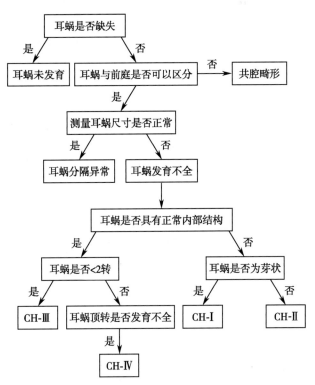

图 3-8-2-5　耳蜗发育不全鉴别诊断流程图

表 3-8-2-2　耳蜗发育不全各分型鉴别

	CH-Ⅰ	CH-Ⅱ	CH-Ⅲ	CH-Ⅳ
形状	芽状耳蜗	圆形,外部形状与正常耳蜗相似	耳蜗少于 2 圈(耳蜗有 1.5 圈)	外部形状与正常耳蜗相似
耳蜗	小尺寸的耳蜗且内部结构的发育受到抑制	小尺寸的耳蜗且内部结构的发育受到抑制	小尺寸的耳蜗但具有正常的内部结构	小尺寸或基本正常,基底转正常,但中转和顶转严重发育不全
血管/神经	耳蜗主动脉有缺陷	耳蜗主动脉可能有缺陷	IAC 的血管供应正常	面神经迷路段常位于耳蜗前部
ISS	缺失	缺失或发育不全	正常、缺失或发育不全	基底转正常
蜗轴	缺失或发育不全	发育不全	正常或缩短	缩短

三、耳蜗分隔异常

【定义】

耳蜗分隔异常是耳蜗在发育过程中出现结构或形态上的异常,主要表现为耳蜗不完全分隔。耳蜗不完全分隔(incomplete partition of cochlea,IP)为耳蜗的蜗轴缺如,按照目前公认的分类方法,可分为三个亚型:不完全分隔Ⅰ型(incomplete partition type Ⅰ,IP-Ⅰ),约占内耳畸形的 20%,又称为囊性耳蜗前庭畸形;不完全分隔Ⅱ型(incomplete partition type Ⅱ,IP-Ⅱ),即 Mondini 畸形,是最常见的耳蜗畸形;不完全分隔Ⅲ型(incomplete partition type Ⅲ,IP-Ⅲ),占内耳畸形的 0.9%～2.0%。

【病理基础】

耳蜗是内耳的重要组成部分,位于内耳道(internal auditory canal,IAC)前方,形似蜗牛,由中央的蜗轴及周围的旋转约 2 周半的骨螺旋管构成。内部被骨质螺旋板和基底膜分隔成上、下两部分,上面为前庭阶,下面为鼓室阶。耳蜗多于胚胎中期发育至成人水平,出生后不再变化。耳蜗分隔异常表现为耳蜗结构的变化,IP-Ⅰ可能是由于 IAC 血管供应缺陷导致骨内膜发育异常所致,IP-Ⅱ的蜗轴缺损可能是由于扩大的前庭水管将高脑脊液压力传输到内耳所致,IP-Ⅲ可能是由于遗传异常导致中耳黏膜的血管供应异常,导致耳囊仅由较厚的内膜层组成;耳蜗分隔异常的结构变化通常与遗传因素或发育异常有关。耳蜗不完全分隔与遗传因素有关,IP-Ⅱ由 *SLC26A4* 基因突变引起,表现为常染色体隐性遗传;IP-Ⅲ型为 X 连锁耳聋 2 型(DFNX2)的典型影像学表现,也是最常见的一种 X 连锁非综合征性耳聋,与 *POU3F4* 基因有关,也有报道表示 IP-Ⅲ可由 *COL4A6* 基因突变导致。内耳在发育过程中受到各种因素(妊娠期药物、病毒感染等)的影响,可能导

致胚胎发育停滞,内耳的胚胎发育在不同阶段出现停滞,会出现不同类型的内耳畸形(inner ear malformations,IEM)。有研究指出在胚胎发育的第 5 周停滞可能导致出现不完全分隔Ⅰ型,在胚胎发育的第 5 周到第 7 周停滞可能导致出现不完全分隔Ⅱ型和不完全分隔Ⅲ型。

【征象描述】

HRCT 是内耳畸形的首选成像方式,最薄层厚可达 0.5～0.6mm,可以清楚地显示耳蜗和前庭的结构;MRI 的软组织分辨率高,能够很好地观察内耳的形态及信号改变,显示前庭蜗神经发育异常等情况,可以作为 HRCT 有效的补充检查手段。内耳水成像能够重建出含水迷路腔的三维图像,即 VR 容积成像,能够更加立体地显示各种内耳畸形的形态。

1. IP-Ⅰ　约占内耳畸形的 20%,又称为囊性耳蜗前庭畸形,HRCT 图像(图 3-8-3-1)显示耳蜗呈囊性外观,蜗轴及耳蜗分隔完全缺失,常伴有扩张的前庭,但耳蜗和前庭可以区分,耳蜗的大小与正常相仿,呈"8"字形或"雪人"状外观。

2. IP-Ⅱ　即经典 Mondini 畸形,是最常见的耳蜗畸形,HRCT 图像(图 3-8-3-2)和 MRI 图像(图 3-8-3-3)可显示 3 个典型征象:蜗轴尖部缺陷,导致耳蜗尖中旋融合呈囊样;前庭轻度扩大;前庭水管扩大。VR 容积成像(图 3-8-3-4)能够更直观地显示耳蜗和前庭结构。

3. IP-Ⅲ　占内耳畸形的 0.9%～2.0%,其 HRCT 图像(图 3-8-3-5)和 MRI 图像(图 3-8-3-6)表现为蜗轴完全缺失,但耳蜗分旋存在,可累及整个骨迷路包囊,包括前庭、半规管、前庭窗等。VR 容积成像(图 3-8-3-7)能够更直观地显示耳蜗、前庭和半规管结构。

【相关疾病】

耳蜗分隔异常相关疾病:耳聋-甲状腺肿综合征

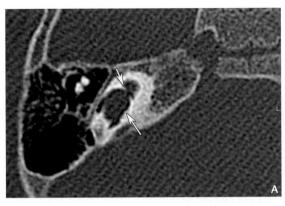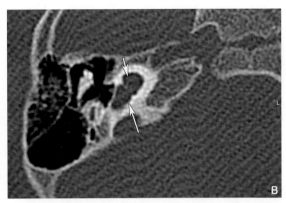

图 3-8-3-1 IP-Ⅰ HRCT 图像

患者男,14 个月。短箭显示耳蜗成囊状,长箭显示前庭扩张

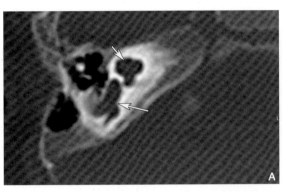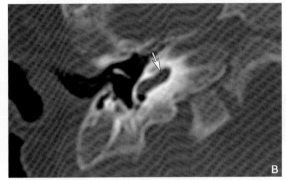

图 3-8-3-2 IP-Ⅱ HRCT 图像

患者女,5 个月。A. 短箭显示蜗轴尖部缺损,导致耳蜗顶和中旋融合呈囊样;长箭显示前庭轻度扩大;B. 箭显示耳蜗底转正常

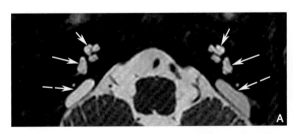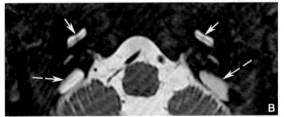

图 3-8-3-3 IP-Ⅱ内耳水成像 MRI 图像

患者女,1 个月。短箭显示蜗轴尖部缺损,耳蜗顶和中旋融合呈囊样;长箭显示前庭扩大;虚箭显示前庭水管(内淋巴囊)扩大

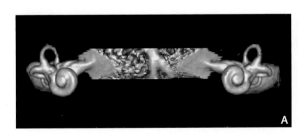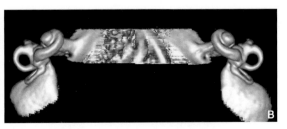

图 3-8-3-4 IP-Ⅱ VR 容积成像

患者女,1 个月。A、B. VR 容积成像显示双侧蜗轴尖部缺损,耳蜗顶和中旋融合成囊样,前庭水管扩大

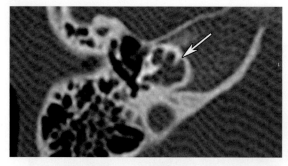

图 3-8-3-5 IP-Ⅲ HRCT 图像

患者男,8 岁。箭显示蜗轴完全缺失,但耳蜗分旋存在

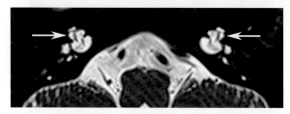

图 3-8-3-6 IP-Ⅲ 内耳水成像 MRI 图像

患者男,8 岁。箭显示蜗轴完全缺失,但耳蜗分旋存在

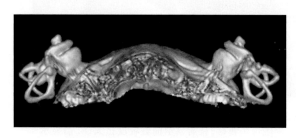

图 3-8-3-7 IP-Ⅲ VR 容积成像

患者男,8 岁。显示蜗轴完全缺失,但耳蜗分旋存在

(Pendred 综合征)、Usher 综合征、CHARGE 综合征。

【分析思路】

耳蜗分隔异常是由各种原因导致的耳蜗内部结构缺失/缺损所造成的。耳蜗分隔异常的分析思路如下:

第一,认识耳蜗分隔异常这个征象。

第二,明确正常的解剖结构、位置以及影像表现。HRCT 和 MRI 可以很好地显示内耳复杂的解剖结构:HRCT 是内耳畸形的首选成像方式,MRI 的软组织分辨率高,可以观察内耳的形态及信号改变,还可显示前庭蜗神经发育异常等情况。内耳水成像能够重建出含水迷路腔的三维图像,更加立体地显示各种内耳畸形的形态。通过 MRI 可以观察耳蜗的分隔情况、腔室的形态和大小,以及与周围组织的关系。采用轴位结合冠状位进行扫描,可以多方位评估内耳及其畸形。正常 HRCT 和 MRI 上可以显示鼓阶、前庭阶、蜗轴、蜗神经、前庭和前庭水管结构。

第三,熟悉和掌握常见的耳蜗畸形疾病类型。重点观察耳蜗、蜗轴、耳蜗分隔、前庭、前庭水管。首先观察耳蜗是否缺失,若耳蜗缺失,则为耳蜗未发育。其次观察耳蜗与前庭是否可以区分,若耳蜗与前庭无分隔,融合到一起则为共腔畸形;然后测量耳蜗的尺寸是否正常,若耳蜗尺寸小于正常,则考虑耳蜗发育不全;若耳蜗尺寸与正常类似,接着观察耳蜗的分隔是否缺失,若耳蜗分隔没有缺失,但蜗轴完全缺损,则考虑不完全分隔Ⅲ型;若耳蜗分隔和蜗轴全部缺失,耳蜗呈囊状,则考虑不完全分隔Ⅰ型。若耳蜗分隔部分缺失,蜗轴尖部缺损,蜗顶和中旋融合呈囊状,前庭水管扩大,则考虑为不完全分隔Ⅱ型。

第四,结合头颈部其他影像学表现,判断为单侧或双侧耳蜗分隔异常。

【疾病鉴别】

1. 基于影像特征和临床信息的鉴别诊断流程见图 3-8-3-8。

2. 耳蜗不完全分隔的主要鉴别诊断要点见表 3-8-3-1。

表 3-8-3-1 耳蜗不完全分隔的鉴别诊断要点

鉴别点	IP-Ⅰ	IP-Ⅱ	IP-Ⅲ	CH-Ⅱ
耳蜗大小(高度和长度)	接近正常,为圆形或椭圆形	正常	正常	小尺寸的耳蜗
耳蜗影像表现	蜗轴和耳蜗分隔完全缺失,融合成囊状	蜗轴尖部缺损,耳蜗分隔部分缺失,顶转和中转融合成囊状	蜗轴完全缺失,耳蜗分旋正常	外部尺寸较小,蜗轴发育不全,耳蜗分隔发育不全
前庭	扩大,与耳蜗可以区分	轻度扩大	伴或不伴扩大	可能发育不全、正常或轻度扩张
前庭水管	扩大罕见	扩大	不规则扩大	有时扩大
耳蜗神经	正常、发育不良或再生障碍	正常	正常	发育不良

续表

鉴别点	IP-Ⅰ	IP-Ⅱ	IP-Ⅲ	CH-Ⅱ
半规管	发育不全或正常	正常	正常	发育不全/扩张/正常
并发症	复发性脑膜炎，自发性脑脊液漏	复发性脑膜炎罕见，无自发性脑脊液漏	可伴有下丘脑畸形或错构瘤、自发性脑脊液漏或复发性脑膜炎不常见	可见自发性脑脊液漏

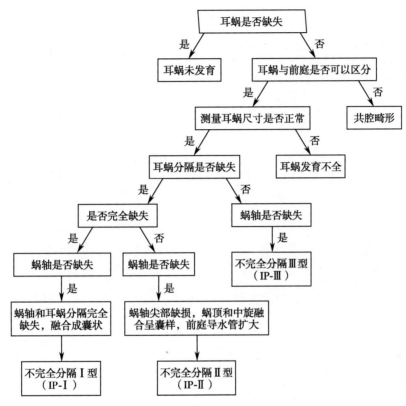

图 3-8-3-8　基于影像特征和临床信息的鉴别诊断流程

四、前庭水管扩大

【定义】

前庭水管扩大（enlarged vestibular aqueduct，EVA）是指位于颞骨岩部的一条连通前庭内侧壁和岩锥后方内淋巴囊的骨性管道异常扩大。

【病理基础】

前庭水管（vestibular aqueduct，VA）是一条位于颞骨岩部的骨性通道，分为近段与远段两部分：近段较短（约1.5mm），开口于前庭内侧壁；远段较长（约8.5mm），开口于岩锥后方内淋巴囊的底部。前庭水管包裹着充满内淋巴液的膜性内淋巴管。VA扩大的直接原因是内淋巴管和内淋巴囊扩大。VA扩大的根本原因大多与遗传因素有关，一般为常染色体隐性遗传，表现为 SLC26A4（PDS）基因突变，且多数为双等位基因突变，有家族发病倾向。在胚胎时期

前庭水管较短、直，并且比较宽大，随着年龄的增长，逐渐变成典型的倒"J"形。如果在胚胎早期出现影响内耳发育的不良因素（如妊娠早期母体病毒感染或应用某些药物），则可导致VA停滞在胚胎时期发育较为宽大的状态。如妊娠第7周出现发育停滞可以导致耳蜗不完全分隔Ⅱ型（IP-Ⅱ），即Mondini畸形，常伴有前庭水管扩大。有学者研究表明VA扩大可能是IP-Ⅱ的致病原因之一，通过扩大的VA传输到内耳的高脑脊液压力可能会导致不同的蜗轴缺损，从而导致IP-Ⅱ。单纯性的VA扩大及IP-Ⅱ均可出现在耳聋-甲状腺肿综合征（Pendred综合征）患者中，该病也属于常染色体隐性遗传疾病，且大多与 SLC26A4（PDS）双等位基因突变有关。值得一提的是，SLC26A4（PDS）基因突变具有频谱广泛性及遗传异质性，近年来新的基因突变位点不断被发现。

【征象描述】

1. **HRCT 表现** 前庭水管扩大的首选检查方法,HRCT 及多平面重建显示颞骨岩部后缘三角形、喇叭样或管状骨缺损影(图 3-8-4-1A~C),骨缺损影边缘锐利,其内端即前庭水管内口多与前庭或总骨脚直接相通。前庭水管扩大通常为双侧对称性发病,少数患者为单侧或不对称发病。

HRCT 诊断标准(图 3-8-4-1)包括两种:①Val-vassori 标准(1978 年),半规管总脚到前庭水管外口 1/2 处(前庭水管中段)直径(midpoint measure-ment,MP)≥1.5mm 或前庭水管外口直径(oper-culum measurement,OP)≥2mm,属于传统标准,临床应用较多,但相关临床对照研究显示该标准可能出现漏诊或误诊。②Cincinnati 标准(2009年),半规管总脚到前庭水管外口 1/2 处(前庭水管中段)直径 MP>0.9mm 或前庭水管外口直径 OP>1.9mm,部分临床对照研究显示该标准漏诊率相对较低。

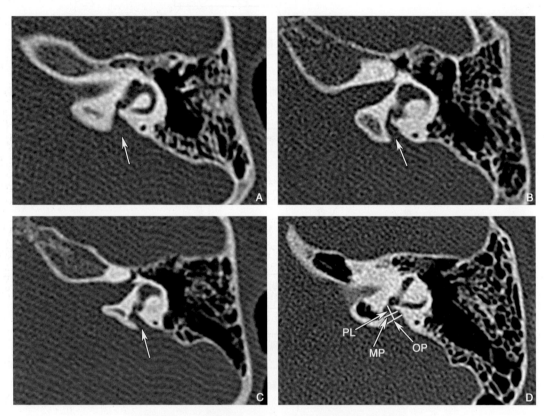

图 3-8-4-1 前庭水管扩大的 HRCT 表现及标准测量线
A. 女,5 岁。箭指示左侧前庭水管扩大并与总骨脚相通,呈三角形样骨缺损影。B. 女,7 岁。箭指示左侧前庭水管扩大并与总骨脚相通,呈喇叭样骨缺损影。C. 男,5 岁。箭指示左侧前庭水管扩大并与总骨脚相通,呈管状骨缺损影。D. 女,9 岁。显示前庭水管扩大的 HRCT 标准测量线:OP,前庭水管外口直径,PL,半规管总脚到前庭水管外口的垂线,MP,PL 中心点处的前庭水管直径

2. **MRI 表现** MRI 可见扩大的内淋巴管和内淋巴囊(enlarged endolymphatic duct and sac,EEDS),其大小、形状不一,表现为小脑半球前外缘表面条弧形或椭圆形囊状物,三维图像上呈"饼状"或"汤勺状",多数与总骨脚或内耳前庭相通(图 3-8-4-2)。在内耳 MRI 三维快速应用稳态进动序列(3D-FIES-TA)或三维快速自旋回波容积扫描序列(3D-CUBE)上,由于其高空间分辨率和高信噪比的特点,常可见 EEDS 内呈不均一信号影,表现为近端较高信号、远端较低信号,两者之间有明确分界线(图 3-8-4-3)。由于前庭水管扩大常伴有扩大的内淋巴管和内淋巴囊,因此可以把内淋巴囊的出现和扩大作为它的一

个明确征象。MRI 能够清楚地显示内淋巴管和内淋巴囊的扩张,可以作为 HRCT 的补充检查手段。

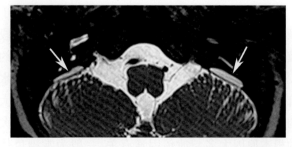

图 3-8-4-2 前庭水管扩大 MR 内耳水成像表现
患者女,4 岁。箭显示双侧内淋巴管和内淋巴囊扩大,T₂WI 呈高信号

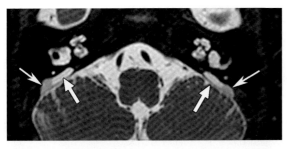

图 3-8-4-3 前庭水管扩大 MR 3D-CUBE 成像表现
患者男,3 岁。粗箭所指为 EEDS 近端较高信号区,细箭所指为远端较低信号区,两者之间有明确分界线

【相关疾病】

前庭水管扩大可见于以下几种疾病:

1. 常见疾病 大前庭水管综合征(large vestibular aqueduct syndrome,LVAS)、耳蜗不完全分隔Ⅱ型(Mondini 畸形)。

2. 罕见疾病 耳聋-甲状腺肿综合征(Pendred 综合征)。

【分析思路】

前庭水管扩大是一种明确的影像征象,多种疾病均可以合并或伴发此征象,具体分析思路如下:

第一,认识这个征象。

第二,阅片时发现前庭水管扩大的可疑征象,首先根据 HRCT 测量标准或 MRI 典型表现明确该征象的存在。

第三,紧接着观察其他内耳结构(耳蜗、前庭、半规管)发育是否正常,如果其他内耳结构正常,且仅

表现为前庭水管扩大,结合患儿先天性感觉神经性耳聋(通常为波动性或进行性听力损失,出生时听力筛查可能正常)的表现,考虑为大前庭水管综合征(LVAS),如果合并甲状腺肿,则考虑耳聋-甲状腺肿综合征。如果内耳发育异常,则观察耳蜗发育情况,排除耳蜗未发育(缺失)或发育不全。若耳蜗存在且大小基本正常,则需要进一步观察蜗轴发育情况,必要时结合 HRCT 多平面重建技术。若蜗轴完全缺失,则为不完全分隔Ⅰ型(IP-Ⅰ型)或Ⅲ型(IP-Ⅲ型)。若仅为蜗轴尖部缺损,即图像上显示耳蜗顶转和中转融合呈囊状,基底转正常,伴前庭轻度扩大,考虑为 Mondini 畸形,如果同时合并甲状腺肿,则考虑耳聋-甲状腺肿综合征(Pendred 综合征)。

第四,内耳形态较小且解剖结构精细,相关疾病种类较多,需要结合患者的临床信息和影像学表现综合分析得出结论,鉴别困难时也可以借助基因检测。

【疾病鉴别】

多种疾病均可导致或合并前庭水管扩大,因此不能孤立看待,需要结合其他影像特征和临床信息进行诊断和鉴别诊断。

1. 基于影像特征和临床信息的鉴别诊断流程见图 3-8-4-4。

2. 前庭水管扩大在几种相关疾病中的鉴别要点见表 3-8-4-1。

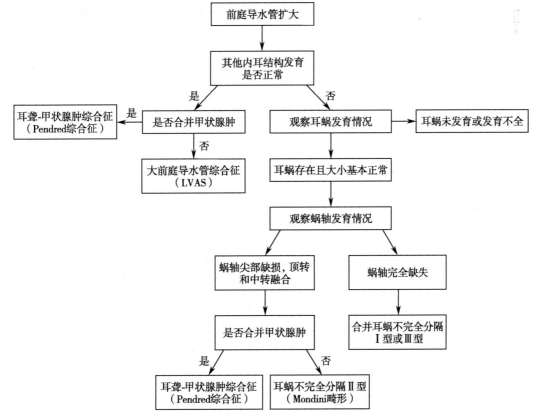

图 3-8-4-4 基于影像特征和临床信息的鉴别诊断流程图

表 3-8-4-1　前庭水管扩大在几种相关疾病中的鉴别要点

疾病名称	典型影像学特征	鉴别要点	主要伴随征象
LVAS	HRCT 上测量显示前庭水管扩大,MRI 上可见内淋巴管和内淋巴囊扩大	仅有前庭水管扩大,且不伴其他结构的异常	先天感觉神经性耳聋(波动性或进行性听力损失)
Mondini 畸形	蜗轴尖部缺损,耳蜗顶转和中转融合呈囊状,基底转正常;前庭轻度扩大;前庭水管扩大	蜗轴尖部缺损,耳蜗顶转和中转融合呈囊状,前庭轻度扩大	先天感觉神经性耳聋(波动性或进行性听力损失)
Pendred 综合征	表现为 LVAS 或 Mondini 畸形的影像学特征	伴有甲状腺肿	先天感觉神经性耳聋(波动性或进行性听力损失),甲状腺肿

（赵　鑫　赵俊锋）

第九节　中耳病变

一、中耳乳突浑浊

【定义】

中耳乳突浑浊(middle ear and mastoid opacity)是指中耳、乳突气房内的气体减少或消失,被其他物质取代。

【病理基础】

中耳乳突浑浊常见为炎性渗出性,或炎性肉芽肿性病变。急性中耳乳突炎是中耳、乳突黏膜的急性炎症。肺炎链球菌、流感嗜血杆菌和葡萄球菌是常见的致病细菌,细菌从鼻咽部通过咽鼓管进入中耳,引起咽鼓管、鼓室、鼓窦及乳突小房黏膜肿胀、渗出、积脓,小房间隔破坏后形成乳突脓肿。慢性中耳乳突炎主要由急性炎症迁延不愈、病变严重、邻近器官病变、机体免疫力低下、鼓室置管、乳突气化不良等原因导致。慢性中耳乳突炎可分为:慢性中耳乳突炎单纯型、慢性分泌性中耳乳突炎、慢性中耳乳突炎肉芽肿型、慢性中耳乳突炎胆脂瘤型四类。

【征象描述】

1. HRCT 表现　鼓室、鼓窦及乳突气房的气体消失,见液体或软组织密度灶充填。

2. MRI 表现　可表现为液体信号、软组织信号或混杂信号等。

【相关疾病】

1. 急性中耳乳突炎(acute otitis media mastoiditis)　是中耳、乳突小房黏膜及其骨质的急性炎症,咽鼓管黏膜肿胀、管内气体减少导致透亮度减低,鼓室、鼓窦及乳突气房的气体消失,见液体或软组织密度灶充填。中耳骨性结构正常,无骨质破坏。

乳突小房由于含气减少、积液,可有骨质稀疏、骨壁模糊(图 3-9-1-1)。

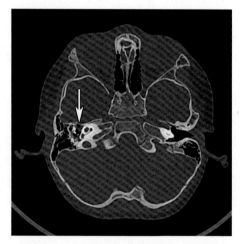

图 3-9-1-1　急性中耳乳突炎的 CT 表现
患者女,2 岁。耳颞部 CT 显示右侧气化良好的乳突内见絮状低密度灶,小房间隔模糊,骨质未见破坏、硬化(箭)

2. 慢性中耳乳突炎(chronic otitis media mastoiditis)　为急性炎症期治疗不当或延误治疗,抵抗力弱,低毒力感染,病程迁延不愈所致。HRCT 能清晰显示颞骨的细微结构及中耳乳突腔内的病变部位,为慢性中耳乳突炎提供诊断依据。

（1）慢性中耳乳突炎单纯型:乳突气房密度增高,小房间隔增厚,乳突黏膜肿胀,鼓窦及周围骨质增生硬化,鼓室内见软组织影,未见周围骨质及听小骨骨质破坏,可有听小骨边缘模糊、毛糙(图 3-9-1-2)。

（2）慢性分泌性中耳乳突炎:乳突常呈气化不良或非气化型,咽鼓管、鼓室、乳突小房黏膜肿胀,密度增高或不含气,见液体或软组织密度灶完全充填其中,鼓膜呈向内回缩凹陷(图 3-9-1-3)。

（3）慢性中耳乳突炎肉芽肿型:鼓室、鼓窦和/

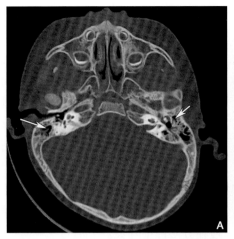
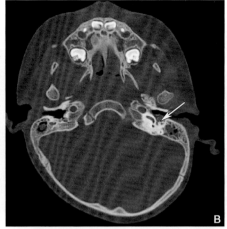

图 3-9-1-2　慢性中耳乳突炎单纯型 HRCT 表现

男,2 岁 6 个月。A、B. 长箭示双侧中耳、乳突内见软组织密度影充填,短箭示乳突小房间隔增厚、硬化

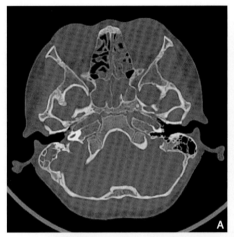
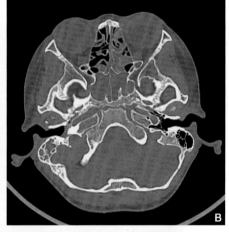
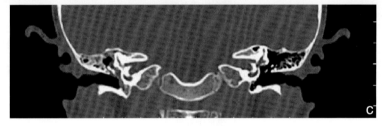

图 3-9-1-3　慢性分泌性中耳乳突炎 CT 表现

男,5 岁 1 个月。A~C. 横轴位(A、B)及冠状位(C)示右侧鼓膜增厚、内陷,右侧中耳乳突内见软组织密度灶充填

或乳突小房密度增高,其内见软组织密度影充填,包绕听小骨,相邻听小骨和骨壁可见骨质破坏,以砧骨长脚破坏为著,破坏骨质边缘无硬化。

(4)慢性中耳乳突炎胆脂瘤型:病变多位于上鼓室、鼓窦入口或鼓窦内,其表现为乳突气房透亮度减低或不含气,上鼓室、鼓室、乳突或鼓窦内见团块状或弥漫分布的软组织密度影,伴有邻近骨质侵蚀及听小骨的移位、破坏,周围骨壁呈硬化改变,胆脂瘤瘤体由上鼓室经自然腔隙向中下鼓室发展,并经鼓窦入口,向鼓窦及乳突扩散,并向周围侵犯。

MRI 表现为 T_1WI 等或低信号、T_2WI 高信号;增强扫描无强化或病灶周围黏膜环形强化(图 3-9-1-4)。

【分析思路】

第一,认识这些征象。

第二,明确中耳正常的解剖结构。婴儿鼓膜更为倾斜,几乎呈水平位。乳突窦位于鼓室上隐窝后方,向前开口于鼓室后壁上部,向后下与乳突小房相通,为鼓室和乳突小房之间的交通要道。乳突小房位于颞骨乳突内,为许多大小、形状不等而互相连通的含气小腔隙。由于儿童中耳解剖结构与成人不同,故中耳乳突炎易好发于儿童。

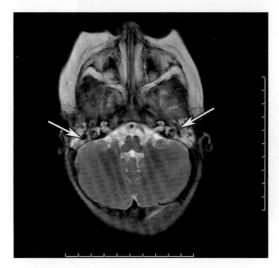

图 3-9-1-4　慢性中耳乳突炎 MRI 表现
女,1 岁 8 个月。耳颞部 MRI 轴位 T_2WI 脂肪抑制显示中耳鼓室及乳突内见高信号灶充填(箭)

第三,熟悉常见慢性中耳乳突炎的类型,并与图像显示内容作比较。结合 CT、MRI 图像综合分析,

重点关注是否存在骨质破损、软组织与脑实质的关系、软组织的性质和成分。若中耳及乳突内仅见软组织影,而无听小骨及骨壁的破坏,则考虑慢性单纯型中耳乳突炎;若中耳及乳突内的气体被软组织取代,且相邻听小骨和/或骨壁骨质破坏,则考虑慢性肉芽肿型中耳乳突炎;若上鼓室、鼓室、乳突或鼓窦内见软组织密度影,伴有邻近骨质侵蚀及听小骨的移位、破坏,且周围骨壁呈硬化改变,则考虑胆脂瘤型慢性中耳炎。若鼓室及乳突小房气化不良及其内的气体被液体取代,伴有鼓膜向内回缩凹陷,则考虑慢性分泌性中耳炎。

第四,结合患者的临床病史、症状体征、诊疗经过、病理结果以及影像学检查对比结果进行诊断。

【疾病鉴别】

基于影像特征和病变累及范围的鉴别诊断流程见图 3-9-1-5。

中耳炎症的几种不同常见疾病的主要鉴别诊断要点见表 3-9-1-1。

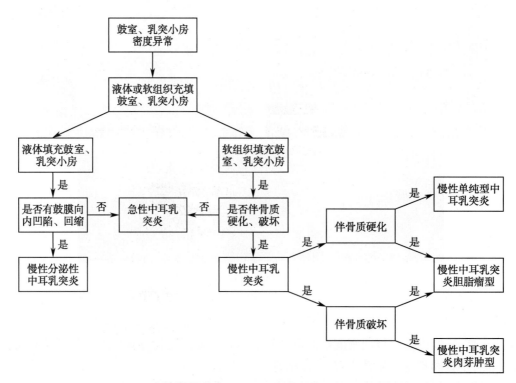

图 3-9-1-5　基于影像特征和病变累及范围的鉴别诊断流程图

表 3-9-1-1　中耳炎症在几种不同常见疾病的主要鉴别诊断要点

疾病	影像特征	鉴别要点	主要伴随征象
急性中耳乳突炎	鼓室、鼓窦及乳突小房见液体密度灶充填,中耳骨性结构正常或有骨质稀疏、骨壁模糊	中耳、乳突骨质改变轻微	常伴有耳痛,鼓膜充血、膨隆或穿孔
慢性分泌性中耳乳突炎	鼓室、乳突小房气化不良,黏膜增厚,其内见液体或软组织充填;鼓膜向内回缩凹陷	通常无骨质破坏,鼓膜向内回缩凹陷	常伴有听力减退、耳鸣

续表

疾病	影像特征	鉴别要点	主要伴随征象
慢性中耳乳突炎单纯型	鼓室、乳突软组织密度影,可见听小骨、鼓室及乳突骨壁增生、硬化	有骨质增生、硬化,无破坏	常伴耳流脓、听力减退
慢性中耳乳突炎肉芽肿型	鼓室、乳突软组织密度影,可见听小骨、鼓室及乳突骨壁破坏	有骨质破坏,无骨质增生、硬化	常伴耳流脓、听力减退
慢性中耳乳突炎胆脂瘤型	鼓室、乳突软组织密度影,可见听小骨、鼓室及乳突骨壁骨质破坏、增生及硬化	有骨质破坏及骨质增生、硬化	伴耳流脓、听力减退

二、中耳骨质增生硬化

【定义】

中耳骨质增生硬化(hyperostosis osteosclerosis of middle ear)是指中耳乳突区单位体积内骨量增多,可引起中耳结构紊乱。

【病理基础】

不同病因导致中耳骨质增生硬化的组织病理基础不同,如混合型/硬化型乳突,是个体发育差异所致,乳突内高密度区为没有气化的骨质。在感染性疾病中,中耳骨质增生硬化出现在慢性期,由炎症导致乳突气房发育障碍,使乳突呈硬化型。在一些发育异常及遗传代谢性疾病中,骨质增生硬化累及范围更广,可见全身其他系统受累。

【征象描述】

1. CT 表现　HRCT 为中耳骨质增生硬化主要的影像学检查方法,可以清晰地显示鼓室、乳突发育、气化情况,观察中耳各部骨性结构、形态及密度,骨质受累程度、范围。中耳骨质增生硬化 CT 表现为中耳骨质密度增高,难以见到骨小梁结构,有时可见颞骨呈膨胀性改变(图 3-9-2-1)。

2. MRI 表现　增生硬化的骨质在 T_1WI 和 T_2WI 均呈低信号,增生的骨小梁间骨髓组织相对较

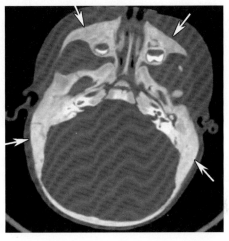

图 3-9-2-1　中耳骨质增生硬化 CT 表现
患者男,2 岁,耳颞部 CT 轴位显示颌骨及颞骨骨质密度均匀弥漫性增高,乳突小房气化完全消失,颅骨板障层消失(箭)

少,与正常骨松质相比呈现较低信号。MRI 对软组织分辨率高,可以作为 HRCT 的补充检查手段,观察病变蔓延、累及软组织等情况。

【相关疾病】

中耳骨质增生硬化常见疾病为硬化型/混合型乳突(图 3-9-2-2)、慢性中耳乳突炎、骨纤维结构不良、畸形性骨炎(Paget 病)、成骨不全,少见于耳硬化症、石骨症、黏多糖贮积症 Ⅰ 型等。

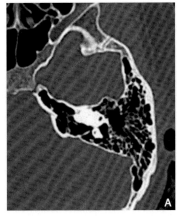
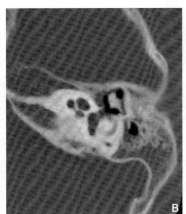
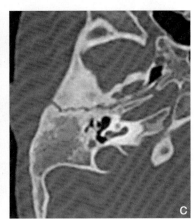

图 3-9-2-2　乳突气化分型
A. 正常气化型乳突;B. 板障型乳突;C. 硬化型乳突

1. **慢性中耳乳突炎** 主要表现为乳突气房密度增高,小房间隔增厚,乳突黏膜肿胀,鼓窦及周围骨质增生硬化,鼓室、鼓窦内见软组织密度影,未见周围骨质及听小骨骨质破坏,可有听小骨的移位,或听小骨边缘稍模糊或毛糙(图3-9-2-3)。

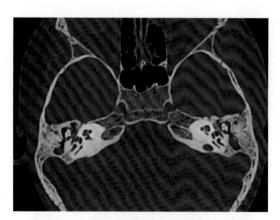

图 3-9-2-3 慢性中耳炎 CT 表现
患者男,7 岁。耳颞部 CT 轴位显示硬化型乳突,乳突小房间隔增生、硬化,鼓室、鼓窦内见软组织密度影

2. **骨硬化症**(osteopetrosis) 又称石骨症、Albers-Schonberg 病,颞骨 CT 表现为乳突小房气化完全消失而代之以颞骨均匀性弥漫性的骨硬化,内耳道进行性变窄并且压迫性侵蚀其内的血管神经束,骨硬化导致长骨髓腔消失(图3-9-2-4)。

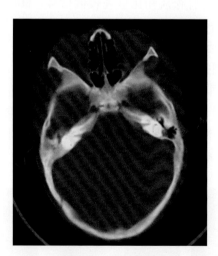

图 3-9-2-4 骨硬化症
患者女,5 个月。耳颞部 CT 轴位骨窗示乳突发育小,气化差,颞骨骨质广泛硬化,板障层消失

3. **纤维结构不良** CT 表现与病变内纤维及骨组织的含量、骨破坏程度、病变生长速度有关,典型表现为均匀略高密度膨胀性病变,其内见高密度和低密度区,高密度区为骨矿物质较多的病灶,低密度区则以纤维成分为主,伴鼓室、乳突小房气化不

良,内耳道、外耳道狭窄,以及病变累及颅底自然孔道的表现;多骨型纤维结构不良伴皮肤色素沉着、内分泌功能亢进时,称 McCune-Albright 综合征(图3-9-2-5)。

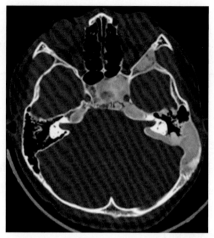

图 3-9-2-5 McCune-Albright 综合征
患者女,11 岁。颅骨轴位骨窗示蝶骨体、左侧蝶骨大翼、枕骨斜坡、左侧颞骨骨质增厚、硬化,呈膨胀性生长,左侧乳突气化不良

4. **耳硬化症(硬化期)** 病变累及前庭窗、镫骨底板及其环状韧带,导致前庭窗狭小甚至封闭,镫骨活动度降低、镫骨底板增厚。

5. **畸形性骨炎(Paget 病)** 以骨的膨大为特点,板障厚度显著增加,特别是内板障,累及颅盖骨而非颌面骨,发病年龄较晚,少年儿童不会发生 Paget 病。

6. **成骨不全** 可有多发骨骼陈旧/新鲜骨折、蓝巩膜及耳聋表现,三者不一定并存,颞骨 HRCT 类似活动期耳蜗型硬化症,但是受累范围更广泛,甚至累及整个骨迷路。

【分析思路】

中耳骨质增生硬化很少单独发生,常见于多种疾病累及中耳,通常是在眼眶、颅脑及口腔颌骨检查中发现,作为影像科医生,应对图像所显示内容仔细观察,分析思路如下:

第一,认识这个征象。

第二,如何分析。首先,重点观察 CT 所示颞骨高密度病变的位置、形态。其次,观察骨质硬化累及的结构,中耳、外耳、内耳均应观察,如听骨链、骨迷路。不同病因所致的中耳骨质增生硬化 CT 表现有差异。

第三,积极观察颞骨以外是否存在病变,如特征性皮肤改变、其他结构的累及如四肢长骨、眼眶、颅面骨、脊柱等。如多骨型骨纤维结构不良病变可广泛累及颅骨及其他骨骼多个部位。

第四,结合患者的临床病史、特征性临床表现及基因学检查等,可缩小鉴别诊断范围。

基于影像表现、临床诊断及鉴别诊断流程见图3-9-2-6。

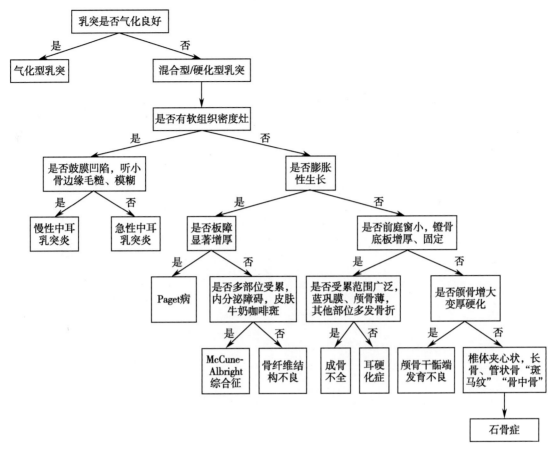

图 3-9-2-6　基于影像表现、临床诊断及鉴别诊断流程

三、中耳骨质破坏

【定义】

中耳骨质破坏是中耳骨质结构被病理组织所代替而造成的正常骨组织缺失,常见于炎症、肉芽组织、肿瘤或肿瘤样病变等。

【病理基础】

中耳骨质破坏常见病理过程:①骨质直接被病理组织所破坏;②病灶组织刺激破骨细胞增多,导致破骨细胞活动力增强;③病变组织导致骨质压迫吸收;④血液供应障碍,坏死组织被肉芽组织清除等。不同病因引起的中耳骨质破坏,病理基础不同。如在肉芽肿型、胆脂瘤型慢性中耳炎中,骨质破坏是由于长期慢性炎症刺激导致听小骨、鼓室及乳突骨质破坏和增生或上皮角化,基底细胞膜增殖形成,其逐渐扩大,压迫鼓室及乳突周围骨壁,造成骨质吸收、破坏。在肿瘤或肿瘤样病变中,朗格汉斯细胞组织细胞增生症是大量未成熟树突状细胞中的朗格汉斯细胞在组织中克隆性增殖和过量积累造成骨质破

坏;横纹肌肉瘤则为恶性软组织肿块直接侵蚀邻近骨质。

【征象描述】

1. 颞骨 HRCT 表现　通常可见乳突气房、间隔、鼓室盾板、听骨链骨质破坏并软组织肿块,如慢性炎症引起的骨质破坏可伴有骨质增生硬化,骨质破坏区大多在乳突气房,可伴有听小骨受累,包括破坏、中断、移位等;肿瘤及肿瘤样病变引起的骨质破坏多表现为低密度骨质缺损,边缘不规则,可呈虫噬状、地图样改变。

2. MRI 表现　病变区 T_1WI 中等信号为主,也可呈低信号或较高信号,T_2WI 呈较高信号,部分病灶信号可不均匀。增强扫描可以显示肿瘤的血供及颅内侵犯情况。

【相关疾病】

1. 中耳胆脂瘤(middle ear cholesteatoma)是颞骨内异常增殖的角质化鳞状上皮对邻近骨质、结构进行性侵蚀、破坏的一种非肿瘤性病变。可引起颅内外并发症,如听力下降、耳鸣、面瘫、眩晕、头

痛、脑膜炎。

根据病变发生的部位及影像表现可分为松弛部胆脂瘤、紧张部胆脂瘤、腔壁型胆脂瘤和位于岩尖、脑桥小脑角区的胆脂瘤。松弛部胆脂瘤原发于鼓膜上隐窝，又称蒲氏间隙，约占82%，表现为鼓膜上隐窝内软组织肿块，病变位于锤骨头外侧，鼓室盾板破坏变钝为特征性表现，以冠状位CT显示最清晰（图3-9-3-1）。听小骨向内侧移位，70%伴有听小骨破坏，以砧骨长突最常见，其次为砧骨体和锤骨头，病变可向后外侧延伸，达鼓窦入口，或向下累及鼓室后隐窝，病变可破坏外侧半规管、面神经管、鼓室盖和/

或乙状窦壁。紧张部胆脂瘤原发于鼓窦、后鼓室，约占18%，位于听骨链内侧，病变累及鼓窦、面隐窝、乳突窦入口和/或乳突，90%伴有听小骨破坏，特别是砧骨长突的内侧、镫骨上部结构、锤骨柄，可伴有鼓室盖后部破坏。腔壁型胆脂瘤为中耳、乳突内胆脂瘤内容物经穿孔的鼓膜或破坏的外耳道骨壁自行排出后，残留胆脂瘤外壳，即"乳突自体切除后"的表现。增强扫描胆脂瘤无强化，周围伴肉芽组织时可有周边强化。胆脂瘤MRI表现于T_1WI呈低信号，多不均匀，T_2WI呈高信号，通常低于液体信号，增强扫描无强化。MRI有助于胆脂瘤颅内蔓延和并发症的识别。

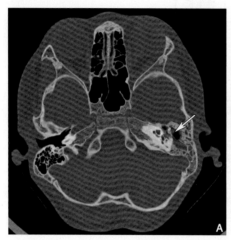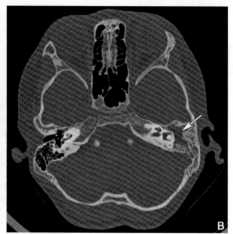

图 3-9-3-1 胆脂瘤 HRCT 表现

患者男，10岁。A、B. 耳颞部HRCT显示左侧鼓室、乳突小房内软组织密度灶，听小骨、乳突小房间隔骨质破坏、吸收（箭）

2. 朗格汉斯细胞组织细胞增生症（Langerhans cell histiocytosis，LCH） 是局部或全身的朗格汉斯细胞系统的异常组织细胞增生性疾病，包括嗜酸细胞肉芽肿（eosinophilic granuloma）、Hand-Schuller-Christian病和Letterer-Siwe病。临床表现因病变累及部位、范围和程度而异，可以从无症状的孤立性皮肤或骨病变，到急性、弥漫性、暴发性、危及生命的多系统病变，还可表现为发热、皮疹、贫血、血小板减少、淋巴结和肝脾肿大等。

HRCT表现为不规则溶骨性破坏，边界尚清，边缘锐利、无硬化带，多累及颞骨鳞部、岩部、乳突部，也可累及听骨、内耳及面神经等，也可伴有其他部位颅骨累及。软组织窗观察，LCH呈中等密度，增强后呈中等至明显强化，强化欠均匀。常伴有中耳乳突炎（图3-9-3-2）。

MRI表现为T_1WI呈中等信号为主，也可呈低信号或较高信号，T_2WI呈较高信号，部分病灶信号可不均匀，可见液-液平面，增强呈中等至明显强化，DWI提示病灶多呈轻至中等弥散受限。

3. 颞骨横纹肌肉瘤（rhabdomyosarcoma，RMS） 是最常见的儿童头颈部恶性肿瘤。颞骨RMS临床具有如下表现：①外耳道血性或脓性分泌物伴腥臭味、耳痛、听力下降，此表现发生率较高；②外耳道息肉样肿块，触之易出血，生长较快；③因骨质破坏出现面瘫和脑膜受侵症状；④影像表现为乳突气房模糊或颞骨骨质破坏。CT表现为广泛溶骨性、虫蚀样骨质破坏，边缘不清。肿块形态不规则，呈等或稍低密度。鼓室及乳突部见软组织肿物，部分病灶累及听小骨、耳蜗、骨半规管及颅底骨质（图3-9-3-3）。MRI显示肿瘤呈T_1WI等或稍低信号，T_2WI不均匀高信号，DWI不均匀扩散受限，增强扫描不均匀强化，病变可向后内下经颈静脉孔达咽旁间隙，侵及鼻咽、口咽，向前达翼腭窝，可跨颅中、后窝生长，累及硬脑膜，甚至侵及颅内颞叶、枕叶。

【分析思路】

中耳骨质破坏是一种明确的影像征象，多种病变均可导致中耳骨质破坏征象，具体分析思路如下：

第一，认识这个征象。

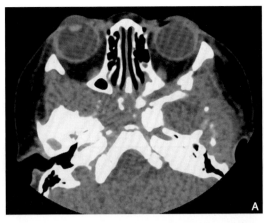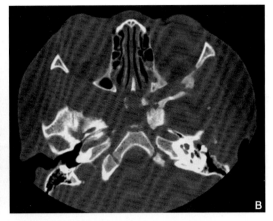

图 3-9-3-2　中耳 LCH 颞骨 HRCT 表现

患者女,2 岁。A、B. 中耳 HRCT 软组织窗、骨窗示左侧颞骨、颧弓、下颌骨左侧、蝶骨多发溶骨性骨质破坏,骨质破坏区见软组织肿块影

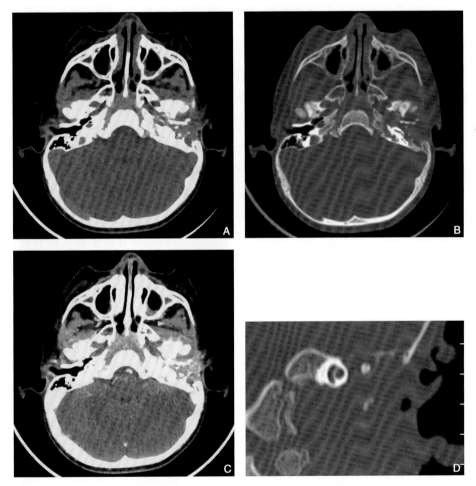

图 3-9-3-3　中耳横纹肌肉瘤颞骨 CT 表现

患者男,3 岁。A~C. 中耳 HRCT 软组织窗、骨窗、CT 增强扫描示,左侧中耳乳突,椎前、咽后间隙,耳周见软组织密度灶并周围骨质破坏,左侧听小骨骨质破坏,边界欠清,增强扫描明显强化,局部强化欠均;D. 冠状位重建图像显示左侧颞骨骨质破坏累及听小骨

第二,观察骨质破坏的形态、范围及软组织肿块的密度、边界及增强扫描表现;骨质破坏多发生在鼓室盾板、鼓室盖,且可伴有硬化边,软组织密度累及上鼓室、鼓室、乳突窦、听小骨,且软组织肿块边界较清楚,CT 平扫表现为等或稍低密度,增强扫描软组织肿块不强化,则考虑胆脂瘤可能;若出现溶骨性骨质破坏,骨质破坏多位于乳突、鼓部、鳞部近乳突部位,呈地图状、穿凿样,边界尚清,无硬化及骨膜反应,伴乳突、中耳内软组织肿块,增强扫描软组织肿块不均匀强化,听小骨可受累,合并其他部位或系统病变时,如肝脾、皮肤有异常,需考虑朗格汉斯细胞组织细胞增生症可能;颞部的侵袭性软组织肿块,肿

块形态常不规则,可呈分叶状,边界可清晰或模糊,导致邻近骨质溶骨性不规则骨质破坏,常累及颅底及脑神经孔,肿块密度常不均匀,内部可见液化坏死、出血等改变,CT 表现为不均匀软组织肿块,MRI 表现为等 T_1、长 T_2 为主,信号常不均匀,增强扫描实质部分不均匀强化,需考虑横纹肌肉瘤可能。

第三,结合患者的临床病史、临床症状、诊疗经过,最终需病理结果进一步明确诊断。

【疾病鉴别】

中耳骨质破坏相关疾病鉴别见表 3-9-3-1。

表 3-9-3-1 中耳骨质破坏疾病鉴别

疾病	影像特征	鉴别要点	主要伴随征象
胆固醇性肉芽肿	光滑、膨胀性生长的肿块,伴骨小梁破坏、骨质减薄及缺损	T_1WI 和 T_2WI 均呈高信号	非搏动性"蓝色鼓膜"和渐进性传导性耳聋
获得性胆脂瘤	中耳、鼓室软组织密度,伴听小骨及骨壁骨质破坏、吸收,"乳突自体切除征"	听小骨及骨壁骨质破坏、吸收,"乳突自体切除征"	慢性中耳炎病史
先天性胆脂瘤	中耳腔内软组织密度,骨质破坏少见,鼓膜、听小骨形态完整,	骨壁完整,骨皮质变薄	无慢性中耳炎病史
颈动脉体副神经节瘤	CT 平扫呈等或高密度,CT、MRI 增强扫描明显强化	"穿凿样"骨质破坏、"椒盐征"	搏动性耳鸣,传导性听力下降
中耳横纹肌肉瘤	广泛溶骨性骨质破坏,可累及中耳、外耳、内耳结构及脑膜、颈静脉、颈内动脉等	T_2WI 呈较均匀高信号,增强扫描 T_1WI 显著强化	可累及邻近脑膜、血管等

四、听骨链中断或固定

【定义】

听骨链中断或固定(ossicular chain interruption or fixed)是听骨链失去正常的完整性或活动度,在 HRCT 上可表现为听小骨缺失、损伤、关节脱位或听小骨与鼓室壁粘连、融合、关节间隙消失等。

【病理基础】

听骨链由锤骨、砧骨、镫骨通过锤砧关节、砧镫关节相连而成。听骨链完成传导声音的功能需要听小骨及其附属韧带、肌肉的协助。不同疾病导致听骨链中断或固定,使声波传导受阻。外伤性听骨链中断可以是单纯听骨链损伤,也可以是颞骨骨折的一部分。慢性炎症累及中耳黏膜、骨膜或深达骨质,长期在慢性炎症刺激下,纤维组织增生,透明变性,钙质沉着,骨化,听骨链固定。先天性中耳畸形主要表现为鼓室发育不良及听骨链畸形,鼓室腔狭小,锤砧骨缺失、融合或听小骨与鼓室壁融合等。肿瘤性疾病如朗格汉斯细胞组织细胞增生症、横纹肌肉瘤等也可累及听骨链。

【征象描述】

颞骨 HRCT 为本病的主要影像学检查方法,可以清晰显示听骨链完整性或活动度,异常可表现为听骨链骨质不连续、关节脱位,听小骨缺失或发育不良、关节融合、与鼓室壁粘连或融合,听小骨骨质破坏、移位,听骨链周围骨化、固定。

【相关疾病】

1. 外伤性听骨链中断 颞骨骨折、中耳外伤常遗留传导性耳聋,致耳聋原因可为鼓膜外伤穿孔、鼓室积血、听骨链损伤等,以听骨链损伤最常见。常见类型分为砧镫关节分离、锤砧关节分离、单纯砧骨脱位、复杂的锤砧关节脱位、镫骨前庭脱位及少见的锤骨、砧骨、镫骨骨折(图 3-9-4-1)。

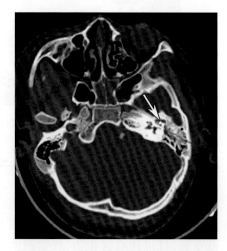

图 3-9-4-1 外伤性听骨链中断 CT 表现

患者男,13 岁。外伤病史,中耳 CT 骨窗显示左侧颞骨骨折、锤砧关节脱位

2. **先天性中耳畸形** CT 常见表现包括中耳腔小,特别是下鼓室,锤骨砧骨融合、旋转异常、发育不良或缺如,锤砧关节或镫砧关节融合,听小骨与鼓室壁融合等(图 3-9-4-2),可合并卵圆窗闭锁、面神经管异常等,约 10% 的患者合并外耳道闭锁板后方的先天性或获得性胆脂瘤。

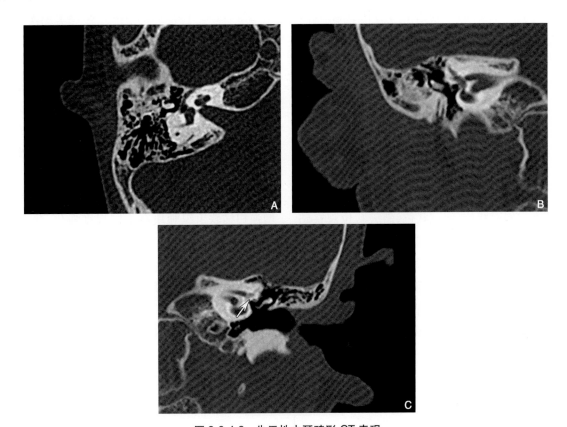

图 3-9-4-2 先天性中耳畸形 CT 表现

患者男,9 岁,中耳畸形。A、B. HRCT 轴位、冠状位骨窗示右耳锤、砧骨发育不良、融合,外耳道闭锁;右耳砧骨长脚缺如,右侧小耳畸形;C. 箭头示左耳正常砧骨长脚

3. **慢性中耳炎** 肉芽肿型及脂瘤型可造成听小骨骨质破坏及与周围鼓室壁粘连、固定,听骨链功能状态出现异常。肉芽肿型 HRCT 表现为鼓室和/或乳突内软组织密度灶呈网状、条状或散在分布,可包绕听小骨,相邻骨质模糊或局部轻微破坏,破坏边缘无硬化。胆脂瘤型 HRCT 表现为乳突气房透明度低或不含气,并见不规则软组织密度影,上鼓室、乳突或鼓窦内见团块状或弥漫分布软组织密度影,伴相邻骨质侵蚀及听小骨破坏或移位,而周围鼓壁呈硬化改变(图 3-9-4-3)。

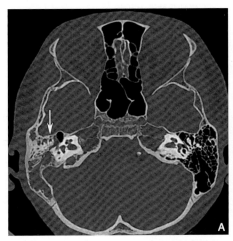
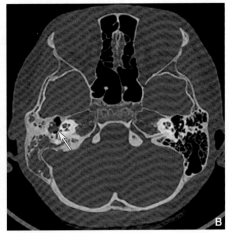

图 3-9-4-3 右耳慢性中耳炎 CT 表现

患者女,8 岁。A、B. HRCT 横轴位箭头示右侧鼓室、鼓室窦、乳突窦软组织填充,锤、砧骨部分骨质破坏,镫骨显示不清

4. 朗格汉斯细胞组织细胞增生症（Langerhans cell histiocytosis，LCH） 颞骨 LCH 最容易发生的部位是鳞部和乳突部，岩部及中耳较少发病。CT 平扫显示颞骨破坏呈地图样，肿块呈均匀软组织密度，边缘锐利，无出血或液化坏死，增强后软组织肿块不同程度强化，大约 25% 病例有迷路和听小骨破坏。

【分析思路】

第一，认识听骨链正常的解剖结构、位置及影像图像。

第二，熟悉和掌握 CT 后处理重建技术在中耳骨性结构显示的应用，MPR、VR 等可多方位全面观察听小骨及其各个部位。MPR 显示锤骨一般使用平行于锤骨柄的斜冠状位，斜冠状位、斜矢状位观察砧骨，平行于镫骨的斜轴位显示镫骨；对于锤砧关节，MPR 轴位视图就能清晰显示"冰淇淋筒"样锤砧关节，而对于砧镫关节 MPR 斜轴位则能清晰显示。VR 可清晰显示锤骨、砧骨、锤砧关节、砧镫关节，且在各听小骨对应关系发生改变时，能立体显示两者关系。

第三，结合临床病史，存在明确外伤史，HRCT 图像上听骨链骨质连续性中断或关节脱位、分离，有助于外伤性听骨链中断的诊断。若出生时听力筛查未通过，自幼听力欠佳，HRCT 图像上鼓室腔小，听骨链发育不良、缺失或关节融合等，可考虑为听骨链畸形。在听骨链畸形和外伤患者中，听骨链周围炎性渗出较少，或仅因外伤造成鼓室腔内积液，而在慢性化脓性中耳炎患者中，鼓室多被炎性分泌物或肉芽组织所填充。慢性化脓性中耳炎除了侵蚀听骨链骨性结构，听小骨相关韧带及肌腱也容易受累，造成听骨链不同程度与鼓室壁骨性粘连。若 CT 平扫显示听骨链及颞骨骨质破坏广泛伴周围软组织肿块，增强扫描软组织肿块有不同程度强化，此类需考虑肿瘤性疾病。

第四，诊断应结合患者临床病史、诊疗经过和血清学指标，对比多次影像学检查结果。

【疾病鉴别】

基于影像特征和临床信息的鉴别流程见图 3-9-4-4。

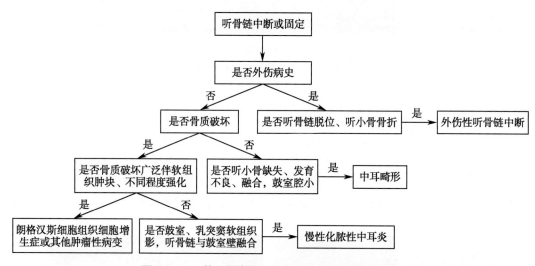

图 3-9-4-4 基于影像特征和临床信息的鉴别流程图

（石 浩）

第十节 先天性鼻中线区病变

一、鼻后孔封闭或狭窄

【定义】

鼻后孔封闭或狭窄（closed or narrowed posterior nares）是指下鼻道后部出现部分或完全阻塞，进而导致气流受阻。

【病理基础】

不同病因引起鼻后孔封闭或狭窄的病理基础各不相同，如在生长发育异常疾病中，先天性鼻后孔闭锁可能是发育过程中咽颊膜上部未破裂，而鼻中隔及腭突向内生长与此膜相融合，或是鼻后孔处犁骨、腭突或蝶骨体过度增长融合，或是神经嵴细胞的错误迁移形成鼻后孔封闭。在炎症性疾病中，炎症反复刺激腺样体导致其病理性增生肥大造成鼻孔封闭。在肿瘤性疾病中，嗅神经母细胞瘤、纤维血管瘤因肿块的占位效应导致鼻后孔封闭或狭窄。

【征象描述】

1. CT 表现 CT 为鼻后孔封闭或狭窄的首选检查方法。不同原因所致的鼻后孔封闭或狭窄可以有不同的影像学表现,CT 上通常可以见到鼻腔后部阻塞、黏膜增厚、同侧的犁骨骨质增厚、鼻甲肥大或肿块占位等征象(图 3-10-1-1),其中最常见的疾病为先天性鼻后孔闭锁,在后鼻道和鼻咽腔之间可以见到骨性或膜性分隔,骨性闭锁板通常位于鼻中隔后端与鼻外侧壁之间,呈一横行或斜行骨片,此骨片将后鼻道与鼻咽腔分隔开来。

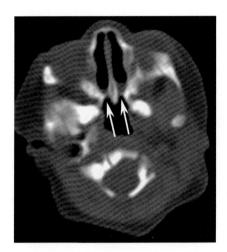

图 3-10-1-1 鼻后孔闭锁 CT 表现
患者女,4 天。箭示双侧鼻孔闭锁

2. MRI 表现 导致鼻后孔封闭或狭窄的肿瘤一般在 T_1WI 呈低至中等信号、T_2WI 呈等或高信号,"邻近鼻窦内的炎性分泌物"信号取决于其内的蛋白含量,一般蛋白含量低时 T_1WI 呈低信号、T_2WI 呈高信号,当蛋白含量高时,T_1WI 可呈高信号。增强扫描显示肿瘤不同程度强化。

【相关疾病】

鼻后孔封闭或狭窄相关疾病见表 3-10-1-1。

表 3-10-1-1 鼻后孔封闭或狭窄相关疾病

发育异常疾病	炎症性疾病	肿瘤性疾病
先天性鼻后孔闭锁	腺样体肥大	嗅神经母细胞瘤 纤维血管瘤

【分析思路】

鼻后孔封闭或狭窄征象分析思路如下:

第一,认识鼻后孔封闭或狭窄的征象,临床通常采用 CT 检查对病变进行多角度观察。

第二,若 CT 表现为鼻咽部或鼻腔后部不同程度的软组织增厚影且伴随骨质破坏、局部组织的浸润或淋巴结肿大,增强扫描后呈不均匀强化;MRI T_1WI 上呈稍低信号、T_2WI 呈高信号,弥散轻度受限,增强扫描后呈中度或明显不均匀强化,此类一般考虑为肿瘤性疾病。若位于鼻腔上部、筛窦顶的肿瘤在 CT 上表现为等或略高密度的软组织影,肿块边界不清晰且伴有筛板骨质破坏,瘤体在 MRI 上表现为 T_1WI 低信号、T_2WI 高信号,T_1WI 增强呈不均匀中度强化,可考虑为嗅神经母细胞瘤。若位于鼻咽部的肿瘤在 CT 上表现为等或稍高密度的软组织影,外缘光滑锐利且向周围组织浸润生长,瘤体在 MRI 上表现为 T_1WI 低信号、T_2WI 高信号且瘤体内见点条状血管流空影,可考虑为纤维血管瘤。诊断过程中应明确肿块的大小、邻近部位是否受累和累及范围。若肿块边缘清晰、未出现骨质破坏等情况,儿童鼻咽腔顶后壁软组织对称性增厚,向后鼻道突出,鼻咽腔和鼻后孔变窄,经测量腺样体厚度与鼻咽腔宽度的比例(A/N)>0.6,通常考虑腺样体肥大。

第三,若 CT 上显示后鼻道有一闭锁板,表现为周边厚而中间凹陷,鼻中隔后部犁骨增厚,鼻后孔外侧蝶骨骨质增厚,鼻后孔小于 0.34cm,犁骨增厚超过 0.23cm,即可认为先天性鼻后孔闭锁。

第四,诊断应结合患者的临床病史、诊疗经过、血清学指标,对比多次影像学检查结果。

【疾病鉴别】

鼻后孔封闭或狭窄只是一个征象,不能孤立看待,需要联合其他影像学特征和临床信息进行诊断和鉴别诊断。

1. 基于影像特征和临床信息的鉴别诊断流程见图 3-10-1-2。

2. 鼻后孔封闭或狭窄在不同疾病中的鉴别要点见表 3-10-1-2。

二、先天性鼻中线区肿块

【定义】

先天性鼻中线区肿块(congenital mass in midline region of nose)指在鼻中线部位异常肿物的统称,肿物常累及外鼻、鼻腔、鼻咽部、口腔或眼眶。

【病理基础】

在组织病理学中,鼻中线区肿块通常表现为累及外鼻、鼻腔、鼻咽部、口腔或眼眶的肿块。然而,不同疾病导致的鼻中线肿块其组织病理基础存在差异。脑膨出被认为与胚胎发育期间脑组织过度生长有关,导致其在将要形成颅骨和硬膜的间充质缺损

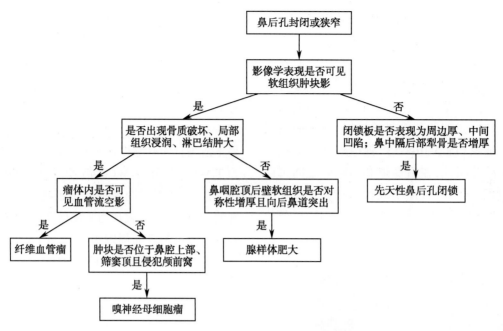

图 3-10-1-2 基于影像特征和临床信息的鉴别诊断流程图

表 3-10-1-2 鼻后孔封闭或狭窄在不同疾病中的鉴别要点

疾病	总体影像学表现	鉴别要点	主要伴随征象
先天性鼻后孔闭锁	鼻后孔狭窄或闭锁	闭锁板、犁骨增厚	一过性鼻腔扩张
腺样体肥大	鼻咽部顶、后壁的软组织向鼻咽腔内突出致后鼻道狭窄或闭锁	颅底无骨质破坏 A/N 比值>0.6	咽隐窝受压变窄,常合并副鼻窦炎,鼻甲肥大
纤维血管瘤	后鼻道/鼻咽部软组织肿块	MRI 可出现"椒盐征"	肿瘤沿颅底骨缝生长,压迫性的骨质吸收破坏
嗅神经母细胞瘤	后鼻道软组织肿块影	侵犯颅前窝肿块可呈"哑铃状"	侵犯颅内可见瘤周囊肿

区凸出。此外,分娩过程中胎儿颅内压增高也可能引起该情况。在脑膨出中,肿块的内容物可为脑脊液或脑实质。鼻神经胶质瘤通常被视为异位的神经组织。先天性皮样囊肿是由于胚胎发育过程中硬脑膜与上覆皮肤不完全分离,随后形成含有中、外胚层的鼻部皮样囊肿。皮样囊肿具有皮肤附属器的特征,囊肿壁由复层鳞状上皮构成,充满角质和皮肤衍生物,如头发、毛囊、皮脂腺和汗腺等。先天性血管瘤是由胚胎期间血管发育过程中的异常引起,其内容物主要包括丰富的血管。

【征象描述】

1. X 线表现　X 线是对骨质缺损和其他改变的最常规检查,可以显示鼻中隔区域的阴影增大或异常密度,但 X 线由于前后投照重叠,对于软组织结构的显示能力有限,无法提供肿物的组织学信息。

2. CT 表现　CT 扫描可以提供更详细的鼻中线区肿物影像。可显示肿物的大小、形状、密度和位置等异常征象。鼻中线区域或单侧鼻腔内类圆形、结节状、团块状影,肿物内密度可为水样密度、脑组织样密度或混杂密度。若合并钙化,可见高密度钙化影;若合并出血,可表现混杂密度影。

3. MRI 表现　MRI 对于鼻中线区肿块的软组织成分和血供情况的评估更为敏感,可以提供更清晰的解剖细节。肿物信号多样,可表现为脑回样信号、脑脊液信号、脂肪信号、液体信号或混杂信号等。其内可见血管流空影提示血管成分,也可见毛发、皮肤、牙齿等组织提示畸胎瘤或皮样囊肿(图 3-10-2-1)。

【相关疾病】

先天性鼻中线区肿块与多种临床类型的疾病相关,包括肿瘤性疾病和非肿瘤性疾病。

1. 常见疾病　纤维血管瘤、脑膨出、鼻神经胶质瘤、畸胎瘤。

2. 罕见疾病　皮样囊肿。

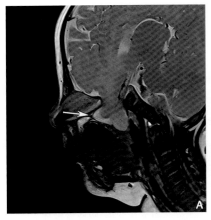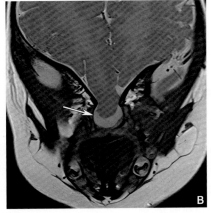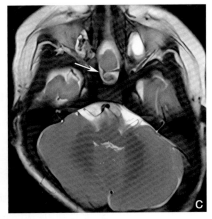

图 3-10-2-1　先天性鼻中线区肿块（脑膨出）的 MRI 表现

患者男,6 个月。A. 矢状位可见前颅底局部骨质缺损,部分脑实质经骨质缺损区膨出(箭);B. 冠状位可见肿物与脑实质相连通(箭),其内可见脑实质样信号和脑脊液信号;C. 轴位亦可见鼻中线区脑实质样信号和脑脊液信号

【分析思路】

第一,认识这个征象。

第二,明确鼻中线区域正常的解剖结构。鼻腔位于面部正中,由鼻中隔将其分隔为左右两个鼻腔。鼻中隔的后部由筛骨的垂直板和犁骨组成,鼻中隔的前部由软骨组成,上、中、下鼻甲将鼻腔分为上、中、下鼻道。鼻腔分为前下部的鼻前庭和后部的固有鼻腔,两者之间的分界是鼻阈。鼻窦包括上颌窦、额窦、筛窦和蝶窦。儿童鼻窦的发育是一个逐渐完成的过程。前额窦在 6 岁左右开始形成,并在青春期前后完全发育成熟;蝶窦在 8~10 岁开始形成,但需等到青春期或成年时才完全发育;上颌窦从婴幼儿期开始发育,10~12 岁时基本完成;筛窦在胎儿时期开始发育,5~7 岁时基本完成。

第三,熟悉常见儿童鼻部肿物的类型,并与图像显示内容作比较。结合 CT、MRI、X 线图像综合分析,重点关注是否存在骨质破损、肿物与脑实质的关系、肿物的性质和成分、强化情况。若肿块成分均匀,且存在颅骨破损肿物与脑实质连通,多考虑脑膨出;若表现为孤立的肿物未与脑实质相连,且信号与脑实质相似,多考虑鼻神经胶质瘤;若见血管流空信号影,多考虑纤维血管瘤;囊性病变呈脂肪信号者,多考虑皮样囊肿。

第四,结合患者的临床病史、临床症状、诊疗经过、病理结果以及多次影像学检查前后对比结果,进一步进行诊断。

【鉴别诊断】

先天性鼻中线区肿块只是一个征象,决不能孤立看待,需要联合其他影像学特征和临床信息进行诊断和鉴别诊断。

1. 基于影像特征和临床信息的鉴别诊断流程见图 3-10-2-2。

2. 先天性鼻中线区肿块在几种不同常见疾病的主要鉴别诊断要点见表 3-10-2-1。

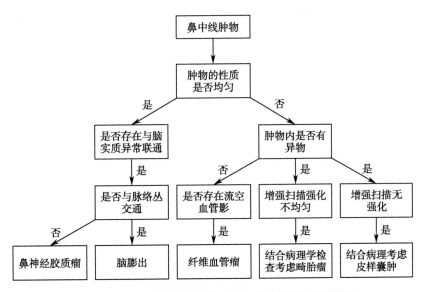

图 3-10-2-2　基于影像特征和临床信息的鉴别诊断流程图

表 3-10-2-1　先天性鼻中线区肿块在几种不同常见疾病的主要鉴别诊断要点

疾病	影像特征	鉴别要点	主要伴随征象
鼻神经胶质瘤	鼻中线区或单侧鼻腔内类圆形、结节状、团块状软组织影,边界清楚,密度均匀。增强扫描不强化	肿块内不含脉络丛结构,不与蛛网膜下腔相通。增强扫描不强化或轻度强化	相邻骨质可受压变薄
畸胎瘤	鼻中线区的混杂信号肿块,其内可包含各种间叶组织的混合物。增强扫描时,肿块内中软组织成分可强化,其他成分不强化	肿块内可包含各种间叶组织的混合物	
纤维血管瘤	鼻中线区的软组织肿块影,边界清楚,密度均匀。增强后明显强化,强化不均匀	MRI 可见血管流空影	常伴随鼻塞,鼻出血。邻近骨质受压变形、吸收或破坏
脑膨出	鼻中线区密度均匀的肿块,与周围边界清晰。增强扫描肿物与正常脑组织具有同等的强度强化	CT 可见肿块伴颅底/筛骨骨质缺损,MRI 可见其与蛛网膜下腔相连通	可观察到肿块随呼吸或脉搏搏动,可伴持续或间断性脑脊液鼻漏
皮样囊肿	鼻中线区单房的含有脂肪的囊性病变。由于其内含有毛发等成分,信号可不均匀	囊内含脂肪成分,增强扫描无强化	通常鼻部皮肤有凹陷,可有毛发从凹陷突出

（赵　鑫　冯占起）

第十一节　颈 部 肿 块

一、囊性颈部肿块

【定义】

囊性颈部肿块(cystic neck mass)是指儿童颈部发生的以充满液体或感染性物质为主的肿块样病变。

【病理基础】

囊性颈部肿块可分为先天性病变和感染性病变。先天性病变中,一种为胚胎期结构退化不全所致,最常见的是甲状舌管囊肿,其次为鳃器畸形,比较少见的还有胸腺囊肿、皮样囊肿及表皮样囊肿,囊壁多内衬假复层纤毛柱状上皮、复层鳞状上皮,囊壁内可见黏液腺、皮肤附属物,囊内多为黏液样或胶冻样物质。另一种是脉管畸形,比较常见的是淋巴管畸形及静脉畸形,由异常扩张的淋巴管或静脉构成,不伴有管腔内皮细胞增生。感染性病变中最常见的是化脓性淋巴结炎、咽后壁和扁桃体周围脓肿,主要由细菌感染引起,包括金黄色葡萄球菌和溶血性链球菌等。

【征象描述】

1. **超声表现**　先天性病变一般表现为薄壁、无回声肿块,呈圆形或卵圆形,界限清晰;如果囊内蛋白成分含量较高时,可表现为均匀或不均匀低回声;如合并感染,囊壁可毛糙增厚,内部回声可增高,周围皮下组织可有炎性表现。感染性病变表现为不均匀低回声及无回声,边缘厚且不规则,中心部可见气体样强回声及分隔样回声,周围软组织出现反应性水肿。

2. **CT 表现**　先天性囊性肿块一般边界清楚,囊壁较薄,囊内容物呈均匀水样密度。合并感染时,囊壁可毛糙增厚,囊内容物密度增高,增强后囊壁明显强化,常伴有周围皮下组织的炎症反应。感染性病变如化脓性淋巴结炎及脓肿一般增强后呈厚壁不均匀强化,中心呈低密度,周围脂肪水肿、肌肉肿胀伴周围多发淋巴结肿大。咽后脓肿及咽旁脓肿常伴有占位效应,咽腔变窄,可压迫或侵犯周围结构,严重时可向后纵隔延伸。

3. **MRI 表现**　先天性病变典型表现为均匀 T_1WI 低、T_2WI 高信号,囊内蛋白成分含量较高时,T_1WI 呈等信号或稍高信号,T_2WI 为高信号,增强后囊壁轻度强化。合并感染时,囊壁可增厚并明显强化。感染性病变如咽后及咽旁间隙脓肿早期表现为咽后或咽旁间隙淋巴结肿大,T_1WI 呈等或稍低信号,T_2WI 为稍高信号,周围脂肪水肿;脓肿形成后,T_1WI 呈中等信号,T_2WI 呈等或稍高信号,DWI 呈高信号。脓腔壁在 T_1WI 表现为中等信号,T_2WI 呈略低信号。增强后蜂窝织炎可略有强化,而脓肿壁明显强化。

【相关疾病】

1. **甲状舌管囊肿** 系胚胎期甲状舌管残留伴随内衬上皮细胞分泌而形成,一般位于皮下中线区,可发生在舌盲孔至甲状腺的任何部位,以舌骨或舌骨下水平最常见,舌骨下发生者可位于中线旁(图3-11-1-1)。有时可见未扩张的残存甲状舌管与囊肿相通。舌骨边缘可见切迹,囊肿可随伸舌、吞咽而移动。合并感染时可表现为痛性包块,破溃后形成甲状舌管瘘,可有黏液或脓性分泌物流出,囊肿边缘强化明显伴有周围软组织炎性改变。

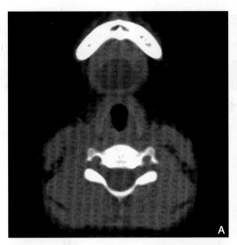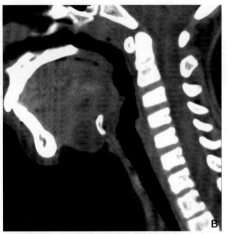

图3-11-1-1 甲状舌管囊肿CT表现
患者女,9岁。A、B.CT平扫显示舌骨水平中线区皮下类椭圆形低密度影,边缘清晰光滑,紧邻舌骨中下部

2. **鳃器畸形** 为胚胎期部分鳃器结构退化障碍所致,可累及第一至第四鳃弓、鳃沟及其相对应的咽囊。根据病变的形态可分为囊肿、窦道和瘘,囊肿为边界清晰的充满液体的囊肿,窦道有1个皮肤或深部开口,鳃瘘同时伴有皮肤和深部开口。

(1)第二鳃器畸形:最常见,占90%以上,以囊肿最常见。根据发生部位可分为4型:Ⅰ型位置最表浅,沿胸锁乳突肌前缘分布,仅位于颈阔肌深部;Ⅱ型最常见,位置最典型,位于胸锁乳突肌前缘,颈动脉间隙外侧,下颌角后方(图3-11-1-2);Ⅲ型位于颈内动脉和颈外动脉之间,内侧为咽侧壁;Ⅳ型邻近咽壁。

(2)第一鳃器畸形:约占8%。根据发生部位,可分为两型,Ⅰ型表现为耳旁囊性肿块或窦道(图3-11-1-3),位于耳郭的前、下或后侧,病变内缘邻近外耳道骨软骨连接部,与外耳道平行走行;Ⅱ型自外耳道向下颌角延伸,主要位于腮腺内或腮腺旁,可向咽旁间隙生长,深部开口位于外耳道骨软骨连接部。

(3)第三、四鳃器畸形:非常少见。常以梨状窝瘘存在,近端与梨状窝相通,瘘管里可含气体,向下延伸至甲状腺左叶,可见合并甲状腺左叶脓肿(图3-11-1-4)。

3. **胸腺囊肿** 为胸腺咽导管的胚胎残留物,起源于第三咽囊,囊壁包含胸腺小体。胸腺囊肿可以

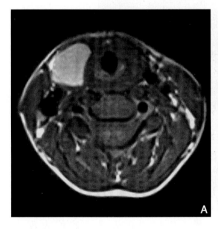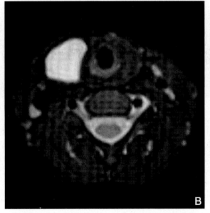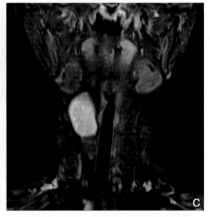

图3-11-1-2 第二鳃裂囊肿MRI表现
患者男,9岁。A.MRI平扫轴位T1WI显示右侧胸锁乳突肌及颈动脉间隙前方单房肿物影,边界清晰,呈稍高信号(囊液成分蛋白含量高);B.MRI平扫轴位T2WI抑脂显示肿物呈高信号,边界清晰;C.MRI平扫冠状位T2WI抑脂显示肿物位于右侧下颌角稍下方,呈类椭圆形高信号,边界清晰

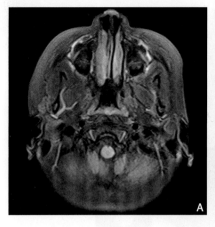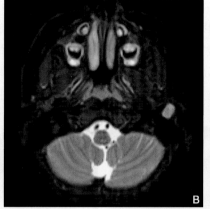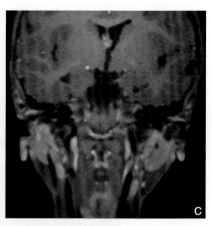

图 3-11-1-3　第一鳃裂囊肿 MRI 表现

患者女,3 岁。A. MRI 平扫轴位 T₁WI 抑脂显示左外耳道前方类圆形单房肿块,边界清晰,呈低信号;B. MRI 平扫轴位 T₂WI 抑脂显示肿物呈高信号,边界清晰;C. MRI 平扫冠状位增强 T₁WI 抑脂显示肿物位于左侧外耳道下方、腮腺上方,呈类椭圆形,边界清晰,增强后囊壁稍强化,内部未见强化

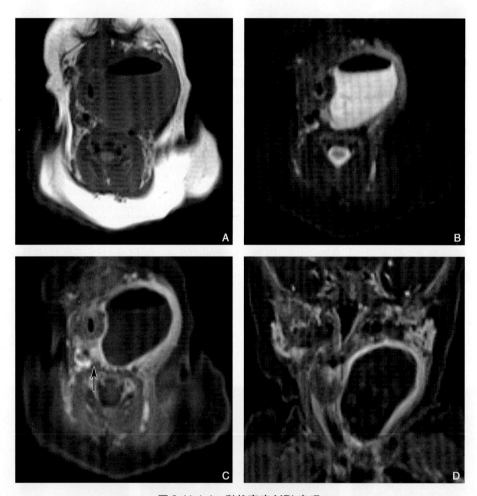

图 3-11-1-4　梨状窝瘘 MRI 表现

患者女,6 天。A、B. MRI 平扫轴位显示左颈部囊性肿物影,边界显示尚清晰,其内可见气液平面,气道受压向右侧移位;C、D. MRI 增强 T₁WI 显示病变呈厚壁环形强化,下界达胸廓入口水平,内下缘紧贴甲状腺左叶(黑箭)

出现在下颌角、颈动脉鞘周围至胸腔入口的区域。表现为胸腺咽导管走行区的颈部囊性肿物,有时会伴随可强化的胸腺组织,并可能与纵隔内胸腺相连。

4. 皮样囊肿/表皮样囊肿　少见,约 40% 在新生儿期出现,约 70% 在 5 岁时诊断。最常见发生部位为舌骨上区域,表现为生长缓慢的肿物,不随伸舌、吞咽而移动,胸骨上区域也可发生。影像表现为边界清晰的囊肿,其内充满液体。皮样囊肿内可见少许脂肪组织、混合性液体或者伴少许钙化(图 3-11-1-5)。

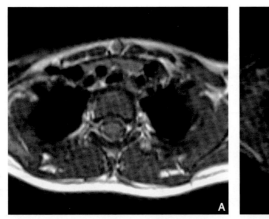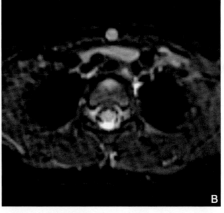

图 3-11-1-5　皮样囊肿 MRI 表现

患者女,1 岁。A. MRI 平扫轴位 T_1WI 显示胸骨上凹正中皮下类圆形低信号结节影,边界清晰;B. MRI 平扫轴位 T_2WI 抑脂显示病变呈高信号

5. **淋巴管畸形**　系由于先天性淋巴管扩张而形成的肿块样病变,不伴有管腔内皮细胞增殖。多位于颈后三角及颈外三角,部分可延伸至上纵隔。淋巴管畸形可分为微囊型、大囊型和混合型,影像表现为单房或多房薄壁病变,后者囊大小不等,可沿疏松组织间隙呈"爬行性生长",合并出血或感染时可迅速增大,MRI 可更好地显示其形态、边界及信号变化,出血时囊内可见液-液平面(图 3-11-1-6)。

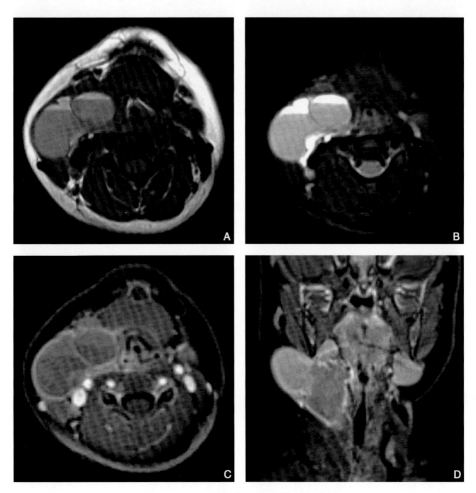

图 3-11-1-6　颈部淋巴管畸形 MRI 表现

患者女,2.5 岁。A. MRI 平扫轴位 T_1WI 显示右颈部颈外三角区多房薄壁肿物,边界清晰,内部出血呈液液分层表现;B. MRI 平扫轴位 T_2WI 抑脂显示肿物内部液液分层,向后向内钻缝样生长,周围脂肪间隙清晰;C、D. MRI 增强后 T_1WI 抑脂显示囊壁可见轻度强化,囊内容物无强化

6. **静脉畸形** 最常见的低流速血管畸形,主要由异常扩张的静脉构成,无细胞增殖,通常在患儿出生后即被发现,与身体成比例生长,终身渐近发展,不会自行消退。影像学上,病变边界清楚,超声显示低血流量的低回声团块;MRI 表现为多发大小不等的血窦样结构,呈 T_1WI 中等信号、T_2WI 高信号团块,窦腔内血液凝固可形成血栓,可钙化为静脉石,T_2WI 呈低信号。病变增强后呈缓慢延迟强化(图 3-11-1-7)。

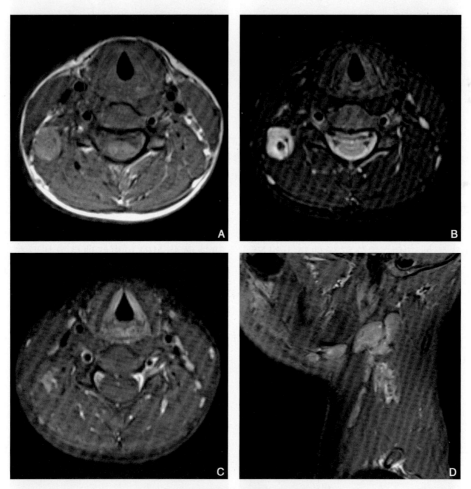

图 3-11-1-7 颈部静脉畸形 MRI 表现
患者女,9 岁。A. MRI 平扫轴位 T_1WI 显示右颈部胸锁乳突肌后内侧形态不规则肿物,边界清晰,呈不均匀稍高信号;B. MRI 平扫轴位 T_2WI 抑脂显示肿物呈明显高信号,内部见斑片状低信号影;C、D. MRI 增强 T_1WI 抑脂显示肿物内部呈缓慢渐进性强化,可见多个小结节样无强化区

7. **化脓性淋巴结炎** 发病急,受累者淋巴结疼痛、皮肤红、发热。表现为单个或多个淋巴结肿大,部分病变中心坏死液化,脓液多局限于淋巴结内,破裂后形成软组织脓肿;病变周围常见蜂窝织炎表现,可致邻近肌肉肿胀、增厚(图 3-11-1-8)。

8. **咽后间隙脓肿** 多见于婴幼儿,由于颈部化脓性淋巴结炎、扁桃体炎、鼻窦炎、中耳炎等播散至咽后间隙所致,患儿前期多有上呼吸道感染的病史,临床表现为高热、吞咽困难、颈部疼痛或强直。脓肿形成早期影像学表现为咽后壁软组织弥漫性肿胀、增厚,脂肪间隙消失,边界不清,增强后呈轻度不均匀强化。脓肿形成后,病变中心坏死液化,边缘脓肿壁一般较厚,周围软组织明显肿胀。增强后脓肿壁可见明显强化(图 3-11-1-9)。脓肿可向咽旁间隙、颌下间隙及上纵隔内蔓延,导致气道变窄、颈椎曲度变直或后弓等改变。

【分析思路】

第一,认识囊性为主肿块的影像表现。

第二,如何分析。首先观察肿块发生的位置,位于中线区/中线旁还是颈部两侧,颈部的发生水平(舌骨上方、舌骨水平、舌骨下方、胸骨上凹处、外耳道水平),与胸锁乳突肌/腮腺/颈动脉鞘的位置关系等。

第三,观察肿物边界是否清晰、周围有无感染表现、单房还是多房改变、有无出血表现。

第四,根据发生率高低、临床表现及影像表现综

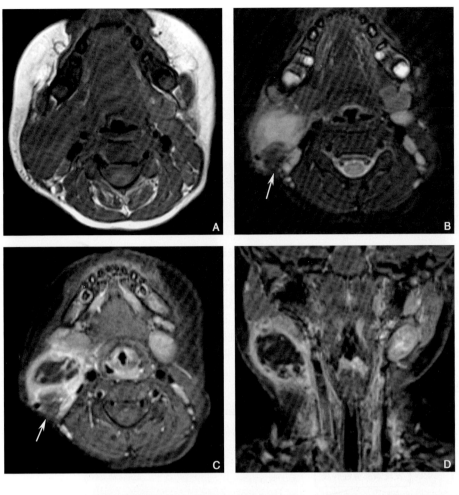

图 3-11-1-8　化脓性淋巴结炎 MRI 表现

患者女,3 岁。A. MRI 平扫 T_1WI 显示右侧颈部可见软组织肿块影,界限不清,呈不均匀等信号;B. MRI 平扫 T_2WI 显示病变边缘呈稍高信号,中心呈高信号,后方胸锁乳突肌肿胀,信号增高(白箭);C、D. MRI 增强 T_1WI 显示病变呈不均匀厚壁环形强化,中心无强化。后方胸锁乳突肌前缘强化(白箭)

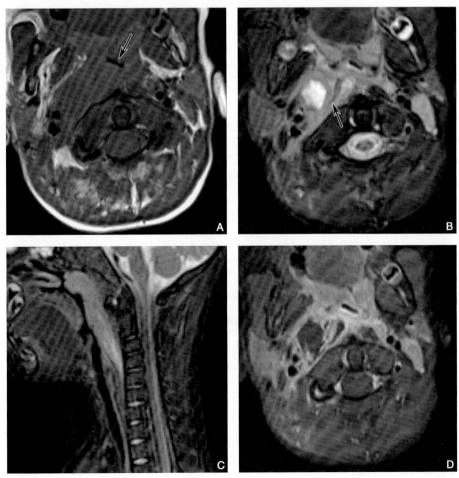

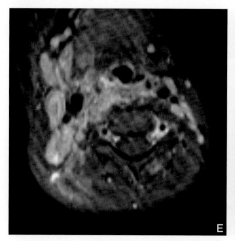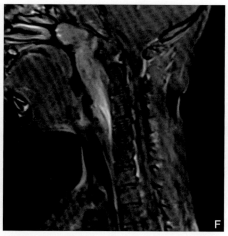

图 3-11-1-9 咽后间隙脓肿 MRI 表现

患者男,4岁。A. MRI 平扫 T_1WI 轴位显示右侧咽后壁明显增厚,气道受压向左前方移位(黑箭);B. MRI 平扫 T_2WI 轴位显示右侧咽后间隙内厚壁囊性包块影,中心呈高信号边界欠清,颈前间隙内软组织肿胀,右侧头长肌向前移位、信号增高(黑箭);C. MRI 平扫 T_2WI 矢状位显示病变自咽后间隙/颈前间隙向下蔓延达颈 7 椎体水平,咽腔变窄,颈椎轻度后弓;D~F. MRI 增强 T_1WI 显示右侧咽后间隙病变呈不规则环形强化,中心脓腔无强化。病变累及咽旁间隙、颈前间隙、对侧咽后间隙,同侧颈部淋巴结肿大

合分析,可缩小鉴别诊断范围。重点了解发病年龄、有无突然增大、临床症状(有无发热、疼痛及全身症状)、实验室检查有无炎性指标升高、皮表颜色等。

【疾病鉴别】

基于影像特征的鉴别诊断流程见图 3-11-1-10。

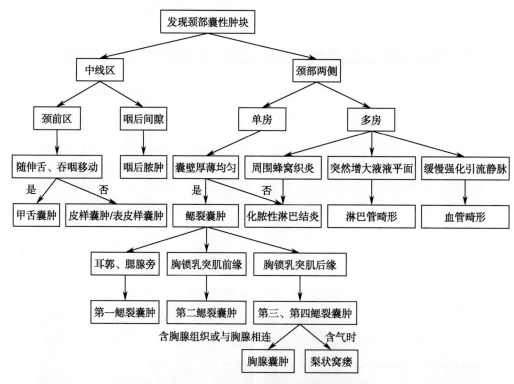

图 3-11-1-10 基于影像特征的鉴别诊断流程图

二、淋巴结肿大

【定义】

淋巴结肿大(lymph node enlargement,LNE)是指一个或多个淋巴结增大,直径超过 1cm。

【病理基础】

儿童颈部淋巴结肿大,可分为感染性、免疫性、肿瘤性或不明原因性。感染性、免疫性疾病,多为非特异性,病理表现为淋巴结肿胀,淋巴滤泡增生,生发中心扩大。感染性疾病可由头颈部、上呼吸道的

局部感染或全身感染导致,病原体可为病毒、细菌、结核、真菌或其他特殊病原体。肿瘤性疾病可为淋巴组织肿瘤,或其他恶性肿瘤淋巴结转移,根据疾病不同,病理表现不一。

【征象描述】

1. **CT 表现**　单个或多个淋巴结肿大,位于一侧或双侧颈部,沿颈部淋巴走行区分布。平扫上呈卵圆形肿块,与正常淋巴结呈等密度,增强后呈轻度均匀、不均匀强化。良性结节中心常见线样血管样强化,肿瘤性结节常见不同程度的淋巴结融合表现。当肿大淋巴结内出现钙化、囊变坏死或出血时,密度可不均匀。肿块内钙化呈高密度,囊变坏死区呈低密度,出血则因时期不同密度有变化。

2. **MRI 表现**　显示淋巴结病变的成分、部位、大小、形态、边缘以及与周围结构的关系更加清晰。淋巴结实性成分主要呈 T_1WI 低至中等信号、T_2WI 中等至高信号,部分肿块内可见 T_1WI 低信号、T_2WI 高信号囊变坏死区。于 DWI 序列肿块实性成分信号变化较大,可能低信号、等信号或高信号,DWI 序列对于肿块性质的判断有重要价值。MRI 对于肿块内钙化的显示敏感性稍差,磁敏感加权成像(susceptibility weighted imaging,SWI)可显示钙化或出血表现。增强 MRI 淋巴结一般呈轻度均匀强化,如伴随坏死强化可不均匀。实性为主肿块强化程度多样,可为均质或不均质。

【相关疾病】

1. **感染性疾病**　最常见为病毒、细菌感染,少数可由分枝杆菌、真菌及原虫等感染而导致。

(1)病毒:多见于急性上呼吸道感染,致病原主要为呼吸道病毒,如腺病毒、流感病毒、呼吸道合胞病毒等,表现为双侧颈部多发淋巴结反应性增大,呈卵圆形,界限清晰(图 3-11-2-1)。病变具有自限性,随着疾病改善而缓解。

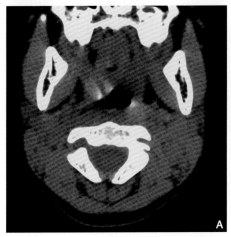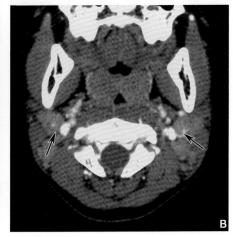

图 3-11-2-1　单纯疱疹病毒 1 型感染致淋巴结肿大 CT 表现
患者男,7 岁。A. CT 平扫轴位显示双侧颈部淋巴结肿大,边界清晰,密度均匀;B. CT 增强扫描显示肿大淋巴结轻度均匀强化,部分淋巴结中心可见血管影(黑箭)

EB 病毒、巨细胞病毒感染大多发生于学龄儿童和青少年,EB 病毒感染的儿童临床常表现为传染性单核细胞增多症,全身广泛性淋巴结肿大(图 3-11-2-2),伴有发热、乏力、咽痛、渗出性扁桃体炎和肝脾肿大。

(2)细菌:急性感染多由金黄色葡萄球菌或化脓性链球菌引起,少数情况下继发于厌氧菌导致的口腔黏膜炎、龋齿,好发于 1 ~ 4 岁儿童,淋巴结肿大常为单侧(图 3-11-2-3),可形成脓肿,并继发周围蜂窝织炎、肌炎,边界不清。

猫抓病(cat-scratch disease)是由汉赛巴尔通体感染所致,经猫抓伤或咬伤 1 ~ 4 周内,出现相应部位引流区淋巴结肿大,常为多发,但无融合趋势,病变中心可见坏死,周围可见蜂窝织炎表现。

(3)分枝杆菌:1 ~ 5 岁的儿童可发生非结核分枝杆菌感染,感染后数周到数月内可出现颈部进行性淋巴结肿大。多位于一侧上颈前和下颌下淋巴结,常见坏死,但周围蜂窝织炎少见,受累淋巴结破裂后,可形成窦道。

2. **免疫性疾病**　可以包含多种疾病。

(1)川崎病(Kawasaki disease,KD):好发于 5 岁以下男性,颈部淋巴结肿大是本病主要表现之一,发生率占 42% ~ 75%,多累及一侧颈部(图 3-11-2-4),可合并咽后间隙水肿,后者在增强 CT 时无边缘强化。其他临床表现还包括发热、眼结合膜充血、口腔黏膜弥漫充血、杨梅舌、掌跖红斑、手足硬性水肿

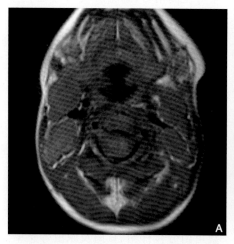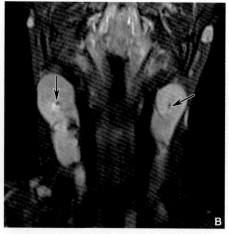

图 3-11-2-2 传染性单核细胞增多症淋巴结肿大 MRI 表现

患者男,4 岁。A、B. MRI 平扫显示双侧颈部淋巴结肿大,呈均匀等 T_1、稍长 T_2 信号,边界清晰,部分淋巴结中心可见血管影(黑箭)

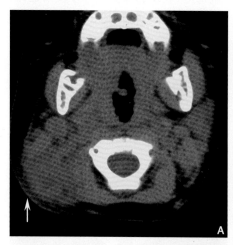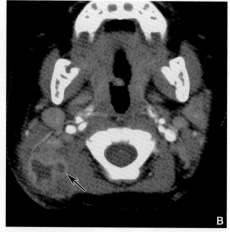

图 3-11-2-3 化脓性淋巴结炎 CT 表现

患者男,8 个月。A. CT 平扫显示右侧胸锁乳突肌后缘可见结节影,边界不清,密度欠均匀,邻近皮下脂肪密度增高(白箭);B. CT 增强扫描显示病变呈不规则环形强化,提示脓肿形成(黑箭)

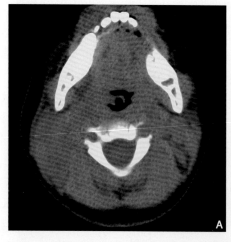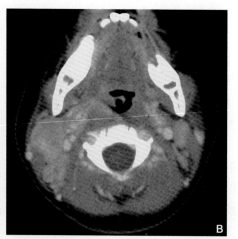

图 3-11-2-4 川崎病淋巴结肿大 CT 表现

患者男,1 岁。A. CT 平扫显示右侧颈部多发肿大淋巴结影,边界尚清晰,密度均匀;B. CT 增强扫描肿大淋巴结呈轻度均匀强化

等,部分患儿可发生冠状动脉瘤。

(2) 菊池病(Kikuchi disease):又称组织细胞性坏死性淋巴结炎(histiocytic necrotizing lymphadenitis),是一种反应性的自限性淋巴结病。可能由病毒感染引起,或为自身免疫性疾病,多见于女性,

发病高峰年龄7～12岁,颈部淋巴结肿大可为首发表现(图3-11-2-5),亦可以累及腋下、锁骨上、肺门、腹股沟等部位,少数可出现全身淋巴结肿大。患者常有发热表现,淋巴结常随发热高低而增大或缩小。

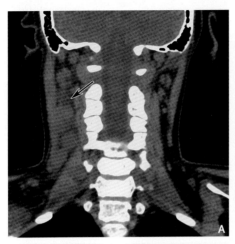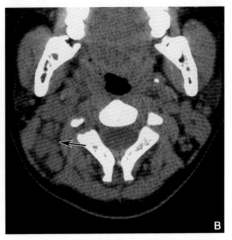

图 3-11-2-5　菊池病淋巴结肿大 CT 表现

患者男,12 岁。A、B.CT 平扫显示右侧颈部胸锁乳突肌内侧可见多发肿大淋巴结影,肿大淋巴结界限清晰,无相互融合趋势,周围脂肪层密度增高,似蜂窝织炎表现(黑箭)

(3) 其他:系统性红斑狼疮、幼年特发性关节炎、皮肌炎,亦可引起淋巴结肿大。

3. **肿瘤**　包括原发肿瘤和转移瘤等。

(1) 淋巴瘤:分为霍奇金淋巴瘤(Hodgkin lymphoma,HL)与非霍奇金淋巴瘤(non-Hodgkin lymphoma,NHL)。HL 多见于 6 岁以上,最常累及颈部、纵隔,可累及单个或多个淋巴链,肿大淋巴结呈圆形,相互融合,强化程度不等,坏死、钙化少见(图3-11-2-6)。淋巴结外病变少见。NHL 多见于 6 岁以下,表现为单个显著肿大的淋巴结或多发无坏死的肿大淋巴结,淋巴结外病变较 HL 更常见(图3-11-2-7),可累及非淋巴结淋巴组织(腭扁桃体、舌扁桃体、腺

样体)、非淋巴结淋巴组织外病变(鼻窦、颅底、甲状腺)。

(2) 转移瘤:原发肿瘤以神经母细胞瘤最常见,单个或多个淋巴结肿大(图3-11-2-8),多伴随颅骨转移。锁骨上淋巴结病变提示原发灶位于胸部或腹部。

(3) 朗格汉斯细胞组织细胞增生症(Langerhans cell histiocytosis,LCH):60% ～82% LCH 可发生在头颈部区域,表现为局灶性软组织肿块伴骨破坏,伴有单个或多个淋巴结肿大;急性播散性发病时,可发生广泛淋巴结肿大,合并肝脾肿大、肺部异常等。

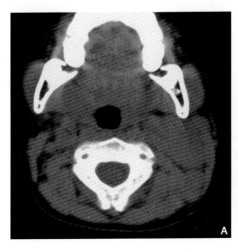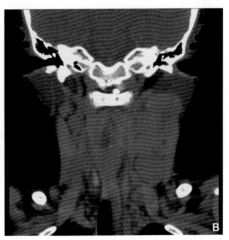

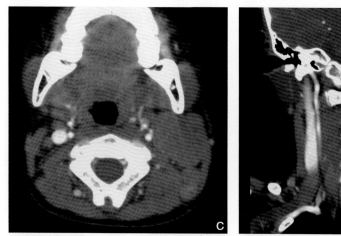
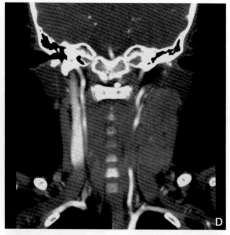

图 3-11-2-6 霍奇金淋巴瘤 CT 表现

患者男,7 岁。A、B. CT 平扫显示左颈部可见多个显著增大淋巴结,边界清晰,密度均匀,占位效应明显;C、D. CT 增强扫描显示肿大淋巴结轻度强化,相互融合

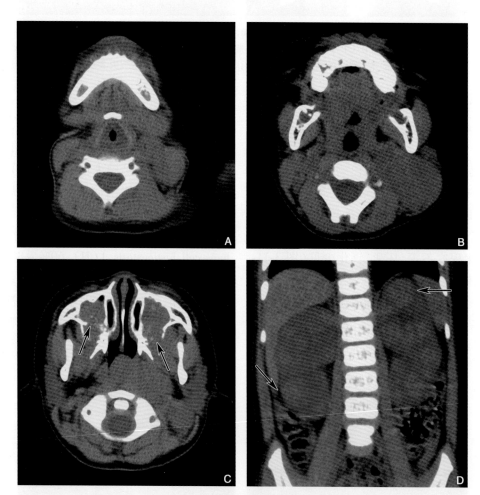

图 3-11-2-7 伯基特淋巴瘤 CT 表现

患者男,3 岁。A、B. CT 平扫显示左颈部显著增大淋巴结影,边界清晰,密度均匀;C. CT 平扫显示左侧腺样体异常增大,双侧上颌窦内见软组织影填充,双侧上颌窦后壁骨质破坏(黑箭);D. 腹部 CT 平扫冠状位重建显示双肾肿大,双肾实质内多发结节影(黑箭)

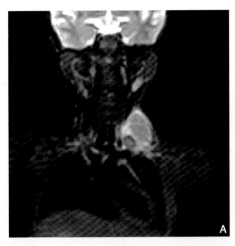
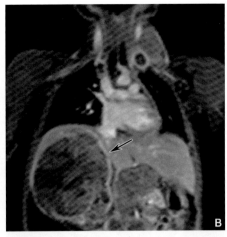

图 3-11-2-8 神经母细胞瘤颈部淋巴结转移 CT 表现

患者男,1.5 岁。A. MRI 平扫冠状位 T_2WI 显示左侧锁骨上窝软组织团块影,边界清晰,部分坏死、囊变;B. MRI 增强扫描 T_1WI 左侧锁骨上窝病变实性部分轻度强化,坏死区无强化。右侧腹膜后区原发肿瘤影(箭)

4. 原因不明 主要包括以下两种:

(1)卡斯尔曼病(Castleman disease,CD):又称巨大淋巴结增生症(giant lymph node hyperplasis)。CD 可分为局灶性和多中心性,以前者多见,纵隔、颈部、颌下最常见,肿大淋巴结直径可超过 5cm,明显均匀强化(图 3-11-2-9),强化程度可近似邻近血管为本病的特点。

(2)罗萨伊-多尔夫曼病(Rosai-Dorfman disease,RDD):又称窦组织细胞增生伴巨大淋巴结病(sinus histiocytosis with massive lymphade-nopathy,SHML)。RDD 是一种良性非朗格汉斯细胞组织细胞增生性疾病,儿童及青壮年男性多见,最常见的表

现是双侧无痛性颈部淋巴结肿大,累及一组或多组淋巴结肿大,常见坏死灶(图 3-11-2-10),也可累及结外或单独发生于皮肤和软组织、中枢神经系统等淋巴结外组织。

(3)木村病(Kimura disease):又称淋巴结嗜酸性肉芽肿(eosinophilic lymphogranuloma of lymph node),常表现为无痛性软组织肿块,好发于涎腺、头颈部浅表淋巴结(图 3-11-2-11),腋窝、四肢、腹股沟淋巴结亦可发病。颈部病变可单侧或双侧受累,钙化、坏死少见,病变周围脂肪呈蜂窝织炎样改变,患者外周血及病变组织中以嗜酸性粒细胞及肥大细胞增生为主。

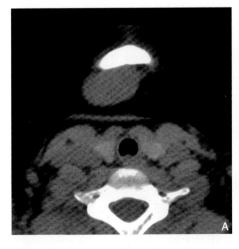
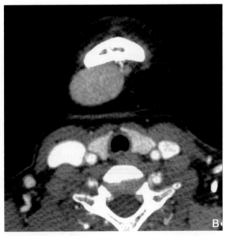

图 3-11-2-9 卡斯尔曼病 CT 表现

患者男,10 岁。A. CT 平扫显示颌下偏右侧可见一结节影,边界清晰,密度均匀;B. CT 增强扫描显示结节呈显著均匀强化,强化程度近似血管

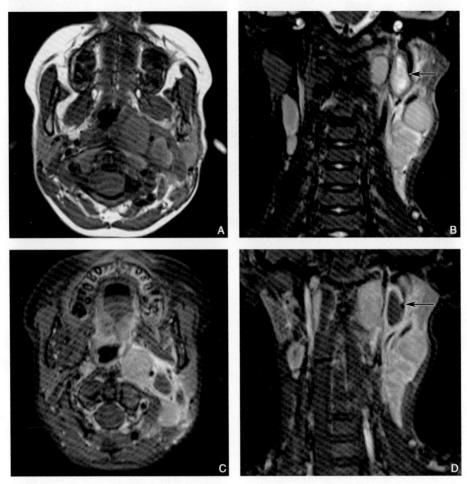

图 3-11-2-10 罗萨伊-多尔夫曼病 MRI 表现

患者男,12 岁。A. MRI 平扫 T_1WI 轴位显示左侧咽后、咽旁间隙内多发结节影,边界清晰,信号强度高于肌肉信号;B. MRI 平扫 T_2WI 冠状位显示双侧颈部多发肿大淋巴结影,左侧尤著,多呈中等信号,部分坏死液化呈高信号(黑箭),病变周围可见渗出信号影,左侧腮腺信号增高;C、D. MRI 增强扫描 T_1WI 显示多数病变呈明显均匀强化,坏死病变无强化(黑箭)

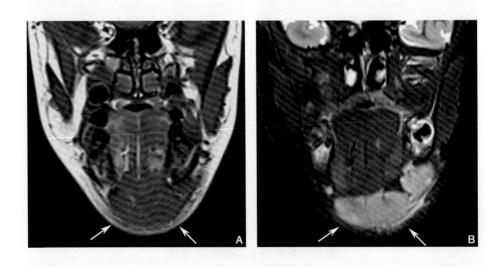

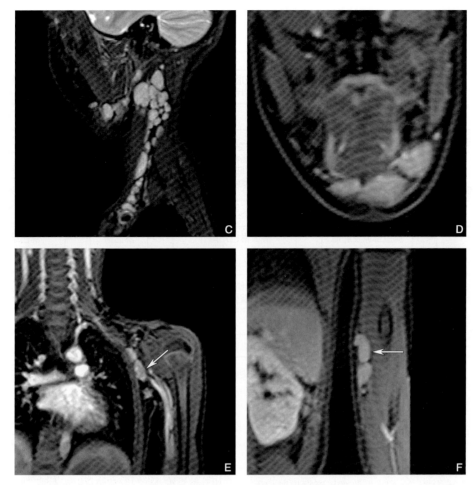

图 3-11-2-11　木村病 MRI 表现

患者男,7 岁。A. MRI 平扫 T_1WI 显示颌下软组织肿块影,界限清晰,呈等信号,邻近皮下脂肪密度减低(白箭);B. MRI 平扫 T_2WI 显示多个肿块,界限清晰,呈高信号,无融合表现,邻近皮下脂肪密度增高(白箭);C. MRI 平扫 T_2WI 显示同侧颈部淋巴结增大,呈串珠状;D. MRI 增强扫描 T_1WI 显示病变呈显著强化;E、F. MRI 增强扫描 T_1WI 显示左侧腋窝、上臂内侧可见多个显著强化结节影(白箭)

【分析思路】

儿童颈部实性为主的肿块包括多种类型,分析思路如下:

第一,认识淋巴结病变的影像表现。

第二,如何分析。首先要熟悉颈部淋巴结的分布及正常淋巴结的影像特征,以明确病变是来自淋巴结,还是淋巴结外组织。

第三,重点分析受累淋巴结的影像特征,包括形态、大小、分布、强化后表现、病灶周围表现等,出现线样血管样强化常提示良性病变,而淋巴结直径>2cm 并逐渐增加,发生于锁骨上淋巴结,或多发淋巴结肿大出现融合时,往往提示恶性病变。

第四,注意淋巴结外淋巴组织及非淋巴组织的表现,如非霍奇金淋巴瘤常累及扁桃体、鼻窦,神经母细胞瘤可在胸腹部发现原发灶等。

第五,要详细了解患者的临床病史、查体特征及实验室检查结果。患者年龄对诊断有一定的提示意义。出现体重减轻、苍白、盗汗、肝脾肿大时,需要注意恶性病变,皮疹、关节痛、关节炎、全身性淋巴结肿大时,提示免疫性疾病可能。实验室检查结果对诊断非常重要,尿酸和乳酸脱氢酶升高,往往提示恶性疾病。

【疾病鉴别】

基于临床信息的鉴别诊断流程见图 3-11-2-12。

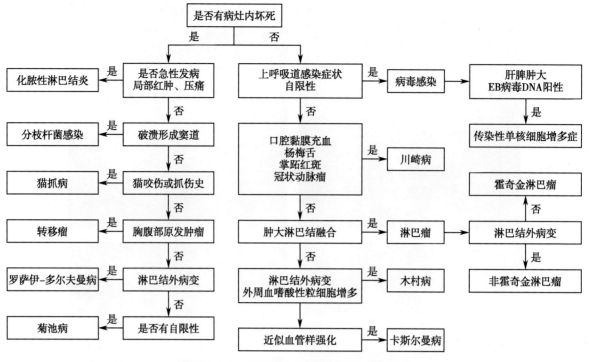

图 3-11-2-12 基于临床信息的鉴别诊断流程图

（张 琳 刘俊刚）

参 考 文 献

[1] 戴伟英,田超,杨天昊,等.颅底凹陷症伴寰枢椎脱位手术前后螺旋CT对颈枕区骨性径线测量价值[J].中国临床医学影像杂志,2019,30(9):651-655.

[2] 王博昭,崔彦.先天性小眼球-无眼球-眼组织缺损的临床特征及治疗进展[J].国际眼科杂志,2023,23(7):1139-1143.

[3] 汤悠,张美霞.真性小眼球研究现状与进展[J].中华眼底病杂志,2020,36(5):400-403.

[4] 首都医科大学眼部肿瘤临床诊疗与研究中心,中华医学会放射学分会头颈学组,中华医学会放射学分会儿科学组.视网膜母细胞瘤影像检查与诊断及选择性眼动脉化疗专家共识[J].中华放射学杂志,2021,55(5):470-477.

[5] 李婷,鲜军舫.眼眶和颅脑磁共振成像促进视网膜母细胞瘤精准诊疗—视网膜母细胞瘤影像检查与诊断专家共识解读[J].磁共振成像,2021,12(11):74-79.

[6] 张岩,林锦镛.永存原始玻璃体增生症的临床表现及晶状体后纤维血管膜的病理学特征[J].中华实验眼科杂志,2016,34(8):711-715.

[7] 中华医学会儿科学分会眼科学组.早产儿视网膜病变治疗规范专家共识[J].中华眼底病杂志,2022,38(1):10-13.

[8] 安建斌,马景学,刘丽娅,等.205例Coats病临床分析[J].中华眼底病杂志,2008,24(4):276-278.

[9] 白周现,邵敬芝,刘莉娜,等.先天性白内障12个家系基因突变分析[J].中华实验眼科杂志,2022,40(10):960-965.

[10] 檀思蕾,陈捷敏,俞晓英,等.眼球突出度测量方法的比较及其法医学意义[J].法医学杂志,2017,33(4):353-356.

[11] 中华医学会放射学分会头颈学组.眼部CT和MRI检查及诊断专家共识[J].中华放射学杂志,2017,51(9):648-653.

[12] 中华医学会病理学分会儿科病理学组.儿童脉管性病变诊断共识[J].中华病理学杂志,2020,49(3):220-227.

[13] 詹腾辉,郭平凡.先天性血管畸形的影像学诊断[J].中华血管外科杂志,2020,5(2):76-79.

[14] 王生才,邵隽,张杰,等.头颈部淋巴管畸形诊治进展[J].中华耳鼻咽喉头颈外科杂志,2019,54(6):471-476.

[15] 浦俭,何茜,向述天,等.儿童眼眶横纹肌肉瘤临床及影像:5例分析[J].国际医学放射学杂志,2020,43(3):343-347.

[16] 谢芳,赵堪兴,张伟.Crouzon综合征相关眼科病变研究进展[J].中华眼科杂志,2020,56(7):544-548.

[17] 中华医学会眼科学分会眼整形眼眶病学组,中华医学会内分泌学分会甲状腺学组.中国甲状腺相关眼病诊断和治疗指南(2022年)[J].中华眼科杂志,2022,58(9):646-668.

[18] 洪汝建,耿悦,沙炎.内耳畸形的影像学诊断[J].中华放射学杂志,2022,6(3):341-344.

[19] 吴少华,马秀岚. 前庭导水管扩大患者的影像学特征分析[J]. 中华耳科学杂志,2018,16(5):615-622.

[20] 李欣,邵剑波,中华影像医学儿科卷[M].2 版.北京:人民卫生出版社,2019.

[21] 孙国强.实用儿科放射诊断学[M].2 版.北京:人民军医出版社,2011.

[22] 柳澄,刘凯.颞骨高分辨率 CT[M].北京:人民军医出版社,2009.

[23] 许政敏,张建基. 儿童急性中耳炎诊疗——临床实践指南(2015 年制定). 中国实用儿科杂志,2016,31(2):81-84.

[24] 江晨雨,赵鹏飞,王振常,等. 耳硬化症影像学研究[J]. 放射学实践,2019,34(10):1148-1151.

[25] 李欣,曾洪武,中华影像医学案例解析宝典(儿科分册)[M].北京:人民卫生出版社,2017.

[26] DICKSON G. Acute otitis media[J]. Prim Care,2014,41(1):11-18.

[27] 余裕珍,洪桂洵,程杨蕾,等. 颞骨横纹肌肉瘤 CT/MRI 表现及其生物学行为[J].实用放射学杂志,2019,35(2):197-199,207.

[28] 江国昌. 儿童颞骨横纹肌肉瘤临床误诊一例分析[J]. 临床医药文献电子杂志,2019,6(A2):182-183.

[29] 陈琼琼. 多平面重建和三维容积再现对先天性中耳畸形的诊断价值[D]. 浙江:浙江大学,2019.

[30] 张文韬,童步升. 82 耳鼓膜完整的传导性聋耳内镜下听骨链重建疗效观察[J]. 中华耳科学杂志,2021,19(2):213-217.

[31] 张娜,李轶,马晓波,等. 先天性单纯中耳畸形术前颞骨 HRCT 与手术对照研究[J]. 临床耳鼻咽喉头颈外科杂志,2020,34(9):789-792,798.

[32] 卫静娟,马静,娄凡,等. 先天性后鼻孔闭锁的研究进展[J]. 中国耳鼻咽喉颅底外科杂志,2021,27(1):119-122.

[33] BLESSING M,GALLAGHER E R. Epidemiology, Genetics,and Pathophysiology of Craniosynostosis[J]. Oral Maxillofac Surg Clin North Am,2022,34(3):341-352.

[34] KOENIG M,DOBYNS W B,DI DONATO N. Lissencephaly:Update on diagnostics and clinical management[J]. Eur J Paediatr Neurol Eur J Paediatr Nouro,2021,35:147-152.

[35] LI Y,WISNOWSKI J L,CHALAK L,et al. Mild hypoxic-ischemic encephalopathy (HIE):timing and pattern of MRI brain injury[J]. Pediatr Res,2022,92(6):1731-1736.

[36] QUINTANILLA-DIECK L,PENN E B J R. Congenital neck masses[J]. Clin Perinatol,2018,45(4):769-785.

[37] BUCH K,REINSHAGEN K L,JULIANO A F. MR imaging evaluation of pediatric neck masses[J]. Magn Reson Imaging Clin N Am,2019,27(2):173-199.

[38] HO M L. Pediatric Neck Masses. Radiol Clin N Am,2022,60(1):1-14.

[39] ACCOGLI A,GERALDO A F,PICCOLO G,et al. Diagnostic Approach to Macrocephaly in Children[J]. Front Pediatr,2021,9:794069.

[40] GOWDA V K,BHARATHI N K,BETTAIAH J,et al. Canavan Disease:Clinical and Laboratory Profile from Southern Part of India[J]. Ann Indian Acad Neurol,2021,24(3):347-350.

[41] KAHLE K T,KULKARNI A V,LIMBRICK D D,et al. Hydrocephalus in children[J]. Lancet,2016,387(10020):788-799.

[42] TONG H,YU X,GUO S. Letter:Distraction,Compression,and Extension Reduction of Basilar Invagination and Atlantoaxial Dislocation[J]. Neurosurg,2015,76(2):E239-E240.

[43] TIBREWAL S,SUBHEDAR K,SEN P,et al. Clinical spectrum of non-syndromic microphthalmos,anophthalmos and coloboma in the paediatric population:a multicentric study from North India[J]. Br J Ophthalmol,2021,105(7):897-903.

[44] CHIANG M F,QUINN G E,FIELDER A R,et al. International classification of retinopathy of prematurity[J]. Ophthalmol,2021,128(10):e51-e68.

[45] TOMAR A S,FINGER P T,GALLIE B,et al. A multicenter,international collaborative study for American Joint Committee on Cancer Staging of retinoblastoma:part Ⅰ:metastasis-associated mortality[J]. Ophthalmol,2020,127(12):1719-1732.

[46] TOMAR A S,FINGER P T,GALLIE B,et al. A multicenter,international collaborative study for American Joint Committee on Cancer Staging of retinoblastoma:part Ⅱ:treatment success and globe salvage[J]. Ophthalmol,2020,127(12):1733-1746.

[47] VAN EWIJK R,SCHOOT R A,SPARBER-SAUER M,et al. European guideline for imaging in paediatric and adolescent rhabdomyosarcoma — joint statement by the European Paediatric Soft Tissue Sarcoma Study Group,the Cooperative Weichteilsarkom Studiengruppe and the Oncology Task Force of the European Society [J]. Pediatr Radiol,2021,51:1940-1951.

[48] FERACO P,PICCININI S,GAGLIARDO C,et al. Imaging of inner ear malformations:a primer for radiologists[J]. Radiol Med,2021,126(10):1282-1295.

[49] SENNAROGLU L,BAJIN M D. Classification and Current Management of Inner Ear Malformations[J]. Balkan Med J,2017,34(5):397-411.

[50] JOSHI V M,NAVLEKAR S K,KISHORE G R,et al. CT and MR imaging of the inner ear and brain in children with

congenital sensorineural hearing loss[J]. Radiographics, 2012,32(3):683-698.

[51] PURCELL D D, FISCHBEIN N J, PATEL A, et al. Two temporal bone computed tomography measurements increase recognition of malformations and predict sensorineural hearing loss[J]. Laryngoscope, 2006, 116(8):1439-1446.

[52] BHAGAT A C, KUMAR J, GARG A, et al. Imaging in congenital inner ear malformations-An algorithmic approach[J]. Indian J Radiol Imaging, 2020, 30(2):139-148.

[53] SENNAROGLU L. Inner Ear Malformations:Classification, Evaluation and Treatment[M]. Switzerland:Springer Nature Switzerland AG,2022.

[54] DEWAN K, WIPPOLD F J, LIEU J E. Enlarged vestibular aqueduct in pediatric sensorineural hearing loss[J]. Otolaryngol Head Neck Surg,2009,140(4):552-558.

[55] WÉMEAU J L, KOPP P. Pendred syndrome[J]. Best Pract Res Clin Endocrinol Metab,2017,31(2):213-224.

[56] ALVO A, VILLARROEL G, SEDANO C. Neonatal nasal obstruction[J]. Eur Arch Otorhinolaryngol, 2021, 278(10):3605-3611.

[57] KOSYAKOV S Y,PCHELENOK E V,STEPANOVA E A, et al. Combination of CT and MRT in the diagnostic of middle ear cholesteatoma. Fusion technology is precise localization tool[J]. Vestn Otorinolaringol,2021,86(5):90.

[58] JAIN A, KUMAR S, AGGARWAL P, et. al. Langerhans cell histiocytosis:An enigmatic disease[J]. South Asian J Cancer,2019,8:183-185.

[59] LEUNG A K C,LAM J M,LEONG K F. Childhood Langerhans cell histiocytosis:adisease with many faces[J]. World J Pediatr,2019,15(6):536-545.

[60] KHOO H W,CHOONG C C,YEO S B,et al. High Resolution Computed Tomography (HRCT) Imaging Findings of Oval Window Atresia with Surgical Correlation[J]. Ann Acad Med Singap,2020,49(6):346-353.

[61] CUNHA B, KUROEDOV D, CONCEIÇÃO C. Imaging of pediatric nasal masses:A review[J]. J Neuroimagi, 2022, 32(2):230-244.

[62] NESKEY D,ELOY J A,CASIANO R R. Nasal,septal,and turbinate anatomy and embryology[J]. Otolaryngol Clin North Am,2009,42(2):193-205.

第四章　呼吸系统、横膈、纵隔、胸壁及胸腔

第一节　临床相关症状和体征

一、咳嗽

（一）定义及概述

咳嗽是一种复杂的生理反射,包括剧烈呼气释放分泌物、异物,克服支气管痉挛或有助于缓解呼吸道疾病并保护呼吸系统。咳嗽是儿童呼吸系统疾病最常见的症状之一。咳嗽反射过程分为吸气相(用力吸气),呼气相(随声门的打开和快速呼气气流)和排出相(声门闭合的压力降低)。咳嗽反射由来自结节状和颈静脉迷走神经节的髓鞘化 Aδ 纤维和未髓鞘化 C 纤维分别介导,第一个中转站位于延髓水平。不同的呼吸运动模式提示这些反射可能是受不同的神经机制调控。咳嗽受体位于从喉部到支气管段的气道上,受到化学刺激、触觉刺激和机械力刺激。咳嗽反射由一个传入通路组成,脉冲通过迷走神经和喉神经的分支到达脑干,并在大脑皮质进行调节,然后是包括呼吸肌的运动传出通路,形成咳嗽反射,产生咳嗽过程,最终使呼吸道内的异物或分泌物排出。

（二）临床表现与诊断检查

1. 临床表现

（1）咳嗽的性质:根据咳嗽是否有痰分为干咳(或刺激性咳嗽)和有痰咳嗽两类。

干咳常常是上、下呼吸道感染最初表现。吸入刺激性的气体或异物亦可以引起持续性的干咳;气管或支气管外的压迫也可引起刺激性干咳。临床常见原因有咽喉炎、急性支气管炎早期、咳嗽变异性哮喘、上气道咳嗽综合征、纵隔肿物、肺结核、胸膜炎,有些药物、胃食管反流也可引起干咳。另外还包括心因性咳嗽。伴有痰液的咳嗽称为湿性咳嗽。黏液脓性痰常常是气管、支气管和肺部感染的标志。铁锈色痰见于肺炎链球菌肺炎;砖红色胶冻样痰见于肺炎克雷伯菌感染;带有臭味的脓性痰常为厌氧菌感染。咳大量粉红色泡沫痰见于急性左心衰竭。如果痰液转为脓性或颜色发生改变,提示继发细菌感染。

（2）咳嗽的时间和规律:根据咳嗽持续时间分为急性咳嗽、迁延性咳嗽、慢性咳嗽。急性咳嗽持续时间小于 2 周,常见于上呼吸道感染、急性气管及支气管炎、异物、哮喘、肺炎等。迁延性咳嗽持续时间为 2~4 周。儿童咳嗽时间超过 4 周,则为慢性咳嗽,可见于慢性咽喉炎、慢性支气管炎、支气管扩张、肺结核、肺间质性疾病、咳嗽变异性哮喘、上气道咳嗽综合征和胃食管反流性疾病等。

（3）咳嗽的音色:主要指咳嗽的声音。阵发性痉挛性咳嗽多见于支气管哮喘、百日咳、异物吸入、支气管内膜结核等。犬吠样咳嗽多见于喉头疾患、声带肿胀、气管异物。带金属样音调咳嗽多是气管、纵隔肿瘤或气管受压所致。嘶哑性咳嗽多见于声带炎症或纵隔肿瘤压迫喉返神经所致声带麻痹。短促的轻咳或咳而不爽多见于胸膜炎、胸腹部创伤或术后。间断性咳嗽可能是由沙眼衣原体或肺炎支原体感染引起的。沙哑、尖锐的咳嗽可能是心理原因。

（4）咳嗽伴随症状:咳嗽伴有发热常提示呼吸道或肺部感染;咳嗽伴有胸痛说明肺部病变累及胸膜;咳嗽伴有呼吸困难多见于喉水肿、喉肿瘤、支气管哮喘、重症肺炎、大量胸腔积液、气胸、肺水肿、气管异物等。咳嗽伴咯血可见于肺结核、支气管扩张、肺栓塞等。

2. 体格检查　包括鼻、咽、喉、气管、肺部等。上气道有无鼻黏膜水肿或充血、鼻腔分泌物增多、咽部黏膜充血、腺样体增大等。肺部听诊有无哮鸣音、湿啰音和爆裂音。儿童呼吸频率、心率、血氧饱和度、体温等,有无营养不良、生长发育迟缓、杵状指等。

3. 诊断检查　包括影像学、肺通气功能和气道

反应性检查、变应原检测,PH 检测、纤维支气管镜等。

胸部 X 线平片检查作为慢性咳嗽患儿的常规初筛方法,如无明显病变,则按慢性咳嗽诊断流程进行检查。当胸部 X 线平片不能明确病因,或当慢性湿性咳嗽患儿出现特异体征,如杵状指/趾或高度怀疑气道异物吸入时,建议行胸部 CT 检查。

（三）影像学在急诊咳嗽中的应用

依据临床病史及特殊的症状体征提示引起急性咳嗽的原因,急性咳嗽的诊断流程见图 4-1-1-1。

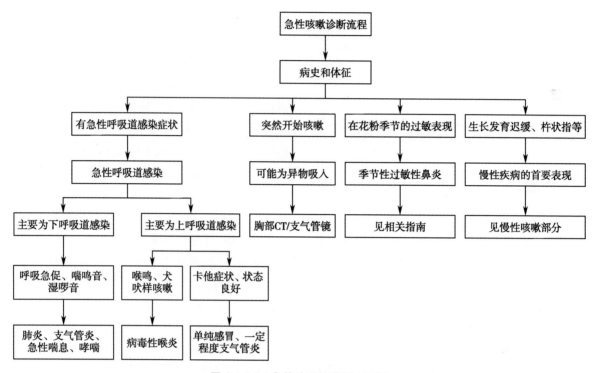

图 4-1-1-1　急性咳嗽的诊断流程图

1. 呼吸道感染　引起儿童急性咳嗽的最常见原因是上呼吸道病毒感染。上呼吸道感染常见鼻炎或鼻窦炎、扁桃体炎、急性喉炎、急性会厌炎等。下呼吸道感染包括肺炎、支气管炎、哮喘等。

影像学检查:先进行胸部 X 线检查,查看肺渗出改变,肺过度通气。如果胸片大致正常,可以进一步行胸部高分辨 CT 检查,观察小气道病变,如肺内渗出小结节、支气管壁增厚、马赛克征等。胸片和 CT 还能观察有无合并胸腔积液。

2. 支气管异物　3 岁以下婴幼儿,进食后突发呛咳,持续咳嗽。临床听诊为双侧呼吸音不对称。

影像学检查:可以先进行胸部 X 线检查,一侧肺野透亮度增高,则提示肺阻塞性肺气肿,有可能存在支气管异物。如果胸片大致正常,则需要进一步 CT 检查,观察肺内有无合并肺不张、渗出,阻塞性肺气肿,同时气道重建后观察气管及支气管内有无异物征象。

（四）影像学在慢性咳嗽中的应用

儿童慢性咳嗽的常见病因是咳嗽变异性哮喘（cough variant asthma,CVA）、上气道咳嗽综合征（upper airway cough syndrome,UACS）和感染后咳嗽（post-infectious cough,PIC）。不同年龄段儿童慢性咳嗽病因不同,<6 岁儿童慢性咳嗽病因常见的是 PIC、CVA 和 UACS;婴幼儿慢性咳嗽要警惕支气管异物吸入的可能;≥6 岁儿童慢性咳嗽病因则以 UACS 和 CVA 为主,心因性咳嗽或多病因性咳嗽的比例随年龄增长逐渐增加。根据慢性咳嗽的症状、体征及胸片分析慢性咳嗽的诊断流程见图 4-1-1-2。

1. 胸部 X 线检查阴性的病因

（1）上气道咳嗽综合征（upper airway cough syndrome,UACS）:原来称鼻后滴漏综合征（post-nasal drip syndrome,PNDS）主要以学龄前及学龄儿为主,常见各种鼻炎（过敏性及非过敏性）、鼻窦炎、慢性咽炎、慢性扁桃体炎、鼻息肉、腺样体肥大等。咳嗽特点多以白天为主,入睡后很少咳嗽,多伴咳痰,多数儿童有咽部异物感。

影像学检查:CT 检查可协助鼻窦炎的诊断,表现为鼻窦黏膜增厚、窦腔内气-液平面等。鼻咽侧位片观察腺样体肥大,局部气道前后径变窄。

（2）咳嗽变异性哮喘（cough variant asthma,CVA）:以干咳为主要或唯一症状,并伴有气道高反应。夜间或清晨干咳为主,冷空气、情绪化语言可刺

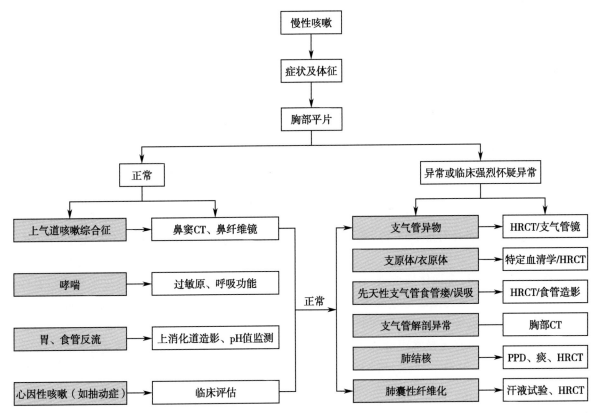

图 4-1-1-2 慢性咳嗽的诊断流程图

激咳嗽加重。反复发作会损伤小气道,影响肺功能,最终发展为典型哮喘。根据患者的典型症状、肺功能检测、支气管激发试验、呼出气一氧化碳、诊断性治疗等多方面进行综合诊断。

(3)胃食管反流:胃酸反流进入食管产生反射性咳嗽,也是慢性咳嗽的常见原因。24 小时食管 pH 监测、胃镜、上消化道造影等检查可以协助诊断。

影像学检查:主要通过上消化道造影检查,发现对比剂反流入食管下端。

(4)心因性咳嗽:特点是在夜间和注意力被分散时减轻,而在有人看护或在老师面前时更明显。可见于抽动症患儿。

2. 胸部 X 线检查阳性的病因

(1)支气管异物滞留:患儿慢性反复咳嗽、家长不能明确有无呛咳史。

影像学检查:胸片显示肺实变、不张,纵隔有移位。胸部 CT 的气道重建提示支气管腔内异物小者附着于管壁,局部充盈缺损;异物较大者嵌塞于气道,导致气道中断。当层面为气道的横切或斜切时,可见气道和异物共同构成"口含珠"状。间接征象:合并肺气肿、支气管炎、肺炎、肺不张。

(2)气管食管瘘:食管与气管间存在细小通道,食管内的食物顺着瘘管进入肺内,引起咳嗽、发热。

影像学检查:食管造影可以显示食管及气管间的细小瘘管。胸部 CT 最小密度投影图像能够观察气管的瘘口,同时 CT 平扫可显示瘘管引起的肺内炎性改变。

(3)肺结核:慢性咳嗽、伴有发热。如果追问病史,儿童多有与肺结核患者的接触史。应做结核菌素试验、痰培养、胃液培养等检查。

影像学检查:胸部平片显示肺内斑片影及肺门增大。胸部 CT 可显示肺内支气管播散灶、支气管壁增厚、肺门及纵隔多发肿大淋巴结。

(4)支气管解剖异常:包括气管、支气管软化、支气管开口先天狭窄。

影像学检查:胸部 CT 呼、吸气像显示气管及形态异常,气道重建观察气管及支气管的解剖异常。

(5)肺囊性纤维化:患儿慢性咳嗽,反复感染,同时伴有腹泻、生长发育缓慢,可进行汗液试验协助诊断。

影像学检查:胸部 CT 显示肺内多发小结节、支气管壁增厚、支气管扩张、黏液栓等征象。

二、喘息

(一)定义及概述

喘息是指呼吸过程中气道发出的持续、粗糙的声音,是 6 岁以下儿童常见的呼吸道症状之一,约

1/3 儿童在 3 岁前出现喘息症状,到 6 岁大约有 50% 儿童至少出现过 1 次喘息。其发生机制基于流体力学原理,当气体通过狭窄的气道时出现湍流,冲击气道壁产生异常声音,类似"拉风箱"、猫喘样或哨鸣样的声音。

(二)临床表现与诊断检查

1. 临床表现　患儿呼吸加快、呼吸节律改变,伴咳嗽、咳痰,严重者有吸气三凹征、口周青紫、面色苍白、肌肉痉挛甚至发绀。有些患儿表现为哭闹烦躁,难以安抚。还有些患儿会出现发热、胸闷、憋气、胸痛的情况。严重者往往难以平卧,夜间容易憋醒。

2. 体格检查　应进行全面体格检查,评估生长发育情况,判断喘息以吸气为主还是呼气为主,喘息音为单侧还是双侧,呼吸音是否对称。判断咳嗽性质和特征,咳嗽和吸气时有无异常声音。听诊包括干啰音和喘鸣。①干啰音:根据音调的高低分高调干啰音和低调干啰音。高调干啰音包括哮鸣音和哨笛音,主要发生于下气道;低调干啰音又称鼾音,类似鼾声,主要发生在喉部和大气道。②喘鸣:又称喉鸣或喉喘鸣,是吸气相出现的高调乐性杂音,发生于主支气管以上的大气道。

3. 诊断检查　包括影像学、肺通气功能和气道反应性检查、变应原检测、pH 值监测、纤维支气管镜等。除毛细支气管炎和哮喘以外,当考虑其他喘息原因时,可进行胸部 X 线检查或胸部 CT 检查。

(三)影像学在儿童喘息性疾病中的应用

1. 儿童喘息主要病因的鉴别诊断　引起儿童喘息的病因有很多种,特别是对反复喘息发作的患儿,寻求其病因尤为重要。根据临床病史、症状体征对喘息进行病因的鉴别诊断(图 4-1-2-1),影像检查在鉴别诊断中起到了举足轻重的作用。

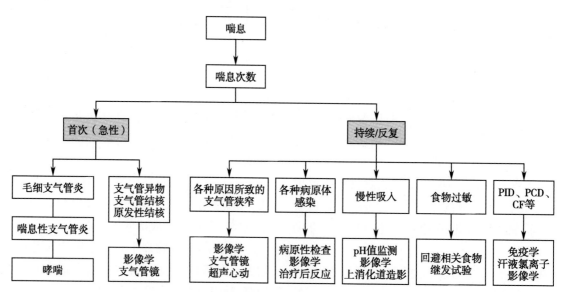

图 4-1-2-1　喘息主要病因的诊断流程图

2. 各种影像学检查方式的优势　喘息是儿童常见的临床症状,病因众多。少数造成儿童喘息的原因可以通过传统影像学检查发现,如支气管异物,在胸部透视检查显示为纵隔摆动,胸片上表现为局限性肺气肿、肺不张或肺炎。但这两种影像学检查方法提供的信息有限,胸部 CT 具有良好的时间和空间分辨力,可直接观察气道形态及其他胸部异常(肺、纵隔、大血管及胸廓),是探查儿童反复或持续性喘息致病原因的重要辅助检查方法。

常规胸 CT 轴位图像显示的肺内渗出、支气管扩张、黏液栓、肺气肿等征象,提示存在肺内感染、支气管肺发育不良、闭塞性支气管炎、囊性纤维化等,这些可能是导致喘息的原因。利用 CT 后处理技术(多平面重建、最小密度投影和仿真内镜等多种方法重建)直观显示气管形态及管腔内情况,如声门下狭窄、支气管发育畸形、支气管内肿物等;利用 CT 的呼吸门控技术、电影技术及动态容积等特殊扫描技术,动态观察和评估大气道及小气道病变,如气管/支气管软化,小气道病变所致空气潴留征。另外,增强 CT 还能发现引起喘息的气管外压性病变,如血管环及占位。

除此之外,上消化道造影对胃食管反流继发喘息性病变具有提示诊断作用。MRI 也用于评估血管压迫性气管软化的评估,同时可以很好地观察心脏、大血管及纵隔情况。

3. 影像学在儿童常见喘息性疾病中的应用

（1）肺部感染后闭塞性支气管炎：一般有重症呼吸道感染导致细支气管和肺损伤的前驱史。临床表现为持续或反复喘息、气促、呼吸困难、运动不耐受，肺部可听到哮鸣音、细湿啰音，重者有吸气性凹陷等。肺功能示小气道阻塞性通气功能障碍。

影像检查：利用高分辨 CT 进行吸气相及呼吸相扫描，可见马赛克征、空气潴留征、支气管壁增厚以及支气管扩张等。

（2）支气管肺发育不良（bronchopulmonary dysplasia，BPD）：一般为早产儿，出生后需要氧疗和/或辅助呼吸支持，在婴儿早期出现呼吸道症状，反复喘息发作。

影像检查：高分辨 CT 有特征性改变，肺条索实质带、胸膜下小三角致密影和多发小囊泡改变，肺气肿或灌注不均匀。

（3）慢性肺吸入：可由吞咽功能障碍、气道解剖或动力学异常如喉-支气管软化、气管-支气管狭窄、气管食管瘘、胃食管反流等引起。喘息常为重症，或反复、迁延，多以夜间、进食及活动时明显。

影像检查：利用上消化道造影观察气管食管是否存在瘘道，有无食管反流征象进行确诊。CT 的呼、吸气相观察气管支气管软化，气道重建可以清楚显示气管有无狭窄。

（4）支气管异物：多见于 3 岁以下，异物进入支气管后常表现为活动后咳嗽、非特征性喘息、呼吸音减低。

影像检查：胸片是支气管异物的初步筛查方式，胸部 CT 对异物的检出率达 95%，特别是气道重建、多平面重建，对异物诊断有显著优势。

（5）支气管畸形和大血管畸形：婴幼儿出现反复喘息、气促，活动或哭闹时明显，一些特殊体位（背部弓起，颈部伸展时气管受压减轻）喘息减轻。

影像检查：胸部 CT 气道重建可发现气道狭窄和软化，受压，同时胸部增强 CT 的血管重建可明确有无血管环（如主动脉弓发育畸形、肺动脉吊带、头臂干压迫综合征等）。

（6）囊性纤维化：多表现为反复或持续、不易控制的喘息。可伴有消化系统表现，如胰腺功能不全，出现脂肪泻、生长发育迟滞、体重不增等。汗液氯离子试验和/或基因检测可诊断。

影像检查：高分辨胸部 CT 显示有多发小结节、小树芽征、支气管壁增厚、支气管扩张、黏液栓等。

（彭　芸　王　蓓　王　岩）

第二节　气道及肺部病变

一、肺结节与肿块

【定义】

肺结节（pulmonary nodule）是指肺内直径≤3cm 的圆形或类圆形密度增高影，完全或部分被肺实质包裹，不伴肺不张。肺结节和肺肿块（pulmonary mass）的区别在于其大小，大于 3cm 为肿块。儿童因为尚未完全发育，身体较成人小，肺内结节、肿块大小不能完全按照成人标准进行区分。

【病理基础】

不同病因的结节、肿块组织病理基础不同，在细菌感染性疾病中，结节及肿块为肺泡的炎性渗出和肺泡腔内的细胞碎屑；在真菌感染性疾病中，结节伴周围晕征常在侵袭性真菌感染的早期出现，其形成可能与肺组织梗死有关；血管炎性病变，如结核中的结节及肿块常为肉芽肿性改变；炎性肌纤维母细胞瘤则是由梭形细胞增殖和炎症成分组成。

【征象描述】

1. X 线表现　双侧肺野内可见单发、多发肺结节及团块影（图 4-2-1-1A），边缘模糊或边缘清晰，病灶密度均匀或不均匀，其内可含点、片状钙化影。

2. CT 表现　结节表现为 3cm 以下的近圆形致密影（图 4-2-1-1B），肿块影则表现为 3cm 以上高密度影。分为单发结节、多发/弥漫性结节，结节可分布在胸膜下、小叶中心或随机分布。结节的边缘清楚或模糊；结节形态呈浅分叶状或毛刺征；肺结节的密度分为实性和磨玻璃样改变。结节内包含脂肪、钙化、空洞及支气管充气征等。肿块通常显示为实性或囊实性改变，内有多种成分，如囊性、脂肪、钙化。增强扫描可表现为均匀、渐进性强化或不均匀强化，有些伴有周围供血动脉及引流静脉。

【相关疾病】

儿童单发实性结节和肿块的相关肺部疾病主要包括先天性异常（肺隔离症、先天性支气管肺气道畸形）、感染（球形肺炎、肺脓肿、结核瘤、真菌感染、寄生虫）、外伤（血肿）及肿瘤（错构瘤、炎性肌纤维母细胞瘤、淋巴瘤、胸膜肺母细胞瘤、黏液表皮样癌及类癌等）。

肺内多发结节多为实性微结节，大小为 1～3mm，边界清楚，多见于粟粒性肺结核、结节病和转移瘤等。边缘模糊的肺内多发结节见于小叶中心性

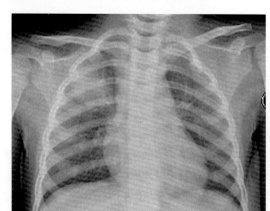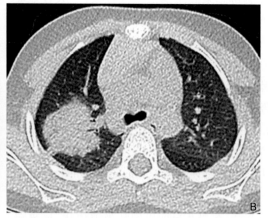

图 4-2-1-1　肺肿块 X 线和 CT 平扫表现

患者女,3 岁,发热 1 天,呕吐 3 次。诊断球形肺炎,临床确诊肺炎。A、B. X 线及 CT 平扫显示右肺上叶团块状实变影,密度较均匀,边界稍模糊

结节,小叶中心性结节可伴树芽征或不伴树芽征,前者多见于结核等感染性支气管播散,支气管扩张、囊性纤维化、哮喘或吸入性肺炎;后者多见于过敏性肺炎、水肿、出血或血管炎。

【分析思路】

儿童结节及肿块由于病因不同,疾病种类繁多。

分析思路如下:

第一,按照结节、肿块的数量进行分析,儿童以单发肿块及多发结节的疾病多见。单发肿块见于先天畸形[叶外型肺隔离症、以实性为主的先天性支气管肺气道畸形(图 4-2-1-2)]、感染(球形肺炎、肺脓肿)、外伤(肺血肿)、炎性肌纤维母细胞瘤、血管性

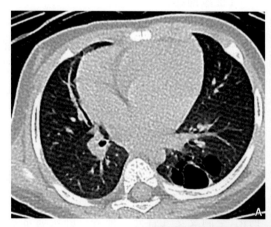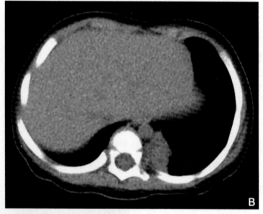

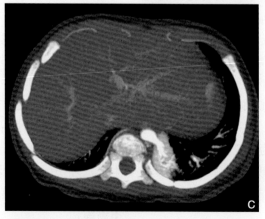

图 4-2-1-2　肺隔离症并先天性肺气道畸形(Ⅱ型)

患者女,11 个月,孕 25 周发现左侧肺隔离症。病理:(左下)肺隔离症并先天性肺气道畸形(Ⅱ型)。A、B. CT 平扫肺窗和纵隔窗显示左肺下叶背侧脊柱旁不规则软组织包块影,周围伴大小不等囊泡影;C. CT 增强显示软组织包块明显强化,并见粗大的体动脉分支供血

（动静脉畸形）、肿瘤（胸膜肺母细胞瘤、错构瘤、淋巴瘤、类癌、支气管黏液表皮样癌）。弥漫性、多发结节按照分布进行分析，以小叶中心分布为主的见于细支气管感染、小气道疾病；以胸膜下分布为主的见于结节病、癌性淋巴管转移；随机分布的结节多见于血源性感染及转移瘤。

第二，观察结节、肿块内及边缘的其他征象。如果结节或肿块内出现空洞，考虑肉芽肿性多血管炎、结核、肺脓肿；结节内含有空气新月征，考虑肺曲霉感染；如果结节或肿块内出现支气管充气征，则需要考虑淋巴瘤；结节或肿块周围出现晕征，则需要考虑血管炎、真菌感染等；如果结节或肿块内含有脂肪及钙化，则需要考虑错构瘤。

第三，结合肺内其他表现。小叶中心分布的多发结节，合并小树芽征，需要考虑沿支气管播散的肺

结核、吸入性肺炎、囊性纤维化、变应性支气管肺曲菌病。肺内肿块合并黏液栓、肺不张，则需要考虑支气管内占位，如黏液表皮样癌、类癌等。

第四，综合考虑患儿的免疫状态、基础疾病及临床特殊病史。如对于肺内单发或多发结节的患儿，如果有肿瘤病史，需要考虑转移瘤；如果患儿既往健康，则要根据结节大小随观复查。如果肺内结节合并患儿有内分泌症状，需要考虑少见肿瘤、类癌。

【鉴别诊断】

肺结节、肿块只是一种征象，需要联合其他影像学特征和临床信息进行诊断和鉴别诊断。

1. 基于临床信息及影像学特征的鉴别诊断流程见图 4-2-1-3。

2. 肺内孤立性肿块在常见疾病的鉴别诊断要点见表 4-2-1-1。

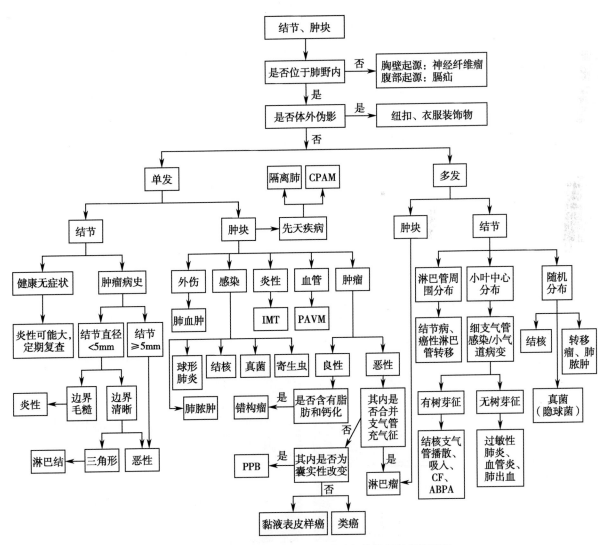

图 4-2-1-3 基于临床信息及影像学特征的鉴别诊断流程图

CPAM：先天性肺气道畸形；IMT：炎性肌纤维母细胞瘤；PAVM：肺动静脉畸形；PPB：胸膜肺母细胞瘤；CF：囊性纤维化；ABPA：变应性支气管肺曲菌病

表4-2-1-1 肺内孤立性肿块在常见疾病的鉴别诊断要点

疾病	鉴别要点	主要伴随征象
先天性肺气道畸形	囊实性病变,伴有多发囊泡影	局限性肺透亮度增高
肺隔离症	有体动脉供血血管;叶内型容易肺部感染	胸膜反应
支气管闭锁	黏液栓,周围肺透亮度增高	肺实变
球形肺炎	多小于8岁,团块影内不含空气及液体,位于上叶后段及下叶	淋巴结肿大
肺脓肿	单发结节及团块影内强化减低,有坏死灶;多发结节,有强化密度减低,有的结节内见空腔影	胸腔积液
肺结核	有结核患者的接触病史,肺门及气管旁淋巴结肿大,环形强化	淋巴结钙化
炎性肌纤维母细胞瘤	肿块内钙化多见,可在肺内或支气管内,不均匀渐进性强化	肺不张、肺实变
胸膜肺母细胞瘤	肿块大,呈单发囊性、实性、囊实性,囊性可见壁不均匀增厚、壁结节;易转移至脑和骨骼	肋骨骨质破坏
错构瘤	边界清楚,结节内含有钙化及脂肪密度	
淋巴瘤	结节或肿块内有支气管充气征,少数周围有晕征	淋巴结增大
类癌	多位于肺门区域,也可见周围型,内可见钙化。可合并内分泌症状	伴有肺不张、阻塞性肺炎
黏液表皮样癌	肿块强化明显,常伴有肺内黏液栓、肺不张、肺含气不良	伴有肺不张、阻塞性肺炎

二、肺实变

【定义】

肺实变(pulmonary consolidation)是指细支气管以及远端含气腔隙内的空气被病理性液体、细胞或组织所替代,也称气腔实变(airspace consolidation)。

【病理基础】

病理学上指肺泡、细支气管内的气体被渗出物(液体、蛋白、纤维素、细胞等)或病理组织所替代。最常见的是炎性渗出。由于病理性液体可沿着肺泡孔向邻近肺泡扩散,因而病灶呈逐渐移行状态,与正常肺组织分界不明显。

【征象描述】

1. **X线表现** 为局限性或弥漫性密度增高,边缘清楚或模糊,不能分辨病变区肺纹理。如果实变占据一个肺段或整个肺叶,则形成肺段或大叶性阴影(图4-2-2-1A),肺体积不变,实变中心密度较高,边缘较淡,当病变边缘到达叶间胸膜时,表现为整齐锐利的边缘。当实变内存在含气的支气管时,在不透光的肺实变衬托下可见含气的分支状低密度影,称"空气支气管征",为气腔实变的典型征象。

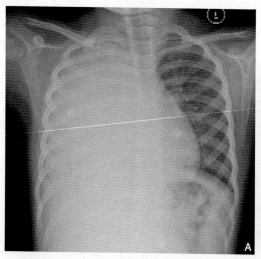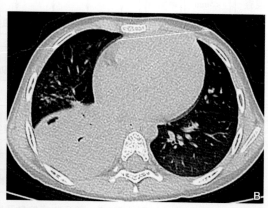

图4-2-2-1 肺实变X线和CT平扫表现

患者女,5岁,发热伴阵发性咳嗽6天。重症支原体肺炎。A. X线表现右肺呈大片致密影,未见含气组织,右膈消失,纵隔心影未见移位;B. 治疗15天后复查,CT平扫显示右肺下叶大片实变影,其内见少许支气管充气征

2. CT表现　肺窗显示斑片状、片状甚至整个肺叶的均匀高密度阴影,肺容积不变,其内的血管影模糊不清。小范围的肺实变密度较均匀,大范围的肺实变内常见空气支气管征(图4-2-2-1B)。病灶边缘不清楚,但靠近叶间胸膜的边缘可清楚。由于有些急性渗出性病变在纵隔窗可完全不显示,因此纵隔窗观察病灶范围较肺窗小(图4-2-2-2)。

3. MRI表现　渗出性病变通常在 T_1WI 上显示边缘不清楚的片状略高信号影,T_2WI 上显示为高信号影。有时在病变区内可见含气的支气管和血液流空的低信号影,类似CT上的空气支气管征。

渗出物所含的蛋白质量不同,所表现的信号强度也各有不同。如肺泡蛋白沉积症是以蛋白质和脂质沉积于肺泡为特征,在MRI上可显示脂肪的信号特点,与其他渗出性病变的表现明显不同。

【相关疾病】

由于肺泡内含有不同的渗出物及病理组织,因此导致肺实变的原因很多,包括损伤因子、免疫反应、肺循环障碍或其他一些原因等,详见表4-2-2-1肺实变的相关疾病。

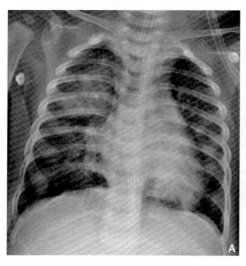
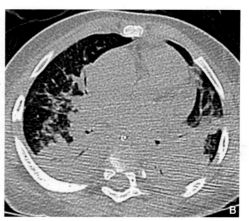

图4-2-2-2　腺病毒肺炎

患者男,10个月,发热伴咳嗽7天,喘息4天。确诊腺病毒肺炎。A.X线显示两肺透光度增高,弥漫多发斑片状、团片状实变,部分病灶融合;B.CT平扫显示两肺背侧大片实变影,其内少许支气管充气征,肺内散在小结节及条絮影,余肺野透光度略高

表4-2-2-1　肺实变的相关疾病

损伤因子	免疫反应	肺循环障碍	其他
肺炎(细菌、病毒、真菌)	嗜酸性肺炎	肺水肿	急性呼吸窘迫综合征
结核	肺出血(肺血管炎、结缔组织疾病)	肺栓塞	肺泡蛋白沉积症
寄生虫			脂质性肺炎
理化因素(放射性肺炎、氧中毒)			淋巴瘤

【分析思路】

肺实变可见于感染性、炎性及肿瘤性病变,分析思路如下:

第一,认识这个征象。

第二,根据临床病史长短进行分析。

患儿病史较短:如果仅为急性感染症状,多见于急性肺炎、细菌性肺炎、病毒性肺炎、支原体肺炎,需要结合实验室检查进行辨别。如果患儿同时伴有免疫异常,则还要考虑有无真菌感染。如果患儿在烧伤后,迅速发生呼吸困难,血氧低,则要考虑有无急性呼吸窘迫综合征。如果患儿突发大量咯血、血红蛋白下降,需要考虑肺出血,并进一步寻找肺出血原因。

患儿病史较长:血液或支气管灌洗液中嗜酸性粒细胞增多,则需要考虑有无嗜酸性粒细胞增多症的可能。

第三,结合肺实变病灶的分布、胸部其他征象或增强检查进一步分析。如果肺实变分布在两下肺,需要考虑有无吸入性肺炎;如果肺门周围实变,同时伴有心影增大,则需要考虑有无肺水肿;肺实变伴有肺门及纵隔淋巴结肿大,要追问有无结核病的接触史。胸部增强CT检查可以帮助确定有无血管栓塞

引起的肺梗死。

第四,如果肺实变病因难以确认,可以结合患儿治疗效果进行判断。如果患儿肺实变按照一般肺炎治疗2周后效果不好,并且病灶有进一步增大,则需要考虑有无肺结核的可能性,特别是患儿免疫缺陷,要进一步除外肿瘤的可能,如淋巴瘤。

【鉴别诊断】

肺实变只是一个征象,需要联合其他影像学特征和临床信息进行诊断和鉴别诊断。

1. 基于临床信息的鉴别诊断流程见图4-2-2-3。

2. 肺实变在常见疾病的鉴别诊断要点见表4-2-2-2。

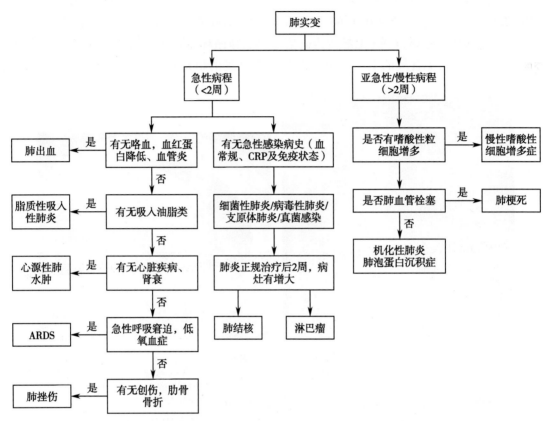

图 4-2-2-3　基于临床信息的鉴别诊断流程图

表 4-2-2-2　肺实变在常见疾病的鉴别诊断要点

疾病	鉴别要点	主要伴随征象
细菌性肺炎(链球菌、金黄色葡萄球菌等)	肺叶/段实变、小斑片影、小树芽征、支气管壁增厚	多发小结节影、肺脓肿、胸腔积液
腺病毒肺炎	大片肺实变、融合病灶多、肺气肿,病情进展快	胸腔积液
支原体肺炎	肺叶/段实变伴有支气管充气征、小结节及片絮影	小结节影、支气管壁增厚、胸腔积液、纵隔淋巴结肿大
真菌感染(曲霉菌、隐球菌)	肺叶/段实变、晕征、空气新月征	多发结节、淋巴结肿大、树芽征
心源性肺水肿	两肺肺门及下肺实变影、心影大,吸收快	小叶间隔增厚、胸腔积液
肺出血	磨玻璃影、实变影,吸收快	磨玻璃影、小叶间隔增厚
肺栓塞	肺外带、胸膜下楔状实变,肺动脉内充盈缺损影	胸腔积液
肺结核	肺叶实变、小树芽征、淋巴结肿大伴有环形强化	干酪坏死、空洞
淋巴瘤	结节、肺叶实变,形态饱满伴支气管充气征、肝脾肿大	淋巴结肿大

三、肺空洞与空腔

【定义】

空洞(cavity)指的是正常肺组织病变坏死,引流

支气管排出、气体进入。若未引入气体则不属于空洞,称坏死/脓肿。

空腔(air containing space)指的是原有生理性腔隙的病理性扩大,壁厚1~2mm,如肺气肿、肺大疱、肺囊肿、支气管扩张等。

【病理基础】

病理上空洞是病变坏死后其液化的成分经支气管排出并引入空气而形成。肺脓肿空洞是在化脓性炎症基础上,病变中心液化坏死,坏死物排出后形成,常见气-液平面。肺结核的干酪物质液化排出,容易形成空洞,且为结核活动性的标志之一。对于肿瘤性病变,病灶的中心部位为肿瘤组织的坏死、液化,病变与外界相通后,可合并感染。空洞的壁保留原有病变的病理特征。

空腔指生理性腔隙病理性扩大。当小支气管发生炎性病变后出现水肿、狭窄,管腔部分阻塞,由此产生活瓣作用,使空气能进入肺泡而不易排出,致肺泡腔内压力升高,形成肺大疱,同时炎症使肺组织损坏,肺泡壁及间隔逐渐因泡内压力升高而破裂,肺泡互相融合形成大的含气囊腔。显微镜下可见泡壁为肺泡扁平上皮细胞,有时可仅有纤维膜或纤维结缔组织存在。

【征象描述】

1. **空洞** 胸部X线及CT表现:可单发或多发。肺实变、肿块或结节内充满空气的区域。空洞壁的厚度在1mm以上,洞壁规则或不规则,厚薄均匀或不均匀,部分可见气-液平面。根据洞壁厚度,可分为虫蚀样空洞(无明显壁)、薄壁(小于3mm)、厚壁(大于3mm)。

(1)虫蚀样空洞:表现为大片实变阴影内多发小透光区,形状不规则,呈虫蚀样,多见于干酪性肺炎。

(2)薄壁空洞:洞壁厚<3mm,呈圆形、类圆形和不规则形状的环形高密度影,内外壁光滑,多见于肺结核。

(3)厚壁空洞:洞壁厚度≥3mm,洞壁不规则,厚薄不均,可伴有液平面,见于肺脓肿(图4-2-3-1)、结核。

MPR多平面可以清晰显示空洞及空腔的整体形态、内外缘、内部结构、与支气管血管的关系。

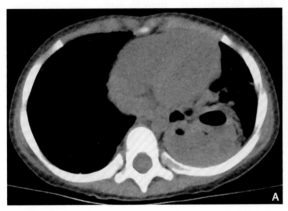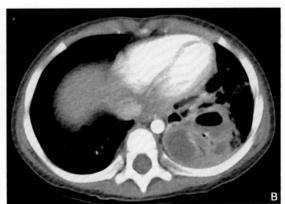

图4-2-3-1 肺脓肿
患者女,17个月,喉中痰鸣24天,发热20天,诊断肺炎链球菌肺炎,肺脓肿形成。A. CT平扫显示左肺下叶团块影,其内密度减低并可见液平面;B. CT增强显示左下肺厚壁空洞,厚壁强化,并有气-液平面,边缘见条片影

2. **空腔** 胸部X线及CT表现:空腔显示为圆形、类圆形或不规则形气体样低密度影,腔内一般没有液体、壁薄(1mm以下)而均匀,可单发或多发,周围一般无实变和炎性病变(图4-2-3-2)。增强扫描囊壁一般不强化,合并感染时,囊壁可增厚,其内可见气-液面,空腔周围可有实变影。

【相关疾病】

空洞常见病变有肺脓肿、肺结核、肺真菌性感染等,少见空洞性肺转移、肉芽肿伴多血管炎、肺吸虫、叶内型肺隔离症伴感染。空腔常见病变为肺大疱、支气管扩张、先天性肺囊肿和肺气囊,少见于朗格汉斯细胞组织细胞增生症、淋巴间质性肺炎。

【分析思路】

空洞及空腔性疾病的分析思路如下。

第一,先判断是空洞还是空腔。

第二,如果为空洞性病变:

结合患儿急性/亚急性或慢性病史,免疫状态、有无基础疾病来综合判断。如果为急性感染病史,再根据患儿免疫状态判断是细菌感染(如链球菌、葡萄球菌等),还是真菌感染(曲霉菌、隐球菌)。如果患儿合并有肿瘤病史,除了感染性疾病外,还要考虑有无转移瘤的可能。

观察空洞内部及周围结构,空洞内部结构(气体、液体、气-液平面、结节)/空洞壁(光滑、粗糙、血供)/周围结构(伴随病灶、胸膜、血管、支气管)。如空洞内外缘不光滑,洞壁钙化,周围可见小结节类卫星灶,并伴有肺门及纵隔淋巴结肿大,需要考虑肺结核。如果空洞内有空气新月征,则需要考虑有无肺

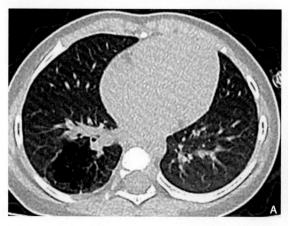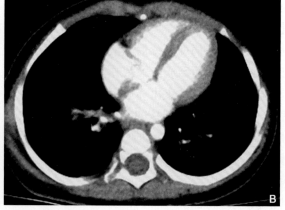

图 4-2-3-2 先天性肺气道畸形（CPAM）

患者女,12 个月,孕 25 周发现患儿肺囊性病,病理诊断先天性肺气道畸形（CPAM）。A. CT 平扫见右肺下多发大小不等囊影,壁薄,周围肺组织结构紊乱;B. CT 增强未见异常供血动脉

曲霉病。

利用 CT 后处理重建可更好地观察。如 MPR 多平面观察空洞整体形态、内外缘、内部结构、空洞与支气管血管关系。

第三,如果为空腔性病变:

根据临床病史分析。如果常在同一位置反复感染,需要考虑先天畸形,如先天性肺气道畸形、肺隔离症,在抗感染治疗后及时复查。如果有特殊病史,如创伤史、吸入碳氢化合物,则需要考虑肺气囊(肺膨出)。如果临床无特殊症状,偶然发现,则需要考虑肺大疱。

观察空腔病变的个数,单发或是弥漫分布,囊腔壁有无结节、有无合并周围血管异常、有无合并其他肺外系统疾病来判断。如果病变肺内弥漫分布,并伴有骨质破坏,需要考虑朗格汉斯细胞组织细胞增生症。

【鉴别诊断】

很多疾病在发展过程中会形成空洞,不同疾病的空洞病因及形态各有特点。需要联合其他影像学特征和临床信息进行诊断和鉴别诊断。

1. 基于临床信息的鉴别诊断流程见图 4-2-3-3。
2. 空洞、空腔在常见疾病的鉴别诊断要点见表 4-2-3-1。

四、肺不张

【定义】

肺不张(pulmonary atelectasis)指一侧肺或其中一个或多个叶、段及亚段的容量及含气量减少,肺组织塌陷。

【病理基础】

不同原因引起的肺泡内含气量减少或完全无气,导致肺泡不能完全张开,相应肺体积缩小。肺不张发生原因不同,病理基础也不同。

1. **阻塞性肺不张** 最常见的类型,当肺泡和气管之间的气道受到内源性或外源性阻塞时,阻塞支气管远端肺段或肺叶内的气体被血液吸收,使肺泡萎陷,肺体积减小,形成肺不张。

2. **压缩性肺不张** 当大量胸腔积液、自发性气胸时,胸腔负压消失,肺泡被动性陷闭出现无气状态,从而导致肺不张。

3. **纤维收缩性肺不张** 肺纤维化晚期时,肺泡结构由坚实的胶原、成纤维细胞代替,肺泡上皮化生为鳞状上皮。肺泡弹性降低、体积缩小,丧失气体交换功能,从而形成肺不张。

4. **呼吸功能障碍引起肺不张** 神经、呼吸肌麻痹导致通气功能低下,呼吸变浅、肺泡膨胀不全,肺内分泌物不易咯出,功能性气体交换面积减少从而造成肺不张。

5. **肺表面活性物质减少或失活引起的肺不张** 肺表面活性物质减少或失活导致肺泡表面张力增加,从而引起肺泡破裂、塌陷,进而出现肺不张。

【征象描述】

1. X 线表现

(1) 直接征象:病变肺叶(段)体积缩小且密度增高,呈三角形、楔形或窄带状致密影,尖端指向肺门,底边朝向肺外带,边缘清楚(图 4-2-4-1A)。主支气管阻塞,显示一侧胸腔致密影,无含气。完全阻塞性时无含气支气管征。不全不张时病变肺叶内肺血管纹理聚集。

(2) 间接征象:患侧肺叶裂、肺门移位,向病变肺叶靠拢。患侧膈肌抬高,纵隔向患侧移位,患侧肋间隙变窄,甚至患侧胸廓塌陷,纵隔肺疝等。邻近肺叶或对侧肺可有代偿性过度充气。

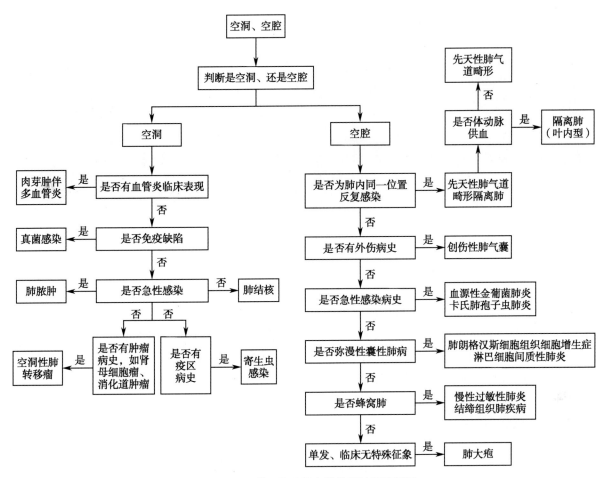

图 4-2-3-3 基于临床信息的鉴别诊断流程图

表 4-2-3-1 空洞、空腔在常见疾病的鉴别诊断要点

疾病	鉴别要点	主要伴随征象
急性肺脓肿	厚壁空洞多见,内壁不规则、边缘模糊,环形强化,内有液平面	其他肺野见片絮实变影、脓胸
肺结核	位于上叶后段及下叶背段,洞壁厚薄不定,气-液平面少;周围卫星灶,肺门淋巴结肿大	洞壁钙化、引流支气管征、空洞周围有纤维索条
侵袭性肺曲霉病	厚壁空洞,空气新月征	多发结节、晕征
肉芽肿伴多发性血管炎	单发或多发结节及团块,晕征、厚壁或薄壁空洞,洞壁明显强化	结节、团块影、合并有肺外表现
空洞性肺转移	分布在胸膜下,厚壁及薄壁空洞均有	肺结节
血源性金黄色葡萄球菌肺炎	结节影及斑片影见气囊影,胸膜下为主,变化快	片絮影、纵隔淋巴结肿大,常合并肺外感染
先天性肺气道畸形	肺内单纯多发囊泡影,多集中在单个肺叶	囊泡周围实变
叶内型肺隔离症	肺内囊实性病变,体动脉供血	
创伤性肺气囊	磨玻璃影、薄壁囊腔影,边界清晰	肋骨骨折、胸腔积液

185

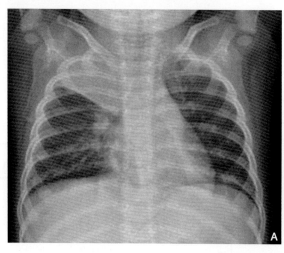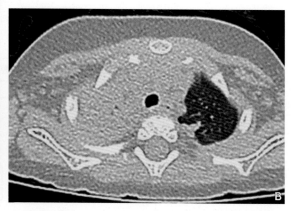

图 4-2-4-1 肺炎合并肺不张

患者女,9个月,发热、咳嗽9天。诊断右上肺炎、肺不张。A. X线显示右肺上叶三角形致密影,右侧叶间裂抬高;B. CT平扫显示右肺上叶大片实变,其内无支气管充气征

2. **CT表现** 当右上叶肺不张时,多数情况向内上移位,形成与纵隔相连的带状或三角形影像。右中叶肺不张时呈三角形影像,其尖端指向胸壁,底部与右心缘相连(图 4-2-4-1B)。右中叶体积严重缩小呈带状或线状。相应的叶间裂随右中叶肺不张而移位。右下叶肺不张时因前方的肺组织代偿膨胀而向后内侧移位,甚至可收缩至脊柱旁。

压迫性肺不张可见大量胸腔积液、积气或液气胸伴有肺门部均匀软组织密度影。中量积液表现为积液前缘胸膜下有弧形带状软组织密度影。

盘状肺不张属亚段性肺不张,多见于一侧或两侧肺底,表现为膈顶上方长约2~6cm横行、扁长条形致密影。

【相关疾病】

儿童肺不张病因不同,相关疾病也不同,主要由感染、支气管异物(图 4-2-4-2)、呼吸道发育异常引起,感染性肺不张最常见,可以累及多个肺叶、肺段。肺不张相关疾病详见表 4-2-4-1。

【分析思路】

第一,认识这个征象。

第二,根据不同年龄分析肺不张的原因。小于1岁的婴儿,呼吸道发育异常最常见,易反复继发感染,感染引起呼吸道分泌物增多、不易排出,导致管腔堵塞,产生阻塞性肺不张。另外这个年龄段还可见呼吸窘迫综合征、先天性支气管肺发育不良、原发性肺结核、先天性心脏病等。1~3岁幼儿由于其好奇心,活动范围增大,肺不张的常见原因是支气管异物,其次为肺结核、血管环和感染。3岁以上儿童及青少年以感染引起痰栓堵塞的肺不张多见,特别是支原体肺炎。

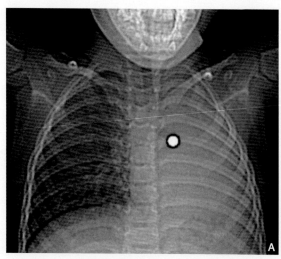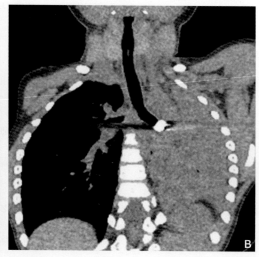

图 4-2-4-2 支气管异物

患者男,4岁,误呛磁力珠14小时。A. X线显示左主支气管走行区小圆形致密影,左肺不张、呈大片致密影,纵隔心影左移;B. CT-MPR冠状位显示左主支气管内圆形致密影,远端支气管未显示,左肺不张

表 4-2-4-1 肺不张相关疾病

阻塞性肺不张	压缩性肺不张	纤维收缩性肺不张	呼吸功能障碍引起的肺不张	肺表面活性物质缺乏或减少
肺炎（细菌/病毒/支原体）	胸腔积液	先天性肺发育不良	胸部外伤	新生儿呼吸窘迫综合征
支气管异物	气胸/气液胸	特发性肺含铁血黄素沉积症	吉兰-巴雷综合征	重症肺炎
炎性肌纤维母细胞瘤/黏膜表皮样癌	脊柱侧弯	间质性肺病		
肺结核	大量腹腔积液			
支气管发育畸形	先天性心脏病/血管环			

第三，结合肺不张的发生部位及其他影像特征分析。如果肺不张发生在两上肺，并伴有纵隔淋巴结肿大压迫支气管，肺内支气管不均匀狭窄，要考虑肺结核的可能；如果肺不张在两下肺，同时患儿反复呛奶、吐奶，需要考虑吸入性肺炎导致的肺不张。如果患儿反复肺部感染，肺不张出现在右下肺，同时合并黏液栓，则需要考虑有无支气管异物的可能。

第四，积极早期进行增强 CT 检查协助诊断。如果患儿肺不张合并黏液栓及肺门区域软组织增厚，增强 CT 检查可以判断有无支气管腔内占位，有无肿瘤发生。如果患儿主气道细，气道周围似有压迫，则需要增强后观察有无血管环的可能。

【疾病鉴别】

肺不张只是一个征象，引起原因很多，需要联合其他影像学特征和临床信息进行诊断和鉴别诊断。

1. 基于临床信息的鉴别诊断流程见图 4-2-4-3。

2. 肺不张在常见疾病的鉴别诊断要点见表 4-2-4-2。

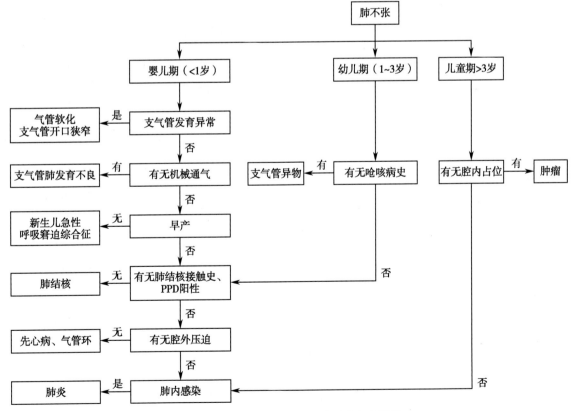

图 4-2-4-3 基于临床信息的鉴别诊断流程图

表 4-2-4-2 肺不张在常见疾病的鉴别诊断要点

疾病	鉴别要点	主要伴随征象
支原体肺炎	肺实变、节段性肺不张	小结节、小树芽征、胸腔积液
原发性肺结核	肺实变、纵隔淋巴结肿大、钙化,并压迫支气管	小树芽征、肺空洞
支气管异物	反复感染病史,病变位置固定,黏液栓、肺内支气管近端充盈缺损,密度不均	肺内斑片影
支气管肺发育不良	条状线影,胸膜下三角形致密影,早产病史	囊泡、片状透亮度增高影,血管影稀疏
支气管内占位(血管瘤、肿瘤)	支气管腔内占位,有强化,肺内黏液栓	淋巴结肿大

五、磨玻璃影

【定义】

磨玻璃影(ground-glass opacity,GGO)是指肺内边界清楚或不清楚的云雾状密度增高影,其内可见血管及支气管影,病因多种多样。GGO 可分为弥漫性肺磨玻璃影和局限性肺磨玻璃影。弥漫性肺磨玻璃影在胸部高分辨率 CT 表现为肺野内弥漫分布的边界不清的略高密度影,局限性肺磨玻璃影指磨玻璃影较局限。

【病理基础】

肺密度是由肺内气腔密度、肺组织密度、肺内血管外体液量以及肺血容量四种因素构成。任何疾病导致上述因素发生改变,必将造成肺密度的改变,最为常见的是气腔密度、肺内血管外体液量及血容量的改变,这是肺密度改变的基本病理基础。而上述四种因素发生不同程度的改变,从而导致磨玻璃影的形成。磨玻璃影的病理基础是气腔病变或间质性病变。气腔病变指肺泡腔内渗出液的聚集,并有少量淋巴细胞、中性粒细胞、巨噬细胞及不定形物质等,导致肺密度增高,后期伴有肺泡壁不同程度的增厚或纤维化改变。间质性病变与间质性炎症有关。磨玻璃影形成的病理机制随不同的疾病而有差异,以下列举几种常见疾病磨玻璃影形成的病理基础。

1. 过敏性肺泡炎中的磨玻璃影是气腔弥漫性部分充填渗出液或血液而致肺密度轻度增高的结果。

2. 肺水肿时,双肺弥漫性磨玻璃影为肺血管内液体向血管外转移,引起的肺间质和/或肺泡内液体含量增多。

3. 病毒性肺炎的磨玻璃影呈中心及外围部分布,为广泛间质增厚、小气道阻塞及气腔部分充填的结果。

4. 肺栓塞呈马赛克样改变是肺血不均匀灌注的结果,磨玻璃影为高灌注区肺血容量增加而使该区肺密度轻度增高形成。

【征象描述】

CT 表现:肺内模糊、云雾状密度轻度增高影,但其内仍可见血管纹理及气管影。以实质性病变为主的肺内磨玻璃影呈斑片状、片状或小结节状,位于全小叶或小叶中心,呈弥漫性或局限性分布,边界清楚,可伴有肺实变阴影等;以间质性病变为主的磨玻璃影位于肺外周部胸膜下,呈小叶周围性分布,边界模糊,常伴有线状、细网状小叶间隔增厚(图 4-2-5-1)。

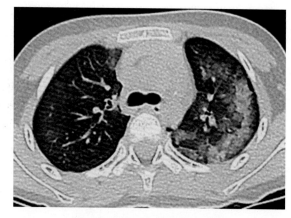

图 4-2-5-1 磨玻璃影 CT 表现
患者女,7 岁,汽车撞倒压伤 4 小时余。肺挫伤、肺出血。CT 平扫显示两肺多发磨玻璃斑片影及絮片影,以外带为著,内见支气管含气影

肺磨玻璃影常伴一些其他影像学征象。在通气-血流障碍性病变中的伴随征象是肺小动脉的增粗,这反映了该区域肺血管床的血流增加;间质性病变常有伴随征象如蜂窝和细网影、小结节或小叶间隔增厚等;实质为主的病变常伴有斑片状和结节状影等。

【相关疾病】

磨玻璃影是一种非特异性影像表现,但它的出现有十分重要的临床意义,提示病变处于活动性和可治疗性。在有亚急性或慢性症状的病例中出现磨玻璃影,提示急性发作。局限性磨玻璃影多见于肺癌,儿童少见。儿童磨玻璃影多为弥漫性分布,如感

染性疾病(病毒性肺炎、细菌性肺炎、真菌性肺炎、卡氏肺孢子菌肺炎)、过敏性肺泡炎、吸入性肺炎、肺出血(图4-2-5-2)、肺水肿、急性呼吸窘迫综合征、肺泡蛋白沉积症及间质性肺病等。

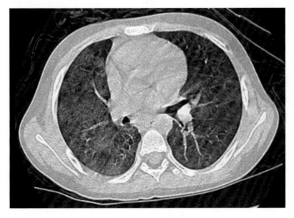

图 4-2-5-2　肺出血

患者男,5 岁,贫血乏力 3 个月,伴间断咳嗽、喘息。特发性肺含铁血黄素沉积症(IPH)。CT 平扫显示两肺弥漫分布磨玻璃斑片影及絮片影,内可见含气支气管

【分析思路】

遇到磨玻璃影时,首先要注意并非所有的磨玻璃样改变都是真正的磨玻璃影,需与假性磨玻璃样改变区别。假性磨玻璃影见于以下情况:①用常规CT 扫描时,密度较低的小结节由于部分容积效应可呈磨玻璃样表现;②年龄较小的患儿,不能配合屏气扫描,常常会在吸气不全时扫描,正常肺组织可表现为磨玻璃影,坠积效应明显,需要医生根据经验或进行俯卧位扫描;③儿童不屏气扫描增加了运动伪影,形成假性磨玻璃影。

磨玻璃影的诊断思路可以根据患儿的症状是急性、亚急性及慢性,分别进行考虑。基于临床信息的诊断流程图4-2-5-3。

如果患儿的肺部疾病在 7~10 天内急性发作,则 GGO 的病理改变为水、血液或脓液的渗出过程,因此需要紧密结合患儿的免疫状态及临床病史来进行判断。如果外伤后肺内局灶性磨玻璃影,提示肺挫伤。如果患儿有急性感染病史,结合血常规可以帮助判断肺部感染病原菌。如果患儿为免疫缺陷,则需要考虑肺孢子菌肺炎、曲霉菌感染、巨细胞病毒肺炎等。如果心、肾功能不全的患儿,肺内有磨玻璃影,根据磨玻璃分布位置及伴随其他征象,则需考虑肺水肿、急性呼吸窘迫综合征等。如果患儿肺内磨玻璃影在背侧肺野,同时患儿有吞咽障碍,则需要考虑吸入所致。

当患儿病史时间长,持续 10 天以上,应该考虑一些间质性肺炎,包括机化性肺炎、非特异性间质性肺炎、脱屑性间质性肺炎等。还见于过敏性肺泡炎、肺泡蛋白沉积症及脂质性肺炎等。亚急性或慢性症状患儿的肺内一些其他征象,如蜂窝征、支气管壁增厚、支气管扩张、马赛克灌注等,可以帮助诊断。在有亚急性或慢性症状的病例中,有些磨玻璃影也提示病灶处于活动性可能。

【鉴别诊断】

磨玻璃影是一种非特异性影像征象,多种肺部疾病均可出现磨玻璃影,需结合疾病本身的其他征象及临床特点综合分析才能做出正确的诊断。磨玻璃影在几种不同常见疾病的主要鉴别诊断要点见表4-2-5-1。

六、马赛克灌注

【定义】

马赛克灌注(mosaic perfusion)是由于肺内区域性灌注不同而引起不同区域肺组织密度不同,高分辨率 CT 表现为肺密度增高区和肺密度减低区夹杂相间呈不规则的补丁状或地图状。

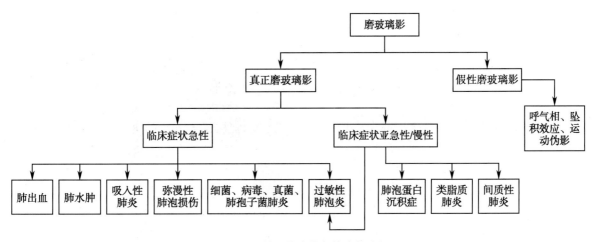

图 4-2-5-3　基于临床信息的诊断流程图

表 4-2-5-1　磨玻璃影在几种不同常见疾病的主要鉴别诊断要点

疾病	主要鉴别诊断点	主要伴随征象
肺挫伤	单发、局限磨玻璃影,边界清晰	周围肋骨断裂、气胸、胸腔积液
肺出血(血管炎)	肺内弥漫分布磨玻璃影	小叶中心结节、小叶间隔增厚
心源性肺水肿	存在基础疾病,磨玻璃影在中心和肺门周围分布为主,吸收快	心脏增大、胸腔积液、小叶间隔增厚
病毒性肺炎(包括巨细胞病毒)	发热、干咳、白细胞不高;支气管周围磨玻璃影、腺泡结节,边缘模糊	小叶中心结节、树芽征、少许小叶间隔增厚
过敏性肺炎(急性及亚急性期)	多发小叶中心分布磨玻璃影或结节影	空气潴留征、斑片影
急性呼吸窘迫综合征	潜在致病危险因素。实变分布在下肺、肺外带,而磨玻璃影则以外周分布占优势,下肺不占优势	肺含气不良、肺不张、网格影
肺栓塞	磨玻璃影多呈马赛克样改变	肺动脉内充盈缺损、楔状实变
肺泡蛋白沉积症	斑片状磨玻璃影弥漫分布,不呈叶段分布,病变与正常肺组织分界清楚形成"地图样"改变,铺路石征	小叶间隔增厚
脂质性肺炎	明确油脂吸入病史,磨玻璃影在双肺呈不对称性,右肺偏重,背侧肺野分布为主	肺门、内带间质浸润
非特异性间质性肺炎	磨玻璃影位于两下肺外带,胸膜下	蜂窝影、支气管扩张、索条影

【病理基础】

1. **气道性疾病**　由于各种气道疾病,特别是阻塞性小气道疾病导致肺部空气潴留或病变区域的血管收缩致使相应部位血液灌注减少,衰减系数降低,表现出肺部局部异常透亮区。

2. **血管性疾病**　由于血管性疾病造成相应肺区的血液灌注减少,肺密度减低,肺纹理细小、稀疏,该部分肺组织的衰减系数降低,表现为异常透亮区。正常肺实质血流量增多,导致正常肺实质密度增高,从而使肺实质的密度像"马赛克"一样黑白相间,形成马赛克灌注征象。

3. **实质性/间质性疾病**　由于渗出、炎症等,造成病变区域肺密度增高,呈磨玻璃影或实变,而正常肺或受累较轻的肺区域呈低密度,两者黑白相间。

4. **混合性疾病**　2 种或 2 种以上病因共存。

【征象描述】

主要为 CT 表现。

1. **气道性疾病**　HRCT 上表现为肺密度不均,由斑片状高密度/磨玻璃密度区与低密度区相间组成,低密度区可呈小叶性分布,其内血管影减少变细,磨玻璃密度区血管影增多增粗,并可伴随支气管及细支气管炎表现,支气管管壁增厚,支气管腔内因被分泌物填塞可见支气管分支结构样的柱状或结节状高密度影,特别以下肺叶较明显。呼气相气体潴留,高密度区域密度更高,低密度区密度更低(图 4-2-6-1)。

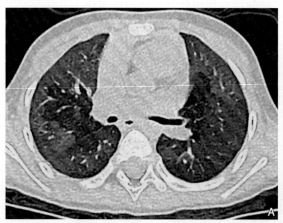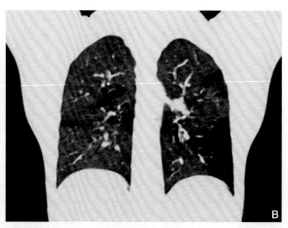

图 4-2-6-1　马赛克灌注 CT 表现

患者女,2 岁,既往腺病毒肺炎 4 年。闭塞性细支气管炎(BO)。A、B. CT 平扫及 MPR 冠状位示两肺透光度不均匀,可见马赛克灌注征象

2. **血管性疾病** HRCT 上高密度区内血管增粗,低密度区血管纤细,小叶间隔增厚。呼气相无气体潴留,呈全肺密度增高。增强后可直接观察到肺血管内充盈缺损,可伴肺动脉高压表现。

3. **实质性/间质性疾病** HRCT 上高密度区及低密度区内血管相等,高密度区表现为磨玻璃影,边界模糊,与正常肺野夹杂相间。

【相关疾病】

马赛克灌注可以出现在以下疾病中:①小气道疾病,如闭塞性细支气管炎、哮喘、慢性支气管炎、弥漫性泛细支气管炎及肺气肿等;②血管性疾病如肺栓塞等;③实质性/间质性疾病,如肺出血、肺水肿、慢性嗜酸性粒细胞性肺炎、过敏性肺炎及间质性肺炎等。

【分析思路】

马赛克灌注在 HRCT 上表现为高密度区和低密度区夹杂相间,类似马赛克样,分析思路如下:

第一,认识这个征象。

第二,确定马赛克灌注区域肺的哪一部分异常,低密度区? 高密度区? 或者两者均为异常。在实质性/间质性病变中,高密度区为异常,CT 上可见磨玻璃影。反之,在气道和血管性病变中,低密度区为异常。在肺血管疾病中,局部低灌注及肺血减少导致肺密度减低,由于小气道阻塞而导致的空气潴留也会导致异常的低密度区,空气潴留继发的血管收缩导致血流灌注减少,进一步模糊了这两种马赛克灌注原因的区别。

第三,分析马赛克灌注的原因,对此最有帮助的影像表现之一是肺高、低密度区之间的界限,如果病因是小气道或血管疾病,异常透亮的肺和正常肺之间的界限往往是清晰的。但对于实质性/间质性疾病,异常的高密度区往往是边界模糊不清的磨玻璃影,因为潜在的组织病理基础是部分充盈的肺泡和间质周围渗出。另一个有用的线索是低密度区内的肺血管情况,如果低密度区的肺血管比其他周围肺血管更细小,这种马赛克灌注很可能是由于小气道或血管疾病。如果低密度区的血管与其他区域的血管无差别,可能是有实质性浸润的磨玻璃影。另外,呼气相图像有助于区分小气道疾病和其他疾病引起的马赛克灌注。血管或间质疾病导致马赛克灌注,呼气相图像上,整个肺野密度均增高。相反,在小气道疾病患者中,呼气相图像增大了异常透亮的肺与正常肺之间的差异,即低密度区密度更低,表明存在空气潴留,而正常肺野密度增高。

第四,分析肺内其他征象,不同的辅助影像表现也提示马赛克灌注的潜在病因。肺动脉高压可以看到中央肺动脉扩张,提示血管原因。其他征象如段肺动脉与支气管比率增加、肺动脉偏心性充盈缺陷和支气管动脉增宽进一步支持血管病因。在闭塞性血管疾病中也可观察到右心增大或右心室壁增厚。小气道受累的直接征象,如树芽征、小叶中心结节或者异常扩张/增厚的小气道,大多提示潜在的小气道疾病。

【鉴别诊断】

马赛克灌注只是一个征象,需要联合其他影像学特征和临床信息进行诊断和鉴别诊断。

1. 基于临床信息的鉴别诊断流程见图 4-2-6-2。

2. 马赛克灌注在常见疾病的鉴别诊断要点见表 4-2-6-1。

表 4-2-6-1 马赛克灌注在常见疾病的鉴别诊断要点

疾病	鉴别要点	主要伴随征象
闭塞性支气管肺炎	空气潴留及马赛克灌注,呼气相更明显	支气管壁增厚和/或支气管扩张
弥漫性泛细支气管炎	两肺弥漫分布的小叶中心结节,直径 2~5mm,边缘稍模糊	肺野透亮度增加,小支气管和细支气管扩张、支气管管壁增厚
肺囊性纤维化	支气管壁增厚、支气管扩张,黏液栓	两肺弥漫性肺气肿,肺不张
肺栓塞	肺动脉内的低密度充盈缺损	肺梗死,肺动脉增粗,胸腔积液
肺动脉高压	肺动脉主干/主动脉主干比值>1,右心室肥厚,外周肺动脉血管扭曲	肺气肿,弥漫性肺纤维化
肺水肿	间隔线、磨玻璃影,支气管袖口征,蝶翼征	胸腔积液,叶间裂积液,心影增大,心包积液,纵隔淋巴结大

续表

疾病	鉴别要点	主要伴随征象
肺出血	磨玻璃影,边界模糊,弥漫分布	马赛克灌注,条索征,蜂窝征,网格征,铺路石征
感染(如肺孢子菌肺炎,巨细胞病毒性肺炎,单纯疱疹性肺炎等)	磨玻璃影,边界模糊,间隔增厚,网格影	纤维化,淋巴结增大,胸腔积液
嗜酸性粒细胞性肺炎	磨玻璃影,实变,边界模糊,多位于外周	间隔增厚,结节,胸腔积液

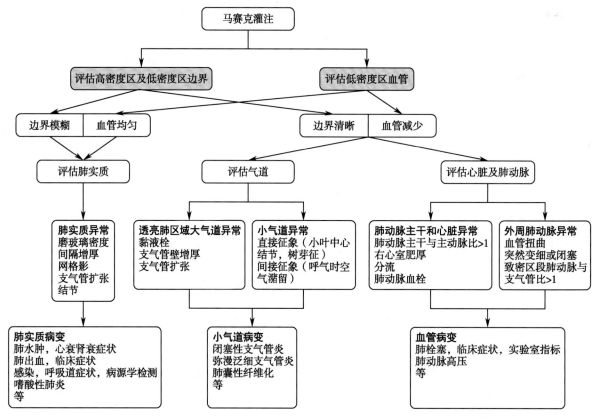

图 4-2-6-2　基于临床信息的鉴别诊断流程图

七、树芽征

【定义】

由终末细支气管和肺泡腔内病变形成的小结节影与分支细线影构成类似春天的树枝发芽状,称树芽征(tree-in-bud)。

【病理基础】

肺泡导管、呼吸性细支气管、终末细支气管被黏液、脓液等阻塞,并伴有细支气管扩张、细支气管壁增厚及细支气管周围炎。

树芽征的小叶中心结节影和分支状线影是相同病理结果的不同影像表现,两者的病理基础都是细支气管的扩张与阻塞,与CT横断面平行走向的细支气管表现为分支状线影,与垂直或斜向走行者表现为结节影。

原发或继发于细支气管的病变(如炎症)可导致细支气管壁增厚、细支气管扩张,当伴有分泌物潴留时,支气管树状如春天里一棵挂满枝芽的树,即树芽征。随着气道的继续扩张和肺实质病变的出现,支气管树会变成夏天里一棵枝繁叶茂的树。当大气道扩张伴有周围小气道气体潴留时,支气管树变成一棵过分修剪的树。这种支气管树的演变过程反映了同一病理本质不同病理阶段的影像特征。从这个意义上讲,树芽征的病理机制类似于支气管疾病时大气道阻塞所形成的"指套征",树芽征可看作是指套征在小气道的一个缩影。树芽征形成的病理机制随不同的疾病而有差异,以下列举几种疾病树芽征形成的病理基础。

(1)细菌:如金黄色葡萄球菌、流行性嗜血杆菌,感染的细支气管炎表现为周围分布的树芽征,其病理学基础为细支气管壁的炎性细胞浸润和管腔内炎性渗出物充填。

（2）肺结核：树芽征的"芽"为呼吸性细支气管及肺泡管内充满干酪样物质，而树芽征的"树"则为终末细支气管管腔或周围的干酪样物质。

（3）变应性支气管肺曲菌病：树芽征是由于黏液嵌塞向细支气管延伸所形成。

【征象描述】

CT 表现：小叶中央结节与分支细线影，在肺内弥漫分布或在肺外周分布，以胸膜下区域为主（图 4-2-7-1）。最外围的分支或结节影距胸膜面数毫米。树芽征也可表现为小叶中心的簇状结节，这取决于细支气管与扫描层面的关系。血管分叉有时容易与树芽征混淆，血管分叉一般光滑且血管逐渐变细，另外多个层面连续追踪观察可见血管走行。

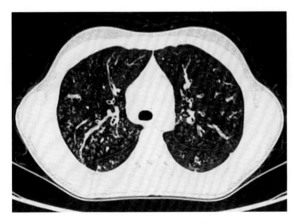

图 4-2-7-1　树芽征 CT 表现

患者女，11 岁，间断咳嗽 1 年半，加重 4 个月余，查体可见杵状指/趾。囊性纤维化。CT 平扫显示两肺上叶支气管壁轻度增厚，并可见沿支气管分布小结节及分支细线影

【相关疾病】

树芽征首先在结核分枝杆菌支气管内传播的病例中被描述，现在认为树芽征不是代表一个病，而是多种疾病都可能出现这个征象。如感染（细菌、真菌、病毒、寄生虫）、先天性疾病（囊性纤维化、Kartagener 综合征）（图 4-2-7-2）、特发性疾病（闭塞性细支气管炎、泛细支气管炎）、吸入异物免疫异常、免疫性疾病（变应性支气管肺曲菌病）、结缔组织疾病（类风湿关节炎、干燥综合征）和外周肺血管疾病（肿瘤性肺栓塞）。影像学检查结果结合病史和临床表现可以提出适当的诊断。

【分析思路】

树芽征主要由肺外带小结节及分支细线影组

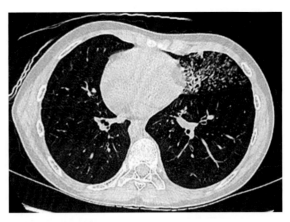

图 4-2-7-2　Kartagener 综合征

患者男，16 岁，反复咳嗽，痰多 5 年，痰中带血丝 1 个月余。确诊 Kartagener 综合征。CT 平扫显示左肺舌叶多发小结节、分支细线影，支气管扩张、管壁增厚。心脏大部分位于右侧胸腔

成，类似小树杈改变，分析思路如下：

第一，认识这个征象。

第二，分析树芽征在 CT 上的解剖分布。如果树芽征多集中在双肺背侧，则需要考虑吸入性因素造成。如果树芽征分布在上叶，则常见于变应性支气管肺曲菌病、囊性纤维化。

第三，分析肺内其他征象，有无合并肺实变、磨玻璃影、支气管壁增厚、空洞影、晕征等其他征象。如果同时肺内有空洞，需要考虑肺结核、真菌感染等；如果伴有晕征，则需要考虑巨细胞病毒、真菌感染等。如果肺内表现以马赛克灌注表现为主，则首先需要考虑闭塞性细支气管炎。

第四，分析是否合并有肺外表现。有鼻窦炎、心脏反位，需要优先考虑 Kartagener 综合征。如果胰腺形态小，或者伴有长期腹泻，则常见于囊性纤维化，需要进一步行汗液的氯离子检查或基因检测。如果纵隔淋巴结环形强化，则需要考虑肺结核。如果伴有关节肿痛、眼干、口干等，需要考虑结缔组织疾病。

第五，分析患儿的病史长短、免疫水平，结合临床实验室的各种检查缩小鉴别诊断范围。同时注意少量血管内肿瘤血栓也可导致树芽出现，这时树芽征是由滞留在外周肺血管系统中的肿瘤细胞引起的，而不是由支气管内黏液嵌塞和炎症引起的典型树芽征模式。

【鉴别诊断】

树芽征只是一个征象，需要联合其他影像学特征和临床信息进行诊断和鉴别诊断。

1. 基于临床信息的鉴别诊断流程见图 4-2-7-3。

2. 树芽征在常见疾病的鉴别诊断要点见表 4-2-7-1。

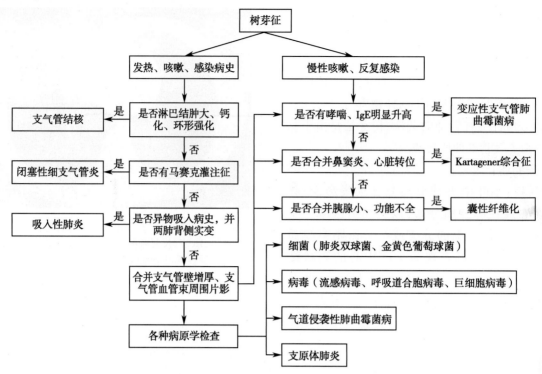

图 4-2-7-3 基于临床信息的鉴别诊断流程图

表 4-2-7-1 树芽征在常见疾病的鉴别诊断要点

疾病	鉴别要点	主要伴随征象
支气管结核	淋巴结肿大、钙化、环形强化	支气管壁不均匀增厚、钙化;肺实变、肺不张
闭塞性细支气管炎	马赛克灌注	支气管壁增厚
变应性支气管肺曲菌病	树芽征主要分布在两上肺,有指套征,IgE 增高	支气管壁增厚、支气管扩张
肺囊性纤维化	黏液栓密度增高,指套征合并胰腺小、鼻窦炎	支气管壁增厚、肺不张、支气管扩张
吸入性肺炎	肺实变位于两肺背侧	支气管壁增厚
呼吸道合胞病毒肺炎	婴幼儿多见,喘憋为主,肺气肿	肺门及内带实变、局限性肺气肿、肺不张
气道侵袭性肺曲霉病	免疫缺陷,树芽征两下肺为主	磨玻璃影、晕征、肺实变

八、黏液栓

【定义】

黏液栓(mucus plug)是各种原因导致支气管内分泌物增多,支气管内分泌物排出功能不良,使分泌物在支气管内停留时间过长,其中水分被吸收而成为十分黏稠的分泌物,形成一个黏液栓子,在支气管内发生阻塞,属于各种疾病的继发病变或并发症。

【病理基础】

大体标本上显示在扩张的支气管中含橡胶状的棕色或绿色黏液栓。显微镜下变应性黏液栓为层状结构,含大量嗜酸性粒细胞碎片和夏科-莱登结晶。

黏液栓病理改变与支气管狭窄、黏液分泌异常及纤毛活动障碍有关。当支气管发生阻塞时,阻塞远端的支气管仍然继续分泌黏液并通过纤毛的运动被运送到支气管阻塞处,淤积于支气管腔中直到其压力超过支气管的压力为止,黏液和炎症碎片的堆积也可引起支气管扩张。由于分泌物增多而缺乏有效地排出也可在支气管内形成聚集。长期存留的支气管黏液由于液体成分吸收减少而逐渐形成橡胶状、黏稠的结构。例如在哮喘患者中,气道炎症使血管通透性增高,大量炎症渗出造成气道黏膜充血、水肿、渗出物增多、黏液滞留,形成黏液栓。病理性黏液形成和清除障碍共同作用,导致黏液淤滞并堵塞气道。

【征象描述】

1. X 线表现 典型表现为分支管状或手指套状软组织阴影从肺门区向外延伸(图 4-2-8-1A),其他表现包括肺门旁圆形或椭圆形肿块影。支气管黏液嵌塞发生于段、亚段及以下的支气管时,也可清晰勾

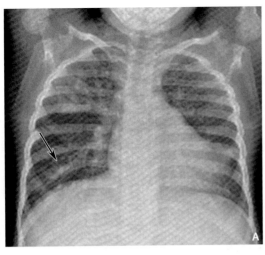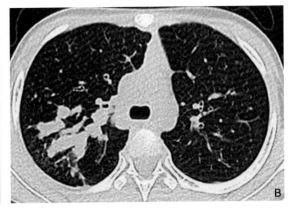

图 4-2-8-1　黏液栓 X 线和 CT 表现

患者女,7 岁,反复咳喘 3 年,查体杵状指/趾,肢端发绀。诊断为囊性纤维化。A. X 线显示右肺多发小结节影,右肺下叶见支气管影,远端见条状致密影(箭);B. CT 平扫显示右肺下叶支气管内多发黏液栓

画出充满黏液的支气管外形。当支气管黏液嵌塞远端肺实质发生肺不张或实变时,典型的指套状影将消失,而呈肺不张或肺实变的相应 X 线征象,一旦黏液栓子咳出或取出后受累肺叶可复张。

2. CT 表现　支气管黏液栓为圆形、卵圆形、柱状、树枝状及葡萄状,边缘清晰、光滑(图 4-2-8-1B)。长轴指向肺门且与支气管走行一致伴支气管扩张。支气管黏液栓的密度可有明显的差别,其 CT 值可从接近液体密度到 100HU 以上。高密度黏液栓不易

与软组织病变相鉴别,需要增强扫描,黏液栓显示无强化,同时可见病灶旁肺动脉及其分支伴行。有些黏液栓咳出后,条状阴影可消失,仅表现为残留的扩张支气管或无任何异常改变。

【相关疾病】

黏液栓可以累及大气道及小气道,是多种疾病引起的继发改变。相关疾病分为先天性疾病和后天性疾病,而后天性疾病又分为肿瘤性及非肿瘤性疾病(图 4-2-8-2)。黏液栓相关疾病详见表 4-2-8-1。

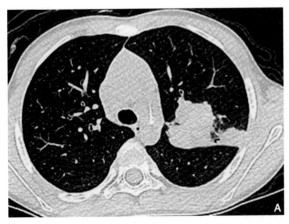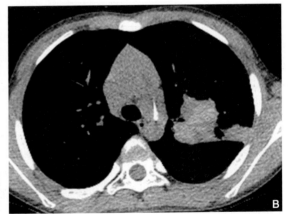

图 4-2-8-2　变应性支气管肺曲菌病

患者男,10 岁,2 年内反复肺炎 3 次。诊断为变应性支气管肺曲菌病。A、B. CT 平扫肺窗、纵隔窗显示左肺上叶支气管不通畅,其内见团块状略高密度影

表 4-2-8-1　黏液栓相关疾病

先天性疾病	肿瘤性疾病	非肿瘤性疾病
支气管闭锁	支气管黏膜表皮样癌	支气管异物
叶内型肺隔离症	炎性肌纤维母细胞瘤	支气管炎
囊性纤维化	血管源性肿瘤	肺结核
纤毛不动综合征		支气管扩张
		变应性支气管肺曲菌病

【分析思路】

黏液栓可见于多种疾病,需要结合临床信息,分析思路如下:

第一,认识这个征象,必要时增强检查除外肺内血管畸形。

第二,结合黏液栓的位置、肺内其他征象、增强检查分析。黏液栓位于两上肺,同时合并支气管壁增厚、小树芽征,需要考虑囊性纤维化、变应性支气管肺曲菌病。合并肺不张的黏液栓,则需要考虑有无支气管内占位,如异物或肿瘤,再通过增强检查发现占位有强化,就可以排除支气管异物的可能。

第三,根据临床病史、实验室检查及有无累及肺外系统进行综合分析。如果反复喘息、过敏,需要考虑变应性支气管肺曲菌病。如果患儿有鼻窦炎、胰腺脂肪化、反复肺炎,结合肺内的黏液栓,首先考虑囊性纤维化,进行汗液氯离子检测试验。

【疾病鉴别】

黏液栓只是多种疾病引起的继发改变,需要联合其他影像学特征和临床信息进行病因的诊断和鉴别诊断。

1. 主要基于临床信息的鉴别诊断流程见图 4-2-8-3。

2. 黏液栓在常见疾病的鉴别诊断要点见表 4-2-8-2。

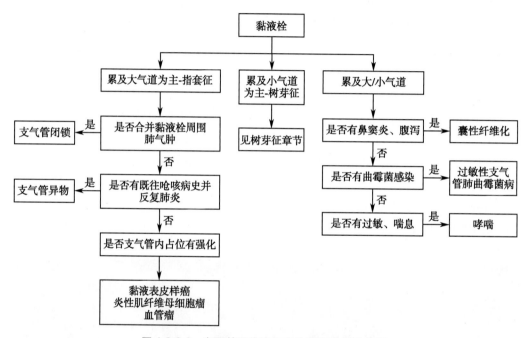

图 4-2-8-3 主要基于临床信息的鉴别诊断流程图

表 4-2-8-2 黏液栓在常见疾病的鉴别诊断要点

疾病	鉴别要点	主要伴随征象
支气管闭锁	肺内黏液栓,周围肺野透亮度增高	
囊性纤维化	两上肺黏液栓、树芽征、支气管扩张	小叶中心结节、支气管壁增厚、马赛克灌注
变应性支气管肺曲菌病	指套征、支气管扩张、支气管壁增厚;有哮喘病史,外周血嗜酸性粒细胞增高	小叶中心结节
支气管异物	支气管内充盈缺损	肺不张、斑片影
支气管内肿瘤	支气管近端充盈缺损影伴有强化	肺不张、肺实变

九、铺路石征

【定义】

铺路石征(crazy paving sign)是指高分辨率 CT 上散在或弥漫性分布磨玻璃影基础上出现小叶间隔或小叶内线增厚,呈铺路石样改变。

【病理基础】

铺路石征的形成机制在于肺实质密度增高呈磨玻璃样外观,小叶间隔和小叶内线呈网格状增厚。具体而言,当肺泡腔中气体含量轻微减少,其气腔被液体、细胞或其他物质填充,伴肺泡壁增厚或间质增厚时,在影像学上就会形成磨玻璃样外观。组成铺路石征的分隔线则反映的是小叶间隔增厚或者小叶内线/间质增厚,或者物质于腺泡边缘呈线性沉积。

【征象描述】

1. X 线表现 自肺门向外弥漫到肺周边片絮影,呈蝶状,双侧不一定十分对称,类似肺水肿表现。

2. CT 表现 磨玻璃影背景上小叶间隔和小叶内线增厚,病变与周围正常组织分界清晰的地图样区域(图 4-2-9-1)。

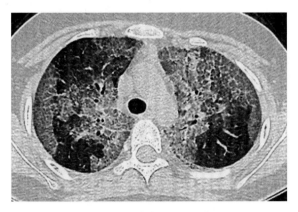

图 4-2-9-1 铺路石征 CT 表现

患者女,10 岁,发现活动耐力下降 10 个月余。诊断肺泡蛋白沉积症。CT 平扫显示两肺弥漫分布磨玻璃斑片影及絮片影,小叶间隔增厚,呈铺路石样改变

【相关疾病】

最初认为铺路石征是肺泡蛋白沉积症的特异性征象,后来发现此征象与多种疾病有关,包括感染性疾病、肿瘤性疾病、特发性疾病、吸入性和出血性肺部疾病等。铺路石征相关疾病详见表 4-2-9-1。

【分析思路】

铺路石征为磨玻璃影背景上小叶间隔及小叶内线呈网格状改变。分析思路如下:

第一,认识这个征象。

第二,结合临床病史分析。急性病史多见于肺水肿、肺出血、多种病原菌导致的肺炎(细菌、病毒、支原体肺炎及卡氏肺孢子虫)等。亚急性病史可见于脂质性肺炎、肺泡蛋白沉积症、过敏性肺炎或间质性肺炎等。肺泡灌洗液为乳白色,则考虑肺泡蛋白沉积症。

第三,根据铺路石征分布、本身密度及肺内其他征象进行分析。比如非特异性间质性肺炎的病灶主要分布在两肺胸膜下,如果病灶主要分布在肺门周围,多见于肺泡蛋白沉积症、卡氏肺孢子虫肺炎。脂质性肺炎主要分布在两下肺,并且实变内含有脂肪密度。如果伴发肺内小结节、实变影,则见于各种肺炎感染、过敏性肺泡炎。

表 4-2-9-1 铺路石征相关疾病

感染性疾病	肺间质性疾病	代谢性疾病	其他
细菌性肺炎	非特异性间质性肺炎	肺泡蛋白沉积症	过敏性肺炎
病毒性肺炎	普通间质性肺炎	脂质性肺炎	肺泡出血
支原体肺炎	机化性肺炎		肺水肿
卡氏肺孢子虫肺炎			肺梗死
浸润性肺结核			肺淋巴瘤

【疾病鉴别】

铺路石征只是一个征象,需要联合其他影像学特征和临床信息进行诊断和鉴别诊断。

1. 基于临床信息的鉴别诊断流程见图 4-2-9-2。

2. 铺路石征在几种不同常见疾病的主要鉴别诊断要点见表 4-2-9-2。

表 4-2-9-2 铺路石征在几种不同常见疾病的主要鉴别诊断要点

疾病	鉴别要点	主要伴随征象
肺泡蛋白沉积症	双侧弥漫,肺尖及外周不受累;地图样改变	肺实变、磨玻璃影
卡氏肺孢子虫肺炎	磨玻璃影、肺气肿	肺实变
外源性脂质性肺炎	病变位于中下叶,实变内脂肪密度	
肺水肿	心影增大、肺门及肺野背侧磨玻璃影伴光滑小叶间隔增厚	斑片影、实变影、少量胸腔积液
非特异性间质性肺炎	胸膜下和基底部磨玻璃影,伴网格影,无蜂窝征	实变和不规则线网状影
过敏性肺炎	小叶中心结节,边缘模糊	实变、马赛克灌注

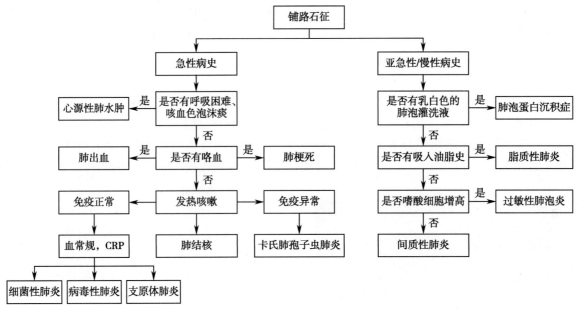

图 4-2-9-2　基于临床信息的鉴别诊断流程图

十、晕征

【定义】

晕征(halo sign)指高分辨率 CT 上表现为围绕结节、肿块或实变周围的略低于其密度而高于肺实质密度的环形磨玻璃影。

【病理基础】

晕轮中心的实质成分可分为原发或转移性肿瘤组织、坏死性血管炎症、梗死、肉芽肿性病变,晕征周围磨玻璃影通常和结节出血相关,这些结节出血的机制包括:出血性梗死、血管炎、新生血管组织的脆性或支气管动脉瘘以及坏死。如侵袭性肺曲霉病、毛霉菌病为霉菌侵入血管,在小动脉内形成血栓,继而发生出血性肺梗死。中央坏死区相当于结节影,"晕"是出血或出血性肺梗死形成环。多种肺原发和转移性疾病,包括血管肉瘤、Kaposi 肉瘤、绒毛膜癌和黑色素瘤,因其血管丰富而形成出血性肺结节。出血被认为是由于新生血管的脆性而致血栓形成和血管破裂的结果。

晕征还可以为肿瘤或炎症浸润周围肺组织造成,由于肺泡腔内的炎性渗出和出血向周围肺组织扩散,加之周围水肿的存在和肺泡间隔增厚导致病灶周围局部密度增加,出现晕环征象。例如淋巴瘤中的结节代表了恶性淋巴细胞的密集浸润,而"晕征"则代表较稀疏排列的肿瘤细胞对周围间质的浸润。在嗜酸性肺病中,"晕环"为嗜酸性粒细胞与其他炎症细胞的肺浸润结果。

【征象描述】

CT 表现:病灶中心呈结节状、团片状或斑片状影,周围为环状或新月形磨玻璃影(图 4-2-10-1、图 4-2-10-2)。

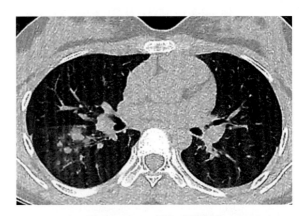

图 4-2-10-1　晕征 CT 表现

患者女,13 岁,诊断隐球菌病。CT 平扫显示右下肺多发小结节伴周围磨玻璃影

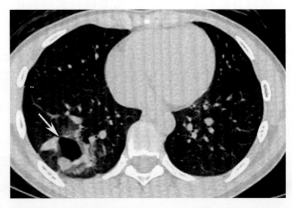

图 4-2-10-2　晕征 CT 表现

患者男,14 岁,间断痰中带血丝 3 个月,咯血 1 次,诊断曲霉菌病。箭指晕征

【相关疾病】

晕征最早用于描述局灶性侵袭性肺曲霉病灶伴周围出血,后来发现晕征也可见于其他疾病伴出血的结节或局灶性肺结节周围浸润的疾病,包括感染性疾病、肿瘤性疾病和非感染非肿瘤性疾病,详见表4-2-10-1。

表4-2-10-1 晕征相关疾病

感染性疾病	肿瘤性疾病	非感染非肿瘤性疾病
真菌(曲霉菌、毛霉菌、念珠菌、隐球菌、球孢子菌感染) 巨细胞病毒 细菌 分枝杆菌 寄生虫(血吸虫、肺吸虫)	转移性的软组织肉瘤、绒毛膜癌、黑色素瘤、骨肉瘤、肾母细胞瘤 淋巴瘤	肉芽肿性多血管炎 嗜酸性粒细胞性肺病 机化性肺炎 子宫内膜异位症

【分析思路】

晕征比较常见,牵涉的疾病较多,分析思路如下:

第一,认识这个征象。

第二,分析晕征及中央结节的大小,数量及分布特点,结节较大、晕征明显较宽,单发者首先考虑有无血管炎性改变,多发者考虑有无曲霉菌、毛霉菌感染可能,结节较小伴晕征,考虑有无隐球菌感染可能。

第三,分析肺内其他征象。结节内空洞征、支气管穿行、磨玻璃影、树芽征,支气管壁增厚、小叶间隔增厚等其他征象。如果结节内有空洞,需要考虑真菌感染、肺结核等。

第四,结合患儿的年龄、临床病史、临床症状、诊疗经过、多次影像学检查前后对比结果及晕征征象出现的时机等临床资料,可缩小鉴别诊断范围。在一些免疫缺陷、恶性血液系统疾病治疗过程中和脏器移植术后的患儿中,如果出现晕征,应考虑是否有侵入性真菌感染的可能;如果患儿有原发肿瘤,需考虑转移瘤或者同介质肿瘤可能。

【疾病鉴别】

晕征只是一个征象,不能孤立看待,需要联合其他影像学特征和临床信息及实验室检查进行诊断和鉴别诊断。

1. 基于临床信息的鉴别诊断流程见图4-2-10-3。

2. 晕征在常见疾病的鉴别诊断要点见表4-2-10-2。

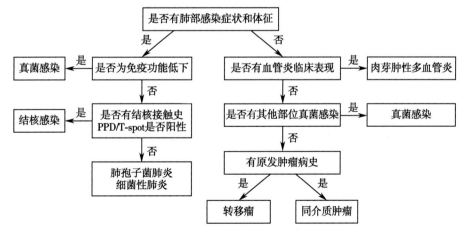

图4-2-10-3 基于临床信息的鉴别诊断流程图

表4-2-10-2 晕征在常见疾病的鉴别诊断要点

疾病	鉴别要点	主要伴随征象
侵袭性曲霉病	结节,空洞	实变、磨玻璃影,胸腔积液
隐球菌病	单发或多发,常位于胸膜下,淋巴结肿大	肺实变、磨玻璃影
淋巴瘤	多发结节或肿块、空气支气管征	空洞
肉芽肿性多血管炎	多结节,结节内空洞	磨玻璃影、小叶间隔增厚

十一、小叶间隔增厚

【定义】

小叶间隔增厚（interlobular septal thickening, IST）是指次级肺小叶周围纤维结缔组织结构由于液体、细胞、其他物质浸润造成间质增厚，在高分辨率 CT 上呈现网格影改变。

【病理基础】

次级肺小叶是可以通过高分辨率 CT 进行研究的肺内最小解剖单元。肺小叶具有多面体结构，周围环绕的结缔组织可以界定小叶并形成小叶间隔，小叶间隔内主要含有肺静脉和淋巴管。由于小叶间隔内间质炎症细胞或肿瘤细胞的浸润、水肿、纤维化以及一些特殊物质沉积导致小叶间隔增厚。常常合并支气管血管周围和胸膜下间质增厚。小叶间隔增厚在不同的病理过程中，可以是光滑，结节状或不规则状。平滑的小叶间隔增厚代表水肿浸润、肿瘤细胞浸润。

【征象描述】

CT 表现：正常的小叶间隔通常不可见，但在病理情况下可见到肺小叶间隔增厚，形成网格样的线状影，在上、中叶的前部和外侧区域，以及下叶的前部、膈和纵隔区域容易观察到这种网格影。在肺周围部，网格影可勾画出部分或全部肺小叶，类似圆锥形或无尖圆锥形。在肺野中部，细线影勾勒的形态呈多边形，有时呈六边形。在增厚间隔勾勒的小叶中央常能看到小结节状或树枝状高密度影，为小叶中心动脉。肺小叶间隔增厚可表现为间隔光滑且均匀增厚（图 4-2-11-1），还可表现为间隔内多发结节状增厚或不规则状小叶间隔增厚。

小叶间隔增厚通常伴有胸膜下间质增厚，为"叶间裂增厚"，也可伴有支气管血管周围间质增厚，表现为"支气管袖套征"，与支气管壁增厚的表现相似。

【相关疾病】

在儿童中常见于间质性肺水肿、间质性肺炎、先天性淋巴管扩张症、弥漫性肺淋巴管瘤病、肺出血、肺泡蛋白沉积症等，少见于癌性淋巴管炎、尼曼-皮克（Niemann-Pick）病、戈谢病等。

【分析思路】

小叶间隔增厚见于多种肺间质性疾病，分析思路如下：

第一，认识这个征象。

第二，根据小叶间隔的形态进行分析。光滑小叶间隔见于肺水肿、淋巴管发育异常疾病、肺静脉闭塞性疾病等。结节状小叶间隔增厚见于淋巴增殖性

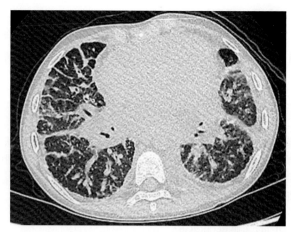

图 4-2-11-1　肺小叶间隔增厚 CT 表现

患者男，10 岁，发现肺部病变 5 年余，反复鼻出血 10 个月余。确诊淋巴管瘤病。CT 显示两肺弥漫多发网条影，小叶间隔明显增厚

疾病、结节病等。不规则小叶间隔增厚见于肺纤维化改变。

第三，结合其他胸部征象及临床病史综合分析。急性起病，咳嗽、咯血，合并肺内磨玻璃影，考虑肺水肿；肺动脉高压病史，合并小叶中央磨玻璃结节，考虑肺静脉闭塞性疾病，光滑小叶间隔增厚合并纵隔软组织增厚、心包积液、胸腔积液，同时合并骨质改变，则为弥漫性肺淋巴管瘤病。

【疾病鉴别】

小叶间隔增厚这一征象见于多种疾病，需要联合其他影像学特征和临床信息进行诊断和鉴别诊断。

1. 主要基于临床信息的鉴别诊断流程见图 4-2-11-2。

2. 小叶间隔增厚在不同疾病的主要鉴别诊断要点见表 4-2-11-1。

十二、蜂窝征

【定义】

蜂窝征（honeycombing）是指高分辨率 CT 上簇状的、有壁的囊样含气腔隙，直径通常为 3~10mm，主要分布在胸膜下肺区，是肺纤维化的一种特异性表现。

【病理基础】

肺组织被破坏并发生纤维化，原来的肺组织结构完全变形，并失去弹性，其内含有大量厚壁含气囊腔，肺腺泡结构完整性丧失，内衬化生的支气管上皮。囊腔考虑和以下因素有关，一是病变部位细支气管受纤维组织牵拉扭曲，导致管腔扩大或狭窄，未累及的细支气管出现代偿性囊状扩张。二是纤维组织牵拉肺腺泡，破裂、融合成大泡。

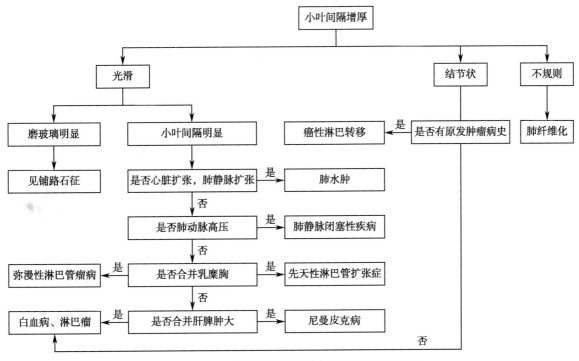

图 4-2-11-2　主要基于临床信息的鉴别诊断流程图

表 4-2-11-1　小叶间隔增厚在不同疾病的主要鉴别诊断要点

疾病	鉴别要点	主要伴随征象
肺水肿	小叶间隔增厚、重力分布磨玻璃影	心影增大、胸腔积液
弥漫性肺淋巴管瘤病	小叶间隔增厚、支气管血管束增厚、斑片状磨玻璃影、纵隔及肺门软组织浸润	心包积液、胸腔积液、叶间积液、椎体破坏、肝脾内低密度灶
肺静脉闭塞性疾病	外周小叶间隔增厚、小叶中央磨玻璃结节	心包积液、胸腔积液、肺动脉增宽
尼曼-皮克病	两下肺小叶间隔弥漫增厚、片絮影	肝脏及脾脏增大、神经发育异常
淋巴管癌性播散	小叶间隔结节状增厚、支气管血管束增厚、单侧、不对称	小结节、淋巴结肿大、胸腔积液

【征象描述】

1. X线表现　密集的类圆形阴影,典型的蜂窝肺囊直径为 3～10mm,壁厚 1～3mm,看起来如蜂窝一般(图 4-2-12-1A)。

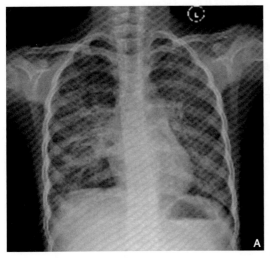

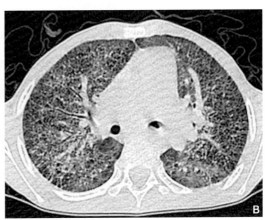

图 4-2-12-1　蜂窝征 X 线和 CT 表现

患者男,8 岁,间断咳嗽 1 年半,发现口唇发青 2 个月,临床确诊间质性肺病。A、B. X 线、CT 可见两肺弥漫多发小囊泡状影及小叶间隔增厚,呈蜂窝状改变

2. CT 表现 肺的周围部、胸膜下、基底部可见一簇簇的囊状空气腔隙,直径大小 2~10mm 不等,没有分支,囊腔内无任何解剖结构。成簇成排的囊腔共享囊壁,囊壁厚,分界清晰。周围可见其他纤维化表现,如牵拉性支气管扩张、不规则网状影,肺容积减少,肺结构扭曲(图 4-2-12-1B)。蜂窝征需要与胸膜下肺气肿(间隔旁型肺气肿)相鉴别,间隔旁型肺气肿通常在上肺,形态较大,并且通常为胸膜下一层,总肺容积也是增大的。

【相关疾病】

蜂窝征常被认为是肺纤维化的特征表现,为多种肺疾病的终末期表现,是诊断寻常型间质性肺炎的一项重要标准。此外,蜂窝肺可见于以下疾病:结缔组织相关肺病(系统性红斑狼疮、类风湿、干燥综合征等)、慢性过敏性肺炎、特发性肺含铁血黄素沉积症后期、药物性肺损伤、急性呼吸窘迫综合征后纤维化、肺朗格汉斯细胞组织细胞增生症后期等。

【分析思路】

蜂窝征是多种肺疾病的终末期,是肺纤维化的一种特异性表现。分析思路如下:

第一,在 CT 上认识这个征象,判断是否为蜂窝征。

第二,根据病灶在肺内的分布进行分析。肺下叶分布为主的常见于结缔组织疾病、慢性隐匿性吸入性肺病,而药物相关性肺纤维化可主要分布在肺上叶、中叶或下叶,或呈弥漫性分布。特发性间质性肺炎,包括寻常型间质性肺炎、非特异性间质性肺炎常常累及后肋膈角。急性呼吸窘迫综合征引起的肺纤维化常分布在胸膜下和肺前部。慢性过敏性肺炎常以中下肺叶为主,但不累及肋膈角。

第三,结合肺内其他征象分析。如果同时存在马赛克灌注或空气潴留,则提示过敏性肺炎。

第四,结合患者的临床病史、临床症状、诊疗经过等临床资料,可缩小鉴别诊断范围。如果有抗原接触史则需要考虑过敏性肺炎。如果有使用化疗药物的病史,则需要考虑药物所致的肺病。

【疾病鉴别】

1. 蜂窝征的鉴别诊断需要联合其他影像学特征和临床信息,见图 4-2-12-2。

2. 蜂窝征在几种不同疾病的主要鉴别诊断要点见表 4-2-12-1。

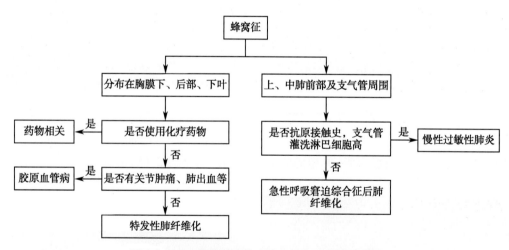

图 4-2-12-2 主要基于临床信息的鉴别诊断流程图

表 4-2-12-1 蜂窝征在几种不同疾病的主要鉴别诊断要点

疾病	鉴别要点	主要伴随征象
慢性过敏性肺炎	病灶分布在中下肺野、支气管血管束周围	磨玻璃影、空气潴留、马赛克灌注
类风湿关节炎肺损伤	蜂窝征在胸膜下、基底部分布	牵拉性支气管扩张、网格影
急性呼吸窘迫综合征后肺纤维化	胸膜下的肺组织,主要分布在肺的前、中部	索条影

(彭 芸 王 蓓 王 岩)

第三节 纵隔病变

一、血管包埋征

【定义】

血管包埋征(vascular encasement sign)指前中纵隔、中上区域的病理性新生组织包埋纵隔大血管,被包绕的血管壁可光滑或毛糙,管腔可正常或狭窄。

【病理基础】

前中纵隔、中上区域的病理性新生组织,如异常增生脉管组织、异常增大淋巴组织等,紧邻纵隔内主动脉、肺动静脉及上腔静脉的部分或全部,对纵隔大血管造成不同程度包绕、压迫、浸润等改变,管腔可正常或受压变窄。

【征象描述】

1. **X 线表现** 无法显示纵隔肿物对大血管的包埋征象,只能显示体积较大纵隔肿物的大致轮廓。婴幼儿正常胸腺形态差异大,很难与纵隔肿物相鉴别。年长儿表现为中上纵隔增宽,实性肿物的纵隔边缘可呈波浪状或分叶状,此外,淋巴瘤可合并双侧或单侧肺门影增大。

2. **CT 表现** CT 平扫图像中大血管和大部分纵隔肿物密度相仿,增强扫描后纵隔大血管明显强化,与周围肿物的对比增强,可以清晰显示血管包埋征象(图 4-3-1-1),同时有助于观察血管壁光滑与否,评估管腔有无狭窄。此外,CT 检查可明确病变范围,并可通过 CT 值的测量判断肿物成分和血供情况,尤其对钙化的显示具有优势,继而辅助诊断。

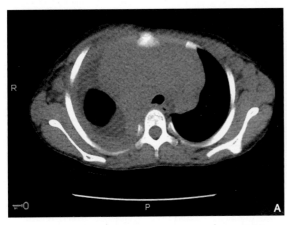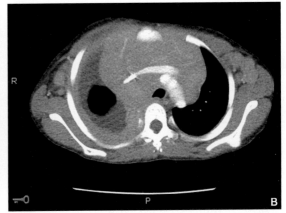

图 4-3-1-1 淋巴瘤
患者男,8 岁。A. CT 平扫可见前纵隔软组织占位;B. 增强 CT 扫描可见病变包绕血管生长

3. **MRI 表现** 可以更清晰全面地评估病变范围。MRI 平扫中纵隔大血管呈流空信号,周围包绕肿物因成分差异表现为不同信号。最常见的纵隔淋巴瘤常表现为 T_1WI 中等信号、T_2WI 高信号,肿瘤体积增大合并坏死时表现为 T_1WI 低信号、T_2WI 高信号(图 4-3-1-2)。淋巴管畸形则表现为多房液性信号,T_1WI 低信号、T_2WI 高信号。MRI 对检测病灶内出血尤为敏感(图 4-3-1-3)。

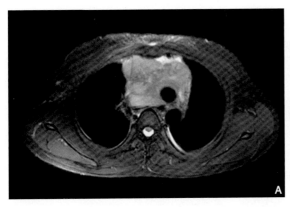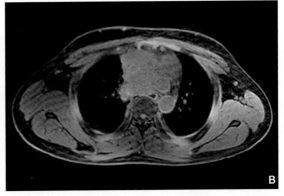

图 4-3-1-2 淋巴瘤
患者男,4 岁,前纵隔淋巴瘤。A. T_2WI 信号不均匀;B. T_1WI 抑脂序列呈等低信号

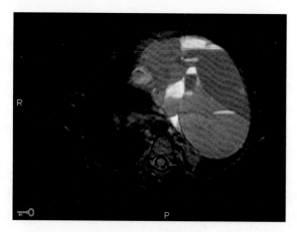

图 4-3-1-3　淋巴管畸形
患者男,3 岁。T_2WI 抑脂图像病变内可见液-液平面,
提示淋巴管畸形合并出血

【相关疾病】

纵隔血管包埋征缺乏特异性,结合儿童期纵隔疾病谱,依据肿物对血管包埋的程度进行分类,具体疾病见表 4-3-1-1。

表 4-3-1-1　血管包埋征相关疾病

血管完全包埋疾病	血管部分包埋疾病
淋巴管畸形	生殖细胞肿瘤
淋巴瘤	淋巴结结核

【分析思路】

在儿童前中纵隔、中上区域发现异常肿物后,应仔细观察其与纵隔大血管的关系,如病灶对血管产生包埋效应,应从以下方面进行分析:

第一,从发病率上分析,出现血管包埋征的最常见疾病为淋巴管畸形和淋巴瘤,因此应首先通过病变密度和信号特征进行病变成分鉴别,淋巴管畸形多为多房液性成分,合并出血时可出现液-液平面,淋巴瘤则为均一实性成分。

第二,从对血管包埋的范围和程度分析,淋巴管畸形质软,呈钻缝样生长,可对血管产生全方位的无间隙包绕。淋巴瘤因其多为增大淋巴结融合过程中

对血管产生包埋效应,所以对血管的包埋程度不及淋巴管畸形,局部可见间隙。生殖细胞肿瘤和淋巴结结核对血管的包埋程度更轻。

第三,从被包埋血管的管壁和管腔受累情况分析,淋巴管畸形质软,不会对血管的位置及形态造成影响,且管壁光滑。淋巴瘤在生长过程中可对血管造成牵拉,导致管腔变窄,但相对均匀且管壁光滑。恶性生殖细胞肿瘤通常体积较大,对大血管包埋的同时会侵袭血管壁,致使管壁毛糙、管腔不均匀变窄。

第四,从病灶成分单一程度进行鉴别,淋巴瘤为单一均质实性病变,增强扫描通常强化均匀。淋巴结结核则多合并中心干酪样坏死和钙化,CT 平扫可清楚显示钙化,增强 CT 则有助于显示淋巴结坏死后的特征性环状强化,对本病的鉴别具有重要价值。畸胎瘤成分多样,成熟畸胎瘤可见脂肪、钙化和实性成分,不难鉴别。

【鉴别诊断】

1. 基于临床信息的鉴别诊断流程见图 4-3-1-4。

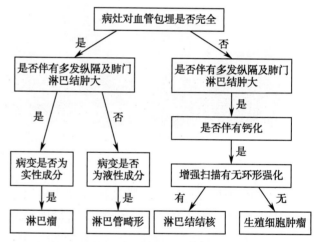

图 4-3-1-4　基于临床信息的鉴别诊断流程图

2. 血管包埋征常见疾病的主要鉴别诊断要点见表 4-3-1-2。

表 4-3-1-2　血管包埋征常见疾病的主要鉴别诊断要点

疾病	鉴别要点	主要伴随征象
淋巴管畸形	薄壁液性肿物,可单房或多房	常累及颈部,合并出血见液-液平面
淋巴瘤	肿大淋巴结融合,多为均匀软组织密度或信号,偶有坏死	纵隔及肺门多发肿大淋巴结 肿物跨越中线,上腔静脉可受压,可见胸腔积液
生殖细胞肿瘤	畸胎瘤最常见,表现为混杂密度肿物	脂-液平面具有诊断价值 恶性者与血管分界不清
淋巴结结核	纵隔及肺门多发淋巴结肿大,合并中心干酪样坏死和钙化,增强扫描呈特征性环形强化	全身结核中毒症状 原发综合征、肺炎、胸膜炎

二、靶征

【定义】

靶征(target sign)指在 MRI 平扫 T_2WI 上,病灶中心呈低信号,周围呈高信号的征象。此征象常见于神经纤维瘤和神经鞘瘤。

【病理基础】

尽管靶征可见于神经纤维瘤和神经鞘瘤,但两者的病理基础不同。神经纤维瘤的病变中心为纤维胶原成分,周围为黏液组织,从而构成"靶征"。而神经鞘瘤镜下由 antoni A(束状区)和 antoni B(网状区)两种形态结构组成,其"靶征"是由于中心和外周组织细胞密度差异产生的,中心为密集的 antoni A 区细胞,外周为稀疏的 antoni B 区细胞,且细胞之间富含黏液样基质和水样组织,这一特有的组织构成是形成"靶征"的基础。

【征象描述】

"靶征"特指 MRI 图像 T_2WI 中,病灶中央呈低信号,外周呈环形高信号的征象(图 4-3-2-1)。病变在 T_1WI 中表现不典型,中央呈等或稍低信号,外周呈等信号。增强扫描病变中央明显强化,外周呈相对低信号。

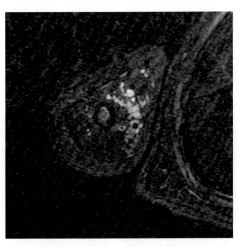

图 4-3-2-1 神经纤维瘤病
患者女,6 岁。T_2WI 抑脂图像,病灶中央呈低信号,外周呈环形高信号

【相关疾病】

"靶征"属于纵隔病变少见征象,见于神经源性肿瘤中的神经纤维瘤和神经鞘瘤,多发生于成人,儿童少见。

【分析思路】

神经源性肿瘤约占儿童后纵隔肿瘤的 90%,从发病率上看,低龄儿童以神经母细胞瘤最常见,应首先考虑,其他常见肿瘤还包括神经节细胞瘤和神经

节母细胞瘤,上述三种疾病为细胞成熟度和恶性程度不同的一类疾病。其中神经母细胞瘤属于低分化的恶性肿瘤,好发中位年龄<2 岁,常伴全身症状;神经节细胞瘤属于良性肿瘤,好发中位年龄约为 7 岁;神经节母细胞瘤良恶性介于上述两病之间。

神经纤维瘤和神经鞘瘤属于儿童后纵隔少见肿瘤,但其 MRI 图像中的"靶征"具有一定特异性,认识该征象有助于缩小鉴别诊断范围。"靶征"提示肿瘤为良性倾向,恶性神经鞘肿瘤中出现此征象表明病变内存在良性组织,相反,病变中没有此征象则表明原发良性病变发生了恶性转化。

【鉴别诊断】

神经纤维瘤和神经鞘瘤的发生部位相似,且均可出现"靶征",因此在诊断上很容易混淆,主要鉴别诊断要点见表 4-3-2-1。

表 4-3-2-1 靶征常见疾病的主要鉴别诊断要点

疾病	鉴别要点	主要伴随征象
神经鞘瘤	单发,有完整或部分包膜,边界清楚的椎旁肿物,常见坏死、囊变	邻近骨质压迫吸收,椎间孔增大
神经纤维瘤	常为多发,无包膜,边缘毛糙	多见于神经纤维瘤病 I 型 可致肋骨变形、脊柱侧弯

三、脂肪劈裂征

【定义】

脂肪劈裂征(split-fat sign)又称脂肪分离,多指外周神经鞘瘤(peripheral nerve sheath tumor,PNST)在 MRI 上的常见表现。在 T_1WI 图像上,病变上下两极出现锥形脂肪信号,边界清晰,提示病变位于肌间。此征象并非 PNST 的特异性征象,但提示病变为良性肿瘤,因为恶性病变往往更具有浸润性,导致病变周围脂肪被吞噬浸润。亦有学者对此征象的定义与内涵有争议,提出脂肪壳(fatty rind)的概念。

【病理基础】

正常情况下,脂肪位于肌肉之间、神经血管束周围。当起源于肌肉间隙的肿瘤生长缓慢时,就会被脂肪包围,特别是在病变的近端和远端形成了一圈锥形脂肪。此征象提示肿瘤生长缓慢,是良性肿瘤的重要表现。

【征象描述】

此征象多指 MRI 表现,因 T_1WI 图像对脂肪显

示更佳,故多于 T_1WI 图像进行判断。脂肪劈裂征可有 4 种表现:

1. **新月型** 指病变周围薄层新月弧形的脂肪蓄积,多见于良性 PNST(图 4-3-3-1)。

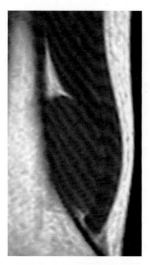

图 4-3-3-1 神经鞘瘤
患者女,8 岁。MRI T_1WI 可见瘤体上下新月形脂肪信号

2. **三角型** 指局灶性、致密性脂肪蓄积,而非弧形线状表现。此型多见于肌腹外周病变或与受累肌肉萎缩有关。

3. **环型** 指脂肪完全环绕病灶,多见于血管瘤。

4. **混合型** 指同时具有新月型与三角型表现。

【相关疾病】

脂肪劈裂征多见于 PNST,但并非特异性征象,且多见于四肢。良性 PNST 包括神经鞘瘤、神经纤维瘤、神经束膜瘤、混合性神经鞘瘤。恶性 PNST 又称为神经纤维肉瘤。其他疾病还包括血管瘤、黏液瘤、平滑肌瘤、腱鞘囊肿、低度恶性纤维黏液肉瘤。

【分析思路】

脂肪劈裂征出现提示病变良性表现。多见于 PNST,神经鞘瘤最常见。多发神经鞘瘤要考虑神经纤维瘤病 II 型。神经鞘瘤起自神经根,并沿肋间神经走行。因此,需仔细观察病变分布及走行。神经纤维瘤是神经鞘细胞的增生,多发神经纤维瘤要考虑神经纤维瘤病 I 型。

此外,恶性病变也会出现脂肪劈裂征,但此征象出现提示病变恶性程度低。结合浸润、水肿、肿瘤大小(是否超过 3cm),以及是否存在脂肪劈裂征,可对软组织病变的良恶性做出较精准的分析。

【疾病鉴别】

脂肪劈裂征是软组织肿瘤的征象,四肢病变更常见,此鉴别思路亦可适用。鉴别流程见图 4-3-3-2。

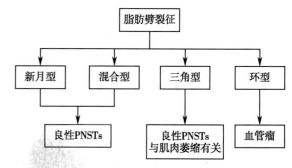

图 4-3-3-2 脂肪劈裂征的鉴别诊断流程图

四、哑铃征

【定义】

哑铃征(dumbbell appearance)为一种病变外形描述,指病灶两端膨大,中间狭窄,形似哑铃,故得名。

【病理基础】

哑铃征的形成通常为病变中央部位的生长受阻所致,如与骨组织等坚硬结构相邻而受压。儿童纵隔内病灶的哑铃征多见于脊柱两侧的肿瘤性(样)病变。

【征象描述】

1. **X 线表现** 由于平片检查的投影成像原理,其对发现哑铃征无贡献。

2. **CT 表现** CT 是发现哑铃征较为敏感的影像手段,特别是增强 CT 检查(图 4-3-4-1)。平扫检查因密度分辨率受限,有时对病变形态的评估略逊于磁共振检查。此外,辐射损伤和碘对比剂的使用也是其劣势。

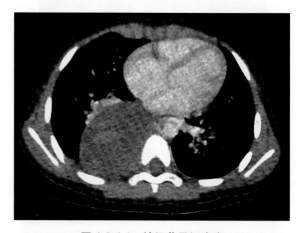

图 4-3-4-1 神经节母细胞瘤
患者男,4 岁。右后纵隔软组织团块影,增强 CT 扫描可见不均匀强化

3. **MRI 表现** MRI 目前被认为是评估肿物形态和发现哑铃征最敏感的影像方法,对脊柱内(硬膜外)病变的观察具有极高的敏感性,特别是发现病变经过椎间孔向椎管内侵犯形成的哑铃征(图 4-3-4-2),

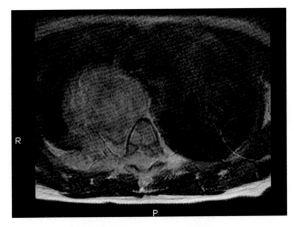

图 4-3-4-2 神经母细胞瘤

患者男,8 岁。后纵隔软组织团块影,T_2WI 信号混杂,可见瘤体进入椎间孔

且无需接受电离辐射。此外,MRI 还可提供最好的软组织对比,这对于评价具有软组织和少量脂肪的后纵隔极具优势。另外,MRI 对评估脊髓受累程度也最准确。增强检查有助于提高病灶的敏感度。

【相关疾病】

纵隔内呈现哑铃征的病灶几乎均位于后纵隔、脊柱旁,因病变经椎间孔侵入椎管或椎管硬膜外病变经椎间孔向外生长所致。具体病变见表 4-3-4-1。

表 4-3-4-1 纵隔内出现哑铃征的疾病

类型	具体疾病
神经源性肿物	神经母细胞瘤、神经节母细胞瘤、神经节细胞瘤、神经鞘瘤、神经纤维瘤
非神经源性肿物血管源性病变其他	血管瘤、单纯硬膜外血管畸形淋巴瘤、外周型神经外胚层肿瘤

【分析思路】

后纵隔可呈现哑铃征的最常见病变为神经源性肿瘤,其中以神经母细胞瘤为首;其他少见者还包括海绵状血管畸形和血管瘤。淋巴瘤和神经外胚层肿瘤等罕见。在分析时应注意以下几点:

第一,绝大多数神经源性肿瘤发生于后纵隔(约88%),多数体积较大,可在 X 线胸片中发现。其中部分肿瘤可见散在粗颗粒样钙化。肿瘤向椎管内侵入,则形成哑铃征表现。

第二,椎管内硬膜外血管源性肿物可经椎间孔向外生长,形成哑铃征,其富含血供,增强检查时可见明显强化。

第三,后纵隔脊柱旁的淋巴瘤和外周型神经外胚层肿瘤出现哑铃征极为罕见,但通常伴有明显的相邻骨质破坏。

【疾病鉴别】

表现为"哑铃征"的纵隔疾病鉴别见图 4-3-4-3。

五、囊肿与肿块

【定义】

囊肿(cyst)是指充满液体的异常结构,通常内衬上皮细胞。肿块(mass)多指实性成分为主的结构。本节主要介绍发生于纵隔的囊肿和肿块病变。

【病理基础】

对于儿童纵隔囊肿与肿块病变的评估和鉴别,了解其发生部位至关重要。为了方便医生确定病变发生位置,既往纵隔被人为分为 9 个区域,即上、中、下和前、中、后纵隔(图 4-3-5-1),但临床中常以上纵

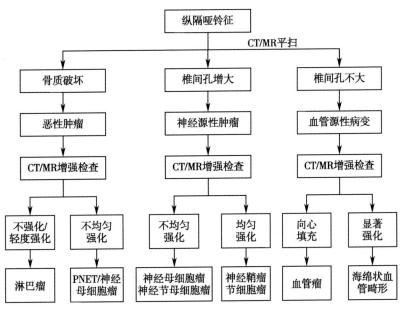

图 4-3-4-3 "哑铃征"的纵隔疾病鉴别诊断图

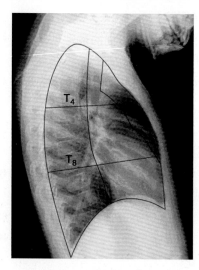

图 4-3-5-1　侧位图像纵隔分区

前后方向上,将纵隔分为前、中、后 3 个区。前纵隔:胸骨之后,心脏、升主动脉、气管等之前的狭长区;中纵隔:心脏、主动脉弓、气管及肺门所占据的范围;后纵隔:食管前缘以后至胸椎旁的区域。同时,分别以 T_4 和 T_8 椎体下缘为界,将纵隔分为上、中、下 3 个区域。

隔(包括上前、上中和上后区)及前纵隔(前中区)、中纵隔(包括中中和中下区)及后纵隔(包括后中和

后下区)来划分纵隔,各区域包含不同的器官和组织,其肿瘤也有所差别。

【征象描述】

1. X 线表现　有助于发现无症状且较大的肿物。正、侧位结合可对肿瘤起源及累及范围进行初步评估,但对于肿瘤质地和钙化的观察并不敏感。

2. CT 表现　横断面图像结合多方向重建图像对评估肿瘤侵及范围、观察肿瘤质地、钙化、相邻骨组织破坏及肿瘤与周围组织结构关系非常敏感而准确。增强检查有助于鉴别肿瘤性质和血供状况。但对比剂副作用及电离辐射成为阻碍其应用的劣势。

3. MRI 表现　目前为评估纵隔肿块病变的最佳影像方法。其软组织分辨率极佳且无辐射损伤都成为在儿童中推荐应用的优势。血管流空也可在平扫状况下区分脉管和其他结构,更准确地显示肿瘤边界、内部质地和坏死及出血,但在显示钙化和骨破坏方面不及 CT。

【相关疾病】

儿童常见纵隔内囊肿及肿块病变的定位见表 4-3-5-1。

表 4-3-5-1　儿童纵隔囊肿及肿块好发部位

上纵隔	前纵隔	中纵隔	后纵隔
胸腺增生/肿瘤	胸腺增生/肿瘤	支气管源性囊肿	神经源性肿瘤
异位甲状腺	生殖细胞肿瘤	心包囊肿	肠源性囊肿
淋巴瘤	淋巴瘤	淋巴瘤	淋巴瘤
	脉管畸形		

【分析思路】

纵隔是儿童胸内肿物最常发生的部位。儿童纵隔肿块可分为良性肿瘤、恶性肿瘤、先天畸形和血管异常或假性肿物。纵隔分区对病变定位很有帮助,但也有不足之处。例如,各区边界仅为侧位像中依据解剖学标志进行定位,这些解剖学标志并无真正的筋膜层;有些病变可跨越分区生长或多中心发生。

第一,根据肿物发生位置初步进行判断。

第二,根据肿物质地可进行初步判断,如肿物内包含多种成分(钙化、脂肪和囊变)则多为成熟畸胎瘤(图 4-3-5-2);如肿物质地不均匀,含有出血和坏死灶,则多为恶性成分(图 4-3-5-3);如增强后肿物无强化并有明确壁结构,则很可能为囊性病变(图 4-3-5-4)。

第三,根据肿瘤边缘和相邻结构情况,可初步判断其良、恶性质。肿瘤边缘清晰、锐利,提示良性,肿

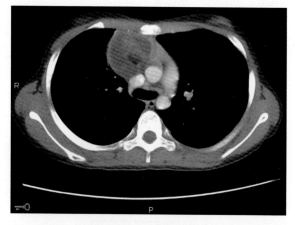

图 4-3-5-2　纵隔畸胎瘤

患者女,7 岁。前纵隔增强 CT 可见占位,其内成分多样,可见软组织、液体、脂肪密度

瘤边缘模糊,且累及多区域者则提示恶性;如相邻骨组织破坏,则提示恶性,如相邻骨组织移位和变形,则多为良性病变。

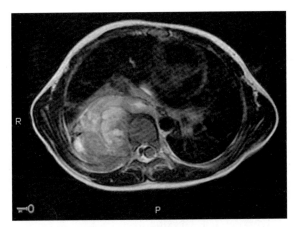

图 4-3-5-3　神经母细胞瘤
男孩,3 岁。T_2WI 可见右后纵隔混杂信号占位

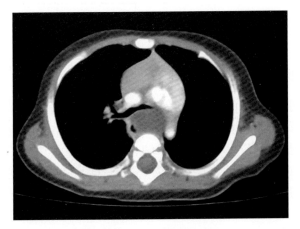

图 4-3-5-4　支气管源性囊肿
患者男,2 岁。气管隆突后下方囊性区,增强 CT 呈质地均匀液体密度,无强化

第四,增强检查有助于肿瘤性质判断。如增强后明显强化,则提示血管源性肿瘤(图 4-3-5-5);增强后无或轻度均匀强化的实性肿瘤,提示淋巴瘤;无强化并有/无壁结构,提示囊性病变;增强后不均匀

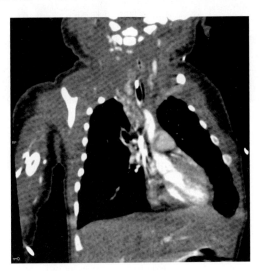

图 4-3-5-5　血管畸形
患者男,8 个月。增强 CT 可见右上纵隔迂曲蚓状血管强化

强化则多为恶性肿瘤(如神经母细胞瘤等)(图 4-3-5-6)。

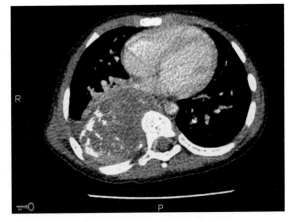

图 4-3-5-6　神经母细胞瘤
患者男,3 岁。右后纵隔团状软组织占位,增强 CT 不均匀强化

【疾病鉴别】

纵隔肿物鉴别流程见图 4-3-5-7。

六、淋巴结肿大

【定义】

淋巴结肿大(lymph node enlargement,LNE)不仅指淋巴结生长的异常,还包括淋巴结密度的异常。LNE 的病因较多,儿童 LNE 的评价较成人更复杂。与成人不同,儿童处于生长发育过程,年龄跨度由婴儿到青少年,在此期间纵隔淋巴结的数量以及大小均随年龄增长而增多、增大。因此,简单地将成人淋巴结短轴大于 10mm 诊断 LNE 并不严谨。有关健康儿童纵隔淋巴结分布与正常大小的研究相对较少。目前较公认的儿童 LNE 标准为,10 岁以下儿童淋巴结短轴大于 7mm,10 岁以上儿童淋巴结短轴大于 10mm。无论任何年龄段,当纵隔淋巴结短轴大于 6mm,长轴大于 11mm 时,应予以关注,并予以综合评价。

【病理基础】

导致 LNE 的病因很多,包括感染性疾病(细菌、病毒、真菌、寄生虫等)、自身免疫性疾病、恶性肿瘤、淋巴增殖性疾病等。在儿童阶段,LNE 多为良性或自限性疾病,如感染。恶性肿瘤的病死率高,自身免疫性疾病亦存在较高病死率与较差预后,因此早期精准鉴别尤为重要。

【征象描述】

1. X 线表现　正常情况下,纵隔淋巴结被周围血管、骨骼掩盖,胸片上不会显影。当 LNE 大于 10mm 且病变位于纵隔边缘、肺门等遮盖组织少的区

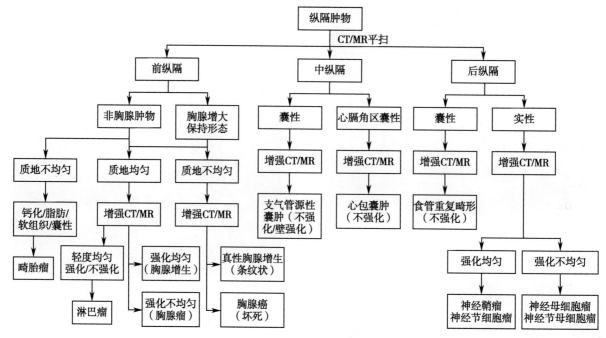

图 4-3-5-7 纵隔肿物鉴别流程图

域时,正位胸片可以观察到,但敏感性仅 67%,特异性仅 59%。有学者提出,当右侧气管旁线厚度大于4mm 时,提示右侧气管旁淋巴结增大;纵隔增宽提示气管旁或血管前淋巴结增大,需进一步检查除外病变。肺门致密影或隆突下角增大,亦提示 LNE(图 4-3-6-1)。结合胸部侧位片,可提高诊断准确率。正常情况下,气管近隆突区背侧及下方、中间段支气管周围不应出现卵圆形或球状软组织影,当上述部位出现异常时,应考虑 LNE,尤见于结核感染。

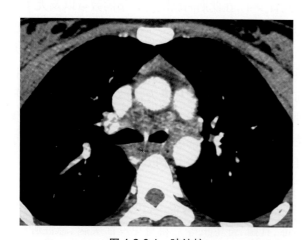

图 4-3-6-1 肺结核

患者女,10 岁,肺结核。增强 CT 可见隆突周围多发环形强化淋巴结

2. CT 表现　　儿童淋巴结的数量与大小随年龄逐渐增多、增大,CT 可清晰显示纵隔淋巴结情况。儿童期纵隔淋巴结常见部位为隆突下(64%)、右下气管旁(57%)、右气管支气管(56%)、右上气管旁(49%)、左气管支气管(39%)。正常淋巴结 CT 呈实性,密度均匀,CT 值约为 40HU。评价淋巴结需要

明确以下内容:部位、数量、大小(长轴径、短轴径)、形态(短轴增大明显,淋巴结呈圆形的需考虑恶性表现;炎性 LNE 表现多为长轴、短轴同时增大)、边界、质地(有无钙化、坏死)等。炎性 LNE 强化基本均匀;结核性 LNE 多见钙化及环形强化;肿瘤性 LNE强化程度明显,淋巴瘤则表现为轻到中等程度强化(图 4-3-6-2)。需要注意的是,不能单纯地通过评价LNE 密度区分正常淋巴结组织与转移灶。近年来,影像组学以及深度学习在评价 LNE 方面也取得进展,但临床尚未大规模应用。

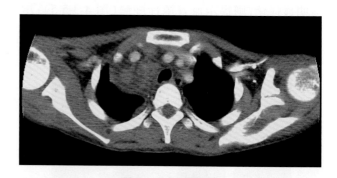

图 4-3-6-2 淋巴瘤

患者男,11 岁。增强 CT 扫描示气管前方中等强化病灶

3. MRI 表现　　正常淋巴结 T_1WI 呈低信号,明显低于周围脂肪组织;T_2WI 信号与周围脂肪组织基本相等或略高;PDWI(质子密度加权成像)呈中等或稍低信号;边界清晰呈椭圆形。需要注意的是,无论 T_1WI 还是 T_2WI,均不能区分正常淋巴结或转移灶,因为两者信号表现基本相仿。当晚期淋巴结出现中心坏死,T_2WI 呈中心高信号时,才对病变的鉴别有帮助。DWI 有助于鉴别病变的良恶性。由于肿瘤性

病变的细胞成分多,导致细胞外水分子扩散受限,DWI 信号增高、ADC 信号减低;而良性病变则无此表现。有研究将 ADC 值 $1.22×10^{-3} mm^2/s$ 作为区分恶性和良性纵隔巴结的阈值,此时曲线下面积(AUC)为 0.861,准确率为 93.1%,敏感性为 100%,特异性为 77.8%。DWI 淋巴结弥散受限、增强扫描外周强化提示病变处于活动期。

4. **超声表现** 经支气管内超声、经食管内镜超声评价纵隔淋巴结有创且儿童需镇静才可检查,因此并不适用。近年来,经皮纵隔超声(transcutaneous me-diastinal ultrasonography,TMUS)技术逐渐应用于儿童。TMUS 无创、无需镇静且效果良好。与 CT 相比,TMUS 对气管旁区评价的敏感性为 98%,隆突下区为 69%。自 CT、MRI 之后,TMUS 成为评价纵隔 LNE 的又一助力。正常淋巴结呈卵圆形,均匀低回声表现;坏死呈中心无回声;钙化为淋巴结内点状高回声;转移性病变回声不均匀,多伴有无回声坏死以及偏心实性成分。

【相关疾病】

引起纵隔 LNE 的种类较多,可通过"MAGIC"一词进行记忆,以便梳理。具体疾病见表 4-3-6-1。

表 4-3-6-1 纵隔 LNE 相关疾病(MAGIC 记忆)

类型	简称	具体疾病
恶性病变(malignancy)	M	淋巴瘤、白血病、卡波西肉瘤、转移
自身免疫性疾病(autoimmune)	A	SLE(系统性红斑狼疮)、JIA(幼年型特发性关节炎)、硬皮病、川崎病、IgG4 相关疾病
肉芽肿性疾病(granulomatous)	G	结核、结节病、猫抓病 真菌(组织胞浆菌病、肺球孢子菌病)
感染性疾病(infection)	I	病毒(EBV、水痘-带状疱疹病毒、流感病毒、汉坦病毒、登革热病毒)
慢性心力衰竭(chronic heart failure)	C	慢性心力衰竭
其他	—	Castleman 病、Rosai-Dorfman 病、间质性肺疾病

【分析思路】

淋巴结肿大不仅包括体积大小异常,同时还包括淋巴结密度的异常。因此,分析应注意以下问题:

第一,了解儿童期淋巴结发育正常过程。幼儿淋巴结肿大的标准并不像青少年或成人一样严格,这与该年龄段经常接触疾病的抗原并获得抗体与免疫力有关。

第二,分析淋巴结的部位、数量与大小。前、中、后纵隔淋巴结的位置确定有助于鉴别疾病。LNE 孤立局限或弥漫融合亦有助于鉴别良恶性。短轴增大为主、淋巴结近乎圆形的,恶性可能增加;而长轴、短轴均增大的,多为炎性改变。恶性程度随淋巴结增大而增加,超过 2cm 的需进一步检查。

第三,特征性表现的分析。结核感染钙化多见,增强扫描多环形强化;炎性 LNE 强化基本均质;恶性表现强化明显,可见中心坏死;淋巴瘤表现均质,轻到中等程度强化。

第四,综合分析临床病史、症状、诊疗经过以及前后影像检查的变化。LNE 超过 4~6 周,或 8~12 周仍未恢复的,建议活检。除霍奇金淋巴瘤外,长期存在的 LNE 多为良性。

第五,区分类似 LNE 的病变。部分血管瘤、囊性病变在胸部 X 线检查时与 LNE 表现类似,因此,胸片诊断需慎重,有必要进行增强 CT 或 MRI 检查予以明确。

【疾病鉴别】

淋巴结肿大只是一个征象,决不能孤立看待,需要联合其他影像学特征和临床信息进行诊断和鉴别诊断。

1. 复杂 LNE 的临床诊疗流程见图 4-3-6-3。

2. 常见 LNE 疾病的主要鉴别诊断要点见表 4-3-6-2。

表 4-3-6-2 常见 LNE 疾病的主要鉴别要点

疾病	鉴别要点	主要伴随征象
肺结核	钙化多见,增强扫描环形强化	原发综合征肺内表现、干酪性肺炎、结核性胸膜炎表现等
非结核感染	病变均质,强化均匀,长、短轴均增大	感染相关指标,细菌性感染多气腔受累,病毒感染多间质受累
组织胞浆菌病	环形强化似结核,融合成团轻度强化类似淋巴瘤,钙化少见	纵隔肉芽肿、纵隔炎、肝脾肿大
淋巴瘤	病变均质,钙化少见,轻中度强化	纵隔占位,融合成团
肿瘤转移	强化明显,可见中心坏死	原发肿瘤灶
川崎病	肺门淋巴结肿大,相对少见	颈部淋巴结肿大、皮肤黏膜病变、冠脉受累

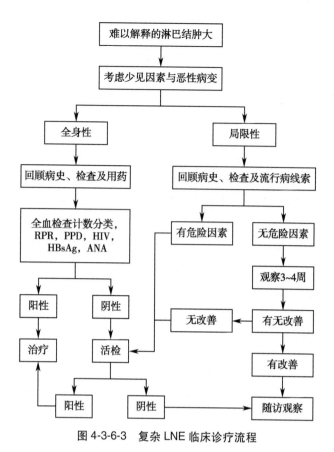

图 4-3-6-3　复杂 LNE 临床诊疗流程

（袁新宇　闫淯淳　杨　洋）

第四节　胸膜、胸廓病变

一、串珠征

【定义】

串珠征（rachitic rosary）是指 X 线平片上沿胸骨两侧各肋软骨与肋骨交界处膨大，形似串珠，故称串珠征。

【病理基础】

胸肋关节的软骨联合属于透明软骨，可通过软骨内成骨，即将软骨逐步替换为骨的成骨方式使得肋骨延长。此外，肋骨属于扁骨，可通过膜内成骨的方式使得肋骨增粗。骨盐沉积异常的疾病主要通过以下两种机制影响肋软骨：由于低钙或低磷可导致软骨或骨样组织矿化不良；软骨细胞增生正常，而不能进行正常的成熟和退变。以上两种病理过程均导致未钙化或钙化不足的软骨及未钙化的类骨形成，使得肋骨前端与肋软骨交界处膨大，呈现串珠征的表现。

【征象描述】

1. X 线表现　多为双侧多根肋骨对称性受累，可在胸部 X 线检查上显示，表现为双侧多根肋骨前端因软骨增生而膨大，呈宽的杯口状，形成串珠肋（图 4-4-1-1A）。

2. CT 表现　CT 可清晰显示膨大肋骨前端的形态（图 4-4-1-1B）。

【相关疾病】

串珠征常见于佝偻病（rickets），但部分骨软骨发育不良有关疾病中也可出现，详见表 4-4-1-1。

表 4-4-1-1　串珠征相关疾病

佝偻病样表现	骨软骨发育不良类疾病
营养性（维生素 D 缺乏）佝偻病	软骨发育不全
甲状旁腺功能亢进	软骨发育不良
维生素 D 依赖性佝偻病	假性软骨发育不全
遗传性低磷酸盐疾病	成骨不全
慢性肾脏病（矿物质和骨异常）	致死性骨发育不全
	窒息性胸廓发育不良

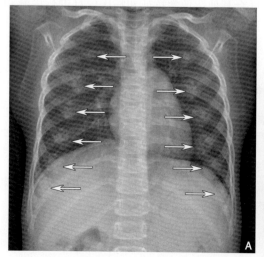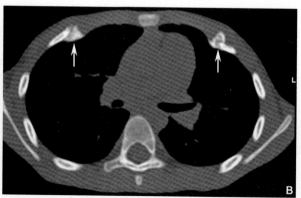

图 4-4-1-1　串珠征 X 线和 CT 表现
A、B. X 线、CT 显示双侧多根肋骨前端软骨增生、膨大（→）。

【分析思路】

串珠征的分析思路如下：

第一，认识这个征象。串珠肋主要表现为双侧多根肋骨与肋软骨交界处对称性膨大。

第二，与其他肋骨畸形鉴别。黏多糖贮积症也可出现肋骨前端变宽，但为渐进性变宽，且脊柱端变细，表现为"船桨样"肋骨。

第三，结合患者的年龄。程度较重的软骨发育不全、软骨发育不良、窒息性胸廓发育不良及重度成骨不全等疾病在出生时即可识别。佝偻病与轻度骨软骨发育不良类疾病出现显著的串珠肋时间可能会重叠，这时需要综合考虑。假性软骨发育不全的发病年龄一般在2~3岁，软骨发育不全发病年龄较晚，多在学龄期间发病，软骨发育不良常起病于儿童或者青春期。营养性维生素D缺乏性佝偻病多见于3个月~2岁的儿童。

第四，还需要结合肋骨整体的骨质、形态考虑。软骨发育异常相关疾病影响软骨内化骨的过程，而不影响膜内化骨。因此肋骨的骨皮质、髓腔及骨的横径生长正常，出现程度不同的肋骨短缩与串珠肋。而成骨异常相关疾病、佝偻病等疾病由于低钙或低磷影响骨样组织矿化导致肋骨弥漫性骨量减少，表现为肋骨骨皮质变薄，骨小梁稀疏。

第五，还需要结合颅骨、脊柱及四肢的骨质、形态综合考虑。佝偻病因病程不同可出现不同的骨质改变，在活动期可出现方颅、干骺端杯口样改变及临时钙化带模糊等骨质改变。而软骨发育不全也可出现干骺端杯口样改变，但具有其他影像特点，如颅底短、颅盖相对较大、短指伴三叉戟手、第1腰椎到第5腰椎椎弓根间距逐渐变窄、髋臼上缘水平及髂骨翼方形改变。软骨发育不良较前者骨质改变为轻。假性软骨发育不全与软骨发育不良有类似的四肢改变，同时有黏多糖贮积症Ⅳ型脊柱的变化。中、重度成骨不全可出现颅骨发育差及未钙化，脊柱椎体压缩骨折，四肢广泛骨质疏松并且可能伴有骨折等表现。致死性骨发育不全可出现颅盖大、椎弓根间距普遍变窄、股骨明显短小且弯曲。窒息性胸廓发育不良主要表现为胸廓长，呈钟形，锁骨呈车把状。

第六，结合患者的临床病史、临床症状、实验室检查、多次影像学检查前后对比结果及基因检测资料，可缩小鉴别诊断范围。佝偻病可因物质缺乏、遗传因素及其他疾病继发导致，影像表现大多相似，可通过喂养史、实验室检查与基因检测明确病因。骨与软骨发育不良有关疾病大多有相应的基因突变。

【疾病鉴别】

串珠征只是一个征象，需要联合全身各部位的骨质改变和临床信息进行诊断和鉴别诊断。

1. 基于临床信息的鉴别诊断流程见图4-4-1-2。

2. 串珠征在多种疾病中都可以见到，需结合临床病史、全身骨骼摄片、实验室检查等综合判断，主要鉴别诊断要点见表4-4-1-2。

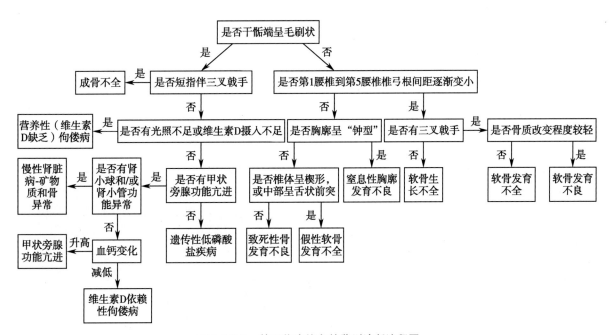

图4-4-1-2 基于临床信息的鉴别诊断流程图

表 4-4-1-2 具有串珠征的几种不同常见疾病的主要鉴别诊断要点

疾病	鉴别要点	主要伴随征象
佝偻病样表现	肋骨短缩程度不一;骨皮质变薄,骨小梁稀疏	方颅;干骺端杯口样改变及临时钙化带模糊
软骨发育不全	胸廓窄伴肋骨短宽,胸腔前后径小	颅盖相对较大;长骨短粗、弯曲,干骺端变宽,中央凹陷呈"杯口"状;手指短粗,"三叉状";子弹头样椎体,椎弓根间距逐渐变窄;髋臼顶水平,方形髂骨翼
软骨发育不良	胸廓小,肋骨短缩伴前段外展;骨皮质、髓腔及骨横径常正常	较软骨发育不全骨质改变为轻
假性软骨发育不全	肋骨短缩常不明显,前肋轻度增宽	"鸭步",四肢关节增大,活动受限;头颅正常;椎体未骨化的环形骨骺呈圆形,前缘中部舌状突出,后期椎体正常;髂骨发育不良,髂骨翼呈圆形;髋关节骨骺小,发育不良,膝关节干骺端增宽、不规则;腕骨及跗骨不规则
中、重度成骨不全	胸廓小,胸部狭窄;肋骨变细、皮质菲薄;骨折愈合呈串珠样	蓝色巩膜;骨质疏松或骨密度减低,多发骨折或骨骼变形;脊柱椎体压缩;牙本质发育不良;听力障碍
致死性骨发育不全	肋骨短,胸廓狭长	颅盖大,三叶草形颅骨;严重扁平椎,椎弓根间距普遍变窄;髂骨短小,长骨弯曲
窒息性胸廓发育不良	胸廓狭长,X线平片呈"钟形",随年龄增长成为"桶形";肋骨短、水平,胸廓横径及前后径均小,CT 轴位胸廓呈"三叶草"样改变,心脏位于前叶内	"车把样"锁骨;骨盆短、小,髂骨翼外展,髂骨顶呈三叉戟形;四肢广泛短缩;干骺端扩张不规则

二、胸膜凹陷征

【定义】

胸膜凹陷征(pleural indentation sign,PIS)也称胸膜尾征、胸膜牵拉征,是指脏胸膜向邻近病变方向凹陷呈线形或三角形,胸壁胸膜凹陷处为胸腔积液填充。

【病理基础】

胸膜凹陷征的病理基础是肺内病灶内纤维组织增生及瘢痕形成及结缔组织间隔增厚,牵拉邻近的脏胸膜形成;因此,具有以上病理基础的肺部炎症灶、肿瘤均可有胸膜凹陷形成。恶性胸膜凹陷征的主要病理基础是肿瘤方向的牵拉和局部胸膜无增厚粘连,肿瘤牵拉的动力来自瘤体内反应性纤维化、瘢痕形成,收缩力通过肺的纤维支架结构传导到游离的脏胸膜而引起凹陷。良性胸膜凹陷征形成机制主要为炎性刺激致病灶周围间质纤维增生,延伸达脏胸膜下而产生胸膜凹陷,并常伴邻近胸膜增厚。

【征象描述】

1. X 线表现 由于凹陷的脏胸膜其走向与 X 线投影方向不同,因此胸膜凹陷征的 X 线表现主要分为 4 种。①线型:常呈细线状,大多数边缘锐利,起自离胸膜面较近的肺内病灶表面,多处在病灶中

间位置,垂直止于胸膜面或止于邻近肺野内;②幕状型:胸膜向下凹陷呈类三角形或喇叭形状,或幕状,尖指向肺内病变(图 4-4-2-1);③楔型:表现为肺内病灶边缘呈锥形伸向胸膜面,底贴病灶边缘而尖达胸膜;④星型:是凹陷胸膜的正位像,表现为以肺内病灶为中心向周围肺野放射呈条索状,常被误认为长毛刺。

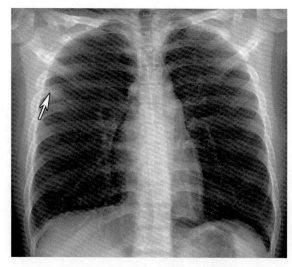

图 4-4-2-1 胸膜凹陷征 X 线表现
患者男,14 岁,肺结核病史。右侧胸壁下见类三角形密度增高影(→),其内侧见一条状影

2. CT 表现　CT 图像上胸膜凹陷常呈线形影，位于肺内病灶与胸膜之间，以一小三角形止于胸膜面，也可呈喇叭口状，尖端与线状影相连，线状影另一端连于肺内病灶；部分病变还见线状影与病灶棘状突起相连。典型的胸膜凹陷征是近脏胸膜面见小三角形影或小喇叭状阴影，三角形的底部在胸壁，尖指向病灶（图 4-4-2-2），病灶与三角形之间可为线状影相连。相邻层面见胸膜凹陷可有粘连，胸膜凹陷旁见肺气肿、肺不张。叶间裂的胸膜凹陷在 CT 上仅表现为局部向病灶侧移位，无喇叭口状形成。

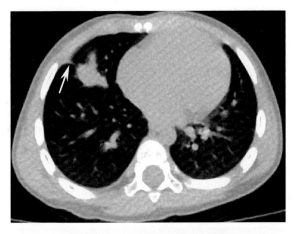

图 4-4-2-2　胸膜凹陷征 CT 表现
患者女，11 岁，PPD（纯蛋白衍化物）试验阳性。右侧胸膜下见类三角形密度增高影（→），底部在胸壁，尖指向右肺中叶病灶

【相关疾病】

感染（细菌、真菌、寄生虫、结核）、肿瘤性疾病（肺癌、肺错构瘤、胸膜肺母细胞瘤、炎性肌纤维母细胞瘤）、血管炎（肉芽肿性多血管炎、变应性肉芽肿性炎）、尘肺和肺梗死等疾病影像学表现均可出现胸膜凹陷征。肺内的其他影像表现结合病史和临床表现可以提出适当的诊断。

【分析思路】

胸膜凹陷征的分析思路如下：

第一，认识这个征象。脏胸膜向邻近的病变方向凹陷称为胸膜凹陷征。胸膜凹陷征是肺恶性肿瘤的常见征象，但部分良性疾病的炎性渗出也会形成胸膜凹陷。能引起胸膜凹陷征的良性病变多为炎性病变、结核瘤等，良性胸膜凹陷征的表现主要包括宽基底状胸膜凹陷、胸膜增厚和胸腔积液，其中，宽基底状胸膜凹陷征是良性胸膜凹陷征所特有。胸膜凹陷的粗细、密度可不一致，线形胸膜凹陷征多见于恶性肿瘤。

第二，分析肺内其他征象。肺内有无空洞、肺实变、肺脓肿、卫星灶、晕征等其他征象。如果合并肺内空洞，需要考虑肺结核、真菌感染等；如果有肺实变、肺脓肿，则考虑细菌感染；如果肺内出现卫星灶，则需要考虑结核球；如果有晕征则需要考虑真菌感染、肉芽肿性多血管炎；如病灶为实性结节并出现钙化可能为结核球、错构瘤或炎性肌纤维母细胞瘤；如果表现为孤立的实性结节则要考虑胸膜肺母细胞瘤、炎性肌纤维母细胞瘤。

第三，分析是否合并有肺外表现。纵隔淋巴结多发肿大，则要考虑细菌感染、恶性肿瘤或结核感染；如纵隔淋巴结环形强化，则需要考虑肺结核；合并胸腔积液考虑为感染性病变或恶性肿瘤性病变。

第四，结合患者的病史与实验室检查综合考虑，缩小鉴别诊断范围。

【疾病鉴别】

胸膜凹陷征只是一个征象，需要联合其他影像表现和临床信息进行诊断和鉴别诊断。

1. 基于临床信息的鉴别诊断流程见图 4-4-2-3。

2. 胸膜凹陷征在几种不同儿科常见疾病的主要鉴别诊断要点见表 4-4-2-1。

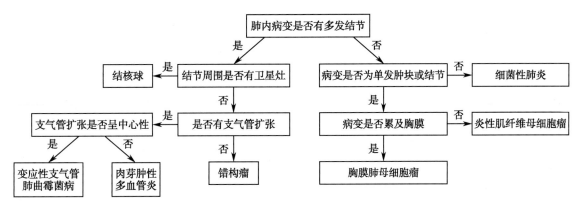

图 4-4-2-3　基于临床信息的鉴别诊断流程图

表 4-4-2-1 具有胸膜凹陷征的几种不同儿科常见疾病的主要鉴别诊断要点

疾病	鉴别要点	主要伴随征象
细菌性肺炎	胸膜凹陷征多呈宽基底；肺内病变节段性分布或按肺叶分布	肺脓肿、胸腔积液
结核球	胸膜凹陷轻微，多呈棘状；常伴邻近胸膜增厚；肺内实性结节多伴钙化，周围可见卫星灶	淋巴结钙化、淋巴结环形强化
变应性支气管肺曲菌病	多呈细线样胸膜凹陷；肺内结节、空洞、晕征、空气新月征	中心性支气管扩张，外周支气管基本正常；扩张的支气管内可见黏液栓
胸膜肺母细胞瘤	细线样胸膜凹陷；胸膜下囊性、囊实性或实性结节，常累及胸膜	胸腔积液，压迫性肺不张，纵隔移位；增强后实性病变强化
炎性肌纤维母细胞瘤	宽基底样胸膜凹陷；外周孤立肿块，多位于下叶	肺内肿块，可见钙化或空洞；病灶内侧缘尖角样突起（"桃尖征"）；增强后渐进性明显强化
肉芽肿性多血管炎	宽基底样胸膜凹陷；双侧肺结节及肿块，部分出现空洞	肺内多发结节及肿块，周围有晕征或实性环，部分结节内部坏死空洞；实变影或磨玻璃影，楔形病灶；支气管壁增厚和支气管扩张

三、胸膜分离征

【定义】

胸膜分离征，又称胸膜分裂征（split pleura sign），见于胸部增强 CT，胸膜炎症时，增厚并强化的脏胸膜及壁胸膜被胸腔积液分离（通常 >30mm）的征象。

【病理基础】

胸膜腔是由紧贴于肺表面的脏胸膜和紧贴于胸廓内壁的壁胸膜在肺根处相互转折移行所形成的一个密闭的潜在腔隙。正常情况下，脏胸膜和壁胸膜表面有一层很薄的液体，在呼吸运动时起润滑作用。一方面，胸膜腔内液体形成过快或吸收过缓时，即产生胸腔积液；另一方面，胸膜病变时，局部炎性渗出、纤维蛋白沉着，毛细血管及成纤维细胞生长，逐渐出现肉芽组织修复增生，就会导致胸膜厚度增加。在增强 CT 上，增厚的脏胸膜及壁胸膜可见强化，胸腔积液将两层胸膜分离，即形成胸膜分离征。

【征象描述】

1. X 线表现 只能显示胸腔积液，不能清晰地显示脏胸膜及壁胸膜。胸腔积液表现为肋膈角变钝、变浅，积液较多时肋膈角消失，呈外高内低的弧形致密影，下方肺野呈均匀致密影，胸膜增厚表现为胸部下外侧线样密度增高影；间接征象包括肋间隙增宽、横膈下降、纵隔向健侧移位。

2. CT 表现 平扫 CT 可以看到后胸壁下弧形或新月形液体密度影，边缘光整，邻近肺组织受压；

增强 CT 可显示增厚的脏胸膜及壁胸膜（图 4-4-3-1）。同时，CT 检查可显示肺内、胸膜、膈肌、肺门和纵隔等部位的病变，有助于病因诊断，也有助于评估胸腔积液的部位、积液量以及是否有胸膜增厚或结节。

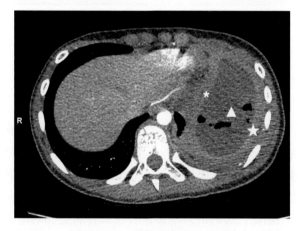

图 4-4-3-1 胸膜分离征 CT 表现
患者女，12 岁，结核性胸膜炎。左侧脏胸膜（＊）及壁胸膜（☆）增厚、强化，其间可见胸腔积液及积气（△）

3. MRI 表现 胸腔积液在 T_1WI 上信号混杂，多呈低信号，富含蛋白或细胞成分的积液呈中至高信号，血性积液可呈高信号；T_2WI 更敏感，极少量积液即可发现，表现为明显高信号（图 4-4-3-2）。

4. 超声表现 胸膜的壁层与脏层分开，两层间出现圆形、卵圆形或半月形的无回声区。临床工作中可在超声引导下进行穿刺定位、抽液等。

【相关疾病】

引起胸膜分离征的疾病较多。具体疾病见表 4-4-3-1。

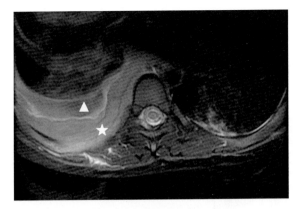

图 4-4-3-2　胸膜分离征 MRI 表现

患者女，4 岁，胸膜淋巴瘤。右侧壁胸膜呈广泛不均匀增厚(☆)，胸腔积液(△)T_2WI 呈稍高信号

表 4-4-3-1　胸膜分离征相关疾病

良性	恶性
感染性	胸膜肺母细胞瘤
结核性胸膜炎	恶性胸膜间皮瘤
金黄色葡萄球菌肺炎	胸膜淋巴瘤
支原体肺炎	转移性胸膜瘤
肺吸虫病	
胸部外伤	
支气管胸膜瘘	
乳糜胸	

【分析思路】

胸膜分离征不仅包括胸腔积液，还包括胸膜的增厚并强化。因此，分析应注意以下问题：

第一，理解胸膜增厚与胸腔积液的病理生理。肺、胸膜和肺外疾病均可引起胸腔积液。胸腔积液分为渗出性和漏出性，其中渗出性积液是胸膜毛细血管通透性升高，引起血浆及蛋白外渗，包括结核性胸膜炎、脓胸、恶性胸腔积液，也可见于乳糜胸、血胸、肺梗死，以及支气管胸膜瘘等。漏出性胸腔积液是因为有效滤过压升高，如胸膜毛细血管静水压升高、胸膜毛细血管胶体渗透压降低，可见于肝硬化、肾病综合征、充血性心衰等，漏出液中蛋白含量低，不易引起胸膜增厚。

第二，分析胸腔积液和胸膜增厚的影像学表现。CT 影像学表现有助于区分良性与恶性的胸膜病变。恶性胸膜病变往往累及整个胸膜表面，而反应性胸膜炎通常不影响纵隔胸膜。大于 10mm 的胸膜增厚、结节性胸膜增厚和纵隔胸膜增厚，在恶性胸膜间皮瘤和转移性胸膜疾病中可见，但在良性胸膜疾病中不常见。

第三，特征性表现的分析。结核性胸膜炎时胸膜及淋巴结常见钙化，常表现为双侧胸腔积液，且一般可见肺内结核病灶；金黄色葡萄球菌肺炎时，病情进展迅速，中毒症状重，肺内可见囊壁较厚、内壁凹凸不平的含液空洞；恶性肿瘤时胸腔积液多为单侧，胸膜呈弥漫性结节状增厚，明显强化，当肿瘤体积较大时可见坏死，呈不均匀强化；转移性胸膜癌常可发现原发肿瘤病灶及其他脏器受累征象。

第四，综合分析临床病史(包括流行病学)、症状、体征、实验室检查(胸腔积液的病原学检测，PPD 试验，血清学标志物如癌胚抗原、腺苷脱氨酶等)、诊疗经过以及既往影像学检查。

【疾病鉴别】

1. 胸膜分离征的临床诊疗流程见图 4-4-3-3。

2. 常见胸膜分离征疾病的主要鉴别诊断要点见表 4-4-3-2。

四、铅笔征

【定义】

铅笔征(rib penciling，RP)是指肋骨变尖呈"铅笔样"改变，肋骨宽度小于第 2 肋骨最窄处的宽度，其被认为是营养不良型神经纤维瘤病 I 型脊柱侧凸的独有影像学表现。

【病理基础】

神经纤维瘤病 I 型(neurofibromatosis type I，NF I)是一种累及多器官和系统的常染色体显性遗传病，NF I 的致病基因位于 17q11.2，*NF I* 基因突变导致神经纤维蛋白缺失，该蛋白下调 p21-Ras，从而引起中胚层和外胚层的生长发育障碍。由于未知的原因，脊柱侧凸、后凸和脊柱畸形是 NF I 患者最常见的骨骼问题，患病率为 8%~60%。临床上根据有无椎体结构改变将 NF I 型脊柱侧凸分为两种类型，分别是非营养不良型和营养不良型脊柱侧凸。其中非营养不良型脊柱侧凸的表现与发展与特发性脊柱侧弯相似，而营养不良型脊柱侧凸与病情的快速进展和不良预后相关，并有特殊的放射学表现，如椎骨呈楔形，椎骨旋转，椎间孔扩大，肋骨"铅笔征"和肋骨头脱位。

【征象描述】

1. X 线表现　X 线平片上肋骨变细、变尖，宽度小于第 2 肋骨最窄处的宽度，呈"铅笔样"改变；脊柱侧弯(图 4-4-4-1A)。

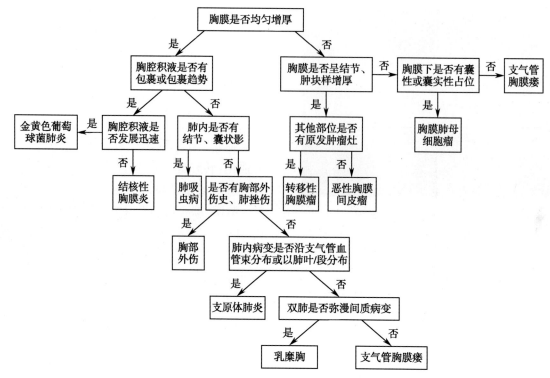

图 4-4-3-3 胸膜分离征临床诊疗流程

表 4-4-3-2 常见胸膜分离征疾病的主要鉴别要点

疾病	鉴别要点	主要伴随征象
结核性胸膜炎	脏胸膜均匀增厚,厚度常<10mm,很少累及纵隔胸膜;胸腔积液有包裹趋势,可形成脓胸、脓气胸;慢性胸膜改变可出现胸膜广泛增厚、粘连和钙化	肺内结核灶,多见淋巴结肿大、钙化;结核中毒症状
金黄色葡萄球菌肺炎	胸膜病变出现早且重,常有胸膜增厚;胸腔积液发展迅速,易包裹,早期有粘连,发展为脓胸、脓气胸的倾向	肺内多发实性结节或壁厚薄不等的气腔结节,可见液-气平;脓毒血症
支原体肺炎	肋胸膜或叶间胸膜轻度增厚,胸腔积液无包裹	沿支气管血管束分布或以肺叶/段分布的实变影
肺吸虫病	胸膜局限性增厚,多数靠近胸膜面,以膈面及纵隔面多见;双侧胸腔交替性积液;病情较长者可出现胸膜包壳样钙化	斑片影间"轨道征";结节状团块合并单囊或成簇多房囊状,"并殖囊肿"
胸部外伤	积液在 CT 上呈高密度,可有分隔	可见 T_1WI 和 T_2WI 高信号的血肿及含铁血黄素低信号边缘带;胸腔外伤史;肋骨骨折;肺挫伤
支气管胸膜瘘	胸膜均匀或不均匀增厚;可有胸膜钙化;肺实变内不规则管状低密度直接与脓胸或明显破裂的脏胸膜交通	张力性气胸或液-气胸;胸腔积液样痰;慢性肺感染史/肺叶切除术史
乳糜胸	多为单侧胸腔积液,可发展为双侧;积液 CT 值不低于脂肪,T_1WI 呈高信号	双肺弥漫性间质性病变;乳糜试验阳性;胸腔积液脂溶性染色阳性,胆固醇、甘油三酯含量显著高于血液
胸膜肺母细胞瘤	单侧,广泛累及胸膜,胸膜不均匀增厚	囊性或囊实性占位,位于胸膜下;增强扫描实性部分不均匀强化,可见肿瘤血管;压迫性肺不张,纵隔移位
恶性胸膜间皮瘤	壁胸膜不规则增厚,>10mm;胸膜肿块状或环状增厚,增强后明显强化;纵隔胸膜、叶间胸膜受累;单侧大量胸腔积液,发展迅速	纵隔固定呈"冰冻胸腔";肺组织受压或肺不张;晚期有肺部浸润、胸壁骨质破坏及远处转移;心包可有受累,呈结节样增厚
转移性胸膜瘤	多发性胸膜结节及结节性胸膜增厚,上胸部明显;部分可有钙化;包裹性胸腔积液	原发肿瘤病灶;其他部位转移病灶

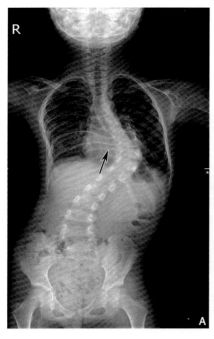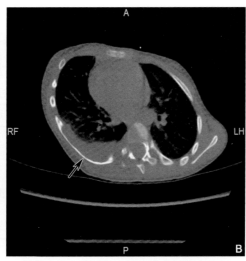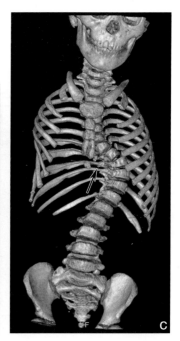

图 4-4-4-1　铅笔征 X 线和 CT 表现

患者男,8 岁,确诊神经纤维瘤病 I 型,并发现双肩不对称 1 年。A. X 线正位片可见脊柱以胸 10 椎体为中心向左侧弯曲,右侧 7~12 后肋细小、变尖(→);B、C. CT 可见右侧 7~12 后肋细小、变尖(→),肋骨宽度小于第 2 肋骨最窄处的宽度,胸 8~10 椎体右缘稍变扁

2. CT 表现　双侧胸廓不对称;肋骨变细,髓腔明显变窄,严重者肋骨头可脱入椎管,伴脊柱侧弯(图 4-4-4-1B、C)。

【相关疾病】

铅笔征被认为是营养不良型神经纤维瘤病 I 型脊柱侧凸所独有的影像学征象,其特征是肋骨变尖,宽度小于第 2 肋骨最窄处宽度。但是多种疾病如成骨不全、Poland 综合征、13-三体综合征、18-三体综合征及后纵隔肿瘤所致肋骨骨质改变等,均可引起肋骨变细、变尖。

【分析思路】

铅笔征的分析思路如下:

第一,认识这个征象。影像上表现为肋骨变尖呈"铅笔样"改变,肋骨宽度小于第 2 肋骨最窄处的宽度,该征象被认为是营养不良型神经纤维瘤病 I 型脊柱侧凸所独有的影像学征象。

第二,与其他肋骨变细、变尖的疾病进行鉴别。成骨不全患者肋骨变细,皮质变薄,骨密度减低,常有多发骨折,但是成骨不全特征为骨质疏松和骨的脆性增加、蓝巩膜、耳聋、关节松弛。丝带肋骨征表现为双侧肋骨细而尖,似丝带改变,常见于 13-三体综合征或 18-三体综合征,但是由于 13-三体综合征及 18-三体综合征多伴有严重的智力障碍、身体畸形,常在 1 岁内死亡。Poland 综合征主要以一侧胸大肌缺如或发育不良为特征,邻近肋骨、肋软骨可伴

发缺损、畸形。后纵隔脊柱旁肿瘤也会由于压迫致邻近肋骨变细。

第三,分析是否合并有肺外表现,NF I 可累及神经、皮肤、骨骼等多个系统,脊柱侧凸是 NF I 常见的骨骼系统表现。

第四,结合患者的病史、临床表现及相关实验室检查综合考虑,缩小鉴别诊断范围。

【疾病鉴别】

铅笔征被认为是营养不良型神经纤维瘤病 I 型脊柱侧凸所独有的影像学征象,但多种疾病均可引起肋骨变细、变尖,需要联合全身各部位的骨质改变和临床信息进行诊断和鉴别诊断。

1. 基于临床信息的鉴别诊断流程见图 4-4-4-2。

2. 肋骨变细、变尖在以下几种疾病中都可以见到,需结合临床病史、全身骨骼摄片、实验室检查等综合判断,主要鉴别诊断要点见表 4-4-4-1。

五、波浪征

【定义】

波浪征(wave sign,WS)是指在胸部影像上胸膜弥漫性、不均匀性增厚或结节样突起,呈现波浪状轮廓,故称波浪征。

【病理基础】

胸膜是一层菲薄的浆膜,由脏、壁胸膜组成,具有分泌和吸收的功能。炎症性纤维素渗出、肉芽组

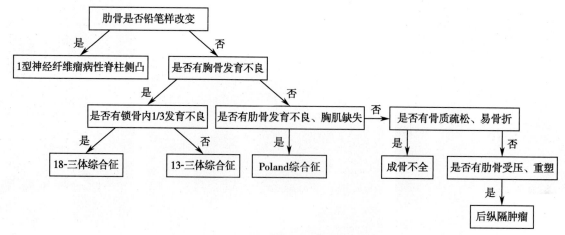

图 4-4-4-2　基于临床信息的鉴别诊断流程图

表 4-4-4-1　具有肋骨变细、变尖疾病的主要鉴别诊断要点

疾病	鉴别要点	主要伴随征象
神经纤维瘤病 I 型脊柱侧凸	铅笔样肋骨	短节段脊柱侧凸或后凸畸形；椎体"扇贝样"改变；肋骨头脱入椎管；椎旁肿瘤；硬膜囊扩张
成骨不全	胸廓小；肋骨变细、皮质菲薄；骨折愈合呈串珠样	蓝色巩膜；骨质疏松或骨密度减低，多发骨折或骨骼变形；脊柱椎体压缩；牙本质发育不良；听力障碍
13-三体综合征	胸骨短小；双侧肋骨细而尖；第 12 肋骨常缺失	严重智力低下；特殊面容；手足及生殖器畸形；可伴有严重的致死性畸形
18-三体综合征	锁骨内 1/3 发育不良或缺如；肋骨纤细削尖；胸骨发育不良	小下颌畸形；唇、腭裂；小头畸形；手指屈曲、重叠且姿势固定；消化系统、泌尿系统畸形
Poland 综合征	肋骨再生不良或发育不良	胸肌部分或全部缺失；手部畸形；肺疝；右位心
后纵隔肿瘤	肋骨受压骨质重塑变细	后纵隔肿块，部分肿瘤可与椎管交通，邻近椎间孔扩张，恶性肿瘤可出现骨骼转移

织增生、外伤出血机化及肿瘤细胞增生均可引起胸膜增厚，常常伴有胸腔积液。胸膜良性增厚通常是胸膜炎症引起的胸膜纤维组织增生或肉芽组织增生。渗出性胸膜炎容易引起胸膜增厚，渗出的纤维蛋白原被分解成纤维蛋白，沉积在胸膜表面形成纤维素，同时可有肉芽组织增生修复，导致胸膜增厚。由于纤维素沉积不均匀、积液包裹不一以及肉芽组织大小不等，使胸膜不均匀突向肺野而呈现"波浪征"表现。恶性胸膜增厚的病理学基础是恶性肿瘤细胞的增生，见于胸膜转移瘤、淋巴瘤，弥漫性胸膜间皮瘤在儿童亦有报道。

【征象描述】

1. X 线表现　正常胸膜在胸部 X 线平片上不能显示；在胸膜疾病基础上胸膜弥漫性不均匀增厚，X 线表现为沿肺野外侧或后缘的带状密度增高影，厚薄不均，类似波浪状。

2. CT 表现　正常胸膜在 CT 上显影不明显，仅

可见 1~2mm 的线。胸膜不均匀增厚时表现为沿胸壁厚薄不一的软组织影，CT 扫描可清晰显示波浪征的形态（图 4-4-5-1）。

【相关疾病】

波浪征常见于胸膜疾病，但也可出现在类似胸膜增厚的其他疾病，比如来源于肺及胸壁的肿瘤，详见表 4-4-5-1。

表 4-4-5-1　波浪征相关疾病

胸膜疾病	非胸膜疾病
结核性胸膜炎/胸膜结核瘤	胸膜下肺内结节或肿块
非结核性化脓性胸膜炎	肺转移瘤
胸膜恶性肿瘤	真菌球
恶性间皮瘤	结核球
淋巴瘤	胸壁来源肿块
胸膜转移瘤	胸壁原始神经外胚层
胸膜交界性肿瘤	肿瘤（Askin 瘤）
炎性肌纤维母细胞瘤	神经源性肿瘤
胸膜肺结节病	

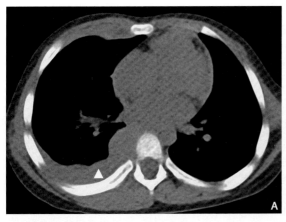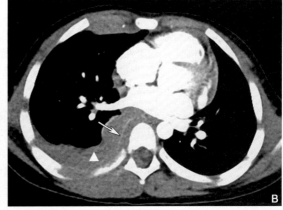

图 4-4-5-1 波浪征 CT 表现

患者女,4 岁,胸膜淋巴瘤。A. 右侧胸膜呈波浪状不均匀增厚(△);B. 增强后胸膜呈轻、中度强化,可见"血管漂浮征"(→)

【分析思路】

波浪征的分析思路如下:

第一,认识波浪征。波浪征主要表现为沿胸壁厚薄不均的密度增高影,轮廓呈波浪状。

第二,分析波浪征所在的解剖部位。是胸膜病变引起的,还是胸膜外病变导致;确定来源于胸膜还是胸膜外有助于鉴别诊断。通常情况下,结节或肿块与胸壁呈锐角可明确其位于肺内;如果肿块向邻近椎间孔延伸或向胸壁内外生长则可确定其来源于椎旁神经根或胸壁,如神经纤维瘤病、Askin 瘤。

第三,分析增厚胸膜的形态、密度及大小。是胸膜不均匀增厚形成,还是胸腔积液包裹所致。胸膜炎时,胸腔积液被纤维包裹并分隔而形成包裹性胸腔积液,呈现突向肺野的波浪状外观,CT 扫描中心呈液体密度,增强后无强化,见于结核性和非结核性胸膜炎。而来源于胸膜表面间皮细胞的肿块或肉芽组织增生时亦可导致其不均匀增厚,CT 扫描多呈实性,增强后中心可有强化,多见于胸膜炎性肌纤维母细胞瘤、胸膜淋巴瘤及弥漫性胸膜间皮瘤。胸膜肺结节病在儿童罕见,其胸膜结节一般较小,胸膜增厚较轻,当胸膜增厚大于 10mm 时,需考虑弥漫性胸膜间皮瘤等恶性肿瘤。

第四,分析是否合并胸膜外表现。胸膜增厚常常伴随胸膜外的其他表现,如肺内卫星灶及纵隔、肺门淋巴结肿大,需要优先考虑结核;如果有胸壁骨质破坏及远处转移,需考虑 Askin 瘤、恶性胸膜间皮瘤、转移瘤等恶性肿瘤;当在其他部分发现原发肿瘤时,应考虑转移瘤。

第五,综合分析临床病史、症状、诊疗经过以及前后影像检查的变化。结核性胸膜炎常有结核接触史及结核中毒症状,经抗结核治疗有效;非结核性化脓性胸膜炎经抗感染治疗可恢复,影像学复查时多有吸收,而肿瘤性疾病不能改善甚至加重。

【疾病鉴别】

1. 基于临床信息的鉴别诊断流程见图 4-4-5-2。

2. 波浪征在几种不同疾病的主要鉴别诊断要点见表 4-4-5-2。

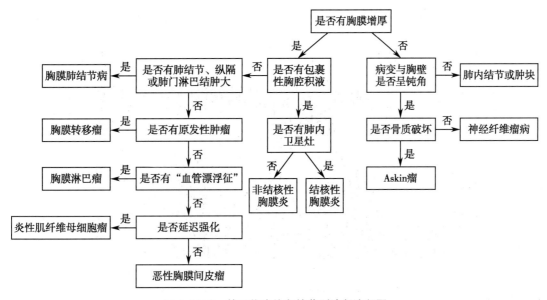

图 4-4-5-2 基于临床信息的鉴别诊断流程图

221

表 4-4-5-2 具有波浪征的几种常见疾病的主要鉴别诊断要点

疾病	鉴别要点	主要伴随征象
结核性胸膜炎/胸膜结核瘤	包裹性胸膜积液,胸膜不规则增厚并明显强化;形成胸膜结核瘤时呈球形肿块隆起,中心密度低,病灶内可见钙化	活动性或陈旧性肺结核病灶,纵隔及肺门淋巴结肿大
非结核性化脓性胸膜炎	包裹性胸腔积液,脓肿内壁较光滑,脏、壁两层胸膜明显强化	肺脓肿或肺实变,患侧肋间隙变窄、胸廓塌陷,支气管胸膜瘘
胸膜淋巴瘤	沿胸膜浸润生长的胸膜结节、肿块或/和胸膜不均匀增厚,轻、中度均匀强化,"血管漂浮征"具有特异性	常有纵隔肿块或/和肺门淋巴结肿大,可伴胸腔积液
弥漫性胸膜间皮瘤	胸膜弥漫性增厚,厚度通常≥10mm,结节状突起呈波浪状,不均匀强化	恶性胸腔积液,肺组织受压或肺不张;晚期有肺部浸润、胸壁骨质破坏及远处转移
胸膜转移瘤	胸膜结节,宽基底生长,界清,中度强化	原发肿瘤,其他部位转移灶
炎性肌纤维母细胞瘤	胸膜结节或肿块,界清,可见钙化,均匀或不均匀延迟强化	邻近结构受压并破坏
胸膜肺结节病	胸膜结节	肺结节、纵隔及肺门淋巴结肿大
神经纤维瘤病	沿胸壁或脊柱的不规则实性肿块,呈簇状,与神经走行一致,可经椎间孔向椎管内延伸	肋间隙及椎间孔常增宽,肋骨、椎体压迫性骨质吸收或变形,脊柱侧弯
胸壁原始神经外胚层肿瘤(Askin 肿瘤)	胸壁上实性肿块,多有坏死、出血和囊变,呈不均匀强化,通常无钙化	溶骨性骨质破坏,可伴胸腔积液
胸膜下肺内结节或肿块	球形或分叶状,与胸壁夹角呈锐角	空洞、钙化、空气支气管征等肺内病灶,胸膜凹陷征

(何 玲 陈 欣 张 黎)

参考文献

[1] 黎耀文,徐淑敏,曾洪武.支气管肺发育不良影像学特征分析[J],中国小儿急救医学,2022,29(6):412-417.

[2] 陈晴,吴桂辉,黄涛,等.气管支气管结核患儿并发肺不张的临床特征及危险因素研究[J].中国全科医学,2022,25(8):930-936.

[3] 方瑞,陶雪敏,赵邵宏.支气管黏液栓塞的影像诊断及鉴别[J].中华放射学杂志,2019,53(5):435-440.

[4] 熊茜萌,徐保平,王蓓,等.儿童囊性纤维化的临床和影像学特征[J].临床放射学杂志,2020,39(6):961-965.

[5] Brain D Coley.袁新宇,译.Caffey 儿科影像诊断学[M].12 版.北京:人民卫生出版社,2019.

[6] 王斌,黄波涛,邓明明,等.外周良性神经纤维瘤与神经鞘瘤的 MRI 表现及鉴别诊断[J].影像诊断与介入放射学,2014,(2):99-102.

[7] 黄海连,向敏.后纵隔非神经源性肿块影像分析[J].中国 CT 和 MRI 杂志,2021,19(7):74-76.

[8] 沈颖,张柘.后纵隔哑铃型神经源性肿块的病理特征鉴别诊断及外科治疗[J].中国实用神经疾病杂志,2015,18(10):76-77.

[9] 姜兆侯,王小捷.软骨发育不全、软骨发育不良、假性软骨发育不良、软骨生成低下和软骨生成障碍有何不同

[J].实用放射学杂志,1990,(2):107-108.

[10] 曹艳梅,刘华清,冯亚红,等.2005—2012 年我国 27 省市 3 岁以内儿童佝偻病流行病学特征分析[J].中国儿童保健杂志,2012,20(11):1008-1010,1049.

[11] 李欣,邵剑波.中华影像医学:儿科影像卷[M].2 版.北京:人民卫生出版社,2019.

[12] Lee EY,Chu WC,Dillman JR,等.邵剑波,李欣,译.儿科影像诊断学[M].北京:中国科学技术出版社,2021.

[13] 李继承,曾园山.组织学与胚胎学[M].9 版.北京:人民卫生出版社,2018.

[14] 王赛妮,徐旺,李华娟,等.影像表现为肺纤维化的肉芽肿性多血管炎一例报告并文献复习[J].中华肺部疾病杂志(电子版),2022,15(4):603-605.

[15] 乔中伟,梅海柄,唐文伟.感染与炎症放射学(儿童卷)[M].北京:科学出版社,2022.

[16] 刘英利.螺旋 CT 检查对胸腔积液的鉴别诊断[J].实用医技杂志,2015,22(9):944-945.

[17] 童成文,罗小琴,陈光斌,等.儿童胸膜肺母细胞瘤的 CT 表现及鉴别诊断[J].医学影像学杂志,2020,30(3):504-506.

[18] 虞凌明,唐雯娟.儿童胸膜肺母细胞瘤的影像学分析[J].中国医学计算机成像杂志,2017,23(2):136-139.

[19] 韩萍,于春水.医学影像诊断学[M].4 版.北京:人民卫

生出版社,2016.

[20] 汤静,姚瑶,何四平,等.以胸部侵犯为首发的儿童淋巴瘤的临床病理及 MSCT 分析[J].中国临床医学影像杂志,2021,32(7):481-484.

[21] 陈哲,陈庆东,周海生,等.肺原发性淋巴瘤的多层螺旋CT 诊断[J].医学影像学杂志,2014,24(5):741-744.

[22] YÜKSEL H,TONGAL S N. Pulmonary nodules in children[J]. Tuberk Toraks,2022,70(4):382-391.

[23] ARKOUDIS N A, PASTROMA A, VELONAKIS G, et al. Solitary round pulmonary lesions in the pediatric population:a pictorial review[J]. Acta Radiol Open, 2019, 8(5):2058460119851998.

[24] WU X,ZHOU C,JIN L,et al. Primary pulmonary lymphoma in children[J]. Orphanet J Rare Dis,2019,14(1):35.

[25] AHUJA J,SHROFF G S,MAWLAWI Y,et al. Chronic Airspace Diseases[J]. Semin Ultrasound CT MR, 2019, 40(3):175-186.

[26] POWELL J, GRAHAM D, O'REILLY S, et al. Acute pulmonary oedema[J]. Nurs Stand,2016,30(23):51-59.

[27] COZZI D, BINDI A, CAVIGLI E, et al. Exogenous lipoid pneumonia:when radiologist makes the difference[J]. Radiol Med,2021,126(1):22-28.

[28] ODEV K,GULER I,ALTINOK T,et al. Cystic and cavitary lung lesions in children:radiologic findings with pathologic correlation[J]. J Clin Imaging Sci,2013,3:60.

[29] GAGNON M H, WALLACE A B, YEDURURI S, et. al. Atypical pulmonary metastases in children:pictorial review of imaging patterns[J]. Pediatr Radiol, 2021, 51(1):131-139.

[30] OBAIDAT B, YAZDANI D, WIKENHEISER-BROKAMP K A,et al. Diffuse Cystic Lung Diseases[J]. Respir Care,2020,65(1):111-126.

[31] SINGH J,JAFFE A,SCHULTZ A,et al. Surfactant protein disorders in childhood interstitial lung disease[J]. Eur J Pediatr,2021,180(9):2711-2721.

[32] HANSELL D M, BANKIER A A, MACMAHON H, et al. Fleischner society:glossary of terms for thoracic imaging[J]. Radiology,2008,246(3):697-722.

[33] DILETTA C, EDOARDO C, CHIARA M. Ground-glass opacity (GGO):a review of the differential diagnosis in the era of COVID-19[J]. Jpn J Radiol, 2021, 39(8):721-732.

[34] ZHU N,ZHANG D,WANG W,et al. A novel coronavirus from patients with pneumonia in China,2019[J]. N Engl J Med,2020,382(8):727-733.

[35] ZHENG Q, LU Y, LURE F. Clinical and radiological features of novel coronavirus pneumonia[J]. J Xray Sci Technol,2020,28(3):391-404.

[36] SETH J K,TRAVIS H,CHENG T L,et al. Mosaic Attenua-tion:Etiology, Methods of Differentiation, and Pitfalls[J]. Radiographics,2015,35(5):1360-1380.

[37] LEE G M,CARROLL M B,GALVIN J R,et al. Mosaic Attenuation Pattern:A Guide to Analysis with HRCT[J]. Radiol Clin North Am,2022,60(6):963-978.

[38] IM J G,ITOH H. Tree-in-Bud Pattern of Pulmonary Tuberculosis on Thin-Section CT:Pathological Implications[J]. Korean J Radiol,2018,19(5):859-865.

[39] KHOR I S,LIM J L,NGU N H,et al. Tree-in-Bud Opacities:Not only tuberculosis[J]. Med J Malaysia, 2022, 77(3):397-398.

[40] QUENTIN M, ANNE K, FRANCIS V, et al. Tree-in-bud sign[J]. Abdom Radiol,2018,43(11):3188-3189.

[41] JOUNEAU S,MÉNARD C,LEDERLIN M,et al. Pulmonary alveolar proteinosis [J]. Respirology, 2020, 25(8):816-826.

[42] ROSSI S E,ERASMUS J J,VOLPACCHIO M,et al. "Crazy-paving" pattern at thin-section CT of the lungs:radio-logic-pathologic overview [J]. Radiographics. 2003, 23(6):1509-1519.

[43] GBADAMOSI W A,HANAI B,KIM P,et al. Radiological Finding of Crazy-Paving Pattern in COVID-19 Pneumonia[J]. Cureus,2022,14(6):e26107.

[44] XIAO H,HU P,FALK R J,et al. Overview of the pathogens is of ANCA-associated vasculitis[J]. Kideny Dis, 2016,1(4):205-215.

[45] VON RANKE F M,PEREIRA FREITAS H M,MANÇANO A D, et al. Pulmonary Involvement in Niemann-Pick Disease:A State-of-the-Art Review[J]. Lung,2016,194(4):511-518.

[46] PFLUGER M, HUMPL T. Pulmonary veno-occlusive disease in childhood—a rare disease not to be missed[J]. Cardiovasc Diagn Ther,2021,11(4):1070-1079.

[47] BORIE R,WISLEZ M,ANTOINE M,et al. Lymphoproliferative Disorders of the Lung[J]. Respiration,2017,94(2):157-175.

[48] NATHAN N, SILEO C, CALENDER A, et al. Paediatric sarcoidosis[J]. Paediatr Respir Rev,2019,29:53-59.

[49] TZILAS V,WALSH S,TZOUVELEKIS A,et al. Radiological honeycombing:pitfalls in idiopathic pulmonary fibrosis diagnosis[J]. Expert Rev Respir Med, 2020, 14(11):1107-1116.

[50] JOHKOH T,SAKAI T,NOMA S,et al. Honeycombing on CT; its definition,pathologic correlation,and future direction of its diagnosis [J]. Eur J Radiol, 2014, 83(1):27-31.

[51] MARCHIORI E,HOCHHEGGER B,ZANETTI G. Honeycombing[J]. J Bras Pneumol,2017,43(5):329.

[52] PINA-OVIEDO S. Mediastinal Lymphoproliferative Disor-

ders[J]. Adv Anat Pathol,2021,28(5):307-334.

[53] RAUTHE S, ROSENWALD A. Lymphome des Mediastinums[Mediastinal lymphomas]. Pathologe,2016,37(5): 457-464.

[54] TANG S S, YANG Z G, DENG W, et al. Differentiation between tuberculosis and lymphoma in mediastinal lymph nodes:Evaluation with contrast-enhanced MDCT[J]. Clin Radiol,2012,67(9):877-883.

[55] SUN J D, SHUM T, BEHZADI F, et al. Imaging Findings of Thoracic Lymphatic Abnormalities[J]. Radiographics, 2022,42(5):1265-1282.

[56] KADOTA Y, UTSUMI T, KAWAMURA T, et al. Lymphatic and venous malformation or "lymphangiohemangioma" of the anterior mediastinum:case report and literature review [J]. Gen Thorac Cardiovasc Surg,2011,59(8):575-578.

[57] BANKS K P. The target sign:Extremity[J]. Radiology, 2005,234:899-900.

[58] MURPHEY M D, SMITH W S, SMITH S E, et al. From the archives of the AFIP. Imaging of musculoskeletal neurogenic tumors:radiologic-pathologic correlation[J]. Radiographics,1999,19(5):1253-1280.

[59] WASA J, NISHIDA Y, TSUKUSHI S, et al. MRI features in the differentiation of malignant peripheral nerve sheath tumors and neurofibromas[J]. AJR Am J Roentgenol, 2010,194:1568-1574.

[60] KAKKAR C, SHETTY C M, KOTESHWARA P, et al. Telltale signs of peripheral neurogenic tumors on magnetic resonance imaging[J]. Indian J Radiol Imaging, 2015, 25 (4):453-458.

[61] SUNG J, KIM J Y. Fatty rind of intramuscular soft-tissue tumors of the extremity:is it different from the split fat sign [J]. Skeletal Radiol,2017,46(5):665-673.

[62] LEE J H, YOON Y C, JIN W, et al. Development and Validation of Nomograms for Malignancy Prediction in Soft Tissue Tumors Using Magnetic Resonance Imaging Measurements[J]. Sci Rep,2019,9(1):4897.

[63] TAKA M, KOBAYASHI S, MIZUTOMI K, et al. Diagnostic approach for mediastinal masses with radiopathological correlation[J]. Eur J Radiol,2023,162:110767.

[64] BIKO D M, LICHTENBERGER J P, RAPP J B, et al. Mediastinal Masses in Children:Radiologic-Pathologic Correlation[J]. Radiographics,2021,41(4):1186-1207.

[65] ISODA H, TAKAHASHI M, MOCHIZUKI T, et al. MRI of dumbbell-shaped spinal tumors[J]. J Comput Assist Tomogr,1996,20(4):573-582.

[66] MAEDA S, TAKAHASHI S, KOIKE K, et al. Preferred surgical approach for dumbbell-shaped tumors in the posterior mediastinum[J]. Ann Thorac Cardiovasc Surg, 2011, 17 (4):394-396.

[67] SREEDHER G, TADROS S S, JANITZ E, et al. Pediatric mediastinal masses[J]. Pediatr Radiol, 2022, 50(10): 1935-1947.

[68] JAIN D. Pediatric mediastinal tumors:clinicopathologic spectrum[J]. Mediastinum,2020,4:1-3.

[69] MALLICK S, JAIN S, RAMTEKE P. Pediatric mediastinal lymphoma[J]. Mediastinum,2020,4:22-25.

[70] AANCHAL K, KAVNEET K, AJAY V. Pediatric mediastinal germ cell tumors[J]. Mediastinum,2019,3:30-34.

[71] BAYRAMOGLU Z, YEKELER E. Mediastinal lymph nodes in healthy children:frequency,size range and distribution by age[J]. J Ist Faculty Med,2020,83(1):1-9.

[72] ALI M, ELHATW A, HEGAZY M, et al. The Evaluation of Lymphadenopathy in a Resource-Limited Setting[J]. Cureus,2022,14(10):e30623.

[73] ABDEL A A, GABALLA G, ELASHRY R, et al. Diffusion-weighted MR imaging of mediastinal lymphadenopathy in children[J]. Jpn J Radiol,2015,33(8):449-454.

[74] BHALLA D, SINHA P, NARANJE P, et al. Transcutaneous Mediastinal Ultrasonography for Lymphadenopathy in Children:A Pictorial Essay of Technique and Imaging Findings [J]. J Ultrasound Med,2022,41(3):773-783.

[75] IYER H, ANAND A, SRYMA P B, et al. Mediastinal lymphadenopathy:a practical approach[J]. Expert Rev Respir Med,2021,15(10):1317-1334.

[76] KEATING S J, EYRE D R, PRITZKER K P. Short rib polydactyly syndrome type I:an autopsy approach to diagnosis of chondrodysplasias[J]. Mod Pathol, 1989, 2 (5): 427-432.

[77] HAN J, XIANG H, RIDLEY W E, et al. Pleural tail sign: pleural tags[J]. Med Imaging Radiat Oncol,2018,62(1): 37.

[78] SHAPIRO R, WILSON G L, YESNER R, et al. A useful roentgen sign in the diagnosis of localized bronchioloalveolar carcinoma[J]. Am J Roentgenol Radium Ther Nucl Med,1972,114(3):516-524.

[79] KAKITSUBATA Y, THEODOROU S J, THEODOROU D J, et al. Myofibroblastic inflammatory tumor of the lung:CT findings with pathologic correlation[J]. Comput Med Imaging Graph,2007,31(8):607-613.

[80] KUHLMAN J E, FISHMAN E K, BURCH P A, et al. CT of invasive pulmonary aspergillosis[J]. AJR Am J Roentgenol,1988,150(5):1015-1020.

[81] LEUNG A N, MULLER N L, MILLER R R. CT in differential diagnosis of diffuse pleural disease[J]. AJR Am J Roentgenol,1990,154(3):487-492.

[82] ZHANG X, DUAN H, YU Y, et al. Differential diagnosis between benign and malignant pleural effusion with dual-energy spectral CT[J]. PLoS One,2018,13(4):e0193714.

［83］ LEE J，PARK J，PARK J E，et al. Different characteristics of pleural abnormalities on computed tomography between tuberculous and malignant pleural effusions［J］. Am J Med Sci，2023，366（1）：57-63.

［84］ YILMAZ M U，KUMCUOGLU Z，UTKANER G，et al. Computed tomography findings of tuberculous pleurisy［J］. Int J Tuberc Lung Dis，1998，2（2）：164-167.

［85］ FUNASAKI H，WINTER R B，LONSTEIN J B，et al. Pathophysiology of spinal deformities in neurofibromatosis. An analysis of seventy-one patients who had curves associated with dystrophic changes［J］. J Bone Joint Surg Am，1994，76（5）：692-700.

［86］ DURRANI A A，CRAWFORD A H，CHOUHDRY S N，et al. Modulation of spinal deformities in patients with neurofibromatosis type 1［J］. Spine，2000，25（1）：69-75.

［87］ LARSON A N，LEDONIO C G T，BREARLEY A M，et al. Predictive value and interrater reliability of radiographic factors in neurofibromatosis patients with dystrophic scoliosis［J］. Spine deformity，2018，6（5）：560-567.

［88］ BAAS M，BURGER E B，SNEIDERS D，et al. Controversies in Poland Syndrome：Alternative Diagnoses in Patients With Congenital Pectoral Muscle Deficiency［J］. J Hand Surg，2018，43（2）：186，e1-86，e16.

［89］ ROSAS-SALAZAR C，GUNAWARDENA S W，SPAHR J E. Malignant pleural mesothelioma in a child with ataxia-telangiectasia［J］. Pediatr Pulmonol，2013，48（1）：94-97.

［90］ GORKEM S B，KÖSE S，LEE E Y，et al. Thoracic MRI evaluation of sarcoidosis in children［J］. Pediatr Pulmonol，2017，52（4）：494-499.

［91］ LIANG T I，LEE E Y. Pediatric Pulmonary Nodules：Imaging Guidelines and Recommendations［J］. Radiol Clin North Am，2022，60（1）：55-67.

第五章　心血管系统

第一节　临床相关症状和体征

先天性心脏病（congenital heart disease, CHD）（简称先心病）是心脏和大血管的先天发育异常，是儿童心血管系统的主要疾病，占出生缺陷第1位，也是儿童死亡的最主要原因之一。先心病的发病率为8‰～12‰，我国每年新出生先心病患儿至少十余万人。由于先心病种类繁多，不同类型的先心病临床症状与体征差别较大，有的出生时即表现出明显的临床症状，有的则于生后偶尔发现；有的先心病一经发现即需及时接受治疗，有的则需随诊，有自愈可能则无需处理。

先心病可分为发绀型与非发绀型。发绀型先心病往往伴发较为严重畸形，临床症状重。随着产前诊断水平提高及产前的干预，目前出生后发绀型先心病的发生率大幅度降低。发绀型先心病最主要的临床症状即为皮肤和黏膜出现青紫色，听诊有心脏杂音。导致青紫发生的血流动力学特征是心内发生右向左分流，导致大量回心静脉血进入体循环，引起全身持续性青紫。

常见的发绀型先心病可分为两类，一类表现为肺血减少，包括法洛四联症、肺动脉闭锁伴室间隔缺损、肺动脉闭锁伴室间隔完整、三尖瓣闭锁伴限制性室间隔缺损及肺动脉狭窄，右心室双出口、完全型大动脉转位及单心室伴肺动脉瓣狭窄、永存动脉干等。在没有充血性心力衰竭和肺部感染的情况下可出现缺氧发作、活动能力下降、蹲踞，生理上类似法洛四联症。另一类表现为肺血增多，包括完全型大动脉转位不伴肺动脉狭窄型、完全型肺静脉异位引流、三尖瓣闭锁伴大型室间隔缺损且不伴肺动脉狭窄型、Taussig-Bing型右心室双出口及单心室不伴有肺动脉瓣狭窄等，此类病变可有发绀和充血性心力衰竭病史，生理上类似大动脉转位。由于临床症状相对重，此类先心病需要早期诊断、转诊和早期手术才能获得良好预后。

非发绀型先心病较发绀型更为常见。非发绀型可进一步分为分流型与梗阻型。一般来说，梗阻型先心病通常见于年龄较大的儿童和成人中，但若新生儿患者症状严重，则需急诊行球囊扩张治疗肺动脉瓣和主动脉瓣狭窄。

梗阻型先心病包括广义的右心室流出道（right ventricular outflow tract, RVOT）及左心室流出道梗阻。右心室流出道梗阻可发生在瓣膜、瓣下、瓣上水平或肺动脉分支。瓣膜下梗阻包括漏斗部狭窄和双腔右心室（double chamber of right ventricle, DCRV）。双腔右心室根据异常肌束部位和肥厚程度不同，有的可引起较重的右心室排血受阻，临床表现为劳累后心悸、气促。肺动脉分支狭窄通常合并其他心血管畸形，可见于Williams综合征、Noonan综合征和先天性风疹综合征。肺动脉瓣狭窄（pulmonary stenosis, PS）是最常见的右心室流出道梗阻性病变，轻、中度肺动脉瓣狭窄患儿可无症状，中、重度狭窄患儿常表现为乏力、呼吸困难、活动耐量降低，甚至胸痛等不适。疾病后期在右心室失代偿后，患者会出现体循环淤血、下肢水肿。新生儿出现严重的肺动脉瓣狭窄时也会出现严重青紫。

左心室流出道（left ventricle outflow tract, LVOT）梗阻可发生在瓣上、瓣膜或瓣下水平。主动脉瓣上狭窄患者可表现为心排血量不足，伴有冠状动脉狭窄可表现为冠状动脉供血不足的症状，如运动后心悸、气短、头晕、心绞痛等。轻度狭窄可仅有体征而无自觉症状；严重狭窄者，儿童期即可出现症状，少数患者可以出现猝死。主动脉瓣上狭窄可伴发肺动脉分支狭窄、智力障碍、高钙血症、特殊面容时称为Williams综合征。轻度至中度主动脉瓣狭窄患者可无症状，严重的主动脉瓣狭窄患者往往表现为呼吸困难、胸痛或晕厥。新生儿如果伴有严重主动脉瓣狭窄和体循环依赖动脉导管，当动脉导管关闭后临床症状非常危重，表现为体循环灌注障碍、肾衰竭和代谢性酸中毒。主动脉瓣下狭窄患者主要出现大脑供血不足及冠状动脉供血不足的症状，包括心悸、气短、头痛、头晕、心绞痛等。

主动脉缩窄患者可表现为高血压,患者常有上肢血压高于下肢血压,双上肢收缩压升高,双下肢股或腘动脉搏动弱。重度主动脉缩窄合并粗大的动脉导管未闭和室间隔缺损,常在婴儿期发生难以控制的肺部感染和/或心力衰竭。

对于分流型非发绀型先心病,左向右分流的特征是含氧的左心系统血液经分流口或管道直接进入右心系统。以左向右分流为特征的先心病包括房间隔缺损(atrial septal defect,ASD)、室间隔缺损(ventricular septal defect,VSD)、动脉导管未闭(patent ductus arteriosus,PDA)、房室隔缺陷(atrioventricular septal defect,AVSD)以及主-肺动脉窗(aorto-pulmonary window,APW)等。左向右分流会导致右心系统心腔容量负荷过载。

房间隔缺损导致血液通过心房水平的缺损从左向右分流,导致右心系统容量过载,导致右心房、右心室扩大和肺动脉扩张。房间隔缺损患者的症状与缺损的大小密切相关。缺损小者患儿发育可不受影响,常在正常体检时发现心脏杂音而进一步检查确诊。缺损大者,可出现发育迟缓。由于左向右分流明显,易反复发生肺炎。小的房间隔缺损无需治疗。

房室隔缺损的临床表现主要与心房、心室间隔缺损的大小、部位及瓣膜关闭不全的严重程度相关,以活动后心悸、气短、呼吸道感染、呼吸衰竭为主要症状,可伴有发绀。体格检查听诊可闻及心房、心室水平分流所产生的收缩期杂音,心底部第二心音固定分裂。

室间隔缺损患者症状的轻重与缺损大小有关,缺损小分流量较少时,常无明显症状。缺损较大分流量较多,可出现发育迟缓,活动后出现心悸气喘、乏力、咳嗽、反复上呼吸道感染等表现,可发生心力衰竭。大型缺损分流量很大,婴幼儿或新生儿即可出现心力衰竭,进食甚至休息时即可出现心悸、气短等表现,发绀出现较早。

小的动脉导管未闭,左向右分流少,小儿可无症状,常在学龄前体检时闻及胸骨左缘第二肋间连续机械样杂音。中等大小动脉导管未闭,分流量随生后肺血管阻力下降而增加,常表现为发育迟缓、反复呼吸道感染、脉压增大、心前区震颤、胸骨左缘第二肋间连续性机械样杂音。大的动脉导管未闭可在生后数周内发生心力衰竭并伴有呼吸急促、心动过速及喂养困难,体检可发现心前区震颤、脉压增大和肝脏增大。早产儿大的动脉导管未闭常有呼吸窘迫,常需要插管及呼吸机支持。

总之,先心病种类较多,若合并多种心血管畸形,血流动力学则较为复杂。早期识别疑似先心病

患儿的症状与体征非常重要,是进一步确诊及早期治疗的基础。

(郭 辰 钟玉敏)

第二节 肺血正常

【定义】

肺血基本正常的先心病是指未发生左向右、右向左分流或分流较少的先天性心脏病,不引起肺血的明显变化。

【病理基础】

心脏左右两侧或动静脉之间无异常通路或分流的先心病,通过肺循环的血流量是基本正常的,在影像上肺血无明显异常变化,而心腔或心脏大血管可根据不同的疾病有不同的表现。

【征象描述】

1. X线表现 两肺纹理边缘清晰,下肺野肺纹理多于上肺野,肺纹理从肺门起由内向外逐渐变细,在肺野的外带较少见到肺纹理。数字化的胸部平片比传统的胸部平片有更好的对比分辨率,通常所见肺纹理要更多一些,在肺野的外带也较易见到肺纹理,这是技术因素引起的改变,在读片分析时要注意。当先心病引起心影异常时,不同的疾病引起不同的心腔变化,可使心脏形态有不同改变。

2. CT表现 肺血是否正常,增多还是减少主要针对胸片进行描述,而心脏CT主要显示引起肺血异常表现的原因所在,能很好地显示心腔及大血管的异常表现。

3. 超声心动图、MRI表现 基本等同于CT表现,都能显示引起肺血异常的原因。

【相关疾病】

1. 肺动脉狭窄(pulmonary stenosis,PS) 是右心室流出道梗阻的主要病变,狭窄可在肺动脉瓣下、瓣膜、肺动脉总干及分支不同部位,其中单纯肺动脉瓣膜狭窄(pulmonary valve stenosis)最常见。单纯的肺动脉瓣狭窄并不伴有左向右或右向左分流,通过肺循环的血流量是完全正常的。肺动脉瓣狭窄增加右心室收缩负荷,可导致右心室肥厚和严重的狭窄,室间隔完整者右心室压力可以超过左心室压力,受经狭窄瓣孔血流冲击影响,肺动脉总干可出现狭窄后扩张,常延伸至左肺动脉。实际X线读片时会产生肺血减少的感觉,系由于肺动脉瓣狭窄患者肺动脉主干狭窄后扩张,肺动脉段明显突出与正常的外周肺血不成比例,产生了肺血减少的假象(图5-2-0-1)。单纯的肺动脉瓣狭窄一般不需要做CT或

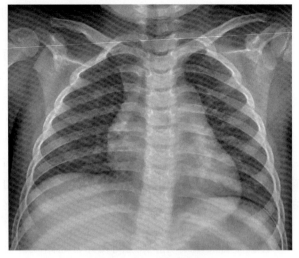

图 5-2-0-1　肺动脉瓣狭窄
正位 X 线胸片，肺动脉主干狭窄后扩张致肺动脉段突出

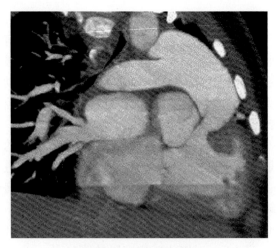

图 5-2-0-3　双腔右心室
增强 CT 最大密度投影斜冠状位重建图像显示斜行的异常肌束导致充盈缺损

MRI 检查，但 CT 或 MRI 可较好地显示肺动脉瓣增厚、肺动脉主干和左肺动脉近端扩张、右心室向心性肥厚（图 5-2-0-2），若伴有外周 PS 或右心室功能异常，还能较好地观察外周肺动脉狭窄情况。

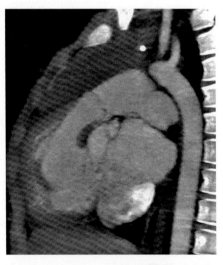

图 5-2-0-2　肺动脉瓣狭窄
增强 CT 矢状位最大密度投影重建图像显示肺动脉瓣增厚、肺动脉主干和左肺动脉近端扩张

2. 双腔右心室（double chamber of right ventricle，DCRV）　是以右心室被异常肌束分隔成存在交通的近端和远端 2 个心腔为特征的心脏畸形，也称为右室异常肌束。当双腔右心室不伴有左向右、右向左分流或分流量很小时，通过肺循环的血流量是正常的，心脏不大或右心室轻度增大，肺动脉段平直或轻度凹陷。CT 可见肺动脉瓣环正常，右心室漏斗部宽大，肺动脉干改变不明显。异常肌束在图像上表现为一长圆形或条形充盈缺损（图 5-2-0-3）。双腔右心室心血管造影以右心室造影为主（图 5-2-0-4），若无伴随畸形，在右心室造影片上双腔右心室

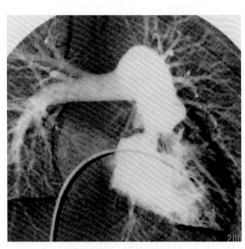

图 5-2-0-4　双腔右心室
双腔右心室右前斜位右心室造影，显示结果
与图 5-2-0-3 多层螺旋 CT 相似

可见肺动脉瓣环正常，右心室漏斗部宽大，呈上小下大的梯形，肺动脉干改变不明显。

3. 主动脉缩窄（coarctation of aorta，CoA）　是指先天性主动脉弓降部狭窄，常发生于左锁骨下动脉起始点与动脉导管或导管韧带附着点之间。单纯型 CoA 通过肺循环的血流量是正常的。X 线平片的典型表现是"3"字征和反"3"字征（图 5-2-0-5）。"3"字征是指正位胸片上主动脉弓降部左缘呈"3"字样改变，其上部弧形代表主动脉弓，下部弧形代表降主动脉狭窄后扩张，中间凹陷处代表 CoA 的部位。反"3"字征是指正位食管吞钡摄片显示食管上段左缘有呈反"3"字样的压迹，其上部压迹代表主动脉弓，其下部压迹代表降主动脉狭窄后扩张，中间为 CoA 的部位。肋骨下缘切迹是 CoA X 线平片的另一典型表现，常见于第 4~8 后肋下缘，为迂曲扩张的肋间动脉对肋骨下缘压迫所致，是反映 CoA 侧支循环建立的征象。心影增大以左心室增大为主。CTA

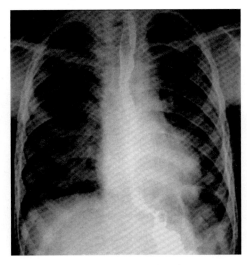

图 5-2-0-5 主动脉缩窄

正位 X 线胸片见"3"字征、反"3"字征和肋骨下缘切迹

图像上如见到降主动脉直径大于升主动脉则为 CoA 的间接征象,提示可能存在 CoA,此系降主动脉存在狭窄后扩张所致(图 5-2-0-6)。

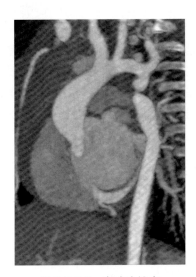

图 5-2-0-6 主动脉缩窄

增强 CT 最大密度投影重建图像显示 CoA 的直接征象,可显示主动脉弓的形态、CoA 部位与程度、侧支血管和各头臂动脉的发出部位与走向

4. 主动脉狭窄(aortic stenosis, AS) 是一组引起左心室流出道梗阻的先天性畸形。根据梗阻部位可分为主动脉瓣狭窄(aortic valve stenosis)、主动脉瓣下狭窄(subvalvular aortic stenosis)和主动脉瓣上狭窄(supravalvular aortic stenosis)。X 线平片表现常为肺血流量正常,左心室改变以向心性肥厚为主,心影不增大或轻度增大,以左心室增大为主。主动脉瓣狭窄导致升主动脉狭窄后扩张(图 5-2-0-7);而主动脉瓣下狭窄升主动脉有无狭窄后扩张主要取决于主动脉瓣下狭窄的位置,狭窄离瓣膜越近则狭窄后扩张越明显;距离较远者,升主动脉狭窄后扩张不

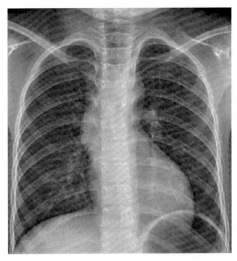

图 5-2-0-7 主动脉瓣狭窄

正位 X 线胸片表现为肺血流量正常,左心室轻度增大,升主动脉狭窄后扩张

明显。主动脉瓣上狭窄升主动脉一般没有狭窄后扩张,心右上缘升主动脉影不明显。CT 或磁共振检查可显示主动脉瓣增厚,左心室向心性肥厚及升主动脉狭窄后扩张。CT 也可显示主动脉瓣下隔膜型和管型狭窄(图 5-2-0-8~图 5-2-0-10)。对主动脉瓣上狭窄的形态和范围 CT 也可显示,特别是对主动脉瓣上狭窄伴随的冠状动脉扩张显示较好。

【分析思路】

第一,肺血正常的先天性心脏病一般没有左向右或右向左分流,或分流量较少,可先根据 X 线平片上心影的异常来判断疾病可能发生的部位。先心病胸部 X 线摄片肺血正常时,首先观察心影是否增大,若心影增大以右心室为主,则考虑为右心室或肺动脉病变,再观察肺动脉段是否突出,若肺动脉段突出则考虑为肺动脉狭窄,肺动脉段平直或轻度凹陷则

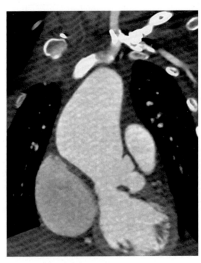

图 5-2-0-8 主动脉瓣狭窄

增强 CT 最大密度投影重建显示主动脉瓣增厚,左心室向心性肥厚及升主动脉狭窄后扩张

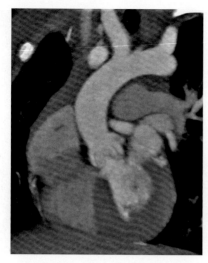

图 5-2-0-9 主动脉瓣下隔膜型狭窄
增强 CT 最大密度投影重建显示主动脉瓣下较薄的隔膜存在,左心室向心性肥厚及升主动脉没有明显狭窄后扩张

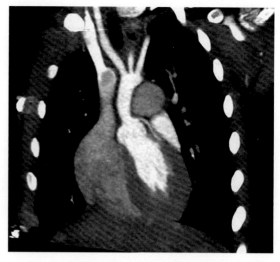

图 5-2-0-10 主动脉瓣上狭窄
增强 CT 最大密度投影重建显示主动脉瓣上升主动脉呈管状狭窄,左心室壁肥厚

考虑为双腔右心室。若心影增大以左心室为主,则考虑为主动脉病变,再观察是否有"3"字征或食管吞钡观察是否有反"3"字征,阳性则考虑为主动脉缩窄。若心影增大以左心室为主,且心影右上缘突出则考虑为主动脉瓣狭窄或距主动脉瓣膜较近的主动脉瓣下狭窄,反之为主动脉瓣上狭窄。

第二,多层螺旋 CT 增强或磁共振血管造影对显示先心病的类型更准确。当肺部 CT 显示肺血正常时,按照先心病节段分析法,依次判断心房、室及大动脉的结构是否异常,以明确诊断并减少漏诊的可能性。如从右心室起,发现右心室增大,注意观察心室内结构有无异常肌束分隔以判断是否为双腔右心

室;右心室不大或轻度增大,注意观察肺动脉是否有狭窄、瓣膜是否正常,肺动脉总干及左肺动脉出现狭窄后扩张则考虑肺动脉狭窄,再根据具体图像判断狭窄部位。从左心室起,发现左心室增大,心脏后负荷增大可使心室壁呈向心性肥厚,考虑为主动脉疾病,若出现升主动脉狭窄后扩张首先考虑主动脉瓣狭窄,若升主动脉没有明显狭窄后扩张则考虑主动脉瓣上狭窄,主动脉瓣下狭窄根据狭窄离瓣膜距离判断,越近则狭窄后扩张越明显;距离较远者,升主动脉狭窄后扩张不明显。

【疾病鉴别】
肺血正常的先心病鉴别诊断流程见图 5-2-0-11。

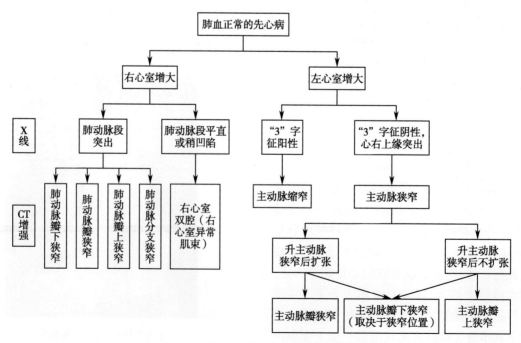

图 5-2-0-11 肺血正常的先心病鉴别诊断流程图

(庞露云 钟玉敏)

第三节 肺血增多

【定义】

引起肺血增多的先心病又可分为肺充血和肺淤血两大类,这里主要描述引起肺充血的先心病,常见于存在左向右分流的先心病。

【病理基础】

心脏左右两侧或动静脉之间出现左向右分流的先心病,通过肺循环的血流量增多,在影像上表现为两肺纹理增粗,长期的肺充血可使肺小动脉痉挛,内膜增生,管腔变窄,进而形成器质性肺动脉高压。

【征象描述】

1. X 线表现 后前位可见肺门影增大,两肺纹理增粗,肺纹理从肺门向外周伸展,逐步变细,肺纹理边缘清晰锐利,下肺野肺血管影多于上肺野,整个肺野透亮度正常(图 5-3-0-1)。出现肺动脉高压时,胸部平片可见肺动脉段明显凸出,肺门血管扩张而肺小动脉突然变细,出现肺门截断现象(图 5-3-0-2)。

2. CT 表现 肺血是否增多主要针对胸片进行描述,而心脏 CT 主要显示肺动脉扩张以及引起肺血多的原因所在,并可测量右下肺动脉直径,成人大于1.5cm,儿童大于主动脉弓水平的气管横径。

3. 超声心动图、MRI 表现 基本等同于 CT 表现,都是显示引起肺血增多的原因。

【相关疾病】

1. 房间隔缺损(atrial septal defect,ASD) 是常见的先心病之一,指房间隔上存在缺损。可分原发孔型、继发孔型及冠状静脉窦型等,其中继发孔型最多见。ASD 时血液自左心房通过房间隔缺损向右心房分流,右心房、右心室及肺动脉血流量增加。肺动脉压一般正常或轻度升高,重度肺动脉高压少见,出现也较晚。胸部平片可见心影增大,右心房增大,右心室增大,肺动脉段明显凸出,左心房、左心室不大,主动脉结正常或变小(图 5-3-0-3)。超声心动图、CT 及磁共振均可见房间隔连续性中断,可区分房间隔缺损的类型(图 5-3-0-4)。

2. 室间隔缺损(ventricular septal defect,VSD) 是指在心室间隔上存在一个或数个缺损,是最常见的先心病,部分 VSD 会自然闭合。VSD 可引起心室水平左向右分流,小型缺损分流量小,左心室容量稍增加,中型缺损分流量较大,导致左心房、左心室、右心室容量性负荷增加。室间隔缺损分为膜部、漏斗部及肌部室间隔缺损。胸部平片显示肺充血,左、右心

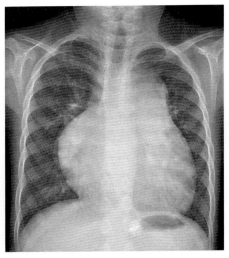
图 5-3-0-2 肺动脉高压
正位 X 线胸片显示肺动脉段明显凸出,肺门血管扩张,中外带肺动脉分支变细

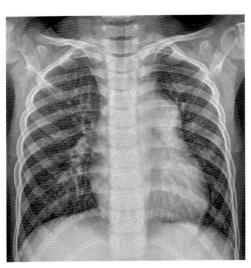
图 5-3-0-1 肺血增多
正位 X 线胸片显示两肺纹理增粗,肺动脉段突出明显

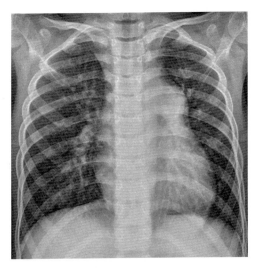
图 5-3-0-3 房间隔缺损
正位 X 线胸片显示肺充血,右心房、右心室增大,肺动脉段凸出

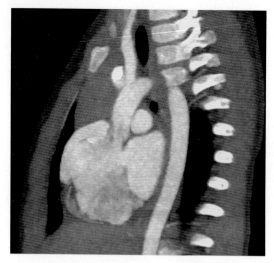

图 5-3-0-4 继发孔中央型房间隔缺损

增强 CT 可见房间隔连续性中断,含对比剂的血流自左心房经房间隔缺损进入右心房

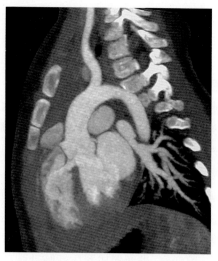

图 5-3-0-6 膜部室间隔缺损

增强 CT 左斜位最大密度投影重建示室间隔连续性中断,见分流束

室增大,以左心室增大为主,左心房增大(图 5-3-0-5)。超声心动图、CT 和 MRI 检查均可显示不同类型的室间隔缺损,同时还可清楚地显示左心房增大、左心室增大、右心室增大、肺动脉扩张等(图 5-3-0-6)。

3. 动脉导管未闭(patent ductus arteriosus, PDA) 是指动脉导管在出生后未闭合而持续开放的病理状态。动脉导管较小时,X 线平片表现可无异常;较大的 PDA 但肺血管阻力尚无明显增加时,可见肺血增多、肺充血、肺动脉段突出、左心室增大、左心房增大,有时可见主动脉结增宽(图 5-3-0-7);大的 PDA 伴肺血管阻力明显增加或有肺血管病变形成时,可见肺动脉段突出更明显,肺纹理扭曲增粗,右心室也可扩大。超声心动图、CT 和 MRI 检查均可显示动脉导管未闭。多层螺旋 CT 检查诊断 PDA 主要依靠在增强扫描横断位图像及最大密度投

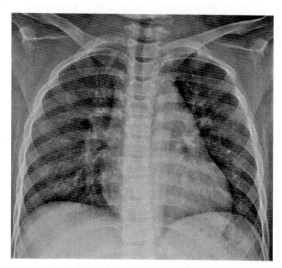

图 5-3-0-7 动脉导管未闭

正位 X 线胸片可见肺充血、肺动脉段突出、左心室增大、主动脉结增宽

影后重建,可见连接于降主动脉上端和左肺动脉起始部之间高密度血管影的 PDA 直接征象(图 5-3-0-8),还可清楚地显示左心房增大、左心室增大、肺动脉扩张、升主动脉扩张等对 PDA 诊断有帮助的间接征象。

4. 主-肺动脉窗(aorto-pulmonary window, APW) 又称主肺动脉间隔缺损,特征为升主动脉与肺动脉总干直接交通,升主动脉及肺动脉总干两组半月瓣存在。APW 的血流动力学类似于动脉导管未闭、室间隔缺损,分流量主要与缺损大小和肺血管阻力有关。APW 的 X 线平片表现比较缺乏特征性,可见肺血流量增多、肺动脉段突出、左心室增大、左心房增大,一般无主动脉结增宽。CT 及磁共振诊断 APW 主要依靠增强扫描后最大密度投影重建显示横断位和冠状位图像上主动脉和肺动脉之间高密

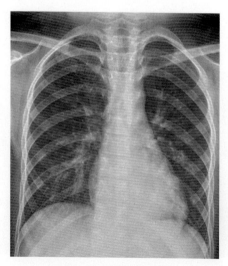

图 5-3-0-5 室间隔缺损

正位 X 线胸片示肺充血,左心室增大,左心房、右心室稍增大

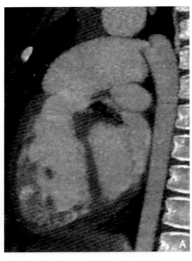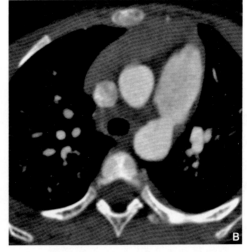

图 5-3-0-8 动脉导管未闭
增强 CT 最大密度投影重建显示 PDA 直接征象(A. 矢状位;B. 横断位)

度的对比剂直接相通(图 5-3-0-9),还可清楚地显示左心房增大、左心室增大、肺动脉扩张、升主动脉扩张等间接征象。

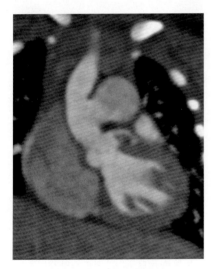

图 5-3-0-9 主肺动脉窗
增强 CT 最大密度投影冠状位重建显示升主动脉侧壁和肺动脉主干之间高密度的对比剂直接相通,缺损显示清晰

5. **右心室双出口**(double outlet of right ventricle,DORV) 室间隔缺损为解剖左心室的唯一流出道,血流动力学与室间隔缺损大小及其大动脉关系有关,可以分别类似于室间隔缺损合并肺动脉高压(DORV,主动脉下室间隔缺损不伴肺动脉狭窄)、法洛四联症(DORV,主动脉下室间隔缺损伴肺动脉狭窄)及完全型大动脉转位(DORV,肺动脉下室间隔缺损伴或不伴肺动脉狭窄)。主动脉下室间隔缺损不伴肺动脉狭窄的 DORV,其血流动力学改变类似大的室间隔缺损,X 线平片表现也与大的室间隔缺损相类似,呈肺充血,肺动脉高压,左、右心室增大,

左心房增大改变。肺动脉下室间隔缺损不伴肺动脉狭窄的 DORV,其血流动力学改变类似完全型大动脉转位,X 线平片表现也与完全型大动脉转位类似,心影呈蛋形,肺充血,上纵隔血管阴影狭小。多层螺旋 CT 及磁共振血管造影可清楚地显示心室大动脉连接情况,对显示 2 支大动脉均完全起自右心室或有 1 支大动脉部分骑跨在室间隔上等 DORV 特征性改变最为可靠(图 5-3-0-10)。

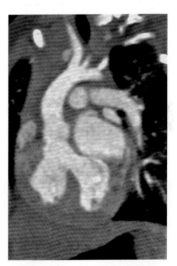

图 5-3-0-10 右心室双出口
增强 CT 最大密度投影多斜冠状面重建图像显示 2 支大动脉均起自右心室,存在主动脉下圆锥,主动脉瓣和二尖瓣肌性连接,室间隔缺损是左心室唯一出口

6. **完全型大动脉转位**(complete transposition of great artery) 是指房室连接一致,而心室大动脉连接不一致,即解剖学上右心室与主动脉连接、左心室与肺动脉连接的先心病。主动脉瓣常位于肺动脉瓣右前方,有时也称 D 型大动脉转位(D-transposition of great artery,D-TGA)。完全型大动脉转位不

伴肺动脉狭窄是新生儿期最常见的肺充血发绀型先心病。新生儿患发绀型先心病，X 线胸片若表现为肺充血，首先就应考虑完全型大动脉转位。完全型大动脉转位 X 线胸片表现与是否合并肺动脉狭窄有关。无肺动脉狭窄或肺动脉狭窄很轻者，心脏呈中度至重度增大，以向左增大为主，心影呈蛋形，左、右心室增大，以右心室增大为甚，左、右心房也增大，肺动脉段不凸出，但肺门血管扩张，呈明显肺充血改变（图 5-3-0-11），正位胸片上纵隔血管影狭小也是完全型大动脉转位 X 线胸片的典型表现。多层螺旋 CT 及磁共振血管造影检查对于牵涉房室连接、心室大动脉连接是否一致的复杂先心病，判断心房位置、心室位置、大动脉位置及其连接十分重要。房室连接一致，心室大动脉连接不一致，即右心房→右心室→主动脉，左心房→左心室→肺动脉，是完全型大动脉转位诊断的根本点（图 5-3-0-12）。

7. 肺静脉异位连接（anomalous pulmonary venous connection，APVC） 是指肺静脉直接或通过体静脉途径与右心房连接。全部肺静脉均直接或通过体静脉与右心房连接者称为完全性肺静脉异位连接（total anomalous pulmonary venous connection，TAPVC）。一支或几支肺静脉直接或通过体静脉与右心房连接者称为部分性肺静脉异位连接（partial anomalous pulmonary venous connection，PAPVC）。TAPVC 大多数存在心房水平的右向左分流，X 线上心上型 TAPVC 形成特征性的"8"字形心脏或"雪人征"（图 5-3-0-13）；心内型 TAPVC 及 PAPVC 与房间隔缺损相似，表现为肺血增多、右心房增大、右心室增大、肺动脉段突出。于右侧肺门下部见"镰刀状"

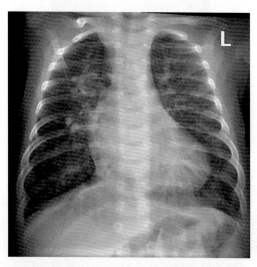

图 5-3-0-11 完全型大动脉转位
新生儿正位 X 线胸片显示心影呈蛋形，肺充血，上纵隔变窄

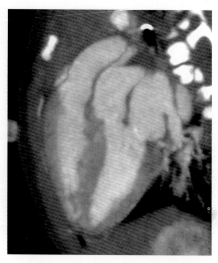

图 5-3-0-12 完全型大动脉转位
多层螺旋 CT 最大密度投影重建图像显示主动脉在肺动脉前方，起于心肌小梁粗糙的形态学右心室，肺动脉起于心肌小梁光滑的形态学左心室

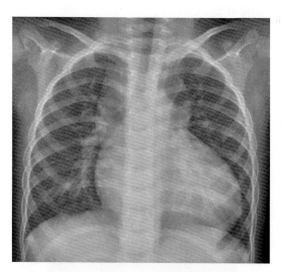

图 5-3-0-13 心上型 TAPVC
正位 X 线胸片显示"8"字形心脏或"雪人征"

阴影沿右心缘通向膈下，为右肺静脉或右下肺静脉引流至下腔静脉的特征性 X 线平片表现，称为弯刀综合征（图 5-3-0-14），常伴有右肺和右肺动脉发育不全。多层螺旋 CT 及磁共振血管造影能很好地显示和诊断 TAPVC 和 PAPVC，多角度最大密度投影重建可从斜矢状位、斜冠状位和横断位等多个角度显示直接征象（图 5-3-0-15）。

【分析思路】

第一，肺血增多的先心病多见于左向右分流的非发绀型先心病，也可见于发绀型先心病，X 线平片上显示两肺纹理增粗，长期的肺充血可使肺小动脉痉挛，进而形成器质性肺动脉高压，心影显示肺动脉段突出。若心影增大以左心为主，则考虑室间隔缺损、动脉导管未闭、主-肺动脉窗、右心室双出口并主

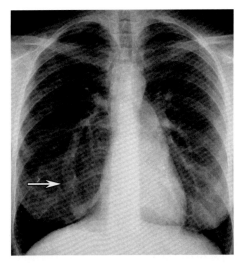

图 5-3-0-14 PAPVC

正位 X 线胸片见右肺门下部"镰刀状"血管影沿右心缘通向膈下（箭），为弯刀综合征

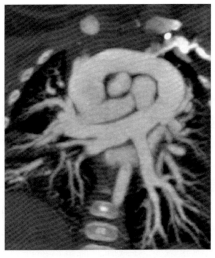

图 5-3-0-15 心上型 TAPVC

增强 CT 最大密度投影重建显示左、右肺静脉在左心房后面先汇合成共同肺静脉腔，通过异常的垂直静脉与左无名静脉连接，进入右上腔静脉

动脉下室间隔缺损不伴肺动脉狭窄。若心影增大以右心增大为主，可考虑房间隔缺损及心内型肺静脉异位引流；还可以根据 X 线平片鉴别特殊的异常心影，如出现蛋形心、上纵隔血管影狭小且肺动脉段不突出，可考虑为完全型大动脉转位或右心室双出口合并肺动脉下室间隔缺损不伴肺动脉狭窄；如心影呈"8"字征或"雪人征"考虑为心上型完全型肺静脉异位引流，肺门右下部见"镰刀状"血管影考虑为弯刀综合征；X 线上表现相似的可以通过 CT 及磁共振来鉴别。

第二，多层螺旋 CT 增强及磁共振血管造影可更准确地显示先心病的异常结构。当发现肺血增多

时，先按照先心病节段分析法，依次判断心房、室及大动脉的结构是否异常。室间隔缺损、动脉导管未闭和主-肺动脉窗在多层螺旋 CT 重建图像上可清晰显示病变部位。心内型肺静脉异位引流与房间隔缺损难以在 X 线上鉴别，多层螺旋 CT 可明确显示是房间隔出现缺损还是有异常肺静脉回流入右心系统；心影呈蛋形的先心病若房室连接一致、心室大动脉连接不一致，则为完全型大动脉转位，可与右心室双出口伴肺动脉下室间隔缺损不伴肺动脉狭窄的先心病鉴别。

【疾病鉴别】

肺血增多的先心病鉴别诊断流程见图 5-3-0-16。

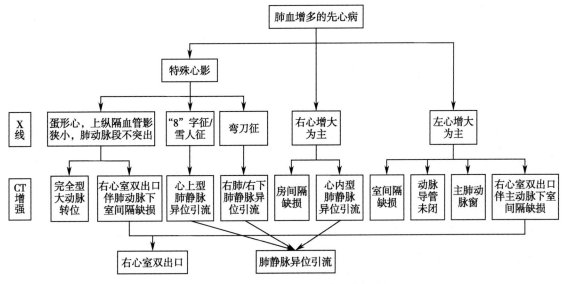

图 5-3-0-16 肺血增多的先心病鉴别诊断流程图

（庞露云 钟玉敏）

第四节 肺血减少

【定义】

肺血减少是指肺循环血流量减少,通常见于右心室流出道梗阻和右向左分流的先心病,当肺血减少,为了维持生命,肺必须通过侧支循环得到血液。

【病理基础】

肺血减少的病理基础是发生右心室流出道梗阻和右向左分流的先心病时,血液从右心系统流入肺循环的血流量减少,导致肺血流量低灌注,严重时肺需要通过侧支血管得到血液供应。

【征象描述】

1. **胸片表现** 两肺纹理稀疏、变细,肺门影缩小(图5-4-0-1)。

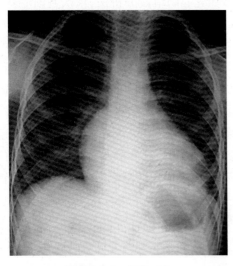

图 5-4-0-1 肺血减少
正位 X 线胸部平片显示两肺纹理稀疏,心影增大

2. **CT 表现** 肺血是否减少主要针对胸片进行描述,而心脏 CT 是发现引起肺血减少的原因所在。心脏 CT 显示肺动脉发育情况,有无肺动脉总干、左右肺动脉的狭窄,狭窄严重情况下,可发现来自降主动脉或主动脉分支包括支气管动脉的侧支循环。

3. **超声心动图、MRI 表现** 基本等同于 CT 表现,都是显示引起肺血减少的原因。

【相关疾病】

肺血减少可见于许多疾病。比较常见的先天性畸形类型有 6 种:

1. **法洛四联症(tetralogy of Fallot,ToF)** 是最常见的发绀型先心病,系胚胎发育时圆锥间隔向右心室方向移位所致。其包含 4 种畸形,最主要的解剖畸形是肺动脉狭窄和室间隔缺损,其次是主动脉骑跨和右心室肥厚(图5-4-0-2)。当肺动脉重度狭窄,引起心室水平从右向左分流为主,同时伴有低肺血流量灌注,肺血流可由侧支血管或动脉导管供应。

2. **肺动脉闭锁(pulmonary atresia,PA)** 分为肺动脉闭锁伴室间隔缺损(pulmonary atresia with ventricular septal defect,PA/VSD)和肺动脉闭锁伴室间隔完整(pulmonary atresia with intact ventricular septal,PA/IVS)两种类型,前者被认为是法洛四联症类型中最严重的,其心内畸形与法洛四联症相似,而肺动脉由主动脉通过动脉导管或体肺侧支动脉供应。胚胎学上,肺接受双重血供,包括来自成对的原始背主动脉的营养血供,和与肺血管丛相吻合的第 6 对动脉弓分支。随着胚胎发育,第 6 对动脉弓分支扩大形成肺动脉,而来自降主动脉的分支血管形成支气管动脉。肺动脉闭锁伴室间隔完整是一种不常见的复杂发绀型先心病,该病特征为肺动脉瓣闭锁,两个独立的心室,室间隔完整及三尖瓣口开放,右心

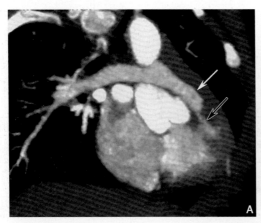

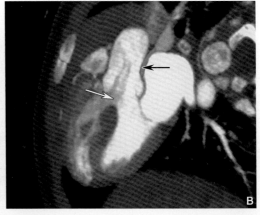

图 5-4-0-2 法洛四联症
A.增强 CT 斜冠状位最大密度投影重建显示肺动脉瓣环狭窄(白箭)和右心室流出道明显狭窄(黑箭);B.斜矢状位最大密度投影重建显示连接不良型室间隔缺损(白箭)和主动脉骑跨(黑箭)

室有不同程度发育不良,冠状动脉异常较常见,尽管是肺动脉瓣闭锁,肺循环由长而扭曲的动脉导管供血,使得肺动脉发育尚可。

3. **三尖瓣闭锁**(tricuspid atresia,TA) 是指三尖瓣发育障碍而在形态学上缺如或闭锁,右心房与右心室之间无直接交通,呈纤维性或肌性闭锁。一般认为,胚胎发育早期三尖瓣从心内膜垫和右心室心肌分化而成,在这个过程中三尖瓣发育异常,瓣叶退化、变性,瓣叶组织缺乏,瓣孔被纤维组织包围、封闭,最终导致三尖瓣闭锁。当合并肺动脉狭窄、闭锁或小型室间隔缺损时,肺血流量减少(图 5-4-0-3),三尖瓣闭锁合并肺动脉闭锁和室间隔完整的情况十分罕见,此时血液到达肺部的唯一通道为动脉导管未闭或体肺侧支血管。

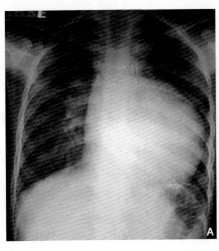
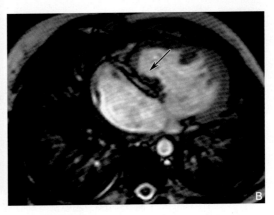

图 5-4-0-3 三尖瓣闭锁
A. 正位 X 线胸片显示两肺纹理稀疏,心影增大;B. 心脏 MRI 图像显示右心房扩大,右心室偏小,三尖瓣肌性闭锁(黑箭)

4. **右心室双出口(法洛四联症型)**(double outlet of right ventricle with pulmonary stenosis, DORV/PS) 是指两根大血管完全或接近完全起自右心室,室间隔缺损位于主动脉下或双动脉下,合并右心室流出道狭窄(图 5-4-0-4)。其胚胎学机制与圆锥部旋转和吸收异常有关。当其伴有右心室流出道狭窄时,肺血管阻力上升,肺血流量下降,促使右心室血液更多地进入主动脉而导致体循环血氧饱和度降低。

5. **完全型大动脉转位伴肺动脉狭窄**(complete transposition of great artery with pulmonary stenosis) 是指房室连接一致,而心室大动脉连接不一致,即形态学右心室与主动脉连接,形态学左心室与肺动脉连接。其胚胎学形成机制与圆锥动脉干的分隔与旋转异常有关。其合并肺动脉狭窄时,肺血流量降低(图 5-4-0-5)。

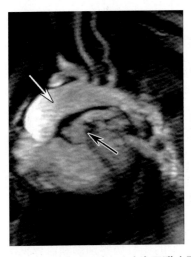

图 5-4-0-4 右心室双出口(法洛四联症型)
MRA 最大密度投影重建显示主动脉(白箭)和肺动脉(黑箭)均起自右心室,肺动脉瓣及瓣下狭窄

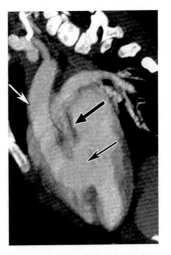

图 5-4-0-5 完全型大动脉转位伴肺动脉狭窄
增强 CT 斜冠状位最大密度投影显示肺动脉起自左心室,伴肺动脉狭窄(粗箭),主动脉起自右心室(白箭),合并有连接不良型室间隔缺损(黑箭)

6. 单心室伴肺动脉狭窄(single ventricle with pulmonary stenosis)　是一组严重复杂类型的先心病,其特点为一个心室接受经两组房室瓣或共同房室瓣的两侧心房血液。真正的单一心室腔是很少的,通常心室有两腔,其中一个大的与心房连接为主心室腔,小的为残留心腔。部分学者认为其胚胎学机制是由肌小梁及室间隔发育障碍所致。肺动脉狭窄常见于左心室双入口,心室大动脉连接不一致时,肺动脉瓣下狭窄常因漏斗隔向后偏移引起,也可因房室瓣异常附着或瓣膜组织阻塞流出道引起,也可合并肺动脉瓣增厚狭窄或瓣环发育不良(图5-4-0-6)。合并肺动脉狭窄者,肺血流量减少,缺氧及发绀比较严重。

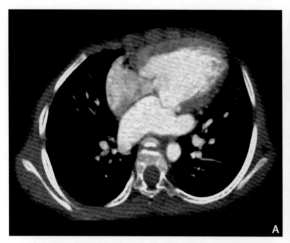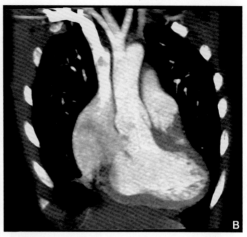

图5-4-0-6　左心室型单心室伴肺动脉瓣下狭窄
A.两组房室瓣共同开口于一心肌小梁光滑的心腔;B.主动脉起自主心腔,位于右侧,肺动脉起自输出小腔,位于左侧,肺动脉瓣下明显狭窄

【分析思路】

引起肺血减少的先心病较多,其分析思路如下:

第一,认识这个征象。X线表现为肺纹理稀少、变细,肺门影缩小,右下肺动脉变细,肺野透亮度增高,并可以在CT增强或磁共振血管造影上见到降主动脉发出侧支血管供应肺组织,或支气管动脉增宽。

第二,如何分析。儿童肺血减少先心病的鉴别诊断,主要是通过CT增强或磁共振血管造影经最大密度投影重建后判断肺动脉是否狭窄或闭锁,以及辨认室间隔是否完整,左右心室发育情况等,寻找是否有右向左的先心病或导致右心流出道梗阻的原因,圆锥间隔发育畸形疾病谱中的法洛四联症、右心室双出口(法洛四联症型)、完全型大动脉转位伴肺动脉狭窄、肺动脉闭锁(伴或不伴室间隔缺损)均可导致不同程度肺血减少;前两者的鉴别点在于心室大动脉连接情况,法洛四联症患者若主动脉骑跨率大于50%,即法洛四联症型右心室双出口,其与法洛四联症的区别除了心室大血管连接不同,还有法洛四联症主动脉后壁与二尖瓣之间为纤维性连接,较纤细,右心室双出口的主动脉后壁与二尖瓣之间为圆锥性连接,较粗厚,在CT增强上可见到主动脉下圆锥。而完全型大动脉转位伴肺动脉狭窄则心室大动脉连接完全相反,主动脉起源于右心室,肺动脉起源于左心室;正常情况下,主动脉在右后方,肺动脉在左前方,而出现完全型大动脉转位合并肺动脉狭窄时,主动脉位于前方,肺动脉位于后方,并伴肺动脉瓣狭窄及瓣后肺动脉扩张等表现。肺动脉瓣、肺动脉总干及左右肺动脉解剖结构的观察非常关键,是否合并室间隔缺损以及其类型的辨认同样重要;根据不同畸形的组合鉴别圆锥间隔发育畸形(法洛四联症、右心室双出口法洛四联症型、完全型大动脉转位伴肺动脉狭窄、伴或不伴室间隔缺损的肺动脉闭锁),寻找肺血减少的病因。此外,还有一些较为罕见的先心病,如三尖瓣闭锁和单心室合并肺动脉狭窄,通过辨认三尖瓣的解剖结构、两个心室腔的大小和解剖结构,再结合侧支血管的形成,可能较为容易进行鉴别。

【疾病鉴别】

肺血减少的先心病鉴别诊断流程见图5-4-0-7。

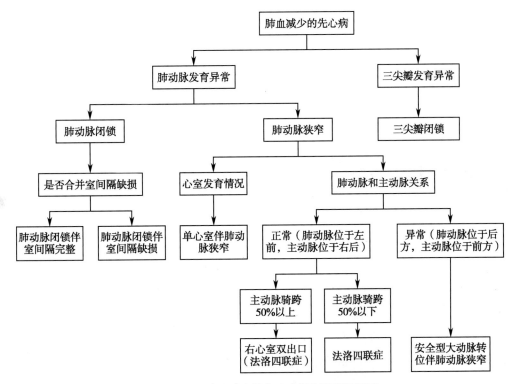

图 5-4-0-7　肺血减少的先心病鉴别诊断流程图

（何晓芳　钟玉敏）

第五节　肺　淤　血

【定义】

肺淤血是指肺静脉回流受阻,使血液滞留在肺静脉系统内,X线表现为肺静脉普遍扩张,呈模糊条纹状影,以中下肺野显著,有时呈网状或圆点状,使肺野透亮度降低,两肺门影增大,当肺静脉内压力进一步升高时出现肺静脉高压。

【病理基础】

肺淤血的病理基础是肺静脉出现血液淤积,压力升高,血液量过多滞留在肺血管内,导致肺静脉增粗。当产生肺静脉高压时,肺毛细血管扩张充血,随着液体的渗出,肺泡内有水分积聚,会出现间质性、肺泡性肺水肿;当肺静脉压进一步增加时,肺淋巴管回流受阻。

【征象描述】

1. **胸片表现**　X线早期表现为两肺纹理增粗、模糊,可呈网状或网结状,当肺静脉高压时,出现间质性肺水肿或肺泡性肺水肿,间质性肺水肿典型时可见周围两肺下叶外侧间隔线(Kerley B 线),有时还可见周围向肺门集中的细线影(Kerley A 线)和不清晰的磨玻璃样密度改变;肺泡性肺水肿表现为边缘不清楚的片状均匀致密影,呈非特异性分布;典型者可以表现为两肺门区周围呈蝶翼样分布的云雾状密度增高影。当肺静脉压进一步增加时,会出现叶间裂胸膜增宽及胸腔积液。

2. **CT、磁共振血管造影表现**　主要显示引起肺淤血的原因所在,如左心发育不良综合征、二尖瓣狭窄、肺静脉狭窄等。

【相关疾病】

肺淤血常见的先天性畸形类型有以下 3 种:

1. **左心发育不良综合征**(hypoplasia left heart syndrome,HLHS)　是包括一组彼此密切相关、以左心室发育不良为共同特点的先天性心脏畸形,包含主动脉瓣或二尖瓣闭锁或重度狭窄,或者两者兼具,以及升主动脉和主动脉弓发育不良。其胚胎学原因尚未完全明确,曾有学者认为在胚胎发育时期卵圆孔早期闭合是导致左心发育不良的原因,有些学者认为卵圆孔的变化可能继发于左心室流出道小或梗阻而导致左心房压增高的缘故。由于肺静脉回流血至发育不良的左心房后,通过未闭卵圆孔或房间隔缺损进入右心房,但往往受限制,致使左心房和肺静脉压力显著增高。

2. **二尖瓣狭窄**(mitral stenosis)　在儿科患者中先天性二尖瓣狭窄更常见,是左心发育不良综合征的一个组成部分或单独出现。其胚胎发育机制与心内膜垫及心室内壁凹陷或吸收过程异常有关。二尖瓣的装置异常使得二尖瓣有效瓣口面积减小,房室瓣血流加速,左心室血流充盈受阻,左心房代偿性扩大与肥厚;同时,肺静脉压力升高,肺静脉淤血,肺动脉压力升高,严重者表现为急性肺水肿。

3. **先天性肺静脉狭窄**(congenital pulmonary vein stenosis)　指的是4根肺静脉仍回流至左心房,但其中有的有局部或一段狭窄不能畅流,引起相关的肺部水肿。本病少见,约有一半伴发其他畸形如室间隔缺损,或伴有其他肺静脉闭锁。有的肺静脉狭窄延伸至肺内肺静脉,有的狭窄仅限于开口到左心房的近端。严重者可导致肺淤血(图5-5-0-1)。

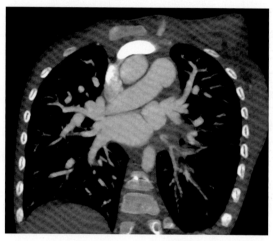

图5-5-0-1　肺静脉狭窄
增强CT最大密度投影冠状位重建示左上肺静脉近心端狭窄,局部瘤样扩张,左下肺静脉纤细,近心端闭锁,右上肺静脉近心端轻度狭窄,右下肺静脉近心端未见狭窄

【分析思路】

引起肺淤血的疾病鉴别诊断主要分析思路如下:

第一,认识这个征象。早期肺淤血X线表现为肺门影增大,肺透亮度减低;而当产生肺静脉高压时,可出现肺间隔线等间质性肺水肿表现,也可显示肺门部磨玻璃样密度改变等肺泡性肺水肿表现,当肺静脉压进一步增加时,会出现水平裂增宽和胸腔积液。

第二,如何分析。导致肺淤血的根本原因是血液在肺静脉回流通路中受阻,不同程度肺静脉近心端或远心端、二尖瓣狭窄、左心室流出道狭小或梗阻均可导致肺静脉回流梗阻,其关键点在于辨认4根肺静脉、二尖瓣、左心室流出道、主动脉瓣的正常解剖结构,先天性肺静脉狭窄可单独存在或合并其他先心病,在CT增强上常见到肺静脉心房入口处前后径狭窄,需要注意;单纯的先天性二尖瓣狭窄较为少见,超声心动图、CT和磁共振均可显示二尖瓣瓣环狭窄、左心房扩大等表现,其经常作为左心发育不良综合征的一个合并症,所以当发现其合并主动脉瓣狭窄、升主动脉和主动脉弓发育不良、左心发育较小等时,应该考虑左心发育不良综合征。归根结底,需要认真寻找及辨认肺静脉回流通路上各个解剖结构的正常表现,并结合肺淤血的严重程度,寻找肺淤血的病因。

【疾病鉴别】

肺淤血的先心病鉴别诊断流程见图5-5-0-2。

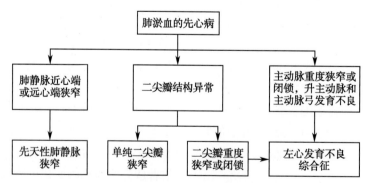

图5-5-0-2　肺淤血的先心病鉴别诊断流程图

(何晓芳　钟玉敏)

第六节　巨大右心房

【定义】

巨大右心房是一种罕见的先天性疾病,可导致功能性三尖瓣反流和右心衰竭。

【病理基础】

其病理变化是右心房巨大,右心房壁肌肉局部/广泛变性、纤维化所致;活检发现局灶性淋巴细胞浸润,炎症与缺血在发生中有一定的作用。

【征象描述】

CT 增强及 MRI 各个序列表现为右心房高度扩张,三尖瓣环扩张出现继发性反流,但三尖瓣位置正常,无明显狭窄(图 5-6-0-1)。

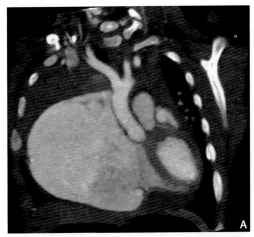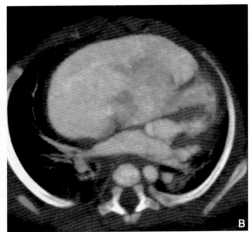

图 5-6-0-1 巨大右心房

A、B. 增强 CT 最大密度投影冠状位及横断位重建示右心房巨大,右心室发育偏小,左心房及左心室受压,心脏顺时针旋转。手术证实为右心房憩室

【相关疾病】

巨大右心房常见的先天性畸形有以下 2 种:

1. **右心房憩室**(right atrial diverticulum) 指的是心房壁向外突出的肌性或纤维性的囊腔,是一种罕见的心脏疾病,也被称为右心房瘤样扩张、特发性右心房扩张。其可能与心房局部先天性发育薄弱有关,或因心房血管闭塞,心房肌萎缩变薄,在血流和压力作用下逐渐膨出形成囊腔,而囊腔起始处称为憩室颈。

2. **右心房心包缺损**(right atrial pericardial defect) 是一种罕见的畸形,特征是心包的部分或完全缺失,心包缺损允许肺组织在主动脉和右肺动脉之间插入,并使右心耳通过缺损膨出,进而导致右心房扩大,超声心动图、CT 和 MRI 都无法显示心包缺失,无法鉴别右心房憩室和右心房心包缺损。

【分析思路】

引起巨大右心房疾病的鉴别诊断主要分析思路如下:

第一,认识这个征象。CT、MRI 图像均可显示右心房明显扩大,三尖瓣环扩张,但三尖瓣位置正常,无明显狭窄,MRI 血流成像可以显示三尖瓣出现继发性反流。

第二,如何分析。主要是要辨认右心房壁以及心包的连续性,但是心包在明显增厚的情况下,在超声心动图、CT 和 MRI 上都无法明确显示,因此无法在影像上鉴别右心房憩室和右心房心包缺损,仍需手术鉴别。

【疾病鉴别】

巨大右心房的先心病鉴别诊断流程见图 5-6-0-2。

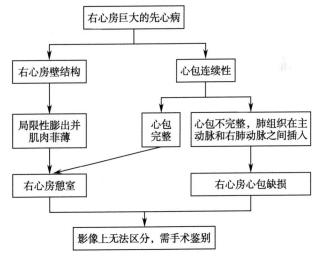

图 5-6-0-2 巨大右心房的先心病鉴别诊断流程图

(何晓芳 钟玉敏)

第七节 心房内隔膜

【定义】

心房内隔膜是指心房内残留隔膜样组织的影像学征象。

【病理基础】

心房内隔膜的病理基础是胚胎发育时期未正常吸收的组织残留形成隔膜留存于心房内。

【征象描述】

超声心动图对心房内隔膜显示较好。

MRI 检查需要进行多角度扫描用于显示心房内隔膜,除了需要观察隔膜的位置,还需观察隔膜是否完整、隔膜两侧心房的形态、各心腔大小变化、肺静脉的回流情况,以及有无心房水平的分流等。

CT检查对于肺静脉的回流显示较好,若合并肺静脉梗阻,肺窗观察有无肺淤血也有助于诊断。

【相关疾病】

1. 三房心(cor triatriatum) 通常指左侧三房心,为左心房由纤维肌性隔膜分隔为腹侧和背侧两部分的先天性畸形,一般认为在胚胎发育时期,当肺总静脉与左心房融合时,如果连接部位左心房的后壁未吸收或不完全吸收,可残留一隔膜,导致左心房分为两腔,形成三房心。与肺静脉相连者称为副房或近侧腔,与左心耳相连者称为真房或远侧腔。通常在隔膜上有一个孔,副房通过该孔与真房交通,隔膜上也可无孔或有2个以上的孔。卵圆孔一般位于真房与右心房之间,肺静脉可全部与副房相连,也可部分肺静脉与副房相连、部分与真房相连(图5-7-0-1、图5-7-0-2)。

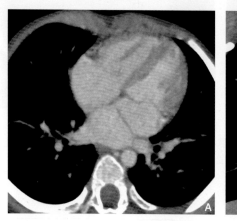
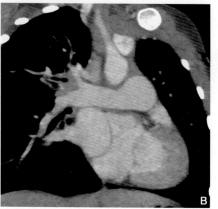

图 5-7-0-1　左心房三房心

A、B. CT增强最大密度投影多平面重建显示左心房内见一隔膜,将左心房分为两腔,肺静脉回流入副房,左心耳所在心腔为真房,隔膜近房间隔见一孔,副房通过该孔与真房连通,该病例房间隔完整

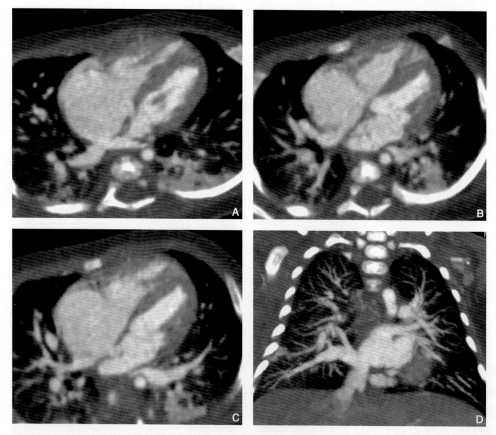

图 5-7-0-2　左心房三房心

增强CT最大密度投影多平面重建。A、B. 左心房内见一隔膜,隔膜中央见一孔,连通副房与真房,见两处房间隔缺损,一处分流位于真房,另一处分流位于副房;C、D. 显示该病例合并部分性肺静脉异位引流,左侧肺静脉回流入副房,右侧肺静脉回流入右心房

典型的三房心由于全部肺静脉血流通过隔膜上小孔进入真房,常伴不同程度梗阻,出现肺静脉梗阻的表现。

右侧三房心非常少见,系右静脉窦瓣永久残留及变异所致。

2. **二尖瓣上环**(supramitral ring) 指胚胎发育时期心内膜垫组织发育异常残留的一个瓣上组织环,其根部附着于二尖瓣与左心房连接部。本病可单独存在,也可合并其他二尖瓣畸形。隔膜中央可有大小不等的孔洞,造成二尖瓣口狭窄或梗阻。

【分析思路】

第一,发现隔膜,观察隔膜位置。三房心的隔膜常位于卵圆孔及左心耳的上方,将左心房分为两个腔。二尖瓣上环的隔膜位于卵圆孔及左心耳的下方,紧邻二尖瓣瓣环。

第二,观察合并畸形。如隔膜上孔洞大小,有无房间隔水平分流、肺静脉异位引流,以及心房大小等。

【疾病鉴别】

心房内隔膜鉴别诊断流程见图5-7-0-3。

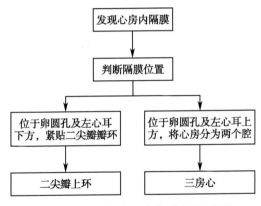

图5-7-0-3 心房内隔膜鉴别诊断流程图

（郭 辰 钟玉敏）

第八节 房室连接异常

【定义】

房室连接指心房与心室的连接关系。房室连接一致,即形态学(下同)左心房与左心室连接,右心房与右心室连接;房室连接异常包括多种连接方式,如房室连接不一致,即左心房与右心室连接,而右心房与左心室连接,其他类型包括房室连接不确定(心房异构)、心室双入口(单心室)、二尖瓣或三尖瓣闭锁。本节仅讨论房室连接不一致。

【病理基础】

胚胎形成3周后,原始心管开始扭曲,四腔心开始发育。正常情况下,原始心管向右侧扭曲,导致右心室最终位于前方并处于左心室的右侧,即心室右袢;若向左侧扭曲将导致心室的位置异常,形态学右心室位于左侧,形态学左心室位于右侧,即心室左袢,最终导致房室连接不一致。

【征象描述】

CT和MRI均可显示房室连接不一致的直接征象。

心房位置的确定可依据心耳的形态而定,形态学右心房心耳宽大,而形态学左心房心耳狭长。若未能明确判断心耳的形态,则可根据支气管形态和下腔静脉位置来确定心房位置(前提是非心房异构状态)。对于显示支气管形态,可利用CT最小密度投影重建图像进行观察;对于MRI检查,目前除了传统的黑血序列能显示气管及支气管外,三维扰相梯度回波序列、三维稳态自由进动序列均能显示气管支气管形态。

确定心室位置时需特别注意观察心室肌小梁的粗糙程度,肌小梁光滑的心室为形态学左心室,肌小梁粗糙的心室为形态学右心室。或者结合超声心动图判断,二尖瓣位于形态学左心室,三尖瓣位于形态学右心室。

【相关疾病】

房室连接不一致的先心病并不多见,现列举相关疾病如下:

1. **矫正型大动脉转位**(corrected transposition of great artery) 也称L型大动脉转位(L-transposition of great artery,L-TGA),是指房室连接不一致伴心室大动脉连接不一致,即左心房与形态学右心室连接,右心房与形态学左心室连接,而主动脉发自形态学右心室,肺动脉发自形态学左心室(图5-8-0-1)。体循环回流的静脉血经右心房、左心室到达肺动脉,肺循环回流的氧合血经左心房、右心室进入主动脉,血流动力学达到功能上"矫正"。

矫正型大动脉转位的临床表现和体征取决于其并发畸形。最常见的是室间隔缺损合并肺动脉狭窄,患儿有早发发绀、杵状指/趾。

2. **房室连接不一致的右心室双出口**(DORV with atrioventricular discordance) 心房可呈正位(居多)或反位,房室连接不一致,而主动脉与肺动脉起自形态学右心室,主动脉可位于肺动脉左侧,并列或左前方(图5-8-0-2)。

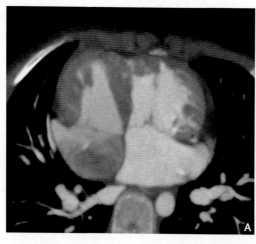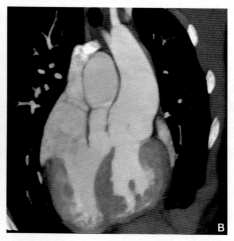

图 5-8-0-1 矫正型大动脉转位

A、B.增强 CT 最大密度投影多平面重建显示心房正位,心室反位,心室大动脉连接不一致,左心房与位于左侧的形态学右心室连接,并发出主动脉,右心房与位于右侧的形态学左心室连接,并发出肺动脉,两大动脉关系呈侧侧位,主动脉居左,肺动脉居右,伴肺动脉瓣狭窄及室间隔缺损

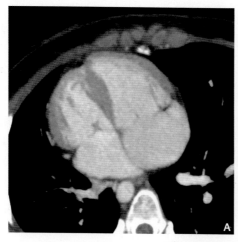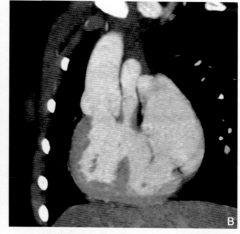

图 5-8-0-2 房室连接不一致的右心室双出口

A、B.增强 CT 最大密度投影多平面重建显示心房反位,心室正位,心尖朝右,肺静脉回流入位于右侧的解剖左心房,连接解剖右心室,位于左侧的解剖右心房连接解剖左心室,两支大动脉均起自解剖右心室,肺动脉居左,主动脉居右,呈侧侧位,伴肺动脉瓣及瓣下狭窄,及远离大动脉室间隔缺损

3. **房室连接不一致的肺动脉闭锁伴室间隔缺损**(pulmonary atresia with ventricular septal defect and atrioventricular discordance) 心房正位时,形态学右心室位于左侧与左心房相连,形态学左心室位于右侧与右心房相连。若主动脉起自右心室,则为房室连接不一致、心室大动脉连接不一致的肺动脉闭锁伴室间隔缺损(图 5-8-0-3)。

4. **孤立性心室反位** 也称孤立性房室连接不一致(isolated atrioventricular discordance),指形态学左心房连接右心室发出肺动脉,形态学右心房连接左心室发出主动脉,即房室连接不一致,而心室大动脉连接一致。血流动力学等同于完全型大动脉转位。

【分析思路】

第一,判断心房位置。判断心房正位、反位或不定位是明确房室连接是否正常的第一步,心房位置的确定可依据心耳的形态而定,如前所述,形态学右心房心耳宽大,而形态学左心房心耳狭长。若从图像上无法明确心耳的形态,由于心脏和腹腔脏器胚胎发育的内在联系,在内脏心脏正位或镜像反位时心房位和肝、胃(脾)以及左右支气管及肺动脉的分支关系是一致的,即:①心房正位,肝在右侧、胃(脾)在左侧,右主支气管短,左主支气管长,属正常位置关系;②心房反位,肝和胃(脾)的位置转呈正常的镜面像,肝在左侧、胃(脾)在右侧,左主支气管短,右主支气管长;③心房不定位,肝多居中,

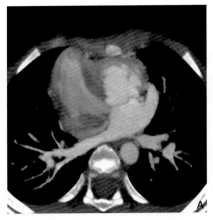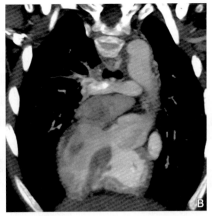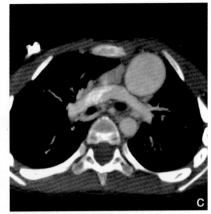

图 5-8-0-3 房室连接不一致、心室大动脉连接不一致 PA/VSD

增强 CT 最大密度投影多平面重建。A、B. 心房正位，心室反位，心尖朝右，肺静脉回流入位于左侧的形态学左心房，左心房连接形态学右心室，位于右侧的形态学右心房连接形态学左心室，主动脉起自形态学右心室；C. 肺动脉瓣闭锁，左右肺动脉有汇合，发育偏小

呈水平肝，胃可居中或偏右、偏左。心房如为右对称位，通常脾脏缺如为无脾综合征，绝大多数情况下左右主支气管均较短；心房如为左对称位，通常脾脏分成两块或多块，为多脾综合征，大部分左右主支气管均较长。

第二，判断心室位置。需注意观察心室肌小梁的粗糙程度，肌小梁光滑的心室为形态学左心室，肌小梁粗糙的心室为形态学右心室。或者结合超声心动图判断，二尖瓣位于形态学左心室，三尖瓣位于形态学右心室。

第三，判断大动脉的起源，根据大动脉起源进行鉴别诊断。

若发现房室连接不一致伴心室大动脉连接不一致，即主动脉与右心室连接，右心室与左心房连接，肺动脉与左心室连接，左心室与右心房连接，则诊断考虑矫正型大动脉转位。

若发现房室连接不一致，主动脉与肺动脉起自解剖右心室，则诊断考虑房室连接不一致的右心室双出口。

若发现房室连接不一致，伴肺动脉瓣闭锁及室间隔缺损，则诊断考虑房室连接不一致的肺动脉闭锁伴室间隔缺损。若主动脉起自右心室，则为房室连接不一致、心室大动脉连接不一致的肺动脉闭锁伴室间隔缺损。

若发现房室连接不一致，伴心室大动脉连接一致，则诊断考虑孤立性心室反位，即形态学左心房连接右心室发出肺动脉，形态学右心房连接左心室发出主动脉。

【疾病鉴别】

房室连接不一致先心病的鉴别诊断流程见图 5-8-0-4。

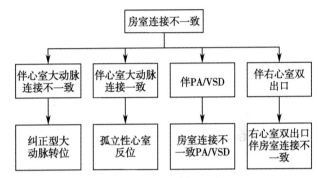

图 5-8-0-4 房室连接不一致先心病的鉴别诊断流程图

（郭　辰　钟玉敏）

第九节 单 心 室

【定义】

单心室（single ventricle）指仅存在一个主要心腔的影像学征象。本节介绍 Van Praagh 分型的单心室以及功能性单心室。

【病理基础】

单心室是一组严重复杂类型的先心病，其特点为一个心室接受经两组房室瓣或共同房室瓣的两侧心房血液，单一心室腔少见，通常心室有两个腔（主心腔及残留心腔），根据主心室的解剖性质分成左心室型、右心室型及不定型单心室。有学者认为单心室的形成与房室孔的偏移及分隔有关。

功能性单心室指不适宜接受双心室解剖矫治而最终只能做生理矫治的单心室类的一系列先心病，包括二尖瓣闭锁、三尖瓣闭锁、共同房室瓣伴仅有一侧发育良好的心室（非均衡型房室间隔缺损）、大型室间隔缺损等。

【征象描述】

CT 和 MRI 均可很好地显示两组房室瓣共同开

口于同一心室的直接征象,还可显示单心室的心肌小梁粗糙程度,明确单心室是右心室型、左心室型或不定型。对伴心脾综合征者,气管和心耳也可显示清晰,帮助诊断。

对于功能性单心室,CT 和 MRI 均可显示二尖瓣闭锁、三尖瓣闭锁或共同房室瓣的直接征象,同时可观察心腔大小及伴发畸形。

【相关疾病】

1. **左心室型单心室**　主心腔为肌小梁光滑的左心室结构,位于后下方,残留心腔也称为输出小腔,为右心室结构,位于前上方,可以在主心腔的右侧、左侧或正前方(图 5-9-0-1)。心室与大动脉连接不一致居多。

2. **右心室型单心室**　主心腔为肌小梁粗糙的右心室结构,残留心腔为左心室结构,位于后下方,大多数在主心腔左侧(图 5-9-0-2)。房室连接方式以共同房室瓣居多,心室大动脉连接关系以右心室双出口居多。

3. **三尖瓣闭锁**　为三尖瓣叶完全未发育而缺如,右心房与右心室之间无直接交通的先心病(图5-9-0-3)。三尖瓣闭锁时腔静脉回流的静脉血经右心房直接入左心房,再经二尖瓣口流入左心室后入主动脉,部分通过室间隔缺损进入右心室和肺动脉。

4. **其他**　如共同房室瓣或心脾综合征,伴仅有一侧发育良好的心腔,双侧心腔大小差别明显,或室间隔缺损较大,似单一心腔,可合并右心室双出口等畸形(图 5-9-0-4)。

【分析思路】

第一,明确单心室诊断。即发现两组房室瓣或共同房室瓣共同开口于同一心腔。

第二,明确单心室类型。根据主心室的解剖性质分成左心室型、右心室型及不定型单心室。主要心室心肌小梁粗糙为右心室型单心室,光滑为左心室型单心室。单一心室腔少见,通常心室有两个腔,左心室型单心室有输出小腔,一般位于主要心室的前上方,右心室型单心室有时有残留心腔,一般位于主要心室的后下方。

第三,明确心室大动脉连接情况。左心室型单心室与大动脉连接不一致居多,表现为肺动脉起自主要心腔,主动脉起自输出小腔,若心室大动脉连接

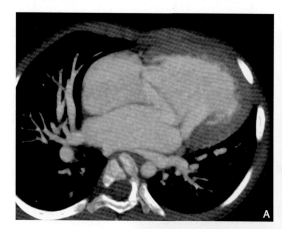
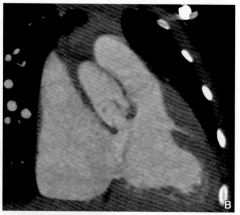
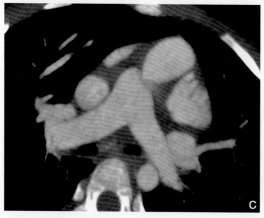

图 5-9-0-1　左心室型单心室

增强 CT 最大密度投影多平面重建。A、B. 心房正位,见两组房室瓣共同开口于一肌小梁光滑的主心腔,输出小腔位于上方,心室大动脉连接不一致,主动脉起自输出小腔,位于左前,肺动脉起自主心腔,位于右后;C. 大动脉关系呈左前右后关系,伴肺动脉瓣及瓣下狭窄

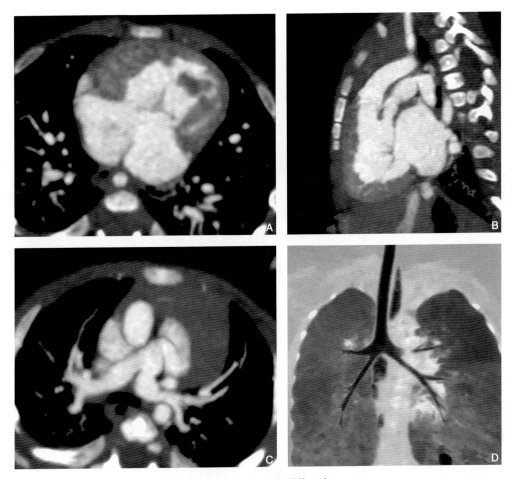

图 5-9-0-2 右心室型单心室
增强 CT 最大密度投影多平面重建。A、B. 心脾综合征,双侧右心房结构,心耳宽大,见共同房室瓣共同开口于一肌小梁粗糙的主心腔,残留小腔位于左后方,两支大动脉均起自主心腔,主动脉位于右前,肺动脉位于左后;C. 大动脉关系前后位,伴肺动脉瓣及瓣下狭窄;D. 左右支气管对称,均呈右侧支气管形态

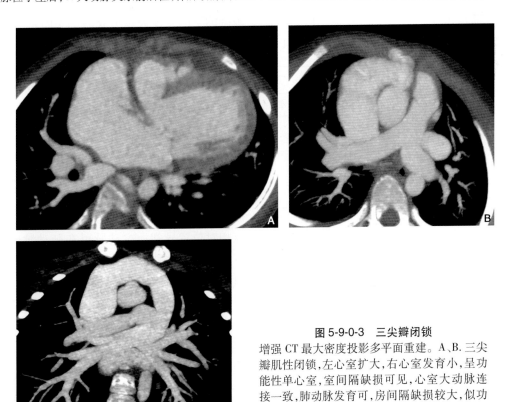

图 5-9-0-3 三尖瓣闭锁
增强 CT 最大密度投影多平面重建。A、B. 三尖瓣肌性闭锁,左心室扩大,右心室发育小,呈功能性单心室,室间隔缺损可见,心室大动脉连接一致,肺动脉发育可,房间隔缺损较大,似功能性单心房;C. 该病例合并完全型肺静脉异位引流(心上型)

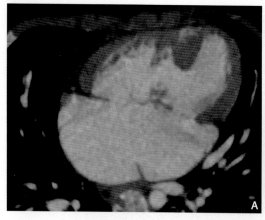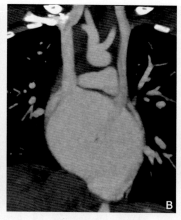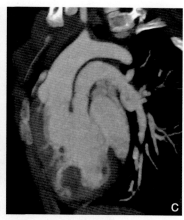

图 5-9-0-4 心脾综合征,完全型大动脉转位

增强 CT 最大密度投影多平面重建。A. 双侧右心房结构,心耳宽大,房间隔缺损较大,似功能性单心房,共同房室瓣,室间隔缺损较大,似功能性单心室;B. 双上腔静脉分别回流入双侧心房顶部;C. 心室大动脉连接不一致,主动脉位于右前,起自右心室,肺动脉位于左后,起自左心室,大动脉关系前后位,伴肺动脉瓣狭窄

一致,则表现为主动脉起自主要心腔,肺动脉起自输出小腔。右心室型单心室的心室大动脉连接关系以右心室双出口居多。

第四,功能性单心室。主要包括二尖瓣闭锁、三尖瓣闭锁,或其他先心病伴仅有一侧发育良好的心室。

【疾病鉴别】

单心室鉴别诊断流程见图 5-9-0-5。

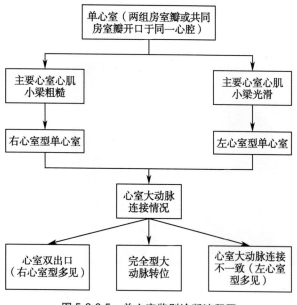

图 5-9-0-5 单心室鉴别诊断流程图

（郭 辰 钟玉敏）

第十节 心室大动脉连接异常

【定义】

心室大动脉连接指心室与大动脉(主动脉及肺动脉)的连接关系。心室大动脉连接一致,即形态学(下同)左心室与主动脉连接,形态学右心室与肺动脉连接;心室大动脉连接异常可包含多种连接方式,包括心室大动脉连接不一致,即左心室与肺动脉连接、右心室与主动脉连接,以及其他类型,如心室双出口,一条大动脉起自某一心室伴另一条大动脉闭锁,以及单独一动脉干发自某一心室即永存动脉干。

【病理基础】

心室大动脉连接异常与胚胎早期圆锥动脉干的异常发育密切相关。多数学者认为,圆锥动脉干间隔的螺旋式生长方式是主动脉与肺动脉相互交叉和缠绕的空间立体关系形成的主要因素。心室大动脉连接异常是圆锥动脉间隔发育异常的结果。

【征象描述】

CT 和 MRI 均可显示心室大动脉连接异常的直接征象。首先需确定心室位置,其次结合横断面图像追踪大动脉的走行及多平面后处理技术的应用是判断大动脉起源及走行的关键。

心室大动脉连接异常可包含多种连接方式,其中心室大动脉连接不一致表现为左心室与肺动脉连接、右心室与主动脉连接,其往往伴随主动脉及肺动脉相对位置异常。主动脉可在肺动脉的右前方,也可见主动脉在肺动脉的正前方或左前方。心室双出口绝大多数为右心室双出口,首先需确定心室为正位或反位,其次明确两支大动脉均起自解剖形态学右心室(常用诊断标准为一支大动脉完全起自右心室,另一支大动脉超过 50% 起自右心室),并观察大动脉的排列关系。一条大动脉起自某一心室,伴另一条大动脉闭锁绝大多数为肺动脉瓣闭锁,即 PA/VSD,主动脉可起自左心室或右心室。

永存动脉干将于第十一节详细介绍。

【相关疾病】

心室大动脉连接异常可见于多种先心病,现列举相关疾病如下:

1. 完全型大动脉转位(complete transposition of great artery) 也称 D 型大动脉转位(D-transpo-sition of great artery,D-TGA),是指房室连接一致、心室大动脉连接不一致,即形态学右心室与主动脉连接,形态学左心室与肺动脉连接的先心病。主动脉发自右心室,大多位于前方,肺动脉发自左心室,大多位于后方(图 5-10-0-1)。

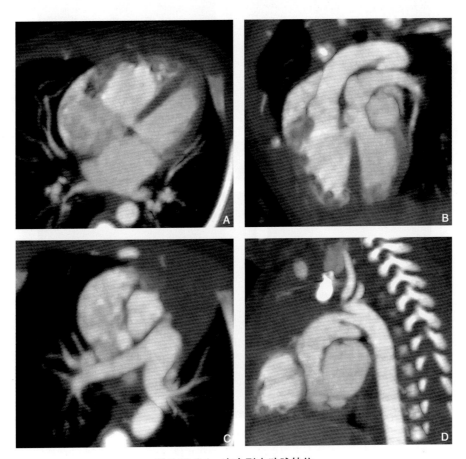

图 5-10-0-1 完全型大动脉转位

增强 CT 最大密度投影多平面重建。A、B. 房室连接一致、心室大动脉连接不一致,解剖右心室与主动脉连接,形态学左心室与肺动脉连接;C、D. 主动脉位于右前,肺动脉位于左后,大动脉关系呈右前左后关系,该病例合并室间隔缺损及动脉导管未闭

该病患者血液循环与正常血液循环不同,其形成了两个独立平行的血液循环,即体循环回流的静脉血经右心房、右心室到主动脉,经全身循环后又回流至右心室。肺循环回流的氧合血经左心房、左心室入肺动脉,经肺循环后又回到左心室,肺、体循环失去正常循环交互,两个循环之间只能通过房、室或大血管水平的分流相互交通来维护机体组织供氧。

2. 矫正型大动脉转位 如本章第八节所述,表现为房室连接不一致,且心室大动脉连接不一致。体循环回流的静脉血经右心房、左心室到达肺动脉,肺循环回流的氧合血经左心房、右心室进入主动脉,血流动力学达到功能上"矫正"(图 5-10-0-2)。

3. 右心室双出口(double outlet of right ventri-cle,DORV) 诊断标准各病理学家意见不一致,目前比较统一的观点认为,右心室双出口为主动脉和肺动脉全部或绝大部分(一根全部,另一根为 50% 以上)发自解剖右心室。右心室双出口几乎总合并室间隔缺损,其为解剖左心室的唯一流出道。

室间隔缺损一般为非限制性,依照室间隔缺损与大动脉关系将右心室双出口分为四种类型:①伴主动脉下室间隔缺损的右心室双出口,此型最常见;②伴肺动脉下室间隔缺损的右心室双出口;③伴双动脉下室间隔缺损的右心室双出口;④伴远离大动脉室间隔缺损的右心室双出口。根据室间隔缺损位置以及有无肺动脉狭窄、血液动力学及临床表现可类似室间隔缺损伴肺动脉高压(图 5-10-0-3)、法洛四联症(图 5-10-0-4)或大动脉转位(Taussig-Bing 型)(图 5-10-0-5)等。

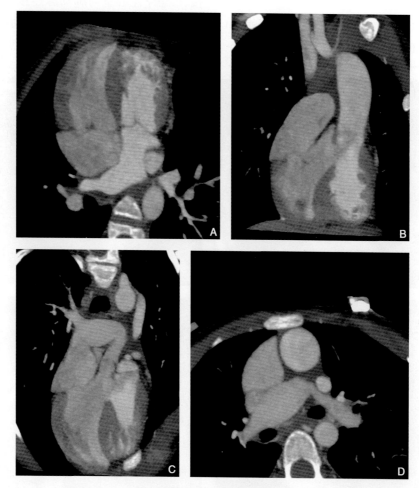

图 5-10-0-2　矫正型大动脉转位
增强 CT 最大密度投影多平面重建。A、B. 心房正位,心室反位,心室大动脉连接不一致,左心房与位于左侧的解剖右心室连接,并发出主动脉,右心房与位于右侧的形态学左心室连接,并发出肺动脉;C、D. 大动脉关系前后位,主动脉居前,肺动脉居后,伴肺动脉瓣狭窄,左肺动脉狭窄

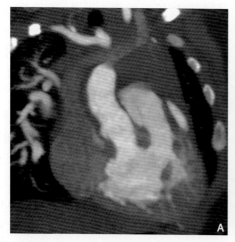

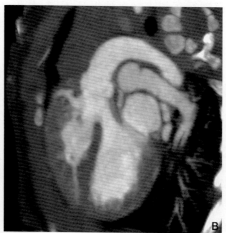

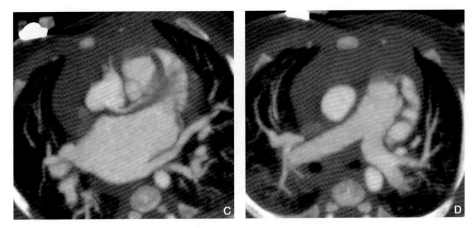

图 5-10-0-3　右心室双出口

增强 CT 最大密度投影多平面重建。A、B. 两支大动脉均起自右心室,主动脉下室间隔缺损;C、D. 肺动脉居左,主动脉居右,呈侧侧位,左右肺动脉发育可,肺动脉总干稍扩张,血流动力学类似室间隔缺损

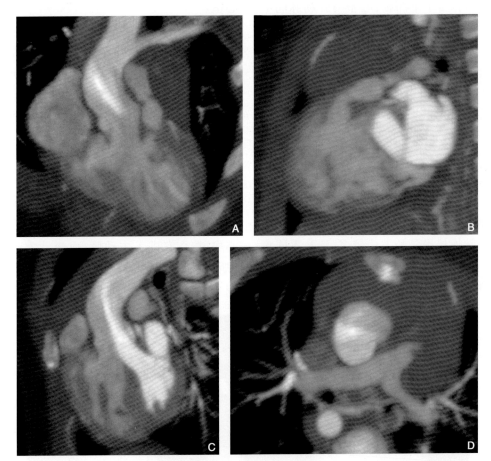

图 5-10-0-4　右心室双出口

增强 CT 最大密度投影多平面重建。A~C. 肺动脉起自右心室,主动脉骑跨于室间隔缺损之上,接受来自左、右心室血流,主动脉下室间隔缺损;D. 肺动脉居左,主动脉居右,呈侧侧位,伴肺动脉瓣及瓣下狭窄,左右肺动脉发育偏小,血流动力学类似法洛四联症

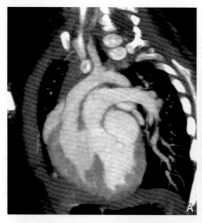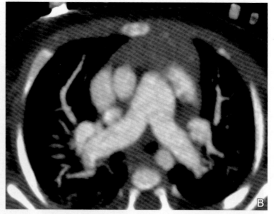

图 5-10-0-5　右心室双出口、Taussig-Bing 型

A、B. CT 增强最大密度投影多平面重建显示主动脉起自右心室,肺动脉骑跨于室间隔缺损之上,肺动脉下室间隔缺损,肺动脉居左,主动脉居右,呈侧侧位,肺动脉及左右肺动脉增宽,血流动力学类似完全型大动脉转位

4. 肺动脉闭锁伴室间隔缺损(pulmonary atresia with ventricular septal defect,PA/VSD) 是一种少见、严重的发绀型先心病。其主要病理改变包括肺动脉于肺动脉瓣水平闭锁,心室与肺动脉间不存在管道连接,也无血液流通,肺动脉总干缺如或发育不良,伴左、右肺动脉纤细;主动脉瓣下对位不良型室间隔缺损;主动脉骑跨于室间隔之上,亦可完全起自右心室;肺动脉供血均来自体动脉系统。

若房室连接一致,主动脉完全起自解剖右心室,伴肺动脉瓣闭锁,则称为心室大动脉连接不一致 PA/VSD;若同时伴房室连接不一致,则为房室连接不一致、心室大动脉连接不一致 PA/VSD(图 5-10-0-6)。

【分析思路】

心室大动脉连接异常的方式较多,涉及不同疾病,且包含多种合并畸形,分析思路如下:

第一,判断心室位置。诊断心室大动脉连接异常,首先需明确心室位置,即心室正位或反位,需注意观察心室肌小梁的粗糙程度,肌小梁光滑的心室为形态学左心室,肌小梁粗糙的心室为形态学右心室。

第二,判断大动脉的起源是明确诊断的关键。若表现为心室大动脉连接不一致,即左心室与肺动脉连接、右心室与主动脉连接,则诊断为大动脉转位。完全型大动脉转位表现为房室连接一致、心室大动脉连接不一致,由于该病患者形成了两个独立平行的血液循环,肺、体循环失去正常循环交互,患儿出生后即有发绀、气促、心力衰竭,且生长发育迟缓。矫正型大动脉转位表现为房室连接不一致,且心室大动脉连接不一致,体循环回流的静脉血经右心房、左心室到达肺动脉,肺循环回流的氧合血经左心房、右心室进入主动脉,血流动力学达到功能上"矫正",因此其临床表现和体征取决于其伴发畸形。完全型大动脉转位与矫正型大动脉转位除了解剖结

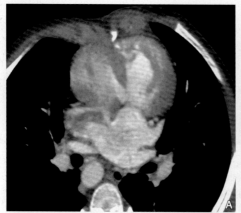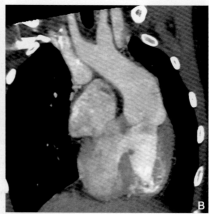

图 5-10-0-6　房室连接不一致、心室大动脉连接不一致 PA/VSD

A、B. 增强 CT 最大密度投影多平面重建显示心房正位,心室反位,中位心,肺静脉回流入左心房,连接形态学右心室,右心房连接形态学左心室,主动脉起自解剖右心室,肺动脉瓣闭锁

构上的各自特点,在患儿发病年龄与临床表现上也有诸多区别。

若表现为一支大动脉完全起自右心室,另一支大动脉超过50%起自右心室,则诊断为右心室双出口,此时需重点观察大动脉的排列关系、室间隔缺损的位置以及有无合并肺动脉瓣狭窄。主动脉下非限制性室间隔缺损的右心室双出口为室间隔缺损型;主动脉下或双动脉下室间隔缺损伴肺动脉瓣下流出道狭窄者为法洛四联症型;主动脉完全起自右心室,肺动脉骑跨于室间隔上(如同大动脉转位),伴肺动脉下室间隔缺损者为大动脉转位型(Taussig-Bing型);远离大动脉室间隔缺损的右心室双出口,其室间隔缺损位置与大动脉无关,可从膜周部延伸至流入道或小梁部,两支大动脉完全起自右心室。

若表现为PA/VSD,则需要观察主动脉起自左心室或右心室,另外需重点观察纵隔肺动脉的发育

情况,左右肺动脉有无汇合,有无肺动脉总干等。

第三,观察伴发畸形。伴发畸形对于疾病的预后、手术方式及时机的选择非常重要。对于完全型大动脉转位,两个独立循环之间只能通过心房、心室或大血管水平的分流相互交通来维护机体组织供氧,因此需重点观察有无合并房间隔缺损、室间隔缺损及动脉导管未闭,同时观察有无合并肺动脉瓣狭窄。对于矫正型大动脉转位,需重点观察有无合并室间隔缺损及肺动脉瓣狭窄。对于右心室双出口,需重点观察室间隔缺损的位置,以及有无合并肺动脉瓣狭窄。对于PA/VSD,除了肺动脉的发育情况,需重点观察有无动脉导管开放,大的主-肺侧支动脉对两肺的供应情况,以及与其纵隔肺动脉有无交通。

【疾病鉴别】

心室大动脉连接异常先心病的鉴别诊断流程见图5-10-0-7。

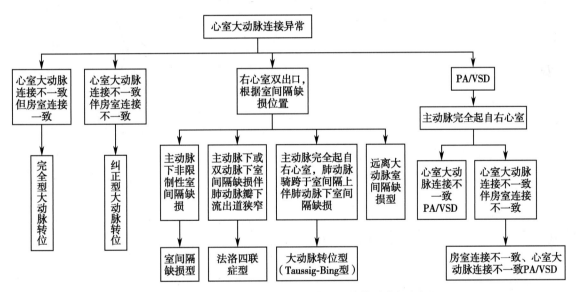

图5-10-0-7　心室大动脉连接异常先心病的鉴别诊断流程图

(郭　辰　钟玉敏)

第十一节　双心室发出单支大动脉

【定义】

双心室发出单支大动脉是指心脏只发出单一的大血管。该大血管可以为永存动脉干或主动脉。

【病理基础】

双心室发出单支大动脉是心室动脉连接异常的一种类型,常见于永存动脉干或肺动脉闭锁。永存动脉干是胚胎发育过程中圆锥部分隔不良,动脉干间隔完全缺如,主肺动脉间隔发育不良或缺如而形

成。若圆锥被心室吸收过程正常,动脉干骑跨于室间隔,两侧心室平衡;左心室吸收圆锥障碍可导致动脉干主要连接右心室;相反,左心室吸收圆锥过度则导致动脉干主要连接左心室。动脉干内为动、静脉混合血。肺动脉闭锁是胚胎发育过程中肺动脉瓣及肺动脉总干的近端部分闭锁,仅瓣膜闭锁少见,伴室间隔缺损;或圆锥动脉干的不均等分隔从而导致肺动脉通道发育不良,室间隔完整。

【征象描述】

1. X线表现　永存动脉干肺血明显增加,心影中到重度增大,以左心室增大为主,两侧肺门影不对称,根据不同类型,肺动脉段可凸起也可平直或轻度

凹陷。肺动脉闭锁伴室间隔缺损时 X 线平片表现为特征性的靴形心,肺动脉段凹陷,心尖上翘,心血明显减少伴肺纹理紊乱等侧支循环征象。肺动脉闭锁伴室间隔完整时出生早期无明显异常改变,有明显低氧血症时表现为肺纹理减少,在极重度三尖瓣反流的患儿,心影明显扩大,心胸比可达 90%~100%。

2. CT 表现 永存动脉干可见心室发出单一动脉干,仅有一组动脉瓣,并由此发出冠状动脉、主动脉和肺动脉,几乎均合并大型室间隔缺损,主动脉干骑跨于室间隔,大多数连接两侧心室,其次为连接右心室为主,较少连接左心室为主。肺动脉闭锁伴室间隔缺损时可见对位不良型室间隔缺损,自身肺动脉存在或不存在,伴或不伴主动脉-肺动脉侧支。肺动脉闭锁伴室间隔完整时主要表现为肺动脉闭锁、右心室发育不良、小梁部或/和流出道可能闭锁、室间隔完整、多数肺动脉总干及分支内径正常,肺血由长而迂曲的动脉导管供应。

3. MRI 表现 各序列可见 CT 类似征象,如有永存动脉干瓣或三尖瓣反流在梯度回波电影序列上可见异常血流影。

【相关疾病】

1. 永存动脉干(persistent truncus arteriosus) 是以心脏发出单一动脉干,并由此发出冠状动脉、主动脉和肺动脉,以及仅有一组动脉瓣为特征的先心病。由于漏斗间隔缺如,几乎均合并大型室间隔缺损,主动脉干骑跨于室间隔,大多数连接两侧心室,其次为连接右心室为主,较少连接左心室为主。Van Praagh 等(1965 年)按伴或不伴室间隔缺损,首先将其分为 A、B 两型,B 型极少。再根据主动脉-肺动脉间隔形成程度、肺动脉及主动脉弓的解剖形态分为 4 型:Ⅰ型,动脉干间隔部分形成,在共瓣上方有巨大缺损。短的肺动脉主干起自动脉干的左后侧并分为左右两支肺动脉,动脉干延续成为升主动脉(图 5-11-0-1);Ⅱ型,不存在肺动脉干,左右两支肺动脉直接起自动脉干背侧或侧面行走肺部,其开口可分开也可靠得很近(图 5-11-0-2);Ⅲ型,不存在肺动脉干,仅有单一肺动脉分支起自动脉干,供应同侧肺叶,而另一支肺动脉起源于动脉导管或主动脉(图 5-11-0-3);Ⅳ型,伴主动脉弓中断或严重发育不良,粗大的主肺动脉和动脉导管发出左右肺动脉和降主动脉。

2. 肺动脉闭锁伴室间隔缺损(pulmonary atresia with ventricular septal defect,PA/VSD) 是心室与肺动脉间不存在管道连接,也无血液流通,心室间有缺损的一组复杂多样的先心病。在严重的类型中,自身的肺动脉部分或完全缺如。肺血流主要由动脉导管、直接的主动脉-肺侧支动脉(源自降主动脉)、间接的主动脉-肺侧支动脉(源自主动脉弓的分支动脉,如锁骨下动脉)、冠状动脉、第五对主动脉弓、支气管动脉或胸膜动脉丛供应。根据自身肺动脉和主动脉-肺侧支动脉的存在与否,可将其分为 3 种类型:A 型,自身肺动脉存在,肺血由未闭的动脉导管供应(图 5-11-0-4);B 型,自身肺动脉和主动脉-肺侧支动脉同时存在(图 5-11-0-5);C 型,自身肺动脉不存在,肺血由主动脉-肺侧支动脉供应(图 5-11-0-6)。

3. 肺动脉闭锁伴室间隔完整(pulmonary atresia with intact ventricular septum,PA/IVS) 亦指心室与肺动脉间不存在管道连接,也无血液流通,室间隔无缺损,通常伴右心室发育不良,三尖瓣异常常见,发育不良或严重反流。肺循环由长而扭曲的动脉导管供血,多数肺动脉总干及分支内径发育尚可,严重肺动脉发育不良少见(图 5-11-0-7)。

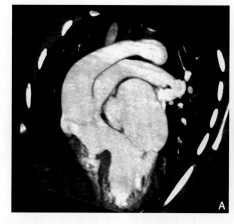
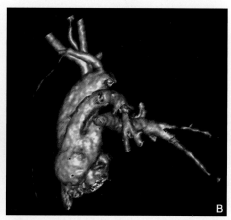

图 5-11-0-1 永存动脉干 A Ⅰ型
增强 CT 重建图。A. 最大密度投影重建示对位不良型室间隔缺损,肺动脉主干自动脉干发出,动脉干仅一组大动脉瓣,动脉干骑跨于室间隔缺损;B. 容积再现示肺动脉主干发自动脉干

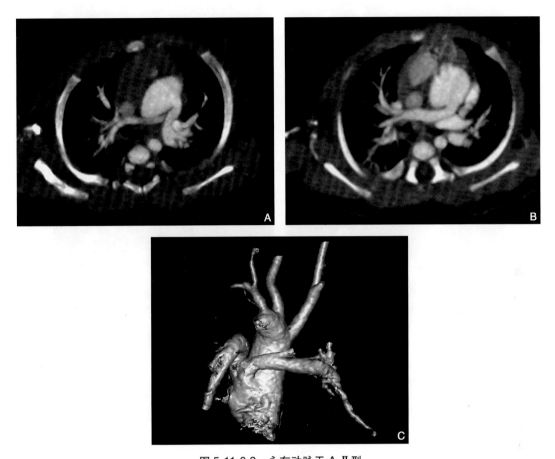

图 5-11-0-2　永存动脉干 A Ⅱ 型
增强 CT 重建图。A、B. 最大密度投影重建示右肺动脉和左肺动脉分别发自动脉干；C. 容积再现示左右肺动脉分别发自动脉干

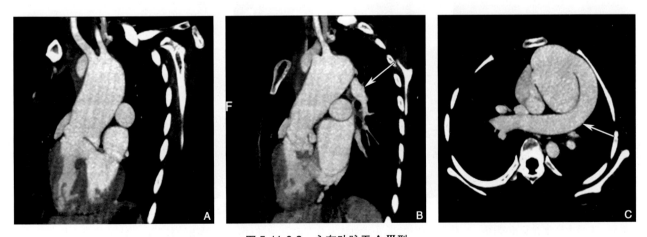

图 5-11-0-3　永存动脉干 A Ⅲ 型
CT 增强重建图，A. 共同干下室间隔缺损、骑跨；B. 左肺动脉（箭头）发自主动脉弓降部；C. 右肺动脉（箭头）发自共同左侧壁

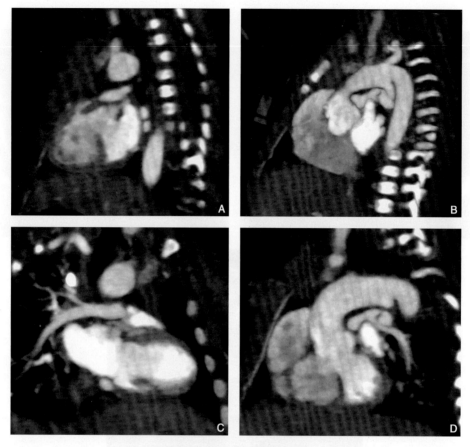

图 5-11-0-4　PA/VSD,A 型

增强 CT 最大密度投影重建图。A. 肺动脉闭锁;B. 可见粗大的动脉导管与左肺动脉近端相连;C. 右肺动脉发育小;D. 左肺动脉发育小,近端与动脉导管相连

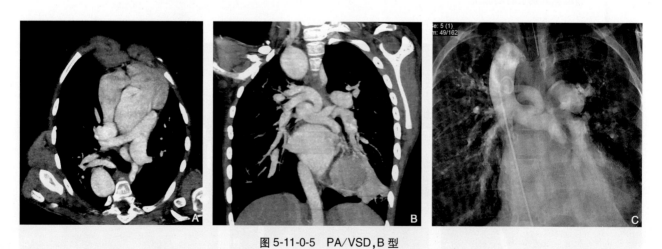

图 5-11-0-5　PA/VSD,B 型

增强 CT 最大密度投影重建图。A. 肺动脉闭锁,可见肺动脉干及左右肺动脉;B. 可见降主动脉发出粗大的侧支血管供应左右肺;C.DSA 示降主动脉发出粗大的侧支血管供应左右肺,与图 B 所示一致

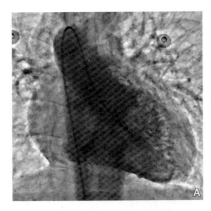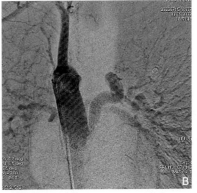

图 5-11-0-6 PA/VSD,C 型

心脏 DSA。A. 右心室造影可见动脉干,未见肺动脉显影;B.降主动脉发出侧支供应左右肺

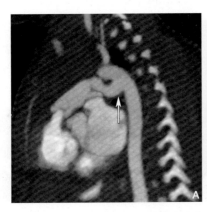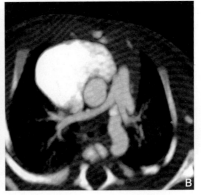

图 5-11-0-7 PA/IVS

增强 CT 最大密度投影重建图。A.肺动脉瓣闭锁,粗大的动脉导管供应肺血(箭);B.可见左右肺动脉汇合,左右肺动脉发育小

【分析思路】

第一,追踪观察有无肺动脉和肺动脉发出部位。若冠状动脉、肺动脉和头臂动脉依次起始于动脉干,则考虑永存动脉干。若粗大的主肺动脉和动脉导管发出左右肺动脉和降主动脉,伴主动脉弓中断或严重发育不良,也应考虑为永存动脉干。

第二,心室与肺动脉间不存在管道连接,也无血液流通,若可见对位不良型室间隔缺损,自身肺动脉存在或不存在,伴或不伴主动脉-肺动脉侧支,则考虑肺动脉闭锁伴室间隔缺损;若肺动脉闭锁,右心室发育不良,室间隔完整,多数肺动脉总干及分支内径正常,肺血由长而迂曲的动脉导管供应,则考虑肺动脉闭锁伴室间隔完整。

【疾病鉴别】

双心室发出单支大动脉鉴别诊断流程见图5-11-0-8。

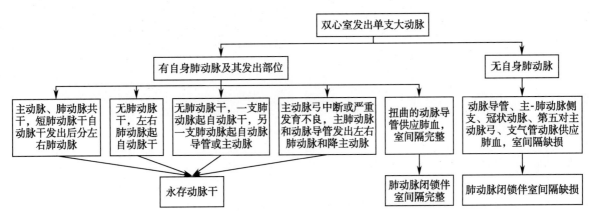

图 5-11-0-8 双心室发出单支大动脉鉴别诊断流程图

(欧阳荣珍 钟玉敏)

第十二节 主动脉弓外侧 多余血管征

【定义】

主动脉弓外侧多余血管征是指 CT 或 MRI 上主动脉弓层面的横断位图像上见到主动脉弓外侧有一正常时没有的多余血管影,该征象可简称弓外血管征。

【病理基础】

弓外血管征的病理基础是由于在胚胎发育过程中一些应该吸收消退的血管没有消退,导致体静脉或肺静脉血管的连接和走向异常,在主动脉弓外侧出现了多余血管的血管影。

【征象描述】

1. CT 表现 CT 主动脉弓层面横断位平扫通常也能显示主动脉弓外侧有一多余的血管影,在儿童年龄稍大时显示更清楚,为软组织密度。有时需要观察该层面的上下层面,以显示管状的血管影与圆形淋巴结影的区别。增强 CT 可清晰则显示弓外血管征,为圆形血管影,强化明显(图 5-12-0-1)。虽然征象很明显,但若对先天性心血管畸形不熟悉,对此征象视而不见也常有发生。

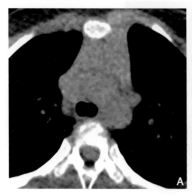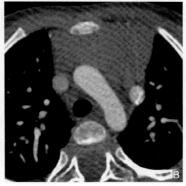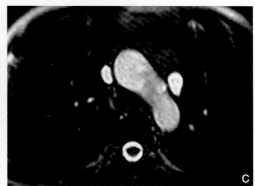

图 5-12-0-1 主动脉弓外侧多余血管征

A~C. CT 主动脉弓层面横断位平扫、增强图像和心脏磁共振主动脉弓层面横断位平扫图像,均见到主动脉弓外侧有一正常时没有的血管影

2. MRI 表现 MRI 各种序列主动脉弓层面横断位平扫和增强都能清楚显示主动脉弓外侧有一边界清楚的多余血管影,相位对比梯度回波的电影序列还可显示该血管内的血流方向是朝上还是朝下。

【相关疾病】

弓外血管征可见于许多疾病。比较常见的先天性畸形类型有 4 种(图 5-12-0-2、图 5-12-0-3):

1. 永存左上腔静脉 是最常见的先天性上腔静脉畸形,系胚胎时左侧前主静脉没有正常退化所致。永存左上腔静脉主要有 4 种类型:①左上腔静脉持续存在并汇入冠状静脉窦,右上腔静脉存在,双上腔静脉之间可伴或不伴桥静脉,该型最常见,占永存左上腔静脉的 90% 以上;②左上腔静脉直接入右心房;③左上腔静脉直接入左心房,该型常为无顶冠

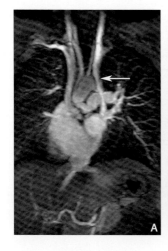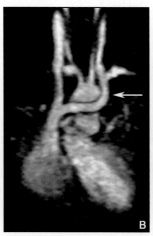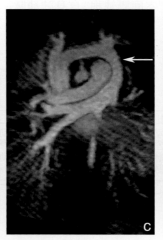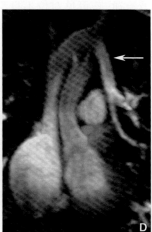

图 5-12-0-2 主动脉弓外侧多余血管征

MRA 最大密度投影重建。A. 永存左上腔静脉无桥静脉;B. 无名静脉低位;C. 完全型肺静脉异位引流心上型;D 左上肺静脉异位引流入左无名静脉。箭处静脉在横断位上表现为主动脉弓外侧的血管影

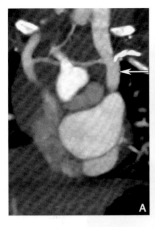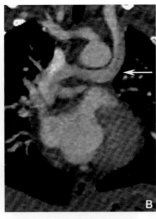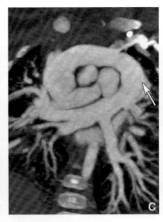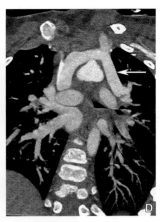

图 5-12-0-3　主动脉弓外侧多余血管征

增强 CT 最大密度投影重建。A. 永存左上腔静脉有桥静脉;B. 无名静脉低位;C. 完全型肺静脉异位引流心上型;D. 左上肺静脉异位引流入左无名静脉。箭处静脉在横断位上表现为主动脉弓外侧的血管影

状窦,即冠状静脉窦与左心房之间的间隔缺损;④永存左上腔静脉入冠状窦而没有右上腔静脉。

2. 无名静脉低位　也是常见的先天性上腔静脉畸形。无名静脉不是正常走行于主动脉弓上方,而是从主动脉弓下方横过并进入右上腔静脉,故在主动脉弓外侧可见异常血管影。该畸形系与胚胎时双侧前主静脉之间的血管丛未能在正常部位形成,而在比较低的位置形成所致。

3. 完全型肺静脉异位引流心上型　该畸形系胚胎时左右肺静脉在左心房后方汇合成横静脉后,没有正常融入左心房,而是通过走行于主动脉弓外侧的左垂直静脉,向上进入左无名静脉所致。主动脉弓外侧的血管影粗大,血流方向向上。

4. 部分型肺静脉异位引流　左上肺静脉异位引流入左无名静脉,该畸形系胚胎时左上肺静脉未与其他肺静脉汇合,而是通过走行于主动脉弓外侧血管,向上进入左无名静脉所致。其血流方向向上。

除了上述比较常见的先天性畸形,主动脉弓层面横断位显示主动脉弓外侧有一多余血管影的情况可见于许多罕见疾病。其中有永存左上腔静脉中的罕见情况,如左上腔静脉入左心房、左上腔静脉入右心房、左上腔静脉无右上腔静脉等(图 5-12-0-4),也有食管后无名静脉(图 5-12-0-5)、心大静脉开放(图 5-12-0-6)、冠状静脉窦闭锁(图 5-12-0-7)等。

【分析思路】

弓外血管征并不少见,牵涉的疾病很多,其分析思路如下:

第一,认识这个征象。主动脉弓层面横断位 CT、MRI 图像是儿童胸部心血管结构最少的层面,只有主动脉弓和右上腔静脉两个血管结构。如果在增强 CT 和磁共振图像上,主动脉弓外侧出现了一个多余的结构,理论上应该不会遗漏,但实际上对此多余血管视而不见的情况还是常有发生。医生能看到多少异常征象,和其对疾病的理解有关。对于小年龄儿童的

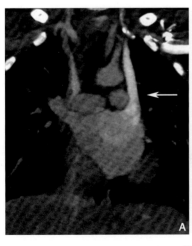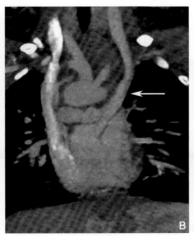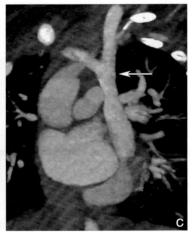

图 5-12-0-4　永存左上腔静脉中的罕见情况

增强 CT 最大密度投影重建。A. 左上腔静脉入左心房 CT 图像,左心房内局部对比剂密度增高,提示血流方向由上向下;B. 左上腔静脉入右心房 CT 图像;C. 左上腔静脉入冠状窦,右上腔静脉未见显示。箭处静脉在横断位上表现为主动脉弓外侧的血管影

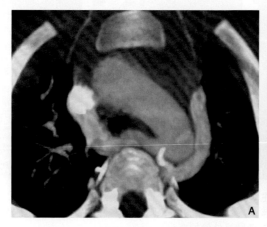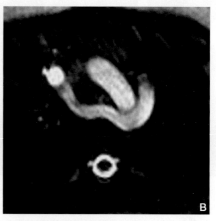

图 5-12-0-5　主动脉弓外侧有一多余血管影的罕见疾病
食管后无名静脉。A、B.CT 增强和磁共振横断面图像

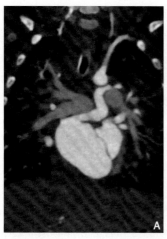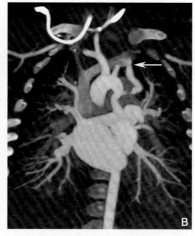

图 5-12-0-6　主动脉弓外侧有一多余血管影的罕见疾病
A、B.增强 CT 最大密度投影重建显示三房心伴心大静脉开放。血流方向由下向上,由密度更高的左心房副房流向对比剂密度较低的左无名静脉(箭)

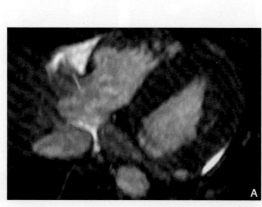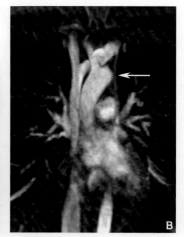

图 5-12-0-7　主动脉弓外侧有一多余血管影的罕见疾病
A、B.MRA 最大密度投影重建显示冠状静脉窦闭锁,细小左上腔静脉开放(箭)。血流方向由下向上

CT平扫,由于有胸腺影的影响,部分病例不能看出弓外血管征还是情有可原的。但在成人的体检中,多数弓外血管征应该是可以在CT平扫中看出的。

第二,如何分析。儿童血管畸形的鉴别诊断,常用跟踪法。将鼠标放在异常血管影上,向上和逐层向下翻动图像,可以跟踪到异常血管的来龙去脉,明确诊断。如法洛四联症伴双侧上腔静脉,左上腔静脉入冠状窦。用向下跟踪法在磁共振连续横断位图上首先可以见到主动脉弓外侧有一个多余的血管影(图5-12-0-8A),在其下方的肺动脉分叉水平,可以看到肺动脉狭窄。同时在肺动脉左侧有一多余的血管影(图5-12-0-8B),这就可以排除无名静脉低位。在下方的房室横断位水平,可以见到室间隔缺损,并在左心房左侧见到有多余的血管影(图5-12-0-8C),这可排除完全型肺静脉异位引流心上型和部分型肺静脉异位引流,最后见左上腔静脉进入扩大的冠状静脉窦的直接征象(图5-12-0-8D)。

跟踪法也可向上跟踪。如一例完全型肺静脉异位引流,向上跟踪可见无名静脉明显扩张(图5-12-0-9)。

【疾病鉴别】

主动脉弓外侧多余血管影鉴别诊断流程见图5-12-0-10。

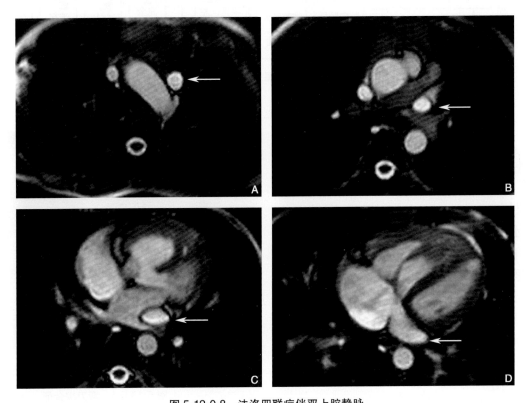

图 5-12-0-8　法洛四联症伴双上腔静脉
磁共振横断位平扫图像。A.主动脉弓外侧见多余血管影(箭);B.肺动脉左侧见到有一多余的血管影(箭);C.左心房左侧见到有多余的血管影(箭);D.扩大的冠状静脉窦的直接征象(箭)

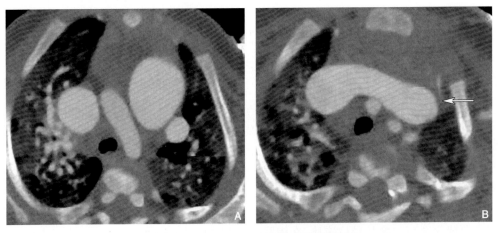

图 5-12-0-9　心上型完全型肺静脉异位引流
A、B.CT增强横断面显示可见无名静脉明显扩张(箭)

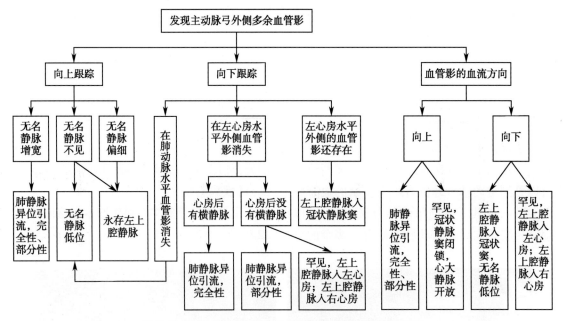

图 5-12-0-10　主动脉弓外侧多余血管影鉴别诊断流程图

（朱　铭）

第十三节　横膈水平异常血管征

【定义】

横膈水平异常血管征是指 CT 或 MRI 图像上看到横膈水平层面异常的血管影。

【病理基础】

横膈水平异常血管征的病理基础是由于在胚胎发育过程中血管吻合异常，导致体静脉或肺静脉血管的连接和走向异常。主要包括两大类，第一类为连接中断，第二类为连接异常。

【征象描述】

1. **X 线表现**　连接中断主要表现为气管与支气管夹角区有向右纵隔突出的圆形密度增高阴影，该阴影脊柱右旁向上延伸；侧位胸片中，心影后无下腔静脉阴影。连接中断中，若为右肺静脉部分或全部肺静脉汇合后异常回流至下腔静脉，则表现为右下肺野至膈下的血管影，形态似短"土耳其军刀"，伴右肺发育不良，故称"弯刀综合征（scimitar syndrome）"（图 5-13-0-1）。

2. **CT 表现**　横膈水平异常血管征连接中断 CT 上主要表现为下腔静脉肝段中断，肝静脉直接回流至右心房，同时伴奇静脉扩张，中断部位以下静脉经扩张的奇静脉回流至上腔静脉最后至心房。连接异常主要表现为部分或全部肺静脉汇合后异常回流至下腔静脉，即部分或完全型肺静脉异位连接，在横膈水平见异常血管汇入下腔静脉；其中，部分或全部肺

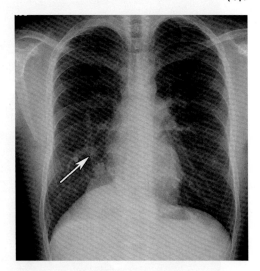

图 5-13-0-1　弯刀综合征
正位 X 线胸片示右下肺野弯刀状血管影（箭）

静脉汇合后异常回流至下腔静脉，则在斜冠状面重建图像上呈弯刀样改变。

3. **MRI 表现**　各序列均可显示横膈水平中断或异常连接的下腔静脉，各类形态表现与 CT 相仿。三维增强血管成像显示效果最佳，可进行多平面重建。

【相关疾病】

横膈水平异常血管征可见于几种先天性心血管畸形，比较常见的有 3 种：

1. **下腔静脉中断**　下腔静脉中断也可称下腔静脉肝段缺如或下腔静脉-奇静脉异常连接，是最常见的先天性下腔静脉异常，其发生机制是胚胎期肝下主静脉吻合未能形成，使下腔静脉肝段缺如，肾及

肾以下的静脉血经扩张的奇静脉或半奇静脉流入上腔静脉,肝静脉直接回流入右心房。此征象常见于

内脏异构的复杂先天性心脏病中,如多脾综合征(图5-13-0-2)。

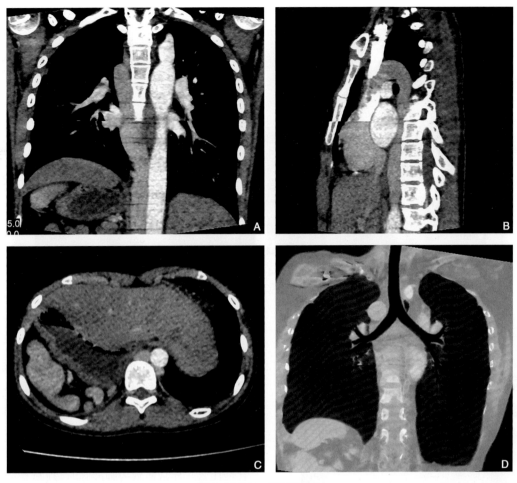

图 5-13-0-2　多脾综合征
A、B.增强 CT 最大密度投影重建示下腔静脉未见显示(中断),并经扩张的奇静脉回流至上腔静脉再至右心房;C.CT 横断面示腹部内脏反位,肝大部分位于腹腔左侧,胃囊位于腹腔右侧,可见多个脾块位于腹腔右侧;D.气管最小密度投影重建示左右支气管呈双侧对称性左侧结构

2. 完全型肺静脉异位连接心下型　完全型肺静脉异位连接(total anomalous pulmonary venous connections,TAPVC)或完全型肺静脉异位引流(total anomalous pulmonary venous drainage,TAPVD)是指全部肺静脉异常连接到体循环静脉,导致氧合血直接或间接回流至右心房的先天性畸形。胚胎发育过程中,肺静脉床与总主静脉、脐卵黄囊静脉系统的连接渠道尚存在时,心房第一隔异常地偏左可导致肺总静脉融合于右心房或肺总静脉发育障碍、未与原始心房融合,均可导致肺静脉连接异常。1957 年 Darling 等将其分为心上型、心内型、心下型和混合型 4 个类型。心下型为左右肺静脉分别连接于下行的垂直静脉,在食管前方穿过膈肌的食管裂孔入腹部,最常见与门静脉系统相连(70% ~ 80%)(图5-13-0-3),其次可与肝静脉、下腔静脉及静脉导管相连。

3. 弯刀综合征　弯刀综合征是指部分肺静脉

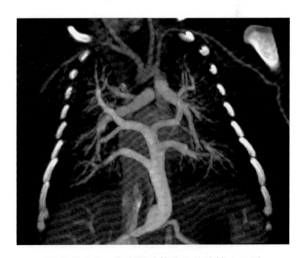

图 5-13-0-3　完全型肺静脉异位连接心下型
增强 CT 斜冠状面最大密度投影重建示左右肺静脉汇合后经垂直静脉入门静脉

异常回流至下腔静脉、下腔-心房交界处或右心房底部,约 2/3 的病例弯刀静脉引流全部右肺静脉(图

5-13-0-4),1/3 的病例弯刀静脉引流右下肺静脉(图 5-13-0-5),极少数病例弯刀静脉引流左肺静脉。通常(几乎 100%)伴右肺发育不良,部分(约 60%)伴右肺动脉发育不良,其他伴发畸形包括心脏右移、继发孔型房间隔缺损、膈下主动脉发出体循环动脉供应右下肺、右侧膈疝、马蹄肺等。

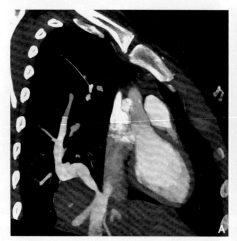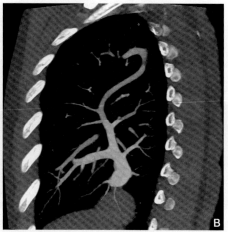

图 5-13-0-4　弯刀综合征
A、B. 增强 CT 最大密度投影重建示右肺静脉汇合后入下腔静脉

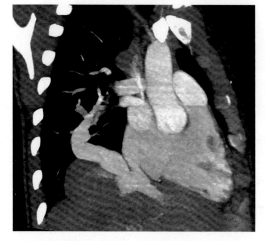

图 5-13-0-5　弯刀综合征
增强 CT 最大密度投影重建示右下肺静脉汇合后入肝静脉

【分析思路】
　　首先判断下腔静脉肝段是否连续,位于脊柱右侧还是左侧。若中断,追踪奇静脉、半奇静脉是否扩张,肾及肾以下水平静脉血是否经奇静脉或半奇静脉回流至右心房,并观察是否伴有心血管其他畸形以及左右支气管形态。若下腔静脉连续,观察是否有异常血管汇入门静脉、肝静脉、下腔静脉或静脉导管,异常血管是什么。异常血管为肺静脉时,判断是部分还是全部肺静脉汇合后回流至门静脉、肝静脉或下腔静脉。右侧肺静脉回流至膈下体循环静脉时,观察是否呈"弯刀征",有无右肺或右肺动脉发育不良。

【疾病鉴别】
　　横膈水平异常血管征鉴别诊断流程见图 5-13-0-6。

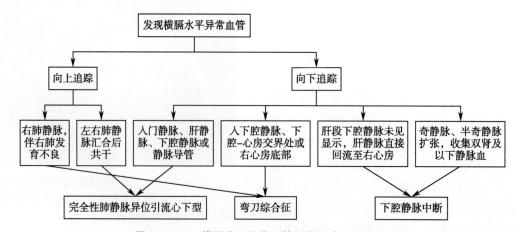

图 5-13-0-6　横膈水平异常血管征鉴别诊断流程图

（欧阳荣珍　钟玉敏）

第十四节　气管后方多余血管影

【定义】

气管后方多余血管征(气管后血管征)是指 CT 或 MRI 图像上气管后方异常走行的血管影像征象。

【病理基础】

气管后方多余血管征的病理基础是胚胎发育过程中主动脉弓异常吸收中断、左肺动脉异常起源于右肺动脉、无名静脉起源异常所致,常可压迫气管引起喘鸣、呼吸困难及吞咽困难等症状。

【征象描述】

1. CT 表现　气管后方多余血管征是指气管后方食管前方或食管后方见异常血管影。气管后方食管前方异常血管可为:左肺动脉异常起源于右肺动脉近端,绕过主支气管行走于气管食管间,走向左肺门。食管后血管征可为:双侧主动脉弓形成完全性血管环包绕气管,右位主动脉弓伴迷走左锁骨下动脉及左位动脉导管或韧带形成血管环包绕气管食管,左位主动脉弓伴迷走右锁骨下动脉形成半血管环包绕气管食管,以及与右上腔静脉相连的无名静脉走行于食管后方向前推移食管。

2. MRI 表现　各序列均可见气管后方或食管后方异常走行血管影,与主动脉弓、右肺动脉或上腔静脉相连。需要血管增强图像重建整体观察。

【相关疾病】

气管后血管征可见于多种病变,主要包括以下 4 种:

1. 双主动脉弓(double aortic arch)　是因胚胎发育时左右第四主动脉弓均未消退,两个主动脉弓同时存在、均发自升主动脉,从气管食管两侧绕过背部汇入降主动脉,形成一个完整的血管环(图 5-14-0-1),是血管环中最常见类型。通常右弓(前部)发出右颈总和右锁骨下动脉,而较小的左弓(前部)发出左颈总和左锁骨下动脉。约73%的患者以右弓为主(右弓优势),20%的患者以左弓为主(左弓优势),还有 2% 左右患者左右大小相仿。最主要的危害是压迫气管导致气管狭窄,需要早期外科手术干预。

2. 迷走锁骨下动脉(aberrant subclavian artery)　包括右主动脉弓迷走左锁骨下动脉(图 5-14-0-2)和左主动脉弓迷走右锁骨下动脉(图 5-14-0-3)。右弓迷走左锁骨下动脉则为胚胎发育过程中左第四弓在锁骨下动脉和颈总动脉之间退化,造成左

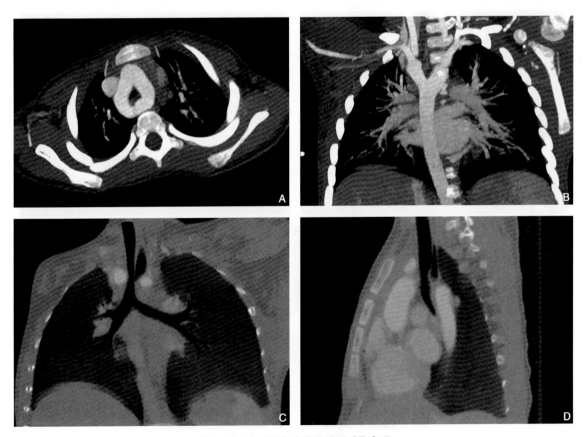

图 5-14-0-1　双主动脉弓增强 CT 表现

A. 最大密度投影重建示双侧动脉弓,形成完全性血管环,包绕气管和食管;B. 最大密度投影重建斜冠状位示双侧主动脉弓;C、D. 最小密度投影重建示气管中下段狭窄,为血管环压迫所致

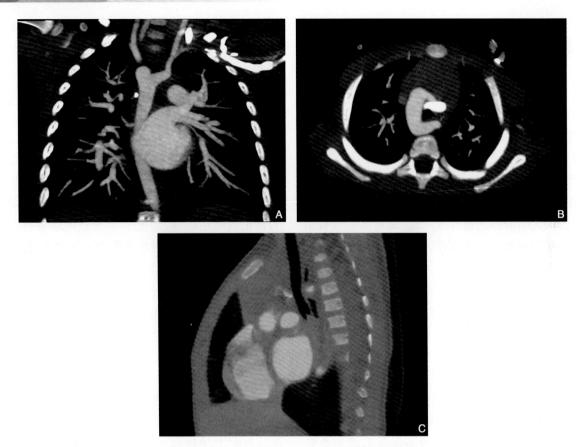

图 5-14-0-2　右弓迷走左锁骨下动脉增强 CT 表现
A、B. 最大密度投影重建示右弓，迷走左锁骨下动脉，沿气管食管后方向左侧走行，伴 Kommerell 憩室，形成血管环（右弓、迷走左锁骨下动脉、左位动脉导管韧带）；C. 最小密度投影重建示气管中下段前后径狭窄

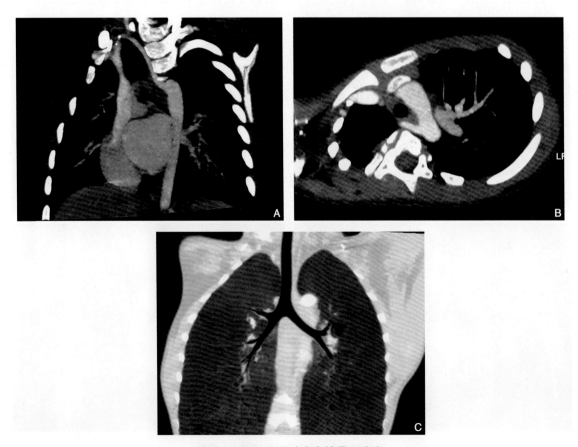

图 5-14-0-3　左弓迷走右锁骨下动脉
A、B. 最大密度投影重建示左弓，迷走右锁骨下动脉，沿气管食管后方向右侧；C. 最小密度投影重建示气管未见狭窄

锁骨下动脉起源于降主动脉,行走在食管的左后侧,与左位动脉导管或韧带形成一个完整的血管环,通常左锁骨下动脉起始部膨大形成 Kommerell 憩室。左弓迷走右锁骨下动脉是胚胎发育过程中右第四弓在锁骨下动脉和颈总动脉之间退化,造成右锁骨下动脉起源于降主动脉,经食管后方的后缘向右上行走,可造成食管左后壁压痕,但并不形成完整的血管环,一般无症状不需手术治疗。

3. **食管后无名静脉**(retroesophageal innominate vein) 胚胎期心脏发育过程中无名静脉起源于主静脉。前主静脉位于原始静脉窦头端,后主静脉位于尾端。前、后主静脉汇合形成总主静脉并流入原始静脉窦。孕 8 周时,左、右前主静脉间形成横向的吻合血管称为横向毛细血管网,并最终发育形成无名静脉。胚胎期,若左上腔静脉退化位置较低的横向吻合血管未形成,左侧头臂血管的血液通过左上肋间静脉流入半奇静脉、奇静脉再汇入上腔静脉即形成食管后无名静脉(图 5-14-0-4)。

4. **左肺动脉吊带**(left pulmonary artery sling) 胚胎前肠中胚层来源左、右鳃后肺血管,与左、右第六主动脉弓相连接形成左、右肺动脉。若左鳃后血

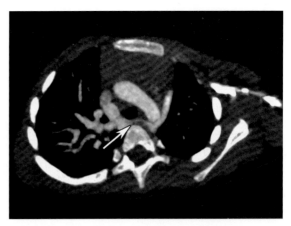

图 5-14-0-4　食管后无名静脉(箭)
增强 CT 最大密度投影重建图

管不能连接到左第六主动脉弓,则可能通过气管和食管的间隙,沿着发育中的气管支气管树尾部,连接到右第六主动脉弓,形成肺动脉吊带。形成完全或不完全型血管环,压迫气管。按照吊带的位置分为Ⅰ型($T_{4\sim5}$ 水平)和Ⅱ型($T_{6\sim7}$ 水平),并按有无右侧气管性支气管分为 A、B 两个亚型(图 5-14-0-5)。肺动脉吊带常伴随气道畸形,如完整气管软骨环、气管性支气管、支气管桥。肺动脉吊带也常压迫气道致气管支气管狭窄、气管软化,同时可伴随心脏畸形及

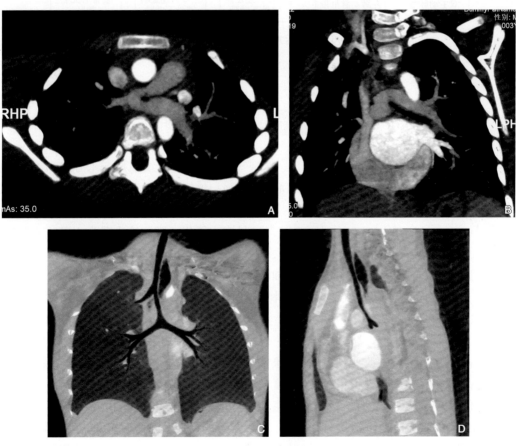

图 5-14-0-5　肺动脉吊带
A、B.增强 CT 最大密度投影重建示左肺动脉自右肺动脉近端发出;C、D.气道最小密度投影重建示气管隆突于 T_6 水平,夹角扩大,气管长段狭窄,可见桥支气管

其他畸形。

【分析思路】

第一,正常情况下,气管位于食管前方,两者间及其后方无血管结构。若发现气管或食管后方血管影,先跟踪是静脉还是动脉。

1. 若为静脉,则追踪是否与上腔静脉相连,与上腔静脉相连的一般是食管后无名静脉。

2. 若为动脉,先判断是主动脉或其分支还是肺动脉。

（1）若为主动脉或其分支,则追踪是否为双侧主动脉弓。若只有左弓或右弓,则食管后动脉为迷走锁骨下动脉。

（2）若为肺动脉,则追踪其起始部位,走行过程,确定是否为肺动脉吊带。

第二,该类征象均需关注气管、食管有无受压变窄的征象以及变窄的程度和范围。

【疾病鉴别】

气管后方多余血管影鉴别诊断流程见图 5-14-0-6。

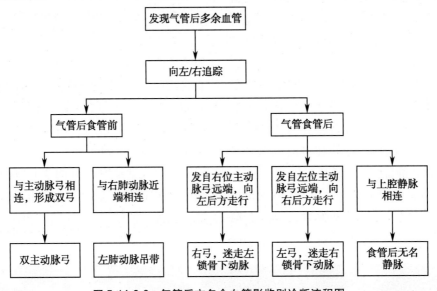

图 5-14-0-6 气管后方多余血管影鉴别诊断流程图

（欧阳荣珍 钟玉敏）

第十五节 婴幼儿心脏占位

【定义】

婴幼儿心脏占位一般指发生于心腔、心肌和心包的肿块。

【病理基础】

婴幼儿心脏占位 90% 以上为良性原发性肿瘤,可由异常的肌细胞、成纤维细胞和胶质、成熟脂肪细胞构成。多数位于心肌内,也可位于心内膜、心外膜、瓣膜、房间隔、心包等心脏各个部位。

【征象描述】

婴幼儿心脏占位除了占位性改变,其影像征象各异,如部位、形态、回声信号、磁共振信号、活动度等。以下主要简介常见肿瘤(横纹肌瘤、纤维瘤和脂肪瘤)的影像征象。

1. **超声心动图** 横纹肌瘤多个切面观察肿瘤呈强回声,回声均匀、较固定、界清,通常不伴有心包积液。纤维瘤多切面显示肿瘤呈圆形或椭圆形,固定、界清、无包膜,呈强回声且回声均匀,可发生钙化,少见心包积液。脂肪瘤多个切面观察肿瘤呈高回声且回声均匀、界清。

2. **CT** 横纹肌瘤与心肌相比常为略低密度,增强扫描轻度强化,密度均匀,没有囊变、出血或坏死。纤维瘤密度均匀,没有囊变、出血或坏死,但常见中心钙化。脂肪瘤表现为心腔或心肌内脂肪密度影(CT 值<-50HU)(图 5-15-0-1),可能发生冠状动脉包绕,无强化,可见无强化的薄分隔。

3. **MRI** 横纹肌瘤整体上信号均匀,在电影序列、T_1WI 上与心肌信号相仿,T_2WI 信号偏高,心内外膜完整,对比剂后增强扫描与心肌强化程度略偏弱或相仿,好发于室间隔,其次为左或右心室游离壁,少许发生于心房(图 5-15-0-2)。纤维瘤富含丰富的胶原纤维,自旋回波(SE)序列的信号特点是图像信号较正常心肌略偏低,注射对比剂后 T_1WI 及 LGE(心肌延迟强化)较明显的均匀强化且中央可伴有强化不明显的低信号环(图 5-15-0-3)。脂肪瘤在电影序列和自旋回波序列上均呈高信号,抑脂后呈

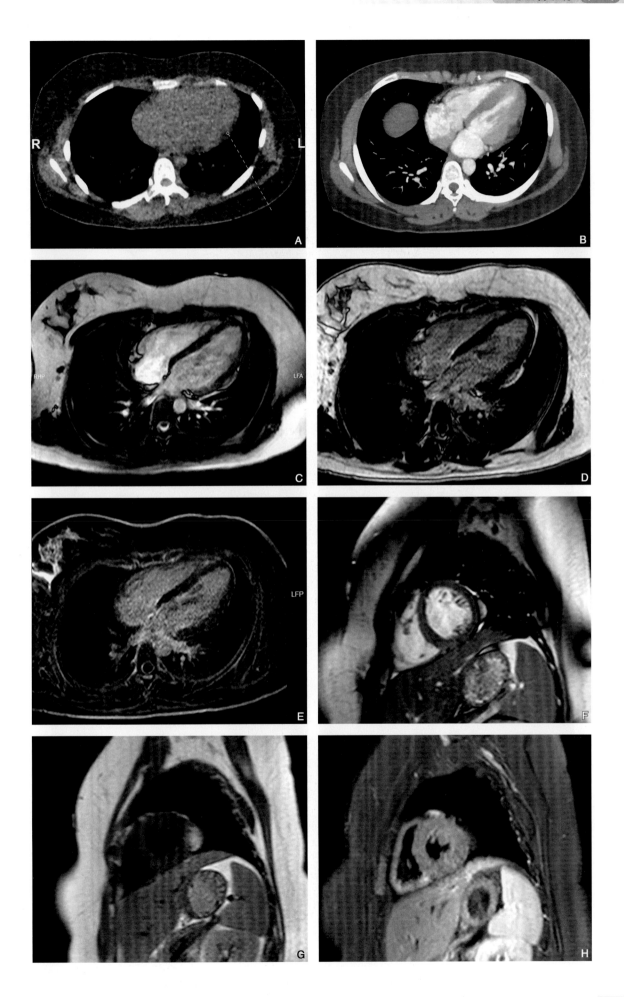

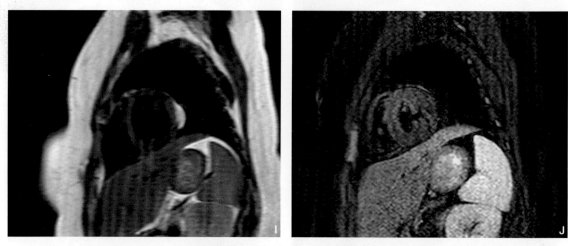

图 5-15-0-1　左心室侧壁脂肪瘤

A. CT 平扫示左心室侧壁心肌外小片状低密度灶, CT 值约 –50HU; B. CT 增强检查, 图 A 部位病灶无强化;
C、F. 心脏磁共振电影序列四腔心及短轴平面示左心室乳头肌水平侧壁心肌和心包间小片状高信号病灶, 边界
清; D、E. 分别为心脏磁共振钆对比剂延迟强化序列四腔心平面未抑脂及抑脂图像, 病灶未见强化, 抑脂后信号
被抑制; G~J. 分别为短轴平面 T_1WI 和 T_2WI 非抑脂及抑脂序列, 所示病灶抑脂后信号被抑制

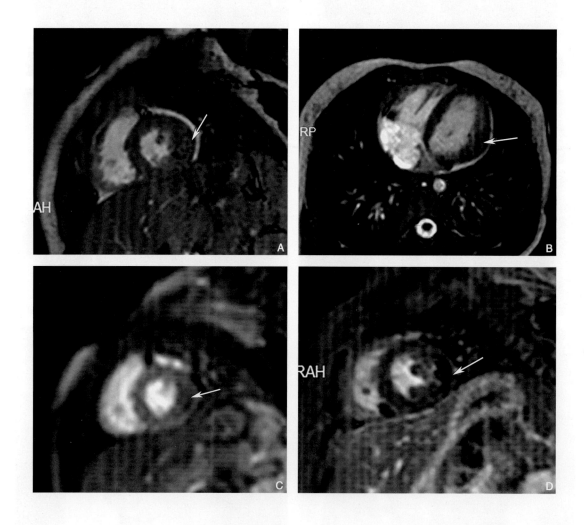

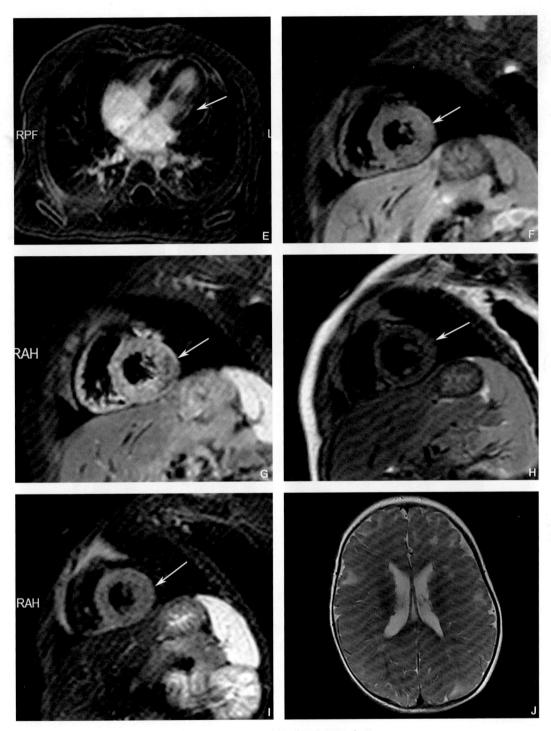

图 5-15-0-2　心脏横纹肌瘤 MRI 表现

A、B. 分别为电影序列短轴和四腔心平面图像,示左心室乳头肌水平侧壁增厚,与心肌信号相仿;C. 短轴
首过灌注图像,对比剂填充弱;D、E. 短轴及四腔心平面钆对比剂延迟强化(LGE)图像,肿块较正常心肌
强化程度低;F. 短轴 T_1WI 图像,与正常心肌信号相仿;G. 短轴 T_1WI 增强图像,LGE 序列之后扫描,肿块
较正常心肌强化程度低;H. 短轴 T_2WI,与心肌信号相仿,信号均匀;I. 短轴 T_2WI 抑脂图像,与心肌相仿
信号;J. 脑部横断面 T_2WI 图像,可见双侧脑室室管膜下结节样及皮质下斑片状异常信号,考虑为结节性
硬化症

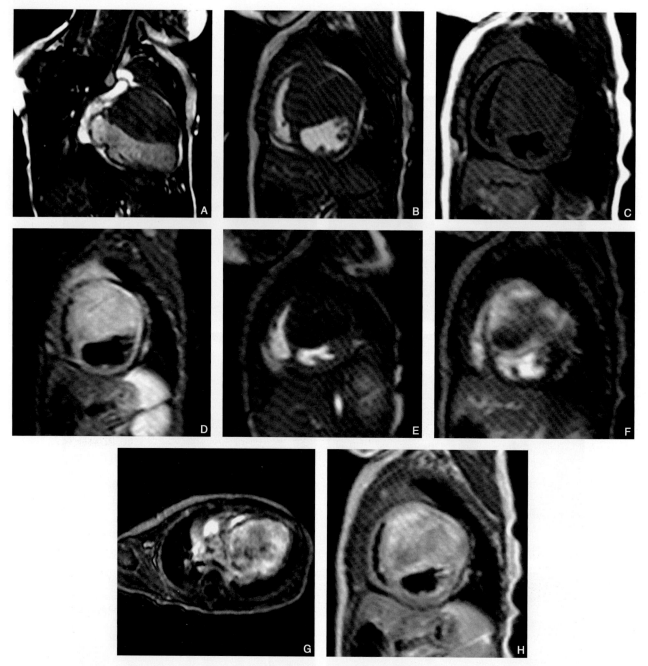

图 5-15-0-3　心脏纤维瘤 MRI 表现

A、B. 分别为电影序列左心室两腔和四腔心平面,示左心室前壁和前间隔占位,与心肌信号相仿,局部略偏高;C. T₁WI 图像等信号,信号均匀;D. T₂WI STIR(短反转时间反转恢复序列)图像高信号,信号均匀;E. 首过灌注,少许对比剂填充,较正常心肌填充慢;F、G. 钆对比剂延迟强化(LGE)短轴和四腔心平面图像,肿块明显强化,从外向内逐渐强化;H. T₁WI 增强图像,在 LGE 序列之后扫描,肿块强化很明显

低信号,增强扫描无强化,边界清(图 5-15-0-1)。

【相关疾病】

1. 横纹肌瘤（rhabdomyoma） 儿童及婴幼儿最常见的心脏原发良性肿瘤（90%），为异常肌细胞组成的先天性错构瘤。通常位于心肌内,也可位于心腔或蕈伞状肿瘤游离,90% 的病例多发,也可单发。儿童横纹肌瘤与结节性硬化症密切相关,其患者中约 86% 合并结节性硬化症（图 5-15-0-2）;结节性硬化症患者中约 50% 合并心脏横纹肌瘤;产前胎儿诊断的心脏肿瘤大多数是横纹肌瘤。大多无症

状,部分在 4 岁之前可自发消退。临床上可因流入道或流出道的阻塞出现心律不齐、房室阻滞、心包积液及心输出量不足的表现。

2. 纤维瘤（fibroma） 大多数发生于婴儿和儿童,是婴幼儿及儿童时期第二常见的心脏肿瘤。可见于心肌壁的任何部位,左、右心室游离壁及室间隔常见。由于其组织起源及所在部位,大约 1/3 的病例会出现心律失常、传导阻滞或心室排血障碍,甚至猝死。

3. 脂肪瘤（lipoma） 由成熟脂肪细胞组成伴有包膜,约占原发性心脏肿瘤的 10%。好发于心外

膜,少数见于心内膜、房间隔、右心房和左心室。表现为脂肪密度或信号,均质,边界清。小的肿瘤无症状,非常大的肿瘤或累及心包腔可导致梗阻症状。

【分析思路】

发现心脏占位,首先需根据各个平面判断其发生部位、活动度,是否造成血流动力学梗阻。其次结合多种影像特征进行诊断与鉴别诊断。熟悉和掌握各种占位的影像特征是诊断关键。

【疾病鉴别】

心脏横纹肌瘤需与纤维瘤和肥厚型心肌病进行鉴别诊断。脂肪瘤需要脂肪肉瘤、心脏/心包畸胎瘤进行鉴别诊断(表 5-15-0-1)。

表 5-15-0-1 婴幼儿心脏占位的鉴别诊断

	横纹肌瘤	纤维瘤	肥厚型心肌病
好发人群	婴幼儿最常见(90%)	婴幼儿第二常见	青少年
部位			
超声心动图	均匀性的强回声,较固定、界清,通常不伴有心包积液	呈圆形或椭圆形,固定、界清、无包膜,均匀性的强回声,可发生中心钙化,少见心包积液	与心肌回声相仿,与正常心肌组织无分界
CT	较心肌密度低,增强扫描轻度强化或不明显,密度均匀,没有囊变、出血或坏死	密度均匀,没有囊变、出血或坏死,常见中心钙化	与正常心肌密度相仿
MRI			
T_1WI	与心肌信号相仿	等信号	等信号
T_2WI	T_2WI 信号略偏高	低信号	等信号
LGE	较心肌强化程度略偏弱或相仿	明显强化	心肌中层斑片状异常强化
	脂肪瘤	**脂肪肉瘤**	**心脏/心包畸胎瘤**
好发人群	各人群	大年龄儿童或成人	各人群
部位	心外膜>心内膜、房间隔、右心房和左心室	左心房最多见	心包(90%)
超声心动图	较心肌为高回声	混杂不均匀回声	内中外 3 层胚胎组织,混杂回声,含脂肪、钙化
CT	脂肪密度(CT 值<-50HU)	不均匀混杂低密度,边界不清,侵犯邻近结构	内中外 3 层胚胎组织,混杂密度,含脂肪、钙化
MRI			
T_1WI	高信号,抑脂低信号	混杂信号,脂肪成分可抑制	混杂信号,抑脂部分低信号
T_2WI	高信号,抑脂低信号	混杂信号,脂肪成分可抑制	混杂信号,抑脂部分低信号
LGE	无强化	不均匀强化	不均匀强化,主要实性成分强化

(欧阳荣珍 钟玉敏)

参 考 文 献

[1] 周爱卿.先天性心脏病心导管术[M].上海:上海科学技术出版社,2009.

[2] 杨思源,陈树宝.小儿心脏病学[M].4 版.北京:人民卫生出版社,2012.

[3] 陈树宝.先天性心脏病影像诊断学[M].北京:人民卫生出版社,2004.

[4] 丁文祥,苏肇伉.现代小儿心脏外科学[M].济南:山东科学技术出版社,2013.

[5] 梁长虹,黄美萍.先天性心脏病多层螺旋 CT 诊断学[M].北京:人民卫生出版社,2009.

[6] MCKAVANAGH P, WALLS G, MCCUNE C, et al. The Essentials of Cardiac Computerized Tomography[J]. Cardiol Ther,2015,4(2):117-129.

[7] IHLENBURG S, ROMPEL O, RUEFFER A, et al. Dual source computed tomography in patients with congenital heart disease[J]. Thorac Cardiovasc Surg, 2014,62(3):203-210.

[8] KULKARNI A, HSU H H, OU P, et al. Computed Tomography in Congenital Heart Disease: Clinical Applications and Technical Considerations[J]. Echocardiography, 2016, 33(4):629-640.

[9] VIJAYALAKSHMI I B. Evaluation of Left to Right Shunts by the Pediatrician: How to Follow, When to Refer for Intervention[J]. Indian J Pediatr,2015,82(11):1027-1032.

[10] GOLDBERG J F. Long-term Follow-up of " Simple " Le-

sions--Atrial Septal Defect, Ventricular Septal Defect, and Coarctation of the Aorta[J]. Congenit Heart Dis, 2015, 10 (5):466-474.

[11] CALKOEN E E, HAZEKAMP M G, BLOM N A, et al. Atrioventricular septal defect: From embryonic development to long-term follow-up [J]. Int J Cardiol, 2016, 202: 784-795.

[12] JAIN A, SHAH P S. Diagnosis, Evaluation, and Management of Patent Ductus Arteriosus in Preterm Neonates [J]. JAMA Pediatr, 2015, 169(9):863-872.

[13] HONG S H, KIM Y M, LEE C K, et al. 3D MDCT angiography for the preoperative assessment of truncus arteriosus [J]. Clin Imaging, 2015, 39(6):938-944.

[14] AHMED S, JOHNSON P T, FISHMAN E K, et al. Role of multidetector CT in assessment of repaired tetralogy of Fallot[J]. Radiographics, 2013, 33(4):1023-1036.

[15] SENZAKI H, YASUKOCHI S. Congenital heart disease: Morphological and functional assessment [M]. London: Springer, 2015.

[16] FILES M D, MORRAY B. Total Anomalous Pulmonary Venous Connection: Preoperative Anatomy, Physiology, Imaging, and Interventional Management of Postoperative Pulmonary Venous Obstruction[J]. Semin Cardiothorac Vasc Anesth, 2017, 21(2):123-131.

[17] DYER K T, HLAVACEK A M, MEINEL F G, et al. Imaging in congenital pulmonary vein anomalies: the role of computed tomography[J]. Pediatr Radiol, 2014, 44(9): 1158-1168.

[18] KATRE R, BURNS S K, MURILLO H, et al. Anomalous pulmonary venous connections[J]. Semin Ultrasound CT MR, 2012, 33(6):485-499.

[19] GOULD S W, RIGSBY C K, DONNELLY L F, et al. Useful signs for the assessment of vascular rings on cross-sectional imaging[J]. Pediatr Radiol, 2015, 45(13):2004-2016.

[20] SINGH S, HAKIM F A, SHARMA A, et al. Hypoplasia, pseudocoarctation and coarctation of the aorta—a systematic review[J]. Heart Lung Circ, 2015, 24(2):110-118.

[21] FILES M D, ARYA B. Preoperative Physiology, Imaging, and Management of Transposition of the Great Arteries [J]. Semin Cardiothorac Vasc Anesth, 2015, 19(3): 210-222.

[22] MAHLE W T, MARTINEZ R, SILVERMAN N, et al. Anatomy, echocardiography, and surgical approach to double outlet right ventricle[J]. Cardiol Young, 2008, 18 Suppl 3:39-51.

[23] FRESCURA C, THIENE G. The new concept of univentricular heart[J]. Front Pediatr, 2014, 2:62.

[24] BARTRAM U, WIRBELAUER J, SPEER C P. Heterotaxy syndrome -- asplenia and polysplenia as indicators of visceral malposition and complex congenital heart disease [J]. Biol Neonate, 2005, 88(4):278-290.

[25] GUDJONSSON U, BROWN J W. Scimitar syndrome [J]. Semin Thorac Cardiovasc Surg Pediatr Card Surg Annu, 2006, 9(1):56-62.

[26] CHEN S J, LIU K L, CHEN H Y, et al. Anomalous brachiocephalic vein: CT, embryology, and clinical implications [J]. AJR Am J Roentgenol, 2005, 184(4):1235-1240.

[27] YOSHIMURA N, FUKAHARA K, YAMASHITA A, et al. Congenital vascular ring [J]. Surg Today, 2020, 50 (10):1151-1158.

[28] BERDON W E. Rings, slings, and other things: vascular compression of the infant trachea updated from the midcentury to the millennium—the legacy of Robert E. Gross, MD, and Edward B. D. Neuhauser, MD [J]. Radiology, 2000, 216(3):624-632.

[29] NEWMAN B, CHO Y. Left pulmonary artery sling--anatomy and imaging[J]. Semin Ultrasound CT MR, 2010, 31 (2):158-170.

[30] ISAACS J R H. Fetal and neonatal cardiac tumors[J]. Pediatr Cardiol, 2004, 25:252-273.

[31] NADAS A S, ELLISON R C. Cardiac tumors in infancy [J]. Am J Cardiol, 1968, 21:363-366.

[32] TAO T Y, YAHYAVI-FIROUZ-ABADI N, SINGH G K, et al. Pediatric Cardiac Tumors: clinical and imaging features [J]. Radiographics, 2014, 34:1031-1046.

[33] BUCKLEY O, MADAN R, KWONG R. Cardiac Masses, Part 1: Imaging Strategies and Technical Considerations [J]. AJR, 2011, 197:W837-W841.

[34] KIAFFAS M G, POWELL A J, GEVA T. Magnetic resonance imaging evaluation of cardiac tumor characteristics in infants and children [J]. Am J Cardiol, 2002, 89: 1229-1233.

[35] BEROUKHIM R S, PRAKASH A, BUECHEL E R, et al. Characterization of Cardiac Tumors in Children by Cardiovascular Magnetic Resonance Imaging[J]. J Am Coll Cardiol, 2011, 58:1044-1054.

[36] MOTWANI M, KIDAMBI A, HERZOG B A, et al. MR imaging of cardiac tumors and masses: a review of methods and clinical applications[J]. Radiology, 2013, 268(1):26-43.

[37] YADAVA O P. Cardiac tumours in infancy [J]. Indian Heart J, 2012, 64(5):492-496.

[38] HOFFMEIER A, SINDERMANN J R, SCHELD H H. Cardiac Tumors—Diagnosis and Surgical Treatment[J]. Dtsch Arztebl Int, 2014, 111(12):205-211.

[39] SPARROW P J, KURIAN J B, JONES T R, et al. MR imaging of cardiac tumors [J]. RadioGraphics, 2005, 25(5): 1255-1276.

第六章　消化系统和腹膜腔

第一节　临床相关症状和体征

一、呕吐

(一) 定义与概述

呕吐(vomit)是指通过胃的强烈收缩迫使胃或部分小肠内容物经食管、口腔而排出体外的现象。

呕吐是一个复杂的反射动作,其过程可分3个阶段,即恶心、干呕与呕吐。恶心时胃张力和蠕动减弱,十二指肠张力增强,可伴或不伴有十二指肠液反流;干呕时胃上部放松而胃窦部短暂收缩;呕吐时胃窦部持续收缩,贲门开放,腹肌收缩,腹压增加,迫使胃内容物急速而猛烈地向上反流,经食管、口腔而排出体外。

儿童呕吐发生机制较为复杂,按发病机制可归纳为3类:①反射性呕吐;②中枢性呕吐;③前庭障碍性呕吐。

(二) 临床表现与诊断检查

1. 临床表现

(1) 呕吐特点:进食后立刻呕吐,吐后又可进食,无或轻微恶心,长期反复发作而营养状态不受影响,多为神经官能性呕吐。喷射状呕吐多为颅内高压性疾病。

(2) 呕吐时间与规律:进食过程中或餐后即刻呕吐,可能为幽门管溃疡或精神性呕吐;餐后1小时以上呕吐称延迟性呕吐,提示胃张力下降或胃排空延迟;餐后较久或数餐后呕吐,见于幽门梗阻;餐后短时间呕吐,特别是集体发病者,多由食物中毒所致。

(3) 呕吐物:带发酵、腐败气味提示胃潴留;带粪臭味提示低位小肠梗阻;不含胆汁提示梗阻平面多在十二指肠乳头以上,含大量胆汁提示在此平面以下;含大量酸性液体者多有胃泌素瘤或十二指肠

溃疡,无酸味者可能为贲门狭窄或贲门失弛缓症。上消化道出血常呈咖啡色样呕吐物。

2. 体格检查　视诊观察腹部表面有无全腹或局部膨隆或凹陷,观察器官轮廓、肠型和蠕动波等;听诊肠鸣音、血管杂音等;叩诊评估某些脏器的大小和有无叩击痛、胃肠道充气情况、腹腔内有无积气、积液和肿块等;触诊评估是否存在腹膜刺激征、腹部肿块、脏器肿大等。

3. 诊断检查　包括影像学、血尿粪检查和胃肠镜检查等。腹部平片、超声检查为呕吐患儿的常规检查,必要时可进行胃肠道造影检查,不建议将腹部CT作为首选检查;对上述常规检查无法明确病因者或怀疑为环状胰腺、胃肠道重复畸形者可进行腹部CT平扫,必要时行增强检查。怀疑肠系膜上动脉综合征者需行CT增强检查并进行血管重组观察。如考虑中枢性呕吐,则需要进行头部CT及MRI检查。

(三) 影像学在呕吐中的作用

急性反射性呕吐可能的病因包括急性鼻咽部炎症或溢脓、急性胃炎、急性胃扩张、幽门梗阻、急性阑尾炎、肠梗阻、急性出血坏死性肠炎等。急性中枢性呕吐可能的病因包括脑炎、脑膜炎、脑脓肿等颅内感染;脑挫裂伤、颅内血肿、蛛网膜下腔出血等颅脑损伤;癫痫持续状态亦可引起急性呕吐。慢性反射性呕吐可能的病因包括慢性胃炎、消化性溃疡、功能性消化不良及十二指肠壅积症等(图6-1-1-1)。

1. 影像学检查阳性的疾病

(1) 十二指肠闭锁:十二指肠闭锁(duodenal atresia, DA)临床表现为出生后1～2天或喂奶后即出现呕吐,呕吐物大多含胆汁。患儿无胎粪排出。

影像学检查:腹部X线检查可见"单泡征""双泡征""三泡征"等。上消化道造影可明确梗阻部位和梗阻端的情况。产前超声检查可见充满液体的胃腔和十二指肠近段,两者之间有一长条形管状结构相连,即扩张的幽门管。

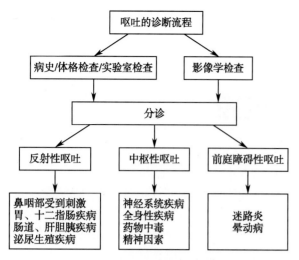

图 6-1-1-1　呕吐的诊断流程

（2）环状胰腺：环状胰腺（annular pancreas，AP）是在胚胎发育过程中，腹侧胰芽与背侧胰芽融合位置不正常，将十二指肠降部环形包绕，导致十二指肠管腔狭窄。临床上可无症状，也可至较大年龄时发现。严重者在新生儿期发病，表现为顽固性呕吐，呕吐物多含胆汁。

影像学检查：腹部 X 线检查可见"单泡征""双泡征""三泡征"等。上消化道造影可明确梗阻部位。超声检查可见胰头呈环带状包绕十二指肠；CT 检查可见十二指肠降部周围软组织密度影，与正常胰腺组织的密度和强化程度一致。

（3）先天性肠旋转不良：先天性肠旋转不良（congenital intestinal malrotation，CMI）是在胚胎发育过程中，中肠旋转异常所致。60%~70% 在新生儿期出现症状，主要表现为反复性呕吐，呕吐物呈胆汁样。如发生中肠扭转，表现为喷射样呕吐、血便等症状。

影像学检查：上消化道造影常见梗阻点位于十二指肠第三段，对比剂进入梗阻点远端十二指肠及上部空肠后呈"螺旋状"或"鼠尾状"。十二指肠空肠曲不在左上腹部，且高度低于十二指肠球部。超声及 CT 检查可见肠系膜上静脉位于肠系膜上动脉的左侧，肠系膜根部呈"漩涡状"。

（4）小肠重复畸形：小肠重复畸形（small intestinal duplication）是消化道重复畸形中最常见的一种，回肠多见。临床症状常出现于婴幼儿期，表现为呕吐、腹痛、血便，严重时可并发肠套叠、肠穿孔等。

影像学检查：腹部超声及 CT 检查具有较大优势。常表现为小肠系膜缘消化道一侧的单房囊性肿块，内无分隔，与邻近肠管相通或不相通，亦可表现为肠管内的囊性充盈缺损影。

（5）坏死性小肠结肠炎：坏死性小肠结肠炎（necrotizing enterocolitis，NEC）多见于生后 2~3 周的早产儿和低体重小儿。临床主要表现为腹胀、呕吐、血便和体温不稳定，呕吐物可呈咖啡样或含有胆汁。

影像学检查：腹部平片为本病首选检查方法，可见肠管形态僵硬、位置较固定，肠间隙增宽，肠壁可见小串珠状积气影。门静脉内可见树枝状积气影。超声检查可见肝内条状、树枝状强回声。CT 由于电离辐射较大，不作为主要的检查方法，但对于显示节段性肠壁增厚、肠壁积气、门静脉积气更加清晰。

（6）肠套叠：肠套叠（intussusception）是指肠管的一部分及其相应的肠系膜套入邻近肠腔内，可引起肠梗阻。多见于 2 岁以下肥胖婴幼儿，男性多见，常突然发病。临床表现为阵发性哭闹、呕吐、红色果酱样血便。

影像学检查：超声检查是首选无创无辐射的检查，肠套叠横断位图像表现为"同心圆征"或"靶环征"，纵切面呈"套筒征"或"假肾征"。空气灌肠是诊断及治疗肠套叠的影像学方法，肠套叠处可见圆形或类圆形软组织包块影。加压通气后，可见软组织包块影消失，套叠处远端肠管直至小肠明显充气，表明套叠肠管复位。在怀疑有继发性肠套叠时，需要 CT 进一步检查。

（7）肠系膜上动脉综合征：肠系膜上动脉综合征（superior mesenteric artery syndrome，SMAS）亦称十二指肠淤滞症，是肠系膜上动脉或其分支压迫十二指肠水平部或升部引起十二指肠间歇性的部分或完全性梗阻。多发生于青少年，主要表现为十二指肠淤滞和胃潴留引起的呕吐、体重减轻、餐后上腹部胀痛或绞痛。

影像学检查：上消化道造影检查可见对比剂于十二指肠水平部通过受阻，呈线状中断"笔杆状"。近端十二指肠或胃淤积、扩张。超声检查及 CT 检查表现为肠系膜上动脉与主动脉之间的夹角变小，通过两者之间的十二指肠受压。

2. 影像学检查阴性的病因

（1）急性胃炎：急性胃炎（acute gastritis，AG）是指各种病因引起的胃黏膜急性炎症。临床表现为上腹痛、腹胀、恶心、呕吐和食欲不振等。具有上述临床症状或兼具相关病因与诱因者应疑诊，而确诊则依靠胃镜发现糜烂及出血病灶，必要时行病理组织学检查。

（2）便秘：便秘（constipation）是指排便次数减少、粪便干硬和排便困难。排便次数减少指每周排便少于 3 次。排便困难包括排便费力、排出困难、排便不尽感、排便费时,需手法辅助排便。儿童常见便秘的原因为先天性巨结肠或炎性肠病所致的肠腔狭窄。患者可能存在腹痛和/或腹胀症状。

二、腹痛

(一) 定义与概述

腹痛(abdominal pain,AP)是临床常见的症状,多数由腹部脏器疾病引起,但腹腔外疾病及全身性疾病也可引起。

临床上一般将腹痛按起病缓急、病程长短分为急性腹痛和慢性腹痛。引起急性腹痛的原因有腹腔器官急性炎症、空腔脏器阻塞或扩张、脏器扭转或破裂、腹膜炎症、腹腔内血管栓塞、腹壁疾病及胸腔疾病所致的腹部牵涉痛、全身性疾病所致的腹痛等。引起慢性腹痛的原因有腹腔脏器慢性炎症、消化道运动障碍、胃或十二指肠溃疡、腹腔脏器扭转或梗阻、脏器包膜的牵张、中毒与代谢障碍、肿瘤压迫或浸润等。

腹痛的机制较为复杂,可分为 3 种,即内脏性腹痛、躯体性腹痛和牵涉痛。

(二) 临床表现与诊断检查

1. 临床表现

(1) 腹痛性质:突发的中上腹剧烈刀割样痛或烧灼样痛,多为胃、十二指肠溃疡穿孔;中上腹持续性隐痛多为慢性胃炎或胃、十二指肠溃疡;上腹部持续性钝痛或刀割样疼痛呈阵发性加剧多为急性胰腺炎;持续性、广泛性剧烈腹痛伴腹壁肌紧张或板样强直,提示急性弥漫性腹膜炎。隐痛或钝痛多为内脏性疼痛,多由胃肠张力变化或轻度炎症引起,胀痛可能为实质脏器包膜牵张所致。胆石症或泌尿系统结石常为阵发性绞痛,疼痛剧烈,致使患者辗转不安;阵发性剑突下钻顶样疼痛是胆道蛔虫症的典型表现;绞痛多为空腔脏器痉挛、扩张或梗阻引起。

(2) 腹痛时间与规律:餐后疼痛可能由于胆胰疾病、胃部肿瘤或消化不良所致;周期性、节律性上腹痛见于胃、十二指肠溃疡;子宫内膜异位者腹痛与月经来潮相关。

(3) 腹痛位置:腹部部位一般即为病变所在部位。胃、十二指肠和胰腺疾病,疼痛多在中上腹部;胆囊炎、胆石症、肝脓肿等疼痛多在右上腹部;急性阑尾炎疼痛在右下腹麦氏点;小肠疾病疼痛多在脐周;膀胱炎及盆腔炎等,疼痛多在下腹部。弥漫性或部位不定的疼痛见于急性弥漫性腹膜炎、机械性肠梗阻、急性出血坏死性肠炎、腹型过敏性紫癜等。

2. 相关体格检查

观察患儿的体形、营养状态,触诊检查患儿腹部有无压痛、反跳痛,确定具体的疼痛部位,局部是否有抵抗感、搏动、包块和某些脏器肿大。

3. 诊断检查

包括影像学、血尿粪检查和胃肠镜检查等。X 线腹部平片、超声检查为腹痛的常规检查,根据腹痛患儿的具体情况可进行胃肠道造影检查,不建议将腹部 CT 作为首选检查。常规检查发现占位或者血管类疾病,需要进行进一步的 CT 平扫及增强检查,或 MRI 平扫及增强检查。

(三) 影像学在腹痛中的作用

临床工作中根据临床病史、体格检查将急性及慢性腹痛进一步区分为 3 种不同类型的腹痛,即内脏性腹痛,躯体性腹痛和牵涉痛。内脏性腹痛是腹内某一器官的痛觉信号由交感神经传入脊髓引起;躯体性腹痛是由来自腹膜壁层及腹壁的痛觉信号,经体神经传至脊神经根,反映到相应脊髓节段所支配的皮肤所引起;牵涉痛指内脏性疼痛牵涉身体体表部位,即内脏痛觉信号传至相应脊髓节段,引起该节段支配的体表部位疼痛。评估患者疼痛性质后,再选择合适的影像学检查手段,结合实验室检查结果,对患者的病情进行综合评估,最终对腹痛的原因进行诊断并治疗(图 6-1-2-1)。

1. 影像学检查阳性的疾病

(1) 急性阑尾炎:急性阑尾炎(acute appendicitis)是外科常见病,是最常见的急腹症。根据急性阑尾炎的临床过程和病理解剖学变化,可分为 4 种病理类型:①急性单纯性阑尾炎,为轻型阑尾炎或病变早期,病变多只限于黏膜和黏膜下层,临床症状和体征均较轻;②急性化脓性阑尾炎,阑尾肿胀明显,浆膜高度充血,表面覆以纤维素性渗出物;③坏疽性及穿孔性阑尾炎,是一种重型的阑尾炎,阑尾管壁坏死或部分坏死,呈暗紫色或黑色,穿孔如未被包裹,感染继续扩散,则可引起急性弥漫性腹膜炎;④阑尾周围脓肿,是急性阑尾炎化脓坏疽或穿孔,如果此过程进展较慢,大网膜可移至右下腹部,将阑尾包裹并形成粘连,形成炎性肿块或阑尾周围脓肿。临床诊断主要依靠转移性右下腹痛的病史、患儿胃肠道症状及全身中毒症状,麦氏点压痛、反跳痛,实验室检查白细胞计数和中性粒细胞比例增高。

影像学检查:①X 线腹部平片可见盲肠扩张和气-液平面,偶尔可见粪石影,可帮助诊断;②超声检查是儿童腹痛的首选检查方法,可发现肿大的阑尾

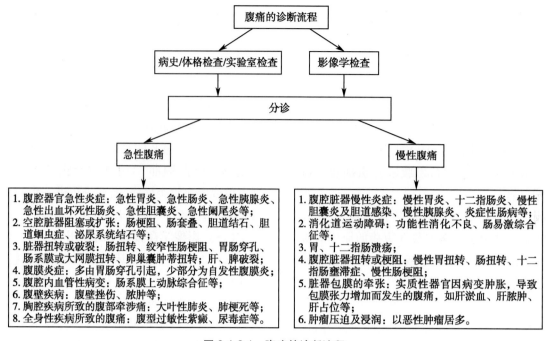

图 6-1-2-1　腹痛的诊断流程

或脓肿,部分病例由于肠气干扰影响诊断;③CT 诊断该病的敏感性优于超声,尤其有助于阑尾周围脓肿的诊断。但是临床工作中需要注意,这些 CT 检查在急性阑尾炎的诊断中不是必需的,当诊断不肯定时才选择应用,特别是对射线比较敏感的儿童。

(2) 急性胆囊炎:急性胆囊炎(acute cholecystitis)主要为急性结石性胆囊炎,儿童相对成人少见。主要原因为胆囊管梗阻及细菌感染。急性发作主要是上腹部疼痛,开始时仅有上腹胀痛不适,逐渐发展至呈阵发性绞痛;夜间发作常见,饱餐、进食肥腻食物常诱发。体格检查:右上腹胆囊区域可有压痛,程度个体间有差异,炎症累及浆膜时可有腹肌紧张及反跳痛。

影像学检查:超声检查可见胆囊增大、胆囊壁增厚(>4mm),明显水肿时见"双边征";胆囊结石显示强回声,其后有声影;对急性胆囊炎的诊断准确率为85%~95%。必要时可做 CT、MRI 检查。

(3) 胆囊结石:胆囊结石(cholecystolithiasis)主要为胆固醇结石或以胆固醇为主的混合性结石和黑色素结石,儿童较成人少见。大多数患者无症状,少数患者出现典型的胆绞痛症状。

影像学检查:首选超声检查,其诊断准确率接近100%。超声显示胆囊内强回声团伴后方声影,随体位改变而移动,可确诊为胆囊结石。CT、MRI 也可显示胆囊结石,但不作为该疾病的常规检查。MRCP(磁共振胆胰管成像)检查是观察胆囊结石合并胆总管结石的较好方法。

(4) 急性胰腺炎:急性胰腺炎(acute pancreatitis,AP)是多种病因导致胰腺组织自身消化所致的胰腺水肿、出血及坏死等炎症性损伤。临床以急性上腹痛及血尿淀粉酶或脂肪酶升高为特点。儿童发病率低,多数患者病情轻,预后好;少数患者可伴发多器官功能障碍及胰腺局部并发症,死亡率高。

影像学检查:腹部超声是急性胰腺炎的常规初筛影像检查,因常受胃肠道积气的干扰,对胰腺形态观察多不满意,但可了解胆囊及胆管情况,是胆源性胰腺炎的初筛方法。腹部 CT 平扫有助于确定胰腺的密度及形态、胰周及有无胸腔积液、腹腔积液;增强 CT 有助于确定胰腺坏死程度。MRI 有利于显示胰周积液和假性囊肿。

(5) 克罗恩病:克罗恩病(Crohn disease)的病因及发病机制迄今尚未完全明确。该病最多见于回肠末段,可同时累及小肠和结肠,病变位于肠管的一处或多处,呈节段性分布。起病常较缓慢,病史较长。腹泻、腹痛、体重下降是其常见症状,可见黏液血便。腹痛常位于右下腹或脐周,一般为痉挛性痛,多不严重,常伴局部轻压痛。部分患者以肛周病变为首诊症状。克罗恩病诊断需要结合临床表现、内镜、病理组织学、影像学和临床生化检查等综合判断。

影像学检查:CT 肠道成像和磁共振肠道成像是诊断该病较好的方法,儿童由于射线辐射问题,更倾向采用磁共振肠道成像方法。磁共振肠道成像可观察到多发节段性肠壁增厚,活动期病变肠壁早期快速强化,程度高于邻近正常肠壁,且出现明显弥漫受限。对于肠道外的表现,如梳状征、肠系膜淋巴结肿大、肠周渗出、瘘管、腹腔脓肿等的显示,MRI 更加清晰。

(6) 腹股沟疝:腹股沟疝(inguinal hernia)为儿童出生缺陷中常见疾病类型,男性占绝大多数,其发生是先天性因素(遗传因素)和后天性因素(环境因素)共同作用的结果。临床表现是腹股沟区有一突出的肿块,部分肿块明显,穿过浅环进入阴囊,诊断相对容易。依据临床病史、症状和体格检查可明确诊断腹股沟疝。

影像学检查:超声检查是儿童首选的影像学方式,可直接观察到疝囊。如果怀疑腹股沟疝存在嵌顿并引起肠梗阻,则需要立位腹部 X 线平片进一步观察。

(7) 肺炎:肺炎(pneumonia)指终末气道、肺泡和肺间质的炎症。细菌性肺炎是最常见的肺炎,也是最常见的感染性疾病之一。常见症状为咳嗽、咳痰,或原有呼吸道症状加重,并出现脓性痰或血痰,伴或不伴胸痛。大多数患者有发热。肺炎位于下叶时会放射到腹部引起腹部疼痛。

影像学检查:胸部 X 线平片检查是儿童肺炎首选的影像学方式,可直接观察肺叶斑片状渗出及实变影。当胸部正位摄片下叶肺炎完全与膈肌重叠时,容易漏诊。这时需要仔细观察,谨防漏诊。必要时还需要进一步行侧位胸片或 CT 检查确诊。

(8) 腹型过敏性紫癜:过敏性紫癜(anaphylactoid purpura,AP)是以全身小血管炎为病理基础的变态反应性疾病,可累及多个组织和脏器。本病多见于儿童,常以长时间顽固腹痛就诊,可伴呕吐、血便,可累及皮肤、胃肠黏膜、肾脏、关节等脏器。约 50% 以上患儿出现以腹痛为主的消化道症状,男性多于女性,多在上呼吸道感染高发季节发病。具有消化道症状者又称腹型过敏性紫癜。皮肤出现紫癜是诊断该病较为特异性的临床表现。

影像学检查:腹部超声检查是首选影像学检查方式,可见单发或多发节段性肠壁增厚。有时候肠道气体过多会影响观察,需要进一步 CT 检查,可见单发或多发节段性肠壁水肿增厚伴肠壁周围渗出。MRI 在显示该病时也有一定的价值。

2. 影像学检查阴性的病因

(1) 肠易激综合征:肠易激综合征(irritable bowel syndrome,IBS)是一种以腹痛伴排便习惯改变为特征而无器质性病变的常见功能性肠病。最主要的临床表现是腹痛,腹痛部位不定,以下腹特别是左下腹多见,排便或排气后缓解。诊断标准为在缺乏可解释症状的形态学改变和生化异常基础上反复发作的腹痛,近 3 个月内发作至少每周 1 次,伴下面 2 项或者 2 项以上症状:①与排便相关;②症状发生伴随排便次数改变;③症状发生伴随粪便性状(外观)改变。诊断前症状出现至少 6 个月,近 3 个月符合以上诊断。

(2) 功能性消化不良:功能性消化不良(functional dyspepsia,FD)是指由胃和十二指肠功能紊乱引起的餐后饱胀感、中上腹痛及中上腹烧灼感等症状,而无器质性疾病的一组临床综合征。主要症状包括餐后饱胀、早饱感、中上腹胀痛、中上腹灼热感、嗳气、食欲缺乏、恶心等。起病多缓慢,呈持续性或反复发作,许多患者有饮食、精神等诱发因素。

(杨　明)

第二节　胃十二指肠病变

一、双泡征

【定义】

双泡征(double bubble sign,DBS)是指腹部 X 线平片上,同时可见左上腹部充满气体的胃和右中上腹十二指肠近端充气显影。

【病理基础】

组织病理学上,形成此征象的不同疾病都有共同的特征,左上腹部充满气体的胃泡影较大,同时存在充满气体的、位于右上或右中腹部的较小气体影。其病理基础为多种原因所致的十二指肠远端闭锁或狭窄,先天性畸形是最常见的原因。

【征象描述】

1. **X 线表现**　双泡征可在腹部 X 线检查上显示,仰卧位腹部 X 线平片可见左上腹部一较大充气胃腔影及右中上腹部一较小充气十二指肠影。立位腹部 X 线平片可见两个含有液平的充气泡状影(图 6-2-1-1)。

2. **CT 表现**　CT 可清晰地显示中上腹部充气的胃腔和十二指肠近段,同时可以较 X 线检查更好地显示出十二指肠远端肠管的情况及伴有的其他畸形。

3. **MRI 表现**　胎儿 MRI 检查中上腹部可见两个 T_1WI 低信号、T_2WI 高信号的圆形或类圆形影。

4. **超声表现**　产前超声检查可见充满液体的

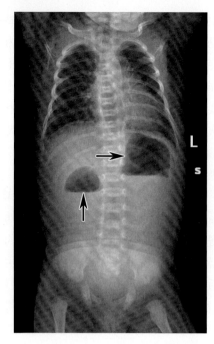

图 6-2-1-1 双泡征 X 线表现

患者男,5 天,呕吐 1 天入院。上腹部可见各含一液平的双泡影,左箭为胃,上箭为十二指肠

胃腔和十二指肠近段,两者之间有一长条形管状结构相连。

【相关疾病】

最初 DBS 被认为是十二指肠闭锁的特异性征象,后来 DBS 被发现与多种先天性畸形有关,相关的疾病包括环状胰腺、十二指肠膜式闭锁、先天性肠旋转不良疾病等。

【分析思路】

双泡征主要由胃及十二指肠充气扩张、各含一个气-液面形成,分析思路如下:

第一,认识这个征象。

第二,重点分析除双泡征外,其余肠管是否还有积气,如果存在积气,就可以除外完全性十二指肠梗阻。

第三,分析十二指肠狭窄段的表现。胃肠道造影闭锁盲端边缘光滑,呈"风兜状",主要见于十二指肠

闭锁;对比剂自狭窄处缓慢通过,胃、幽门管、狭窄以上十二指肠蠕动增强常见于十二指肠狭窄和环状胰腺。梗阻点远端十二指肠及上部空肠呈"螺旋状"或"鼠尾状",十二指肠空肠曲位置不在左上腹部且高度低于十二指肠球部,常见于先天性肠旋转不良。

第四,分析对比剂灌肠的影像学表现,如结肠细小,呈胎儿型结肠,常见于十二指肠闭锁;盲肠和阑尾位于上腹部、结肠大部分在左腹部迂回常见于先天性肠旋转不良。

第五,结合患者的年龄、临床病史、临床症状、诊疗经过、多种影像学检查及双泡征外的其他临床资料,可缩小鉴别诊断范围。

【疾病鉴别】

双泡征只是一个征象,决不能孤立看待,需要联合其他影像学特征和临床信息进行诊断和鉴别诊断。

1. 基于临床信息的鉴别诊断流程见图 6-2-1-2。

2. 双泡征在几种不同常见疾病的主要鉴别和诊断要点见表 6-2-1-1。

二、笔杆征

【定义】

笔杆征(pen holder sign,PHS)是指上消化道造影检查时,对比剂通过十二指肠水平或升段时受阻,在该部位见到边缘光滑整齐的纵行"笔杆样"压迹。受阻以上的十二指肠扩张并出现反复强烈的逆蠕动波,或出现明显的"钟摆样"运动。

【病理基础】

组织病理学上,形成此征象的基础因素是十二指肠水平或升部与肠系膜上动脉的解剖关系异常,肠系膜上动脉与腹主动脉夹角小、距离短,导致十二指肠水平段受压、近端梗阻,又称十二指肠淤积、Wilkie 综合征等。该疾病可以是先天性或者获得性的,导致腹主动脉肠系膜上动脉夹角(aorta mesenteric angle,AMA)小于 22°,距离小于 10mm。

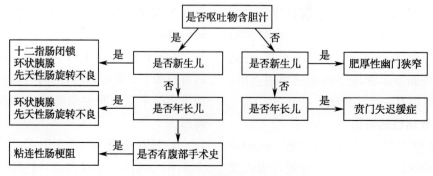

图 6-2-1-2 基于临床信息的鉴别诊断流程图

表 6-2-1-1 双泡征相关疾病

疾病	十二指肠闭锁	十二指肠狭窄	环状胰腺	先天性肠旋转不良
发病年龄	新生儿	新生儿或婴幼儿	新生儿或婴幼儿	新生儿或婴幼儿
胎粪	无	有	有	有
双泡征	有	有	有	有
其余肠管有无气	无	可有	可有	可有
狭窄段	盲端改变,"风兜状"	鼠尾状	鼠尾状	鼠尾状或螺旋状
狭窄段周围	无异常	无异常	胰腺组织	无异常
结肠	胎儿型结肠	正常	正常	位置异常

【征象描述】

1. **X 线表现** 上消化道造影检查的典型 X 线征象为:①对比剂通过十二指肠水平段或升段时受阻,可于该部位见到边缘光滑整齐的纵行"笔杆征"压迹(图 6-2-2-1);②受阻近端的十二指肠扩张并出现反复强烈的逆蠕动波,或出现明显的顺逆蠕动交替存在的"钟摆样"运动;③采取俯卧位或胸膝位,对比剂可较俯卧位更容易通过十二指肠横升部。

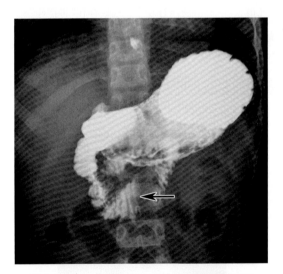

图 6-2-2-1 笔杆征的上消化道钡餐造影表现
患者女,7 岁,出现间歇性进食后腹胀、腹痛、恶心,有时出现呕吐 2 个月余。上消化道钡餐造影可见对比剂于十二指肠水平部通过受阻,呈局限光滑整齐的纵行压迹,似"笔杆状"(箭)

2. **CT 表现** CTA 可见观察并测量出肠系膜上动脉与腹主动脉夹角(AMA)小于 22°、距离小于 10mm。

3. **MRI 表现** 影像学表现与 CTA 一致,主要通过观察肠系膜上动脉与腹主动脉夹角(AMA)小于 22°、距离小于 10mm 来进行诊断。

4. **超声表现** 可直接清晰显示肠系膜上动脉和腹主动脉夹角变小,近端十二指肠或胃淤积、扩张。还可以动态观察十二指肠蠕动时的肠腔内径变化。

【相关疾病】

笔杆征是上消化道造影检查时肠系膜上动脉综合征较为典型的间接征象,需与其他可引起十二指肠梗阻的疾病鉴别(表 6-2-2-1)。笔杆征受压边缘较为光滑,且超声、CT 及 MRI 检查可较好观察十二指肠周围结构改变,鉴别诊断难度不大。

【分析思路】

笔杆征是上消化道造影时,在十二指肠水平段或升段边缘见到光滑整齐的纵行"笔杆样"压迹,分析思路如下:

第一,认识这个征象。

第二,重点分析压迹处的表现。压迹是否为纵行、边缘是否光滑、有无肠腔的不规则充盈缺损或龛影表现。边缘光滑的弧形压迹常见于肠系膜上动脉综合征、胆总管囊肿、肠重复畸形;边缘不光滑的充盈缺损或龛影常见于肿瘤或炎性病变等。

表 6-2-2-1 笔杆征相关疾病

先天性疾病	感染性疾病	肿瘤性疾病	治疗后改变
肠系膜上动脉综合征	结核	胰母细胞瘤	肠粘连
胆总管扩张症	克罗恩病	胰腺实性假乳头状瘤	
肠重复畸形			

第三,分析受压近端的十二指肠表现。有无十二指肠扩张并出现反复强烈的逆蠕动波,或出现明显的顺逆蠕动交替存在的"钟摆样"运动,如有则高度提示为肠系膜上动脉综合征。

第四,分析上消化造影时体位由仰卧位变为俯卧位后的对比剂通过情况。如果对比剂通过更为顺利,十二指肠近端扩张及逆蠕动明显好转,高度提示为肠系膜上动脉综合征。

第五,结合患者的临床病史、临床症状、诊疗经过、多种影像学检查,并通过直接征象观察肠系膜上动脉与腹主动脉夹角及距离可明确诊断。

【疾病鉴别】

笔杆征只是一个征象,决不能孤立看待,需要联合其他影像学特征和临床信息进行诊断和鉴别诊断。

1. 基于临床信息的鉴别诊断流程见图 6-2-2-2。

2. 笔杆征在几种不同常见疾病的主要鉴别诊断要点见表 6-2-2-2。

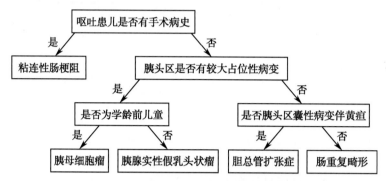

图 6-2-2-2 基于临床信息的鉴别诊断流程图

表 6-2-2-2 笔杆征在几种不同常见疾病的主要鉴别诊断要点

疾病	笔杆征典型影像特征	鉴别要点	主要伴随征象
肠系膜上动脉综合征	纵行压迹	压迹边缘光滑	受压近端十二指肠存在"钟摆样"运动
胆总管扩张症	弧形压迹	压迹边缘光滑	局部囊性占位
胰母细胞瘤	弧形压迹	压迹边缘欠光整	局部较大囊实性肿块
肠粘连	压迹形态不定	压迹边缘尚光整	肠梗阻征象

三、线样征

【定义】

线样征(string sign,SS)是指胃肠道造影时,对比剂经过胃窦部受阻,呈细窄、线样形态,边缘光滑,经过胃窦到达十二指肠球部,故称线样征。

【病理基础】

组织病理学上,幽门部肠神经系统支配异常,使幽门环形肌肥厚,幽门管狭窄,引起患儿的幽门管腔不完全性梗阻。线样征的形成为对比剂充盈狭窄的幽门管所致。

【征象描述】

X线表现:上消化道造影检查是显示线样征的主要方法,可见幽门管细长,对比剂通过幽门管缓慢,呈"细线状"(图 6-2-3-1)。由于该检查有辐射,一般在超声检查不能确诊的情况下使用。胃肠道缺乏天然对比,常规 X 线摄片检查不能显示该征象。

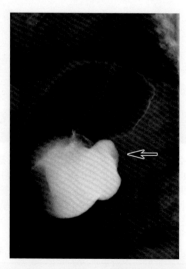

图 6-2-3-1 线样征 X 线造影检查表现

患者男,37 天。5 天前无明显诱因出现反复呕吐,每天 8~9 次,呕吐物为胃内容物,不含胆汁。X 线造影检查可见幽门管细长,对比剂通过幽门管缓慢,呈"细线状",边缘光滑(箭)

【相关疾病】

SS 被认为是先天性肥厚性幽门狭窄（congenital hypertrophic pyloric stenosis, CHPS）的特异性征象，有时需要和幽门痉挛相鉴别。

【分析思路】

线样征主要由充盈对比剂的狭窄、延长的幽门管形成，分析思路如下：

第一，认识这个征象。

第二，重点分析线样征的表现。是否边缘光滑、是否合并双轨征、肩样征、蕈伞征；是否持续存在。线样征暂时性存在，时间不超过 15～20 分钟，且无幽门管延长、无肩样征、蕈伞征及双轨征等征象，常见于幽门痉挛；细线较短，无肩样征、蕈伞征及双轨征，常见于幽门前隔膜，有时在幽门近侧 1～2cm 处可显示垂直于胃窦长轴的线状充盈缺损的典型征象。

第三，结合患者的年龄、临床症状、体格检查、其他影像学检查等临床资料，可缩小鉴别诊断范围。肥厚性幽门狭窄多见于足月儿，症状多开始于生后 2～4 周。典型的临床表现为呕吐，呕吐物不含胆汁，部分患儿触诊时右上腹幽门位置可触及橄榄样肿物。超声检查可发现肥厚幽门纵切呈"子宫颈征"，横切呈"靶环征"。

【疾病鉴别】

线样征只是一个征象，决不能孤立看待，需要联合其他影像学特征和临床信息进行诊断和鉴别诊断。

1. 基于临床信息的鉴别诊断流程见图 6-2-3-2。

2. 线样征在几种不同常见疾病的主要鉴别诊断要点见表 6-2-3-1。

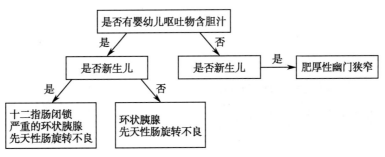

图 6-2-3-2　基于临床信息的鉴别诊断流程图

表 6-2-3-1　线样征在几种不同常见疾病的主要鉴别诊断要点

疾病	线样征典型影像特征	鉴别要点	主要伴随征象
肥厚性幽门狭窄	线样细线，较长	线样征持续性存在	合并双轨征、肩样征、蕈伞征
幽门痉挛	无线样细线延长	线样征暂时性存在，时间不超过 15～20 分钟	可有肩样征、蕈伞征
幽门前隔膜	线样细线，较短	幽门近侧 1～2cm 处可显示垂直于胃窦长轴的线状充盈缺损	无双轨征、肩样征、蕈伞征

（杨　明）

第三节　肝胆病变

一、灯泡征

【定义】

灯泡征（light bulb sign）是指典型的肝血管瘤在 MRI 中病灶的信号强度随着 T_2 权重的增加而增加，并在重度 T_2 加权序列上可以看到明显高信号强度的特征，被比作发光的灯泡。

【病理基础】

组织病理学上，形成此征象的肝血管瘤被认为是由于其中具有丰富而慢速的血流。肝血管瘤是良性血管病变，由不同大小充满血液的血管腔组成，内衬有一层简单的内皮细胞，并由纤维基质支撑。肝血管瘤按照病理可以分为海绵状血管瘤、硬化性血管瘤、血管内皮细胞瘤、毛细血管瘤。灯泡征特别见于肝海绵状血管瘤，在组织病理学上表现为特殊的海绵状血管腔。大体上，肝脏血管瘤呈圆形或小分叶状，边缘清晰，呈单发或多发（占 10%～50%）病灶。尽管肝血管瘤可以发生在肝实质的任何部位，但是更常见于肝脏外围，特别是沿着肝静脉分布。肝血管瘤大小从几毫米到超过 20cm；按照大小可被分为小（<1.5cm）、中（1.5～5cm）和大（>5cm）三种类型。儿童肝脏血管瘤可以是单发、多发或弥漫性，其中有一种特殊类型，称为婴儿型肝血管瘤，往往在胎儿或出生后发现，随年龄增长有自行消退的可能。

【征象描述】

1. MRI 表现 典型的灯泡征在 MRI T_1WI 表现为低信号，T_2WI 表现为高信号，在重 T_2WI 上呈持续高信号（图 6-3-1-1）。如果是均匀的 T_2WI 高信号，需要与肝囊肿进行鉴别，其 T_2 信号强度往往低于肝囊肿。增强检查肝囊肿往往无强化，而肝血管瘤表现为动态增强早期强化，延迟扫描逐渐填充的特征。巨大的肝血管瘤常常因出血、血栓、钙化，或形成纤维瘢痕，在 MRI 平扫时表现为混杂信号，增强后表现为不均匀强化。如病灶内出血表现为 T_1WI 高信号，而纤维瘢痕表现为 T_1WI 和 T_2WI 低信号，钙化表现为 T_1WI 和 T_2WI 更低信号。血管瘤内脂肪成分可以表现为 T_1WI 高信号，而脂肪抑制后高信号被抑制。

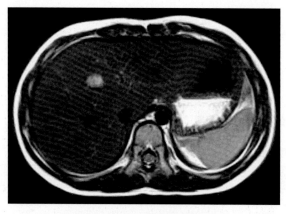

图 6-3-1-1 灯泡征 MRI 表现
患者女，10 岁，肝血管瘤。肝脏内结节状病灶，T_2WI 长 TE（回波时间）表现为明显高信号

2. CT 表现 肝脏血管瘤 CT 动态增强可清晰显示病灶数目、范围、形态，是诊断肝脏血管瘤的重要方法。增强 CT 早期肝血管瘤表现为病灶边缘强化，延迟扫描对比剂逐渐向中心填充，具有重要诊断价值。肝血管瘤内的出血、血栓或纤维瘢痕组织往往在增强 CT 时强化程度低，增强后延迟扫描仍表现为密度低于肿瘤实质。

【相关疾病】

灯泡征被认为是肝脏血管瘤的特异性征象，鉴别诊断需要和肝囊肿、肝脓肿、肝癌、肝母细胞瘤、局灶性结节增生（focal nodular hyperplasia，FNH）、肝错构瘤、肝转移瘤和肝脏朗格汉斯细胞组织细胞增生症（Langerhans cell histiocytosis，LCH）鉴别。特别是肝囊肿表现为 T_2WI 高信号，容易被误诊为

肝血管瘤。超声检查可以鉴别肝囊肿和肝血管瘤。CT 和 MRI 动态增强可以鉴别肝血管瘤和肝癌、肝母细胞瘤、肝局灶性结节增生。肝错构瘤表现为富血管型时，在影像学上容易误诊断为肝血管瘤。需与肝血管瘤鉴别的疾病和影像特征详见表 6-3-1-1。

表 6-3-1-1 灯泡征相关疾病

非感染性疾病	感染性疾病	原发肿瘤性疾病	转移性病变
肝脏 LCH	肝脓肿	肝血管瘤	肝转移瘤
		肝囊肿	
		肝癌	
		肝母细胞瘤	
		局灶性结节增生	
		肝错构瘤	

【分析思路】

灯泡征主要见于肝血管瘤，特别是海绵状血管瘤，是由于肿瘤内慢血流的血管腔在重 T_2WI 上呈高信号。分析思路如下：

第一，认识这个征象，主要是指重 T_2WI 高信号，即在长 TE 的 T_2WI 呈高信号。

第二，重点分析动态增强表现。如果仅根据 T_2WI 高信号，需要与肝囊肿、肝脓肿、肝癌、肝母细胞瘤、局灶性结节增生和肝脏 LCH 鉴别。动态增强检查肝血管瘤表现为慢进慢出，即在增强早期，表现为边缘强化，随后表现为对比剂逐渐向肿瘤中心填充；而肝囊肿增强后无强化，肝癌、肝母细胞瘤和局灶性结节增生表现为快进快出；肝脓肿和肝脏 LCH 可表现为边缘强化。

第三，分析病灶中心的异常信号。除灯泡征外，肝血管瘤因为肿瘤出血、血管或纤维瘢痕，可以表现为肿瘤中央区域 T_2WI 低信号。T_2WI 信号混杂可以见于肝癌、肝母细胞瘤肿瘤内出血，但是 T_2WI 低信号没有中央分布的特征。局灶性结节增生可见中央 T_2WI 低信号。这种中央纤维瘢痕可以表现为静脉期或延迟期强化；而肝血管瘤的 T_2WI 低信号成分在增强检查各期均不强化。

第四，分析肝脏内其他影像学表现。如是否伴随肝门静脉血栓、癌栓或肝脏内播散性病灶，有助于肝脏恶性肿瘤的诊断。弥漫性肝脏增大和病灶强化不均匀要考虑神经母细胞瘤肝转移。胆管扩张和狭窄有助于肝脏 LCH 的诊断。

第五，结合患者的临床病史、临床症状、诊疗经

过、多种影像检查方法和多次影像学检查前后对比结果等。例如 MRI T_2WI 高信号结合超声表现为囊性肿块可以做出肝囊肿的诊断。婴儿肝脏血管瘤在随访中可逐渐变小，有自行消退的趋势。临床资料中癌标志物如甲胎蛋白（alpha-fetoprotein，AFP）有助于肝癌和肝母细胞瘤的诊断。临床实验室检查感染指标增高有助于诊断肝脓肿。

【疾病鉴别】

灯泡征只是一个 MRI 征象，决不能孤立看待，需要联合其他影像学特征和临床信息进行诊断和鉴别诊断。

1. 基于临床信息的鉴别诊断流程见图 6-3-1-2。

2. 灯泡征在几种不同常见疾病的主要鉴别诊断要点见表 6-3-1-2。

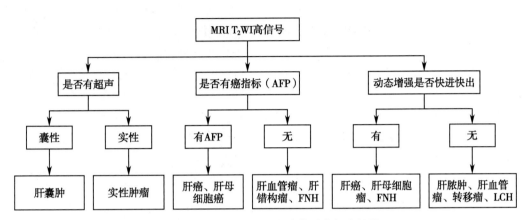

图 6-3-1-2　基于临床信息的鉴别诊断流程图

表 6-3-1-2　灯泡征在几种不同常见疾病的主要鉴别诊断要点

疾病	灯泡征典型影像特征	鉴别要点	主要伴随征象
肝血管瘤	灯泡征	动态增强呈慢进慢出	可见钙化、出血和纤维瘢痕
肝囊肿	极高信号，类似于灯泡征	增强无强化	超声为囊性病变
肝脓肿	高信号	增强边缘强化	中央坏死
肝癌	高信号	动态增强呈快进快出	出血、坏死多见
肝母细胞瘤	高信号	动态增强呈快进快出	出血、坏死多见
肝局灶性结节增生	高信号，中心瘢痕呈低信号	快进快出，中心瘢痕可强化	出血、坏死少见
肝转移瘤	高信号	增强强化低于肝实质	出血、坏死少见
肝错构瘤	高信号	富血管型增强强化明显	可见出血、坏死
肝脏 LCH	高信号	增强边缘强化，中央可不强化	胆管扩张和狭窄

二、包膜回缩征

【定义】

肝包膜回缩征（hepatic capsular retraction）是一种形态学描述，指由于肝脏病变使肝脏失去正常凸型轮廓，而在肝表面形成扁平或凹陷的包膜塌陷。这种征象可以用于肝脏病变在超声、CT 和 MRI 检查时的形态学描述。

【病理基础】

组织病理学上，形成此征象的原因是肝脏实质病变导致相邻的肝包膜塌陷。肝包膜回缩征早期主要用于肝脏良性肿瘤和恶性肿瘤、肝癌和胆管细胞癌等鉴别诊断。实际上这种征象可能源于多种原

因，包括肝硬化、胆道梗阻、良性肿瘤、恶性肿瘤和感染等内在的肝病以及创伤等非肝源性的原因。导致肝组织塌陷的病理基础包括肿瘤、炎症、缺血坏死、纤维化等。肝表面包括两层附着层，分别是外层的浆膜层和内层的纤维层。外层浆膜层来自腹膜，覆盖了大部分肝脏表面，但不包括靠近横膈膜的肝裸区、肝门或胆囊附着区域。内层是一层厚纤维层，被称为格利森（Glisson）包膜，是真正的肝包膜，覆盖了肝脏的整个表面，这点与外层的浆膜层不同。Glisson 包膜由排列规则的胶原纤维组成，内部多数是 I 型胶原，少数为 III 型胶原，还有成纤维细胞及小血管。肝包膜在下腔静脉及第一肝门处最厚，环绕肝门处输入血管及肝胆管。形成树枝状分叉进入肝实

质,成为血管、胆管、淋巴管及神经的外鞘。其网状纤维深入肝小叶内作为支架,在肝窦内皮与实质细胞间形成网状结构,支撑肝细胞并保持肝窦开放。肝实质的表面和 Glisson 包膜深层面之间是一个潜在的间隙,即肝脏包膜下间隙。正常情况下,肝浆膜层和纤维层包膜紧密黏附在肝实质表面,在 CT 及 MRI 上都观察不到。病理情况下,CT 和 MRI 可显示肝包膜,肝包膜下间隙可存在积液、积血或积聚炎性或癌性细胞成分。这种情况下也可以导致肝包膜回缩,属于假性肝包膜回缩。而肝包膜下的肝内在病变导致肝脏边缘组织塌陷和肝包膜收缩,属于肝包膜回缩征。

【征象描述】

肝包膜回缩征是描述在肝脏 CT 和 MRI 上肝表面呈扁平或凹陷状,而不再显示为正常凸面轮廓。它属于定性的形态描述,病理基础是肝脏病变导致肝组织收缩和肝包膜塌陷。需要注意在某些正常情况下也可以看到正常肝凸面轮廓的丧失,如在副肝裂和横膈膜区肝脏内陷。如果在肝包膜下间隙中看到积液、积血以及良性和恶性沉积物时,也可以显示肝组织表面类似凹形外观,肝包膜下病变导致的肝脏边缘受压,不属于肝包膜回缩征。狭义的肝包膜回缩征多指肝表面局限性病变,多用于与肝脏包膜下局限性病变的鉴别诊断。广义上也有把任何原因引起的肝组织塌陷导致的肝表面平坦和凹陷都归类于肝包膜回缩。肝组织塌陷可用于肝癌和胆管细胞癌的鉴别诊断。在 20% 的胆管细胞癌中可观察到肝包膜回缩。因为肝内胆管癌经常形成纤维化成分,诱发慢性胆管阻塞和邻近肝实质萎缩,共同导致肝包膜回缩。

1. MRI 表现 典型的肝包膜回缩征在 MRI T_1WI 表现为低信号的肝包膜凹陷,T_2WI 由于局部少量积液,可表现为小条片状高信号,增强检查局部肝包膜可有轻微强化或无强化。局部肝包膜下可见

原发肝脏病灶,可以是肝癌、胆管细胞瘤、FNH 或肝纤维化,巨大的肝血管瘤也可出现肝包膜回缩征。

2. CT 表现 肝包膜回缩征在 CT 上表现为原发灶相邻的肝包膜内陷。增强检查可见局部肝包膜强化(图 6-3-2-1)。

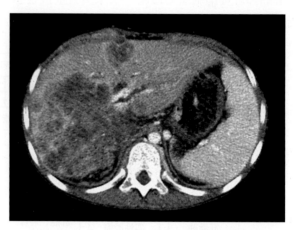

图 6-3-2-1 肝包膜回缩征 CT 表现
患者女,12 岁,肝脏恶性肿瘤(胆管癌)肝内转移,左叶肝包膜下病灶的肝包膜呈局限性凹陷。增强 CT 可见凹陷包膜强化

【相关疾病】

肝包膜回缩是一种少见的影像学表现,是由于包膜下病灶变平/不规则或凹陷而导致正常肝脏轮廓凹陷。它与多种良性和恶性疾病有关。与肝包膜回缩相关的鉴别诊断包括:最常见于恶性肿瘤(原发性或转移性),特别是胆管癌,但肝细胞癌也与之相关[例如 TACE(肝动脉插管化疗栓塞术)和射频消融术后];已治疗的外周转移瘤(例如化疗后、射频消融后)。其他还包括肝血管瘤(特别是硬化性肝血管瘤)、肝上皮样血管内皮瘤、融合性肝纤维化、胆管坏死、假性回缩-副裂、肝脏炎性假瘤;肝外原因包括创伤、肿瘤治疗后、腹膜假黏液瘤、肝假性脂肪瘤(表 6-3-2-1)。

表 6-3-2-1 肝包膜回缩征相关疾病

恶性肿瘤	良性病变	医源性疾病和治疗后改变	其他疾病或变异
肝内胆管细胞癌	硬化性血管瘤	肝细胞癌 TACE 和射频消融术后	正常变异
肝癌	融合性肝纤维化	外周转移瘤化疗后、射频消融后	腹膜假黏液瘤
转移瘤	肝上皮样血管内皮瘤		肝假性脂肪瘤
肝血管肉瘤	胆管坏死		

【分析思路】

肝包膜回缩征主要见于肝内胆管细胞癌,但也仅在 20% 的胆管细胞癌中可观察到肝包膜收缩。也要注意这种表现可以见于其他良恶性肿瘤、外伤等。

分析思路如下:

第一,认识这个征象,主要是指肝包膜由于包膜下占位导致的包膜凹陷。广义包括其他原因导致的包膜凹陷。需要与包膜病变鉴别。

第二,重点分析包膜增强表现。肝包膜回缩增强后包膜强化,可以鉴别包膜病变。

第三,分析包膜下病灶。尽管肝包膜回缩征可以用于鉴别胆管癌和肝癌,但是病灶本身的影像特点也要考虑。例如病灶动态增强情况、病灶内胆管扩张等征象。良性肿瘤如血管瘤、肝上皮样血管内皮瘤等病灶特点也与胆管细胞癌不同。

第四,分析肝脏内其他影像学表现,如是否有肝硬化等。

第五,结合患者的临床病史、临床症状、诊疗经过、多种影像检查方法和多次影像学检查前后对比结果等。例如原发灶性质、是否经过治疗、是否有外伤史。

【疾病鉴别】

肝包膜回缩征只是一个影像征象,决不能孤立看待,需要联合其他影像学特征和临床信息进行诊断和鉴别诊断。

1. 基于临床信息的鉴别诊断流程见图6-3-2-2。

2. 肝包膜回缩征在几种不同常见疾病的主要鉴别诊断要点见表6-3-2-2。

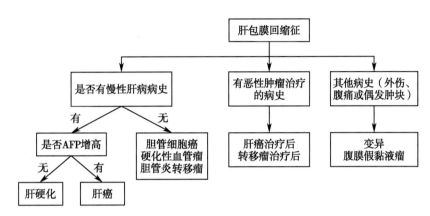

图 6-3-2-2　基于临床信息的鉴别诊断流程图

表 6-3-2-2　肝包膜回缩征在几种不同常见疾病的主要鉴别诊断要点

疾病	CT/MRI 典型特征	鉴别要点	主要伴随征象
胆管细胞癌	肝内单发病灶	不均匀强化	胆管扩张
肝癌	肝内单个或多发病灶	动态增强呈快进快出	出血、坏死多见
肝血管瘤	灯泡征	动态增强呈慢进慢出	可见钙化、出血和纤维瘢痕
肝转移瘤	多发病灶	增强强化低于肝实质	出血、坏死少见。牛眼征
肝纤维化	肝脏形态不规则	弥漫性肝脏病变	肝硬化
肝癌肿瘤治疗后	原发灶特征	治疗后表现	坏死

三、中心瘢痕征

【定义】

中心瘢痕征(central scar sign)是指经典型肝局灶性结节增生(focal nodular hyperplasia,FNH)在增强 CT 和 MRI 上的病灶中央瘢痕。FNH 的中心瘢痕征在 MRI 上表现比 CT 更为敏感。相对病灶主体而言,中心瘢痕在 MRI 上表现为 T_1WI 低信号、T_2WI 高信号。注射增强对比剂后扫描,中心瘢痕表现为早期不强化、延迟后强化。

【病理基础】

形成此征象的病理学基础是 FNH 病灶中央或偏中心的星芒状瘢痕和辐射状纤维分隔。显微镜下,病变由畸形发育的动脉血管、畸形增殖胆管、增生结缔组织和纤维组织组成,缺乏正常肝小叶中央静脉和门静脉结构,肝汇管区炎性纤维增生呈辐轮状分隔深入到正常肝小叶。病变内的细胞成分包括功能正常的肝细胞、库普弗(Kupffer)细胞和巨噬细胞。

FNH 最常见于青壮年,女性多见,男性大约占 15%(范围为 10%~20%)。具体发病机制当前尚不明确,主流理论认为此病与血管畸形相关,是由于肝脏局部血流循环障碍或血管损伤造成的肝细胞反应性肿瘤样增生。其动脉供应来自肝动脉,静脉引流入肝静脉,而没有门静脉供血。FNH 分为两种类型:经典型占80%,非典型占20%。中心瘢痕征是经典型 FNH 的特征。经典型 FNH 病灶通常较大,边缘清楚但无包膜,中央瘢痕伴有明显的放射状纤维间隔,但这种情况出现在不到 50% 的病例中。非典型 FNH 是指缺乏中央瘢痕和中央动脉,或表现为异常增生结节、异常胆管增殖等病变。非典型特征还包括假包膜、病变异质性、中央瘢痕不强化和病变内脂肪等。部分学者还将非典型 FNH 分为几种变体,包括最常见的毛细血管扩张变异型(也称为炎性肝腺瘤)以及混合性增生性和腺瘤性变异、大细胞肝细胞异型性病变等。

【征象描述】

1. MRI 表现 FNH 病灶 T_1WI 表现为等至稍低信号,中央瘢痕呈低信号;T_2WI 呈等至稍高信号,中央瘢痕呈高信号。T_1WI 增强扫描早期(动脉期)病灶强化而中央瘢痕不强化(图 6-3-3-1),门静脉期病灶相对肝脏呈稍高信号或等信号,而延迟期中央瘢痕强化。采用肝细胞特异性对比剂增强 MRI 扫描,由于正常肝细胞和异常胆管存在,FNH 病灶可持续增强到延迟期,其强化程度比背景的肝脏组织更高。而肝胆期时背景肝脏强度减弱,FNH 病灶保留强化特征。中央纤维瘢痕在肝胆期通常不强化。采用超顺磁性对比剂(USPIO/SPIO)增强时,由于库普弗细胞摄取导致 FNH 表现为 T_2^* 低信号。

要注意有 20% 的不典型 FNH 不会出现中央瘢痕的典型表现。也要注意一些不典型的中心瘢痕可能会出现在肝脏其他疾病中,需要在鉴别诊断中给予重视,如肝细胞癌(HCC)也可以出现中心瘢痕。文献报道 HCC 发生中心瘢痕比例为 3% ~ 26%,表现为病灶中心线性或星形无强化区域。这种无强化区也可能是肿瘤坏死和出血,而非真正的瘢痕组织。真正的 HCC 中心瘢痕主要是指包括疏松或致密纤维组织的炎症性、血管性和胶原性瘢痕。MRI 平扫炎性瘢痕表现为 T_2WI 高信号,血管性瘢痕为明显 T_2WI 高信号,胶原性瘢痕表现为 T_2WI 低信号或混杂信号,动态增强可以对 3 种瘢痕做出鉴别。在肝硬化背景下,除非明确排除了 HCC,否则不要将富含血供的肝脏病变,甚至出现了一些不典型的中央瘢痕病灶,轻易诊断为 FNH。通常 FNH 没有包膜,如果血供丰富的肝脏肿块有包膜,在鉴别诊断时应首先考虑 HCC 而非 FNH。

2. CT 表现 CT 平扫 FNH 病灶多显示为低密度,如果是脂肪肝背景下,病灶也可以呈现为高密度。CT 平扫在较大的 FNH 病灶内通常可以看到低密度的中央瘢痕。直径>3cm 的 FNH 病灶中,高达 60% 的病例 CT 平扫可以显示中央瘢痕。CT 动态增强表现与 MRI 增强的强化方式相似。增强 CT 早期 FNH 病灶主体明显强化,中央瘢痕不强化,可以看到扩大的中央动脉。延迟增强扫描病灶主体强化程度降低,80% 的中央瘢痕呈延迟强化。

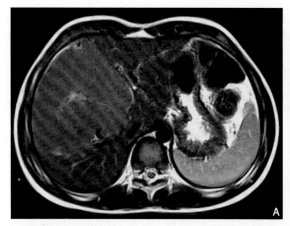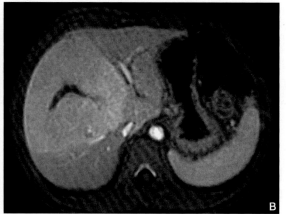

图 6-3-3-1 中心瘢痕征 MRI 表现

患者女,10 岁,FNH。A. MRI T_2WI 加权示病灶呈稍高信号,中心瘢痕呈更高信号;B. MRI T_1WI 加权增强肿瘤强化程度高于肝实质,中心瘢痕不强化

【相关疾病】

中心瘢痕征首先在 FNH 中被描述,并被认为是 FNH 的典型表现。然而,许多其他肝脏肿块可能存在中心瘢痕,如肝血管畸形、纤维板层性肝细胞癌、大血管瘤、外周胆管癌或上皮样血管内皮瘤等。肝转移、肝细胞腺瘤和肝细胞癌很少出现中心瘢痕,但是如果出现了中心瘢痕,虽然往往并非典型的、真正的中心瘢痕征,但也很可能会导致误诊、漏诊。

可能具有中心瘢痕且需与 FNH 鉴别的疾病和影像特征见表 6-3-3-1。

表 6-3-3-1　中心瘢痕征相关疾病

非肿瘤性病变	原发性良性肿瘤	原发性恶性肿瘤	转移性病变
肝血管畸形	肝血管瘤（大病灶）	纤维板层性肝细胞癌	肝转移瘤
	局灶性结节增生	胆管癌（外周）	
	上皮样血管内皮瘤	肝癌	
		上皮样血管内皮瘤	

【分析思路】

中心瘢痕征主要见于 FNH，特别是经典型 FNH，约占 80%。CT 和 MRI 均可显示，MRI 更为敏感，主要特征是 T_2WI 高信号和延迟强化。分析思路如下：

第一，认识这个征象。典型的中心瘢痕是位于病灶主体中央的 T_2 高信号、延迟强化病灶。如果不出现典型中央瘢痕、明显强化的肝脏病灶，也不能完全排除 FNH。反之，如果出现了不典型的中央瘢痕肝脏病灶，也需要在鉴别诊断中考虑其他疾病的可能。

第二，重点分析动态增强表现。若是病灶中央出现了 CT 低密度和 MRI T_2WI 高信号病灶，需要鉴别是真正的中央瘢痕，还是肿瘤中央坏死组织。动态增强检查有助于鉴别诊断，典型中央瘢痕表现为动脉期不强化，延迟期强化的特征。肿瘤中央坏死可表现为 T_2WI 混杂信号，而且往往全程不强化。

第三，分析中心瘢痕的其他特征。典型中心瘢痕征往往表现为均匀 T_2WI 高信号，位于 FNH 病灶中央或者偏中心。而肿瘤坏死组织往往包含了出血、钙化、血管或纤维瘢痕，多呈 T_2WI 混杂信号，可见于肝癌、肝母细胞瘤等恶性肿瘤，而且没有中央分布的特征，CT 上可见斑点状、斑片状钙化。大的肝血管瘤的中央瘢痕可以呈 T_2WI 混杂信号，在 CT 上可出现斑块状钙化。

第四，对病灶主体影像特征进行分析。FNH 病灶主体在 T_2WI 上表现为等或略高信号，动态增强动脉期病灶整体均匀强化，后期呈等/高信号，属于"快进慢出"表现。HCC 偶尔具有中心瘢痕，但病灶的主体特征是动态增强典型"快进快出"表现，多数病灶有包膜。具有胶原瘢痕的纤维板层样肝细胞癌动态增强动脉期有强化，延迟期呈不均匀强化，中心瘢痕可延迟强化。海绵状血管瘤主体一般 T_2WI 呈明显高信号，动态增强扫描呈向心性填充表现，但中心坏死瘢痕不强化。

第五，分析肝脏内其他影像学表现。如果是肝硬化背景下，需要考虑诊断 HCC。患有胆道闭锁的

儿童可能发生 FNH。多发性病灶需要考虑转移瘤或肝血管瘤。

第六，结合患者的临床病史、临床症状、诊疗经过、多种影像检查方法和多次影像学检查前后对比结果等。临床资料中癌标志物如 AFP 有助于肝癌和肝母细胞瘤的诊断。婴儿肝脏血管瘤在随访中可逐渐变小，有自行消退的趋势，而且中心瘢痕逐渐出现斑块状钙化。

【疾病鉴别】

中心瘢痕征只是一个 MRI 征象，尽管是 FNH 的典型表现，但是仅见于 80% 的病例中。出现中心瘢痕征象的肝脏病灶，需要联合其他影像学特征和临床信息进行诊断和鉴别诊断。

1. 基于临床信息的鉴别诊断流程见图 6-3-3-2。

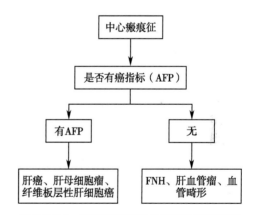

图 6-3-3-2　基于临床信息的鉴别诊断流程图

2. 中心瘢痕征在几种不同常见疾病的主要鉴别诊断要点见表 6-3-3-2。

四、中心点征

【定义】

中心点征（central dot sign）是肝内门静脉分支被严重扩张的胆管包围形成的影像特征，可以在 CT、MRI 或 US（超声）图像上观察到。中心点征主要见于先天性肝内胆管扩张[卡罗利（Caroli）综合征或卡罗利病]，有助于将它们与其他导致肝内胆管扩张的疾病，如原发性硬化性胆管炎或复发性化脓性胆管炎区分开来。

表 6-3-3-2　　中心瘢痕征在几种不同常见疾病的主要鉴别诊断要点

疾病	中心瘢痕征典型影像特征	鉴别要点	主要伴随征象
肝局灶性结节增生	高信号，中心瘢痕呈低信号	快进慢出，中心瘢痕可强化	出血、坏死少见
肝血管瘤	T_2WI 高信号，中央可出现低信号	动态增强呈慢进慢出	可见钙化、出血和纤维瘢痕
肝癌	高信号	动态增强呈快进快出	出血、坏死多见
肝母细胞瘤	高信号	动态增强呈快进快出	出血、坏死多见
肝转移瘤	高信号	增强强化低于肝实质	出血、坏死少见

【病理基础】

形成此征象的病理学基础是在囊状扩张的胆管区内有小圆点状门静脉影。经典的中心点征是指 Caroli 病的 CT 征象，表现为低密度病变中心点状影密度，平扫低于或等于周围的肝实质，增强后高于周围的肝实质。这种低密度病变是多发的，代表异常扩张的胆管，其内门静脉在增强后呈明显高密度，呈现出典型的中心点征。Caroli 病和 Caroli 综合征是先天性罕见的常染色体隐性遗传疾病，在童年或青年时期发病，女性稍多见。从病理学角度来说，Caroli 病和 Caroli 综合征属于纤维多囊性肝病的范畴，是由胆管板发育畸形引起的。与具有相同遗传缺陷（PKHD1 基因，染色体区域为 6p21）的肾脏纤维囊性异常高度相关。胆管板是一层围绕门静脉分支的肝前体细胞，是肝内胆管的原基。胆管板畸形的表现取决于受影响的胆管树水平。Caroli 病（简单型）是由大胆管发育异常引起的，而 Caroli 综合征（Caroli 病的门静脉周围型）患儿的中央肝内胆管和较小外周胆管的胆管板均受到影响，后者可导致纤维化进展。纤维多囊性疾病谱系的另一端是 von Meyenburg 复合体，也称为胆管错构瘤，是由影响最小胆管的胆管板畸形离散病灶引起的。大体病理上表现为节段性肝内胆管的多灶性囊性扩张，可能存在肝外胆管受累。根据 Todani 分类，它们也被归类为 V 型胆总管囊肿。Caroli 病仅限于较大肝内胆管扩张，而 Caroli 综合征则描述了小胆管扩张合并先天性肝纤维化。单纯性 Caroli 病并不常见，更常伴发先天性肝纤维化，即 Caroli 综合征，可合并髓质海绵肾、常染色体显性遗传多囊肾病（autosomal dominant polycystic kidney disease，ADPKD）、常染色体隐性遗传多囊肾病（autosomal recessive polycystic kidney disease，ARPKD）。

【征象描述】

当使用横截面成像时，通常在轴向成像平面上可更好地观察到"中心点征"。"点"代表门静脉分支的横截面，完全被异常扩张的胆管包围。在注射静脉对比剂后，中央门静脉分支会显著增强，则"中心点征"显示更佳。如果不是在横截面上，可以显示为囊性病变内线条状血管影。线条状血管影也可以在各向同性的三维图像上显示，或在超声切面上显示。

1. CT 表现　CT 平扫显示肝脏内多个大小不等的低密度囊状影，可呈弥漫性分布，也可在单个肝叶或肝段较明显。囊与胆道树相通，增强无强化。低密度囊的中心可见点状影，CT 平扫密度低于或等于周围的肝实质，增强后明显强化，程度高于周围的肝实质。这些低密度的多发囊状影代表异常扩张的胆管，其内点状强化是门静脉分支，强化的门静脉小分支被囊状扩张的胆管包绕，在增强 CT 上即呈现出典型的"中心点征"（图 6-3-4-1）。要注意强化的"点"可位于扩张胆管的中心，也可以在其边缘。平扫 CT 也可发现肝内胆管高密度结石、肝纤维化等相关征象。肝左叶外侧段增大，左叶内侧段正常或增大，右叶缩小。常见的肾脏异常包括常染色体隐性遗传多囊肾病（ARPKD）、常染色体显性遗传多囊肾病（ADPKD）、髓质海绵肾和髓质囊性病。

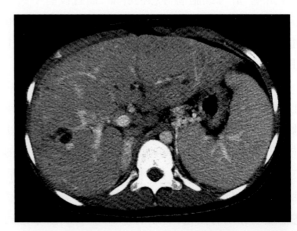

图 6-3-4-1　中心点征的 CT 表现

患者男，6 岁，Caroli 病。肝脏内多发囊性病变，增强 CT 囊性病变不强化，其内可见线状强化血管影

2. MRI 表现　MRI 平扫显示肝脏内大小不等、不同分布的囊性病变，呈 T_1WI 低信号、T_2WI 高信

号。MRCP 显示囊与胆道树相通。MRI T_1WI 增强扫描囊不强化,在囊内可见点状强化影,即由扩张的肝内胆管和强化的门静脉小分支构成的"中心点征"(图 6-3-4-2)。使用肝胆特异性对比剂增强扫描,囊性病变于肝胆期可充盈对比剂。在 T_2WI 或 MRCP 上,扩张胆管呈显著高信号,而中心的门静脉小分支表现为低信号,可以呈现为中心点征的黑白翻转图。肝内胆管结石在 T_2WI 可表现为扩张胆管内的低信号影,不要误认为是中心点征。结石在增强检查时不强化,而中心点征内的"点"增强后明显强化。另外通过各向同性的三维图像可显示为囊性病变内线条状血管影,亦可与结石鉴别。

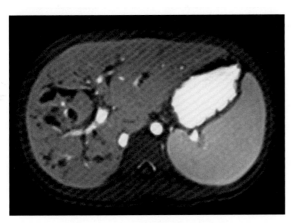

图 6-3-4-2　中心点征 MRI 表现
患者男,6 岁,Caroli 病。肝脏内多发囊性病变,增强 MRI T_1WI 囊性病变不强化,部分囊内可见点状强化影,部分呈线条状强化,代表门静脉分支

　　3. **超声表现**　超声易显示肝内胆管扩张,难以显示囊性病变与胆道树之间的交通。扩张的胆管腔可见完全或不完全的横膈膜(管内桥征)。门静脉小分支可以部分或完全由扩张的肝内胆管包绕(超声的中心点征)。胆管内结石表现为后方伴声影的结节状强回声。

【相关疾病】

　　中心点征主要见于先天性肝内胆管扩张(Caroli 综合征或 Caroli 病)。最初被认为是这种疾病特有的,但后来的结果表明,中心点征也偶尔出现在其他疾病中,例如胆道周围囊肿、汇管周围淋巴水肿和胆道梗阻。

　　可能具有中心点征且需与 Caroli 综合征或 Caroli 病鉴别的疾病和影像特征见表 6-3-4-1。

【分析思路】

　　中心点征主要见于 Caroli 综合征或 Caroli 病,特别是 Caroli 病表现为典型的肝内胆管扩张和相应的中心点征,超声、CT 和 MRI 均可显示。分析思路如下:

表 6-3-4-1　中心点征相关疾病

炎症性病变	先天性胆管病变	良性肿瘤性病变	恶性肿瘤性病变
上行性胆管炎	Caroli 病	肝囊肿	胆管横纹肌肉瘤
急性胆管炎	Caroli 综合征		
胆管结石	胆总管囊肿		胆管癌
	胆道闭锁		LCH

　　第一,认识这个征象。典型的中心点征是位于囊性病灶中央的 CT 增强高密度影,空间分辨率比超声和 MRI 高。不典型的点征可能位于囊性病灶偏侧,或者囊性病灶不明显而"点征"强化显著。

　　第二,重点分析"点征"的表现。若 CT 平扫出现了囊性病灶中央稍高密度的点状影,进行增强 CT 是必要的。典型中央点征表现为门静脉期"点征"显著强化,而囊性病灶不强化。各向同性的三维 CT 图像可显示"点征"为线状血管结构。MRI 平扫 T_2WI 不需要注射对比剂也可以识别中心点征。典型中心点征在 T_2WI 上表现为囊性高信号病灶内的微小低信号影,这种低信号是流空效应导致。多平面 T_2WI 可呈现"点征"的不同走行和不同形态。MRI 平扫 T_1WI "点征"表现为中等信号,T_1WI 增强显著强化。点征注意与胆管内结石的 T_2WI 低信号鉴别。增强检查可以显示结石不强化,而点征明显强化。

　　第三,分析其他特征。MRI T_2WI 高信号需要鉴别是真性囊性病灶、胆管炎或其他肿瘤性病变。若肿瘤坏死或胆管炎导致的 MRI T_2WI 高信号往往包含血管、出血、钙化或纤维组织,多呈 T_2WI 混杂信号,可见于肝癌、胆管癌、LCH 等肿瘤及肿瘤样病变,且无典型的中央点征。肿瘤或胆管炎可表现为 T_1WI 和 T_2WI 混杂信号,增强后呈不均匀强化。CT 上可显示为囊性或囊实性病变,密度不均匀,增强后不均匀强化。而 Caroli 病典型中心点征的囊性病灶往往无强化。MRCP 可以显示囊性病灶与胆道相通。

　　第四,分析其他脏器的影像学表现。Caroli 综合征或 Caroli 病可伴发肾脏囊性病变。肝囊肿和肾囊肿可以同时出现。肝脏恶性肿瘤可伴转移。

　　第五,结合患者的临床病史、临床症状、诊疗经过、多种影像检查方法和多次影像学检查前后对比结果等。Caroli 病表现为右上腹疼痛、复发性胆石症以及伴有发热和黄疸的胆管炎。Caroli 综合征表现为"Caroli 病"的症状以及门静脉高压的体征,包括静脉曲张出血继发的吐血和黑便。肝囊肿和肾囊肿无特异性表现。肝脏肿瘤转移多数是肺、脑或骨转移。

【疾病鉴别】

中心点征是一个影像学征象，可以在超声、CT和MRI显示，是Caroli病的典型表现。不典型的中心点征，需要联合其他影像学特征和临床信息进行诊断和鉴别诊断。

1. 基于临床信息的鉴别诊断流程见图6-3-4-3。

2. 中心点征在几种不同常见疾病的主要鉴别诊断要点见表6-3-4-2。

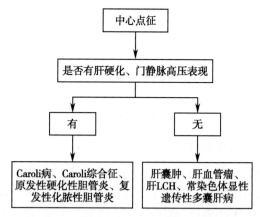

图6-3-4-3 基于临床信息的鉴别诊断流程图

表6-3-4-2 中心点征在几种不同常见疾病的主要鉴别诊断要点

疾病	典型影像特征	鉴别要点	主要伴随征象
Caroli病	囊性病灶T₂WI高信号，"点征"强化	囊性病灶不强化，中心点征显著强化	可见胆管结石，出血、坏死少见
肝血管瘤	T₂WI显著高信号，灯泡征	动态增强呈慢进慢出	可见钙化、出血和纤维瘢痕
LCH	T₂WI高信号或混杂信号	肝内胆管狭窄、扩张交替	皮疹、骨破坏等全身表现
常染色体显性遗传多囊肝病	多发肝囊肿(>10，通常数百个)	不伴胆管扩张，且囊与胆道树无交通	常合并肾囊肿
胆管错构瘤，肝内小胆管胆管板畸形，纤维多囊病的变异	肝内无数厘米以下小结节，囊性或囊实混杂，实性成分强化与肝实质呈等密度	胆管错构瘤不与胆道树相通	肝纤维化
原发性硬化性胆管炎	肝内、肝外胆管狭窄；狭窄、正常、扩张胆管交替	胆管扩张程度较Caroli病轻，扩张的胆管不会呈囊状	经常进展为肝硬化和肝功能衰竭
上行性胆管炎	肝内胆道脓肿，脓肿与胆管相通	脓肿壁厚，形态不规则，周围肝实质水肿	胆总管结石；发热、腹痛等症状
复发性化脓性胆管炎	肝内、肝外胆管扩张，常呈柱状	胆道系统充满胆色素结石，结石可呈铸型伴胆管腔扩张	胆道梗阻和反复发作胆管炎

（乔中伟）

第四节 胰腺疾病

一、钳状（鳄鱼嘴）征

【定义】

钳状（鳄鱼嘴）征（crocodile-jaw sign）是指十二指肠降段被胰腺组织大部分包围，类似于鳄鱼嘴。是部分或不完全环状胰腺在横断面成像上的特征。MRI显示更为敏感。T₂WI可见稍低信号的胰腺组织半包围十二指肠降段，可伴不全性十二指肠梗阻。

【病理基础】

环状胰腺是导致十二指肠降段包绕受压的一种发育异常的疾病。胰腺起源于内胚层，在胚胎发育第4周时，胚芽的前肠形成了背胰和腹胰。至胚胎发育第6~7周时，腹胰随着胃及十二指肠的转位逐渐与背胰融合成完整的胰腺。腹胰芽形成钩突的下部和胰头，而背胰芽形成胰尾和胰体。背胰芽和腹胰芽融合失败则形成环状胰腺。腹胰芽不能随十二指肠旋转，导致十二指肠包绕。环状胰腺可以是完全或不完全的，一般宽1cm左右，包绕十二指肠降段。环状胰腺往往是真正的胰腺组织，含有正常的腺泡和胰岛组织，但是也有一部分患者仅为纤维组织。环状胰腺可分为完全型环状胰腺和不完全型环状胰腺，后者更常见，即环状胰腺仅部分包绕十二指肠，占肠管周径的2/3~4/5。完全型环状胰腺的十二指肠周围有完整的胰腺组织环,十二指肠往往有梗阻。而不完全型环状胰腺的十二指肠周围有不完整的胰腺组织环,在 CT 或 MRI 上具有典型的鳄鱼嘴样改变,可有不完全性十二指肠梗阻。环状胰腺内的导管可与主胰管不相通而单独开口于十二指肠。从胰腺组织和十二指肠关系来说,环状胰腺又有 2 种类型,即壁外型和壁内型。在壁外型中,腹侧胰管环绕十二指肠并加入主胰管。在壁内型中,胰腺组织与十二指肠壁中的肌纤维混合,小导管直接排入十二指肠。壁外型环状胰腺患者的症状是高度胃肠道梗阻。对于壁内型患者,症状是十二指肠溃疡。

【征象描述】

钳状(鳄鱼嘴)征是指异常的胰腺组织包绕了十二指肠,X 线平片可以显示部分性十二指肠梗阻,也可无特异性改变。上消化道造影可显示十二指肠梗阻。超声、CT 和 MRI 可以探测胰腺畸形。MRI 和 MRCP 在术前诊断中具有更大的价值。其中 MRCP 更好,因为它可以非侵入性显示胰腺导管的解剖结构。

1. CT 表现　CT 平扫示十二指肠狭窄,壁增厚,周围绕以胰腺组织,形成钳状(鳄鱼嘴)征(图 6-4-1-1)。整个胰腺形态失常、变短,CT 呈软组织密度,平扫和增强均和正常胰腺密度一致。若伴发急性胰腺炎,可见胰腺水肿、坏死和胰周积液。慢性胰腺炎可见胰腺萎缩、胰管扩张或形成假性囊肿。若胆道梗阻,可见肝内外胆管扩张,或并发胆管内结石、胆管炎。若伴发十二指肠梗阻,可见降段近端十二指肠和胃泡扩大。即使 CT 没有显示十二指肠和胃扩张,也不能排除十二指肠梗阻。需要结合临床病史或上消化道造影检查。

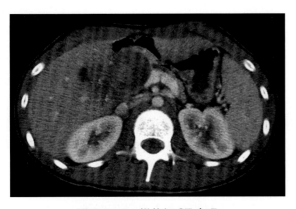

图 6-4-1-1　钳状征 CT 表现
患者男,5 岁,胰头占位。CT 增强显示胰头占位,病灶强化程度明显低于胰腺组织。邻近胰腺组织呈钳状

2. MRI 表现　MRI 除了在横断面上显示钳状(鳄鱼嘴)征,多平面成像易显示十二指肠狭窄和胰腺形态异常。T_1WI 胰腺组织呈高信号,T_2WI 呈等稍低信号,平扫和增强均和正常胰腺信号一致。MRCP 可显示胰管和胆管。如果伴发胆管结石,MRCP 比 CT 敏感。MRI 和 MRCP 可显示胰腺炎导致的胰管不规则增宽、胰周积液以及慢性胰腺炎的假性囊肿。

【相关疾病】

钳状征是指胰腺组织部分包绕十二指肠,似鳄鱼嘴状。需要和胰头占位鉴别。如果出现并发症,如胆管炎、胰腺炎、十二指肠梗阻,需要进一步和其他疾病鉴别。可能具有钳状征的相关疾病和并发症详见表 6-4-1-1。

表 6-4-1-1　钳状征相关疾病以及并发症

炎症性病变	先天性病变	良性肿瘤性病变	恶性肿瘤性病变
胰腺炎	十二指肠闭锁	胰头囊实性瘤	胰头癌
胆管结石	胰腺分裂畸形	十二指肠占位	胰母细胞瘤
急性胆管炎	胆总管囊肿		
上行性胆管炎			
胰腺假性囊肿	胰腺囊肿		

【分析思路】

典型的钳状征是指不完全型环状胰腺的胰腺组织包绕十二指肠,在 CT 或 MRI 上呈典型的鳄鱼嘴样表现。超声、CT 和 MRI 均可显示。不典型的钳状征也可以扩展到广义的胰头占位和周围“鳄鱼嘴样”的正常胰腺组织。对此征象的分析思路如下:

第一,认识这个征象。典型不完全型环状胰腺的钳状征在 CT 和 MRI 上均显示为正常胰腺组织。增强后扫描具有和正常胰腺组织一致的强化方式。不典型的钳状征可能是胰头占位导致的正常胰腺组织压迫,要注意进行鉴别,不可仅关注“钳状征”本身的胰腺组织,而忽略了病变本身。

第二,重点分析胰腺形态。环状胰腺的外形和正常胰腺不同。一般环状胰腺较正常胰腺短,但可能会变得肥厚。若伴发胰腺炎、胆管炎或消化道溃疡,易导致胰腺周围结构紊乱。亦可伴发胰腺萎缩、胰管扩张、胰腺周围炎性水肿和假性囊肿。

第三,分析其他特征,注意观察胰腺组织包绕的结构。一般环状胰腺患儿十二指肠降段肠壁增厚、黏膜增粗,增强后肠壁和黏膜强化。若伴发十二指肠梗阻和消化道溃疡,可见十二指肠球部或胃部病变。若伴发胆管炎可见胆管扩张、胆结石。胰头占位和周围"鳄鱼嘴样"的正常胰腺组织形成的不典型钳状征,包绕的往往是占位性病变,可能是胰腺囊实性肿瘤或胰母细胞瘤,或胆总管囊肿、十二指肠病变。

第四,分析其他脏器的影像学表现。若需要明确消化道溃疡或者梗阻,需要做上消化道造影检查。若明确胆管病变则需要行 MRI 和 MRCP,必要时行内镜逆行胰胆管造影(endoscopic retrograde cholangiopancreatography,ERCP)。

第五,结合患者的临床病史、临床症状、诊疗经过、多种影像检查方法和多次影像学检查前后对比结果等。在儿童中,环状胰腺可能与其他先天性异常有关或导致十二指肠梗阻。25%~33%的成人环状胰腺病例无症状,是影像学检查中偶然发现的。然而,它可引起胰腺炎、十二指肠梗阻和罕见的胆道梗阻。成人更常见的症状包括腹痛、餐后饱胀、呕吐和消化性溃疡病引起的胃肠道出血。若出现梗阻性黄疸,要考虑胰头癌等恶性疾病胆道梗阻。

【疾病鉴别】

钳状(鳄鱼嘴)征是胰腺组织包绕十二指肠在 CT 或 MRI 上具有典型的鳄鱼嘴样表现,它是一个影像学征象,可以在超声、CT 和 MRI 显示,是环状胰腺的典型表现。不典型的钳状(鳄鱼嘴)征可能是占位性病变压迫胰腺组织造成,需要联合其他影像学特征和临床信息进行诊断和鉴别诊断。

1. 基于临床信息的鉴别诊断流程见图 6-4-1-2。
2. 钳状征在几种不同常见疾病的主要鉴别诊断要点见表 6-4-1-2。

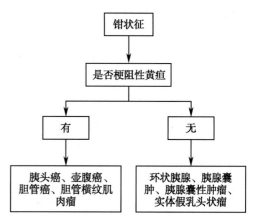

图 6-4-1-2　基于临床信息的鉴别诊断流程图

表 6-4-1-2　钳状征在几种不同常见疾病的主要鉴别诊断要点

疾病	典型影像特征	鉴别要点	主要伴随征象
不完全型环状胰腺	钳状(鳄鱼嘴)征	部分包绕十二指肠	胰腺炎、胆管炎、消化性溃疡
完全型环状胰腺	环状胰腺组织	完全包绕十二指肠	十二指肠梗阻
胰腺发育不全	胰腺小	未包绕十二指肠	胰腺炎、多脾综合征
胰腺囊肿	囊性占位,体尾部多见	薄壁囊肿	胰腺炎
实性假乳头状瘤	囊实性占位	不包绕十二指肠	青年女性多见
胰头癌	胰头实性占位	不包绕十二指肠	胰腺炎
胆总管囊肿	梭形囊性占位,可伴结石	胆总管、肝内胆管扩张	胆管炎
胰腺囊性肿瘤	厚囊性占位	不包绕十二指肠	胰腺炎

二、双管征

【定义】

双管征(double duct sign)是指扩张的胆总管与胰管,为胆胰管开口梗阻狭窄所致,通常为毗邻的胰头肿瘤包绕侵犯胆总管(胰腺段)和主胰管引起。该征象可在 CT 和 MRI 图像上显示,最优显示方法是 MRCP。除双管征外,CT 和 MRI 还可显示胰头部或十二指肠壶腹部肿块影。双管征虽不是胰头癌的特异性征象,但其出现一般提示胰头癌的可能性较大。

【病理基础】

双管征的病理基础是胆总管与胰管扩张,最常见于胰头癌和十二指肠壶腹癌,其他少见的恶性梗阻原因包括胆总管远段的胆管癌、淋巴瘤或壶腹转移瘤。良性梗阻病变少见,包括胆管结石、慢性胰腺炎和壶腹部狭窄。其他罕见原因包括原发性腹膜后纤维化、卡波西肉瘤、Oddi 括约肌功能障碍等。双管征本身的形成是胆总管与胰管同时扩张。其病理学基础此处不再赘述。

【征象描述】

双管征最初是通过使用 ERCP 描述的。超声、

CT 和 MRI 可以观察到胆总管和胰管扩张。MRCP 可以非侵入性直观显示胆总管和胰管的解剖结构，但 ERCP 仍是"金标准"。

1. CT 表现 CT 平扫示胰头部和十二指肠壶腹部占位，胆总管与胰管同时扩张，形成双管征。实性占位的 CT 密度呈软组织密度，增强后呈不均匀强化。若未见实性占位，需要考虑胆总管结石的可能。若胰头部和十二指肠壶腹周围病变导致胆总管与胰管同时扩张，可以观察到两者周围浸润性病变或占位性病变。长期慢性胰腺炎导致的胆总管与胰管扩张，不显示占位或浸润性病变。

2. MRI 表现 MRI 除在横断面外，多平面成像和 MRCP 更易显示双管征(图 6-4-2-1)。胰头部和十二指肠壶腹部占位可以表现为 T_1WI 低信号、T_2WI 高信号，增强后的强化程度低于正常胰腺信号。MRCP 可显示胰胆管合流异常。若伴发胆管结石，MRCP 比 CT 敏感。MRI 和 MRCP 可显示胰腺炎导致的胰管不规则增宽、胰周积液以及慢性胰腺炎的假性囊肿。

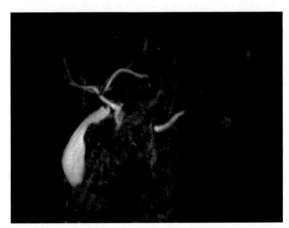

图 6-4-2-1　双管征 MRCP 表现
患者女，13 岁，胰头占位。MRCP 显示胆管和胰管扩张

【相关疾病】

双管征虽然最常见于胰头癌和十二指肠壶腹癌，但是任何因素导致的胆总管与胰管扩张都可以出现这个征象。因此不能仅根据此征象就认为是恶性肿瘤，其他良性病变如胆管结石、胰腺炎、十二指肠梗阻，也需要考虑在鉴别诊断的范围内。可能需与具有双管征的恶性肿瘤鉴别的疾病和影像特征详见表 6-4-2-1。

【分析思路】

双管征在 CT 或 MRI 上具有典型表现。超声、CT 和 MRI 均可显示，MRCP 显示最优。其本身诊断并不难，最主要是分析原发疾病。对此征象的分析思路如下：

表 6-4-2-1　双管征相关疾病

炎症性病变	先天性病变	良性病变	恶性肿瘤性病变
胰腺炎	胆总管囊肿	Oddi 括约肌功能障碍	胰头癌
胆管结石			胰母细胞瘤
胆管炎			壶腹癌

第一，认识这个征象。虽然在 CT 和 MRI 上均可显示双管征，但需注意不典型时可能会忽视诊断。MRI 多平面显示或 CT 各向同性三维图像重组观察扩张胆总管与胰管是必要的。MRCP 可以在单次激发图像和三维重组图像上分别观察。

第二，重点分析原发病。胰头癌表现为胰头占位，但是早期微小胰头癌可能仅表现为双管征，而占位不明显。高分辨 MRI 或者采用 PET/CT(正电子发射计算机体层显像)等技术可能是必要的。胰头肿块型胰腺炎导致的双管征有时候与胰腺癌难以鉴别，需要穿刺病理学检查。壶腹癌可以通过胃肠镜检查和活检确定。胆管结石是导致双管征最常见的良性原因，MRCP 比 CT 和 MRI 更为敏感；ERCP 是"金标准"，还可以进行治疗性处理。慢性胰腺炎导致的双管征可能找不到占位性病变。

第三，分析其他脏器的影像学表现，注意观察胰腺周围结构。腹膜后病变可以导致双管征，在 CT 和 MRI 上容易观察到非胰腺的病变浸润或者压迫胰头和十二指肠壶腹。

第四，结合患者的临床病史、临床症状、诊疗经过、多种影像检查方法和多次影像学检查前后对比结果等。注意询问是否有反复胰腺炎的病史。查询是否有超声检查，一般超声作为胰胆管异常的检查方法，特别是对于胆管结石，诊断敏感性高。

【疾病鉴别】

双管征虽然最常见于胰头癌和十二指肠壶腹癌，但是任何因素导致的胆总管与胰管扩张都可以出现这个征象。因此不能仅根据此征象就认为是恶性肿瘤，其他良性病变如胆管结石、胰腺炎、十二指肠梗阻，也需要进一步考虑在鉴别诊断的疾病范围内，需要联合其他影像学特征和临床信息进行诊断和鉴别诊断。

1. 基于影像信息的鉴别诊断流程见图 6-4-2-2。

2. 双管征在几种不同常见疾病的主要鉴别诊断要点见表 6-4-2-2。

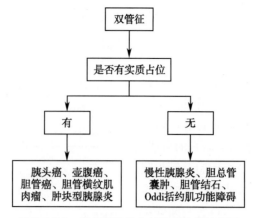

图 6-4-2-2　基于影像信息的鉴别诊断流程图

表 6-4-2-2　双管征在几种不同常见疾病的主要鉴别诊断要点

疾病	典型影像特征	鉴别要点	主要伴随征象
胰头癌	胰头占位,双管征	与肿块型胰腺炎鉴别	胰腺炎、胆管炎
壶腹癌	壶腹占位,双管征	与胆管肿瘤鉴别	梗阻性黄疸
胆管癌	胆管扩张明显	胆管受累明显	梗阻性黄疸
胆管横纹肌肉瘤	胆管扩张明显	胆管内生长	梗阻性黄疸
慢性胰腺炎	胰管扩张明显	无明显肿块	反复发作胰腺炎
肿块型胰腺炎	胰管扩张明显	胰头区肿块	腹痛、胰腺炎
胆总管囊肿	梭形囊性占位	胆总管扩张	胆管炎
胰腺囊性肿瘤	胰胆管扩张	厚囊性占位	胰腺炎
Oddi 括约肌功能障碍	胰胆管扩张	无明显肿块	胰腺炎、胆管炎

（乔中伟）

第五节　脾脏病变

一、脾大征

【定义】

脾大征是指任何病理情况下导致脾大,往往是全身疾病的一种表现,分为轻度、中度、重度 3 型。轻度肿大为脾脏下缘不超过肋下 2cm,中度肿大为脾脏下缘超过肋下 2cm 但未过脐,重度肿大则为脾脏过脐或正中线。

【病理基础】

病理性脾大的病理基础为以下 3 种病理生理机制任何组合的结果:①正常脾脏成分的增生或肥大;②淤血;③浸润性疾病。引起脾大的常见病因包括肝源性疾病引起的继发性改变、血液系统恶性肿瘤、感染、淤血或炎症、原发性脾脏疾病等。

【征象描述】

1. CT 表现　CT 可清晰显示脾脏有无增大、增

大的程度及可能的病因,是显示脾大及其病因的主要影像检查方法。脾脏超过 5 个肋单元为脾大,通常为脾脏体积弥漫性增大,密度均匀(图 6-5-1-1),脾脏正常轮廓存在。当脾脏内出现单发或多发占位性病变时,常表现为低密度,边界清或不清,增强扫描后均匀或不均匀强化,强化程度与正常脾脏不符。肝源性疾病引起的继发性脾大,还可以发现肝脏病变、脾门血管迂曲扩张,脾脏周围组织结构出现受压移位改变。

2. MRI 表现　MRI 是发现脾大及其病因的另一主要影像方法,脾脏增大 MRI 表现为脾脏体积弥漫性增大,信号均匀。当脾脏内出现肿瘤浸润时表现为类圆形或不规则形 T_1WI 低信号、T_2WI 高信号,边界清楚或不清楚(图 6-5-1-2)。

【相关疾病】

脾大征见于不同的疾病,最常见的病因为肝源性疾病(如肝硬化)引起的继发性改变,其次为血液系统恶性肿瘤。当发现脾大时,需要鉴别是孤立性脾大还是合并脾外病变,是同质性病灶还是异质性

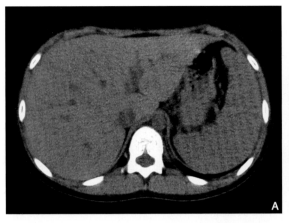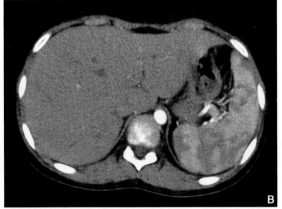

图 6-5-1-1　脾大征 CT 表现

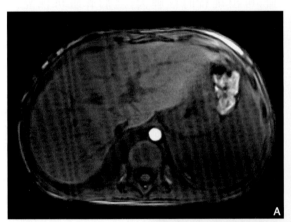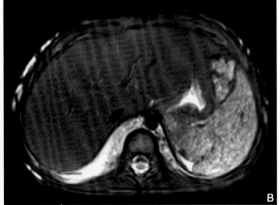

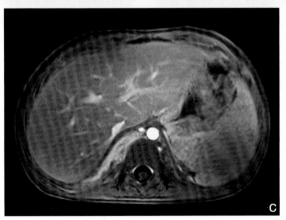

图 6-5-1-2　脾大征 MRI 表现

患者男,2 岁 5 个月,发现右下肢肿胀 2 年余,加重伴疼痛入院。右下肢、盆腔、后纵隔及脾脏弥漫性淋巴管畸形。A. T_1WI 抑脂序列示脾脏肿大,脾内弥漫性低信号影;B. 病变在 T_2WI 抑脂序列为弥漫性高信号影;C.增强扫描后病灶未见强化

病灶。同质性孤立性脾大首先考虑血液系统疾病或感染引起的脾脏肿大。脾内异质性病灶则需辨别是孤立肿块还是多发肿块。存在脾外病灶时,常见的部位为肝脏、骨骼、肺、肠道、淋巴结。

1. 网状内皮细胞增生引起的脾大　血液循环中异常红细胞的去除增加,引起网状内皮系统增生,导致脾脏充血肿大。常见于继发血液系统疾病如继发性血红蛋白病、镰状细胞贫血(早期)、重型地中海贫血、球形细胞增多症、卵圆细胞增多症、阵发性夜间血红蛋白尿症和恶性贫血。

2. 感染性疾病导致的免疫性增生性脾大　全身性感染期间免疫系统的增生会影响脾脏的大小,传染源包括病毒、细菌、真菌和寄生虫,感染是非创伤性脾破裂的常见病因。感染性单核细胞增多症诱发的脾大应考虑出现病毒性咽炎、发热和淋巴结病的年轻人,最常见的病原体为 EB 病毒。

3. 免疫调节异常引起的免疫性增生性脾大　非感染性脾脏增生可发生在免疫调节紊乱或免疫

系统过度活跃的情况下,例如自身免疫性溶血性贫血、免疫介导的血小板减少症、系统性红斑狼疮、Felty 综合征(类风湿性关节炎)、肉芽肿伴多血管炎、血清病、胶原血管病、药物反应、结节病、甲状腺毒症。

4. 髓外造血引起的脾大 脾脏增生和脾大也可能发生在骨髓功能障碍导致髓外造血的情况下,如骨髓纤维化、骨髓浸润和骨髓毒性。

5. 被动性充血性脾大 任何引起脾脏静脉流出减少的因素都会导致充血和脾大,是脾大最常见的原因。最常见于门静脉高压,病因包括肝硬化、充血性心力衰竭、门静脉或肝静脉阻塞以及肝血吸虫病。

6. 浸润性沉积/细胞增殖引起的脾大 脾脏浸润和脾大可通过异常的细胞内或细胞外物质沉积或细胞增殖发生,如淀粉样变性、糖原贮积病、朗格汉斯细胞组织细胞增多症、戈谢病(Gaucher disease)、肥大细胞增多症、黏多糖病、尼曼-皮克病、Tangier 病和副蛋白血症(paraproteinemia)。

7. 浸润性血液系统恶性肿瘤 脾脏是人体最大的免疫器官,易受许多血液系统恶性肿瘤的影响,包括淋巴瘤、白血病等,最常见的是非霍奇金淋巴瘤。

8. 良性肿瘤 大多数局灶性脾病变是良性病变。脾脏良性肿瘤性病变包括脾脏囊肿、血管瘤、错构瘤、窦岸细胞血管瘤、淋巴管瘤和硬化性血管瘤样结节性转化(sclerosing angiomatoid nodular transformation,SANT)。最常见的为血管瘤。

9. 恶性肿瘤 最常见为淋巴瘤,其次是转移瘤,原发肿瘤包括乳腺癌、肺癌、卵巢癌、胃肠癌和黑色素瘤。

10. 巨脾 巨脾作为一种临床征象,放射学上并没有对巨脾做出精确的定义,其鉴别诊断价值有限。临床上,巨大的脾大可达到左肋缘以下 8cm 以上。引起巨脾的病变包括淋巴瘤、骨髓纤维化、慢性髓系白血病、毛细胞性白血病、慢性淋巴细胞白血病、结节病、弥漫性脾血管瘤病、自身免疫性溶血性贫血、Gaucher 病、真性红细胞增多症、黑热病、β 地中海贫血。

11. 生理应激性脾大 孕期由于血液稀释性贫血,可出现暂时性脾大,之后脾脏可恢复到正常大小。

【思路分析】

脾大需要鉴别的疾病种类颇多,分析思路如下:

第一,认识这个征象。

第二,如何分析。首先需要观察脾大是否独立存在,如无脾外发现则为孤立性脾大。其次,观察孤立性脾大是同质性还是非同质性,脾内存在肿块是单发肿块还是多发肿块。

第三,积极观察脾脏以外是否存在病变,如肝脏门静脉高压、感染、转移瘤等,骨骼系统的骨髓纤维化、白血病浸润、转移瘤等,肺内结节病、淋巴瘤、感染等,肠道的淋巴瘤、转移瘤等,淋巴结感染、淋巴瘤、转移瘤等。

第四,结合患者的临床病史、特征性临床表现、实验室检查及基因学检查等,有助于疾病的鉴别。

【疾病鉴别】

基于临床信息的鉴别诊断流程见图 6-5-1-3。

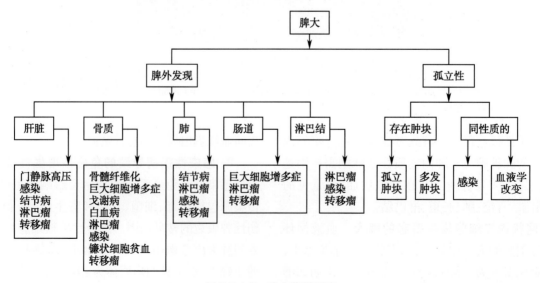

图 6-5-1-3 脾大鉴别思路

二、多脾征

【定义】

多脾征是指脾脏数量≥2个,但无脾功能亢进的一种先天性脾脏发育异常。

【病理基础】

多脾征的确切病理基础尚不明确,可能与胚胎发育、遗传和致畸因子相关。

【征象描述】

1. CT表现　CT是显示脾脏的主要影像方法之一,可清晰显示脾脏数目、大小、形态和位置的改变,发现脾脏的数目增多,呈2个或以上。多脾征的CT平扫密度、增强后的强化特点与正常脾脏一致(图6-5-2-1)。

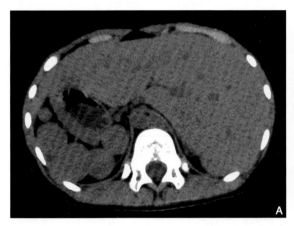
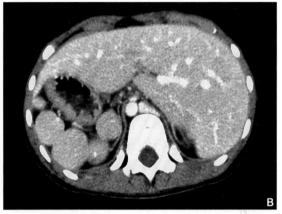

图 6-5-2-1　多脾综合征 CT 表现

患者男,8岁,无意发现右上腹部肿物1个月余。A.肝脏位于左侧,胃泡位于右侧,胃泡后方多发类圆形软组织影,边界清晰,CT平扫密度与脾脏一致;B.增强后软组织影密度均匀,与正常脾脏一致

2. MRI 表现　MRI也是显示多脾的另一主要检查方法,其平扫的信号特点、增强后的强化方式与正常脾脏一致(图6-5-2-2)。

【相关疾病】

多脾征见于不同的疾病,最常见于副脾。需要与脾脏数目异常的其他疾病鉴别,如多脾综合征、无

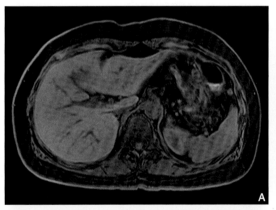
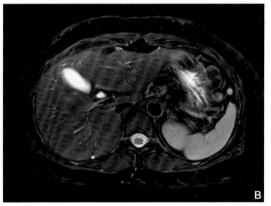
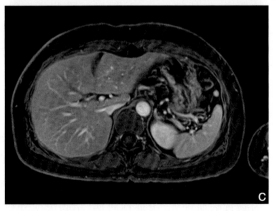

图 6-5-2-2　多脾征 MRI 表现

患者女,12岁,腹痛查因。A.脾下极区可见一小结节,T_1WI信号与主脾一致;B.T_2WI信号与主脾一致,C.增强强化均匀

脾综合征、肿大淋巴结等鉴别。

1. 副脾 指正常脾脏外存在的具有正常结构、功能的脾组织，多位于脾门附近、脾血管及脾脏周围、胰体尾部。副脾大小为 0.5~2.8cm，多为单发，2 个以上较少见。副脾的发生原因可能是胚胎期胃背系膜脾芽融合失败或单个细胞分离发育而成，一般不需要临床干预。影像学表现为主脾形态、大小正常，副脾明显小于主脾。副脾多呈圆形、类圆形或椭圆形，边界清楚、光滑，密度或信号均匀，副脾的 CT 密度/MRI 信号与主脾一致，强化特点也一致。

2. 多脾综合征 有 2 个或多个小脾脏相互依附，但无脾功能亢进，常伴有心血管畸形和内脏异常。在胚胎发育的第 5~7 周，发生房室瓣、房间隔、圆锥动脉干发育、分隔及旋转，同时出现脾脏发育、胃肠道自脐管回纳到腹腔进行旋转，如此阶段发生障碍会导致上述三大组器官异常。多脾综合征的影像学表现主要为：①多个脾脏，2~16 个大小不一的脾脏，但无主脾，脾组织总量并不增多，常位于右上腹部，也可以位于左上腹、两侧腹部；②心血管畸形，下腔静脉肝内段及肝平面以下下腔静脉缺如，包括奇静脉或半奇静脉异常连接并扩张，肝静脉直接汇入右心房，双上腔静脉，房、室间隔缺损，对称左心房，右心室双出口，完全性心内膜垫缺损及心脏位置异常等；③内脏异常，如全内脏反位、肝脏转位、胆囊中位或无胆囊、右位胃、肠旋转不良、胰腺转位、短胰腺、胰腺部分细小、环状胰腺。

3. 无脾综合征 又称 Ivemark 综合征，可能是一种常染色体隐性遗传疾病，患者一般于胎儿期或婴儿期死亡。目前认为该病是由于某些致畸因素的作用，造成胚胎发育终止而形成的多种畸形。表现为脾脏缺如或少量脾残迹，常伴发胸腹腔器官结构和位置的异常或右移化，心血管系统和肺发育不全或畸形，心血管畸形比多脾综合征更多见且更严重，常合并血流动力学改变。

4. 肿大淋巴结 腹腔肿大淋巴结多出现在肝门、腹主动脉周围及胰头周围，位于脾脏周围比较少见，脾周肿大淋巴结需与多脾鉴别。转移性淋巴结肿大常有原发恶性肿瘤病史，肿大淋巴结可以融合呈团块状，密度不均匀，强化程度往往低于正常脾脏。

【思路分析】

多脾征主要见于副脾，但需要鉴别的疾病包括多种，分析思路如下：

第一，认识多脾的征象。

第二，如何分析。首先，重点观察脾脏的数目，是 1 个还是多个，有无正常的脾脏。其次，观察脾脏的位置，位于左上腹部、右上腹部或双侧腹部的，是否存在其他部位的异常软组织影。

第三，注意观察脾脏以外脏器是否存在病变，如腹部脏器的位置和结构是否异常，心血管畸形、肺部畸形等。

第四，结合患者的临床病史、特征性临床表现、实验室检查及基因学检查等，可缩小鉴别诊断范围。

【疾病鉴别】

基于临床信息的鉴别诊断流程见图 6-5-2-3。

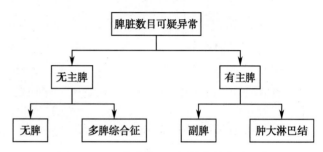

图 6-5-2-3 脾脏数目可疑异常的鉴别思路

（刘鸿圣 戴望春）

第六节 小肠病变

一、肠壁积气征

【定义】

肠壁积气征（pneumatosis intestinalis，PI）指气体积蓄于肠壁黏膜下层和浆膜下组织中，也有文献称肠壁囊样积气（pneumatosis cystoides intestinalis）。

【病理基础】

PI 的发病机制目前尚不明确，可能是多因素作用下的结果，但最终导致的结果是肠黏膜完整性受破坏，气体进入肠壁。目前 PI 的发病机制有 3 种理论假说，包括细菌学假说、机械学假说和肺病学假说。细菌学假说认为，新生儿坏死性小肠结肠炎（neonatal necrotizing enterocolitis，NEC）、肠梗阻、巨结肠危象等疾病继发细菌感染时，产气肠杆菌、梭状芽孢杆菌等可以产气的细菌能够通过破坏的肠黏膜侵入肠壁内导致肠壁积气。也有部分学者认为微生物失调（即有益菌和病原菌的不平衡），例如抗生素治疗和饮食摄入异常，会促进免疫失调，导致肠道炎症，进一步损伤肠壁导致肠壁积气。机械学假说认为肠管缺血梗死、炎症性肠病、结肠炎或外科术后改变、肠内镜检查等可造成肠腔内压力增加和肠黏膜损伤，气体直接侵入肠壁，并沿着肠壁软组织向周围扩散。肺病学假说则提出，机械通气、慢性支气管肺发育不良、哮喘和间质性肺炎等肺部病变可引起肺泡破裂，肺内气体直接通过纵隔血管向腹部扩散至腹膜后和肠系膜血管。

【征象描述】

1. **X 线表现**　PI 可在腹部 X 线检查上显示，表现为肠壁小囊状、串珠状、线状或环状低密度影（图 6-6-1-1），病灶范围可以局灶分布，也可以弥漫性分布于小肠和/或结肠，相应肠间隔可以增厚。

伴随的其他影像表现有门静脉积气、腹腔积液、气腹等。

2. **CT 表现**　CT 可清晰显示病灶数目、范围、形态，尤其显示肠壁散在的一些小气囊（X 线平片往往无法显示），是目前显示 PI 最好的方式。CT 除了可以更清晰地显示肠壁囊状、串珠样、线状或环状气体密度影，还能显示肠壁缺血、肠壁增厚、游离腹腔积液、肠周软组织粘连等情况（图 6-6-1-2）。

【相关疾病】

PI 与多种临床疾病有关，包括非感染性疾病、感染性疾病和肿瘤性疾病等，详见表 6-6-1-1。

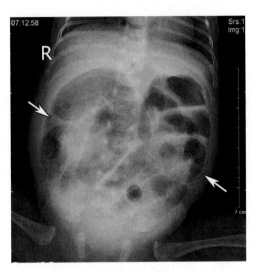

图 6-6-1-1　肠壁积气征 X 线表现
孕 30 周早产儿，男性，生后第 11 天，诊断新生儿坏死性小肠结肠炎。X 线检查显示肠壁弥漫性分布的线状、串珠样低密度影（箭），同时伴有门静脉积气

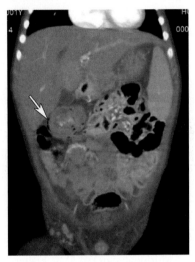

图 6-6-1-2　肠壁积气征 CT 表现
患者男，1 岁 10 个月，肠息肉继发肠套叠。增强 CT 腹部冠状位显示右上结肠套叠的包块，包块外周为增厚肿胀的结肠肠壁，并可见其内的囊状和线状肠壁积气（箭），同时显示套叠中心的异常强化息肉以及腹腔积液

表 6-6-1-1　肠壁积气征常见相关疾病

肺部疾病	发育迟缓	药物诱导	胃肠道疾病	医源性疾病
慢性支气管肺发育不良 肺气肿 哮喘 间质性肺炎	大脑性麻痹 短肠综合征 先天性心脏病	皮质类固醇、抗生素使用 免疫抑制药物	新生儿坏死性小肠结肠炎（NEC） 肠套叠 炎症性肠病（IBD） 先天性巨结肠危象 腹型过敏性紫癜	机械通气 内镜检查 术后肠吻合术 移植造血干细胞 所有免疫抑制（器官移植和非移植相关） 移植物抗宿主病（GVHD）

【分析思路】

PI 的分析思路如下：

第一，认识这个征象。

第二，首先根据年龄划分为新生儿组与非新生儿组。年龄不同，好发疾病有较大差异。新生儿期 PI 绝大部分是由新生儿坏死性小肠结肠炎所致。按照贝尔 NEC 分级标准，PI 出现在中度（Ⅱ级）和

重度（Ⅲ级）NEC 患者中。因此，在新生儿期，PI 常常预示着预后不良。

非新生儿组患者中 PI 的临床相关性疾病则更加多样化。首先，将 PI 是否为弥漫性分布，是否伴有气腹、肠壁明显增厚、腹腔积液、肠周软组织粘连等征象，分为良性 PI 与恶性 PI。恶性 PI 特指那些需要手术介入的、透壁性肠缺血坏死的 PI。而良

性 PI 指那些可以观察或内科保守治疗的 PI。与成人不同,病理性 PI 在儿童 PI 中仅占 7.2%,明显低于成人的 33%,成人 PI 明显与儿童 PI 之间存在差异。PI 的囊状或线状形态并不是区分良性与恶性的征象。如果出现以下情况则提示恶性 PI,如气腹、门静脉积气、血性腹腔积液、漩涡征,以及提示绞窄性肠梗阻征象,如香蕉征、咖啡豆征等。良、恶性 PI 的区分,有助于临床及时识别那些需要密切关注的患者。

第三,良、恶性 PI 在具体的发病病因上存在一定重叠。因此分析具体的 PI 病因时需要密切结合患者其他影像征象,以及结合相关临床病史、症状、诊疗经过等临床资料,可缩小鉴别诊断范围。例如,PI 合并肠道出现"同心圆征"则提示肠套叠;病史提示存在机械通气、内镜检查、肠吻合术、器官移植等情况,则 PI 可能是医源性原因导致。

【疾病鉴别】

肠壁积气作为一个影像征象,决不能孤立看待,需要联合其他影像学特征和临床信息进行诊断和鉴别诊断(表 6-6-1-2)。

表 6-6-1-2　肠壁积气在几种不同常见疾病的主要鉴别诊断要点

疾病	肠壁积气的典型影像特征	鉴别要点	主要伴随征象
新生儿坏死性小肠结肠炎	多见于升结肠和回肠远端,病灶范围也可以很弥漫,多呈串珠状或线状	新生儿多见	门静脉积气、气腹
肠套叠	多位于结肠,范围局限于套叠区	3 个月~2 岁幼儿多见,查体有腹部包块	肠道的同心圆征
生长发育迟缓(脑性瘫痪、短肠综合征等)	一过性、散在、囊状低密度	年龄偏大,有具体导致生长发育迟缓的相关病史	与原发病相关

二、漩涡征

【定义】

漩涡征(whirlpool sign)最早由 Fisher 提出,其特征表现为多个条带状影围绕一个中心结构呈现漩涡状排列,形成软组织团块影。

消化系统中旋涡状团块通常由肠道旋转和肠系膜血管旋转两部分组成,即小肠围绕一个固定梗阻点旋转的同时肠系膜血管也在肠襻之间随之旋转,在肠系膜脂肪的低密度背景衬托下形成类似于气象图上气旋样的外观。

【病理基础】

儿童小肠病变患者中肠旋转不良并中肠扭转是出现漩涡征的主要疾病。胚胎发育的第 5~10 周是中肠发育的关键期。肠襻通过复杂而有序逆时针旋转 270°后,形成回盲部位于右下腹,空肠位于左上腹的布局。此过程中如果旋转不完全或反向旋转,则形成肠旋转不良。当出现上述情况时,不仅肠道位置发生异常,同时还伴有肠系膜发育畸形。正常肠系膜是从左上腹向右下腹呈扇形分布,并附着于后腹壁,这种方式有利于小肠固定,防止扭转。而肠旋转不良患者的肠系膜仅在肠系膜上动脉根部附近存在短且窄的附着,这使得小肠活动度过大,容易环绕肠系膜根部发生扭转。从而,影像上表现为肠系膜

上静脉与肠系膜上动脉的位置异常,小肠及系膜围绕肠系膜上动脉呈螺旋状排列,形成"漩涡征"。

肠扭转可能导致肠系膜动/静脉受压而出现肠壁血运障碍。肠系膜静脉管径大,更容易出现狭窄或闭塞,相应肠道将出现肠系膜静脉迂曲、黏膜下层水肿以及静脉回流障碍引起的腹腔积液。肠系膜动脉受累则导致肠壁缺血、肿胀、强化减弱。因此,腹腔积液、肠壁增厚、肠壁强化减弱强烈提示并发肠坏死。

【征象描述】

1. CT 表现　漩涡征通常是肠道围绕着一个固定梗阻点旋转的同时肠系膜、肠系膜血管也在肠襻之间随之旋转。因此,在增强 CT 图像上,尤其是静脉期或延迟期(图 6-6-2-1),螺旋状明显强化的血管

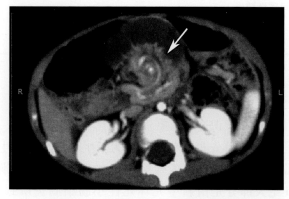

图 6-6-2-1　漩涡征(箭)CT 增强检查表现

与轻度强化的肠管对比显示更清晰。需注意,扫描/重建平面必须与扭转轴相互垂直才能最清晰显示漩涡征,否则容易漏诊。肠旋转不良并中肠扭转病例还可能观察到漩涡中心不扭转的肠系膜上动脉。

2. 超声表现 超声表现与CT表现方式相似。二维声像图上肠管等软组织盘绕成漩涡状。彩色多普勒成像显示旋涡样血流信号(肠系膜动/静脉),也是"漩涡征"的一部分。

【相关疾病】

小肠漩涡征的相关疾病主要包括先天性肠旋转不良并中肠扭转。导致扭转的诱因可以是先天发育畸形,也可以是后天因素继发,如术后粘连、肿瘤、肠道蛔虫症以及饱餐后运动等,只有少部分是不明原因的原发性扭转。需要与之鉴别的疾病包括盲肠扭转、乙状结肠扭转、横结肠扭转、卵巢扭转等。

肠系膜旋转是肠扭转的特殊类型,少数患者(如肠道术后并发肠内疝)可仅出现肠系膜扭转而肠道旋转不明显,此时漩涡征仅由肠系膜与肠系膜血管构成。

【分析思路】

第一,充分识别漩涡征。肠扭转患者往往因急性腹痛就诊,在众多影像检查中,超声和CT为首选,因其检查方便、快捷,且能较好显示"漩涡征"。MRI检查时间长且常常需要预约,可以作为补充手段。X线无法显示漩涡征,但是可以显示伴随的其他征象,如咖啡豆征、香蕉征、腹腔积液等。影像扫描平面与扭转轴不相垂直,漩涡征可能显示不明显。此时可以通过CT的MPR重建或调整超声探头角度等方式防止漏诊。

部分研究将肠道漩涡征细分为肠管漩涡、肠系膜漩涡及以肠系膜血管为主的漩涡三种类型,但上述三类往往混合出现。例如肠旋转不良合并中肠扭转的漩涡征通常可以观察到肠管、肠系膜和肠系膜血管同时出现在漩涡征中。

另外,注意观察与漩涡征同时出现的其他伴随征象。

(1)同心圆征:为淤血肿胀的肠管,提示可能出现肠坏死。

(2)鸟嘴征:发生小肠扭转时,扭转中心肠管牵拉、受压而变尖,其近端肠管扩张、积液积气,此移行部呈鸟嘴样改变。鸟嘴征对于诊断小肠扭转有一定的特征性。

(3)咖啡豆征或马蹄铁征:肠扭转时,气体可以通过近端梗阻点进入,但无法排出,以致闭襻肠曲显著扩大,闭襻肠曲的内壁因水肿而增厚且相互靠拢,形成一条致密线状影;提示肠管出现不完全性绞窄。此征象在X线卧位腹平片可见。

(4)香蕉征或花瓣征:由于闭襻肠曲的肠系膜充血、水肿、出血造成肠系膜增厚缩短,使闭襻肠曲受牵拉而蜷曲堆挤在一起;提示小肠扭转合并绞窄性肠梗阻。此征象在X线卧位腹平片可见。

漩涡征提示肠扭转,扭转严重程度与肠梗阻、肠坏死的程度呈正相关。扭转一般超过180°才会出现临床症状,严重的可绕2~3圈,出现急性完全性肠梗阻症状。旋转圈数越多,漩涡征越明显。

第二,重点分析漩涡征出现的位置。不同位置可能提供引起漩涡征的病因。上腹部的漩涡征且梗阻点固定,要考虑是否并发于内疝,如小网膜囊内疝并发小肠扭转;中腹部的漩涡征多为单纯性小肠扭转;中下腹的漩涡征可能与乙状结肠扭转有关;右下腹的漩涡征可能提示盲肠扭转。

第三,结合患者的临床病史、症状体征等资料,往往有提示意义。如患者既往有腹部手术病史,则应首先排除术后粘连并发肠扭转导致的漩涡征;如患者既往有肠道肿瘤病史,则可能是肿瘤移动引起肠扭转所致漩涡征。

【疾病鉴别】

漩涡征在几种不同常见疾病的主要鉴别诊断要点见表6-6-2-1。

表6-6-2-1 漩涡征在几种不同常见疾病的主要鉴别诊断要点

疾病	鉴别要点	主要伴随征象
肠旋转不良合并中肠扭转	①以肠系膜上动脉为轴,肠系膜上静脉、肠系膜及肠管绕其旋转;②漩涡征位于中腹部;③临床症状出现早,最早为生后3~5天即出现"胆汁性呕吐"	鸟嘴征、香蕉征、同心圆征
盲肠扭转	①漩涡征位于右下腹;②盲肠顶端位于左上腹;③远侧结肠塌陷	鸟嘴征、同心圆征
乙状结肠扭转	①漩涡征以肠系膜及血管旋转为主,位于中下腹部;②多见于60岁以上老人,症状出现晚	马蹄铁征/咖啡豆征、鸟嘴征
卵巢扭转	①漩涡征由扭转蒂块构成并与肿大的卵巢紧邻,位于盆腔;②卵巢增大、卵泡"串珠征"、卵巢内结构紊乱、卵巢位置异常、盆腔积液	卵泡串珠征、果盘征

三、环靶征

【定义】

环靶征(target sign),也称靶环征、靶征、同心圆征、甜甜圈征、双环征等,是不同肠壁或肠壁的不同层之间交替出现的密度、信号或回声的差异现象,形成环环相套的靶状外观,即为环靶征。

【病理基础】

环靶征可以见于小肠多种疾病过程中,每种疾病的病理基础各有不同。

1. **肠壁肿胀** 肠壁分为4层(黏膜层、黏膜下层、肌层、浆膜层),每层结构不同,密度也不同。各种原因导致肠壁肿胀时,影像上则会出现密度/信号/回声不同的一圈圈的环靶征。肠炎或肠壁缺血是形成环靶征的常见原因,例如免疫相关性肠炎、感染性肠炎、肠系膜动脉栓塞等。以肠系膜动脉栓塞为例,由于肠壁每层对缺血的敏感性不同(黏膜层对缺血最敏感,其次是肌层、黏膜下层,最后是浆膜层),所以每层肿胀程度不同。另外,每层血供不同,增强后导致每层密度不同。最终,每层密度与厚度的差异就形成了环靶征。

2. **肠套叠** 即一段肠管及其相连的肠系膜(套入部)套入其邻近的一段肠腔内(鞘部),导致肠内容物通过阻碍。套叠部长轴与影像扫描层面相垂直时可见鞘部肠管(外圈)与套入部肠管(内圈)形成"环靶征"。

3. **肥厚性幽门狭窄** 幽门全层肌肉肥厚、增生,以环形肌为著,为肌纤维增粗和肌束间结缔组织增生所致。超声显示肥厚的幽门肌呈低回声,黏膜层为高回声,纵切面呈"宫颈"征,横切面呈"靶环"征。常引起胃泡扩张,形成"单泡征"。

【征象描述】

1. **CT/MRI表现** 不同病因引起的环靶征影像表现各有不同。肠壁肿胀形成的环靶征一般较规则,增强扫描时由内而外依次为肠腔内积液或气(低密度)、强化的黏膜层(高密度)、肿胀的黏膜下层(低密度)和肠壁肌层(高密度)(图6-6-3-1)。肠套叠的环靶征有所不同。以最常见的回结型肠套叠为例,其内圈为套入部的小肠,外圈为套鞘部的结肠。内圈的肠管形态因挤压而形态不规则,并多伴有混杂密度的肠系膜、脂肪、血管等;外圈因扩张而呈规则的圆形。先天性肥厚性幽门狭窄的环靶征位于幽门部,内环为明显强化的内膜,外环为明显肥厚的肌层,密度相对较低(图6-6-3-2)。MRI在胃肠道疾病

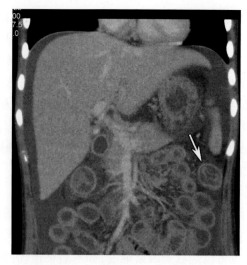

图6-6-3-1 环靶征CT增强检查表现

患者女,13岁,系统性红斑狼疮急性期。肠壁弥漫性肿胀,部分肠壁肿胀呈环靶征(箭)

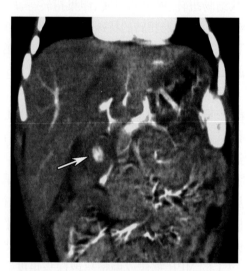

图6-6-3-2 环靶征CT增强检查表现

患者男,3个月,确诊先天性肥厚性幽门狭窄。CT增强扫描显示幽门部环靶征(箭),中心高密度为显著强化的内膜,低密度的外圈为显著增厚的肌层

中应用相对较少,但影像表现方式与CT类似。但需注意的是扫描平面必须与肠管相互垂直才能将环靶征显示最清晰,否则容易漏诊。

2. **超声表现** 先天性肥厚性幽门狭窄的环靶征表现为显著增厚的幽门肌层为环形低回声暗区,幽门中心黏膜层为强回声区(图6-6-3-3)。超声在肠套叠的诊断中应用频率更高。肠套叠的超声环靶征同样多见于右腹部,于套叠部分的横截面显示(图6-6-3-4)。早期病变由于套入部肠壁水肿明显,大部分形成环状低回声带,而中心的黏膜层由于受周围各层的压迫呈强回声改变。套鞘部早期为外周环状低回声且较薄,超声可探及多环状同心圆的浆膜及黏膜层回声,病情进展肠壁肿胀、坏死则随之增厚。

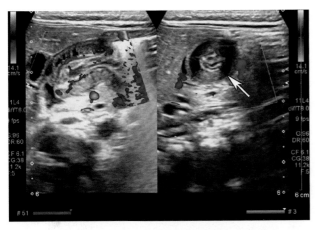

图 6-6-3-3 环靶征超声检查表现

与图 6-6-3-2 为同一患者,彩色多普勒超声显示幽门部环靶征(箭)低回声外圈为增厚的肌层,内圈为高回声的黏膜层与低回声肠腔的混杂回声

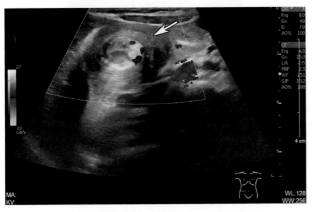

图 6-6-3-4 环靶征超声检查表现

患者男,2 岁,回结型肠套叠。彩色多普勒超声显示右下腹环靶征(箭),低回声外圈为结肠(套鞘部),内圈混杂回声为套入的小肠、肠系膜及肠系膜血管

【相关疾病】

1. **肠套叠** 是儿童小肠出现环靶征最常见的病因。

2. **免疫相关性肠炎** 系统性红斑狼疮、过敏性紫癜、克罗恩病、白塞病、溃疡性结肠炎等。

3. **感染相关性肠炎** 沙门氏菌、志贺菌等。

4. **小肠缺血性疾病** 肠系膜动脉栓塞、绞窄性肠梗阻、腹内小肠疝并嵌顿、新生儿坏死性小肠结肠炎等。

5. **先天畸形** 先天性肥厚性幽门狭窄。

【分析思路】

肠道环靶征分析的要点在于"靶"的位置、内部构成、伴随征象和临床信息四方面。

第一,"靶"的位置。病因不同,靶的好发位置不同。①右下腹:新生儿多出现于新生儿坏死性小肠结肠炎,2 岁内的婴幼儿则多出现于肠套叠;②中上腹:先天性肥厚性幽门狭窄的环靶征位于胃幽门部;③全肠受累:多见于免疫相关性肠炎,其起病急、累及肠道范围广,例如系统性红斑狼疮肠炎急性发作往往导致小肠、结肠和直肠的全肠性肿胀。需要注意的是随着病情的变化,靶的位置会随之改变,例如典型肠套叠靶征位置位于右下腹回盲部,但是随着套叠的加重,也可以出现在上腹部横结肠、左腹部降结肠甚至盆腔的直肠。

第二,"靶"的内部构成。环靶征的内环可以因肠管或黏膜受挤压而不规则,但外环为相对规则的圆形;并且外环的厚度一般较均匀,明显不均质增厚时需要考虑其他疾病,例如肠道淋巴瘤、转移瘤等。另外,肠套叠的"靶"内环多含有血管、肠系膜等结构,与其他环靶征不同。肠壁肿胀的"靶"中心多为液体或气体,且内、外环多平行。而先天性肥厚性幽门狭窄的"靶"则有一个显著增厚、均匀的外环。

第三,伴随征象。①肠梗阻是环靶征最常见的伴随征象。先天性肥厚性幽门狭窄引起的是高位不全性梗阻。肠套叠的梗阻点常见于回盲部,位置较低。免疫、感染、血栓等病因伴随的肠梗阻多为动力性不全性肠梗阻,而绞窄性肠梗阻、腹内疝并嵌顿等病因形成的肠梗阻则为完全性肠梗阻。②腹腔积液常见于肠套叠合并肠坏死,感染性、免疫相关性肠炎或肠道缺血性疾病等,但先天性肥厚性幽门狭窄一般不出现。③梳齿征多与炎性肠壁肿胀的环靶征同时出现,例如克罗恩病、系统性红斑狼疮等。④绞窄性肠梗阻、新生儿坏死性小肠结肠炎、肠套叠并发肠坏死时可伴有肠壁积气征,甚至气腹。

第四,结合患者的临床病史、临床症状、诊疗经过等临床资料,可缩小鉴别诊断范围。先天性肥厚性幽门狭窄大部分生后 6 个月内即出现症状,而肠套叠好发年龄在 6 个月~2 岁。免疫相关性肠炎如系统性红斑狼疮、过敏性紫癜等常急性起病,受累器官多,肠道受累范围广泛。

【疾病鉴别】

环靶征在几种不同常见疾病的主要鉴别诊断要点见表 6-6-3-1。

四、气-液平征

【定义】

气-液平征(air-fluid level)表示肠襻中既有空气又有液体,空气上升到肠襻顶部,液体沉积于底部,空气与液体之间有一个清晰锐利的直线界面。此征象并非肠梗阻所独有,轻者可以出现于正常儿童,重者可以出现于绞窄性肠梗阻、坏死性小肠结肠炎等。

表 6-6-3-1 环靶征在几种不同常见疾病的主要鉴别诊断要点

疾病	环靶征典型影像特征	鉴别要点	主要伴随征象
肠套叠	外环薄,内环混杂有肠系膜、血管	环靶征多见于右下腹,腹部包块,阵发性腹痛	低位肠梗阻、血便、腹腔积液、气腹
先天性肥厚性幽门狭窄	外环均匀、明显增厚	环靶征位于幽门	高位不全性梗阻,单泡征
系统性红斑狼疮	中心多为液体或气体,内、外环多平行且厚度均一	多器官受累,急性期肠道受累范围广	腹腔积液、梳齿征
绞窄性肠梗阻	中心多为液体或气体,内、外环多平行且厚度均一	环靶征多较局限,可多发,增强扫描肠壁强化减弱	肠壁积气、咖啡豆征、腹腔积液、气腹
感染相关性肠炎	中心多为液体或气体,内、外环多平行且厚度均一	环靶征与周围组织分界不清,可与邻近肠管粘连	腹腔积液、梳齿征

【病理基础】

理论上只要肠道内混杂有气体和液体,在腹部立位 X 线平片或 CT 上即可显示此征。

生理情况下,正常儿童在大量进食后,尤其是进食可乐、雪碧等含气的碳酸饮料后,短时间内进行检查,容易于胃底、十二指肠或空肠等处显示。以上气-液平征无胃肠道扩张,呈一过性改变,随胃肠蠕动,短时即消失。

病理状态下,肠梗阻是最常见引起气-液平征的疾病。以典型的机械性肠梗阻为例,当肠道出现梗阻时,肠蠕动加剧并引发绞痛,患儿哭闹不自觉地吸入大量空气。同时肠道吸收能力下降而肠黏膜继续分泌,导致肠腔内液体剧增。因肠腔内大量积液、积气,最终在影像检查中呈现气-液平征。小肠憩室或与肠腔相通的肠重复畸形因气体进入病灶也可以形成位置相对固定的气-液平。腹泻形成气-液平征的主要原因是感染、中毒等原因使得胃肠道黏膜大量分泌液体,导致肠道内大量积液。

医源性情况下,如灌肠后患者结肠内可存留大量液体从而形成气-液平征。

【征象描述】

1. X 线表现 气-液平征通常在腹部立位前后位片中显示,少数情况也见于腹部水平侧位。病因不同肠道气-液平征出现的数量、位置、宽度亦有所不同,既可以是伴肠管扩张的气-液平征(图 6-6-4-1),也可以是不伴肠管扩张的气-液平征(图 6-6-4-2)。需注意排除液气腹形成的腹腔气-液平以及肝脓肿造成的肝内气-液平。X 线平片很难区分腹腔或盆腔感染包裹形成的气-液平和肠道气-液平征。

2. CT 表现 CT 一般不作为观察气-液平的常规检查方式。但 CT 有利于发现气-液平征的病因、伴随征象、鉴别诊断等。

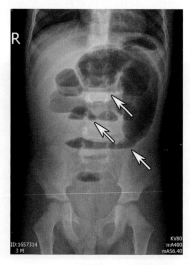

图 6-6-4-1 气-液平征 X 线检查表现
患者男,3 岁,巨结肠术后肠粘连所致肠梗阻。腹部立位片可见高低不等的宽大气-液平征(箭),并可见肠道明显扩张

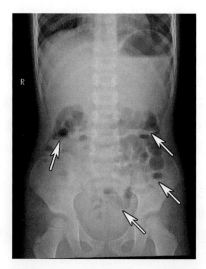

图 6-6-4-2 气-液平征 X 线检查表现
患者女,4 岁,胃肠炎引起急性腹泻。腹部立位片可见高低不等的短小气-液平征(箭),无肠道扩张

【相关疾病】

1. 生理性气液-平征

（1）大量进食或喝过含气的碳酸饮料（如可乐、雪碧）后。

（2）婴儿哺乳或哭闹后。

2. 病理性气-液平征

（1）肠梗阻：机械性肠梗阻（如肠扭转、肠套叠、肠狭窄或闭锁等）、麻痹性肠梗阻（如腹膜炎、脊髓损伤、自主神经阻滞类药物、电解质严重紊乱等）、血运性肠梗阻（如肠系膜动脉栓塞）。

（2）先天畸形：小肠憩室、肠重复畸形、先天性幽门肥厚闭锁/狭窄、十二指肠闭锁、十二指肠隔膜或者束带压迫、环状胰腺、空肠高位闭锁。

（3）腹泻。

3. 医源性气-液平征　灌肠术后、腹部手术后的肠麻痹等。

【分析思路】

气-液平征主要分析思路如下：

第一，重点分析气-液平本身特点。①气-液平的数量：单发气-液平偶见于正常儿童的胃底部，无胃泡扩张并且短期复查可消失。中下腹单发气-液平征多见于肠憩室或与肠腔相通的肠重复畸形，位置相对固定。此时需要注意与感染后包裹性气-液平相鉴别，尤其是女性盆腔的附件感染，CT或MRI有助于区分。胃肠道穿孔引起的液气腹也是单一气-液平，但其液平面通常横贯左右腹，较易区分。另外，上腹部出现单个、两个或三个气-液平通常见于出现"单泡征""双泡征""三泡征"患儿的腹部立位片，如先天性幽门肥厚闭锁/狭窄、十二指肠闭锁、十二指肠隔膜或者束带压迫、环状胰腺、空肠高

位闭锁等。②气-液平的宽度：宽大的气-液平征往往提示肠梗阻，且通常梗阻程度与气-液平宽度成正比。③气-液平的分布：早期研究认为高低不等的气-液平是肠梗阻的典型特征，但现在发现很多阶梯状气-液平亦可见于除肠梗阻外的其他很多疾患，如图6-6-4-2所示胃肠炎引起急性腹泻的患者。因此气-液平分布还需结合其他征象才有助于病因判断。

第二，伴随征象的分析有助于进一步鉴别。肠道扩张是气-液平征常见的伴随征象。可以将气-液平征分为肠道扩张型气-液平征与非扩张型气-液平征。扩张型气-液平征通常提示肠梗阻。而非扩张型气-液平征则可能是生理性改变、非梗阻性肠道畸形或医源性改变。假肿瘤征、空回肠转位征、咖啡豆征、"弹簧样"黏膜皱襞、"8"字征、花瓣征、香蕉征等伴随征象亦提示肠梗阻。

第三，结合患者的临床病史、临床症状、诊疗经过、多次影像学检查前后对比结果及气-液平征象出现的时机等临床资料，可缩小鉴别诊断范围。例如气-液平征出现的时间不同，提示的疾患不同。生后即出现气-液平征则多提示胃肠道闭锁类完全性肠梗阻疾患，1~2天后出现则可能是新生儿坏死性小肠结肠炎，2~3个月后出现则可能提示先天性幽门肥厚狭窄等不全性梗阻疾患。偶尔，一些医源性操作也会出现气-液平征。例如灌肠后，结肠内残留大量液体时，可见腹部两侧的气-液平。

【疾病鉴别】

气-液平征只是一个征象，决不能孤立看待，需要联合其他影像学特征和临床信息进行诊断和鉴别诊断（表6-6-4-1）。

表6-6-4-1　气-液平征在几种不同常见疾病的主要鉴别诊断要点

疾病	气-液平征典型影像特征	鉴别要点	主要伴随征象
生理性	气-液平分布于胃底、十二指肠或空肠	无肠道扩张，有大量进食史，尤其是碳酸饮料，短时复查可消失	无
肠梗阻	气-液平宽大、高低不等	肠管扩张，部分可见肠道黏膜皱襞	咖啡豆征、"弹簧样"黏膜皱襞、"8"字征、花瓣征、香蕉征等
小肠憩室、肠重复畸形	通常为单一气-液平，位于中下腹	位置相对固定，短期复查可持续存在	无
腹泻	高低不等的短小气-液平	通常有腹泻病史	无
灌肠检查后	分布于腹部两侧的结肠	有相关灌肠病史	无

（刘鸿圣　艾　斌）

第七节 结肠病变

一、细小结肠征

【定义】

细小结肠征(microcolon sign)常见于新生儿与婴幼儿,是指结肠的肠腔广泛发育细小,结肠细小幼稚、管径小于1cm,故称细小结肠征。

【病理基础】

细小结肠是由各种相关疾病所导致的病理学改变,并非独立的消化系统疾病。细小结肠征的原发性病因主要为全结肠型巨结肠,由于在胎儿期7~12周时从外胚层神经嵴向胃肠道壁移行障碍所致,结肠神经节缺如,结肠无蠕动功能,直接影响结肠发育。因发生时间较部分结肠受累型早,神经节细胞缺失段包括全部结肠及部分小肠,导致结肠发育细小。继发性病因是由于肠腔闭塞,导致无胎粪及气体通过,无法对结肠壁的发育形成有效的生长刺激,最终结肠发育不良形成细小结肠。肠旋转导致肠壁血供受损,肠动力及通过的通畅性降低等损害结肠,导致结肠发育终止、细小。肠管血管损伤后部分肠管也可终止发育。

【征象描述】

1. **X线表现** 腹部X线摄片可以显示细小结肠征的间接征象。根据肠管扩张程度及气-液平面的高低可以判断肠梗阻部位,腹部X线摄片细小结肠征的主要间接表现为肠梗阻(图6-7-1-1)。

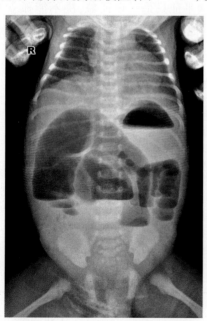

图6-7-1-1 细小结肠征X线表现
患者男,1天,先天性回肠闭锁。肠管扩张、多个气-液平面等肠梗阻表现

2. **消化道造影表现** 消化道造影显示结肠肠腔普遍细小,结肠袋不明显,管壁光滑,管径小于1cm,加压灌肠及延时观察未见结肠肠腔扩张,偶见结肠蠕动波(图6-7-1-2)。

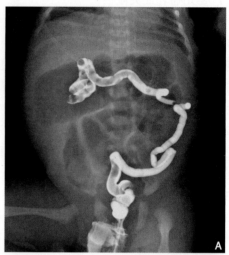

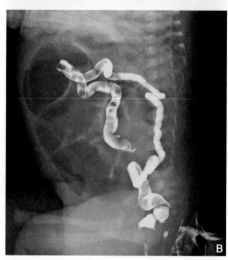

图6-7-1-2 细小结肠征碘水结肠造影表现
患者男,1天,先天性回肠闭锁,与图6-7-1-1为同一患者。A、B.碘水结肠造影显示全结肠细小,未见结肠袋影,直肠壶腹存在

【相关疾病】

细小结肠征常见于新生儿消化道畸形,可分为原发性和继发性,以继发性多见,详见表6-7-1-1。

表6-7-1-1 儿童细小结肠征常见相关疾病

原发性疾病	继发性疾病
全结肠型巨结肠	先天性肠狭窄
巨结肠同源病	先天性肠闭锁
巨膀胱-小结肠-肠蠕动不良综合征	先天性肠旋转不良/肠扭转
	胎粪性肠梗阻
	结肠功能丧失:通常存在需要结肠造口术治疗的原发病史,如坏死性小肠结肠炎、肠穿孔、腹裂、脐膨出等

【分析思路】

细小结肠征是一种罕见且病死率较高的疾病，发病原因多种多样，以结肠管径细小为主要特征，以肠梗阻为主要临床表现。临床诊治细小结肠时，利用影像学检查明确病因尤为重要，分析思路如下：

第一，认识这个征象。

第二，通过腹部 X 线摄片与消化道造影检查中一些直接和间接征象进行鉴别诊断。腹部 X 线摄片可明确梗阻程度，重度肠梗阻常见于肠旋转不良、肠扭转，中度及重度肠梗阻常见于先天性肠闭锁和肠狭窄，其他病因导致的肠梗阻程度均较前面几个疾病轻。其他如肝门区树枝样气体影、管壁小泡状积气影提示坏死性小肠结肠炎，腹腔内不规则形钙化提示胎粪性肠梗阻可能，"双泡征"或"三泡征"提示高位小肠闭锁、先天性肠旋转不良。上消化道造影用于判断上消化道有无扩张，明确梗阻点位置以及十二指肠、空肠位置有无异常。下消化道造影评估结肠形态、管径大小及蠕动形态，结肠有无狭窄扩张、回盲部位置有无异常等。消化道造影典型征象对相关疾病具有定性价值，先天性肠闭锁在闭锁部位具有特征性"鸟嘴"样中断，合并有细小结肠征者表现为结肠细小，肠壁光滑，结肠袋皱襞不明显，结肠壁柔软、蠕动存在，结肠框架长度基本正常，回盲部显示正常，直肠壶腹存在，直肠直径大于结肠。回肠末端闭锁，结肠内压力大，钡剂不易注入，24 小时排钡功能正常。肠狭窄特征性表现为隔膜双侧呈平行伞样充盈。先天性肠旋转不良表现为十二指肠、空肠及回盲部位置升高，偏移中线结构，可伴有左右反位。钡剂灌肠发现结肠框架消失、回盲部位于右上腹或上腹中部。先天性肠旋转不良容易合并肠扭转，肠梗阻症状进一步加重。胎粪性肠梗阻表现为肠管固定，梗阻处肠管不规则形狭窄，肠壁柔软，结肠细小显著，若钡剂进入末端回肠，可见胎粪充盈缺损。全结肠型先天性巨结肠表现为全结肠痉挛细

小，结肠袋明显消失，结肠框架正常形态消失，全部结肠形态僵直。结肠框架短缩，脾区成钝角，回盲部上抬至右上腹，直肠壶腹消失，与结肠管腔相当，形成典型的"问号"征。24 小时排便后仍见结肠内大量对比剂残留。巨膀胱-小结肠-肠蠕动不良综合征特征性表现为食管及胃轻度扩张，十二指肠、空肠位置左右颠倒，全结肠挛缩细小，回盲部位置左右颠倒。

第三，临床表现可缩小鉴别诊断范围。先天性肠闭锁/狭窄患儿梗阻部位和程度决定梗阻出现的早晚与轻重。高位肠闭锁/狭窄者（如十二指肠闭锁/狭窄）出生后即呕吐、腹胀，低位肠闭锁/狭窄（如回肠、结肠闭锁/狭窄）肠梗阻呕吐出现时间稍晚，通常在 24～48 小时内出现。低位肠闭锁/狭窄呕吐物呈粪便样带臭味，高位肠闭锁/狭窄呕吐物多为含胆汁的奶块，或是表现为陈旧性血性液体。肠闭锁/狭窄部位越低，腹胀程度越明显，低位闭锁/狭窄患者腹部膨胀，进行性加重，大量呕吐后腹胀仍无明显改善。高位肠闭锁/狭窄患者腹胀仅限于上腹，腹胀可于呕吐后消失或明显减轻。先天性肠闭锁/狭窄患儿常有胎便排出异常。先天性肠旋转不良患儿多于出生后 3～5 天出现胆汁性呕吐，常以间歇性呕吐为主，腹部无明显阳性体征，可伴有排便异常、黄疸等。先天性肠旋转不良容易合并肠扭转，会导致肠系膜血运障碍甚至肠管坏死，出现暗红色血便，排气、排便停止。胎粪性肠梗阻表现为腹胀、呕吐，呕吐物多为粪样物，胎便排出延迟。有腹部肠管造瘘者，可造成废用性结肠细小。全结肠先天性巨结肠可有家族史，腹胀进行性加重，胎便排出延迟。

【疾病鉴别】

细小结肠征病因多，需要结合病史、临床表现及影像学特征进行诊断。

1. 基于临床信息的鉴别诊断流程见图 6-7-1-3。

2. 细小结肠征在几种不同常见疾病的主要鉴别诊断要点见表 6-7-1-2。

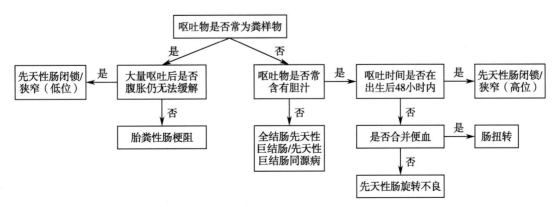

图 6-7-1-3 基于临床信息的鉴别诊断流程图

表 6-7-1-2　细小结肠征在几种不同常见疾病的主要鉴别诊断要点

疾病	细小结肠征典型影像特征	鉴别要点	主要伴随征象
先天性小肠闭锁	结肠细小,结肠袋皱襞不明显,结肠壁柔软,蠕动存在	结肠框架正常,回盲部正常,直肠壶腹存在	闭锁部位造影呈鸟嘴样中断
全结肠先天性巨结肠	全结肠痉挛细小,结肠袋明显消失,全部结肠形态僵直	结肠框架短缩,回盲部上抬至右上腹,直肠壶腹消失	呈现特征性"问号"征
胎粪性肠梗阻	结肠细小显著,肠壁柔软	梗阻处肠管不规则形狭窄,若钡剂进入末端回肠,可见胎粪充盈缺损	肠管固定,腹腔内不规则钙化灶
先天性肠旋转不良	结肠细小,肠壁柔软	结肠框架消失,回盲部位于右上腹或上腹中部	十二指肠圈、空肠及回盲部位置升高,偏移中线结构,可伴有左右相反

二、卵石征

【定义】

卵石征又称鹅卵石征(cobblestone sign),是在消化道钡剂造影中呈现出肠道黏膜皱壁粗乱,形似鹅卵石样表现,故称为卵石征。

【病理基础】

卵石征的病理基础为黏膜下层大量肉芽组织增生,黏膜变平或消失,且与口疮样溃疡有关,进一步发展为多发纵横排列的溃疡。

【征象描述】

在消化道钡剂造影中,卵石征表现类似于在卵石路上通过水泥浆衬托出凸于路面的鹅卵石(图6-7-2-1)。

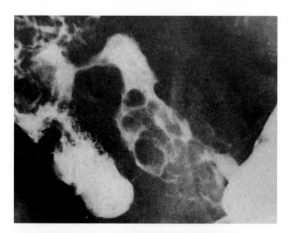

图 6-7-2-1　卵石征消化道造影检查表现

患者男,18岁,克罗恩病。全消化道造影显示回盲部、结肠卵石征

【相关疾病】

卵石征最常见于克罗恩病(Crohn disease,CD),但也可见于其他结肠疾病,详见表6-7-2-1。

【分析思路】

卵石征最常见于克罗恩病,但不仅限于克罗恩病,亦可见于其他结肠病变,虽然少见但对于疾病的鉴别诊断非常重要,分析思路如下:

表 6-7-2-1　卵石征常见相关疾病

结肠炎性、感染性疾病	结肠原发性肿瘤	结肠寄生虫类疾病
克罗恩病 溃疡型肠结核 溃疡性结肠炎	溃疡性原发性肠淋巴瘤	结肠血吸虫病

第一,认识这个征象。

第二,分析消化道其他部位的钡剂造影表现等影像学检查。克罗恩病好发部位为小肠,结肠病变多位于右半结肠,病变呈节段性分布,肠管狭窄常见且多为偏心性,溃疡多为纵行溃疡,病灶呈非对称性分布,常发生在肠系膜侧,晚期可见瘘道形成。影像检查可发现脂肪爬行征,即病变肠管周围肠系膜脂肪组织增生。溃疡型肠结核主要累及右半结肠、回盲部,多表现为鼠咬状或环形溃疡,溃疡龛影较少且多表现为与肠管长轴相垂直的方向分布。肠管痉挛、蠕动加速,出现"跳跃征",回盲部上提短缩、结肠袋消失。CT表现淋巴结强化或中心坏死、腹腔积液等征象对肠结核有提示意义。溃疡性结肠炎以左半结肠受累为主,结肠袋变浅甚至消失,溃疡多见且呈较弥漫的小锯齿样龛影,可形成假息肉。溃疡性结肠炎由直肠逆行进展,直至弥漫至全结肠,病变多局限于结肠。结肠血吸虫病CT可发现结肠壁均匀性及弥漫性增厚、结肠壁钙化。肠道淋巴瘤表现复杂、多样,溃疡性原发性肠淋巴瘤在钡餐造影常见为伴有溃疡的多发大小不一的结节样充盈缺损,范围较长的管腔不规则狭窄与扩张混杂存在,伴有管腔僵硬。CT表现为肠壁增厚,特别是出现"动脉瘤样"扩张对肠淋巴瘤诊断有帮助。

第三,通过不同的临床表现可缩小鉴别范围。溃疡性结肠炎临床表现为腹痛、黏液脓血便为主。克罗恩病临床多表现为腹痛,常见多种并发症如肠瘘、肠腔狭窄、肛周脓肿。肠结核常继发于其他部位结核,大多数患儿表现为肠梗阻、结核性腹膜炎症状。肠淋巴瘤患者肠穿孔与便血多见。结核血吸虫病常有疫区旅史、不洁饮食等,临床表现为发热、腹痛、腹泻、大便带血等。

【疾病鉴别】

1. 基于临床信息的鉴别诊断流程见图 6-7-2-2。

2. 卵石征在几种不同疾病的主要鉴别诊断要点见表 6-7-2-2。

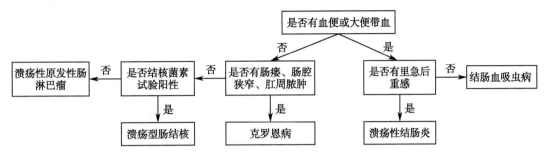

图 6-7-2-2 基于临床信息的鉴别诊断流程图

表 6-7-2-2 卵石征在几种不同结肠疾病的主要鉴别诊断要点

疾病	卵石征典型影像特征	鉴别要点	主要伴随征象
克罗恩病	纵行深溃疡	病变位置主要位于右半结肠	病变呈节段性分布,狭窄呈偏心性,晚期可有瘘道形成
溃疡型肠结核	鼠咬状或环形溃疡,溃疡龛影较少且多在与肠管长轴相垂直的方向分布	病变位置主要位于右半结肠	肠管痉挛、蠕动加速,出现"跳跃征",回盲部上提短缩、结肠袋消失
溃疡性结肠炎	溃疡多见且呈较弥漫的小锯齿样龛影	病变位置主要位于左半结肠	较大的溃疡可形成"纽扣状"或T字形溃疡,当炎性息肉形成时表现为深浅不一的圆形充盈缺损

（金 科 庄霞梅）

第八节 腹 膜 腔

一、气腹征

【定义】

气腹征(pneumoperitoneum)是指腹腔内游离积气,腹部空腔脏器因炎症或外伤等因素导致破裂穿孔后气体积聚于腹腔内,故称为气腹征。

【病理基础】

气腹是最常见的急腹症之一,气腹的病因学有4种:腹源性、胸源性、生殖道源性及其他。根据治疗方法不同分为外科气腹和非外科气腹,其中90%为外科气腹,是由腹部空腔脏器穿孔导致,非外科气腹是由空腔脏器穿孔以外的腹部、胸部、妇科或其他原因引起。

在外科气腹中,腹源性气腹是最常见的病因,肠气囊肿症常见。原发性肠气囊肿症少见,约85%为继发于其他疾病如肠梗阻、炎症性肠病、坏死性小肠结肠炎、胶原血管疾病等。腹部闭合性损伤、腹腔手术、腹膜透析等也是儿童腹源性外科气腹的常见原因。非外科气腹中常见病因为腹腔炎症,其中原发性细菌性腹膜炎是最重要的病因。与成人气腹不同,胸源性气腹在儿童气腹中非常常见,胸源性气腹是儿童非外科气腹中常见的病因之一。胸源性气腹可能机制为气体从破裂肺泡中溢出进入邻近纵隔膜下,当胸腔压力升高,气体穿过主动脉、食管裂孔及先天缺陷可进入腹腔和腹膜后组织。有机械通气病史的婴幼儿中1%~3%会出现该类气腹,此外肺炎、肺挫伤、先天性肺部疾病、肺气肿、呼吸窘迫综合征、胸膜瘘等也可导致胸源性气腹。生殖源性气腹在儿童中比较少见,气体常通过阴道、子宫及输卵管进入腹腔导致气腹,可见于部分阴道外伤后、妇科检查或盆腔炎性疾病。其他原因导致的气腹非常少见,有文献统计产气杆菌肝脓肿、扁桃体切除等均可引起气腹。

新生儿气腹病因较儿童稍有不同,新生儿外科气腹亦多由消化道穿孔所致,多见于坏死性小肠结肠炎、先天性胃壁肌层缺损、先天性巨结肠等原发器质性疾病。新生儿非外科气腹发病原因及发病机制尚不明确,可能高危因素有肺部疾病因素(胎粪阻塞部分细支气管、高参数机械通气等造成肺泡充气不均或充气过度,肺泡破裂,气体进入肺间质并沿支气管血管鞘进入纵隔,由纵隔经横膈裂孔进入腹腔)、感染因素(产气杆菌感染后形成气囊肿,肠黏膜通透性增加,气体渗入腹腔)及喂养不耐受(营养失调导致代谢紊乱,酸性代谢产物增多进而导致胃肠道黏膜通透性改变,同时伴有剧烈呕吐时引起的胃内压升高,气体通过胃黏膜裂隙进入腹腔)。

【征象描述】

1. **X线表现** 立位腹部X线摄片是最常采用体位,立位腹部平片腹腔游离气体常显示为膈下游离气体(图6-8-1-1)。仰卧位上气腹表现可分为4类:小肠相关征象(rigler征、三角征)、右上象限征象(肝区透亮征、肝缘显影征、前上象限气泡征等)、腹膜韧带相关征象(镰状韧带显影征、倒V征等)和其他征象(足球征、圆顶征、局限性透亮影等)。腹部仰卧位侧位片示前腹壁与肝前缘之间透亮影。新生儿及婴幼儿摄腹部立位X线平片较为困难,尤其是重症患者,因此新生儿在行X线检查时常规采用腹部仰卧位正位和/或仰卧位水平投照侧位,新生儿气腹征X线特征表现为马鞍征(图6-8-1-2)、镰状韧带显示、肝与右腹壁之间透亮影(图6-8-1-3)、足球征(图6-8-1-4)、rigler征(图6-8-1-5)、腹前壁与肝缘之间透亮影、"黑三角征"(图6-8-1-6)。气腹的X线表现需要与膈下脂肪、膈下结肠嵌入(有时称为Chilaiditi综合征、即结肠右曲位于肝上方)、囊性肺疾病(肺大疱、肺囊性腺瘤样畸形或其他近膈面的肺囊性疾病)、肺不张(肺不张部分之下的含气肺组织可能类似气腹表现)鉴别。新生儿消化道穿孔的腹部X线表现需要与假rigler征鉴别。

2. **CT表现** CT被公认为是诊断气腹最敏感的方式,有助于确定气腹的来源。腹腔内/腹膜外游离气体在CT上表现为极低密度影(图6-8-1-7)。CT在气腹的病因诊断及定位方面可提供更多信息。

【相关疾病】

气腹被认为是急腹症的常见表现之一,与多种临床疾病有关,详见表6-8-1-1。

【分析思路】

气腹在临床上比较常见,根据病史采集、全面的体格检查以及结合影像资料即可明确诊断。

第一,明确病史。胃肠道穿孔性气腹常有外伤、炎症、梗阻或溃疡病史。

第二,症状与体征。外科气腹患儿常表现为急性腹痛、腹胀、恶心以及全身感染中毒症状,非外科

气腹的患儿常无上述症状,或症状程度较轻,部分仅表现为腹胀等消化道症状,无全身感染中毒症状。对于生命体征不稳、有明确腹膜炎表现者需警惕阑尾炎、消化道畸形可能。对于新生儿及婴幼儿气腹,无论是外科气腹还是非外科气腹,临床表现可能均不典型,需详细询问孕产史。对于早产儿及足月低体重儿需警惕新生儿坏死性小肠结肠炎穿孔、胎粪性腹膜炎等。

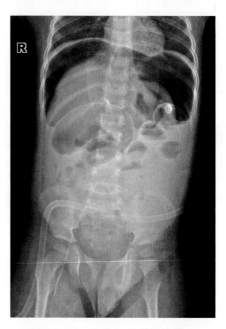

图6-8-1-1 气腹征X线检查表现
患者男,2岁,消化道穿孔。腹部立位片示膈下游离气体

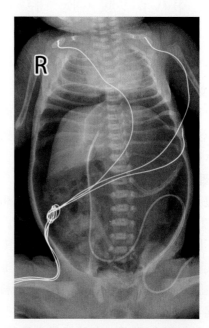

图6-8-1-2 气腹征X线检查表现
患者女,3天,先天性胃壁肌层缺损穿孔。仰卧位X线摄片示大量气腹,肝、脾、胃等器官下移,外形可见,气体围绕这些器官外侧形成"马鞍征"

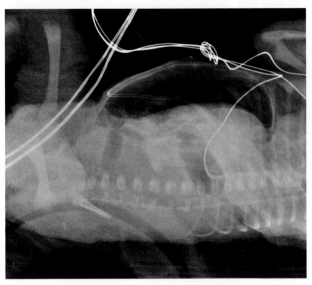

图 6-8-1-3 气腹征 X 线检查表现

患者男,2 天,先天性胃壁肌层缺损穿孔。左侧卧位水平投照,肝右缘与右腹壁之间大量积气,肝脏及右腹部肠管均受压

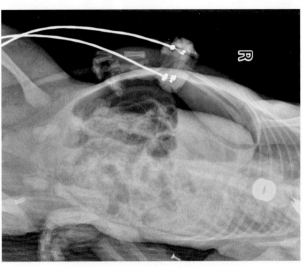

图 6-8-1-5 气腹征 X 线检查表现

患者女,6 天,坏死性小肠结肠炎穿孔。左侧卧位水平投照,肠壁内外缘显示清晰

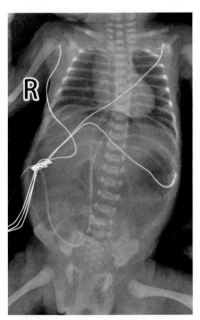

图 6-8-1-4 气腹征 X 线检查表现

患者男,2 天,先天性胃壁肌层缺损穿孔,与图 6-8-1-3 为同一患者。仰卧位 X 线摄片表现为大量气腹,腹腔被气体勾勒出轮廓,形如足球

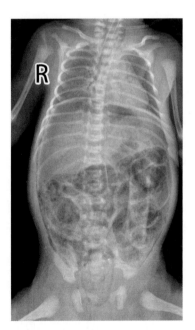

图 6-8-1-6 气腹征 X 线检查表现

患者女,6 天,坏死性小肠结肠炎穿孔,与图 6-8-1-5 为同一患者。仰卧位 X 线摄片表现为气腹,肝前缘、腹壁前缘及结肠区间勾勒出三角形透亮影

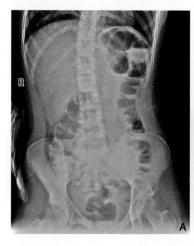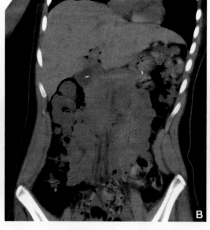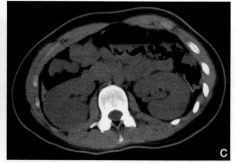

图 6-8-1-7　气腹征 CT 表现

患者女,14 岁 7 个月,消化道穿孔。A.腹部立位 X 线摄片未见气腹;B、C.CT 显示腹腔、肝门区、下腔静脉、镰状韧带旁、肠壁间多发游离气体

表 6-8-1-1　儿童气腹征相关疾病

腹源性	胸源性	生殖道源性	其他
消化道穿孔:多见于溃疡、肠梗阻、阑尾炎、坏死性小肠结肠炎、胎粪性腹膜炎、先天性胃壁肌层发育缺陷、肠闭锁、肛门闭锁和先天性巨结肠等	机械性通气先天性肺部疾病:支气管胸腔瘘等	阴道外伤妇科检查盆腔炎性疾病	原因不明:潜水综合征
腹腔炎症:腹膜炎、气肿性胆囊炎、脾脏囊肿、肝脏囊肿	肺挫伤		
外伤	胸膜瘘		
腹腔手术	心肺复苏		
腹膜透析			

　　第三,影像资料。X 线摄片是急性腹痛患者最常被要求做的检查,对于学龄儿童及较大儿童一般为胸腹立位摄影,若存在气腹,则在横膈下区域显示新月形透亮影。对于较小的婴幼儿及新生儿多行腹部仰卧位 X 线摄影,腹腔游离气体可能以各种形状和大小出现。当腹腔游离气体量较少时,腹部 CT 是目前敏感度最高的影像检查。CT 不仅可以发现腹腔游离气体,还可以发现消化道穿孔的间接表现以及腹腔炎症的直接、间接表现,消化道畸形的诊断等。

【疾病鉴别】

　　气腹征病因多,需要结合病史、临床表现及影像学特征进行诊断。

　　1. 基于临床信息的鉴别诊断流程见图 6-8-1-8。

　　2. 气腹征在几种不同常见疾病的主要鉴别诊断要点见表 6-8-1-2。

表 6-8-1-2　气腹征在几种不同常见疾病的主要鉴别诊断要点

疾病	气腹征的典型影像特征	鉴别要点	主要伴随征象
胃、十二指肠溃疡	腹腔内游离气体量不少,在胃肠道穿孔的位置常可见气泡	十二指肠溃疡在十二指肠壶腹层面见气泡和渗出,胃溃疡常穿孔至小网膜囊,胃泡影消失,可合并宽大液平的腹腔积液	胃肠壁水肿、增厚,溃疡的龛影及穿孔周围的蜂窝织炎、积液、脓肿
胎粪性腹膜炎	无特征性	CT 上常发现包裹性液-气腹并钙化	麻痹性肠胀气、腹腔积液
坏死性小肠结肠炎	为该病三期改变,肝门区树枝样积气	常合并腹腔积液,腹壁水肿	部分肠管壁僵直固定,呈腊肠样改变,肠管壁增厚并见肠壁间积气,可见静脉积气
先天性巨结肠	结肠穿孔气腹量较大	腹膜刺激明显,液-气腹	肠管明显扩张,肠梗阻
肺源性气腹	气腹量少	无腹部症状	常合并肺大疱、肺气肿、纵隔气肿

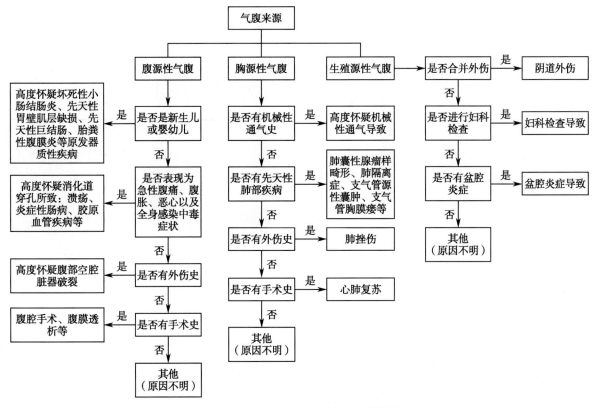

图 6-8-1-8　基于临床信息的鉴别诊断流程图

二、腹腔积液征

【定义】

腹腔积液征(ascites syndrome)是腹腔间隙内游离液体异常增多聚集。由各种原因造成的腹腔内游离液体积聚,使腹部膨隆,故称为腹腔积液征。

【病理基础】

腹膜间隙是存在于壁腹膜与脏腹膜之间的潜在腔隙,在正常状态下含有少量液体,一般少于200ml,均匀分布,起到一定程度的润滑作用。在病理状态下,可由各种病因导致腹腔间隙内液体异常增多,腹腔内液体产生与吸收动态失衡,导致腹腔积液形成。腹腔积液发病机制复杂,腹腔积液征不是单一的某种疾病特征,而是许多病因作用下的一种征象。按腹腔积液的性质可分为良性腹腔积液和恶性腹腔积液,按发生的病因可分为肝源性、肾源性、心源性、胆源性等。

【征象描述】

1. X线表现　少量腹腔积液或者中等量腹腔积液在肠管含气量较少的情况下常难以发现。大量腹腔积液时,在仰卧位腹部X线平片可见各充气肠管间距增加,肠管呈漂浮状(图6-8-2-1)。腹部立位摄片上腹部可见充气肠管漂浮,下腹部可见密度增高的腹腔积液影(图6-8-2-2)。

2. CT表现　少量腹腔积液在CT上显示腹膜间隙的反折处低密度影(图6-8-2-3);中等腹腔积液显示肝周、脾周及双侧结肠旁沟处新月形低密度影(图6-8-2-4);大量腹腔积液显示各个腹腔脏器周围积液,腹腔脏器受压并向心性聚集(图6-8-2-5)。通过测量腹腔积液CT值可判断腹腔积液的性质,腹腔

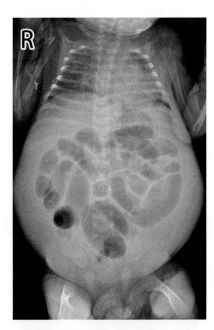

图 6-8-2-1　腹腔积液征 X 线表现
患者男,2个月,新生儿败血症。仰卧位腹部X线摄片显示肠管呈漂浮状,提示大量腹腔积液

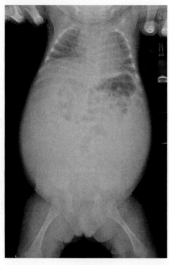

图 6-8-2-2 腹腔积液征 X 线表现
患者女,2 个月,新生儿败血症合并感染。立位腹
部 X 线摄片显示腹部膨隆,上腹部见少量肠气影,
下腹部密实,提示大量腹腔积液

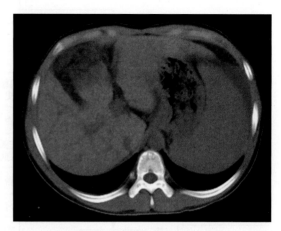

图 6-8-2-3 腹腔积液征 CT 表现
患者男,13 岁 7 个月,肝硬化伴胃底静脉曲张。
CT 显示在脾脏边缘腹膜间隙折反出弧形低密度
影,提示少量腹腔积液

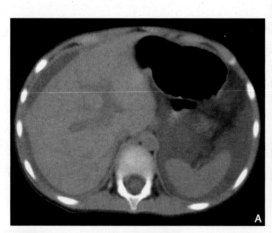

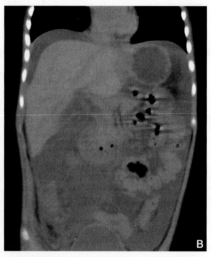

图 6-8-2-4 腹腔积液征 CT 表现
患者男,4 岁 7 个月,先天性胆总管囊肿并破裂。A. 横断位 CT 显示肝周、脾周低密度影;
B. 冠状位 CT 显示肝周、脾周及双侧结肠旁沟低密度影,提示中等量腹腔积液

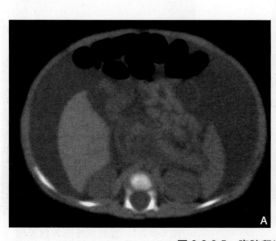

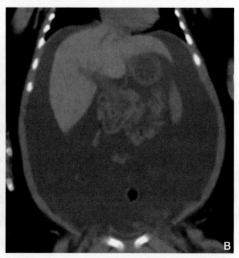

图 6-8-2-5 腹腔积液征 CT 表现
患者女,2 个月,新生儿败血症合并感染,与图 6-8-2-2 为同一患者。横断位、冠状位 CT 显示在各脏
器周围都可见低密度影,提示大量腹腔积液

积液 CT 值与水的 CT 值相近时是漏出液(0~15HU),腹腔积液 CT 值为负数时为乳糜性腹腔积液,腹腔积液 CT 值偏高(大于 15HU)多为渗出性腹腔积液(提示恶性或炎性腹腔积液)或血性腹腔积液。良性腹腔积液时,小肠肠管常呈漂浮状、接近前腹壁。恶性腹腔积液时小肠短缩或呈放射状,局部腹膜结节样增厚,网膜呈饼状、板块状或大结节状增厚。

3. MRI 表现　MRI 对少量腹腔积液诊断最敏感,可清晰显示腹腔积液周围软组织。漏出性腹腔积液由于含蛋白质与细胞成分较少,T_1WI 显示为低信号、T_2WI 显示为高信号(图 6-8-2-6)。渗出性腹腔积液于 T_1WI 呈等或高信号、T_2WI 呈高信号(图 6-8-2-7)。血性腹腔积液根据出血时间信号不同,T_1WI 可显示为低、等信号、高信号,T_2WI 可显示为低、高信号,常见液-液平面(图 6-8-2-8)。

【相关疾病】
腹腔积液不是单独的一种疾病,而是多病因作用下的一个征象,详见表 6-8-2-1。

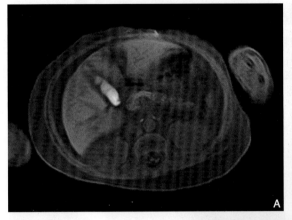
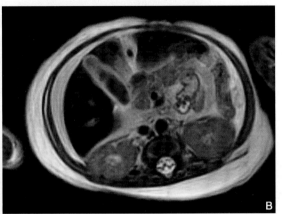
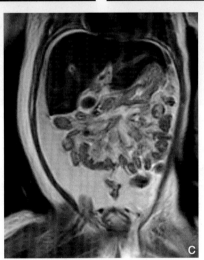

图 6-8-2-6　腹腔积液征 MRI 表现
患者男,1 个月,急性肾衰竭。A. 横断位 T_1WI 显示肝脏、胰腺、肾脏边缘低信号;B、C. T_2WI 显示各脏器边缘及肠管间广泛高信号,提示漏出性腹腔积液

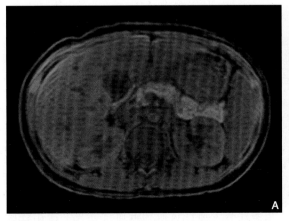
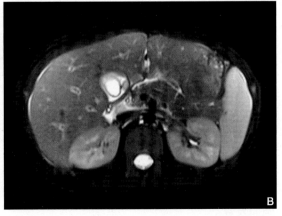

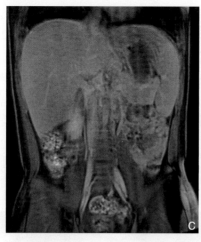
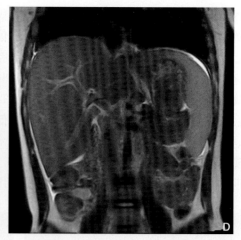

图 6-8-2-7 腹腔积液征 MRI 表现

患者男,10 岁 9 个月,急性胆囊炎。A、C. T_1WI 显示肝脏边缘、脾脏边缘弧形等、稍高
信号;B、D. T_2WI 显示肝脏边缘、脾脏边缘弧形高信号,提示渗出性腹腔积液

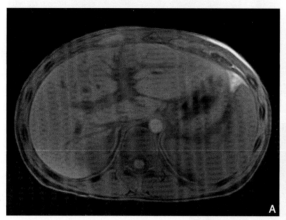
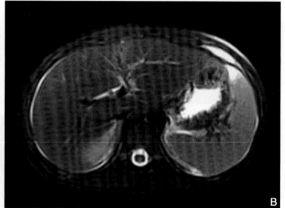

图 6-8-2-8 腹腔积液征 MRI 表现

患者女,7 岁 5 个月,胰腺挫裂伤。A. T_1WI 显示脾脏边缘高信号;B. T_2WI 显示高信号,提示血性腹腔积液

表 6-8-2-1 儿童腹腔积液征相关常见疾病

肝内疾病	病毒性肝炎	自身免疫性肝炎	肝豆状核变性	
肝静脉阻塞性疾病	布-加综合征	门静脉海绵样变性	胆道闭锁	
胆、胰源性疾病	胆总管囊肿	胰腺炎		
心源性疾病	先天性心脏病	心肌炎		
肾源性疾病	肾病综合征	急性肾小球肾炎		
风湿免疫性疾病	过敏性紫癜	幼年特发性关节炎	系统性红斑狼疮	
肿瘤性疾病	白血病/淋巴瘤	肾母细胞瘤	神经母细胞瘤	腹腔转移性肿瘤
感染性疾病	结核性腹膜炎	自发性细菌性腹膜炎	阑尾炎	
乳糜样腹腔积液	先天性淋巴系统畸形			

【分析思路】

第一,确认腹腔积液的存在,少量腹腔积液在腹部 X 线摄影常不易发现,MRI 对腹腔积液诊断最为灵敏。

第二,根据症状与体征行内镜、腹腔镜及影像检查,明确原发灶。

第三,分析腹腔积液性质。腹腔积液的诊断性穿刺和分析是非常重要的环节。血性腹腔积液在儿童常见于肝脏、肾上腺、肾脏破裂,可由外伤、肿瘤破裂导致,有难产或手法助产史且体重较大的新生儿,也可引发实质脏器破裂导致血性腹腔积液。此类患儿多伴有失血性贫血和失血性休克。渗出性腹腔积液外观多呈浑浊,蛋白质定量常高于 25~30g/L,比重高于 1.018,浆膜黏蛋白定性试验(Rivata 法)阳性,葡萄糖定量低于血液含量。渗出性腹腔积液主要见于感染性疾病,如结核性腹膜炎、细菌性腹膜炎、肠炎、败血症、阑尾炎等。漏出性腹腔积液外观清亮,蛋白定量常低于 25~30g/L,比重低于 1.017,Rivata 法阴性,葡萄糖定量与血液含量相等。儿童漏出性腹腔积液多见于肝源性、肾源性、心源性及风湿免疫性疾病,如肾病综合征、先天性心脏病、胆道闭锁、自身免疫性肝炎、门静脉海绵样变性及过敏性紫癜等。乳糜性腹腔积液呈乳白色,静置后可分层,腹腔积液中蛋白质定量为 30~80g/L,比重为 1.012~1.028。乳糜性腹腔积液常见于先天性淋巴

系统畸形。

第四,结合患儿的临床病史、临床症状、实验室检查结果及其他系统的影像资料可缩小鉴别诊断的范围。但需注意的是,5% 左右的腹腔积液患者可有一种以上病因,如肝硬化合并腹膜炎、心力衰竭等,应结合病史、影像检查和腹腔积液分析做出综合判断。

【疾病鉴别】

腹腔积液征病因多,需要结合病史、临床表现及影像学特征进行诊断。

1. 基于临床信息的鉴别诊断流程见图 6-8-2-9。

2. 儿童腹腔积液征在几种不同常见疾病的主要鉴别诊断要点见表 6-8-2-2。

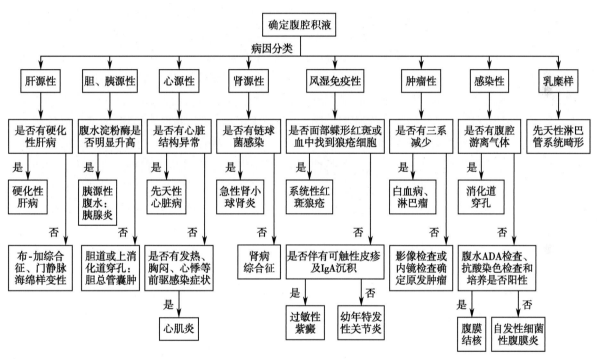

图 6-8-2-9　基于临床信息的鉴别诊断流程图

表 6-8-2-2　儿童腹腔积液征在几种不同常见疾病的主要鉴别诊断要点

疾病	腹腔积液征典型影像特征	鉴别要点	主要伴随征象
硬化性肝病	多为漏出性腹腔积液,腹腔积液清亮	CT 值多在 0~15HU 之间	失代偿期肝硬化影像表现
先天性心脏病	多为漏出性腹腔积液	CT 值多在 0~15HU 之间	具有心脏病病史及影像表现
细菌性腹膜炎	多为渗出性腹腔积液	CT 值常大于 15HU 或更高	继发性者可见腹腔游离气体
腹腔肿瘤	多为血性腹腔积液,偶尔为乳糜性腹腔积液	血性腹腔积液 CT 值常大于 15HU,乳糜性腹腔积液 CT 值为负值	可伴有消瘦及恶病质,不同肿瘤的影像表现

(金　科　庄霞梅)

第九节 腹部肿块

一、腹部囊性肿块

【定义】

指腹部纯囊性肿块，不含实性成分。

【病理基础】

腹部囊性病变来源复杂多样，包含疾病众多，可源自腹部多个系统，包括消化系统、泌尿生殖系统、腹膜腔及腹膜后等囊性占位。腹部囊性肿块在儿童较常见，其病因很多，包括先天发育畸形、炎症、外伤等，先天发育畸形在儿童患者中比例最高。

肠重复畸形（intestinal duplication）是一种先天性消化道发育障碍形成的消化道重复畸形，可以发生在胃肠道的任何地方，以回盲部多见。病理可见重复畸形管壁含有正常肠管结构，部分病变黏膜层可见异位胃黏膜及异位胰腺组织。根据形态可分为囊肿型、管状型及憩室型。其中囊肿型又依据与肠管解剖关系不同分为肠内囊肿型和肠外囊肿型。肠内囊肿型病灶主要位于肠壁黏膜下层和壁层，向外生长形成肿块，压迫周围组织，向内生长可继发肠梗阻、肠套叠及肠扭转等。肠外囊肿型病灶多位于肠系膜侧，病灶与肠管不相通。管状型表现为系膜侧管状重复结构，与毗邻肠管一端或两端交通。憩室型病灶表现为与肠腔交通的囊袋状结构。

梅克尔憩室（Meckel diverticulum，MD）是由卵黄管不完全退化所致，卵黄管脐端纤维性闭塞而回肠端完全开放形成的具有 3 层肠壁结构的真性憩室，位于回肠末端，大部分（75%）MD 位于距回盲瓣100cm 以内的系膜对侧肠壁，有独立的血供。

先天性胆总管囊肿（choledochal cyst）又称先天性胆管扩张症，是儿童最常见的胆道畸形，其以肝内和/或肝外胆管树囊状或梭状扩张为特点。其确切的病因尚不完全清楚，胰胆管合流异常及伴随的胆汁反流到胆道系统被认为起着重要的作用。Todani等将先天性胆总管囊肿分为 5 型，其中 I 型最常见，胆总管呈囊肿或梭形扩张。

脐尿管为膀胱顶部向脐部延伸的管状结构，当脐尿管退化不完全时可形成多种先天性脐尿管异常，当脐尿管两端闭合，而中间段管腔未闭，管腔上皮分泌黏液积聚后形成脐尿管囊肿（urachal cyst）。

淋巴管畸形（lymphatic malformation，LM）多认为是淋巴系统发育异常致淋巴管异常扩张，腹部好发于肠系膜、大网膜和腹膜后。病理上，淋巴管畸形可包含大囊或小/微囊，或两者兼有。病灶较大，间隔很少时难以与腹腔积液鉴别，但不会像腹腔积液一样蔓延至小间隙，且非常柔软可见囊壁皱褶。

卵巢囊肿（ovarian cyst）最常见于婴儿期和青春期，与这时期激素活跃有关。卵巢囊肿绝大多数为无症状的功能性（生理性）囊肿，当囊肿最大径≥1.0cm 考虑为卵巢囊肿，也有人认为超过 2.0cm 时是病理性的。卵巢囊肿分为单纯性囊肿和复杂性囊肿，单纯性囊肿定义为囊内液体无回声，囊壁薄、光滑，后方回声增强，无实性成分或分隔。复杂性囊肿是异质性的，囊壁厚，通常在壁上有钙化，可有厚的间隔。大多数是单侧的，大囊肿内的"子囊征"，病理研究表明，只是卵巢囊肿内的一个卵泡。

其他实质脏器如肝脏、胰腺及脾脏囊肿可以是先天性，也可以是后天的。

【征象描述】

1. **X 线表现** 腹部囊性肿块 X 线平片多表现为阴性，如果体积较大，有占位效应，表现为局部腹部密度增高，充气肠曲影推移，或者伴肠梗阻表现。

2. **CT 表现** 边界清晰、未强化的圆形、类圆形或铸形肿块。据囊内容物性质，CT 平扫呈低、等、高或混杂密度，可见囊壁，大多为单房，有分隔的多房常见于淋巴管畸形，包括肠系膜囊肿（图 6-9-1-1）、网膜囊肿和腹膜后囊肿。囊内容物无强化，囊壁可强化或无强化，囊壁较厚并见分层提示病变起源于消化道，如肠重复畸形或 Meckel 憩室等（图 6-9-1-2、图 6-9-1-3）。

3. **MRI 表现** MRI 特征取决于囊内容物性质，信号呈多样化（图 6-9-1-4）。单纯性囊肿 T_1WI 低信号、T_2WI 高信号，囊内无强化，囊壁可强化或无强化，囊内分隔可强化。卵巢囊肿可见"子囊征"（图 6-9-1-5）。脓肿壁呈环形强化，内壁光整，外周边缘模糊，不规则强化，伴有明显水肿，脓腔根据病程在 DWI 上呈高、等、低信号，DWI 呈高信号具有鉴别意义。

4. **超声表现** 单纯性囊肿无回声。出血性囊肿可表现为弥漫性内部强回声，不应与实性成分混淆。肠重复畸形囊壁和肠管具有相同回声，并有"强-弱-强"的回声特点。

【相关疾病】

1. **常见疾病** 卵巢囊肿（ovarian cyst）、肠重复畸形（intestinal duplication）、淋巴管畸形（lymphatic malformation，LM）、胆总管囊肿（choledochal cyst）、肾盂积水（hydronephrosis）及腹腔脓肿（peritoneal abscess）。

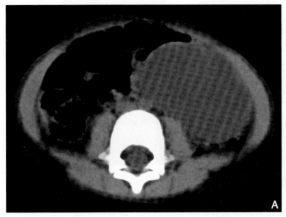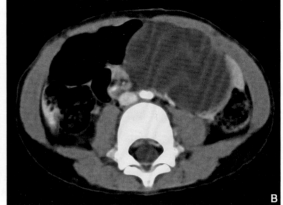

图 6-9-1-1　肠系膜囊肿 CT 表现

患儿男,3 岁 6 个月,发现腹腔占位 11 天。A. CT 平扫横断位示左中腹囊状影,囊壁薄且均匀,囊内可见分隔;
B. CT 增强横断位示囊壁及分隔未见明显强化,其内囊液未见强化

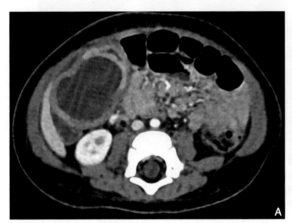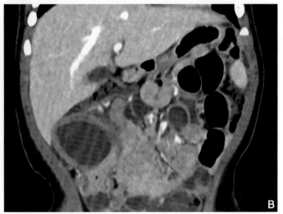

图 6-9-1-2　肠重复畸形 CT 表现

患儿男,9 个月,大便带血 3 天。A. CT 增强横断位示右腹部囊状影,囊内均匀低密度,囊壁厚,内壁光滑;B. CT
冠状位重建图像显示囊壁可见分层

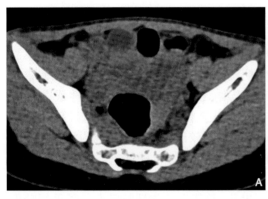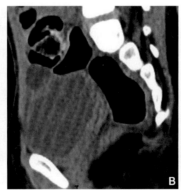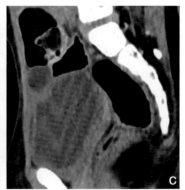

图 6-9-1-3　脐尿管囊肿 CT 表现

患者女,3 岁,间断发热伴腹痛 13 天,CT 显示囊性肿块。A、B. CT 平扫及 MPR 重建图像显示肿块密度均匀,边界清楚,位于
膀胱前上方,与膀胱关系紧密;C. CT 增强显示肿块未见明显强化

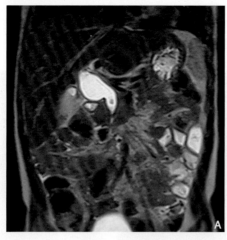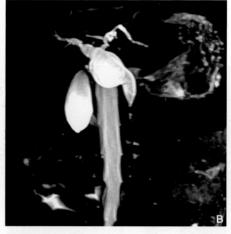

图 6-9-1-4　胆总管囊肿 MRI 表现

患儿男,11 岁 5 个月,腹痛 7 天、便血 1 天。A. T₂WI 矢状位示肝门区囊状信号影,边界清楚,其内可见结节状短 T₂ 结石影;B. MRCP 显示胆总管呈囊状扩张,与胆囊管、肝总管相通

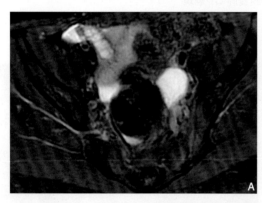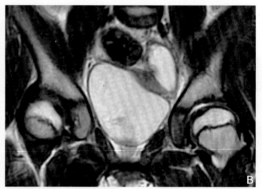

图 6-9-1-5　卵巢囊肿 MRI 表现

患儿女,8 岁 10 个月,双乳发育半个月,阴道出血 1 天。A、B. 平扫抑脂横轴位及 T₂WI 矢状位示左侧附件区囊性病灶,呈长 T₂ 信号表现,抑脂序列呈高信号,信号均匀,其周边可见子囊影

2. 少见疾病　Meckel 憩室(Meckel diverticulum,MD)、子宫阴道积液(hydrometrocolpos)、米勒管囊肿(Müllerian duct cyst)、脾囊肿(splenic cyst)、胰腺假性囊肿(pancreatic pseudocyst)及脐尿管囊肿(urachal cyst)。

3. 罕见疾病　胎粪性假性囊肿(meconium pseudocyst)、肝囊肿(hepatic cyst,HC)、肝包虫囊肿(hepatic hydatid cyst)、腹腔脑脊液假性囊肿(abdominal cerebrospinal fluid pseudocyst,ACP)。

【分析思路】

第一,首先确认腹部是否有囊性肿块,检查前肠道准备未做好,容易被积液的肠道掩盖。

第二,定位诊断。腹部脏器较多,解剖关系复杂,明确腹部肿块的定位诊断,有助于肿块定性诊断,即"定位即定性"。首先判断是来源于腹腔内还是腹膜后间隙,可根据肾前间隙及与邻近腹膜后血管关系进行区别;其次,区分来源于实质脏器还是空腔器官,或者与两者都无关系。如肿瘤中心及主体位于脏器轮廓内,肿瘤表面切线与脏器表面切线呈钝角,与脏器之间无脂肪间隙,应考虑来源于该脏器。

第三,定性诊断。根据影像学特点区分单纯性或复杂性囊肿、局部积液、脓肿或血肿。起源明确的囊性肿块如肝脏、脾脏、胰腺、卵巢等实性脏器的囊肿及肾盂积水、胆总管囊肿、子宫阴道积液及脐尿管囊肿等,根据发病部位及影像特点均易于诊断。胆总管囊肿位于右上腹腔,囊肿与胆道系统相通,MRCP 发现胰胆管合流异常可以证实。卵巢囊肿和子宫阴道积液发生于女性儿童,单纯性卵巢囊肿囊壁薄、光滑,囊内液体均质,无实性成分或分隔。复杂性卵巢囊肿是异质性的,囊壁厚,通常在壁上有钙化,间隔较厚,出血时表现为液-液平面。"子囊征"是卵巢囊肿特异的征象。来源于空腔脏器和腹膜腔囊性肿块,注意鉴别。胎粪性假性囊肿多见于新生儿,常伴发胎粪性腹膜炎。肠重复畸形和 Meckel 憩室与肠道关系密切,囊壁较厚,超声囊壁为肠壁回声,具有"强-弱-强"分层回声特点,"双环征"是其特征性表现,有强化。CT 增强有时可见晕轮征。淋巴管畸形包括肠系膜囊肿、网膜囊肿和腹膜后囊肿,其影像表现相似,囊壁薄,几乎无强化,呈塑形生长,较大的淋巴管畸形注意与腹腔积液鉴别。

第四，结合患者的临床病史、临床症状、诊疗经过、多种影像检查方法和多次影像学检查前后对比结果等综合分析，有助于提高诊断的准确性。如临床实验室检查感染指标增高有助于诊断脓肿。

【疾病鉴别】

1. 基于发病部位腹部囊性肿块鉴别诊断流程见图 6-9-1-6。

2. 几种常见腹部囊性肿块的主要鉴别诊断要点见表 6-9-1-1。

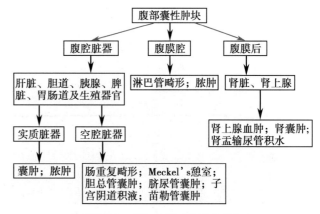

图 6-9-1-6　腹部囊性肿块诊断流程图

表 6-9-1-1　几种不同常见疾病的主要鉴别诊断要点

疾病	典型影像特征	鉴别要点	主要伴随征象
肠重复畸形	胃肠道走行区，以回盲部最常见，多位于肠系膜内，单房，无分隔。囊壁厚，均匀，超声具有"强-弱-强"分层回声。CT增强有时可见晕轮征	与邻近肠壁共壁，共血供，与肠腔相通或不相通。囊壁厚同邻近肠壁，双环征是其特征性表现	肠梗阻、肠套叠，肠重复畸形多与正常肠管有共同的血液供应，少数有单独的供应血管，可与 Meckel 憩室鉴别
Meckel 憩室	超声表现为具盲端的厚壁管状结构及典型的"多边征"。呈体积较小的指状或囊性低回声，憩室壁类似肠管壁	多位于回肠系膜对侧缘，憩室内异位胃黏膜显像可明确	由肠系膜上动脉的回肠分支供血。腔内可为气体或液体、异物或结石，患者有便血史
淋巴管畸形	单囊或多房囊性肿块，边界清晰，多形性，壁薄，内部可见分隔，分隔细、光滑，血供少，呈塑形生长	呈塑形生长，"见缝就钻"，沿肠间隙"填充"或"包绕"生长，瘤体内见肠系膜血管或肠管穿行	极少伴钙化。囊肿合并出血见液-液平
胆总管囊肿	肝门区单房类圆形或纺锤形囊状影，多数无分隔，边缘清楚，囊壁薄。囊肿与胆道相通	肝门区囊肿与扩张的肝内外胆道相通，是特征性表现	肝内胆管扩张，胰管可扩张，胰胆管合流异常
脐尿管囊肿	腹中线处或略偏向一侧，呈单房或多房的囊性包块，呈椭圆形或长条状，囊壁光整，厚度均匀，边界清晰	脐尿管囊肿具有较特征性的发生部位，位于腹横筋膜和腹膜之间的脐尿管行程区	囊肿出血，囊肿破裂伴发腹膜炎
卵巢囊肿	单纯性囊肿囊壁光整、薄，无实性强化，复杂性囊肿内见分隔。可见"子囊征"	"子囊征"较特异性征象，无回声或回声均匀，囊壁薄	囊肿可伴出血，卵巢扭转，囊肿破裂

二、腹部实性肿块

【定义】

指腹部以实性为主的肿块，包含囊实性肿块。

【病理基础】

儿童腹部实性肿块多见于肿瘤性病变，机体细胞异常增生而形成局部肿块，肿瘤坏死形成囊变或者肿瘤自身分泌形成肿瘤内囊腔，因而变成囊实性肿块。肿瘤可来源于腹部实质脏器、空腔脏器、腹膜、大网膜和肠系膜等。良性肿瘤多导致局部压迫或阻塞，恶性肿瘤除可引起局部压迫和阻塞等症状外，还可因细胞分化不成熟、生长较迅速、浸润破坏器官的结构和功能并可发生转移而导致相应的临床表现。

【征象描述】

1. X 线表现　X 线平片多数为阴性，较大实性肿块有占位效应，导致局部腹部密度增高，充气肠曲影推移移位，肿块如有钙化可见高密度影。空腔脏器内肿块 X 线造影可直接显示腔内充盈缺损、管壁

是否光整及肿块与邻近空腔脏器关系。造影检查对空腔脏器腔内肿块的发现有重要价值，对腔外腹腔肿块的诊断帮助有限。

2. CT 表现　肿块呈软组织密度，可伴出血、钙化、肿瘤坏死或囊变，增强实性部分可有不同程度的强化。良性肿瘤增强多呈渐进性强化，边界清楚，边缘规整，局部压迫；恶性肿瘤增强多呈快进快出，边界不清，边缘不规则，易发生转移，可见血管癌栓。典型的肿瘤有比较特征性的影像表现，如婴儿肝血管瘤（infantile hepatic hemangioma，IHH），明显向心性强化，早出晚归（图 6-9-2-1）；肝脏局灶性结节性增生（focal nodular hyperplasia，FNH）可见中央瘢痕征（图 6-9-2-2）；肝母细胞瘤（hepatoblastoma，HB），平扫和增强时密度均低于正常肝脏（图 6-9-2-3）；肝脏间叶性错构瘤（hepatic mesenchymal hamartoma，HMH）呈多房囊性，间隔和囊壁可较厚（图 6-9-2-4）；神经母细胞瘤（neuroblastoma，NB）钙化多见（图 6-9-2-5）；淋巴瘤病变多较弥漫，累及范围广（图 6-9-2-6）。

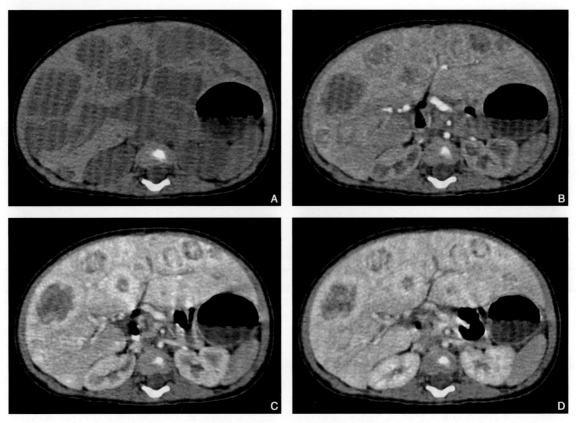

图 6-9-2-1　婴儿肝血管瘤 CT 表现

患者男,4 个月,发现肝脏增大 1 天。CT 显示肝内多发肿块。A. 平扫示肝内多个大小不等类圆形肿块;B. 动脉期示肿块呈不均匀强化,以边缘强化为主;C、D. 门静脉期及延迟期示肿块渐进性强化,对比剂由外周向中心填充

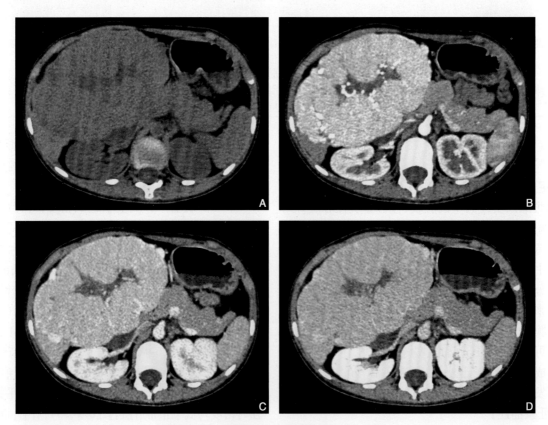

图 6-9-2-2　肝脏局灶性结节性增生 CT 表现

患者男,12 岁,间断腹痛 20 余天。CT 显示肝脏实性肿块。A. 平扫示外生性椭圆形包块,边缘呈结节状,平扫呈等密度,中央瘢痕呈低密度星芒状,周围可见纤维分隔;B. 动脉期示肿块实质明显均匀强化,中央瘢痕内及瘤周见迂曲血管影,纤维分隔未见强化;C. 门静脉期示肿块呈等密度,瘢痕范围缩小;D. 延迟期示肿块呈等密度,瘢痕进一步缩小,纤维分隔强化呈等密度

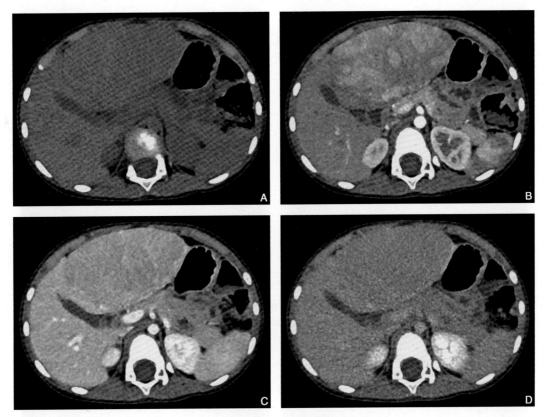

图 6-9-2-3 肝母细胞瘤 CT 表现

患者女,3 岁,呕吐 7 小时。CT 显示肝脏实性肿块。A. 平扫示外生性椭圆形包块,密度不均匀;B. 动脉期示肿块实质明显不均匀强化;C、D. 门静脉期及延迟期示对比剂迅速廓清,肿块强化程度低于正常肝实质

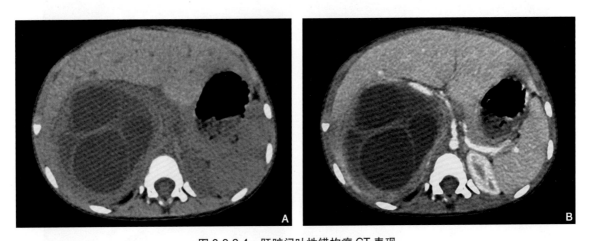

图 6-9-2-4 肝脏间叶性错构瘤 CT 表现

患者女,1 岁 5 个月,发现肝脏肿块 1 天。CT 显示肝内囊实性肿块。A. 平扫示肿块以囊性成分为主,其内可见多个分隔,边缘可见软组织成分;B. 延迟期示肿块内分隔及软组织成分可见强化

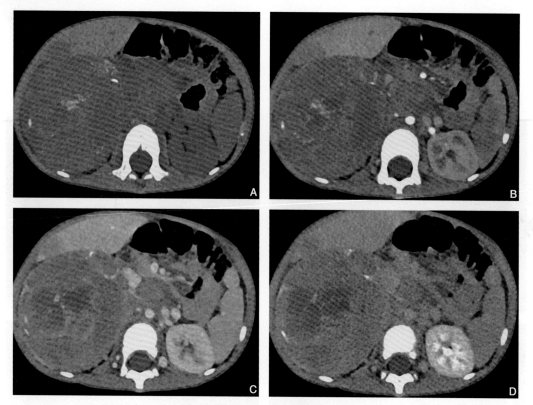

图 6-9-2-5 神经母细胞瘤 CT 表现

患者男,2 岁,腹胀 1 周,精神欠佳 2 天。CT 扫描显示右侧腹膜后巨大软组织肿块,伴肝脏转移灶。A. 平扫示肿块密度不均,见多个点状、短条状钙化影,边界尚清。下腔静脉受压推移;B. 动脉期示肿块呈不均匀强化,腹主动脉周围见肿大淋巴结;C. 静脉期示肿块实性部分呈渐进性强化;D. 延迟期肿块坏死区未见明显强化

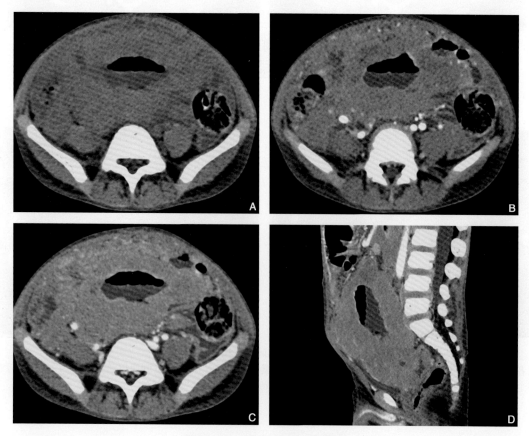

图 6-9-2-6 肠道淋巴瘤 CT 表现

患者男,4 岁,反复发热 10 天。CT 扫描显示腹腔内部分肠管肠壁明显增厚。A. 平扫示腹腔内部分肠管肠壁明显增厚,局部呈"动脉瘤样扩张",邻近腹膜有增厚;B. 动脉期示腹腔内增厚的肠壁可见轻度强化;C、D. 延迟期示轴位和矢状位肿块实性部分呈渐进性强化

3. **MRI 表现** 肿瘤呈 T_1WI 等低信号、T_2WI 等高信号,若伴出血、钙化、肿瘤坏死或囊变,信号混杂,强化方式同 CT。DWI 信号高 ADC 值低提示恶性肿瘤(图 6-9-2-7)。

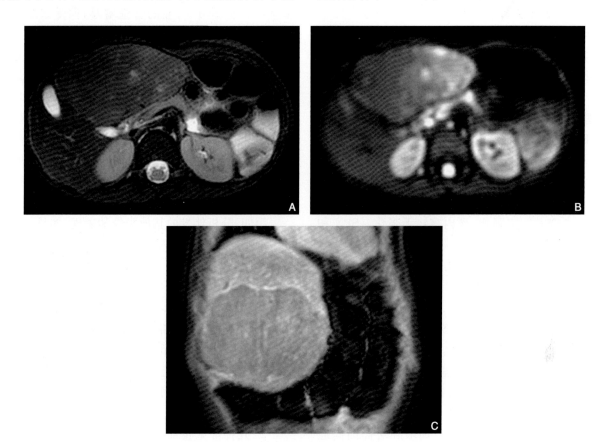

图 6-9-2-7 肝母细胞瘤 MRI 表现

与图 6-9-2-3 为同一患者。MRI 显示肝左叶实性肿块。A. T_2WI 轴位肿块以等信号为主,其内可见多发斑片状高信号灶,肿块边缘可见环形低信号假包膜;B. DWI 示肿块局部弥散受限呈高信号;C. 冠状位增强扫描示肿块边缘可见环形强化,内部见条片状不均匀强化,肿块强化程度低于正常肝实质

【相关疾病】

1. **常见疾病** HB、IHH、HMH,肾母细胞瘤(Wilms tumor,WT)、神经母细胞瘤、淋巴瘤(lymphoma)、生殖细胞肿瘤(germ cell tumor,GCT)、横纹肌肉瘤(rhabdomyosarcoma,RMS)。

2. **少见疾病** FNH、肝细胞癌(hepatocellular carcinoma,HCC)、先天性中胚层细胞肾瘤(congenital mesoblastic nephroma,CMN)、Castleman 病(Castleman's disease,CD)。

3. **罕见疾病** 肝未分化胚胎性肉瘤(hepatic undifferentiated embryonal sarcoma)、胰腺实性假乳头状瘤(solid pseudopapillary neoplasm of pancreas,SPN)、胰腺母细胞瘤(pancreatoblastoma,PBL)、腹腔内叶外型肺隔离症(intra-abdominal extralobar pulmonary sequestration,IEPS)、肾脏恶性横纹肌样瘤(malignant rhabdoid tumor of the kidney,MRTK)、肾透明细胞肉瘤(clear cell sarcoma of the kidney,CCSK)、多房性囊性肾瘤(multilocular cystic nephroma,MLCN)、婴儿骨化性肾肿瘤(ossifying renal tumor of infancy,ORTI)、肾血管平滑肌脂肪瘤(angiomyolipoma,AML)、后肾间质瘤(metanephric stromal tumor,MST)、肾上腺皮质腺瘤(adrenocortical adenoma,ACA)、肾上腺皮质癌(adrenocortical carcinoma,ACC)、炎性肌成纤维细胞瘤(inflammatory myofibroblastic tumor,IMT)、结缔组织增生性小圆细胞肿瘤(desmoplastic small round cell tumor,DSRCT)、肠系膜纤维瘤(mesenteric fibromatosis,MF)。

【分析思路】

第一,首先确认腹部是否有肿块,检查前肠道准备未做好,未充盈的肠曲易混淆肿块的判断,尤其并发肠道炎症,周围渗出较多,肠曲聚集粘连,难以准确判断是否有肿块。

第二,肿块定位诊断。同腹部囊性肿块诊断思路一样,儿童大多数腹部实性肿块符合"定位即定性"诊断。

第三,根据肿块的位置及分布,再结合肿块的病理基础重点分析多期增强影像表现。肝脏的实性占位,儿童多见于 HB 和 IHH,两者增强方式有特异征

象易于鉴别,HB 强化方式呈"快进快出",延迟假包膜显示较平扫清晰,肿瘤整体强化低于正常肝实质,典型具有"十多、一低、一少"的特点。"十多"即单发病灶多、右叶多、外生型多、跨叶多、瘤体圆形多、实性多、假包膜多、出血坏死多、囊变多、钙化多;"一低"即无论平扫或增强扫描,肿瘤密度及强化程度总是低于正常肝实质;"一少"即肝硬变少。IHH 呈"快进慢出",呈向心性强化,延迟期都强于肝脏密度。FNH 呈渐进性强化,典型者可见"中央瘢痕征",动脉期可见明显增粗增多供血动脉。HMH 影像学表现取决于肿瘤囊实性成分比例和分布,囊性者为肝内多房囊性肿块,边界清楚,囊壁厚薄均匀,增强后囊壁及间隔强化,囊内容物无强化。SPN 和 PBL 均是罕见的胰腺肿瘤,在儿童中的发病率均高于成人,SPN 好发于青春期儿童,AFP 不高,肿瘤多位于胰腺体尾部,多呈类圆形,边界清晰,以囊实性多见,常见出血,钙化较少见,强化程度较 PBL 轻,不易发生局部侵犯及远处转移;PBL 发病年龄较小,多见于 5 岁以下儿童,多数患儿 AFP 升高。肿瘤位于胰腺头颈部者较 SPN 多,呈类圆形或不规则形,以实性多见,部分边界模糊,常见钙化,强化明显,发展迅速者容易发生邻近组织侵犯及远处转移。腹部淋巴瘤累及肠壁呈弥漫或局限肿块样凸向腔内或外生,多较弥漫,范围广,边界不清,融合呈大片或团状肿块影。浸润肠壁则肠壁增厚,肠腔狭窄或扩张,动脉瘤样扩张是本病发生在小肠的特征性影像学征象,即有明显的管壁增厚,但受累肠段却不出现狭窄,反而出现明显增宽。肠系膜及腹膜后淋巴结受累肿大,形成"三明治征",表现为肠系膜及腹膜后肿大的淋巴结包绕肠系膜血管及其周围脂肪。NB 是儿童腹部第二常见的肿瘤,90% 以上的诊断病例为 ≤5 岁的儿童,2~3 岁为发病高峰。好发肾上腺及椎旁神经节,易远处转移,最常见是骨髓、淋巴结和肝脏。婴幼儿时期腹膜后肿块,伴肝脏弥漫性病变或局灶性结节影,考虑 NB 的 4S 期预后较好。

第四,分析伴发的其他影像学表现,如是否伴随肝门静脉癌栓或肝脏内播散性病灶,有助于肝脏良恶性肿瘤的鉴别诊断。伴淋巴结肿大或骨髓异常信号,多考虑 NB 转移。

第五,实验室指标有助于肿瘤的鉴别。癌标志物如 AFP 有助于肝母细胞瘤和肝癌的诊断,尿中儿茶酚胺代谢物升高提示 NB 可能性大。

【疾病鉴别】

1. 基于发病部位腹部实性肿块的鉴别诊断流程见图 6-9-2-8。

2. 几种常见腹部实性肿块的主要鉴别诊断要点见表 6-9-2-1。

表 6-9-2-1 几种不同常见疾病的主要鉴别诊断要点

疾病	典型影像特征	鉴别要点	主要伴随征象
HB	"十多、一低、一少"	90% 以上发生于 5 岁以内;动态增强呈快进快出,增强延迟时假包膜较平扫清晰;90% 血清 AFP 高	瘤体出血、坏死多见
IHH	单发、多灶或弥漫性圆形或类圆形肿块,肿块明显呈向心性强化,呈"早出晚归"	动态增强呈向心性填充,呈"早出晚归"	可伴坏死、钙化、出血。可见盗血和分流
HMH	多房囊性为主,间隔厚度不同,间隔或实质密度低于肝脏,T_1WI 和 T_2WI 均呈低信号,增强可强化,囊性成分信号可变,无强化	AFP 正常或轻度升高	囊内伴出血可见液-液平,钙化少见
FNH	单一、边界清楚、包膜完整合并中央瘢痕的实性肿块,瘤体强化呈"快进慢出",强化均匀,中央瘢痕延迟强化	中央瘢痕征;AFP 正常	肿瘤周围见增多、增粗畸形动脉
SPN	好发胰腺体尾部,单发类圆形肿块,囊实性多见,无分隔,边界清楚,强化程度轻、中度渐进性强化,包膜有强化	好发于青春期儿童,女孩多见,AFP 正常。强化程度较 PBL 轻,不易发生局部侵犯及远处转移	坏死、出血多见,钙化少见。脾静脉受压致门静脉高压,胆总管及胰管扩张
NB	好发腹膜后肾上腺及椎旁神经节,囊实性不均质软组织肿块,包绕压迫腹部大血管,不均匀强化	90% 以上患儿 ≤5 岁,沙砾状钙化常见,90%~95% 尿儿茶酚胺含量升高	钙化多见,并出血、坏死。转移多见,最常见淋巴结、肝脏和骨髓
淋巴瘤	好发于回盲部,病灶弥漫,肠壁增厚或肠壁包块,密度较均匀	受累肠道呈动脉瘤样扩张	肠套叠,肠系膜及腹膜后淋巴结大,肠系膜血管被包埋呈"三明治"样,可单发或多发,沿腹膜播散,可见腹腔积液

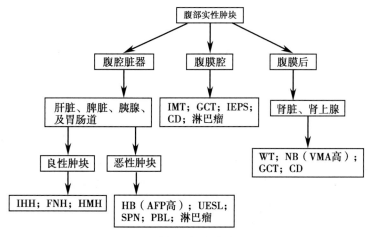

图 6-9-2-8　腹部实性肿块诊断流程图

（彭雪华）

参 考 文 献

[1] 万学红,卢雪峰.诊断学[M].9版.北京:人民卫生出版社,2018.

[2] 葛均波,徐永健,王辰.内科学[M].9版.北京:人民卫生出版社,2018.

[3] 陈孝平,汪建平,赵继宗.外科学[M].9版.北京:人民卫生出版社,2018.

[4] 闫喆,李欣,赵滨,等.儿童腹型过敏性紫癜的MSCT诊断及鉴别诊断[J].放射学实践,2013,28(7):735-738.

[5] 李欣,邵剑波.中华影像医学·儿科卷[M].2版.北京:人民卫生出版社,2019.

[6] 陈建春,孙灿辉,肖晓娟,等.多脾综合征的体部CT表现和综合诊断[J].影像诊断与介入放射学,2016,25(3):198-203.

[7] 周卫军,计明珍,徐中华,等.肠系膜血管漩涡征对小肠扭转的CT诊断价值[J].医学影像学杂志,2011,21:1593-1595.

[8] 吕良敬,林艳伟.重视系统性红斑狼疮的胃肠道累及[J].中华消化杂志,2020,40:289-291.

[9] 张志强.浅析胃肠道积气积液的X线临床表现及诊断[J].中国继续医学教育,2017,9:78-80.

[10] 孙国强.实用儿科放射诊断学[M].北京:人民军医出版社,2011.

[11] 孙焱,袁理想.先天性十二指肠梗阻的影像表现及检查方法选择[J].国际医学放射学杂志,2021,44(1):99-103.

[12] 朱梦磊.先天性肠闭锁的临床诊治与预后分析[D].苏州大学,2019.

[13] 熊晓峰,鲁巍,邢福中,等.新生儿单纯性胎粪性肠梗阻临床诊治:单中心10年经验回顾[J].中华实用儿科临床杂志,2019,34(11):818-822.

[14] 郑懿,余家康.先天性巨结肠早期诊断的研究进展[J].广州医药,2023,54(5):1-6,13.

[15] 白人驹,韩萍,于春水,等.医学影像诊断学[M].北京:

人民卫生出版社,2017.

[16] 吴红军,钭金法,黄寿奖,等.新生儿消化道穿孔临床特点和预后分析[J].中华小儿外科杂志,2019,40(3):222-227.

[17] 王刚,宋辉.新生儿良性气腹的保守治疗[J].临床小儿外科杂志,2012,11(6):444-445.

[18] 朱嘉颖,李龙.X线、CT和超声对胃肠道穿孔诊断价值的再认识[J].中国医学物理学杂志,2019,36(3):316-321.

[19] 汪勇,万盛华,詹春雷,等.165例儿童腹腔积液的病因分析[J].中国当代儿科杂志,2022,24(4):382-386.

[20] 李果珍.临床CT诊断学[M].北京:中国科学技术出版社,2004.

[21] 周康容.腹部CT[M].上海:上海医科大学出版社,2000.

[22] 干芸根,谢娜.儿童腹腔肿瘤的影像学检查及鉴别[J].中国小儿血液与肿瘤杂志,2012,17(4):145-149.

[23] 邵剑波.小儿肝脏肿瘤的影像学诊断[J].放射学实践,2003,18(12):868-874.

[24] 杨梅,孙海林,邹继珍,等.儿童胰腺实性-假乳头状瘤影像表现分析[J].中华放射学杂志,2018,52(10):784-788.

[25] 郭迪,李钱程,张欣贤,等.儿童肠重复畸形CT表现[J],医学影像学杂志,2021,31(9):1543-1546.

[26] 杨吉刚,马大庆.小儿肠重复畸形的临床及影像学诊断[J],实用儿科临床杂志,2008,23(7):545-547.

[27] RAVINDRANATH A. Chronic vomiting in children:Etiology,diagnosis,and management[J]. Indian J Gastroenterol,2020,39,117-122.

[28] BISHOP J C,MCCORMICK B,JOHNSON C T,et al. The Double Bubble Sign:Duodenal Atresia and Associated Genetic Etiologies[J]. Fetal Diagn Ther,2020,47(2):98-103.

[29] SCHMIDT H,ABOLMAALI N,VOGL T J. Double bubble sign[J]. Eur Radiol,2002,12:1849-1853.

[30] HUANG Y,TAN S Y,PARIKH P,et al. Prevalence of

functional gastrointestinal disorders in infants and young children in China[J]. BMC Pediatr,2021,21(1):131.

[31] KOBERLEIN G,DISANTIS D. The "double bubble" sign [J]. Abdominal Radiology,2016,41:334-335.

[32] LLORENS S R,SANGÜESA N C,PACHECO U A,et al. Neonatal ovarian cysts:Ultrasound assessment and differential diagnosis[J],Radiologia,2017,59(1):31-39.

[33] PRIYA S I,SURYA P S,HIRA L. Daughter cyst sign in the congenital ovarian cyst[J],BMJ Case Rep,2021,14 (6):e243963.

[34] ZHAN X,ZHANG L,WANG Z,et al. Reversed halo sign: presents in different pulmonary disease[J]. Plos One, 2015,10(6):e0128153.

[35] MARCHIORI E,MENNA B M,PEREIRA F H M,et al. Morphological characteristics of the reversed halo sign that may strongly suggest pulmonary infarction[J]. Clin radiol,2018,73(5):503.

[36] MARCHIORI E,ZANETTI G,HOCHHEGGER B,et al. Reversed halo sign on computed tomography:state-of-the-art review[J]. Lung,2012,190(4):389-394.

[37] WOHLGEMUTH W A,BRILL R,DENDL L M,et al. Abdominal lymphatic malformations[J]. Radiologe,2018,58 (Suppl 1):29-33.

[38] FRANCAVILLA M L,WHITE C L,OLIVERI B,et al. Intraabdominal Lymphatic Malformations:Pearls and Pitfalls of Diagnosis and Differential Diagnoses in Pediatric Patients[J]. AJR Am J Roentgenol,2017,208(3):637-649.

[39] EMEKSIZ H C,DERINÖZ O,AKKOYUN E B,et al. Age-Specific Frequencies and Characteristics of Ovarian Cysts in Children and Adolescents[J]. J Clin Res Pediatr Endocrinol,2017,9(1):58-62.

[40] MAMONE G,DI PIAZZA A,CAROLLO V,et al. Imaging of hepatic hemangioma:from A to Z[J]. Abdom Radiol (NY),2020,45(3):672-691.

[41] ESPOSITO F,D'AURIA D,FERRARA D,et al. Hepatic hemangiomas in childhood:the spectrum of radiologic findings. A pictorial essay[J]. J Ultrasound,2023,26(1): 261-276.

[42] MATHEW R P,SAM M,RAUBENHEIMER M,et al. Hepatic hemangiomas:the various imaging avatars and its mimickers[J]. Radiol Med,2020,125(9):801-815.

[43] PANICK C E P,WARD R D,COPPA C,et al. Hepatic capsular retraction:An updated MR imaging review [J]. Eur J Radiol,2019,113:15-23.

[44] SANS N,FAJADET P,GALY-FOURCADE D,et al. Is capsular retraction a specific CT sign of malignant liver tumor[J]. Eur Radiol,1999,9(8):1543-1545.

[45] BLACHAR A,FEDERLE M P,BRANCATELLI G. Hepatic capsular retraction:spectrum of benign and malignant etiologies[J]. Abdom Imaging,2002,27(6):690-699.

[46] HUSSAIN S M,TERKIVATAN T,ZONDERVAN P E,et

al. Focal nodular hyperplasia:findings at state-of-the-art MR imaging,US,CT,and pathologic analysis[J]. Radiographics,2004,24(1):3-17.

[47] ROUSSEAU C,RONOT M,SIBILEAU E,et al. Central element in liver masses,helpful,or pitfall[J]. Abdom Imaging,2015,40(6):1904-1925.

[48] PARK H J,BYUN J H,KANG J H,et al. Value of discrepancy of the central scar-like structure between dynamic CT and gadoxetate disodium-enhanced MRI in differentiation of focal nodular hyperplasia and hepatocellular adenoma [J]. Eur J Radiol,2021,139:109730.

[49] KITAO A,MATSUI O,YONEDA N,et al. Differentiation Between Hepatocellular Carcinoma Showing Hyperintensity on the Hepatobiliary Phase of Gadoxetic Acid-Enhanced MRI and Focal Nodular Hyperplasia by CT and MRI [J]. AJR Am J Roentgenol,2018,211(2):347-357.

[50] CHOI B I,YEON K M,KIM S H,et al. Caroli disease:central dot sign in CT[J]. Radiology,1990,174(1): 161-163.

[51] LALL N U,HOGAN M J. Caroli disease and the central dot sign[J]. Pediatr Radiol,2009,39(7):754.

[52] DAS P,SHARMA P,NAKRA T,et al. Spectrum of hepatobiliary cystic lesions:A 7-year experience at a tertiary care referral center in North India and review of literature [J]. Indian J Pathol Microbiol,2017,60(4):487-500.

[53] BASHIR M,ILYAS M,CHOH N,et al. Crocodile-jaw sign [J]. Abdom Radiol,2018,43(12):3534-3535.

[54] BENYA E C. Pancreas and biliary system:imaging of developmental anomalies and diseases unique to children [J]. Radiol Clin North Am,2002,40(6):1355-1362.

[55] MORTELÉ K J,ROCHA T C,STREETER J L,et al. Multimodality imaging of pancreatic and biliary congenital anomalies[J]. Radiographics,2006,26(3):715-731.

[56] BORGHEI P,SOKHANDON F,SHIRKHODA A,et al. Anomalies,anatomic variants,and sources of diagnostic pitfalls in pancreatic imaging[J]. Radiology,2013,266 (1):28-36.

[57] AHUALLI J. The double duct sign[J]. Radiology,2007, 244(1):314-315.

[58] YADAV P,LAL H. Double duct sign[J]. Abdom Radiol, 2017,42(4):1283-1284.

[59] SINHA R,GARDNER T,PADALA K,et al. Double-Duct Sign in the Clinical Context[J]. Pancreas,2015,44(6): 967-970.

[60] LORENZO D,VERSET L,DEVIÈRE J. Jaundice and double-duct sign:Always cancer[J]. Endosc Ultrasound, 2022,11(1):77-78.

[61] POZO A L,GODFREY E M,BOWLES K M. Splenomegaly:investigation,diagnosis and management[J]. Blood Rev,2009,23(3):105-111.

[62] SJOBERG,B P,MENIAS C O,LUBNER,M G,et al. Sple-

nomegaly：A Combined Clinical and Radiologic Approach to the Differential Diagnosis［J］. Gastroenterol Clin North Am,2018,47（3）:643-666.

［63］ ABBOTT R M,LEVY A D,AGUILERA N S,et al. From the archives of the AFIP：primary vascular neoplasms of the spleen：radiologic-pathologic correlation［J］. Radiographics,2004,24（4）:1137-1163.

［64］ PUCHE P,JACQUET E,GODLEWSKI G,et al. Polysplenia syndrome：two cases in adults revealed by biliary and pancreatic malformations［J］. Gastroenterol Clin Biol, 2007,31（10）:863-868.

［65］ ABRAMOV A,LUKS V L,DE BIE F,et al. Pneumatosis intestinalis in children beyond the neonatal period：is it always benign［J］. Pediatr Surg Int,2022,38（3）:399-407.

［66］ OLSON D E,KIM Y,YING J,et al. CT Predictors for Differentiating Benign and Clinically Worrisome Pneumatosis Intestinalis in Children beyond the Neonatal Period ［J］. Radiology,2009,253（2）:513.

［67］ PETERSON C M,ANDERSON J S,HARA A K,et al. Volvulus of the Gastrointestinal Tract：Appearances at Multimodality Imaging ［J］. Radiographics, 2009, 29: 1281-1293.

［68］ LOCKHART M E,TESSLER F N,CANON C L,et al. Internal hernia after gastric bypass：sensitivity and specificity of seven CT signs with surgical correlation and controls ［J］. American journal of roentgenology（1976）,2007, 188:745.

［69］ RHA S E,HA H K,LEE S H,et al. CT and MR imaging findings of bowel ischemia from various primary causes ［J］. Radiographics,2000,20:29.

［70］ ROMANO S,BARTONE G,ROMANO L. Ischemia and Infarction of the Intestine Related to Obstruction［J］. Radiol Clin North Am,2008,46:925-942.

［71］ HUANG X,HUANG L,XIAO Z. Cobblestone Sign as an Unusual Manifestation of Colonic Schistosomiasis［J］. Am J Gastroenterol,2022,117（4）:532.

［72］ YANG,H,ZHANG,H,LIU,W,et al. Differential Diagnosis of Crohn's Disease and Ulcerative Primary Intestinal Lymphoma：A Scoring Model Based on a Multicenter Study ［J］. Front Oncol,2022,12:856345.

［73］ LESHCHINSKIY S,ALI N,D'AGOSTINO R. Cobblestone sign ［J］. Abdom Radiol（NY）, 2018, 43（12）: 3532-3533.

［74］ GUPTA R. Spontaneous Pneumoperitoneum in Pediatric Patients：Dilemmas in Management［J］. J Indian Assoc Pediatr Surg,2018,23（3）:115-122.

［75］ CHIU Y H,CHEN J D,TIU C M,et al. Reappraisal of radiographic signs of pneumoperitoneum at emergency department［J］. Am J Emerg Med,2009,27（3）:320-327.

［76］ BIRKEMEIER K L. Imaging of solid congenital abdominal masses：a review of the literature and practical approach to image interpretation［J］. Pediatric Radiology,2020,50: 1907-1920.

［77］ CHUNG E M,BIKO D M,ARZAMENDI A M,et al. Solid Tumors of the Peritoneum, Omentum, and Mesentery in Children：Radiologic-Pathologic Correlation ［J］. Radiographics,2015,35（2）:521-546.

［78］ Kim H H R,Hull N C,LEE E Y,et al. Pediatric Abdominal Masses Imaging Guidelines and Recommendations ［J］. Radiol Clin North Am,2022,60（1）:113-129.

［79］ CHAMBERS G,ZARFATI A,ADEROTIMI T,et al. Imaging strategy for focal nodular hyperplasia in children： long-term experience from two specialist European centres ［J］. Pediatr Radiol,2023,53（1）:46-56.

［80］ YANG Z,GONG Y,JI M,et al. Differential diagnosis of pancreatoblastoma（PB）and solidpseudopapillary neoplasms（SPNs）in children by CT and MR imaging ［J］. Eur Radiol,2021,31（4）:2209-2217.

［81］ PAPAIOANNOU G,MCHUGH K. Neuroblastoma in childhood：review and radiological findings［J］. Cancer Imaging,2005,5（1）:116-127.

［82］ ELLIOT S R,GRACE S P. Aneurysmal dilation of bowel mimicking an abscess in pediatric primary gastrointestinal lymphoma［J］. Radiol Case Rep,2018,14（1）:52-54.

［83］ GAO Y,CHEN N,ZHONG Y,et al. Study on the Application of Ultrasonic Image Analysis Technology Combined with the Analysis of Intestinal Nervous System in the Treatment of Intestinal Duplication in Children［J］. World Neurosurg,2020,138:749-757.

［84］ CHEN Y,TANG Y,HU C,et al. Bleeding Meckel Diverticulum：A Retrospective Analysis of Computed Tomography Enterography Findings［J］. J Comput Assist Tomogr,2019, 43（2）:220-227.

［85］ ICHIKAWA S,ONISHI H,MOTOSUGI U. Imaging Findings of Acute Abdomen due to Complications of Meckel Diverticulum ［J］. Can Assoc Radiol J, 2020, 71（2）: 149-153.

［86］ SOARES K C,GOLDSTEIN S D,GHASEB M A,et al. Pediatric choledochal cysts：diagnosis and current management［J］,Pediatr Surg Int,2017,33（6）:637-650.

［87］ BROWN Z J,BAGHDADI A,KAMEL I,et al. Diagnosis and management of choledochal cysts［J］. HPB（Oxford）, 2023,25（1）:14-25.

［88］ BUDDHA S,MENIAS C O,KATABATHINA V S. Imaging of urachal anomalies［J］,Abdom Radiol,2019,44（12）: 3978-3989.

［89］ CLEMENT C,SNOEKX R,CEULEMANS P,et al. An acute presentation of pediatric mesenteric lymphangioma：a case report and literature overview［J］,Acta Chir Belg, 2018,118（5）:331-335.

第七章　泌尿生殖系统与腹膜后间隙

第一节　临床相关症状和体征

泌尿生殖系统主要器官均发生于间介中胚层。胚胎第 4 周初,间介中胚层头段呈节段性生长称生肾节(nephrotome),尾段呈索状增生称生肾索(nephrogenic cord)。到第 4 周末,生肾索与体节分离,凸向胚内体腔中轴两侧呈纵行隆起称尿生殖嵴(urogenital ridge)。随后,尿生殖嵴上出现一条纵沟,外侧粗而长称中肾嵴(mesonephric ridge),内侧细而短称生殖嵴(genital ridge)。

睾丸和卵巢由生殖嵴表面体腔上皮、上皮下的间充质和从原肠迁入的原始生殖细胞共同发育而成。生殖腺最初位于腹后壁,后凸入腹膜腔,由短厚系膜悬吊于体腔腰部。中肾退化后,系膜变成头、尾两条韧带,头端的韧带退化消失,尾端韧带呈纤维索状(引带)连于生殖腺尾端与阴唇阴囊隆起之间。随着胚体生长、直立,引带相对缩短而牵拉生殖腺下降。到第 3 个月时,卵巢停留在盆腔,睾丸继续下降到腹股沟管内口;第 7~8 个月时,睾丸与其鞘膜经腹股沟管降入阴囊。睾丸未完全下降,停留在腹膜腔或腹股沟处称隐睾(cryptorchidism);若鞘膜腔与腹膜腔之间的通路不闭合或闭合不全,部分肠管可突入鞘膜腔,导致先天性腹股沟疝(congenital inguinal hernia)。

肾的发生分 3 个阶段。人类前肾无泌尿功能,第 4 周初,胚体前端生肾节出现 7~10 对横行的前肾小管,外侧端通入前肾管,第 4 周末,前肾小管退化,前肾管大部分保留。人类中肾有短暂功能,从第 4 周末开始在胚体中轴两侧纵行中肾嵴内发生约 80 对横行的中肾小管,外侧通入中肾管(前肾管演变而来),末端开口于泄殖腔。至第 2 个月末,中肾管大部分退化,尤其是女性胎儿,男性胎儿中肾管延长弯曲形成附睾管、输精管、精囊和射精管。

后肾为人类永久肾,从第 5 周初开始,由中肾管末端近泄殖腔处输尿管芽与周围间充质内后肾组织互相诱导、共同分化而成。输尿管芽伸长,分化成输尿管。到第 3 个月,后肾开始产生尿液,成为羊水的来源之一。由于后肾发生于中肾嵴尾端,故最初位于盆腔;后因输尿管伸展及胚体直立,肾脏逐渐移至腰部,同时肾门也从腹侧内旋 90°转向内侧。若输尿管芽未形成或早期退化,导致肾缺如(agenesis of kidney),单侧肾缺如多无临床症状,有时可能合并女性生殖道畸形。输尿管芽过早分支或同侧发生两个输尿管芽,形成双输尿管(double ureter),双输尿管可诱导同侧形成额外肾或重复肾畸形。如果胚胎发育过程中肾上升、旋转异常则导致异位肾(ectopic kidney)、肾旋转异常;异位肾常停留在盆腔,与肾上腺分离。肾在上升过程中受阻于肠系膜下动脉根部,两肾下端融合称马蹄肾(horseshoe kidney)。

肾上腺皮质来自生殖嵴间介中胚层,肾上腺髓质来自交感神经节的神经外胚层。第 6 周开始形成于原肠系膜与发育中的性腺之间。相对于体重,胎儿肾上腺比成人肾上腺大 10~20 倍,主要是皮质;胚胎早期肾上腺与同侧肾脏大小相似,出生时是同侧肾脏的 1/3 左右;随年龄增长肾脏增大,而肾上腺不增大,年长儿童肾上腺厚度相当于膈肌厚度。常见疾病是先天性肾上腺皮质增生症(congenital adrenal hyperplasia)及肾上腺生殖综合征(adrenogenital syndrome)、胎儿及新生儿肾上腺出血、肾上腺肿瘤等。

女性胎儿卵巢形成后,由于缺乏雄激素,中肾管退化;副中肾管(米勒管)发育。副中肾管上段和中段演化为输卵管,下段左、右合并,管腔融合,演变为子宫及阴道上中段。到第 5 个月演化成中空的阴道,上与子宫相通,下以处女膜与阴道前庭相隔。双侧副中肾管下段未融合可导致双子宫、双阴道;若副中肾管下段上半部分未融合,则形成双角子宫。窦结节未形成阴道板,或阴道板未形成管道,则导致阴道闭锁。如果双侧尿生殖褶闭合不全,导致男性胎儿阴茎腹侧另有尿道开口,称尿道下裂畸形,近端型在产前超声及胎儿 MRI 因典型"郁金香征"即可明确诊断。

泌尿生殖系统先天发育畸形在胎儿、儿童青少年中并不少见,包括器官数目、大小、位置、形态及结构异常,相当一部分可在产前超声、胎儿 MRI 帮助诊断,并可以配合羊水穿刺进行遗传学检查。出生后可结合超声、CT、MRI、X 线造影(泌尿系造影或血管造影)检查明确诊断。

腹膜后间隙(retroperitoneal space)是一个不规则长而大的间隙,几乎占据腹部后 1/2,是后腹膜与腹横筋膜之间区域的总称,腹膜后器官包括肾上腺、肾脏、胰腺、十二指肠大部、升结肠及降结肠等;腹膜后间质组织包括脂肪、结缔组织、肌肉、淋巴、神经、血管及胚胎剩件等。泌尿生殖系统及腹膜后间隙疾病较为复杂,如先天发育畸形、感染、创伤、淋巴结肿大、脉管畸形及肿瘤性疾病等,主要症状和临床表现为发热、腹痛、血尿、蛋白尿、脓尿、多尿、少尿或无尿、肿块、性发育异常等。在 CT、MRI、US 应用于临床以前,病变的定位及定性都有困难,到 20 世纪 60年代,有报道被完全漏诊的腹膜后疾病,其发病率高达 25% ~ 50%。腹膜后疾病的影像学与其解剖基础紧密相关,要求影像医师必须准确掌握腹膜后间隙的解剖及影像解剖,准确识别主要筋膜及筋膜间隙。

随着超声、传统 X 线及造影检查、CT、MRI、PET-CT/MRI 的广泛应用,泌尿生殖系统及腹膜后病变的定位,确定病变范围及与周围结构的毗邻关系,解释病变及扩散途径等,影像检查的技术发展日新月异。作为放射影像医师,准确掌握疾病主要影像学特征,培养可以按照征象进行诊断和鉴别诊断的系统性、逻辑化、规范化的思维方法,培养基于临床工作路径的放射影像诊断与鉴别诊断思路,提高医学影像诊断和鉴别诊断水平,为临床诊断和鉴别诊断、治疗前评估、疗效评估及预后判断,当好临床医师的"眼睛"。

（宁　刚）

第二节　肾脏形状及位置异常

一、肾脏蒙面征

【定义】

肾脏蒙面征指在肾盂间分隔层面(即上、下肾段融合处),既无肾窦及集合系统结构,又无与之相连的血管及集合系统的肾实质,是重复肾(肾盂输尿管重复畸形)的特征征象。

【病理基础】

为胚胎发育早期肾分上、下两部,各有一肾盂并各连有一输尿管,或两个输尿管芽进入同一个后肾胚基而形成,即一侧肾实质有两套肾盂、肾盏及部分或全部重复的输尿管,突出的肾柱实质将肾脏分为上、下两个部分,中部不能显示肾窦及集合系统。

【征象描述】

1. CT 表现　CT 平扫示通过肾脏层面肾脏无肾窦结构,增强扫描可见肾窦实质强化以及双输尿管改变(图 7-2-1-1)。

2. MRI 表现　突出的肾柱实质将肾脏分为上、下两个部分和"蒙面"肾脏(通过肾脏中部横断位图不能显示预期的肾窦脂肪和集合系统)(图 7-2-1-2)。

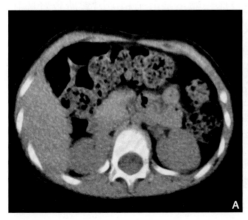
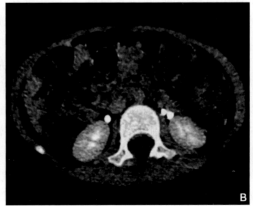
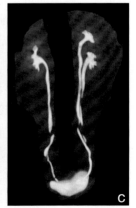

图 7-2-1-1　肾脏蒙面征 CT 表现

患者女,5 个月。A. CT 平扫示左肾肾窦显示不清,呈"蒙面征"改变;B. CT 增强扫描见左侧双输尿管改变;C. CTU(CT 尿路成像)可见左肾有两套集合系统及两根输尿管

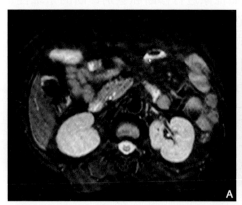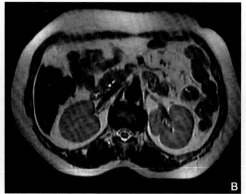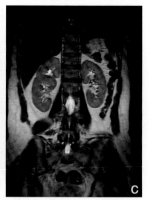

图 7-2-1-2 肾脏蒙面征 MRI 表现

患者女,4 岁。A、B. 轴位 T_2WI 可见右肾窦及集合系统显示不清;C. 冠状位 T_2WI 示右肾重复肾改变,可见两套集合系统

【相关疾病】

重复肾(double kidney)又称肾盂输尿管重复畸形,患侧肾脏存在上、下两套集合系统(少见也有两套以上),如果两条输尿管分别开口于膀胱或其他部位,此为完全型,如果两套集合系统在进入膀胱前融合,只有一个共同的输尿管开口于膀胱,表现为分支型肾盂及“Y”形输尿管,则为不完全型。两个肾盂间有肾实质分隔,把肾盂分成上下两部分,两部分肾盂均有各自独立的肾蒂结构(动脉、静脉及输尿管等),而在上下肾段融合处的肾实质无独立的肾蒂结构,在 CT 及 MRI 横切面上可表现为蒙面样征象。上肾段与下肾段之间有一浅沟为分界线,一般上肾段发育小,且常为单个肾盏,易于感染或积水,功能不良,无合并症者临床常无症状和体征。常合并输尿管囊肿、异位开口等多种复杂畸形。往往因并发其他泌尿系畸形或出现并发症时被发现,影像学资料有重要确诊意义。

【分析思路】

第一,肾脏集合系统是一个单一连续的结构,如果单侧肾脏中间可见无肾窦结构层面,间接表明有两套集合系统。即一侧肾实质有两套肾盂、肾盏、部分或全部重复的输尿管,肾的上肾段与下肾段之间有一浅沟为分界线。

第二,仔细观察显示不清的连续肾窦结构,并观察是否有双输尿管是诊断的关键。平扫发现输尿管明显扩张而肾盂相对正常时就要想到本病,增强延时扫描可明确显示双输尿管,对重复肾的诊断帮助极大。如果上、下肾盂相隔较近,普通 CT 平扫由于部分容积效应,不能将双肾盂有效分开,常误为一个肾盂,因此诊断较困难。而 CTU 薄层延时增强扫描使对比剂充盈肾盂,容易辨别双肾盂,表现为上方肾盂出现后可见到 1~2 层无肾门结构的层面后又出现肾盂。若能显示双输尿管可明确诊断。

【疾病鉴别】

肾脏蒙面征相关疾病见表 7-2-1-1。

表 7-2-1-1 肾脏蒙面征相关疾病

疾病	集合系统	被膜	对侧肾脏
重复肾	两套	解剖上未分开	正常或重复畸形
附加肾	独立一套	解剖上完全分开	正常
肾代偿性增大	独立一套	解剖上一体	缺失/发育不全/病变

二、小肾征

【定义】

小肾征是指肾脏体积缩小。

【病理基础】

先天性肾发育不良是由于胚胎发育过程中出现的肾脏发育障碍导致肾脏组织未充分发育,致肾发育不良的发生。肾发育不良是指肾脏小于正常体积,但肾单位及导管的发育分化正常,仅肾单位数目减少。

继发性肾体积缩小是由于相关因素所致肾体积缩小。组成肾脏主要结构的肾小球与肾小管及肾间质,会部分或全部发生硬化与纤维化,肾脏功能也会受损或丧失,表现为肾皮质发生萎缩与变薄。肾盂和肾盏有慢性炎症表现,肾盂扩大、畸形,肾皮质及乳头部有瘢痕形成,肾髓质变形,肾盂、肾盏黏膜及输尿管管壁增厚,严重者肾实质广泛萎缩,是慢性肾盂肾炎的病理改变。

【征象描述】

1. CT 表现 肾脏体积缩小,增强扫描见肾脏皮质变薄(图 7-2-2-1)。

2. MRI 表现 肾脏体积缩小,肾脏皮质变薄,肾乳头、肾小盏数目减少(图 7-2-2-2)。

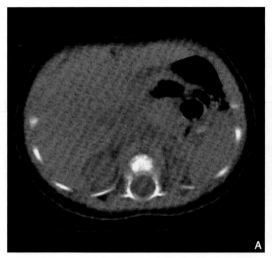
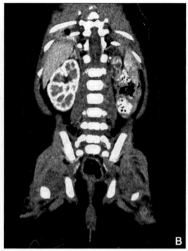

图 7-2-2-1 小肾征 CT 表现

患者男,1 个月,先天性肾发育不良。A、B. CT 平扫示左肾体积缩小,增强扫描可见左肾体积缩小,皮质变薄,肾盏数量少

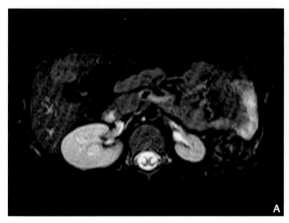
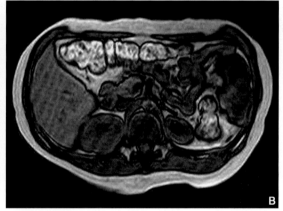

图 7-2-2-2 小肾征 MRI 表现

患者男,7 岁,先天性肾发育不良。A. T$_2$WI 抑脂序列显示左肾体积缩小;B. 同反相位序列显示左肾体积缩小

【相关疾病】

小肾征常见于继发性肾脏体积缩小。继发性肾萎缩常因各类肾脏疾病引起,如慢性肾小球肾炎、慢性肾盂肾炎、缺血性肾病、肾结核、肾结石、肾动脉狭窄或阻塞等,此外,外伤等也可导致继发性肾萎缩。

1. **慢性肾小球肾炎**(chronic glomerulonephritis,CGN) 以蛋白尿、血尿、高血压、水肿为基本临床表现,起病方式各有不同,病情迁延,病变缓慢进展,可有不同程度的肾功能减退,具有肾功能恶化倾向和最终将发展为慢性肾衰竭的一组肾小球疾病。

2. **慢性肾盂肾炎**(chronic pyelonephritis,CP) 肾盂肾炎是指发生于肾脏和肾盂的炎症,大都由细菌感染引起,慢性肾盂肾炎是指病程超过半年或 1 年的肾盂肾炎。

3. **缺血性肾病**(ischemic renal disease,IRD) 是指肾动脉主干或其分支严重狭窄或阻塞引起肾脏严重缺血,最终导致肾功能缓慢进行性减退的慢性肾血管性疾病。

4. **肾结核**(renal tuberculosis) 由结核分枝杆菌感染引起的肾脏感染性疾病。

5. **肾结石**(kidney stone) 由尿中的一些成分在肾脏内形成结石,从而导致患者出现一系列以泌尿系症状为主的疾病。

少见疾病为先天性肾发育不良(congenital renal dysplasia,CRD),肾脏在胚胎发育过程中出现的发育障碍。肾乳头、肾小盏数目少于正常肾,肾功能正常。

【分析思路】

第一,先天性肾发育不良是胚胎发育过程中出现的肾脏发育障碍,肾乳头及肾小盏数目小于正常肾脏,而肾功能正常。继发性肾脏体积缩小是由一定原因引起的继发性肾萎缩,可以搜寻临床证据来进行诊断。

第二,在形态上肾脏体积缩小。如果是先天性肾发育不良,从胎儿期到出生肾脏体积均较小,是先天性的改变。如果是继发性肾脏体积缩小,则由一定原因引起,肾脏体积缩小可能是局部的,肾脏实质或者集合系统也可能出现其他与引起肾脏萎缩有关的影像学表现。如肾结石可看到集合系统结石及扩张积水改变,肾结核有肾脏实质感染性病变的相关表现,可有片状的弱强化区,肾动脉狭窄会有患侧肾动脉管腔狭窄的表现等。

第三,结合病史、临床表现、实验室检查等相关信息综合分析诊断。例如慢性肾盂肾炎患者有尿路感染表现,如间歇性出现腰酸、腰痛,可伴有尿频、尿急、尿痛等下尿路感染症状。慢性间质性肾炎表现如尿浓缩能力下降,可出现多尿、夜尿增多,易发生烦渴、脱水。发展至终末期可出现肾功能不全,可有水肿、乏力、食欲不振、贫血等表现。肾结石常见的症状有腰腹部疼痛甚至绞痛、血尿、恶心、呕吐、烦躁不安、腹胀等。如果合并尿路感染,可出现畏寒、发热等症状。肾结石可出现肉眼血尿、脓尿、腰痛、腰部肿块等症状。如侵犯膀胱,还会出现尿频、尿急、尿痛等膀胱刺激症状。肾结核症状有尿频、尿急、尿痛、血尿、腰痛、低热、盗汗、消瘦等。

【疾病鉴别】

小肾征相关疾病见表 7-2-2-1。

表 7-2-2-1　小肾征相关疾病

疾病	集合系统胎儿期肾脏体积	原因	肾乳头及肾小盏数目
先天性肾发育不良	缩小	先天性因素,不一定明确,如基因、母体因素	小于正常肾脏
继发性肾脏体积缩小	可正常	通常有明确的诱因,如结核感染、结石、肾动脉狭窄	正常

三、肾上腺平卧征

【定义】

肾上腺平卧征(adrenal lying down sign)是先天性肾脏缺如或异位的影像学征象,其中同侧肾上腺似乎"平躺"在腰肌前方。

【病理基础】

先天性肾缺如由于后肾胚芽细胞缺失,或输尿管芽发育缺失,又或输尿管芽不能诱导后肾分化时,就会导致肾缺如的发生。先天性异位肾是由于肾上升过程的停顿或过速引起的。由于肾上腺与肾脏分离,失去支撑,正常的"Y"形或"V"形结构消失,平躺在腰肌前方。

【征象描述】

1. CT 表现　肾上腺"Y"形或"V"形结构消失,平躺在腰肌前方,密度与肾脏密度基本一致,可均匀强化(图 7-2-3-1)。肾上腺平卧征所在的一侧肾脏缺如或异位,肾脏缺如表现为无肾脏显示,代之以脂肪组织、肠道或肝脾,输尿管缺如,CTU 不见缺失侧输尿管显影,肾动脉、肾静脉缺如,单侧肾脏常有代偿增大现象。先天性异位肾表现为肾脏位置异常,易发生肾积水(表现为肾盂、输尿管扩张)、结石(表现为集合系统高密度影)等并发症。

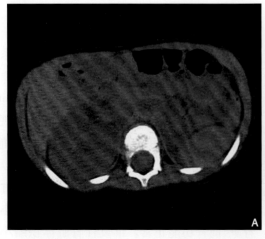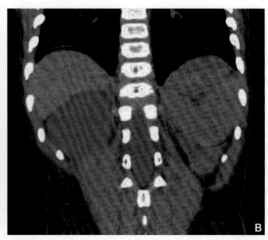

图 7-2-3-1　肾上腺平卧征 CT 表现

患者男,2 岁,肾衰竭,右肾积水,先天性左肾缺如。A、B.可见左侧肾上腺呈"躺平征"

2. MRI表现 肾上腺正常结构消失,呈长条形位于脊柱旁、腰肌前方(图7-2-3-2)。T₁WI、T₂WI呈中等信号,与肝实质信号接近,增强扫描呈明显均匀强化;同侧肾脏缺如或异位。

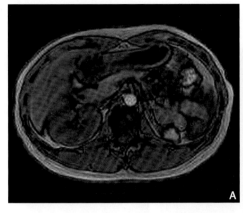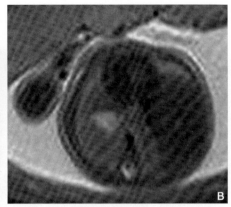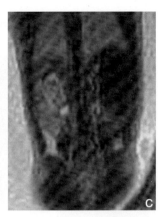

图 7-2-3-2 肾上腺平卧征 MRI 表现

A.患者女,33岁,先天性肾缺如,左侧肾上腺呈"平卧征";B、C.T₂WI轴位、冠状位示孕25周胎儿,右肾缺如,右侧肾上腺呈"平卧征"

【相关疾病】

1. 肾缺如 是指肾脏缺如,同侧输尿管缺如,肾动脉缺如。可为单侧肾缺如或双侧肾缺如。单侧肾脏常有代偿增大。

2. 先天性异位肾 是指肾脏位置先天异常,可位于盆腔、胸腔交叉至对侧等处。肾脏、输尿管、肾动脉均显示,但位置异常,不在肾区。

【分析思路】

第一,肾上腺与肾脏在肾窝中彼此相依,肾脏存在与否、发育好坏会影响肾上腺的形态。正常肾上腺呈"Y"或"V"形结构位于肾上极上方,如果缺乏支撑的肾上腺正常形态消失,呈线状改变,趴在腰大肌上,则为"平卧征"或"躺平征"。

第二,发现肾上腺形态异常,在腰大肌旁呈平卧状态,并且同侧肾区没有肾脏显示。同侧肾脏及集合系统均缺如,则为先天性肾缺如。如在肾区没有肾脏显示,但是在盆腔或腹部其他位置有异位肾脏及集合系统显示,则为先天性异位肾。如是异位,最常见的是在盆腔,位于骶骨前或髂窝,而罕见的是异位于对侧(交叉融合肾)。如异位区也不能发现肾脏,在排除严重的肾脏萎缩之后,一般可以认定为这一侧肾脏发育不良。如两侧肾均缺失,膀胱将不充盈,胎儿16周之后会出现羊水严重过少,出生后不能存活。

【疾病鉴别】

肾上腺平卧征相关疾病见表7-2-3-1。

表 7-2-3-1 肾上腺平卧征相关疾病

疾病	肾脏	集合系统	肾动脉	对侧肾脏
先天性肾缺如	缺如	无	无	缺如或代偿性增大
异位肾	位置异常	有	有	正常

四、马蹄肾征

【定义】

左、右肾的部分肾实质在中线处融合,90%病例融合发生在肾脏下极,形似马蹄,故得名。少数病例融合发生在上极。

【病理基础】

目前最为认可的发生机制是,在上升过程中,肾脏通过动脉交叉时受阻于肠系膜下动脉根部会紧密并置。融合的峡部80%为肾实质,其余由纤维带形成。

【征象描述】

腹部超声、CT或MRI均能确诊马蹄肾,IVP(静脉肾盂造影)能显示肾脏代谢情况及集合系统走行情况。每种检查方法的具体征象如下:

1. X线表现 IVP能显示肾盂肾盏、输尿管的走行和形态。马蹄肾表现为两肾近似马蹄形,两肾下极相连,其长轴交叉在肾脏下方,肾旋转不良。

2. CT表现 CT显示双肾下极于主动脉前方融合为一体,增强融合处皮质及髓质相连(图7-2-

4-1），可合并肾结石、肾旋转不良，或伴有肾盂肾盏积水。CT增强或血管造影能显示融合峡部的供血动脉。

3. MRI 表现　T_1WI 显示连接两个肾脏下级的较薄低信号纤维峡部，T_2WI 上高信号，肾脏形状似马蹄；DWI 可呈现为类似正常肾实质弥散受限（图 7-2-4-2）。MRA 可以显示马蹄肾的血管结构。

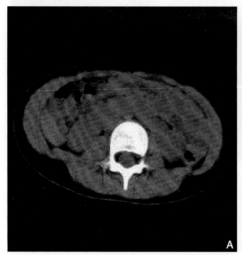
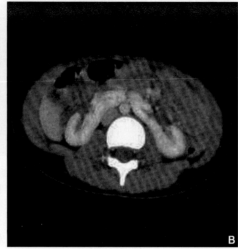
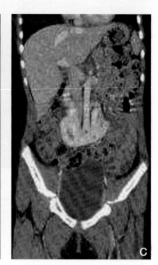

图 7-2-4-1　马蹄肾 CT 表现

患者男，5 岁，马蹄肾。A. CT 平扫检查示双肾下极于主动脉前方融合为一体；B、C. CT 增强及三维重建显示融合处为双肾下极皮质

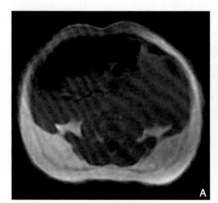
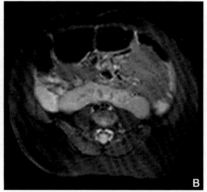
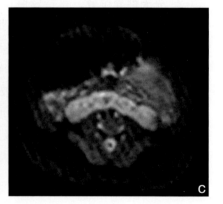

图 7-2-4-2　马蹄肾 MRI 表现

患者女，1 个月，马蹄肾。A~C. T_1WI、T_2WI 及 DWI 均显示双侧肾脏下极相连，形状似马蹄

【相关疾病】

该征象主要见于马蹄肾。

【分析思路】

马蹄肾属于肾脏先天性变异疾病，通常无症状，亦可能合并泌尿系感染、下腹痛或血尿等。超声、CT 和 MRI 发现肾脏下极相连，形似马蹄，但双肾仍处于肾窝内，从而确诊；泌尿系造影 IVP 或 CTA 可以明确肾盂肾盏和输尿管有无扩张；诊断马蹄肾时还需注意是否有合并肾脏畸形、肾脏结石等。

【疾病鉴别】

马蹄肾征相关疾病见表 7-2-4-1。

表 7-2-4-1　马蹄肾征相关疾病

疾病	位置	融合位置	融合成分	伴有血管异常
马蹄肾	位置无异常，位于肾窝内	通常位于双肾下极	肾实质和纤维成分	否
煎饼肾	骨盆中线融合，位置位于 L_2 椎体下方；肾窝内无正常肾实质	双肾内表面	肾实质	是

五、煎饼肾征

【定义】

当两个肾脏沿着整个内表面广泛融合时,形成盘状或盾状的单个肾脏肿块,该肿块没有任何中间隔膜,每个肾脏都有独立的集合系统,缩短的输尿管可以正常进入膀胱,称为煎饼肾。

【病理基础】

这种异常通常是胚胎发育错误所致,包括输尿管芽发育不良、肾血管表型和致畸因素,与导致位置和融合异常的早期妊娠基础有关。另有理论表明和肾脏融合的力学有关,即在从骨盆上升的过程中,脐动脉将肾原基压在一起。

【征象描述】

煎饼肾通常偶然发现。静脉肾盂造影(intravenous pyelography,IVP)是一种常用的检测方法,但是已被超声、CT 或 MRI 尿路造影和放射性核苷酸扫描所取代。超声具有非侵入性,通常在产前或产后评估肾脏异常,而 CT 尿路成像(CT urography,CTU)尤其适用于发现尿路解剖结构,包括肾实质、集合系统和输尿管。

1. **CT 表现** 原肾窝无肾脏结构。增强扫描和三维重建可见一个大的肾脏肿块,由两个融合的侧叶组成,形成中央的峡部,位置通常位于盆腔(髂窝或骶前)(图 7-2-5-1)。CTA 可以显示异常的主动脉分支供血。CT 可以显示结石等合并症。

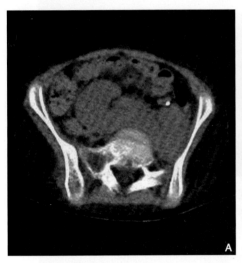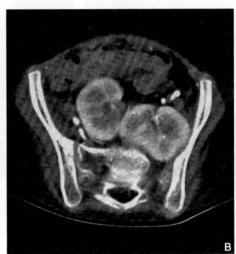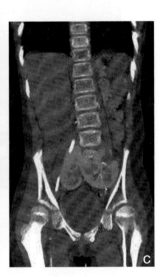

图 7-2-5-1 煎饼肾 CT 表现

患者女,7 岁,煎饼肾。A. CT 平扫检查示盆腔内见肾脏样团块组织;B、C. CT 增强检查及三维重建可见盆腔一个大的肾脏样团块,由两个融合的肾脏组成

2. **MRI 表现** MRI 显示融合肾 DWI 弥散受限,T_1WI 序列上能进行清晰定位,T_2WI 区分皮质和髓质的连接情况;MRI 肾盂造影可以显示缩短的输尿管,输尿管可扩张或不扩张,可见异位开口。MRA 亦可以显示异常的主动脉分支供血。

3. **超声表现** 融合的肿块位于盆腔或骶前,外形分叶,可以显示皮质和髓质声像,超声能够清楚显示肾门,但超声对显示煎饼肾的输尿管数量和起源效果欠佳。

【相关疾病】

该征象主要见于盆腔异位融合肾。

【分析思路】

煎饼肾是一种先天性发育畸形,可因为体检、血尿或下腹痛被发现,CT、超声及 MRI 均有典型表现,可以发现肾脏异位,内面融合成团块、煎饼样,双侧输尿管变短,并存在肾动脉起源异常,影像学检查可

以确诊,无需进行病理检查。

【疾病鉴别】

见"马蹄肾征"。

六、肾旋转不良征

【定义】

肾旋转不良是肾脏位置异常中的一种,定义为肾门的位置异常,可以为单侧或双侧发生,男性多见;通常无症状,在进行影像检查时偶然发现。

【病理基础】

胚胎发育时期,肾门朝向前方,上升到腹部后,沿长轴内旋 90°,使肾门朝向内侧,肾旋转不良是肾脏上升和旋转过程中肾脏未达到或超过正确位置所致,其类型包括不旋转、不完全旋转、反向旋转、过度旋转及矢状旋转。不完全旋转和不旋转是最常见的,其肾门位于前部位置或前部和正常内侧

位置之间,输尿管位于外侧。反向旋转的特点是骨盆侧向旋转,肾血管穿过肾脏向前到达肾门,输尿管位于侧面。在过度旋转中,肾脏旋转超过180°、小于360°,肾盂朝向侧面,但肾血管被携带向后进入肾门。矢状旋转较为罕见,少数文献报道了肾脏在矢状面绕肾门旋转,长轴在水平面。肾旋转不良通常无症状,但亦可引起肾盂扩张积水、感染和结石等。

【征象描述】

CT 和 MRI 均能确诊该征象,并且能显示合并其他畸形。

1. **CT 表现** CT 平扫、增强或 CTU 均可以发现肾门、肾盂的朝向异常,可朝向前方、后方或外侧等(图 7-2-6-1),输尿管上中段移位,旋转异常的肾盂、肾盏形态异常,但肾实质可为正常;CT 上可以显示肾旋转不良的合并疾病,如结石、融合肾、异位肾、巨输尿管畸形等。CTA 可以显示肾门处血管是否旋转或扭曲。

2. **MRI 表现** T_2WI 显示肾盂朝向异常(图 7-2-6-2),并可发现扩张积水,肾实质可以正常;如合并巨输尿管,MRI 上表现为明显迂曲扩张的输尿管;合并融合肾和异位肾等表现为相应的 MRI 征象。

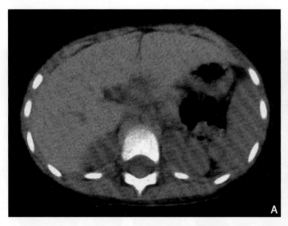
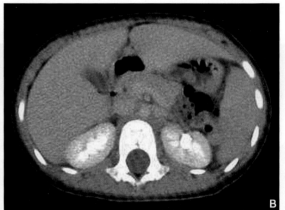

图 7-2-6-1 肾旋转不良 CT 表现
患者女,4 岁,肾旋转不良。A、B. CT 平扫、增强均显示左侧肾门朝向前方

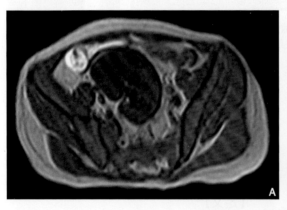
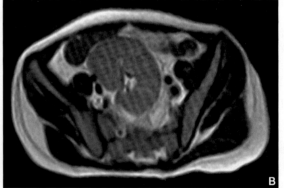

图 7-2-6-2 肾旋转不良 MRI 表现
患者女,6 岁,盆腔异位肾合并肾旋转不良。A、B. MRI 显示盆腔异位肾,其肾门朝向右后方

【相关疾病】

该征象主要见于先天性肾旋转不良。

【分析思路】

肾旋转不良是肾门的异常,常因体检、泌尿系感染或腰痛偶然发现,CT 和 MRI 发现肾门未朝向内侧而诊断,肾旋转不良的角度可以不同;需要警惕合并肾脏结石、输尿管异常和重复肾畸形等。

【疾病鉴别】

肾旋转不良征相关疾病见表 7-2-6-1。

表 7-2-6-1 肾旋转不良征相关疾病

疾病	肾门位置	肾血管是否经过肾门
肾旋转不良	未朝向内侧	是
肾血管发育异常	朝向内侧	否

七、肾柱肥大征

【定义】

肾柱突出肥大嵌入肾窦,称作肾柱肥大,又叫Bertin 柱肥大。

【病理基础】

是一种正常的解剖变异,胎儿期两个肾柱融合不完全,由两个相邻的隔膜合并成一个厚度加倍的肾柱引起。该组织通常位于肾的中间 1/3,上肾盏和中肾盏之间。

【征象描述】

1. **CT 表现** CT 平扫见等密度团块,肥大肾柱实质与肾实质相同,增强扫描肥大肾柱与肾实质呈等密度强化(图 7-2-7-1)。

2. **MRI 表现** 肥大的肾柱与肾皮质信号强度相同,对比剂廓清时间与正常肾实质相同,并且不会随着时间增大。

3. **超声表现** 超声显示为等回声或低回声团块,轮廓完整,连续切面证实肥大肾柱无球体感、无包膜,且与肾实质相同。肾脏外形无明显改变,被膜清楚,无局部隆起。

【相关疾病】

肾柱肥大一般无临床意义,是生理性的解剖变异。

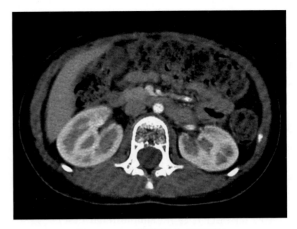

图 7-2-7-1 肾柱肥大 CT 表现

患者女,6 岁,肾柱肥大征,CT 增强显示双侧肾脏中分肾柱增粗,与肾实质呈等密度强化

【分析思路】

肾柱肥大是一种解剖变异,通常偶然或体检发现,CT 平扫易与肾实质占位病变混淆,结合 CT 增强扫描、MRI 均可以明确诊断,表现为密度或信号与肾实质一致的团块,不随着时间长大,肾脏外形正常,病理上为正常肾柱组织。

【疾病鉴别】

肾柱肥大征相关疾病见表 7-2-7-1。

表 7-2-7-1 肾柱肥大征相关疾病

疾病	破坏周围肾实质	肾脏包膜	肾脏轮廓	占位效应	影像密度/信号/声像是否与肾实质一致	是否随着时间长大
肾柱肥大	否	完整	正常	无	是	否
肾脏实质肿瘤	是	可以不完整	可以凸出肾脏轮廓,使肾脏形态不规则	有	否	是

（廖 怡 许华燕 陈荟竹）

第三节 肾脏囊状征

【定义】

肾脏囊状征是指不同病因所引起的单肾或双肾实质内出现单个或多个含液体囊腔的征象。

【病理基础】

肾脏囊状征的病理基础是位于肾皮质或肾髓质区域从肾小球囊至肾乳头管开口的任一节段扩张而形成梭形或囊状扩张性病变,囊肿壁被覆上皮细胞。病因复杂,可能是先天性肾小球、肾小管结构变异,肾源性胚基与输尿管芽胚异常连接等先天发育异常,可能是后天性损伤,后天性肾小管退行性病变,也可能是遗传学异常所致。

【征象描述】

1. **CT 表现** CT 平扫表现为肾实质内的均匀低密度区,边界清晰,单发或多发,囊壁薄且光滑,增强后囊内无强化。若囊肿性病变同时伴有囊内出血和/或感染时,囊肿内部密度可增高但亦无增强。合并感染时,囊壁可以增厚、强化。CT 检查能够清晰显示出肾脏囊肿性病变的大小、数目、位置及囊性表现特点。

2. **MRI 表现** MRI 平扫表现为肾实质内长 T_1、长 T_2 信号病变,信号强度均匀,单发或多发,囊壁薄且光滑。囊内出血时可呈等或短 T_1 信号。增强后囊内容物无强化。MRI 增强检查还可以间接评价残存肾实质的功能。MRI 在显示肾脏囊肿性病变的大小、形态、位置、内部结构及囊壁方面基本上和 CT 相仿。MRI 对于病变内合并出血和/或感染的观察具有较高的敏感性。

【相关疾病】

肾脏囊状征可见于肾脏本身的多种囊性疾病及少数全身多系统性疾病累及肾脏。为了梳理鉴别诊断思路，将单肾受累的相关疾病和双肾受累的相关疾病分别叙述。

1. 单肾囊状征

（1）单纯性肾囊肿（simple renal cyst）　发生在肾实质内的单房囊性病变，可孤立也可多发。小儿相对少见，囊肿大小各异，体积较大的囊肿可凸出于肾轮廓之外而导致肾脏外形发生变化。囊内容物为浆液性液体，与集合系统无沟通。本病无家族史，通常不合并肾外其他表现，常无临床症状。本病常分布于肾皮质区，囊肿性病变多呈类圆形，壁薄且边缘光滑锐利，与正常肾实质分界清晰。CT 平扫表现为均匀低密度影（图 7-3-0-1），MRI 平扫呈均匀长 T_1、长 T_2 信号。单纯性肾囊肿可合并出血、感染甚至破裂，而致囊内密度或信号发生相应的变化。增强后囊内无强化，合并感染后囊壁可强化。肾盂形态通常良好，较大者可压迫肾盂向一侧移位而出现弧形压迹。

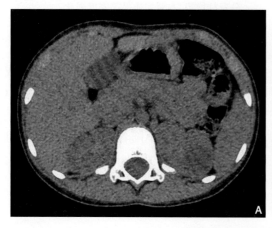 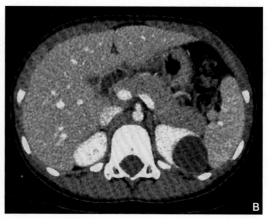

图 7-3-0-1　单纯性肾囊肿 CT 表现

患者女，6 岁。A. CT 平扫示左肾中部实质内一单房类圆形低密度影，边界清晰，囊内密度均匀；B. CT 增强检查示该病变内部未见明显强化，肾盂形态良好

（2）肾盂旁囊肿（parapelvic cyst）　也称肾窦囊肿，囊肿围绕于肾盂、肾盏周围，但与集合系统无交通。病因尚不清楚，有学者认为源于淋巴组织或胚胎残存。临床可出现血尿、感染、肾积水和肾性高血压等表现。本病发生在肾窦区，呈均匀性的液体密度或信号，境界清晰、边缘规整，患侧肾窦脂肪和肾盂、肾盏受囊肿压迫可变形、移位。增强检查可见病变周围肾盂内对比剂充盈，囊肿内无强化（图 7-3-0-2）。部分病例经尿路造影亦可直接显示囊肿内无对比剂充盈。

（3）肾盏憩室（calyceal diverticulum）　胚胎发育过程中部分输尿管芽未退化，而作为从集合系统中分支突起的非分泌腔持续存在；也可能继发于感染、囊肿破裂或膀胱输尿管反流。病理上实则为肾实质内的一个含尿腔，内衬非分泌的移行上皮，通过狭窄的颈部和肾盂肾盏系统交通。多数患儿无明显症状，也可因尿液留滞于憩室内而致结石甚至脓肿、发热性尿路感染、周围结构受压而引起相应症状等。

影像学表现为肾盏外边缘较光整的囊性病变，与集合系统相交通，于 CT 或 MRI 增强检查可见憩室内对比剂充盈（图 7-3-0-3）。即使无对比剂充盈亦不能完全排除憩室诊断，可借助核素肾动态显像进一步明确，能直观显示放射性显像剂从肾脏集合系统内排泄后，在肾盏或肾盂憩室内放射性显像剂的浓聚过程。

（4）多囊性肾发育不良（multicystic dysplastic kidney，MCDK）　为非遗传性肾发育异常所引起的发育畸形，多为散发。该病患儿由于胚胎早期肾盂、漏斗部或输尿管等部位发生闭锁或严重狭窄而致同侧后肾退化、肾实质丧失，原始发育不良组织将残存扩张的集合管分隔开。患肾失去正常形态，可见多发无功能囊性病变。本病 CT 表现为肾实质内多发大小不一、形态多样的囊肿性病变，且囊与囊之间互不相通。患肾的正常形态消失，多较正常体积缩小，无正常中心性肾盂结构和肾组织，难以分辨正常肾实质和集合系统，肾脏轮廓呈葡萄串状（图 7-3-0-4）。MRI 显

示患肾内多发 T_1WI 低信号、T_2WI 高信号的囊状影（图 7-3-0-5），囊内分隔或少量实性部分可强化。CT 增强对发育不良的小肾脏显示效果则优于 MRI，实质部分所出现的中度强化表示发育不良的肾脏成分。本病可伴发原发性巨输尿管、肾盂输尿管连接处梗阻、对侧膀胱输尿管反流等泌尿系发育异常。

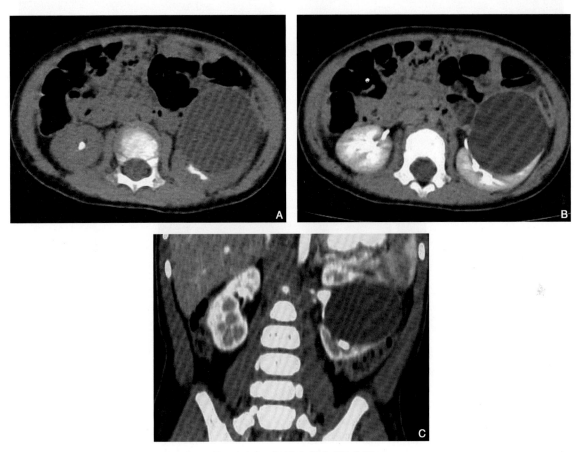

图 7-3-0-2 肾盂旁囊肿 CT 表现
患者男,3 岁。A. CT 平扫示左肾实质内近肾窦区卵圆形低密度包块,边界清晰,密度均匀;B、C. CT 增强检查示左侧肾盂旁单房囊肿性病变,囊肿内部于增强延迟期未见对比剂影像,其旁肾盂变形、移位

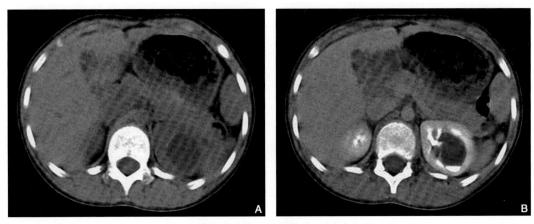

图 7-3-0-3 肾盏憩室 CT 表现
患者男,7 岁。A. CT 平扫示左肾实质内一单房低密度包块,边界清晰,囊内密度均匀;B. CT 增强检查示囊肿内部于延迟期可见少量对比剂影像,与邻近集合系统相通

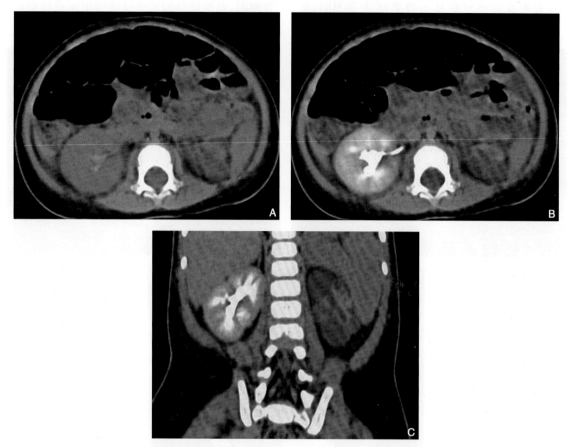

图 7-3-0-4　多囊性肾发育不良 CT 表现

患者男,2 岁。A. CT 平扫示左肾区不规则低密度包块影,左肾正常形态消失;B、C. CT 增强检查示左肾实质内多发大小不一、形态多样的囊肿性病变,增强后未见明显强化,其内夹杂着强化的肾组织,整个肾脏轮廓呈葡萄串状

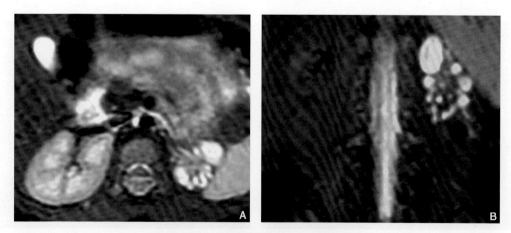

图 7-3-0-5　多囊性肾发育不良 MRI 表现

患者女,3 岁。A、B. MRI 平扫 FSE-IR 序列示左肾轮廓欠规整,体积明显小于对侧,由大小不等的囊肿组成,其间可见岛状肾组织,肾门结构显示不清

（5）多房性囊性肾瘤（multilocular cystic nephroma，MCN）一种非遗传性的少见肾囊性病变，在儿童期多见于3个月~4岁的男童。大多数学者认为系先天性肾集合小管发育不全，肾小管囊性扩张所致。病理改变为肾实质内的多房囊性肿块，内部均匀增厚的纤维间隔将其分成许多互不交通的囊腔，囊腔大小从几毫米到几厘米不等。临床表现常为无症状性腹部包块，偶尔出现腹痛、血尿、高血压或尿路感染等症状。CT平扫见肾区较大的圆形或椭圆形低密度包块影，边缘光整，多位于肾脏的一端且可凸出于肾包膜外，若向内压迫肾盂可引起肾积水。瘤内有完整的分隔将其分成多个大小不等的囊腔，呈网格状改变，囊间不交通。囊壁可见点状、线状或絮状等多种形态的高密度钙化影像。增强后囊内分隔血供丰富，常呈明显强化，囊腔内部则无强化（图7-3-0-6）。MCN在T_1WI呈低信号，当囊内含蛋白成分或出血则为高信号；在T_2WI上呈高信号，囊腔互不交通，不同囊腔内的信号强度可不同。囊内分隔表现为厚薄不一的完整线样等信号，较CT显示清晰。增强扫描显示分隔明显强化，但强化程度低于正常肾实质（图7-3-0-7）。

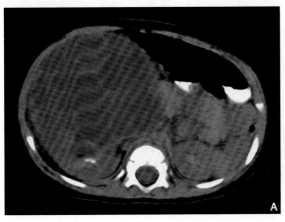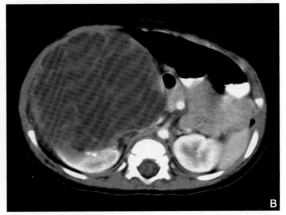

图 7-3-0-6　多房性囊性肾瘤 CT 表现
患者女，4岁。A. CT平扫示右肾区见一巨大圆形多房分隔囊状低密度肿块，囊腔间互不交通；B. CT增强检查示病变内部分隔较明显强化，囊腔内容物无强化

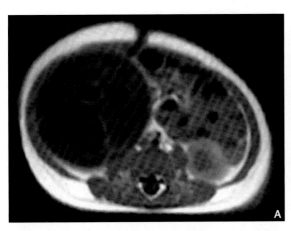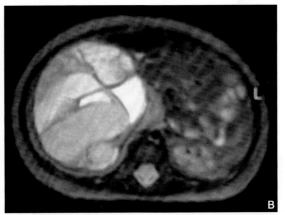

图 7-3-0-7　多房性囊性肾瘤 MRI 表现
患者男，2岁。A. MRI平扫T_1WI示囊肿呈不均匀低信号，间隔呈等信号；B. MRI平扫T_2WI示囊肿呈高信号，不同囊腔内信号强度不一

（6）囊性部分分化型肾母细胞瘤（cystic partially differentiated nephroblastoma）来自后肾胚芽组织的胚胎性肿瘤，属肾母细胞瘤的一种少见特殊亚型。肿瘤大体外观与囊性肾瘤相类似，瘤体由假纤维被膜环绕，与周围肾组织界限清楚，切面见大小不等的囊腔，间隔薄、囊壁规整，无膨胀性实性结节凸入。囊内衬扁平、立方及鞋钉样上皮细胞，囊内间隔是肿瘤唯一的实质部分，内含胚芽细胞及不成熟的间叶组织，混有各种不同分化程度的肾小球、肾小管、横纹肌、软骨、纤维及脂肪组织等。本病多见于2岁以内幼儿，临床表现为无痛性腹部包块，全身症状少见。CT及MRI检查均可显示出肾实质内界限清晰

的多房囊状肿块,囊大小不等,直径数毫米至数厘米,增强后囊内间隔呈不同程度强化,囊内无对比剂显影(图7-3-0-8)。肿瘤在大体病理及影像学上均很难与多房性囊性肾瘤相鉴别。

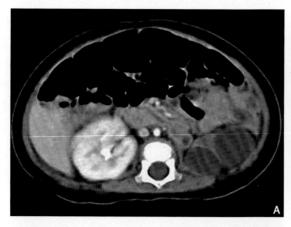
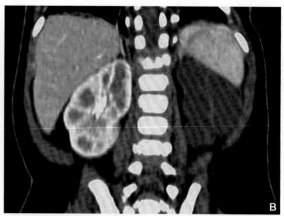

图7-3-0-8 囊性部分分化型肾母细胞瘤CT表现
患者男,4岁。A、B.CT增强检查示左肾被不规则低密度包块占据,其内可见强化的线样间隔,囊肿内部未见强化

2. 双肾囊状征 双肾囊状征较常见于多发肾囊肿、常染色体显性遗传多囊肾病,前者与上述提到的单纯性肾囊肿影像学表现一致。相对少见的疾病包括常染色体隐性遗传多囊肾病、髓质海绵肾。

(1) 常染色体显性遗传多囊肾病(autosomal dominant polycystic kidney disease,ADPKD) 也称成人型多囊肾病,属常染色体显性遗传疾病,有家族史者可于儿童期发病。APCKD可合并其他脏器囊肿,包括肝脏(30%~50%)、胰腺(10%)、脾、卵巢和甲状腺等,此外10%~20%合并Willis环动脉瘤。囊肿源于近端肾小管、肾小球囊,与肾单位和集合管交通。本病双肾分布的囊肿性病变可散在于肾皮质、髓质区,边界清晰,多呈圆形但大小各异,囊肿间可见散在的正常肾实质(图7-3-0-9)。双肾形态正常或增大,残存的正常肾实质可强化。此外,本病囊肿还具有随患者年龄增长而增多、增大的特点。

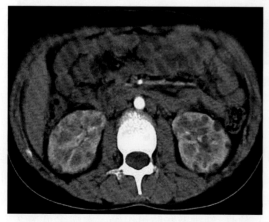

图7-3-0-9 常染色体显性遗传多囊肾病CT表现
患者女,6岁。CT增强检查示双肾实质内多发囊肿,大小不一,囊壁清晰,囊内密度均匀

(2) 常染色体隐性遗传多囊肾病(autosomal recessive polycystic kidney disease,ARPKD) 又称婴儿型多囊肾病,属于常染色体隐性遗传疾病,最常见于6个月以下婴儿,基本病理改变为远端肾小管和集合管的梭形囊状扩张,常伴有肝内胆管扩张、门静脉周围纤维化,部分病例可伴有胰腺纤维化或胰腺囊肿。根据患者年龄、肝脏和肾脏的病变程度可分为围产期型、新生儿型、婴儿及儿童型、青少年型,肝硬化、门静脉高压等表现随年龄增长而不断加重。本病双肾分布的囊肿性病变形态多不规整,CT和MRI不能清晰分辨单个囊肿,邻近肾皮质形态正常或变薄。囊肿主要位于肾髓质区,沿肾小叶分布。增强后肾小叶间隔可强化,呈轮辐状。同时双肾形态明显增大,皮髓质分界不清,增强后实质显影浅淡,显影时间延迟,肾小管扩张(图7-3-0-10)。部分病例伴有肝内胆管扩张、肝脾肿大及门静脉高压的表现。产前超声可显示双肾均匀性增大,肾实质回声增强,多伴有羊水过少。

(3) 髓质海绵肾(medullary sponge kidney,MSK) 被认为是一种有遗传倾向的先天性疾病。肾髓质内一个或多个肾锥体集合管囊性扩张,扩张的集合管在肾髓质区可形成多囊性改变。病变位于肾乳头内,直径在1~3mm之间。由于集合管尿潴留合并感染和高尿钙血症形成簇状结石,本病的双肾囊肿性病变分布于肾锥体内,常见多发小囊肿伴有小斑点状高密度结石影像,散在或成簇呈花瓣样、扇形排列。增强扫描后扩张肾集合管内见对比剂充盈,肾锥体内可见条纹状或小囊状对比剂聚集、排空延迟而呈现出钙化影增大的条纹状图案(图7-3-0-11)。X线平片及超声检查均可显示出沿肾窦周围呈放射分布状的肾结石。

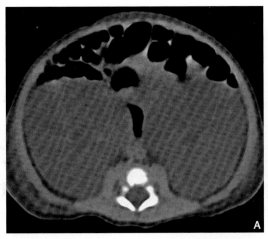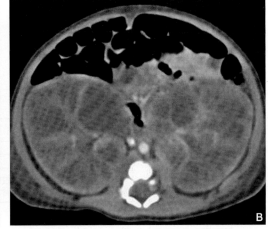

图 7-3-0-10　常染色体隐性遗传多囊肾病 CT 表现

患者男,1 岁。A. 轴面 CT 平扫显示双肾体积增大,双肾实质密度弥漫性减低;B. 轴面增强 CT 显示双肾皮质变薄,双肾髓质区多发无强化的囊性低密度影

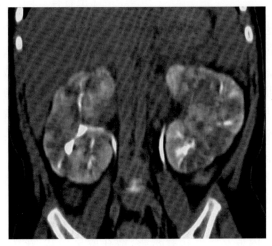

图 7-3-0-11　髓质海绵肾 CT 表现

患者男,2 岁。CT 增强冠状面图像显示双肾皮质变薄,可见钙化周围集合管囊状扩张,呈条纹状图案

除上述相对较常见的双肾囊肿性病变,获得性肾囊肿(尿毒症性获得性囊性肾病)、结节性硬化症、von Hippel-Lindau 病等亦可累及双肾出现囊肿性病变。前者多见于透析或器官移植术后,后者可累及神经系统、皮肤、肾脏、眼、心脏等多器官,其肾脏病变仅次于神经系统,主要包括肾血管平滑肌脂肪瘤、肾囊肿。

【分析思路】

第一,认识这个表现,影像学显示肾皮质或肾髓质区域囊性或梭形病变,液体密度或信号,单发或多发,囊壁薄且光滑,增强后囊内容物无强化。若伴囊内出血,密度可增高,信号可能混杂。

第二,首先分析肾脏囊肿性病变的分布。单肾受累者常见于单纯性肾囊肿、肾盂旁囊肿、肾盂憩室以及肾脏囊性肿块,包括多房性囊性肾瘤、囊性部分分化型肾母细胞瘤等;双肾受累者常见于常染色体隐性遗传多囊肾病、常染色体显性遗传多囊肾病、髓质海绵肾等。

第三,重点分析肾脏囊肿性病变的形态和位置。发生于患肾皮髓质区的单房囊状影多为单纯性肾囊肿;发生于患肾髓质区的单房囊状影若与邻近集合系统相通则为肾盂憩室,两者不相通则为肾盂旁囊肿。肾脏多房囊性病变占据整个肾脏而呈葡萄串状改变,考虑为多囊性肾发育不良;而肾脏多房囊性占位伴多发线样分隔则考虑为多房性囊性肾瘤或囊性部分分化型肾母细胞瘤,后者囊内的线样分隔相对稍增厚一些。

双肾受累者同样按照上述思路进行分析:发生于双肾皮髓质区的多发囊肿性病变,同时具有家族史者见于成人型多囊肾;发生于双肾髓质区的多发囊肿性病变则更常见于婴儿型多囊肾、髓质海绵肾,后者常伴随有钙化影像。

第四,分析肾脏其他影像学表现,如是否出现肾脏增大、有无正常肾组织,明确病变与集合系统的关系。同时还需注意有无合并肝脏、胆道、胰腺等异常。

第五,结合患者的发生年龄、临床病史、家族史、基因学检查等临床资料,可缩小鉴别诊断范围。

【疾病鉴别】

基于影像信息的鉴别诊断流程见图 7-3-0-12。

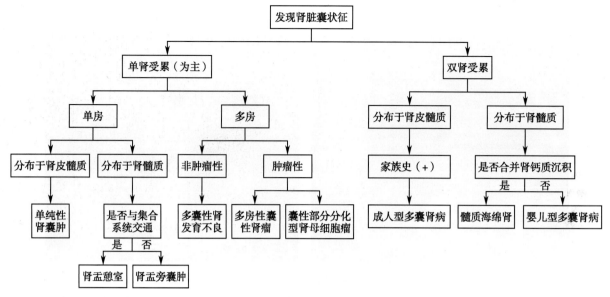

图 7-3-0-12 基于影像信息的鉴别诊断流程图

（王春祥 闫 喆）

第四节 肾脏钙化征

【定义】

肾脏钙化征是指不同病因所引起的单肾或双肾实质内出现钙盐沉积于肾脏组织的征象。

【病理基础】

肾脏钙化征的病理基础是肠道吸收钙过多、骨骼破坏、肾脏损害、先天性肾发育异常、药物、特发性尿钙增多等导致血钙增多,钙盐沉积于肾脏组织。

【征象描述】

1. CT 表现 CT 是判断肾脏钙化的首选影像学方法,对于疾病的发生部位、范围、程度都可以有明确的显示。

2. MRI 表现 肾脏钙化在 MRI 上表现为 T_1WI、T_2WI 的低信号,对于钙化程度的判断不如 CT 准确,但 MRI 无需对比剂即可分辨出皮髓质,对于钙化的定位诊断还是有一定的价值。

【相关疾病】

肾脏钙化征可见于肾脏本身多种疾病及少数全身系统性疾病累及肾脏,为了梳理鉴别诊断思路,可分为肾髓质钙化、皮质钙化、实质弥漫性钙化及肾肿块合并钙化四种类型分别叙述。

1. 肾髓质钙化

（1）髓质海绵肾（medullary sponge kidney,MSK） 是一种影响集合小管间的发育缺陷,导致肾锥体的乳头体和集合管呈梭形或囊状扩张。髓质内有小囊形成(直径小于 1cm)。以双侧肾脏发病多见,病变局限于髓质范围内,以锥体和乳头多见。大多

数患儿无症状,通常是静脉尿路造影时偶然发现。影像学上腹部平片可见双侧或单侧肾区多发致密影,位于近肾盏的锥体、乳头区,呈簇状、放射状或粟粒状排列。IVP 可见对比剂充填扩张集合管并遮盖其内阳性结石,肾锥体内可出现 4 种典型集合管扩张征象,包括扇形征、花束征、葡萄串征、菜花征;肾小盏杯口可略扩大,肾功能正常,扩张的集合管显影早于肾盂肾盏,排空晚于肾盂肾盏。对比剂在肾乳头或扩张的集合管呈放射条纹状、花束状分布。CT 平扫显示肾髓质明显增大,肾皮质不同程度变薄;肾锥体内多发斑点状致密影,散在或呈簇状、花瓣状、扇形排列。肾锥体内同时可见多发扩张的集合管所形成的囊状低密度影。CT 增强可见肾功能正常,皮髓质分界清楚;扩张的集合管内可见对比剂充盈,肾锥体内可见条纹状、小囊状对比剂聚集,扩张集合管呈条纹状、毛刷状或小束状改变,其内的对比剂排空延迟(图 7-4-0-1)。

（2）肾乳头坏死（renal papillary necrosis,RPN） 是肾髓质缺血和/或严重感染导致的肾实质毁损性并发症,病变主要位于肾髓质锥体部和乳头部,因髓质血流量仅占肾血流量的 10% ~ 15%,且愈近乳头区血流量愈少,易发生缺血坏死。影像学可见肾盂变钝,脱落的肾乳头顶尖处可见充盈缺损,外周可绕以对比剂显影。CT 表现为肿大肾脏髓质锥体乳头部不同形状的低密度影,并伴有不同程度的肾包膜毛糙,肾周间隙高密度影。CT 排泄期根据对比剂是否进入肾乳头将其分为局灶性坏死(肾乳头病变局限且未与肾盏相通)、空洞型坏死、混合型坏死,脱落的肾乳头可见三角形或环形钙化,密度均匀或中心透明。

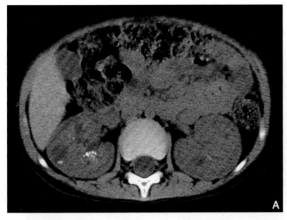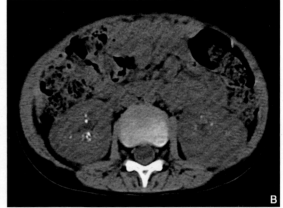

图 7-4-0-1　髓质海绵肾 CT 表现
A、B. 肾锥体内多发斑点状致密影,同时可见多发扩张的集合管形成的囊性低密度影

2. 肾皮质钙化

（1）原发性高草酸尿症（primary hyperoxaluria, PH）　是一种罕见的以乙醛酸盐代谢障碍为特点的常染色体隐性遗传病。由于高草尿酸盐沉积可致皮质草酸钙结晶形成,导致肾皮质钙化,从而导致皮质缺氧性损伤,使肾小球滤过率降低,进而发展为肾衰竭。草酸钙结晶沉积累及肾脏,使肾脏呈现两种表现,即皮质或髓质肾钙盐沉着症。平片上表现为肾实质密度增高,轮廓僵硬;CT上主要表现为肾萎缩,皮髓质分界不清,呈弥漫性密度增高,肾实质钙化。草酸盐沉积后出现肾间质纤维化,进行性肾瘢痕形成和破坏。本病多伴有骨骼异常改变,草酸盐主要沉积在长骨的干骺端,表现为骨质疏松和特征性的长骨干骺端低密度横带,早期表现为骨密度增加,在软骨正常骨化的位置沉积,慢慢出现骨侵蚀,边缘硬化,致密的干骺端出现骨囊性膨胀并至相邻的骨干区域。干骺端分离骨折也是另一重要特征。

（2）急性肾皮质坏死（renal cortical necrosis, RCN）　是由急性肾皮质缺血性坏死引起的肾损伤。增强 CT 显示未强化的肾皮质呈条状低密度,被膜下边缘很薄的线状皮质增强［皮质边缘征象（cortical rim sign）］,因为其独立的血液供应,髓质增强和集合系统无对比剂排泄。然而对肾功能受损的急性肾皮质坏死患者,肾血管造影和 CT 增强扫描使用对比剂均可加重肾损害。近年来 MRI 扫描不但可用于肾皮质坏死的早期诊断,T_1WI 及 T_2WI 图像均呈低信号,而且可分辨肾皮质坏死程度,可用其判断预后和对患者的随访观察。愈合后可见肾皮质营养不良性钙化（皮质肾钙盐沉着）。

3. 肾实质弥漫性钙化

（1）肾结核（renal tuberculosis）　是全身结核的一部分,也是泌尿系统常见的一种肉芽肿性病变。原发病灶的结核分枝杆菌随血液循环进入肾脏后,多停留在肾小球周围的毛细血管丛内,形成结核病灶。当机体免疫力正常时,病灶局限在肾皮质内,形成多发微小粟粒结节,一般呈双侧对称性分布,可自愈。若细菌数量大、毒性强、机体免疫力下降,则病灶不易愈合,常扩展到达肾髓质,在乳头形成结核病灶,干酪坏死后溶解破溃排入肾盂肾盏。尿培养结核分枝杆菌阳性（“金标准”）。结核感染的早期在影像学上无明显改变,进展期时包膜凹凸不平,晚期时肾脏弥漫钙化,肾自截伴体积缩小。特征性征象为肾实质内单发或多发囊状低密度,增强延迟期可见对比剂进入,病理为结核空洞;若脓腔较大,张力高,围绕肾盂呈花瓣状或猫爪样排列。时常伴钙化,肾盂、输尿管壁明显增厚、强化,肾周炎性浸润、积气,肾周筋膜增厚。可伴腹主动脉或肾门旁淋巴结肿大,密度可不均匀,环状强化（图 7-4-0-2）。

（2）黄色肉芽肿性肾盂肾炎（xanthogranulomatous pyelonephritis, XGP）　XGP 难与肾结石合并积水、肾脓肿、肾结核、肾肿瘤鉴别,被人称为“伟大的模仿者”,其临床特点为几乎总是单侧肾发病,是少见的特殊类型慢性肾盂肾炎,炎症始于肾盂,进而延伸破坏周围髓质及皮质,形成多个脓腔,脓腔周围有黄色肉芽组织围绕而得名。肾功能均有不同程度受损,多伴有肾及输尿管结石。CT 上根据病变的范围可分为局限型和弥漫型。弥漫型 XGP 可见肾实质内多发球形低密度占位,多以肾盂、肾盏为中心分布,形态类似“积水”样（熊掌征）,其中部分可能为结石梗阻所致的肾盂肾盏积水（图 7-4-0-3）;部分可能为黄色肉芽肿的脓腔（囊腔内密度高于水的密度）。局限型 XGP 则为肾实质内局限性软组织密度占位,平扫其

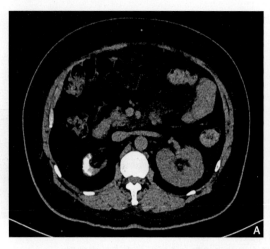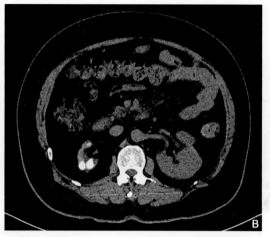

图 7-4-0-2　肾结核 CT 表现
患者女,13 岁,尿频、尿急半年,发现血尿 2 天。A、B. 右肾萎缩,呈花瓣样、弯曲充盈肠腔样钙化

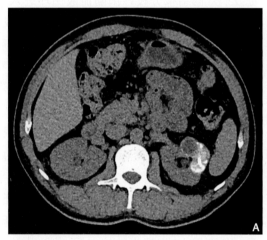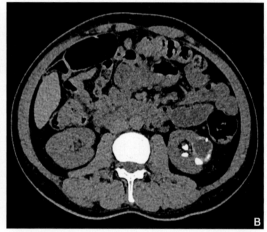

图 7-4-0-3　黄色肉芽肿性肾盂肾炎 CT 表现
患者男,13 岁,反复左侧腰痛 1 年,加重 2 周。A、B. 左侧肾盂内可见结节样高密度影,左肾外形增大,肾
实质内多发低密度区,似"熊掌征"

密度低于周围肾实质,有坏死时可见囊性成分。集合系统结石:鹿角形结石为典型征象。增强扫描显示包绕低密度区域的周围软组织轻度或中度强化,而低密度区域内并无对比剂分泌,肾功能明显减退,伴病灶的相应肾周炎症如肾筋膜增厚、与腰大肌粘连、累及周围脏器或大血管。局灶型 XGP 增强扫描强化不明显或轻度强化,明显低于肾实质强化后密度。患肾增大,轮廓不规则,肾实质内可见单个或多个形态不一囊状占位的异常密度区。MRI 上患肾增大,轮廓不规则,肾实质内可见单个或多个形态不一囊状占位的异常信号区。T_1WI 为混杂中、低信号,边界模糊不整,T_2WI 为不均匀的高信号。注射 Gd-DTPA 后仅见腔壁不规则强化。常伴有肾周围组织炎症、肾结石和肾盂积液。

（3）肾钙盐沉着症（nephrocalcinosis）　是由钙盐在肾实质发生病理性沉积引起[尤其髓质锥体

内),可涉及肾皮质。见于多种疾病,如甲状旁腺功能亢进症(甲旁亢)、原发或继发性骨恶性疾病、严重骨质疏松、库欣综合征等]、小肠钙质吸收增加(结节病、维生素 D 过多症、乳碱综合征等)、肾小管性酸中毒和高草酸尿症。本病诊断主要依靠平片和尿路造影,可发现双侧对称弥漫分布于肾髓质和皮质的羽毛状或小点状钙化,有特征性。

4. 肾肿块合并钙化,少见:

（1）儿童肾动脉瘤:蛋壳样环形钙化,1/3 的肾门区域动脉瘤可形成钙化。

（2）动静脉畸形:曲线状钙化,先天性畸形,常表现为血尿及腹部血管杂音。

（3）肾囊肿:肾囊肿周围或分隔可有弧形或线样钙化。

（4）肾周血肿/脓肿:巨大囊状钙化,较单纯性肾囊肿的钙化厚。

（5）肾癌：肿块内典型的非外周性斑点状钙化，纤维性假包膜可见边缘钙化。约 10% 有钙化（主要发生在组织坏死和反应性纤维化区域），约 90% 含有非外周性钙化的肿块为恶性，CT 表现多为局限性钙化，为弧形或线样、曲线状、蛋壳样环形钙化（图 7-4-0-4）。

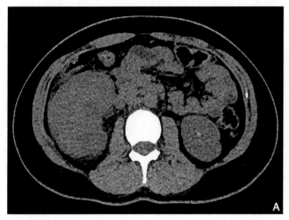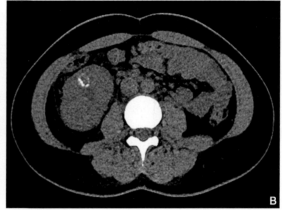

图 7-4-0-4　肾癌 CT 表现
患者女，15 岁，发现血尿 3 天。A、B. 右肾体积增大，密度不均匀，下极可见蛋壳样钙化

【分析思路】

第一，首先分析肾脏钙化的大体分布。仅累及髓质者常见于髓质海绵肾、I 型肾小管酸中毒、肾乳头坏死、药物。仅累及肾皮质者常见于急性肾皮质坏死、慢性肾小球肾炎、高草尿酸血症、Alport 综合征。肾实质弥漫性钙化常见于肾结核、黄色肉芽肿性肾盂肾炎、肾钙盐沉着症。肾肿块合并钙化常见于肾动脉瘤、动静脉畸形、肾囊肿、肾周血肿/脓肿、肾母细胞瘤。

第二，根据钙化的特点及肾脏整体是否受累进一步分析。如髓质内钙化者，髓质海绵肾主要累及髓质锥体和乳头部，而肾乳头坏死主要位于乳头部。皮质内钙化，高草酸尿症引起肾萎缩，皮质弥漫性钙化；急性肾皮质坏死后钙化显示肾皮质钙化带，密度增高、肾皮质变薄。肾结核可以引起肾自截；黄色肉芽肿性肾盂肾炎于集合系统可见鹿角形结石；肾钙盐沉着症以肾髓质钙化为主，可累及肾皮质。肾肿块合并钙化，肾周血肿/脓肿为巨大囊状钙化，较单纯的肾囊肿钙化厚；肾细胞癌为肿瘤边缘弧线形钙化，其厚度不均匀，边缘不规则，在肿瘤内呈散在不规则形状；肾囊肿在囊肿边缘弧形钙化，多房者示多个壁钙化影；慢性肾小球肾炎很少钙化，肾脏小，但形状正常，钙化呈颗粒状，分布于整个皮质，不累及髓质。

第三，根据是否累及双肾分析。黄色肉芽肿性肾盂肾炎几乎总是单侧肾发病；而其他累及肾皮、髓质的病灶均累及双肾。肾肿块合并钙化需结合影像进一步分析。

第四，结合患者的发生年龄、病史、临床表现，可缩小鉴别诊断范围。

【疾病鉴别】

肾脏钙化征相关疾病见表 7-4-0-1。

表 7-4-0-1　肾脏钙化征相关疾病

征象	疾病影像学特征	疾病
肾髓质钙化	集合管扩张	髓质海绵肾
	肾盂肾盏内充盈缺损	肾乳头坏死
肾皮质钙化	肾萎缩，皮髓质分界不清	原发性高草酸尿症
	皮质变薄，未强化	急性肾皮质坏死
肾实质弥漫性钙化	弥漫钙化，肾自截，体积缩小	肾结核
	单肾发病，熊掌征	黄色肉芽肿性肾盂肾炎
肾肿块合并钙化	蛋壳样环形钙化	儿童肾动脉瘤
	曲线状钙化	动静脉畸形
	囊肿周围或分隔弧形或线样钙化	肾囊肿
	巨大囊状厚壁钙化	肾周血肿/脓肿
	肿块内典型的非外周性斑点状钙化	儿童肾癌

（贺玉玺　穆耀强）

第五节　肾脏肿块

一、爪征

【定义】

爪征(claw sign)是指当肿块起源于肾脏时,与周围正常肾实质形成锐角。这一标志有助于确定肿瘤起源于肾脏。

【病理基础】

当肿块在肾脏内部形成并向肾脏表面扩展时,就会出现爪征。这种情况下,病变与肾脏表面之间的肾实质变薄、两头变尖,看起来像是"爪子"。

【征象描述】

爪征一般在腹部 CT 或 MRI 增强图像观察。增强扫描肿块周围正常的肾实质明显强化,与肿块形成锐角,形如动物的尖爪。

【相关疾病】

常见疾病:肾母细胞瘤。

少见疾病:透明细胞肉瘤、横纹肌样瘤、先天性中胚层肾瘤、肾细胞癌。

罕见疾病:血管平滑肌脂肪瘤、婴儿骨化性肾肿瘤、后肾腺瘤、后肾间质性肿瘤、原始神经外胚层肿瘤、促结缔组织增生性小圆细胞肿瘤、滑膜细胞肉瘤。

1. **肾母细胞瘤**(nephroblastoma)　也称 Wilms瘤,是儿童最常见的肾脏恶性肿瘤,约占儿童肾肿瘤88%。发病高峰在 2~3 岁,约80%患者初诊年龄低于 5 岁。大多数患者为单侧发病,但有 5%~10%的患者可双侧肾脏受累。该病的影像特点为肾脏类圆形实性肿块,边界清楚,发现时一般体积较大,钙化少见,可有囊变、坏死、出血,容易侵犯肾静脉、下腔静脉,容易发生肺部转移。CT 平扫呈软组织密度,密度可不均匀;MRI T_1WI 呈等低信号、T_2WI 呈高信号,信号一般不均匀;增强扫描强化程度低于肾实质,周围残余的肾实质可呈爪征(图 7-5-1-1)。

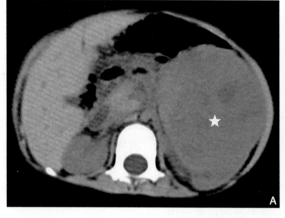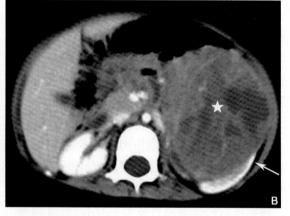

图 7-5-1-1　左肾肾母细胞瘤

患者男,2 岁,血尿 1 天。A. 上腹部 CT 平扫显示左肾区巨大软组织密度肿块(五角星),密度不均匀;B. CT 增强显示肿块不均匀强化,强化程度弱于周围肾实质(五角星),内可见坏死,肿块周围正常的肾实质明显强化,与肿块形成锐角,形如动物的尖爪,即爪征(箭)

2. **透明细胞肉瘤**(clear cell sarcoma,CCS)透明细胞肉瘤是一种罕见的肾脏恶性肿瘤,占儿童肾肿瘤4%~5%。平均诊断年龄为 36 个月,罕见于 6 个月以下儿童,约80%患者初诊年龄低于 5 岁。该病的影像学特点与肾母细胞瘤相似,也可出现爪征。与肾母细胞瘤不同的是,肾脏透明细胞肉瘤容易发生淋巴结转移以及骨转移,肺转移较少见。当儿童肾肿瘤合并骨转移时,需考虑到该病的可能(图 7-5-1-2)。

3. **横纹肌样瘤**(rhabdoid tumor,RT)　横纹肌样瘤是一种罕见的肾脏恶性肿瘤,占儿童肾肿瘤2%~3%。约80%患者初诊年龄低于 2 岁。影像表现与肾母细胞瘤相似,也可出现爪征,但仍有一些特异的影像特点提示该病的诊断,如本病更易出现包膜下积液,更易合并钙化,可同时合并颅内肿瘤(图7-5-1-3)。

4. **先天性中胚层肾瘤**(congenital mesoblastic nephroma,CMN)　先天性中胚层肾瘤是新生儿最常见的肾脏肿瘤,约占儿童肾肿瘤3%。90%患者初诊年龄低于 1 岁。病理上,经典型属于交界性肿瘤,富细胞型可归为低度恶性肿瘤。在影像上,先天性中胚层肾瘤难以与肾母细胞瘤鉴别,也可观察到爪征。但是相较于肾母细胞瘤,先天性中胚层肾瘤很少出现血管侵犯、远处转移(图 7-5-1-4)。

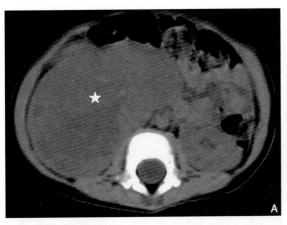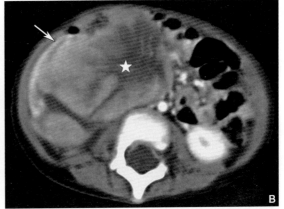

图 7-5-1-2 右肾透明细胞肉瘤

患者女,2 岁,发现左侧腹部包块 1 天。A. 上腹部 CT 平扫显示右肾区巨大肿块(五角星),密度与肾实质相似;B. CT 增强显示肿块不均匀强化,强化程度弱于周围肾实质(五角星),肿块周围残余的肾实质明显强化,呈爪征(箭)

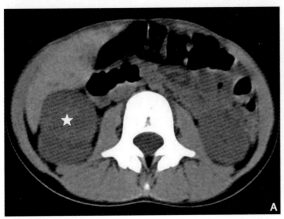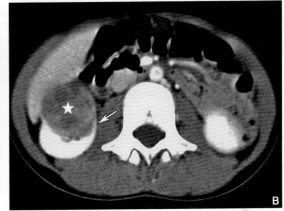

图 7-5-1-3 右肾横纹肌样瘤

患者女,8 岁,血尿 1 天。A. 上腹部 CT 平扫显示右肾区软组织密度肿块(五角星),密度与肾实质相似;B. CT 增强显示肿块不均匀强化,强化程度弱于周围肾实质(五角星),肿块周围残余的肾实质呈爪征(箭)

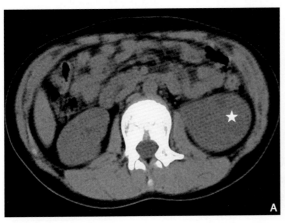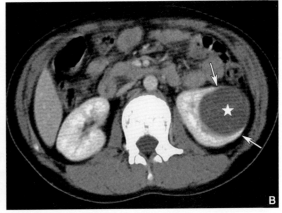

图 7-5-1-4 左肾先天性中胚层肾瘤

患者男,10 岁,体检发现左肾占位。A. 上腹部 CT 平扫示左肾肿块,密度与邻近肾实质相似,边界难以分辨(五角星);B. CT 增强示肿块轻度均匀强化,强化程度弱于周围肾实质(五角星),肿块两侧残余的肾实质呈爪征(箭)

5. **肾细胞癌**(renal cell carcinoma, RCC) 肾细胞癌在儿童罕见,仅占儿童肾肿瘤 1.8%。该病更常见于年长儿童和青少年,其发病率在 5 岁以上儿童中逐渐升高,平均诊断年龄为 10～11 岁。与成人肾细胞癌不同,儿童肾细胞癌最常见的病理类型为 MiT 家族异位型,其次为乳头型。肾细胞癌影像表现与肾母细胞瘤相似,也可观察到爪征,两者有时难以鉴别。但是肾细胞癌发现时一般较肾母细胞瘤小,钙化也更常见,更容易发生骨转移。值得注意的是,MiT 家族异位型肾细胞癌 CT 平扫一般密度较高,为 45～60HU,高于邻近肾实质(图 7-5-1-5)。

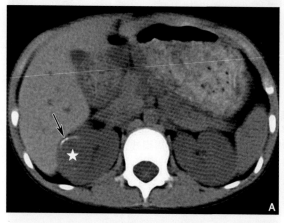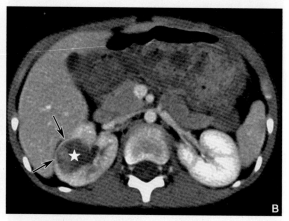

图 7-5-1-5 右肾 MiT 家族异位型肾细胞癌
患者男,8 岁,血尿伴右侧腰痛半天。A. 上腹部 CT 平扫示右肾见一肿块(五角星),体积较小,密度稍高于肾实质,边缘可见钙化(黑箭);B. CT 增强示肿块轻度不均匀强化,强化程度弱于周围肾实质(五角星),肿块两侧残余的肾实质呈爪征(黑箭)

6. **血管平滑肌脂肪瘤**(angiomyolipoma, AML) 儿童期的肾脏血管平滑肌脂肪瘤患者多伴有结节性硬化症,约 80% 结节性硬化症患者 10 岁以前出现肾脏血管平滑肌脂肪瘤,合并结节性硬化症患者常为双侧发病,肿瘤多发。增强扫描肾血管平滑肌脂肪瘤可见明显强化的血管成分。

7. **婴儿骨化性肾肿瘤**(ossifying renal tumor of infancy, ORTI) 罕见的良性肿瘤。大部分病例发生在 1 岁以内的儿童,男孩多见。影像学特点是肾盂或肾盏肿块伴钙化,增强扫描可见强化。

【分析思路】

第一,大部分起源于肾脏的肿瘤都可以观察到爪征,特别是肿瘤较大时。在儿童肾脏占位性病变观察到爪征后,应进一步分析病变可能的病理类型。

第二,患儿年龄。1 岁以下常见的肾肿瘤为先天性中胚层肾瘤、横纹肌样瘤、婴儿骨化性肾肿瘤;1～5 岁肾母细胞瘤、透明细胞肉瘤较常见;5 岁以上的儿童肾细胞癌更为常见。

第三,影像学特点。含有脂肪需考虑畸胎样肾母细胞瘤、血管平滑肌脂肪瘤;常见含有钙化的儿童肾肿瘤包括横纹肌样瘤、MiT 肾细胞癌、婴儿骨化性肾肿瘤;包膜下积液可见于肾母细胞瘤、横纹肌样瘤、先天性中胚层肾瘤。

第四,有无远处转移。当存在骨转移时应首先考虑是否为透明细胞肉瘤、肾细胞癌。

此外,合并中枢神经系统肿瘤时需考虑横纹肌样瘤。林道病可合并肾细胞癌,结节性硬化症可合并血管平滑肌脂肪瘤,合并这些综合征时肾脏占位可以是双侧的。此外,肾母细胞瘤也可以双侧发病。

【疾病鉴别】

爪征相关疾病见表 7-5-1-1。

表 7-5-1-1 爪征相关疾病

疾病	儿童常见年龄	脂肪	钙化	包膜下积液	常见转移部位	其他特点
肾母细胞瘤	<5 岁	√(畸胎样)	不常见	√	肺、肝脏	可双侧发病
透明细胞肉瘤	<5 岁		不常见		骨	
横纹肌样瘤	<2 岁		常见	√	肺、脑、骨	可合并中枢神经系统肿瘤
先天性中胚层肾瘤	<1 岁,包括胎儿		不常见	√		

疾病	儿童常见年龄	脂肪	钙化	包膜下积液	常见转移部位	其他特点
肾细胞癌	>5 岁		常见（MiT）		肺、肝脏、骨	可双侧（林道病）
血管平滑肌脂肪瘤	>2 岁	√	罕见			可双侧，多合并结节性硬化症
婴儿骨化性肾肿瘤	<1 岁		常见			

二、印墨伪征

【定义】

印墨伪征（India ink artifact sign）又称黑线伪影、2 型化学位移伪影，是指在磁共振梯度回波序列图像上位于脂肪-水界面处的黑线，看起来像墨水勾勒出的界面。

【病理基础】

这种伪影出现在梯度回波序列中，在特定的回波时间下，位于同一体素的脂肪和水自旋异相，相互抵消，导致信号丢失。这种伪影表现为脂肪-水（脂肪-肌肉或脂肪-实体器官）界面处的特征性黑线。

【征象描述】

印墨伪征在腹部 MRI 反相位序列观察，肾脏肿块出现印墨伪征一般见于以下两种情况：

1. 肾脏肿块内含有肉眼可见脂肪时，肿块与肾实质界面处或肿块内脂肪和非脂肪成分界面处出现黑线（图 7-5-2-1）。

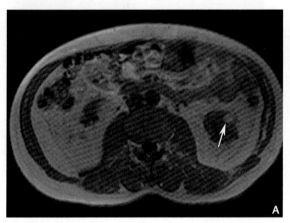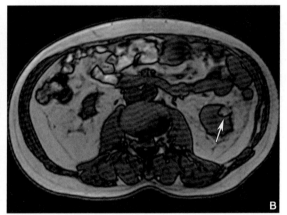

图 7-5-2-1 左肾血管平滑肌脂肪瘤

患者男，66 岁，体检发现左肾下极包块。A. MRI T$_1$WI 同相位示左肾类圆形高信号病变（箭），边缘光滑；B. T$_1$WI 反相位示病变与肾实质界面处出现黑线，看起来像墨水勾勒一样，即印墨伪征（箭）

2. 肿块外生时，肾脏肿块与肾周脂肪的界面处出现黑线。

【相关疾病】

在肿块与肾实质界面处或肿块内脂肪和非脂肪成分界面处出现印墨伪征可见于以下疾病：

常见疾病：血管平滑肌脂肪瘤。

少见疾病：畸胎样肾母细胞瘤。

罕见疾病：脂肪瘤。

在肾脏肿块与肾周脂肪的界面出现印墨伪征见于凸出肾轮廓生长的肿物，包括肾囊肿、肾脏各类良恶性肿瘤，由于该征象不具有特异性，此处不再赘述。

【分析思路】

第一，在肿块与肾实质界面处或肿块内脂肪和非脂肪成分界面处出现印墨伪征，提示肾脏肿块中含有肉眼可见的脂肪。

第二，儿童含脂肪的肾脏肿块种类较少。最常见的含有肉眼可见脂肪的肾脏肿块为血管平滑肌脂肪瘤。但是，儿童散发的肾脏血管平滑肌脂肪瘤非常少见，大部分患者合并结节性硬化症；合并结节性硬化症的患者常为双侧发病，肿瘤多发，肿瘤体积较散发者更大，但合并出血者少见；增强扫描肾血管平滑肌脂肪瘤可见明显强化的血管成分。

畸胎样肾母细胞瘤少见，肿瘤内混合有脂肪、骨、软骨、神经组织、平滑肌等成分。该肿瘤与经典的肾母细胞瘤发病年龄相似，初诊时肿瘤体积较经典的肾母细胞瘤更大，可侵犯邻近结构，出现淋巴结和远处转移。

原发性肾脂肪瘤是一种极为罕见的间叶性肿

瘤,通常起源于肾脏的包膜。儿童肾脂肪瘤罕见,仅见个案报道。肾脂肪瘤一般呈边界清楚、均质的肿块,CT 表现为脂肪样低密度,MRI 表现为短 T_1、长 T_2 信号,脂肪抑制序列呈低信号。

【疾病鉴别】

印墨伪征相关疾病见表 7-5-2-1。

表 7-5-2-1　印墨伪征相关疾病

疾病	血管平滑肌脂肪瘤	畸胎样肾母细胞瘤	脂肪瘤
儿童常见年龄	>2 岁	同经典肾母细胞瘤	缺少相关数据
除脂肪外其他成分	含有	含有	不含有
钙化	罕见	多见	无
强化程度	血管成分明显强化	轻度	无
邻近结构侵犯	无	可有	无
淋巴结转移	无	可有	无
远处转移	无	可有	无
其他特点	常合并结节性硬化症,可多发、双侧发病		

三、辐条车轮征

【定义】

辐条车轮征(spoke wheel sign)有两种定义。第一种是指在血管造影图像上肾脏肿块的血管呈中心向四周分布,形似辐条车轮;第二种是指 CT 或 MRI 增强图像上肾脏肿块增强的实质由放射状线性低密度分隔,这些低密度分隔从肾脏肿块的中心延伸至周围,从而形成辐条车轮状模式。由于目前临床肾脏肿块已很少行血管造影,本文中的辐条车轮征主要介绍第二种在 CT 和 MRI 增强上观察到的辐条车轮征。

【病理基础】

一些肾脏肿块可见从肾脏肿块中心向周围延伸的放射状瘢痕,将肿块实质分隔。由于瘢痕不强化,而肿块实质会强化,在 CT 或 MRI 图像上形成辐条车轮状的图案。

【征象描述】

该征象一般在 CT 或 MRI 增强图像观察。肾脏肿块增强的实质之间由放射状线性低密度分隔,这些低密度分隔从肾脏肿块的中心延伸至周围,形似辐条车轮(图 7-5-3-1)。

【相关疾病】

常见疾病:嗜酸细胞瘤、肾嫌色细胞癌。

少见疾病:肾透明细胞癌。

1. 嗜酸细胞瘤(oncocytoma)　嗜酸细胞瘤是一种良性肾脏肿瘤,占所有肾肿瘤 3%~7%。该病最常见于中老年人,发病高峰在 60~70 岁。嗜酸细胞瘤呈实性,均质,边界清楚,CT 平扫密度与肾实质

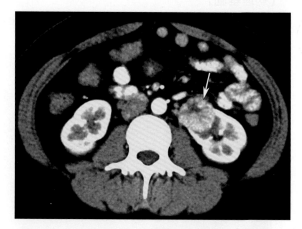

图 7-5-3-1　左肾嗜酸细胞瘤

患者女,24 岁,反复上腹隐痛 4 个月余。上腹部 CT 增强扫描可见左肾一类圆形不均匀强化肿块(箭),中心可见低密度瘢痕,并向四周延伸出条状低密度分隔,形似辐条车轮

接近或稍高,MRI T_1WI 呈等低信号、T_2WI 呈等高信号,增强扫描方式多种多样,辐条车轮征是该肿瘤强化后的特征性表现,可见于 1/3~1/2 的病例。

2. 肾细胞癌　肾细胞癌是成年人最常见的肾脏恶性肿瘤,发病高峰在 50~70 岁。肾嫌色细胞癌(chromophobe renal cell carcinoma,CRCC)是肾癌的一种少见亚型,仅占所有肾癌 5%,其影像特点是乏血供,强化程度弱于肾实质,1/4~1/3 病例可出现辐条车轮征。此外,肾透明细胞癌(renal clear cell carcinoma,RCCC)偶尔也可出现辐条车轮征,该肿瘤是成年人肾细胞癌最常见的病理亚型,为富血供肿瘤,增强扫描皮质期肿块实性部分明显强化,实质期强化程度明显减低,呈"快进快出"表现。

【分析思路】

肾脏肿块观察到辐条车轮征时,首先需要考虑肾

嗜酸细胞瘤和肾嫌色细胞癌,其次是肾透明细胞癌。值得注意的是,无论是肾嗜酸细胞瘤还是肾细胞癌,在儿童都罕见。儿童嗜酸细胞瘤目前仅见一些个案报道,均发生在 10 岁以上儿童。儿童肾细胞癌常见于年长儿童和青少年,其发病率在 5 岁以上儿童中逐渐升高,平均诊断年龄为 10~11 岁。儿童肾细胞癌的病理亚型构成与成人完全不同,最常见的是 MiT 家族异位型,而嫌色细胞型、透明细胞型在儿童都极为罕见。

【疾病鉴别】

辐条车轮征相关疾病见表 7-5-3-1。

表 7-5-3-1 辐条车轮征相关疾病

疾病	儿童常见年龄	钙化	强化方式	邻近结构侵犯	淋巴结转移	远处转移
嗜酸细胞瘤	>10 岁	少见	多种多样	极为罕见	极为罕见	极为罕见
肾嫌色细胞癌	>5 岁	常见	弱强化	少见	可有	可有
肾透明细胞癌	>5 岁	常见	明显强化;快进快出	常见	可有	可有

四、假包膜征

【定义】

在放射学中,肾脏的假包膜征(pseudocapsule sign)是指影像上观察到的围绕肾肿瘤的伪包膜现象。

【病理基础】

病理学上,假包膜是随着肿瘤生长对周围的肾组织和脂肪推压而形成。纤维组织形成一个假包膜层,围绕肿瘤。这种纤维反应被认为是机体对生长肿瘤的一种防御反应,形成了肿瘤和正常肾组织之间的屏障。

【征象描述】

该征象一般在增强 CT 和 MRI T_2WI 序列上观察。

1. **增强 CT** 肾脏肿块与肾实质之间的线状低密度影(图 7-5-4-1)。

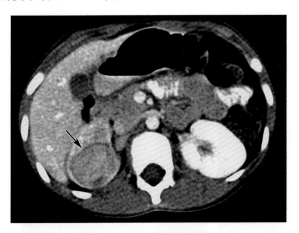

图 7-5-4-1 右肾透明细胞癌

患者女,11 岁,血尿 3 个月。上腹部 CT 增强扫描可见右肾一类圆形不均匀强化肿块,强化程度弱于肾实质,肿块与肾实质之间可见线状低密度(黑箭),即假包膜征

2. **MRI T_2WI** 围绕肾脏肿块的线状低信号区域(图 7-5-4-2)。

【相关疾病】

常见疾病:肾母细胞瘤。

少见疾病:肾细胞癌。

罕见疾病:嗜酸细胞瘤。

【分析思路】

伴有假包膜的儿童肾脏肿瘤类型并不多,包括肾母细胞瘤、肾细胞癌和嗜酸细胞瘤。

第一,从流行病学的角度分析。肾母细胞瘤是儿童最常见的肾脏恶性肿瘤,约占儿童肾肿瘤88%,发病高峰在 2~3 岁,95%患者初诊年龄低于 10 岁;肾细胞癌在儿童少见,仅占儿童肾肿瘤1.8%,但是其发病率在 5 岁以上儿童中逐渐升高,在 15~19 岁年龄段,肾细胞癌比肾母细胞瘤常见;嗜酸细胞瘤在儿童罕见,目前全球仅见少许个案报道,诊断年龄都在 10 岁以上。

第二,从影像学角度分析。儿童肾细胞癌发现时通常比肾母细胞瘤更小,并且更容易出现钙化。肾母细胞瘤和肾细胞癌都属于恶性肿瘤,两者都可侵犯邻近结构,容易向邻近淋巴结转移,可远处转移至肺部和肝脏,但和肾母细胞瘤不同的是,肾细胞癌更容易发生骨转移。嗜酸细胞瘤为相对良性肿瘤,尽管偶有侵犯肾血管、远处转移的报道,但是大部分情况下,嗜酸细胞瘤不具有恶性肿瘤的侵袭性表现,增强扫描出现中央星状瘢痕和节段增强反转是其较为特征性的影像表现。

【疾病鉴别】

假包膜征相关疾病见表 7-5-4-1。

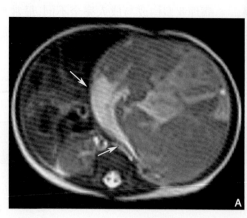
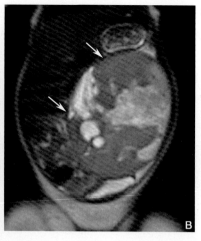

图 7-5-4-2　左肾肾母细胞瘤

患者女,2 个月,腹胀 1 个月余,检查发现腹腔占位 1 天。A、B. 上腹部 MRI T_2WI 横断位和冠状位可见左肾区一巨大肿块,信号混杂,肿块周围环绕短 T_2 信号(白箭),即假包膜征

表 7-5-4-1　假包膜征相关疾病

疾病	儿童常见年龄	钙化	强化方式	邻近结构侵犯	淋巴结转移	远处转移
肾母细胞瘤	<5 岁	少见	弱强化	多见	多见	肺、肝脏
肾细胞癌	>5 岁	常见	多种多样	多见	多见	肺、肝脏、骨
嗜酸细胞瘤	>10 岁	少见	多种多样	极为罕见	极为罕见	极为罕见

(张体江　陈晓曦)

第六节　肾盂积水

一、肾盏新月征

【定义】

肾脏轻度积水时静脉肾盂造影(IVP)或 CTU 显示肾盏杯口部显影呈弧形新月样征象,即肾盏"新月征(renal calyceal crescent sign)"。

【病理基础】

当肾盂与输尿管结合部出现不同原因的狭窄或输尿管远端狭窄→导致梗阻→肾盂内压力过大→肾积水→肾脏结构发生改变→肾盏扩张外翻→肾乳头变形→集合管方向改变。

【征象描述】

1. X 线表现　IVP 能清晰显示肾盂、肾盏的大小、形态、密度,直观反映肾脏的分泌、浓缩、排泄功能,明确诊断肾积水,同时对积水后肾功能的判断有极大帮助;IVP 能显示肾盂、肾盏、输尿管的走行和形态。轻度肾积水 IVP 表现为肾盏边缘出现"新月形"对比剂浓聚,当积水加重出现重度肾积水时出现"菜花征"(图 7-6-1-1)。

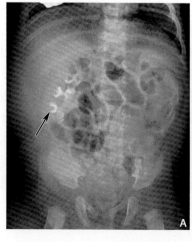
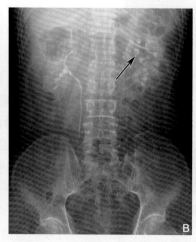
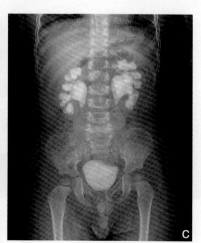

图 7-6-1-1　"新月征"及"菜花征"表现

A. 患者男,2 个月,发现右肾积水 2 个月,新月征提示轻度肾盂积水(黑箭);B. 患者男,64 岁,发现左肾积水 5 个月,新月征提示轻度肾盂积水(黑箭);C. 患者女,4 岁,左肾积水 4 年,菜花征提示重度肾盂积水

2. CT 表现 泌尿系 CTU 在临床中的应用得益于它的普及性、成像快速、对解剖结构的清晰显示以及对肾功能的评估,其诊断能力强,操作步骤也比 MRU 简便;通过延迟扫描,肾盂、肾盏内对比剂填充,能更好地显示肾积水程度。

【相关疾病】

肾积水多由尿路狭窄或梗阻性疾病所致,常见原因有先天性发育异常和后天性疾病。先天性发育异常疾病包括肾盂输尿管重复畸形、肾盂输尿管连接部梗阻、巨输尿管等。后天性疾病包括感染性疾病、尿路结石及肿瘤性病变所致输尿管狭窄、梗阻等。

1. 肾盂输尿管重复畸形(duplex kidney / ureteral duplication) 为常见的泌尿系先天畸形之一。常由于胚胎期输尿管芽过度分支异常,可合并其他泌尿系畸形,如输尿管开口异位、肾脏发育不良。与肾盂相连的输尿管常有开口异位、输尿管膀胱反流、输尿管盲端等病变,常合并肾积水(图 7-6-1-2)。

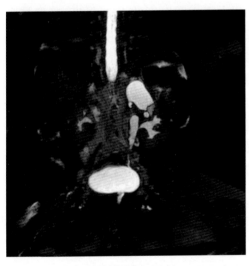

图 7-6-1-2 双肾盂及双输尿管畸形 MRU 表现
患者男,3 岁,发现左肾积水 2 个月余。MRU 示左侧双肾盂及双输尿管存在,上部肾盂及输尿管扩张积水

2. 先天性肾盂输尿管连接部梗阻(ureteropelvic junction obstruction,UPJO) 为婴幼儿肾积水常见的原因,可单侧或双侧发病,可合并马蹄肾、孤立肾等畸形。可以导致肾积水。当早期轻度肾积水时,可以出现"新月征"。当出现严重肾积水时可出现肾脏萎缩征象(图 7-6-1-3)。

3. 巨输尿管(megaureter) 指一组功能性及梗阻性输尿管扩张疾病。包括原发性巨输尿管及机械性梗阻性巨输尿管、继发性非反流非梗阻性巨输尿管。出现输尿管扩张时,可以引起肾盂内压力增高,出现继发性肾积水(图 7-6-1-4)。

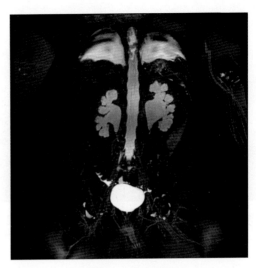

图 7-6-1-3 肾盂输尿管连接部梗阻 MRU 表现
患者女,2 岁,双肾积水 2 年。MRU 示双侧肾盂输尿管连接部呈鸟嘴状改变,肾盏扩张积水

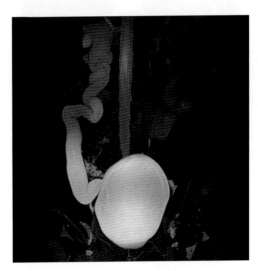

图 7-6-1-4 先天性巨输尿管 MRU 表现
患者女,4 岁,孕期发现右肾及右侧输尿管积水至今。MRU 示右侧输尿管明显迂曲、扩张

4. 感染性疾病 当患儿有急性肾盂肾炎(acute pyelonephritis)、慢性肾盂肾炎(chronic pyelonephritis)、泌尿系统结核(urinary tuberculosis)时由于炎症因素导致肾盂和肾盏损伤和感染时,可以出现轻度肾积水(图 7-6-1-5)。

5. 尿路结石(urolithiasis) 可发生于泌尿系任何部位,儿童尿路结石以肾脏、膀胱、尿道多见。结石可以引起肾盂、肾盏的损伤和感染,当结石在尿道引起梗阻时,可引起肾积水改变(图 7-6-1-6)。

6. 肿瘤性疾病 儿童输尿管肿瘤发病率低,如息肉等存在可以引起继发性输尿管梗阻,导致肾积水的出现。儿童输尿管息肉是一种少见的儿童泌尿系增生性疾病,好发于儿童输尿管上 1/3 段,最高发生于肾盂输尿管交接部,可引起患侧的肾积水。

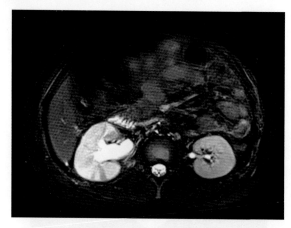

图 7-6-1-5　肾盂肾炎伴右侧轻度肾积水 MRI 表现
患者男,7 岁,右肾肾盂肾炎。T₂WI 脂肪抑制序列见右肾实质信号不均匀,右侧肾盂轻度扩张

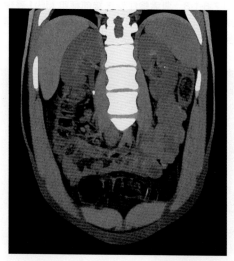

图 7-6-1-6　输尿管结石 CT 表现
患者男,11 岁,发现右侧输尿管结石 1 天。右侧输尿管上段高密度阳性结石伴右侧肾盂轻度积水

【分析思路】

第一,"新月征"主要见于轻度肾盂积水,重度肾盂积水时可表现为"菜花征"。静脉肾盂造影(IVP)或 CTU 显示肾盏杯口部显影呈弧形新月样征象,或者呈菜花样、盘中盛果征。

第二,肾盂积水可以由多种疾病引起。首先观察肾盂、输尿管的形态、数目发育是否正常,肾盂输尿管重复畸形伴有肾盂、肾盏形态、数目的改变。先天性肾盂输尿管连接部梗阻及巨输尿管以输尿管局部狭窄为主,不合并肾盂及输尿管数目异常。尿路结石、泌尿系统结核、输尿管息肉均有明确存在的病因和相应的临床表现,无发育畸形。通过 IVP、CTU、MRU 的检查可明确诊断。

第三,除了病因诊断,同时还需要注意肾积水的分度,可分为 Ⅰ~Ⅳ度:Ⅰ度,肾盂无明显扩张,仅肾盏穹窿部变钝,肾实质厚度无改变;Ⅱ度,肾盂及肾盏轻度扩张,乳头变平或呈杵状改变,肾实质仍大于正常厚度的 3/4;Ⅲ度,肾盏及肾盂明显扩张,实质变薄,但仍大于正常厚度的 1/2;Ⅳ度,肾盏扩张呈囊状,实质变薄,但大于正常厚度的 1/4。

此外,在除外先天性发育异常、其他病变如肾外肾盂及肾盂旁囊肿等疾病后,结合影像学表现及临床表现,可以对"新月征"征象做出判断,有助于对早期肾积水的诊断和鉴别诊断。

【疾病鉴别】

肾盏新月征相关疾病见表 7-6-1-1。

表 7-6-1-1　肾盏新月征相关疾病

疾病	定义	病因	影像学表现
肾盂输尿管重复畸形	肾脏或输尿管的重复发育畸形	先天性,胚胎期输尿管芽过度分支异常	有重复的肾盂和输尿管,输尿管可伴有异位开口
先天性肾盂输尿管连接部梗阻	先天性或炎症所致的肾盂输尿管连接部狭窄	先天性或继发性,在肾盂输尿管交界部有横位的血管或纤维增生形成瘢痕	造影显示肾盂输尿管连接处狭窄,可呈典型"鸟嘴征"改变
巨输尿管	一组功能性及梗阻性输尿管扩张疾病	先天性,输尿管局部肌纤维发育不全及萎缩	患侧输尿管病变段局限扩张,向下逐步变细并变为正常,可有输尿管反流
尿路结石	发生于尿路的结石	综合性因素,和尿路感染、异物、梗阻、气候、水质、内分泌疾病有关	阳性结石可在 X 线及 CT 上显示,阴性结石可在超声和 MRI 上显示,形状多样,造影表现为充盈缺损
泌尿系统结核	肾脏、输尿管、膀胱的结核感染	常为结核继发感染,原发灶多位于肺和骨	早期肾盏边缘呈"虫蚀状",晚期可出现肾脏萎缩,"肾自截"征象
输尿管息肉	少见的输尿管内良性肿瘤	不明,可能与发育不良、梗阻、创伤、慢性炎症有关	输尿管腔内的长条状、蚯蚓状充盈缺损,有蒂,可活动,可有典型"蚯蚓蠕动症"

二、鸟嘴征

【定义】

肾盂输尿管连接处狭窄引起上端肾盂扩张,狭窄段上缘呈"鸟嘴样"改变,称"鸟嘴征(bird's beak sign)"。儿童肾积水最常见的病因是先天性肾盂输尿管连接部梗阻(UPJO),表现为肾盂肾盏扩张积水。

【病理基础】

发病机制通常为先天性或炎症所致的狭窄。病理上可见肾盂输尿管移行处平滑肌细胞失去正常的排列;输尿管近端神经支配异常,类似巨结肠,在肾盂输尿管交界部有横位的血管或纤维增生形成瘢痕。

【征象描述】

1. X 线表现 肾盂有不同程度积水、扩大,皮质变薄,肾盏扩大分辨不清,杯口变钝,肾盂输尿管连接处呈"鸟嘴样"改变(图 7-6-2-1)。在 IVP 检查时常有不显影或者显影差的情况,因此根据情况用大剂量对比剂 IVP 检查,一般均能得到较好的结果。

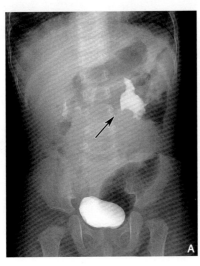
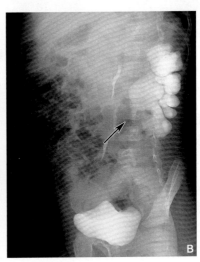

图 7-6-2-1 先天性肾盂输尿管交界部狭窄的 IVP 表现

A. 患者女,6 岁,左肾积水 5 个月;B. 患者男,11 岁,发现左肾积水 2 年余。静脉肾盂造影检查显示肾盂扩张,肾盂输尿管连接处狭窄段呈"鸟嘴样"改变(箭)

2. CT 表现 CTU 显示肾积水患者肾盂、肾盏扩张,内充满高密度对比剂,肾盂输尿管结合部变尖,狭窄段起始部呈"鸟嘴样"改变(图 7-6-2-2)。

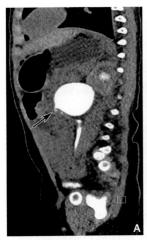
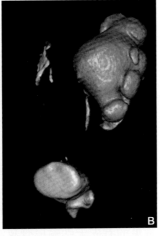

图 7-6-2-2 肾盂输尿管连接处狭窄的 CT 表现

患者男,11 岁,发现左肾积水 2 年余。A、B. CTU 示左侧肾盂肾盏扩张(箭)

3. MRI 表现 MRU 检查主要利用扩张尿路中的水来成像,采用重 T_2 加权序列,并结合最大密度投影(maximum intensity projection,MIP)的图像后处理技术让尿路整体显影。患侧肾盂、肾盏扩张,小盏杯口消失、变平,肾盂输尿管连接处变尖呈典型"鸟嘴样"改变(图 7-6-2-3)。

【相关疾病】

鸟嘴征主要见于肾盂输尿管连接部梗阻。UPJO 可能是先天性缺陷或由于外在因素如迷走血管、纤维束带对肾盂输尿管连接处的压迫造成梗阻,使肾盂蠕动波无法通过,逐渐引起肾盂积水。先天性缺陷的基本病理主要是壁层肌肉内螺旋结构的改变。一般无症状,婴儿腹部肿块可能是唯一的体征。UPJO 是儿童腹部肿块或肾积水常见的病因,左侧多见。

【分析思路】

第一,肾盂输尿管连接部梗阻引起上端肾盂扩张,表现为肾盂、肾盏扩张积水,静脉肾盂造影、CTU 及 MRU 显示狭窄段上缘呈"鸟嘴样"改变。

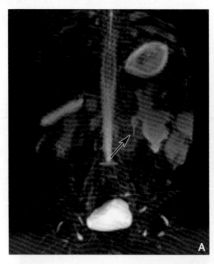 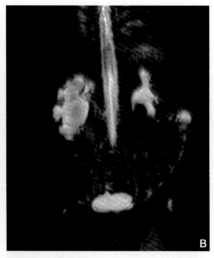

图 7-6-2-3 肾盂输尿管连接处狭窄
A. 患者女,3 个月,孕期发现左肾积水至今;B. 患者女,4 个月,双肾积水 4 个月。
A、B. MRU 示左侧肾盂扩张,输尿管连接处狭窄呈"鸟嘴样"改变(箭)

第二,先天性肾盂输尿管连接处狭窄是造成小儿、青少年肾积水最常见的原因,多见于男性,以左侧发病为多,狭窄一般为输尿管局部纤维肌肉发育不良、输尿管瓣膜或迷走血管压迫等因素所致。临床表现为肾盂、肾盏不同程度的扩张积水,晚期可导致患侧肾无功能。其诊断主要依赖各种影像学检查,对肾输尿管解剖结构的显示和肾功能进行评价。IVP 显示患肾不同程度积水、扩大,皮质变薄,肾盏扩大分辨不清,杯口变钝,输尿管全段未见对比剂充盈显影。CT 平扫可显示患侧肾体积增大,肾实质受压变薄,狭窄处远端的输尿管常不能显示,CTU 及 MRU 可显示输尿管全程,动态增强 CT 可以获得患侧肾实质的动态增强曲线,从而间接评估肾功能受损情况。

【疾病鉴别】

鸟嘴征相关疾病见表 7-6-2-1。

表 7-6-2-1 鸟嘴征相关疾病

疾病	肾盂输尿管连接处狭窄	下腔静脉后输尿管
临床表现	肾积水,晚期可致肾功能受损	正常或轻中度肾积水
病因	先天因素	先天因素
发病年龄	青少年	常偶然发现
发病部位	肾盂输尿管连接处	腰 1~2 椎体/腰 3~4 椎体水平
影像征象	鸟嘴征	鱼钩征

(朱大林)

第七节 输尿管扩张征

【定义】

输尿管扩张征(dilated ureter sign)是由于尿路梗阻引起的上段或全程输尿管膨大扩张。

【病理基础】

输尿管扩张可分为先天性和后天性。先天性输尿管扩张如先天性肾盂输尿管连接部狭窄、输尿管囊肿、巨输尿管等;后天性扩张往往有导致输尿管梗阻的因素,如输尿管结石、输尿管息肉、输尿管结核等。

【征象描述】

正常输尿管的管径是 3~7mm,当输尿管管径超过 10mm 时,则定义为输尿管扩张,可通过多种影像学检查明确其扩张程度和病因。

1. **静脉肾盂造影(IVP)** 可以观察整个泌尿系统的解剖结构、分泌功能以及梗阻情况。

2. **CT 尿路成像(CTU)** 可同时显示肾实质、肾集合系统、输尿管及膀胱的立体图像,排泄期是观察输尿管扩张的最佳时相。

3. **磁共振尿路成像(MRU)** 可无辐射、无创性评价尿路的病变,观察输尿管有无扩张、狭窄,利用三维重建对整个泌尿系统进行整体观察。

【相关疾病】

引起儿童输尿管扩张的病因有多种,其中较为常见的有先天性输尿管狭窄、输尿管口囊肿和结石,先天性巨输尿管、输尿管息肉少见,输尿管结核和下腔静脉后输尿管罕见。

1. **先天性输尿管狭窄（congenital ureterostenosis）** 先天性因素所引起的输尿管管腔的狭窄，常见部位为肾盂输尿管连接部。临床表现主要是狭窄部位以上的输尿管扩张且有肾积水，易并发感染。影像表现为中度或重度肾积水，输尿管狭窄部呈鸟嘴状或漏斗状改变（图7-7-0-1）。

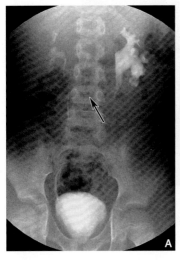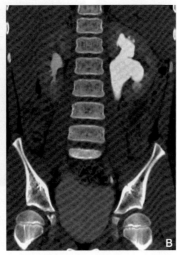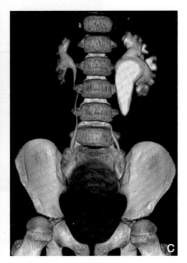

图7-7-0-1 先天性输尿管狭窄
患者男，8岁4个月。A. IVP 示左侧肾盂输尿管移行处呈鸟嘴状狭窄（箭），左肾盂肾盏扩张（箭）；B. CTU 冠状位重建示左侧肾盂肾盏扩张，同时显示肾实质、输尿管及膀胱；C. SSD（表面阴影重建）示左侧肾盂输尿管连接部狭窄的三维立体结构

2. **输尿管口囊肿（ureterocele）** 由于先天性输尿管口狭窄所致膀胱壁内段输尿管末端囊性扩张。MRU 于膀胱三角区见边缘光滑的充盈缺损，呈"蛇头"状，是本病的特征性表现（图7-7-0-2）。

3. **先天性巨输尿管（congenital megaureter）** 由于输尿管末端肌肉结构发育异常（环形肌增多、纵行肌缺乏），导致输尿管末端功能性梗阻，输尿管甚至肾盂扩张、积水。该病的特点是输尿管末端功能性梗阻而无明显的机械性梗阻，梗阻段以上输尿管扩张，以盆腔段为最明显。MRU 冠状位扫描可显示输尿管全貌，扩张部位、程度，输尿管下端呈漏斗状或鸟嘴状，上方输尿管扩张（图7-7-0-3）。

4. **输尿管结核（ureteric tuberculosis）** 输尿管结核的影像学特征为输尿管多发节段性狭窄，呈"串珠状"改变。

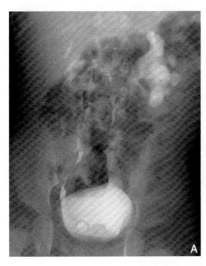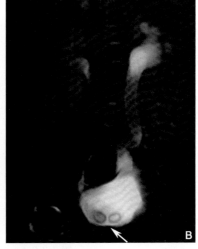

图7-7-0-2 双侧输尿管口囊肿
患者女，10岁。A. IVP 示双侧输尿管膀胱入口处两个类圆形囊肿，左侧输尿管及肾盂肾盏扩张；B. MRU 示膀胱内见两个类圆形光滑的充盈缺损，周围呈环形低信号影，为囊肿壁，囊肿与扩张的输尿管相连犹如伸入膀胱的蛇影，囊肿即是眼镜蛇头（箭）

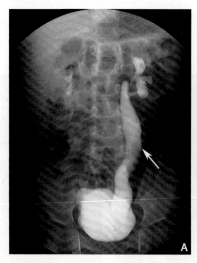 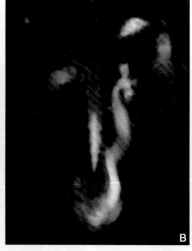

图 7-7-0-3　左侧巨输尿管

患者女,10 个月。A. IVP 示左侧输尿管全程扩张(箭),左肾盏扩张;
B. MRU 示左侧输尿管全程明显扩张,左肾盏扩张,杯口变浅

5. 输尿管息肉(polyp of ureter)　输尿管息肉是源自中胚层的输尿管良性病变,常见于男性青少年和儿童,左侧多见,多发生在肾盂输尿管连接处和输尿管上段,与机体的激素失衡、发育缺陷、梗阻、感染和慢性刺激有关。影像学表现为输尿管管腔内充盈缺损,MRU 对输尿管息肉具有重要诊断价值,可以清楚显示输尿管梗阻的部位,表现为突然截断,病变以上输尿管和集合系统明显扩张(图 7-7-0-4),与先天性输尿管狭窄鉴别较为困难。

6. 输尿管结石(ureteral calculus)　常为数毫米大小、长圆形,长轴与输尿管纵轴平行,多停留在

输尿管生理性狭窄部位,引起近侧输尿管扩张积水。CT 表现可见高密度结石周围软组织密度环,代表水肿的输尿管壁(图 7-7-0-5),这个征象被称为软组织边缘征(soft-tissue rim sign)。盆腔内静脉石无此种表现,可以与之鉴别。

7. 下腔静脉后输尿管(retrocaval ureter)　又称环绕腔静脉输尿管,指右侧输尿管沿下腔静脉后方绕行再回到正常位置,是下腔静脉发育异常的一种先天畸形。本病几乎均发生在右侧,其主要影像征象为右侧输尿管局部横向走行、狭窄,呈鱼钩样改变,近段输尿管及肾盂扩张、积水(图 7-7-0-6)。

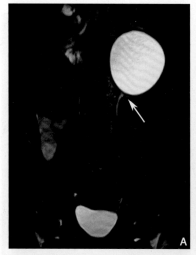 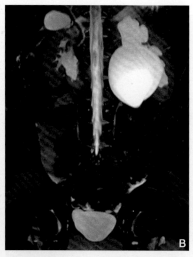

图 7-7-0-4　左侧输尿管息肉

患者男,9 岁 2 个月。A. MRU 薄层图像示左侧肾盂扩大呈球形,肾盂输尿管移行处呈突然截断改变(箭);B. MRU 重建图像示左肾盏扩张,杯口变浅,左侧肾盂球形扩张

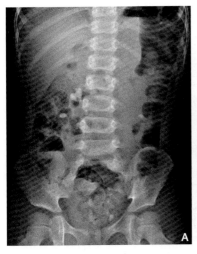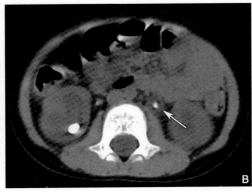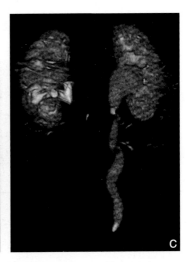

图 7-7-0-5　输尿管结石

患者女,4岁11个月。A.腹平片示左中腹部及盆腔左侧下方输尿管各见一结节状高密度影,提示右肾及右侧输尿管结石;B.左侧输尿管中段见一类圆形致密影,边缘清晰,周围见软组织密度影环绕,即软组织"边缘"征(箭),右侧肾盂可见结节状结石;C.SSD示左侧输尿管全程扩张,上段和末端均可见结石

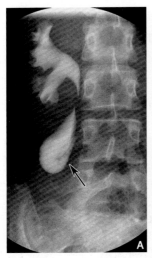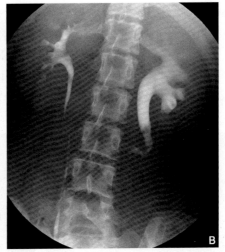

图 7-7-0-6　右侧下腔静脉后输尿管

患者女,14岁。A.IVP(仰卧位)示右侧输尿管在 L4 水平呈鱼钩样弯曲到脊柱外侧缘(箭),弯曲以上输尿管扩张,右侧肾盂肾盏扩张;B.IVP(俯卧位)示输尿管扩张程度较仰卧位减轻

【分析思路】

第一,识别输尿管扩张的影像征象和诊断标准,当输尿管管径超过 10mm 时,则定义为输尿管扩张。

第二,了解输尿管扩张分先天性和后天性,前者常见有肾盂输尿管连接部梗阻、输尿管口囊肿、巨输尿管和下腔静脉后输尿管,后者常见有结石、外伤、炎症、息肉、肿瘤以及外部压迫等。

第三,在行影像学鉴别诊断时,应了解和掌握输尿管梗阻的部位和常见病因:①发生于肾盂输尿管交界处附近的梗阻,可见于先天性狭窄、结石、息肉等;②发生于输尿管中段的梗阻,可见于结石、结核、下腔静脉后输尿管、肿瘤、游走肾等;③发生于输尿管下端的梗阻,可见于结石、输尿管囊肿、先天性巨输尿管等;④非梗阻性积水,见于尿路感染、反流性肾炎等。

第四,对引起各种输尿管扩张的疾病,需注意是腔内梗阻还是腔外压迫,对疾病的鉴别具有重要意义。

第五,结合临床病史、症状、体征和影像学表现进行综合诊断,可缩小鉴别诊断范围。

【疾病鉴别】

输尿管扩张相关疾病见表 7-7-0-1。

表 7-7-0-1 输尿管扩张相关疾病

疾病	病因	临床表现	发病部位	影像征象
先天性输尿管狭窄	先天性	上尿路梗阻	肾盂输尿管移行处	鸟嘴征
输尿管口囊肿	先天性	症状差异很大	输尿管入膀胱口处	眼镜蛇征
先天性巨输尿管	先天性	尿路感染	输尿管末端	输尿管全程扩张
输尿管结核	后天性	尿频、尿急	输尿管管壁	串珠状输尿管
输尿管息肉	后天性	无痛性血尿	输尿管上 1/3	输尿管截断征
输尿管结石	后天性	血尿、肾绞痛	输尿管生理性狭窄处	软组织边缘征
下腔静脉后输尿管	先天性	血尿	右侧第 3~4 腰椎水平	鱼钩征

（李志勇 曾洪武）

第八节 尿道异常

一、郁金香征

【定义】

会阴部缩短弯曲向下的阴茎海绵体位于分裂的阴囊之间,轴位上外观类似于郁金香的花朵,影像学上称为"郁金香征"。

【病理基础】

由于胚胎期受到各类致病因素的影响,导致胎儿生殖结节腹侧纵行的尿生殖沟在自后向前闭合过程中止,尿道板不能完全闭合,尿道外口在阴茎下方形成异位的尿道开口,尿道海绵体发育不全,从阴茎系带部延伸到异常尿道开口,形成一条粗纤维带,阴茎向腹侧弯曲畸形,阴茎背侧包皮正常而腹侧包皮缺乏。

【征象描述】

1. **超声表现** 胎儿尿道下裂产前超声的特征性表现:①阴茎短小弯向腹侧,末端变钝;②可表现为由短阴茎和裂开阴囊所形成的"郁金香征"(图 7-8-1-1);③彩色多普勒超声于胎儿排尿瞬间可观察到异位尿道开口区域尿流呈扇形而非线形。

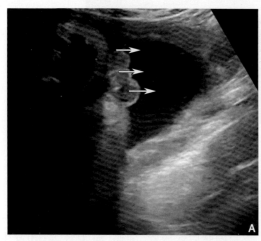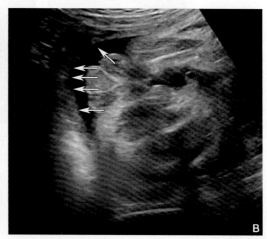

图 7-8-1-1 胎儿尿道下裂二维超声声像图

孕 25 周男性胎儿。A、B. 郁金香征中间是缩短弯曲的阴茎,两侧是裂开的阴囊

2. **MRI 表现** T_2WI 序列上等信号的"子弹头样"样阴茎结构消失,阴茎尖变钝。阴茎长度小于正常胎儿平均值 2.5 个标准差;阴茎弯曲,矢状面可见阴茎尖端指向身体尾侧,阴茎轴向腹侧弯曲,没有正常上翻的形态学;阴囊分为两个阴囊褶皱;T_2WI 序列异常弯曲短小等信号的阴茎包埋于中高信号分裂的阴囊内,呈"郁金香征"(图 7-8-1-2)。在严重的情况下,阴茎尖端不超过阴囊边缘,并观察到一个短而"埋藏"的阴茎。偶尔可见阴茎阴囊转位,即阴茎海绵体位于会阴部阴囊的下方(图 7-8-1-3)。

【相关疾病】

"郁金香征"主要见于尿道下裂畸形,该病是男性外生殖器最常见的先天性畸形,在出生的男婴中占 0.04%~0.82%。少见于肾上腺皮质增生症,表现为女性胎儿男性化,阴蒂肥大可见类似"郁金香征"。女性患儿尿道下裂畸形极为罕见。

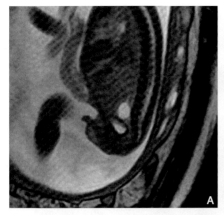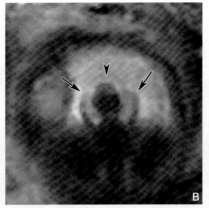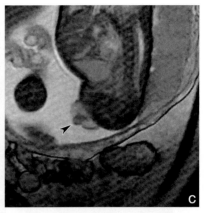

图 7-8-1-2　正常男性外生殖器及尿道下裂胎儿

A. 孕 23 周正常男性胎儿,矢状位 T_2WI 显示阴茎呈"子弹头样",阴茎与体轴夹角不小于 $30°$;B、C. 孕 23 周尿道下裂胎儿,横轴位及矢状 T_2WI 图像显示阴茎明显变短且弯曲向下(箭头)包埋于分裂的阴囊之间(短箭);轴位 T_2WI 图像呈典型"郁金香征"(B)

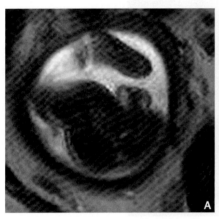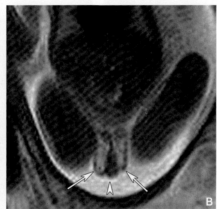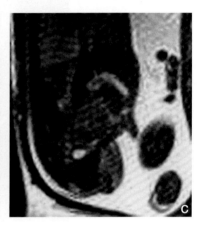

图 7-8-1-3　尿道下裂近端型,阴茎阴囊倒转

孕 25 周胎儿。A. 横轴位 T_2WI 胎儿外阴呈"郁金香征";B. 冠状位可见阴囊上方融合,下方分裂,低位阴茎(箭头)位于两分阴囊之间(短箭),阴囊上方腹股沟管外口左右各见一等信号睾丸;C. 矢状位 T_2WI 显示阴茎明显变短且弯曲向下

【分析思路】

第一,产前超声、胎儿 MRI 发现胎儿阴茎短小,向腹侧弯曲畸形,阴囊分裂,短小弯曲的阴茎包埋在分裂的阴囊之间呈"郁金香"样征象,可提示尿道下裂诊断。患儿尿道开口在阴茎腹侧,背部包皮正常而腹侧包皮缺乏,尿道海绵体发育不全。

第二,尿道下裂按照尿道异位开口位置远近,可分为 4~6 个类型(图 7-8-1-4)。阴茎近端尿道下裂位于阴茎阴囊交界部、阴囊或会阴部,临床症状较重,可见较为明显的"郁金香征",易于早期产前影像诊断。由于阴茎极度向腹侧弯曲,发育不良的阴茎常被帽状包皮和分裂的阴囊所遮盖,外生殖器酷似女性,再合并隐睾则呈男性假两性畸形。会阴型尿道下裂常合并肛门直肠畸形。

阴茎远端尿道下裂位于阴茎头、冠状沟(图 7-8-1-5)或阴茎体中部以远,相对常见,畸形也较轻,尿道口位于包皮系带部,系带本身缺如,尿流仍可向前,临床症状较轻,可能没有明显的"郁金香征"。背侧包皮呈帽状覆盖,正常尿道口部位呈一小浅沟。

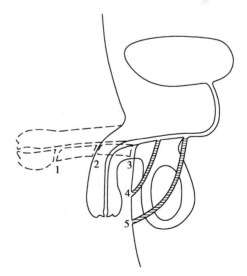

图 7-8-1-4　尿道下裂临床分型

尿道下裂按照尿道异位开口位置主要分为远端和近端两种类型。远端型,包括冠状沟型(1)、阴茎体型(2);临床症状较轻,可能没有明显的"郁金香征"。近端型包括会阴型(3)、阴茎阴囊型(4)、阴囊型(5);临床症状较重,可见较为明显的"郁金香征",易于早期产前诊断

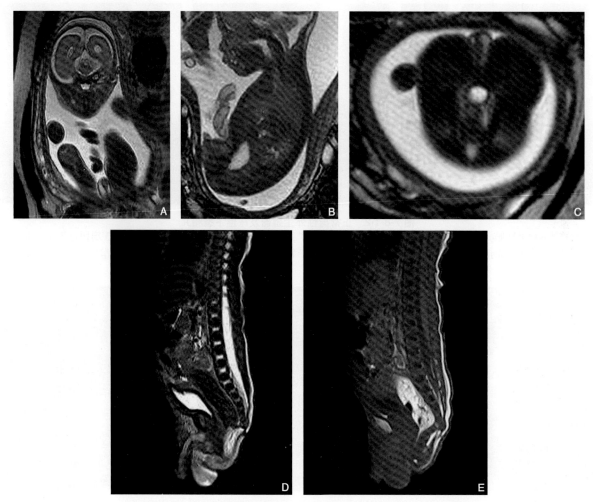

图 7-8-1-5 出生后诊断尿道下裂冠状沟型伴肛门闭锁及直肠会阴瘘
孕 25 周男性胎儿,染色体核型 46XY。A~C.冠状位、矢状位、轴位 T$_2$WI 示外阴未见确切异常;D、E.出生后发现尿道下裂冠状沟型,生后 1 天 MRI 示先天性肛门闭锁伴直肠会阴瘘

阴茎阴囊型和会阴型尿道下裂伴双侧隐睾者很难与男性假两性畸形相鉴别,在某些情况下,几乎不可能在超声检查中区分正常女性和患有严重阴囊尿道下裂的男性。须做染色体检查。偶尔,女性胎儿患肾上腺皮质增生症,可能因为阴蒂肥大类似"郁金香征",属于女性男性化,结合肾上腺皮质明显较正常胎儿厚,应注意鉴别(图 7-8-1-6)。

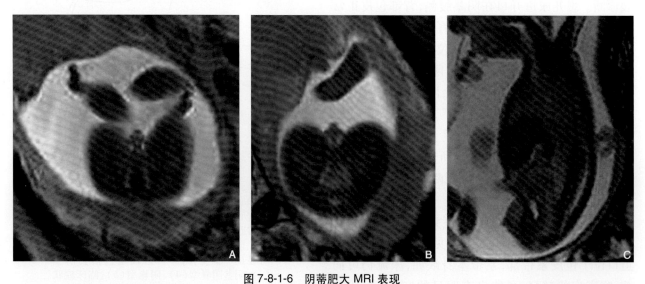

图 7-8-1-6 阴蒂肥大 MRI 表现
孕 22 周女性胎儿,染色体核型 46XX,21-羟化酶缺乏,肾上腺皮质增生。A~C.可见阴蒂海绵体肥大,向前凸起,包埋于两侧大阴唇之间类似"郁金香征"

【疾病鉴别】

郁金香征鉴别诊断流程见图 7-8-1-7。

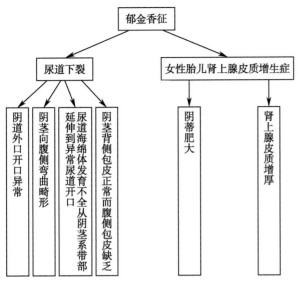

图 7-8-1-7　郁金香征鉴别诊断流程图

二、锁眼征

【定义】

锁眼征(keyhole sign)是产前超声诊断胎儿后尿道瓣膜的一个敏感指标,即后尿道梗阻患者膀胱和后尿道扩张的征象。

【病理基础】

后尿道瓣膜增加了膀胱内尿液流出的阻力,导致其近端尿道扩张、膀胱壁增厚、膀胱颈部肌层增厚。当出现严重梗阻时,还可出现前列腺小囊、前列腺管和射精管扩张。

【征象描述】

1. X线表现　逆行性尿路造影见后尿道明显扩张、延长,可呈漏斗状、蚕茧状或囊状(图 7-8-2-1),其宽径可达 2~3cm。约70%可见后尿道瓣膜影起自精阜远端止于膜部。前尿道因充盈不良而变细。严重的瓣膜狭窄可导致膀胱壁肥厚、膀胱小梁及多发性憩室形成。膀胱内可有残余尿。约半数病例合并膀胱输尿管反流(vesicoureteric reflux,VUR)。通过反流可以观察输尿管形态,肾盂积水的程度,有无肾内反流,对于 IVP 不显影的肾及输尿管可作为一种补充。膀胱造影还有助于发现引起 VUR 的原因,如 Hutch 憩室、输尿管开口异常等。双肾可有不同程度的积水;当合并反流性肾病时可见到瘢痕肾的改变。双侧输尿管积水、扩张、扭曲,有时可合并输尿管远端梗阻。偶见扭曲的输尿管内形成假性瓣膜。

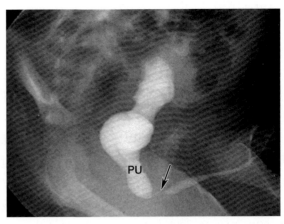

图 7-8-2-1　后尿道瓣膜

患者男,5 个月。排尿性膀胱尿道造影证实膀胱颈较窄和尿道前列腺部(PU)扩张,箭示后尿道瓣膜所在位置

2. 超声表现　后尿道瓣膜超声表现主要为一些继发表现,如双肾和输尿管积水扩张,肾实质变薄,膀胱壁明显增厚,尿道前列腺部扩张;充盈的膀胱和扩张的尿道前列腺部组合在一起,形似老式的锁眼,锁眼征有时还可于扩张的尿道前列腺部远端探及高回声的瓣膜样线状结构,为后尿道瓣膜本身(图 7-8-2-2)。

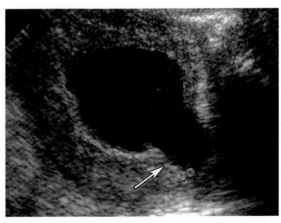

图 7-8-2-2　锁眼征超声表现

孕 31 周胎儿。充盈的膀胱和扩张的尿道前列腺部组合在一起,呈"锁眼征"(箭)

【相关疾病】

常见疾病:后尿道瓣膜(posterior urethral valve)。

少见病:尿道闭锁(atresia of urethra)、巨膀胱-小结肠-肠蠕动迟缓综合征(megacystis microcolon intestinal hypoperistalsis syndrome,MMIHS)。

【分析思路】

第一,"锁眼征"是诊断胎儿后尿道瓣膜的一个敏感的影像学征象,超声无法直接观察到后尿道内的瓣膜样结构,但可以观察到膀胱扩张及膀胱壁明显增厚,后尿道明显扩张与膀胱相通,形成典型的"锁眼征"样表现。"锁眼征"诊断胎儿后尿道瓣膜,敏感性为94%,特异性为43%。"锁眼征"、羊水过少、膀胱壁进行性增厚为超声诊断胎儿后尿道瓣膜的三大超声征象。

第二,后尿道瓣膜(PUV)是引起胎儿下尿路梗阻(又称膀胱出口梗阻)的最常见原因,后尿道的膜性组织导致不同程度的梗阻。新生儿即可发病,约半数患儿年龄在1岁以内。主要为排尿困难、滴尿、尿失禁,可继发泌尿系感染,肾功能不良。梗阻严重者新生儿期可出现尿性腹腔积液、腹部包块及严重电解质紊乱,发育迟缓。超声表现具有较好的特异性、敏感性,表现为"锁眼征",结合临床病史及超声、VCUG(排尿期膀胱尿道造影)可做出明确诊断。

第三,引起胎儿膀胱扩张的疾病主要包括两大类:梗阻性和非梗阻性。

1. 梗阻性膀胱扩张　尿道闭锁引起的完全性膀胱流出道梗阻,最常发生于妊娠的前5个月,男女均可发生,羊水过少不明显,发生于男性胎儿时很难与后尿道瓣膜区分。膀胱流出道梗阻还可合并与羊水过少相关的肺发育不良及肾发育异常。

2. 非梗阻性膀胱扩张　①神经源性膀胱:有一些胎儿膀胱扩张可能是膀胱壁缺乏神经节细胞导致的慢性尿潴留所致,常合并肾积水;尽管后尿道扩张可呈漏斗型,但尿道造影后尿道无扩张及延长,无尿线变细,可以鉴别;②巨膀胱-小结肠-肠蠕动迟缓综合征(megacystis microcolon intestinal hypoperistalsis syndrome,MMIHS)是一种常染色体隐性遗传病,羊水量可正常或增加,声像图都表现为膀胱扩张,其特征性改变是小肠梗阻、小结肠和巨膀胱;③遗传性或染色体异常:有一些膀胱扩张的病例有家族倾向,部分病例表明胎儿膀胱扩张和染色体异常有关,尤其是21-三体综合征、18-三体综合征及13-三体综合征;④胎儿梅干腹综合征在临床上也表现为胎儿膀胱扩张,这是一种腹壁肌肉发育不良、膀胱扩大以及双侧隐睾三联征。

此外,外伤性后尿道狭窄多见于尿道膜部,X线所见与本病相似。但尿道狭窄处轮廓可不光滑或伴有瘘道,几乎均有骨盆骨折,可资鉴别。

【疾病鉴别】

基于影像信息的鉴别诊断流程见图7-8-2-3。

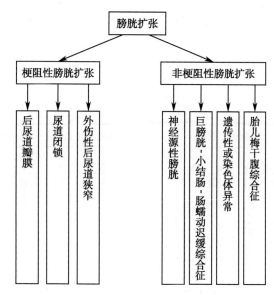

图7-8-2-3　基于影像信息的鉴别诊断流程图

(徐　昕　廖　怡)

第九节　盆腔肿块

一、脂液分层征、浮球征

【定义】

脂液分层征是指肿物内含有液态脂质和积液,油脂在上,液体在下,构成油-液平面,图像有水平间隔反射征象。

浮球征是指附件囊性肿物内出现多个可移动的小球,通常是脂肪组织成分的固体组织,是卵巢成熟囊性畸胎瘤的特征性表现。

【病理基础】

含脂肪液因比重小而浮在表层,含毛发、上皮的碎屑因比重大下沉于底层,两者之间形成分界。球代表皮脂或角蛋白碎片的小球。与包裹液相比,球的比重较低,因此球会漂浮。

【征象描述】

1. CT表现　成熟囊性畸胎瘤呈囊性,单房或多房,囊内脂肪密度影是良性畸胎瘤的特异性CT征象,84%~93%的病例可见此征象。脂肪在CT上呈低密度,通常CT值低于-20HU。约12%的病例见脂-液平面(图7-9-1-1),56%~84%的病例见牙齿或钙化,毛发也比较常见,约占65%。如果毛发皮脂混合,病灶密度较单纯脂肪高,CT值可达8HU。脂液分界面见漂浮单个或多个球形结构,即"低密度浮球征",是成熟囊性畸胎瘤的典型征象(图7-9-1-2)。

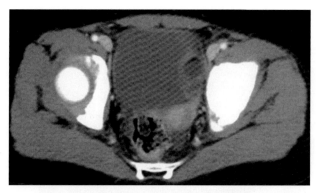

图 7-9-1-1　脂液分层征 CT 表现
患者女,8 岁。CT 增强显示盆腔左侧混杂密度占位,其内见脂-液平面

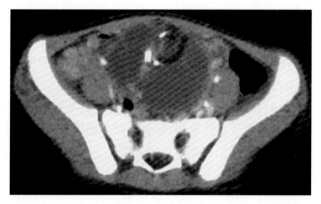

图 7-9-1-2　浮球征 CT 表现
患者女,10 岁。CT 增强显示盆腔混杂密度占位,其内见球形脂肪低密度成分及钙化灶

2. **MRI 表现**　盆腔内混杂信号肿块,特征是肿块内含有脂肪信号灶,T_1WI 为高信号、T_2WI 为中高信号,抑脂序列呈低信号(图 7-9-1-3);另外可以发现脂-液平面,由囊壁向内凸入的壁结节和由钙化形成的无信号区(图 7-9-1-4)。

【相关疾病】

常见疾病:卵巢成熟囊性畸胎瘤。

罕见疾病:子宫内膜异位囊肿脂肪变性分层。

【分析思路】

第一,含脂液体、含皮脂或角蛋白碎片的小球,因比重小而浮在囊肿上层,含毛发、上皮的碎屑因比重大下沉于囊肿底层;CT 上含脂成分呈低密度,MRI 含脂肪成分 T_1WI 及 T_2WI 均为中高信号,抑脂序列呈低信号;因此,病灶内的含脂成分、脂液分层征、浮球征在影像学上易于识别。

第二,小儿卵巢肿瘤 60%~90% 是生殖细胞肿瘤,成熟囊性畸胎瘤约占 31%。CT 平扫可以看到盆腔内多种密度混杂的囊性肿块,包膜光滑完整,结构复杂多样,包括脂肪、液体、软组织和钙化等数种成分。其内见肿瘤内的“分层征”,即由于脂肪比重小悬浮在上层,而含有毛发和上皮的碎屑则沉在下层,在两者之间形成密度不同的液面,具有特征性。脂肪

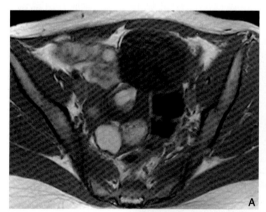
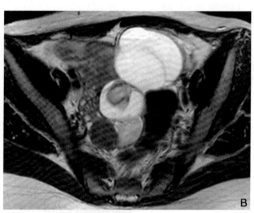
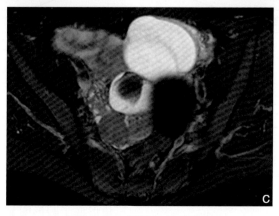

图 7-9-1-3　浮球征 MRI 表现
患者女,11 岁。A~C. MRI 显示盆腔内混杂信号肿块,肿块内含有球形脂肪信号灶,T_1WI 为高信号、T_2WI 为中高信号,抑脂序列呈低信号

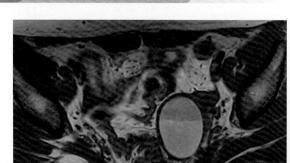
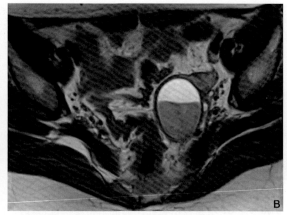

图 7-9-1-4 分层征 MRI 表现

患者女,10 岁。A、B. 左侧卵巢子宫内膜异位囊肿,MRI T$_2$WI、T$_1$WI 序列显示盆腔左侧混杂信号肿块影,肿块内见分层征

组织在 CT 上表现为低密度,CT 值一般为-50~100HU 之间,在 MRI 上表现为高信号。骨样钙化在 CT 表现为高密度,CT 值为 250HU 以上,MRI 表现为低信号。另外,脂液分界面见漂浮单个或多个球形结构,即"低密度浮球征"。通过上述征象可以诊断为卵巢成熟囊性畸胎瘤。根据成熟囊性畸胎瘤内部成分的不同,CT 可分为 5 型:①液性为主型,肿瘤主要为水样液性,含少量脂肪,常位于边缘;②脂液型,含相近数量的液体和脂肪(图 7-9-1-4);③头结节型,肿瘤由脂肪成分及大小不等的头结节构成,增强头结节可呈环状强化;④脂肪瘤型,肿瘤由密度不均匀或均匀的脂肪组织构成,调整窗宽、窗位可清晰显示瘤组织的不均匀密度;⑤囊肿型,完全由液性组织构成。

第三,当盆腔肿块以液性密度为主,不伴有钙化及脂肪成分时,常规的 CT 扫描有时难以定性,因此还需要借助 MRI 进一步检查帮助鉴别。需要与子宫内膜异位囊肿进行鉴别,子宫内膜异位囊肿 MRI 上表现为 T$_1$WI 高信号,抑脂像上信号不受抑制,T$_2$WI 阴影征表现为不同程度的等至低信号(因反复出血形成不同阶段的血液产物),可见"分层征"(图 7-9-1-4),有助于与成熟囊性畸胎瘤进行鉴别。畸胎瘤大部分属于良性肿瘤,但也有部分瘤体较大,尤其是囊肿破裂后呈浸润性生长,需要与未成熟恶性畸胎瘤进行鉴别。未成熟畸胎瘤是实性为主肿块,含脂肪成分、粗糙的不规则钙化和大量大小不一的囊肿,未成熟畸胎瘤的钙化小,形状不规则,并散在分布于整个肿瘤内,增强可见血流信号或有强化;而成熟囊性畸胎瘤的钙化通常表现为粗糙或牙齿状,位于壁结节或囊壁上,增强不含有或较少血流信号或强化。

综上,影像征象的准确识别,有助于提供临床治疗方案的选择。

【疾病鉴别】

脂液分层征、浮球征鉴别诊断流程见图 7-9-1-5。

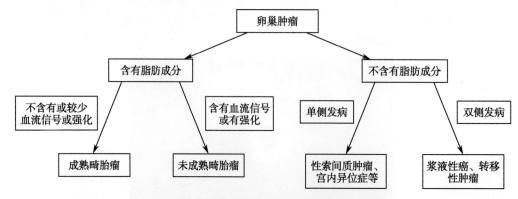

图 7-9-1-5 脂液分层征、浮球征鉴别诊断流程图

二、卵巢血管蒂征

【定义】

卵巢肿瘤大都伴有卵巢静脉回流增加,CT 或 MRI 增强扫描可见肿瘤边缘与卵巢悬韧带交界部呈三角形或半圆形明显强化区,左侧引流至左肾静脉,右侧引流至下腔静脉,有助于鉴别盆腔肿块是否来源于卵巢,称为卵巢血管蒂征(ovarian vascular pedicel sign,OVPS）。

【病理基础】

OVPS解剖上是由进出卵巢肿瘤的血管组成,为卵巢悬韧带内的卵巢静脉及卵巢动脉,以卵巢静脉为主,增强后延迟扫描到静脉期征象最明显。

【征象描述】

1. CT表现　在增强扫描上,正常的卵巢静脉可以清楚、连贯显示。卵巢的引流静脉在卵巢系膜和悬韧带处形成蔓状静脉丛,与子宫静脉丛相交通。右侧从卵巢静脉丛发出,沿右输尿管走行,到一半的距离向前内跨过输尿管移行于下腔静脉右旁区域,最后大多从前外侧或侧面汇入下腔静

脉。左侧卵巢静脉最后大多是汇入左肾静脉。卵巢动脉与卵巢静脉伴行,但其直径通常小于卵巢静脉,卵巢静脉的显示较之更加清楚,从卵巢静脉的汇入点向尾侧沿腰大肌前缘逆向追踪,到达真骨盆时通常在卵巢紧邻的悬韧带处可以清晰显示。

通过发现不对称的卵巢静脉与盆腔肿块相连,以及其进出盆腔肿块的情况,对于体积较大的卵巢肿瘤,卵巢静脉往往沿肿块的侧面和背面走行,并且它们的分支延续到肿块的表面,通常以环绕的方式延伸,卵巢肿瘤患者的卵巢静脉管径并不一定增粗(图7-9-2-1)。

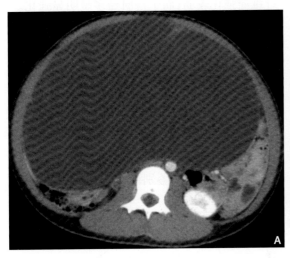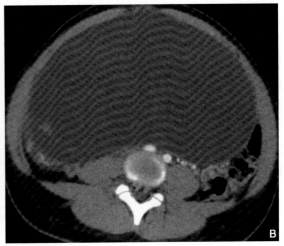

图7-9-2-1　卵巢血管蒂征CT表现

患者女,9岁。A、B. CT增强显示盆腔巨大占位,以囊性为主并壁结节,伴右侧"卵巢血管蒂征"

2. MRI表现　MRI也可显示OVPS,能够显示卵巢静脉远端走向悬韧带,形成与卵巢相连的三角样结构(图7-9-2-2)。此外,可以反映肿块内部不同组织成分的信号差异,如囊性变、脂肪成分及出血等。MRI上可以看到"界面血管征",即子宫和盆腔肿块之间会有供血血管显示;盆腔内子宫肌瘤为例的"桥血管征",即子宫与肌瘤之间可见充盈的血管,以及肌瘤周围的流体征,即位于肌瘤外周扩大的供血血管。

3. DSA表现　通过髂内动脉分支造影检查可以显示卵巢动脉由于存在卵巢肿瘤出现的形态和管径的改变。

【相关疾病】

常见疾病:卵巢肿瘤、输卵管肿瘤。

少见疾病:阔韧带肌瘤、宫底浆膜下带蒂肌瘤、输卵管脓肿。

【分析思路】

第一,CT或MRI增强扫描可见肿瘤边缘与卵巢

悬韧带交界部呈三角形或半圆形明显强化区,称为"卵巢血管蒂征"。解剖学上由进出卵巢的血管组成,卵巢肿瘤大都伴有卵巢静脉的回流增加,右侧大多从前外侧或侧面汇入下腔静脉,左侧大多是汇入左肾静脉;是确认盆腔肿块卵巢起源的重要线索。CT征象诊断盆腔肿块来源于卵巢的诊断准确度约为91%,敏感性为87%,阳性预测值为97%,阴性预测值为69%,区分是起源于卵巢的盆腔肿块还是起源于子宫的肿块,准确度约为85%,约92%的卵巢肿块可以显示该征象。通过MRI则可以显示84%的卵巢静脉。

第二,女性盆腔肿块的起源较为复杂,常规的CT及MRI扫描有时难以判断盆腔肿块的起源,卵巢肿瘤可以位于盆腔或下腹部任何地方,最常在附件区、直肠子宫陷凹或通过骶岬的区域,且通常与子宫关系紧密或直接侵犯子宫浆膜层、模糊宫旁脂肪间隙,尤其对于较大肿块占据整个盆腔或盆腹腔时,术前难以判断肿瘤的起源部位,超声或MRI影像学通

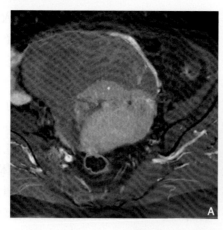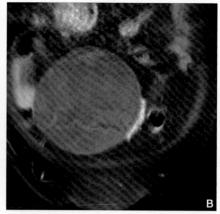

图 7-9-2-2　卵巢血管蒂征 MRI 表现

患者女,9 岁。A、B. MRI 增强显示盆腔巨大囊实性占位,可见左侧"卵巢血管蒂征"

过病变的回声、信号、内部结构及与子宫和附件的关系进行判断,但肿块较大时难以仅通过上述情况进行判断,尤其妇科肿瘤中浆膜下子宫肌瘤、带蒂的变性子宫肌瘤、阔韧带肌瘤这些子宫起源与卵巢实性肿块的鉴别,或者因肿块较大推挤压迫而扰乱正常解剖结构难以直接判断病变与子宫附件的关系或难以显示正常子宫或附件结构的情况时。此外,不同病变强化特点有所不同。多数卵泡膜细胞瘤在增强序列呈逐步强化,强化程度为轻度或中度;

纤维瘤强化较弱;而子宫肌瘤多呈明显强化。此外,如果发现肿瘤的供血动脉来自子宫,可以诊断为子宫肌瘤。

因此,一旦在 MDCT(多排螺旋 CT)、MRI 增强检查发现"卵巢血管蒂征"这一征象,90% 以上可能来自卵巢,能够帮助鉴别盆腔肿块系卵巢来源或非卵巢来源。

【疾病鉴别】

卵巢血管蒂征鉴别诊断流程见图 7-9-2-3。

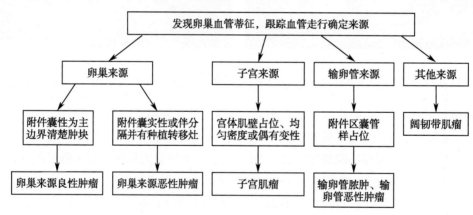

图 7-9-2-3　卵巢血管蒂征鉴别诊断流程图

三、漩涡征、鸟嘴征、双肿块征

【定义】

"漩涡征"是指扭转的蒂部血管发生旋转。"鸟嘴征"及"双肿块征"是指扭转的蒂,以及卵巢内侧周边非均质性肿块,伴"鸟嘴状"突起。

【病理基础】

根据发病原因分为原发性和继发性两大类,原发性主要由于卵巢悬韧带较长、卵巢活动范围较大引起,以右侧多见,左侧因毗邻乙状结肠而活动相对受限;继发性常见于卵巢的良性病变,以畸胎瘤为多

见。按照扭转程度分为完全性(卵巢顺时针或逆时针扭转≥360°)和不完全性(卵巢扭转<360°)两种,一旦卵巢发生扭转,卵巢悬韧带中的血管蒂完全或部分扭曲,卵巢的血供完全或部分减少或消失,导致淋巴及静脉回流完全或部分受阻使卵巢充血水肿,淋巴液聚集致卵巢增大、囊性变、卵泡外移、囊壁增厚,进而动脉缺血造成卵巢坏死,如果不及时干预,卵巢易破裂出血。

【征象描述】

1. CT 表现

(1)原发性卵巢扭转常常表现为单侧卵巢增

大,右侧多见;多呈类圆形或类椭圆形囊样低或稍高密度,囊壁增厚(静脉及淋巴回流受阻,动脉血供正常,致卵巢充血肿大、密度增高);可伴囊内出血高密度(动脉血供障碍、卵巢破裂出血);沿卵巢周边分布的小圆形低密度灶,以薄层图像结合多平面观察时显示更清楚,为原发性卵巢扭转的特征性表现,因扭转导致静脉回流受阻、卵巢间质压力升高,液体进入未成熟的滤泡(即水肿卵泡),又称卵巢周围外移卵泡;卵巢包膜下积液(扭转持续,外移的水肿卵泡破裂,卵巢可能出现坏死);囊壁偏子宫侧"瘤蒂"及子宫向患侧移位(由于扭转的卵巢牵拉所致);盆腔积液或积血及病灶周围密度增高(卵巢动脉持续受压阻塞致卵巢大血管破裂,严重者卵巢坏死出血破

裂,刺激周围组织反应性及炎性渗出);扭转的卵巢组织呈轻至中度强化,囊壁强化,囊内和周围外移水肿的卵泡无强化,周围血管迂曲、增粗(扭转早期卵巢动脉尚未完全受阻),当扭转进展、动静脉完全闭塞时,扭转的卵巢实质无强化;有时可见"漩涡征"(即扭转的蒂部血管发生旋转)(图7-9-3-1)。

(2)继发性卵巢扭转:CT图像可以清楚显示卵巢的原发病灶,继发性卵巢扭转合并畸胎瘤,其CT表现为腹盆部附件区囊实性肿块,伴或不伴钙化、脂肪和分隔,可见"双肿块征",即原发畸胎瘤与其边缘偏侧性扭转的类肿块的瘤蒂形成(图7-9-3-2),增强后实性部分明显强化减弱或不强化,可见"漩涡征"。

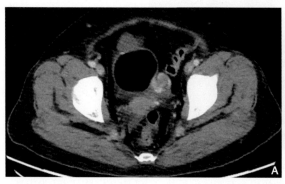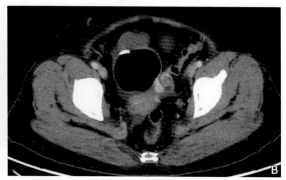

图7-9-3-1 漩涡征CT表现
患者女,8岁。A、B.CT增强显示盆腔混杂密度占位,其内见脂肪密度及钙化成分,并可见左侧卵巢血管呈"漩涡状"改变

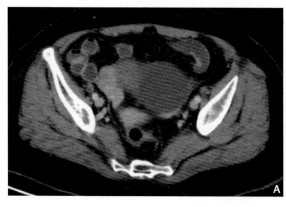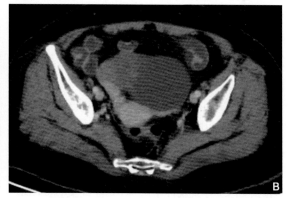

图7-9-3-2 双肿块征CT表现
患者女,10岁。A、B.CT增强示盆腔囊性占位,其内见团片状稍高密度影,其旁右卵巢静脉增粗

2. **MRI表现** 病灶T_1WI呈等信号,T_2WI及抑脂呈等稍高信号,病灶中心可见特征性T_2WI低信号点征(图7-9-3-3)。

【相关疾病】

常见疾病:卵巢肿瘤蒂扭转。

少见疾病:卵巢扭转。

【分析思路】

第一,CT平扫及增强上能清晰显示卵巢原发病

变,若发现扭转的蒂部血管发生旋转,即"漩涡征",提示卵巢扭转。蒂与肿块相连的部分呈鸟嘴状即"鸟嘴征"。增粗扭转的蒂,以及卵巢内侧周边非均质性肿块,即"双肿块征"。若发现卵巢增大、密度增高及卵巢周围外移卵泡即可诊断原发性卵巢扭转。卵巢扭转右侧多见,主要由于卵巢悬韧带较长、卵巢活动范围较大引起,左侧因毗邻乙状结肠而活动相对受限。

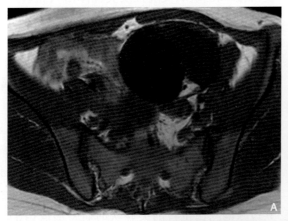
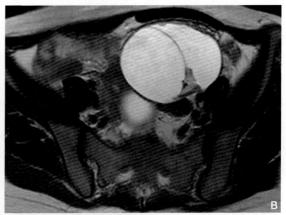
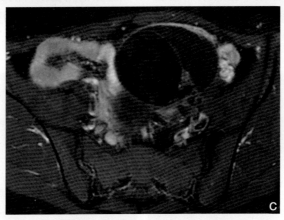

图 7-9-3-3　双肿块征 MRI 表现

患者女,10 岁。A~C. MRI 显示盆腔偏左混杂信号肿块,肿块内含有脂肪信号灶,T_1WI 为高信号、T_2WI 为中高信号,抑脂 T_1WI 增强序列呈低信号,其旁左卵巢静脉增粗

第二,若无明显扭转的蒂,结合临床突发腹痛或腹痛加剧,其他间接征象可提供辅助诊断信息,必要时可行增强检查或磁共振成像检查帮助诊断。需注意与急性阑尾炎、黄体囊肿破裂、异位妊娠破裂等鉴别。急性阑尾炎的典型症状为发热、转移性右下腹痛。CT 诊断急性阑尾炎的直接征象为阑尾增粗,阑尾腔内结石对于阑尾炎的诊断有重要意义,阑尾周围渗出、脂肪层模糊等是 CT 诊断急性阑尾炎最有价值的间接征象。卵巢黄体囊肿破裂多发生于卵巢功能旺盛的育龄妇女,有突发性下腹痛,无停经史,尿 HCG(人绒毛膜促性腺激素)阴性,CT 附件区见高密度影,

后穹隆穿刺可抽出血液。异位妊娠多发生于育龄期妇女,有突发性下腹痛史,有停经史,不规则阴道出血,血和尿 HCG 为阳性,CT 征象常表现为单侧输卵管扩张、增粗,附件区高低混杂密度,孕囊低密度,常伴盆腔积血,后穹隆穿刺可抽出不凝血。因此对于附件急症的诊断,通过 CT 增强进一步寻找附件是否合并肿瘤性病变,以及血管是否发生旋转,同时需要密切结合临床信息,来提高诊断卵巢扭转的准确性。

【疾病鉴别】

漩涡征、鸟嘴征、双肿块征鉴别诊断流程见图 7-9-3-4。

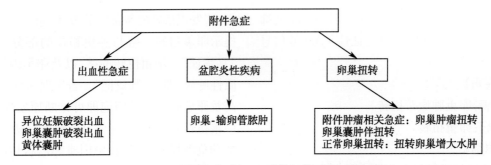

图 7-9-3-4　漩涡征、鸟嘴征、双肿块征鉴别诊断流程图

四、附壁结节征

【定义】

在囊壁和/或分隔上生长的结节状突起。

【病理基础】

是一种间质反应,既可能有癌的成分,又可能有肉瘤的成分。

【征象描述】

1. CT 表现 多见于恶性肿瘤,CT 表现为囊实性混杂密度,囊壁、分隔厚薄不均,可伴有壁结节,边界不清,实性部分及壁结节可明显强化(图 7-9-4-1)。

2. MRI 表现 壁结节呈稍长 T_1、稍长 T_2 信号,在 DWI 上呈稍高信号,表观扩散系数(apparent diffusion coefficient, ADC)图呈稍低信号,增强扫描壁结节明显强化(图 7-9-4-2)。

【相关疾病】

常见病:囊性为主的卵巢囊实性占位,浆液性癌,黏液性腺癌。

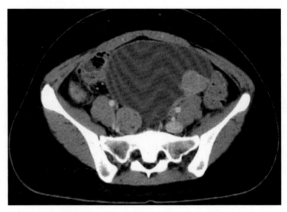

图 7-9-4-1 附壁结节征 CT 表现
患者女,7 岁。CT 增强显示盆腔偏左囊实性占位,以囊性为主,可见强化壁结节

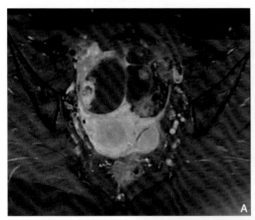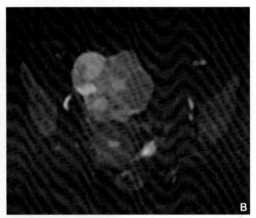

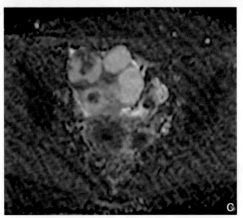

图 7-9-4-2 附壁结节征 MRI 表现
患者女,7 岁。A~C. MRI 增强显示盆腔右侧囊性占位,伴壁结节明显强化,弥散明显受限

少见病:交界性、浆液性或黏液性囊腺瘤,卵巢透明细胞癌(巧克力囊肿恶变),卵巢转移瘤。

【分析思路】

第一,盆腔囊性或囊实性占位病灶中,CT 及 MRI 增强扫描可见在囊壁和/或分隔上生长明显强化的结节状突起,即"附壁结节征"。

第二,多见于卵巢浆液性癌及黏液性癌,绝经后女性常见,属于上皮性肿瘤,边界不清,囊壁不规则,包膜不完整,常有壁结节,实性部分可见不规则坏死区,常合并腹腔积液,伴有网膜转移、腹腔转移等。可有糖类抗原 125(carbohydrate antigen 125,CA125)升高。不伴有子宫内膜增生。

影像上需要与交界性囊腺瘤、卵巢透明细胞癌、卵巢子宫内膜样癌、卵巢转移性肿瘤等进行鉴别。交界性囊腺瘤好发于 40 岁以下女性，以多囊为主，实性成分常表现为多发小结节，囊壁及房间隔厚薄不均，可伴/不伴有盆腔脏器的浸润和盆底、腹腔、腹膜的转移。卵巢透明细胞癌占卵巢癌的 8% ~ 10%，患者多因腹痛、腹部肿块、阴道异常流血等就诊。卵巢子宫内膜样癌多见于老年人，占卵巢癌的 10% ~ 15.8%，主要临床表现为盆腔包块，部分出现绝经后阴道出血，类似子宫内膜癌症状。卵巢透明细胞癌与子宫内膜样癌多表现为单侧囊性为主肿块，见大小不等较大的壁结节或软组织凸入囊腔，肿瘤外缘常较光滑。39% 的子宫内膜样癌和 41% 的透明细胞癌与子宫内膜异位症相关；20.5% 的卵巢子宫内膜样癌合并子宫内膜癌，对于该病的诊断具有重要提示作用。腹膜增厚、腹腔积液及远处转移相对少见。卵巢转移瘤占卵巢恶性肿瘤的 10% ~ 25%，最常见的原发性肿瘤是胃肠道恶性肿瘤（结肠、阑尾、胃、胰腺），也可来自乳腺及肺。影像表现多样，与原发肿瘤相关，多为双侧、实性为主或囊实性肿块。原发肿瘤不明确时，卵巢转移瘤易误诊为原发肿瘤，需高度重视。对具有上述特征的卵巢肿块，需常规评估胃肠道状况或提示临床行胃肠道检查。

【疾病鉴别】

附壁结节征鉴别诊断流程见图 7-9-4-3。

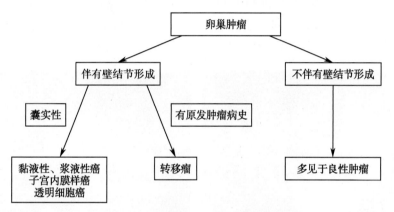

图 7-9-4-3 附壁结节征鉴别诊断流程图

五、真空征

【定义】

肿瘤黏稠胶样物质在 MRI 表现为 T_1WI 高信号、T_2WI 高信号的囊液背景下对应极低信号，即"真空征"，是卵巢甲状腺肿的特征性表现。

【病理基础】

因囊腔内含有黏稠胶样物质，导致影像检查时囊内的密度和信号不同。

【征象描述】

1. CT 表现 多为单侧附件区病变，边界清晰。肿块多呈囊实性（囊性为主）或囊性，纯实性少见。囊内液体密度较高（CT 值>40HU），部分可见更高密度囊腔（CT 值为 70 ~ 90HU），其与滤泡内富含黏稠胶样物质有关。增强扫描实性部分（包括囊壁及分隔）有不同程度强化或呈甲状腺组织样明显强化（图 7-9-5-1）。病理上这些实性成分由成熟的甲状腺组织、大量血管和纤维组织

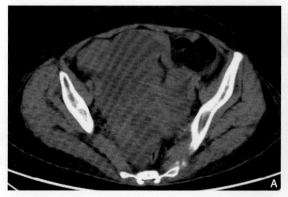
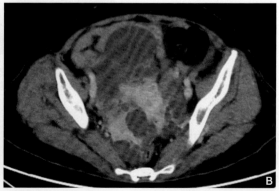

图 7-9-5-1 卵巢甲状腺肿 CT 表现
患者女，12 岁。A、B. CT 增强显示盆腔巨大囊实性占位，实性成分明显强化

组成。

2. MRI 表现 T$_2$WI 上极低信号区和实性成分明显强化是卵巢甲状腺肿的两个典型 MRI 表现。

在 T$_2$WI 序列上高背景的囊液信号内见极低信号区，是由于内容物高度浓缩呈高黏度胶物质时，出现"真空征"（图 7-9-5-2）。

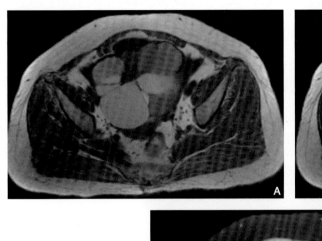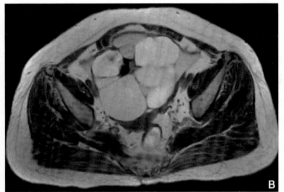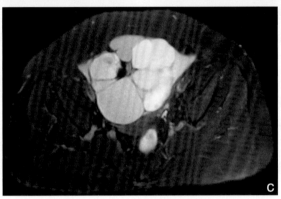

图 7-9-5-2 真空征 MRI 表现
患者女，12 岁。A~C. MRI 显示盆腔巨大囊性占位，在 T$_2$WI 和抑脂序列上均见极低信号

【相关疾病】

卵巢甲状腺肿。

【分析思路】

第一，盆腔囊实性占位，在 T$_2$WI 序列上高背景的囊液信号内见极低信号区，即"真空征"，是卵巢甲状腺肿的特征性表现。增强实性成分明显强化，CT 见高密度囊腔。

第二，卵巢甲状腺肿是一种由甲状腺组织或以甲状腺组织为主（>50%）的成熟畸胎瘤，较罕见，恶变率低。患者常无症状，多数以体检或发现腹盆部肿块就诊，多见于绝经期妇女，少数病例伴甲状腺增大，或伴甲状腺功能亢进。部分患者可出现 Meigs 综合征，即伴胸、腹腔积液，甚至伴有血清 CA125 增高。通常单侧发病，双侧发病少见。在组织学上的大体表现类似囊性畸胎瘤，一般表面光滑，呈分叶状或伴分隔，实性部分可能完全由甲状腺组织组成，囊腔内充满液体或琥珀样物。影像表现多为囊实性肿块，以实性成分为主。

【疾病鉴别】

真空征鉴别诊断流程见图 7-9-5-3。

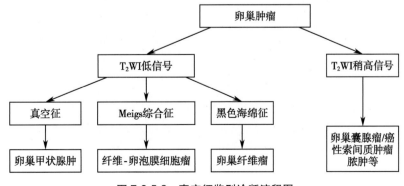

图 7-9-5-3 真空征鉴别诊断流程图

甲状腺肿需要与以下疾病进行鉴别：

1. 卵巢子宫内膜异位囊肿　患者多为育龄期女性，常有痛经史，CT 多表现为双侧附件多房囊性密度影，边界可不清晰，常伴粘连，囊内密度因出血时间不同而异，增强扫描囊壁可有不同程度强化；卵巢甲状腺肿无痛经表现，病变多边缘光滑，与周围组织界限清晰，增强扫描囊壁无明显强化。

2. 盆腔脓肿或输卵管卵巢脓肿　常有腹痛、发热及白细胞升高等表现，抗感染治疗常有效，增强扫描脓肿壁往往明显强化，壁较厚，周围可见渗出改变。

3. 卵巢性索间质肿瘤　囊变明显时需与卵巢甲状腺肿鉴别，但卵巢性索间质肿瘤囊变区常呈多发裂隙状或片状，肿瘤内实性成分比例常高于 50%，增强扫描卵巢性索间质肿瘤多呈轻度渐进性强化，而卵巢甲状腺肿囊内软组织密度多呈甲状腺样明显均匀强化。

4. 卵巢囊腺瘤　分为浆液性囊腺瘤与黏液性囊腺瘤。浆液性囊腺瘤多为单房囊性占位，囊液密度均匀，水样密度，囊壁薄，囊内无分隔或纤细，易与囊实性卵巢甲状腺肿鉴别；黏液性囊腺瘤囊壁和囊内分隔厚薄不均，不同分隔间囊内密度可不均匀，囊液可含黏蛋白而呈高密度；较难与囊性卵巢甲状腺肿鉴别，CT 上高密度囊腔和 T_2WI 极低信号囊腔有助于卵巢甲状腺肿的诊断。

5. 卵巢囊腺癌　好发于老年患者，多呈囊实性，囊壁或间隔不规则增厚，实性成分形态不规则，囊性区边界不光滑锐利，常伴腹/盆腔积液，可伴淋巴结增大，CA125 明显增高；而卵巢甲状腺肿间隔光滑，多数不伴腹腔积液，CA125 正常。

六、黑色海绵征

【定义】

肿瘤纤维成分在 MRI 平扫 T_2WI 序列呈低信号即"黑色海绵征"，是囊实性卵巢纤维瘤的特征，表现为黑色低信号背景下多个小囊状高信号，是特定出现在 MRI 上的征象。

【病理基础】

囊实性卵巢纤维瘤的肿瘤本身有包膜，以实性成分为主，病理切面可见质地较韧的纤维条索及漩涡，有时可见局灶性水肿区或囊变区，上述改变构成在磁共振 T_2WI 序列下"黑色海绵征"的病理基础。

【征象描述】

1. MRI 表现　是出现在平扫 T_2WI 序列的特征表现，主要为卵巢囊实性肿块，具有呈低信号的纤维成分，同时内部出现呈高信号的灶性水肿区或囊变区，即"黑色海绵征"（图 7-9-6-1）。

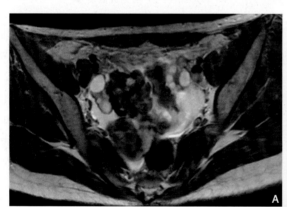
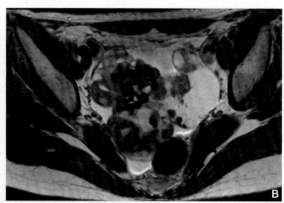
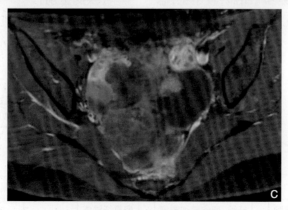

图 7-9-6-1　黑色海绵征 MRI 表现

患者女，13 岁。A~C.T_2WI 显示盆腔囊实性占位，其内见黑色低信号背景下多个小囊状高信号，MRI 增强显示轻度强化

2. CT 表现 CT 上相对应的病变征象是盆腔附件区类圆形或分叶状肿块,密度、信号不均匀,内见囊变坏死区,增强扫描肿瘤实性部分不强化或轻度不均匀强化,囊性部分无强化。

【相关疾病】

卵巢纤维瘤。

【分析思路】

第一,盆腔囊实性占位,当肿瘤内部含胶原成分较多时,表现为典型的 T_2WI 等低信号,即"黑色海绵征",具有特征性的疾病是卵巢纤维瘤。

第二,卵巢纤维瘤是起源于卵巢性索间质的良性肿瘤,多发生于 40 岁以上绝经前后的中老年妇女。以单发的实性或囊实性肿块常见,边界清楚,临床多无内分泌紊乱症状。肿瘤较小时往往无明显症状,较大时可出现腹痛、腹胀、腹部包块等表现,如肿瘤扭转可出现急腹症。少数病例可伴有胸腔积液、腹腔积液,肿瘤切除后胸腔积液、腹腔积液消失,称Meigs 综合征。CT 及 MRI 表现多样,增强后无强化或轻中度强化,T_2WI 低信号具有一定特征性。瘤体DWI 高信号可能对卵巢纤维瘤有诊断价值。

卵巢纤维瘤影像学可分为单纯肿块型、变性型、特殊型,其中单纯肿块型最多见。①单纯肿块型:CT表现为圆形、椭圆形等密度或稍低密度实性肿块,MRI 表现为 T_1WI、T_2WI 低信号实性肿块,边缘光滑,增强后不强化或轻度强化。其中 T_2WI 低信号具有一定特征性(卵巢肿瘤 T_2WI 低信号的成分常见于出血、钙化和纤维成分)(图 7-9-6-2)。②变性型:

表现为类圆形或分叶状肿块,密度、信号不均匀,内见囊变坏死区,增强扫描肿瘤实性部分不强化或轻度不均匀强化,囊性部分无强化。③特殊型:比较罕见,包括大量出血的出血型、明显强化的血管扩张型及合并大量胸腹腔积液的 Meigs 综合征等不典型表现,易误诊。

第三,卵巢上皮来源病变如囊肿、成熟畸胎瘤、囊腺瘤,DWI 均为等或低信号,卵巢癌 DWI 呈高信号,但在 T_2WI 上均无"黑色海绵征"。当肿瘤内部含卵泡膜细胞较多而纤维胶原成分较少时,表现为T_2WI 稍高信号,易出现不典型影像表现,还需要与以下疾病进行鉴别:

1. 子宫浆膜下肌瘤及阔韧带肌瘤 肌瘤由子宫动脉供血,通常强化明显,而卵巢纤维瘤呈轻度强化或无强化。

2. 卵泡膜细胞瘤 两者同属卵巢性索间质肿瘤,影像表现相似,但卵泡膜细胞瘤有内分泌功能,临床多有内分泌紊乱的症状。确诊需靠病理。

3. 卵巢恶性肿瘤 卵巢恶性肿瘤形态不规则,密度不均匀,与周围组织分界不清,增强后明显不均匀强化,常伴淋巴结肿大;卵巢纤维瘤边界清晰,不强化或轻度强化,对周围脏器无侵犯,无淋巴结肿大。另外,卵巢上皮来源肿瘤多有 CA125、CA199 升高,生殖细胞来源肿瘤常伴甲胎蛋白及人绒毛膜促性腺激素水平升高,有助于鉴别。

【疾病鉴别】

黑色海绵征鉴别诊断流程见图 7-9-6-2。

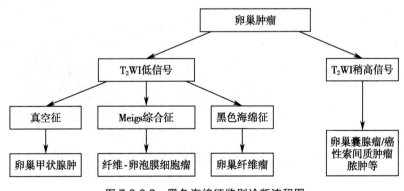

图 7-9-6-2 黑色海绵征鉴别诊断流程图

(曲海波)

第十节 阴囊肿块

靶征/洋葱皮征

【定义】

靶征是指在 MRI 上,睾丸肿瘤性病变内部存在

较少的层状结构且中心区呈等或高信号时所形成的类似靶样的表现。洋葱皮征是指在 MRI 上,睾丸肿瘤性病变内部层状结构显示清楚细腻,形成类似洋葱皮样的表现。

【病理基础】

靶征的病理基础为靶心、包膜及靶心与包膜之间的结构这三者的组成成分不同,靶心多为稠密的角化碎屑及钙化成分,靶心与包膜中间的结构为无定型的含水量较多的坏死组织,外周包膜以纤维成分为主。洋葱皮征的病理基础为囊壁鳞状上皮细胞逐渐发育成熟并角质化,坏死脱落层状排列。

【征象描述】

1. CT 表现　CT 图像上无法观察到靶征及洋葱皮征。

2. MRI 表现　靶征见于 T_1WI,靶心常表现为等或高信号,包膜由于以纤维成分为主表现为较低信号,靶心与包膜中间的结构由于含水多呈低信号,以上部分信号形成靶样表现。洋葱皮征见于 T_2WI,病变周围纤维包膜呈低信号环征,当内部结构呈规律的层状排列且各层间信号存在差异时形成典型的洋葱皮样改变(图 7-10-0-1)。

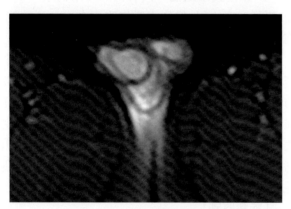

图 7-10-0-1　洋葱皮征 MRI 表现
抑脂 T_2WI 见病灶内部等、高信号形成洋葱皮征

【相关疾病】

靶征及洋葱皮征仅见于睾丸表皮样囊肿,是其特异性征象。

表皮样囊肿也称表皮囊肿、角化囊肿、珍珠囊肿。表皮样囊肿的来源目前仍有争议,睾丸表皮样囊肿少见,占睾丸肿瘤的 1%~6%,以单侧单发多见,亦可见双侧发病,为良性肿瘤样病变。好发于青壮年男性,20~30 岁多见,儿童相对少见。临床病史不典型,大部分以偶然或体检时发现无痛性肿块,部分患者可合并触痛和阴囊肿胀等病史,当合并睾丸扭转时可伴有剧烈疼痛。大体病理多为圆形或椭圆形的囊性病变,拥有完整纤维包膜,囊内衬有分化良好的鳞状上皮,囊壁可钙化或骨化。由于囊内的鳞状上皮碎屑和角化蛋白的比例不同,使病变呈囊性或假实性,但无毛囊、皮脂腺等皮肤附属器或其他畸胎瘤成分。2016 年 WHO 睾丸肿瘤分类将其归入青春期前型畸胎瘤,属于生殖细胞瘤中的非精

原细胞瘤。

【分析思路】

表皮样囊肿在睾丸肿瘤性病变中相对少见,当观察到阴囊占位时,分析思路如下:

第一,观察病变起源。当阴囊内占位累及睾丸时,睾丸往往失去正常形态,当累及阴囊内其他结构时,睾丸形态存在。观察病灶内部是否存在靶征及洋葱皮征时需注意影像学检查或序列,CT 常无这两个征象,需在 MRI 图像上观察,由于病灶内成分分布的特点,靶征常出现在 T_1WI,洋葱皮征常出现在 T_2WI,这两个征象是表皮样囊肿的特异性表现。

第二,观察内部成分。观察内部是否存在脂肪、钙化或骨骼等,畸胎瘤往往存在这些成分。增强图像能明确病灶为实性、囊性或囊实性,实性或囊实性占位可见强化,囊性占位无强化。超声检查是睾丸肿物的常规检查方法,睾丸表皮样囊肿典型超声表现为高低回声相间的靶环征和洋葱皮征,但特异性较低。CT 表现相关文献报道较少,主要表现为类圆形或椭圆形囊性低密度病变,大部分病灶为单囊状,部分为多囊状,边缘呈分叶状,少数病灶见蛋壳样钙化,增强后病灶无强化。MRI 软组织分辨率较超声及 CT 高,是术前最有鉴别价值的影像手段。MRI 表现如下:①T_1WI,可表现为特征性的靶征或牛眼征;靶心可表现为等信号或高信号;包膜以纤维成分为主,表现为低信号;靶心与包膜中间的结构因含水量较多而呈低信号;当瘤内合并有出血时可呈高信号。②T_2WI,病变周围纤维包膜呈低信号环征,是其特征性改变;病变内部多呈混杂高信号,典型者见洋葱皮样改变。不是所有的病例都表现典型征象,只有当鳞状上皮与无定形角质样物质规律交替分布时,表现为洋葱皮征或靶征,当分布不规律,病灶则表现为不均匀混杂信号。③增强扫描,病灶无强化,是与睾丸其他肿瘤最重要的 MRI 鉴别点。

第三,观察患者年龄及实验室检查。表皮样囊肿虽然可见于各个年龄段,但以年轻患者居多,肿瘤指标及血激素检查阴性,当具备上述表现时首先考虑表皮样囊肿。当患者为婴幼儿、AFP 阳性,需首先诊断内胚窦瘤,若患者为成人、AFP 阴性,诊断需首先考虑精原细胞瘤。

【疾病鉴别】

基于影像及临床信息的鉴别诊断流程见图 7-10-0-2。

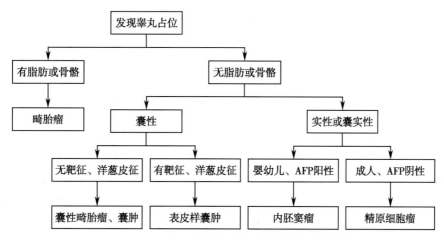

图 7-10-0-2　基于影像及临床信息的鉴别诊断流程图

（刘　锟）

第十一节　阴道异常

一、阴道积液征

【定义】

阴道积液是阴道内潴留大量液体。由先天性阴道梗阻性疾病所致，其发生主要取决于 2 个因素：①生殖道有畸形存在，处女膜闭锁或阴道远端闭锁；②子宫腺体分泌异常增多，伴或不伴子宫积液扩张。

【病理基础】

阴道积液常常伴发泄殖腔畸形和尿生殖窦畸形。泄殖腔畸形是指原始尿道、阴道及原始直肠在胚胎发育期未分开。在胚胎发育第 4~7 周，尿直肠隔发生，将泄殖腔分隔为前后两部分，后方为直肠肛管，前方即是尿生殖窦。尿生殖窦在发育过程有中肾管及中肾旁管参与，在女性生殖管道发生过程中主要形成阴道。所以，尿生殖窦、中肾管、中肾旁管的任一缺如或缺陷都能导致阴道发育异常。

【征象描述】

1. CT 表现　膀胱尿道后方与直肠间盆腔中线区充满液体的扁平囊状低密度影或者出血样密度，有或无正中分隔。

2. MRI 表现　膀胱尿道后方与直肠间盆腔中线区扁平囊状长 T_1、长 T_2 液体信号影或者出血信号影，无或有中线分隔（图 7-11-1-1）。

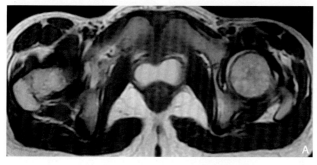
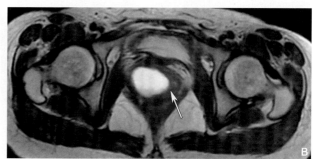

图 7-11-1-1　阴道积液 MRI T_2WI 轴位

A. 患者女，11 岁，间断下腹痛 19 天。膀胱尿道后方与直肠间盆腔中线区扁平囊状长 T_2 液体信号影，无分隔。B. 患者女，39 岁，发现阴道壁囊肿 6 年余。膀胱尿道后方与直肠间盆腔中线区右侧部囊状长 T_2 液体信号影，有分隔（箭）

【相关疾病】

常见疾病：处女膜闭锁，生殖窦上皮未能贯穿前庭部所致，发病率占新生女婴的 0.1%，闭锁的处女膜由两层扁平上皮细胞及中间层薄的结缔组织组成，女性生殖道发育异常中较常见的疾病。

少见疾病：①完全性阴道横隔，胚胎发育时期两侧副中肾管会合后的尾端与尿生殖窦相接处未贯通或部分贯通所致，发病率为 1∶（2 100 ~ 72 000）。②阴道斜隔综合征，斜隔两面均覆盖阴道上皮的膜状组织，起源于两个宫颈之间，斜向附着于一侧的阴道壁，形成一个盲管，把该侧的宫颈遮蔽在内，隔的后方与宫颈之间形成"隔后腔"。

③阴道远端闭锁,发生率在 1/5 000～1/4 000 之间。阴道是沟通内外生殖器的一个管道,上 1/3 起源于副中肾管,下 2/3 起源于尿生殖窦;1976 年 Simpson 指出,阴道闭锁系尿生殖窦发育缺陷所致,子宫及卵巢多发育正常。

罕见疾病:泄殖腔畸形,是较罕见且仅见于女性的畸形,发病率仅为 1/200 000;无肛门,会阴部只有一个开孔,尿道、阴道、直肠共同开口一个腔孔。

阴道积液可能与多个综合征有关,包括 McKusick-Kaufman 综合征、兰格-吉戴恩 Langer-Giedion 综合征(8q 部分单体综合征)和 VACTERL 综合征(脊柱缺如、肛门闭锁、心脏缺陷、气管食管瘘、肾脏异常及肢体异常)。

【分析思路】

第一,阴道积液是指由于阴道口阻塞引起的阴道扩张积液。除阴道外,子宫也扩张时,称为子宫阴道积液(图 7-11-1-2A)。

第二,影像学检查盆腔中线区可见一液性肿块位于膀胱后方,可能与子宫相通并延伸至会阴部。阴道积液常常伴发泄殖腔畸形或尿生殖窦畸形,比较常见的先天性畸形类型有 5 种。阴道积液可以是处女膜闭锁、完全性阴道横隔、阴道斜隔综合征、阴道发育不全或闭锁的唯一征象,也可能与泄殖腔畸形有关。

处女膜闭锁者,子宫腔常见积液,信号与阴道内液体类似;上方阴道呈腊肠状或纺锤形扩张,内见积血,积血信号因出血不同时表现有一定差异;部分患者可伴宫腔积血(图 7-11-1-2B)、输卵管积血等。

阴道横隔约半数位于阴道中上段交界处,也可位于阴道内其他任何部位,厚度约为 1cm;阴道横隔无孔者为完全性横隔(图 7-11-1-2C),隔上有小孔者为不全性横隔。

阴道斜隔综合征合并双子宫、双宫颈;多伴闭锁阴道侧泌尿生殖系统畸形,以肾脏缺如最多见;积血位于阴道上段斜隔后方(图 7-11-1-2D)。

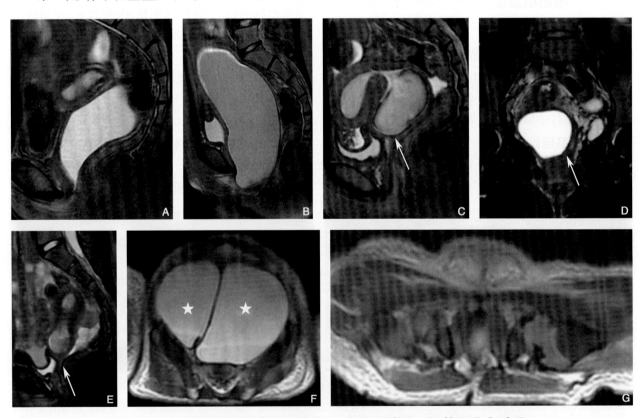

图 7-11-1-2 阴道积液 MRI T₂WI 矢状位(A～C、E)/冠状位/(D)轴位(F、G)表现

A. 患者女,11 岁,间断下腹痛 19 天,查体:处女膜发育正常,肛查:距直肠 2cm 直肠上方触及 5cm×6cm×3cm 囊性包块,边界清楚,无触痛,手术证实处女膜闭锁;B. 患者女,11 岁,下腹痛 5 天,加重 2 天,查体:阴道口可见闭锁的处女膜,较厚,张力大,表面暗紫色,触痛,手术证实处女膜闭锁;C. 患者女,11 岁,间断下腹痛 3 个月,加重 10 天,持续性,查体:外阴发育未见异常;阴道探及深 3cm,可触及一横隔样阻挡物(箭),完全性横隔;D. 患者女,39 岁,发现阴道壁囊肿 6 年余,既往月经规律,术中诊断为阴道斜隔综合征Ⅲ型(箭),双子宫双宫颈,右肾缺如;E. 患者女,10 岁,周期性腹痛 2 个月,妇科查体:未查,外省手术示阴道闭锁(箭);F. 患者胎龄 34 周,双胎小女,生后发现肛门闭锁,超声提示双肾积水、双子宫、双阴道并阴道大量积液、子宫积液可能,手术证实泄殖腔畸形(1 个开口),MRI 示双阴道(五角星)积液扩张;G. 与 F 同一病例,MRI 平扫会阴层面,未见尿道口和肛门

阴道闭锁 I 型指阴道段闭锁,阴道上段和子宫体正常;II 型指阴道完全闭锁,多合并子宫颈发育不良,伴或不伴子宫体发育畸形(图 7-11-1-2E)。

若为双阴道,可能表现为两个充满液体的结构,通常大小不等(图 7-11-1-2F、G)。腹内中线区囊肿内发现液-液平面或分隔,应该考虑泄殖腔畸形的可能。

第三,阴道积液需要与来自膀胱和直肠的肿瘤进行鉴别。卵巢囊肿和阴道积液都发生于女性胎儿,但是,阴道积液位于中线区并且延伸至会阴部,

借此可以与卵巢囊肿鉴别。巨大或膨大的阴道积液压迫膀胱可能引起肾盂积水。

第四,阴道积液可能与多个综合征有关。Mckusick-Kaufman 综合征是一种罕见的常染色体隐性遗传,可表现为阴道闭锁,阴道积水,肾盂、输尿管积水,肛门闭锁(图 7-11-1-2G),直肠阴道瘘,心脏缺陷等。儿科医生需对一些综合征加深认识,子宫阴道积液可能仅为综合征的特征之一,需注意诊断和鉴别诊断,避免漏诊误诊。

【疾病鉴别】

阴道积液鉴别要点见图 7-11-1-3。

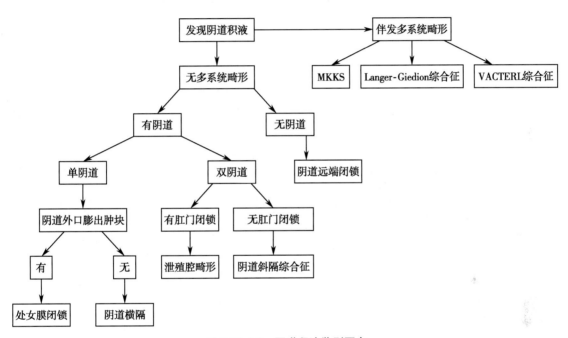

图 7-11-1-3 阴道积液鉴别要点

二、阴道隔征

【定义】

阴道隔征(vaginal septum)是指阴道腔内的横行、纵行或斜行的膜样结构。

【病理基础】

阴道是由泌尿生殖窦和副中肾管演变而来,阴道近端 2/3 由双侧副中肾管融合形成,阴道远端 1/3 由泌尿生殖窦形成。在胚胎第 9 周泌尿生殖窦上端细胞增生,形成实质性的窦阴道球,与副中肾管尾端相连,向头端增生增长形成阴道板。胚胎 11 周阴道板开始自下而上腔道化,胚胎 20 周阴道腔形成。在副中肾管和泌尿生殖窦的发育过程中,受到各种不明因素的影响,出现副中肾管和泌尿生殖窦融合异常,形成阴道隔。阴道纵隔为副中肾管侧面融合异常,阴道横隔是副中肾管垂直融合异常所致,阴道斜

隔为两侧副中肾管部分融合异常所致。

【征象描述】

1. MRI 表现

(1)阴道横隔:阴道可见横向短 T_2 信号影,常位于阴道中上段交界,伴或不伴阴道积血。约半数位于阴道中上段交界处,也可位于阴道内其他任何部位,厚度约为 1cm。

(2)阴道斜隔:阴道可见斜向短 T_2 信号影,并阴道隔上方阴道扩张、积血。同时可见双子宫、双宫颈畸形,多伴闭锁阴道侧肾脏缺如。

(3)阴道纵隔:阴道可见纵向短 T_2 信号影,合并双子宫或完全性子宫纵隔。

2. 子宫输卵管造影 阴道横隔常常插管失败;阴道斜隔插管困难,无异常表现;阴道纵隔两侧阴道分别插管,宫腔呈梭形,有(图 7-11-2-1)或无宫腔底部分离。

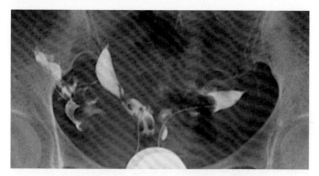

图 7-11-2-1　阴道纵隔子宫输卵管造影

患者女,32 岁,不孕不育。两侧阴道分别插管,双子宫、双阴道,宫腔底部分离

【相关疾病】

常见疾病:阴道纵隔见于双阴道、双子宫或完全性子宫纵隔合并双宫颈及阴道纵隔;后者是一种特殊类型的子宫纵隔畸形,其发病率约占所有子宫纵隔的 5%。

少见疾病:阴道斜隔发病率为 0.1% ~3.8%。

罕见疾病:阴道横隔发病率为 1∶(2 100 ~ 72 000)。

【分析思路】

第一,如果胚胎发育时期两侧副中肾管会合后的尾端与尿生殖窦相接处未贯通或部分贯通,导致阴道横隔,阴道横隔无孔为完全性横隔,隔上有小孔为不全性横隔,一般不伴有其他泌尿生殖系统畸形。双宫颈和/或双子宫畸形的阴道,如果在两个宫颈之间出现斜向附着于另一侧阴道壁的肌性隔,形成一个盲管,把该侧的宫颈遮蔽在内,隔的后方与宫颈之

间形成"隔后腔",称阴道斜隔。如果两侧副中肾管尾端尚未融合或融合后隔吸收失败,将导致阴道纵隔;前者表现为双子宫双阴道畸形,后者表现为完全性子宫纵隔合并双宫颈及阴道纵隔。

第二,完全性阴道横隔或无孔斜隔患者因经血排出不畅导致下腹痛、痛经,行 MRI 发现阴道积液,伴横行或斜行的隔而明确诊断;不全性阴道横隔、阴道纵隔或有孔斜隔患者因无经血排出障碍,多无明显的临床症状,部分因婚后性生活困难或不孕不育就诊检查发现。

第三,青春期女性无月经来潮伴周期性下腹痛、痛经、排尿困难等症状,需行超声或者盆腔 MRI 检查;育龄期女性婚后性生活困难或不孕不育,常规需行子宫输卵管造影。

完全性横隔患者,在青春期因月经来潮,不能正常排出,出现下腹痛,盆腔 MRI 检查发现完全性阴道横隔合并阴道上段和宫腔积血(图 7-11-2-2);不全性横隔患者,因不孕不育或性交困难,行子宫输卵管造影检查时,常常插管不成功,MRI 进一步检查发现不全性阴道横隔(图 7-11-2-3),无阴道腔和宫腔积血。阴道斜隔 MRI 检查可见有(图 7-11-2-4)或无闭锁侧阴道积血,并双子宫双宫颈,多伴闭锁侧泌尿生殖系统畸形,以肾脏缺如最多见。阴道纵隔(图 7-11-2-5)可见宫腔底部自上而下延伸的中隔或两个子宫。

【疾病鉴别】

阴道隔鉴别要点见图 7-11-2-6。

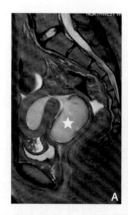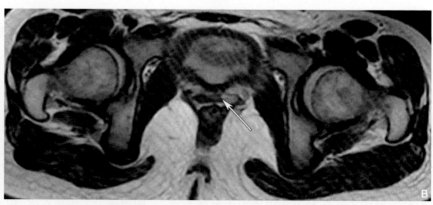

图 7-11-2-2　完全性阴道横隔盆腔 MRI 平扫

患者女,11 岁,间断下腹痛 3 个月,加重 10 天,持续性,查体:外阴发育未见异常;阴道探及深 3cm,可触及一横隔样阻挡物。A. T$_2$WI 矢状位显示阴道腔中上段积液扩张(五角星);B. T$_2$WI 轴位显示阴道中上段短 T$_2$ 横隔信号影(箭)

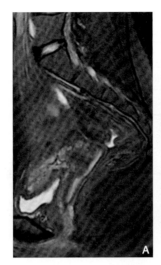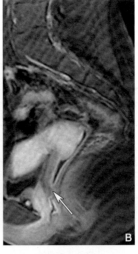

图 7-11-2-3 不全性阴道横隔盆腔 MRI 平扫

患者女,22 岁,2 个月前初次同房,发现同房困难,既往月经规律,妇科检查:
阴道可探入 3cm,顶端 10 点似可见小口。A. T_2WI 矢状位显示阴道中上段不
全性横隔;B. 增强 T_1WI 矢状位显示阴道横隔显示更清晰(箭)

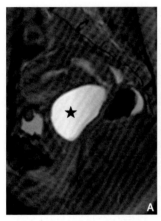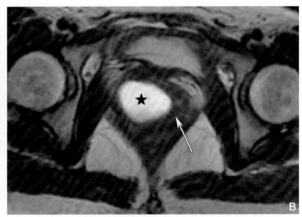

图 7-11-2-4 阴道斜隔综合征盆腔 MRI 平扫

患者女,39 岁,发现阴道壁囊肿 6 年余,既往月经规律,术中诊断:阴道斜隔综合征Ⅲ型,双
子宫、双宫颈,右肾缺如。A. T_2WI 矢状位显示隔后腔(五角星);B. T_2WI 轴位显示隔后腔
(五角星)和阴道斜隔(箭)

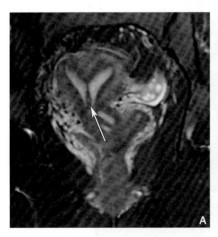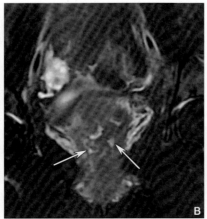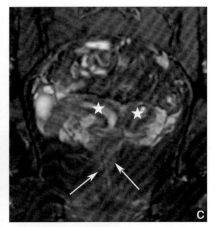

图 7-11-2-5 阴道纵隔盆腔 MRI 平扫 T_2WI 冠状位

A、B. 患者女,30 岁,双宫颈、阴道纵隔、完全性子宫纵隔、子宫肌瘤。手术证实:完全性子宫纵
隔(箭);B. 双阴道(箭);C. 患者女,23 岁,外院超声双子宫、双宫颈,查体:双阴道,右侧阴道通畅,左侧阴道口细小。双子宫
(五角星)、双宫颈、双阴道(箭)

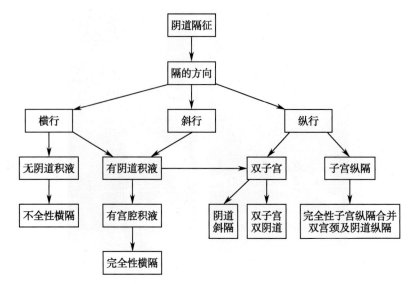

图 7-11-2-6　阴道隔鉴别要点

三、阴道缺失征

【定义】

阴道缺失征(absence of vagina)指胚胎在发育期间受到内在或外界因素阻扰,亦可由于基因突变引起副中肾管发育不全或尾端发育不良所致,表现为阴道缺失,无子宫或仅有双角残余。

【病理基础】

绝大多数患者在正常阴道口部位仅有完全闭锁的阴道前庭黏膜,无阴道痕迹。也有部分患者在阴道前庭部有浅的凹陷,个别具有短于 3cm 的盲端阴道。

【征象描述】

MRI 表现:矢状位 T_2WI 显示最佳,在正常阴道位置均无法看到阴道形态及结构,在肛门尿道之间可有条索状结缔组织,信号较混杂(图 7-11-3-1)。有部分患者在阴道前庭部有浅的凹陷,个别具有短于 3cm 的盲端阴道(图 7-11-3-1)。

【相关疾病】

常见疾病:MRKH 综合征发病率为 1/4 000 ～ 1/5 000 例女活婴。

少见疾病:17α-羟化酶缺陷症是由位于 10 号染色体上编码 17α-羟化酶的 *CYP17A1* 基因突变所致肾上腺皮质激素和性激素合成障碍的一种常染色体隐性遗传病,该病是先天性肾上腺皮质增生症的极其少见类型,约占所有先天性肾上腺增生症的 1%,其发病率为 1∶50 000。染色体核型(46XX)患者原发性闭经,染色体核型(46XY)患者男性假两性畸形等。

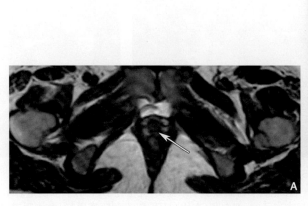
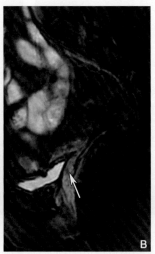

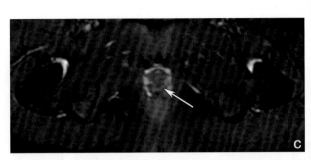
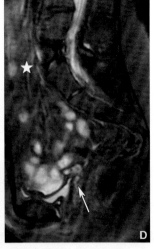

图 7-11-3-1　MRKH 综合征(先天性子宫阴道缺如综合征)MRI 平扫 T$_2$WI 轴位(A、C)/矢状位(B、D)表现

A、B. 患者女,25 岁,月经未来潮;染色体检查:46XX;查体:无阴道,卵巢可见;MRKH 综合征(无阴道);尿道肛门间无阴道(A,箭);膀胱直肠间条索状结缔组织混杂信号(箭),阴道中上段缺失(B)。C、D. 患者女,17 岁,月经未来潮,妇科查体:处女膜口可见,棉棒探入 3cm 受阻,卵巢可见;MRKH 综合征(有盲端阴道);尿道肛门之间盲端阴道(C,箭)膀胱直肠间条索状结缔组织混杂信号(箭),阴道中上段缺失(D)

　　罕见疾病:雄激素不敏感综合征又称睾丸女性化综合征,是一种罕见的遗传性性发育异常疾病,发病率为 1/100 000~1/90 000。染色体核型为 46XY,其位于 Xq11-q12 染色体的雄激素受体(androgen receptor,AR)基因发生突变,使雄激素受体蛋白合成异常,导致雄激素的生理功能部分或全部丧失而出现男性性腺及生殖器发育异常。XY 单纯性腺发育不全(XY pure gonadal dysgenesis)又称 Swyer 综合征,1995 年由 Swyer 等首次报道,是一种罕见的性腺发育异常性疾病,临床发病率约为 1/100 000。

【分析思路】

　　第一,外阴女性表征,青春期后无月经来潮或无法性生活就诊,MRI 检查发现阴道完全性或部分性缺如,伴双角残余或无子宫。

　　第二,如果有正常女性染色体核型(46XX),卵巢功能及第二性征发育正常,阴道缺失,子宫未发育

(仅有双角残余)等特征,即为 MRKH(Mayer-Rokitansky-Kuster-Hauser)综合征,是阴道缺失最多见的疾病。MRKH 综合征主要分为两型:Ⅰ型常见,单纯子宫、阴道发育异常。Ⅱ型为复杂型,除子宫、阴道发育异常外,伴有泌尿系统、骨骼系统、心血管、听觉或视觉系统发育畸形,其中以泌尿系统及骨骼系统发育异常最为多见。若同时合并副中肾管、泌尿系统、颈胸段体节发育异常者称为副中肾管-肾脏-颈胸段体节综合征(MURCS 综合征)。具有女性外阴,以原发性闭经就诊的青春期患者,超声或 MRI 显示阴道缺失。若双角残余(图 7-11-3-2),患者染色体核型为 46XX,性激素水平正常,考虑 MRKH 综合征。

　　第三,需与相关疾病鉴别。染色体核型 46XY 的性发育异常(disorder of sex development,DSD),如雄激素不敏感综合征、17α-羟化酶缺陷症及单纯性腺发育不全;雄激素不敏感综合征患者较为少见;很少数

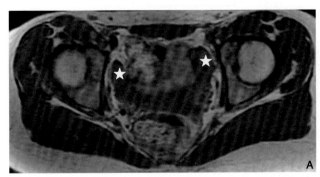
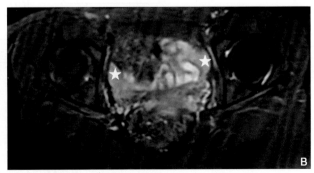

图 7-11-3-2　MRKH 综合征盆腔 MRI 平扫轴位 T$_1$WI 和 T$_2$WI 表现

患者女,15 岁,原发闭经。A、B. 双角残余(五角星)

为性染色体 DSD 者；若染色体核型为 46XY，腹股沟区疑似睾丸，患者伴有低肾素性高血压、低钾血症等，基因检测为 *CYP17A1* 基因突变，考虑 17α-羟化酶缺陷症（图 7-11-3-3）；腹股沟区疑似睾丸，抗米勒管激素（anti-Müllerian hormone，AMH）水平高，基因检测为 Xq11-q12 染色体的 *AR* 基因发生突变，考虑完全性雄激素不敏感综合征；抗米勒管激素（AMH）水平明显低，多考虑 XY 单纯性腺发育不全综合征（Swyer 综合征）。

【疾病鉴别】

阴道缺失鉴别要点见图 7-11-3-4。

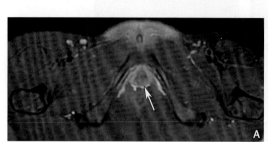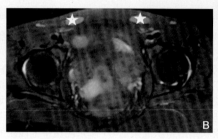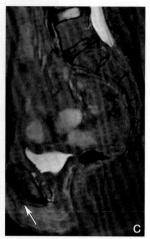

图 7-11-3-3　17α-羟化酶缺陷症盆腔 MRI 平扫 T₂WI 轴位/矢状位表现

患者女，23 岁，月经未来潮，无不适，查体：身高 172cm，乳房Ⅲ级，阴毛少，似可见阴道口，棉签未探入。超声提示无子宫，染色体核型 46XY。A. 尿道肛门之间无阴道（箭）；B. 双侧腹股沟区睾丸（手术切除证实）（五角星）；C. 矢状位可见小阴茎（箭）

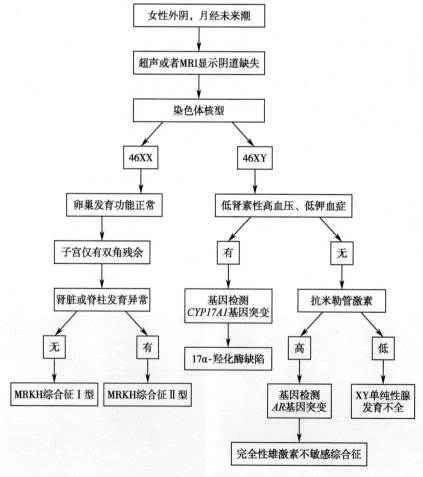

图 7-11-3-4　阴道缺失鉴别要点

（闫　锐）

第十二节 肾上腺病变

一、肾上腺实性结节或肿块

【定义】

肾上腺实性结节或肿块(adrenal solid nodule or mass)指来源于肾上腺实质实性成分的占位性病变;较小者称为结节,较大者称为肿块。

【病理基础】

发生在肾上腺髓质或皮质的团块状新生物。其成分多样,可以为软组织肿瘤、肉芽肿、钙化等。部分来源于肾上腺的结节或肿块可具有相应的内分泌异常表现。

【征象描述】

单侧或双侧肾上腺区域出现类圆形或不规则形态的占位性病变。可以呈等密度、稍高密度、低密度;部分病变内可见钙化,亦可出现坏死、出血;少部分结节或肿块可双侧出现,也可单侧肿块跨越中线,其边界可清楚或模糊;CT增强后部分结节或肿块可见包膜,坏死区域不强化;MRI信号与其内成分有关,有的病变T_2WI信号有特点。恶性病变可发生转移,邻近骨质可受累,邻近器官可出现局部侵犯或区域淋巴结转移,少数病变可导致血管内瘤栓。

【相关疾病】

1. **常见疾病** 肾上腺神经母细胞瘤。

神经母细胞瘤(neuroblastoma)是儿童常见的实体肿块,是高度恶性的肿瘤,以肾上腺起源最为常见。尿、血香草扁桃酸和高香草酸增高,有助于临床诊断。

肿瘤多为结节状或巨大软组织肿块,形态不规则,浸润性生长,边界多不清楚,容易伴发囊变、坏死、出血及钙化,表现为混杂密度肿块。其钙化率近80%,通常为沙砾、斑片状钙化。增强后肿瘤中到明显不均匀云絮状强化,其中囊变坏死区无强化,偶可见强化的肿瘤血管。肿瘤可包绕邻近大血管,较大者可跨越中线。骨、肝、淋巴结为其常见转移。肝内和淋巴结转移可发生钙化,呈环状或斑点状(图7-12-1-1)。

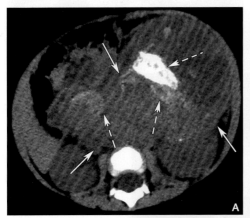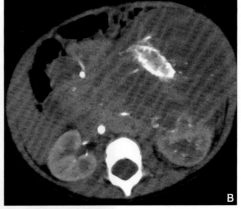
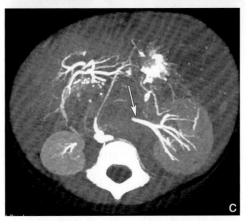

图7-12-1-1 左腹膜后区神经母细胞瘤

患者男,2岁,左侧腹部扪及巨大肿块影,行CT检查。A.平扫示形态不规则的边界不清肿块影(实箭),其内低密度坏死及多样性钙化影(虚箭),跨越中线;B.增强后不均匀强化;C.重建显示包绕左肾动脉(实箭)

肿瘤内坏死、出血和钙化使肿瘤 MRI 信号不均匀，呈以 T_1 低、T_2 高信号为主的混杂信号。增强为弥漫性不均匀中度强化。MRI 可清楚显示肿瘤椎管内侵犯及骨转移。但 MRI 对于微小钙化的检测不如 CT 敏感。

神经母细胞瘤存在一类较为罕见的类型，称为囊性神经母细胞瘤，也是其预后最好的一型，常见于围产期及小婴儿。CT 成像以大的囊性病变或小的囊泡为特征，壁厚薄不均，边缘无明显强化，部分囊肿内可见轻度强化和分隔。MRI 表现为混杂 T_1WI、T_2WI 信号，壁厚薄不均，中心以 T_2WI 高信号为主，DWI 为高信号。

2. 少见疾病　肾上腺节细胞神经瘤、嗜铬细胞瘤、肾上腺皮质腺瘤、肾上腺结核。

（1）肾上腺节细胞神经瘤（adrenal ganglioneuroma）：约 20% 起源于肾上腺髓质，较少见，通常无明显症状，大多为良性，预后良好。CT 平扫示肾上腺区域类圆形或伪足样肿块，密度较低，低于同层面肝脏和肌肉，约 50% 存在钙化，多呈肿块内点状钙化；肿块包膜完整，边界清晰。增强呈渐进性强化，动脉期可无明显强化，与平扫时的低密度，易误判其为囊性病变，称"假性囊性"征象，为其较为特异的表现（图 7-12-1-2）。MRI 上表现为 T_1 呈低、等信号，T_2 常为高信号。部分病变在 T_2 高信号瘤体内可见曲线、螺旋状低信号带，为纵横交错的施万细胞和胶原纤维。较大节细胞神经瘤可包绕血管，但不侵犯血管，但术中均可剥离。

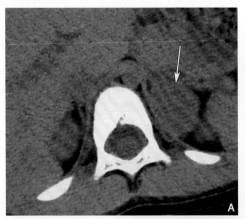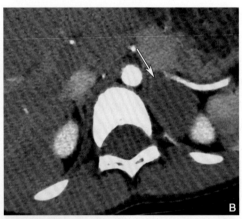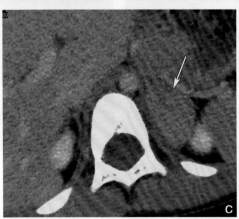

图 7-12-1-2　左腹膜后区节细胞神经瘤

患者女，10 岁，左侧肾上腺肿块，行 CT 检查。A. 平扫为边界清楚的低密度结节影（箭）；B. 动脉期无明显强化（箭）；C. 延时期强化（箭）

（2）嗜铬细胞瘤（pheochromocytoma）：约 80% 起于肾上腺，儿童少见，多为良性，患者大多数有阵发性或持续性高血压。CT 平扫通常为单侧肾上腺区域类圆形软组织密度肿块，有包膜，边界清楚。其密度均或不均，不均者有坏死囊变，可呈壁较厚的囊肿表现；约 10% 会发生钙化，多为肿块内点状钙化。典型的嗜铬细胞瘤增强后明显强化，廓清缓慢。

MRI 上信号有特征性：①肿块 T_1 呈低信号，常不均匀；T_2 呈明显高信号，高于肝脏及肾脏，可区别其他肾上腺肿瘤；②增强扫描强化显著，早期即明显强化，廓清慢，延迟扫描信号逐渐升高，趋于均匀；坏死、出血、囊变区不强化，故囊变的肿瘤呈周边显著强化。

（3）肾上腺皮质腺瘤（adrenocortical adenoma）：

儿童相对少见。分为 Cushing 腺瘤、Conn 腺瘤及无功能腺瘤。其钙化率较低,偶有病变可见结节或肿块内的点状钙化。Cushing 腺瘤临床主要表现为向心性肥胖,Conn 腺瘤临床主要表现为高血压、钠潴留、低血钾。皮质腺瘤表现为与肾上腺相连的边界清楚的结节或肿块,多数能见到较为完整的同侧肾上腺。Conn 腺瘤一般较小,为 0.5~2cm,含脂质,密度高于脂肪近似水密度。Cushing 腺瘤一般为 2~4cm,含脂质,近似肾脏密度(图 7-12-1-3)。增强后两者轻度至中度强化,廓清快速。MRI 上因瘤内脂质,T_1 呈等信号,T_2 呈稍高信号,在反相位上信号较同相位明显降低;较大肿瘤可有出血,T_1 呈高信号,而坏死则在 T_1 呈较低信号,T_2 呈高信号。无功能腺瘤可较大,少数肿瘤可大至 10cm,为较均匀的软组织密度,增强后轻、中度均匀强化。MRI 检查 T_1 和 T_2 信号与肝脏信号一致,有坏死、出血时 T_2 信号较高,囊变信号更高。功能性腺瘤常有对侧肾上腺的萎缩;无功能腺瘤对侧肾上腺常无萎缩。

(4)肾上腺结核(adrenal tuberculosis):为全身结核的一部分或单独发生,双侧受累者超 80%。早期结核病灶以渗出、干酪样坏死和肉芽肿为主,故 CT 表现为肾上腺肿大或肿块,密度均匀或中心呈低密度,有渗出者边界模糊。增强后可见外周强化(中央坏死)或均匀强化(无中央坏死)。外周强化者呈囊肿表现。MRI T_1 呈低信号或等信号,T_2 呈高信号,呈均匀强化或外周强化。晚期肾上腺增大会逐渐减少,可以有萎缩,并功能降低。约 50% 的患者会出现钙化,以晚期明显,多呈点状钙化。

3. **罕见疾病** 肾上腺皮质结节样增生、肾上腺皮质癌。

(1)肾上腺皮质结节样增生:肾上腺增生(adrenal hyperplasia)分为弥漫性增生和结节性增生,以弥漫性增生为主,通常为双侧的非恶性肾上腺肿大(婴儿期大于 5mm,幼儿期大于膈肌脚),有时在影像上出现肾上腺结节性肿大,如促肾上腺皮质激素非依赖性大结节样肾上腺增生(independent macronoular adrencortical hyperplasia,AIMAH)罕见。肾上腺增生在 CT 平扫时密度可以稍低,一般均匀增粗、增大、延长迂曲,增强腺体明显均匀强化。也可伴有结节状增生,增生的结节密度与邻近肾上腺类似,强化类似(图 7-12-1-4);少数患者结节可大于 2 个。

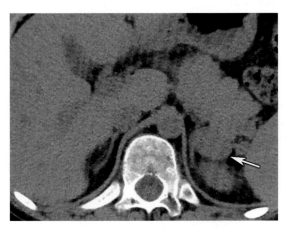

图 7-12-1-3 左侧肾上腺皮质腺瘤
患者男,13 岁,左侧肾上腺结节,行 CT 检查,表现为边界清楚的结节影,同侧肾上腺可见,密度较低,低于周围肝脏、脾脏及肾脏(箭)

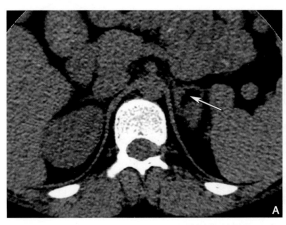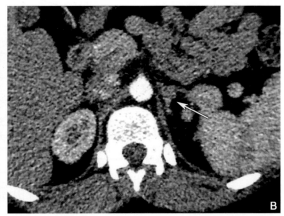

图 7-12-1-4 左肾上腺结节样增生
患者男,5 岁,肥胖,行 CT 检查。A、B. 平扫、增强可见左肾上腺内侧肢体宽于膈肌脚,内外侧肢交界处边界清楚小结节,密度强化与同侧肾上腺相似(箭)

(2)肾上腺皮质癌(adrenocortical carcinoma):是儿童罕见的恶性肿瘤,生长迅速,预后差。其发生率占肾上腺肿瘤的 6%,绝大多数内分泌功能异常,如

Cushing 综合征、醛固酮增多症、女性男性化等。肾上腺皮质癌呈类圆形或分叶状,包膜完整时边界清楚,绝大多数不跨越中线;肿块内密度不均匀,常伴有出

血、坏死(图 7-12-1-5),10%~25%存在钙化,多呈肿块内的点状、针尖状、条片状钙化。少数病例囊变,为不均匀的厚壁囊性肿块,囊壁多有附壁结节样改变;

增强扫描肿瘤实质部分明显不均匀强化;囊变者囊壁强化,壁结节亦明显强化;肿瘤推移周围大血管,可有下腔静脉内瘤栓、局部浸润、肝肾淋巴结转移。

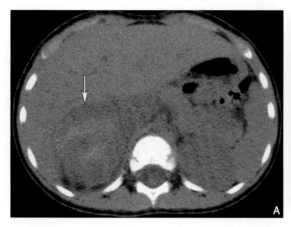
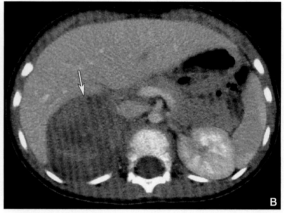

图 7-12-1-5 右肾上腺皮质癌

患者男,8 岁,超声发现右侧肾上腺肿块,行 CT 检查。A、B. 平扫、增强可见右肾上腺区肿块,后缘边界模糊,其内密度不均,见稍高密度出血,增强后不均匀强化(箭)

【分析思路】

第一,肾上腺区域的结节或肿块,可以是单侧或双侧出现,影像学表现为圆形、类圆形或不规则形态;由于病变性质不同,是否伴有钙化、出血或坏死,密度和信号变化较大;部分结节或肿块可能双侧出现,也可单侧肿块跨越中线。

第二,征象的临床意义。该征象提示来源于肾上腺的团块状新生物,以肿瘤最为多见,肉芽肿性疾病及增生少见。

【疾病鉴别】

基于影像信息的鉴别诊断流程见图 7-12-1-6。

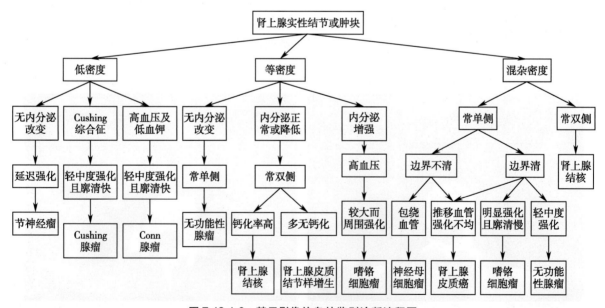

图 7-12-1-6 基于影像信息的鉴别诊断流程图

二、肾上腺囊肿

【定义】

肾上腺囊肿(adrenal cyst)位于肾上腺区,来源

于肾上腺组织具有囊腔结构,外有囊壁、内有液体成分的病变。

【病理基础】

肾上腺囊肿是指来源于肾上腺被组织壁包围

封闭的囊状结构,囊内成分可为细胞分泌的液体、坏死液化、血液、脓性分泌物、空气等。囊肿可以呈单房状,也可因囊内残存组织、纤维等分隔而成多房状,囊壁偶可发生钙化。肾上腺囊肿按组织学分类分为假性囊肿(39%)、内皮囊肿(45%)、上皮囊肿(9%)、寄生虫囊肿(7%)4种。假性囊肿占肾上腺囊肿的大多数,其形成多与感染、创伤或肾上腺肿瘤等导致的肾上腺出血相关。内皮囊肿又分为淋巴管瘤样囊肿和血管瘤样囊肿,文献报道血管畸形与内皮性肾上腺囊肿形成相关。上皮囊肿是最罕见的亚组,亦称为真囊肿,其形成与先天性腺囊肿和相关液体潴留有关。寄生虫囊肿亦罕见,通常由细粒棘球绦虫感染引起,且大多是全身性包虫病的一部分。

【征象描述】

典型征象CT表现为界限清楚,具有壁和较为均匀的内部结构,在CT上多呈低衰减(低于20HU)。可因囊内成分不同,密度有不同程度的改变,如伴有出血者密度可较高。MRI常表现为T_1WI低信号、T_2WI高信号。

【相关疾病】

肾上腺囊性肿块可见于多种疾病,在儿童时期发病率均较低。

少见疾病:肾上腺血肿、囊性神经母细胞瘤、肾上腺结核、囊性嗜铬细胞瘤。

罕见疾病:囊性肾上腺皮质癌。

【分析思路】

第一,肾上腺囊肿多数表现为肾上腺区域的含有软组织密度囊壁的低密度病变,但可因囊内成分不同而呈等密度、高密度。增强后囊内无明显强化,囊壁可因成分不同呈现不同程度的强化。

第二,肾上腺囊性征象提示来源于肾上腺的团块状新生物,其内含有较多分泌物、坏死、出血等。肾上腺出血(adrenal hemorrhage)(图7-12-2-1)常由于创伤、妊娠、败血症、低血压或抗凝治疗引起,最常见于新生儿。新生儿肾上腺出血多位于右侧,单、双侧均可发病。肾上腺出血可分为急性期(低于1周)、亚急性期(1周~1个月)和慢性期(高于1个月)。急性期肾上腺出血内部密度均匀增高,CT值一般在46~65HU,增强强化不明显;亚急性期血肿边缘密度开始降低,中心呈等密度区逐渐缩小,增强可见病灶周围呈环形强化;慢性期血肿减小消失,可残余肾上腺内片状钙化,增强病灶无强化,可出现肾上腺皮质萎缩;如血肿未完全吸收,则为假性囊肿,一般表现为囊性低密度影,囊壁多不规则稍厚,囊壁上可伴弧形或条状钙化,囊内出血呈云絮状稍高密度,增强可见囊壁强化。MRI表现为信号混杂边界清楚的占位,出现T_1WI高信号、T_2WI低信号是肾上腺出血的典型表现,囊变后可表现为T_1WI低信号、T_2WI高信号。

第三,其余如囊性神经母细胞瘤、肾上腺结核(图7-12-2-2)、囊性嗜铬细胞瘤(图7-12-2-3)、囊性肾上腺皮质癌等请见前述。

【疾病鉴别】

肾上腺囊肿相关疾病见表7-12-2-1。

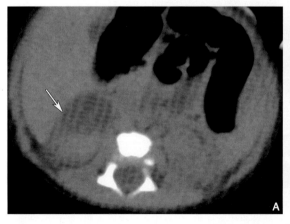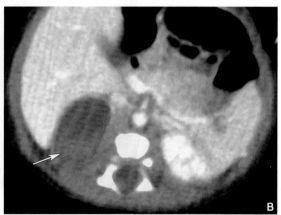

图 7-12-2-1 右侧肾上腺出血

患者女,3天,超声筛查发现右侧肾上腺囊肿,成分黏稠不均,行CT检查。A.平扫示囊性病变,可见出血所形成的液-液平面(箭);B.增强囊壁光整,轻度强化(箭)

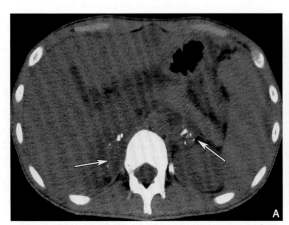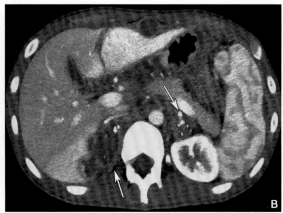

图 7-12-2-2 双侧肾上腺结核

患者女,12 岁,确诊肺结核,行腹部 CT 检查。A. 双肾上腺区边界不清的结节,边界欠清,其内多发点状钙化(箭);B. 外周强化,囊壁厚薄不均(箭)

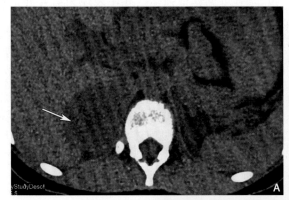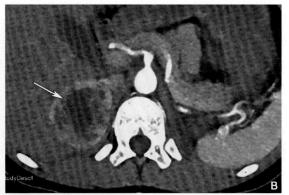

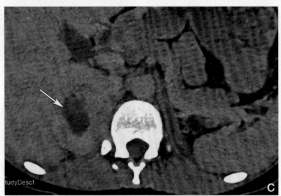

图 7-12-2-3 右侧肾上腺嗜铬细胞瘤

患者女,8 岁,明显高血压,行 CT 检查。A. 平扫为边界清楚的软组织密度影,其内坏死呈低密度影(箭);B. 动脉期明显强化(箭);C. 延迟期仍较明显强化,呈厚壁囊性变(箭)

表 7-12-2-1 肾上腺囊肿相关疾病

疾病	囊性神经母细胞瘤	肾上腺结核	肾上腺出血	囊性肾上腺皮质癌	囊性嗜铬细胞瘤
囊壁厚薄、是否均匀	厚薄不均	厚薄不均	囊壁形态与出血时间有关	厚壁	较厚
囊壁是否光整	内外壁不光整	外壁模糊或粘连,内壁大多光整	一般较光整	不光整	内外壁光整
是否有附壁结节	无	无	无	可有	无
强化方式	边缘无明显强化,部分可见中央轻度强化	多不强化,部分呈外周强化	多数囊壁不强化,少数病例血管纤维包裹囊壁可轻度强化	进行性中等程度延迟强化,附壁结节常可见明显强化	进行性延迟强化,囊壁强化程度较肾上腺皮质癌更明显
MRI	混杂 T_1、T_2 信号,壁厚薄不均,中心以 T_2 高信号为主,DWI 为高信号	T_2 囊壁信号混杂,常见低信号纤维成分,囊内 DWI 多为高信号	出血时间不同信号多样,陈旧性出血可在囊肿下方见 T_2 低信号	T_2 囊壁多为中等程度高信号	囊壁 T_2 为显著高信号
肾上腺形态	多不可见	多缩小	可见	多不可见	多不可见

三、肾上腺区钙化灶

【定义】

肾上腺区钙化灶(calcification in adrenal area)指肾上腺区域出现的边缘清楚的高密度影,一般为斑点状或斑块状,密度近似骨质,但没有骨质相应的结构。

【病理基础】

钙化是指细胞或组织中的钙盐沉积现象。导致钙化的原因较多,可分为生理性和病理性钙化两大类。由于肾上腺区无生理性的骨质或牙齿钙盐沉积,故在肾上腺区的钙化灶均为病理性钙化。肾上腺区病理性钙化灶成因主要有肿瘤、感染、血肿退变等。

【征象描述】

腹部 CT 检查在肾上腺区发现的点状、簇状、斑片状、结节状高密度影,一般边界清楚、形态锐利;密度近似骨质,但不存在如骨皮质、骨松质等正常的骨质结构。由于 MRI 显示钙化较差,敏感性远低于CT,故此征象不作 MRI 相关表述。

【相关疾病】

1. **常见疾病** 神经母细胞瘤。

2. **少见疾病** 神经节瘤、嗜铬细胞瘤、肾上腺出血、肾上腺结核、肾上腺皮质腺瘤。

3. **罕见疾病** 肾上腺皮质癌、沃尔曼病(沃尔曼病(Wolman disease)又称胆固醇酯沉积症,是一种罕见的导致先天性脂代谢异常的常染色体隐性遗传病,新生儿期或婴儿期即可发病。所报道的沃尔曼病肾上腺几乎都有明显钙化。影像表现为双侧肾上腺增大,但仍有肾上腺形态,其内弥漫性密集粗大的钙化(表 7-12-3-1)。

表 7-12-3-1 肾上腺区钙化灶相关疾病

类型	钙化率	钙化形态
神经母细胞瘤(图 7-12-1-1)	80%以上	形态多样,通常为肿块内沙砾、斑片状钙化,也有模糊片状钙化
肾上腺出血(图 7-12-3-1)	急性、亚急性少,慢性多	假囊性者囊壁弧形或条状钙化,完全吸收者可为粗大斑片状钙化
神经节瘤(图 7-12-3-2)	约50%	多为肿块内点状钙化
肾上腺结核(图 7-12-2-2)	约50%	多为点状钙化灶,表现为肾上腺萎缩者钙化可聚集为片状
嗜铬细胞瘤	约10%	多为肿块内点状钙化
肾上腺皮质癌(图 7-12-3-3)	10%~25%	多呈肿块内的点状、片状、针状钙化
肾上腺皮质腺瘤	含脂质少者钙化率较高	多为肿块内结节或点状钙化
沃尔曼病	100%	弥漫性粗大钙化

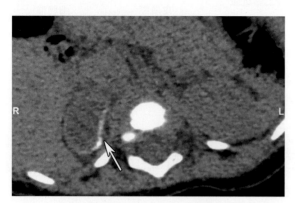

图 7-12-3-1　右侧肾上腺慢性血肿
患者女,1 个月,超声发现右侧肾上腺囊性病变后行
CT 检查,箭头所指为囊壁上的弧形钙化

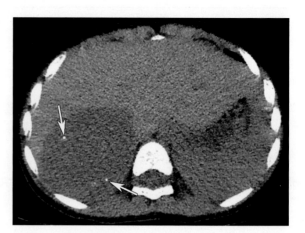

图 7-12-3-2　右侧肾上腺神经节瘤
患者男,5 岁,右侧肾上腺区肿块,行 CT 检查,箭头所
指为肿块内点状钙化

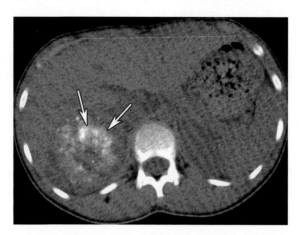

图 7-12-3-3　右侧肾上腺皮质癌
患者男,9 岁,超声发现右侧肾上腺肿块,行 CT 检查,箭头所指为肿
块内点状、片状钙化

【分析思路】

第一,肾上腺区钙化在 CT 上呈点状、簇状、斑片状、结节状高密度影,绝大多数边界清楚锐利。MRI 显示钙化敏感性较差。

第二,肾上腺区钙化灶是非特异性征象。肾上腺区病变有不少会出现钙化,可以根据钙化的位置、形态结合临床内分泌的改变对疾病进行鉴别。

1. 钙化的位置、形态　肿瘤的钙化都散在肿块内部,而血肿假性囊肿的钙化位于其囊壁上,处于周边位置;肾上腺形态存在,钙化位于其上则可能为血肿完全吸收后、结核晚期、沃尔曼病等。从钙化的形态来看,神经母细胞瘤、肾上腺皮质癌这两类恶性肿瘤钙化形态多样,点状、簇状、斑片状都可能发生,如肿块内发生较大片的钙化时应考虑恶性肿瘤的可能;而神经节瘤、嗜铬细胞瘤、肾上腺腺

瘤、肾上腺结核等良性病变的钙化多较小,点状或小片状居多。

2. 是否存在肿块、囊肿　肾上腺钙化灶多伴发于肿瘤,如见到肿块或结节需考虑肿瘤性病变。如见到囊肿,钙化位于其囊壁,多需考虑慢性血肿。

3. 肾上腺形态　肾上腺结核晚期、沃尔曼病、肾上腺出血慢性期肾上腺形态虽然有增大或缩小,但多数保留形态;肾上腺腺瘤由于大部分较小,多数仍可见正常部分肾上腺形态;原发于肾上腺的神经母细胞瘤、嗜铬细胞瘤、皮质癌等肿块偏大,多不可见同侧肾上腺形态。

4. 内分泌临床改变　详见本章第一节。

【疾病鉴别】

基于影像信息的鉴别诊断流程见图 7-12-3-4。

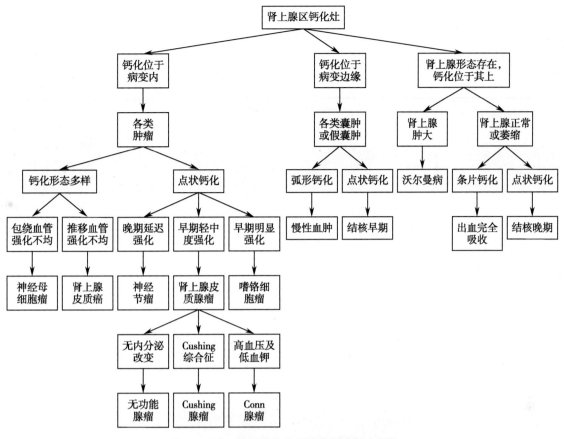

图 7-12-3-4　基于影像信息的鉴别诊断流程图

（何　玲　冯　川）

第十三节　腹膜后肿块

一、主动脉漂浮征

【定义】

主动脉漂浮征（aortic floating sign）指腹膜后肿块或肿大融合淋巴结，包埋并推移腹主动脉及其分支，向前移位，形似腹主动脉及分支漂浮在腹后壁。

【病理基础】

腹膜后间质来源肿块或肿大融合的淋巴结，包绕腹主动脉、下腔静脉、肠系膜动静脉、肾动静脉及分支，并向腹腔中推移，血管漂浮于团块中。

【征象描述】

腹部 CT 或 MRI 增强检查，显示腹膜后不规则肿块，肿块可沿着腹部大血管走行，也可表现为脊柱两侧对称的融合性肿块影，增强后可见明显强化大血管及分支穿行于肿块内，并推移向前漂浮于腹后壁病变中。

【相关疾病】

主动脉漂浮征可见于腹膜后肿瘤性病变，也可见于非肿瘤性病变。儿童常见于淋巴瘤、神经母细胞瘤；少见病有畸胎瘤、横纹肌肉瘤、脂肪母细胞瘤、淋巴管瘤、淋巴结结核、淋巴结转移等；罕见病有腹膜后纤维化、平滑肌肉瘤、纤维肉瘤等。

1. **淋巴瘤**（lymphoma）　是小儿免疫系统最常见的恶性肿瘤，原发于淋巴结及结外淋巴组织，几乎可侵及全身所有脏器。淋巴瘤占儿童期恶性肿瘤的 10%～15%，其发病率仅次于白血病和神经系统的肿瘤，占儿童期恶性肿瘤的第 3 位。根据肿瘤组织结构的特征，淋巴瘤分为霍奇金淋巴瘤（Hodgkin lymphoma，HL）和非霍奇金淋巴瘤（non-Hodgkin lymphoma，NHL）。NHL 发病高峰在 4～7 岁，HL 更多见于学龄儿童及青少年。小儿腹部淋巴瘤绝大多数为 NHL，表现为腹膜后不规则肿块，边界清楚，边缘呈结节状、分叶状，密度或信号较均匀，增强呈轻中度强化，少有坏死及钙化；磁共振 T_1WI 稍低信号、T_2WI 稍高信号，弥散明显受限。肿块包绕腹膜后血管，并推移向前远离脊柱，呈"主动脉漂浮征"（图 7-13-1-1）。

2. **神经母细胞瘤**（neuroblastoma，NB）　占儿童恶性肿瘤的 8%～10%，病死率却达 15%，其生物学行为多样，病因复杂，尤其是高危 NB，肿瘤异质性

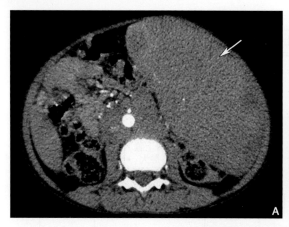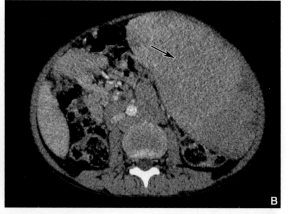

图 7-13-1-1　经典型霍奇金淋巴瘤

患者男,11 岁。A、B.腹部 CT 增强可见沿腹主动脉、下腔静脉周围见不规则软组织肿块,腹主动脉(白箭)及下腔静脉包绕其中(黑箭),增强肿块轻度强化;脾脏明显增大

更明显。神经母细胞瘤起源于原始神经嵴细胞,以肾上腺起源的肿瘤最常见,其次为腹膜后、胸部、颈部及盆腔。腹膜后神经母细胞瘤影像表现为类圆形或不规则肿块,质硬,边缘常突破包膜向周围组织浸润,包绕大血管形成"主动脉漂浮征";肿块内常见斑点、条状钙化、出血及斑片状坏死区,增强呈不均匀明显强化,部分可向椎管内侵犯;常伴周围淋巴结肿大,部分可侵犯血管形成癌栓(图 7-13-1-2);神经母细胞瘤容易发生骨骼转移,呈溶骨性骨质破坏,伴放射状骨针;肿瘤标志物高香草酸(homovanillic acid,HVA)、血神经元特异性烯醇化酶(neuron spe-cific enolase,NSE)增高。

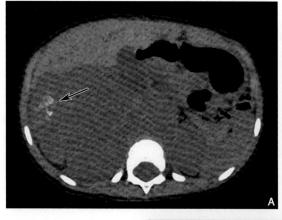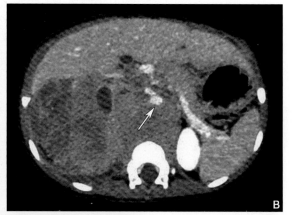

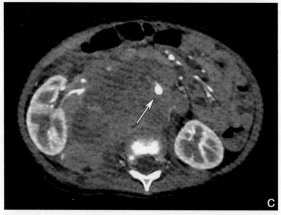

图 7-13-1-2　神经母细胞瘤

患者男,1 岁。A~C.腹部 CT 平扫腹膜后较大不规则肿块,其内见斑片状钙化(黑箭);增强见腹主动脉、右肾动脉包绕受压前移(白箭),肿块不均匀强化

3. 横纹肌肉瘤(rhabdomyosarcoma,RMS)　是儿童常见的间质源性恶性肿瘤,可以发生于全身任何部位,以头颈部、泌尿生殖道、四肢及躯干多见,腹盆腔及腹膜后腔隙少见,原发于腹部且无明确起源脏器

的 RMS 报道较少。好发年龄组 2~6 岁及 15~19 岁，常在 10 岁以下；男女之比约 1.7∶1；影像表现为类圆形或分叶状肿块，平扫密度不均、略低于肌肉，为富含黏液基质所致，钙化少见；增强扫描呈渐进性不均匀强化，动脉期病灶内可见血管穿行，腹膜后血管可被包绕于肿块中央（图 7-13-1-3）；肿瘤中央可见无强化区，边缘强化明显；病灶边界欠清晰，常侵犯邻近组织，较少侵犯邻近骨质，可见淋巴结转移、肺等远处转移。

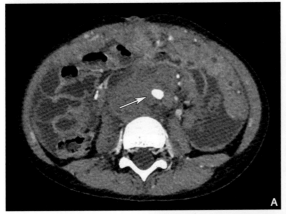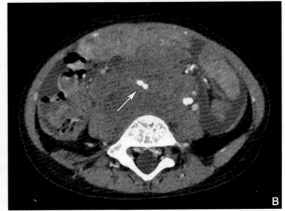

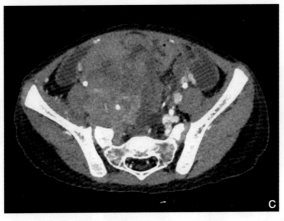

图 7-13-1-3 胚胎型横纹肌肉瘤

患者女，6 岁。A~C. 腹部 CT 增强见沿腹主动脉及盆腔右侧不规则肿块，增强不均匀明显强化；腹主动脉及右侧髂动脉包绕其中（白箭）

4. **腹膜后畸胎瘤**（retroperitoneal teratoma）畸胎瘤起源于具有多向分化潜能的生殖细胞，生殖腺外好发于骶尾部，腹膜后少见。分为成熟畸胎瘤及未成熟畸胎瘤；肿块较大，可呈囊性、囊实性、实性，密度不均，可见脂肪、骨化、钙化、液体成分混杂密度；未成熟畸胎瘤伴软组织成分，增强软组织成分不均匀强化，可侵犯邻近结构，部分病灶可推移包绕腹膜后大血管，可伴相邻淋巴结肿大（图 7-13-1-4）；实验室检查 AFP 增高。

5. **脂肪母细胞瘤**（lipoblastoma） 是胚胎性白色脂肪的良性肿瘤，主要发生在婴儿期和儿童早期，其中 75%~90% 的病例发生在 3 岁之前。脂肪母细胞瘤最常见的发病部位是四肢，其次是颈部，其他部位如腹膜后、肠系膜、躯干等均可发生。男性多见。脂肪母细胞瘤通常都是边界清晰脂肪密度肿块，其内可见纤维间隔（图 7-13-1-5），可以分叶状，可能推移包绕大血管。大部分可以完整切除，完整切除后很少复发。如果切除不完全，有局部复发的趋势。脂肪母细胞瘤不会发生恶变。

6. **淋巴管畸形**（lymphatic malformation，LM）是一种常见的先天性脉管畸形疾病，可发生于含淋巴管结构的任何部位，头颈部常见，其次为腋下、四肢等，腹膜后较罕见。病理分为大囊型、微囊型及混合型 3 类。大囊型由单个或多个 ≥2cm 囊肿组成，微囊型由多个 <2cm 囊肿组成，混合型两种同时存在。腹部 CT 检查显示呈单房或多房蜂窝样结构，边缘清楚，囊壁菲薄，钙化少见，囊内呈液性内容物，可含少量脂质，如合并出血或感染，则囊内容物密度增高；多房者囊内有分隔；淋巴管畸形可沿腹膜后组织间隙蔓延，"爬行性生长"为淋巴管畸形较特征性的影像学表现。部分囊肿可见"血管穿行征"，可能是囊肿包绕血管形成的类似囊内有血管穿行。

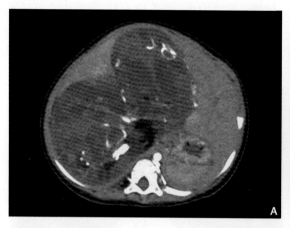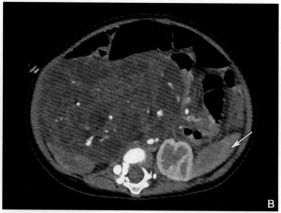

图 7-13-1-4 腹膜后未成熟畸胎瘤

患者女,5 个月余。A、B. 腹部增强 CT 示腹膜后较大不规则肿块,其内可见脂肪、钙化及软组织密度影,腹主动脉受压移位(白箭)

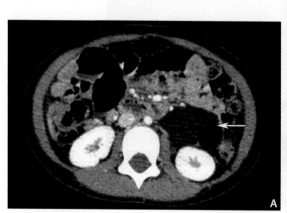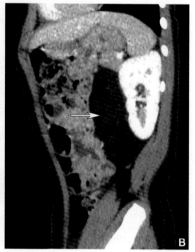

图 7-13-1-5 腹膜后脂肪母细胞瘤

患者女,3 岁。A、B. 腹部 CT 可见左肾前方一不规则脂肪密度肿块(白箭),边界清楚,其内可见纤维分隔

7. 特发性腹膜后纤维化(idiopathic retroperitoneal fibrosis,IRF) 是罕见纤维炎性疾病,原因不明,目前认为可能属于系统性自身免疫性疾病,与 IgG4 RD(IgG4 相关疾病)密切相关。发病年龄在 40~60 岁,男多于女,儿童或青少年也有发病。以腹膜后纤维、脂肪组织增生为病理特征的非特异炎症,最终引起广泛腹膜后纤维化,常包绕主动脉从肾血管至髂动脉分支,从而影响周围脏器功能,引起一系列疾病及症状。CT 主要表现为腹主动脉周围软组织肿块,边界不清,增强扫描早期及中期病变强化较为显著,晚期无显著强化,这与新生血管数量及炎性细胞浸润程度有关。早期血管和炎性细胞数量多,

表现为中度或明显强化,随着纤维化程度进展,病灶多表现为渐进性强化,少数呈延迟强化。

【分析思路】

第一,腹后壁病变包埋腹膜后大血管,腹部 CT 或 MRI 增强扫描表现为脊柱两侧及前方的融合性肿块影,明显强化的大血管及分支穿行于肿块内,向前漂浮于腹后壁病变中。

第二,CT 或 MRI 增强检查中,腹膜后肿块的大小、边缘、密度及强化方式可有不同的表现,根据特征性影像表现进行诊断及鉴别。

【疾病鉴别】

主动脉漂浮征相关疾病鉴别见表 7-13-1-1。

表 7-13-1-1 主动脉漂浮征相关疾病鉴别

疾病	发病年龄	肿块大小	肿块边缘	肿块密度
淋巴瘤	4~7岁,男多于女	较大	清楚,分叶状	均匀等密度,少有坏死及钙化
神经母细胞瘤	2~5岁	较大	向周围侵犯,边界不清,分叶状	密度不均,常伴钙化、坏死出血囊变
横纹肌肉瘤	2~6岁及15~19岁,常在10岁以下	较大	向周围侵犯,边界不清	密度较低,不均匀渐进性强化
畸胎瘤	儿童	较大	成熟畸胎瘤边界清楚,未成熟畸胎瘤可侵犯周围组织,边界不清	密度不均,含脂肪、钙化软组织成分
脂肪母细胞瘤	3岁以前	2~5cm	边界清楚,呈分叶状	脂肪密度及纤维间隔
淋巴管畸形	胎儿至成人均可	大小不一	边界清楚,形态不规则,呈爬行生长	密度较低,可见分隔,增强强化不明显
腹膜后纤维化	40~60岁男性多见	偏小	边界模糊	等密度,较均匀,炎性期增强明显强化

二、胎中胎

【定义】

胎中胎(fetus in fetu, FIF)又称寄生胎,是一种罕见的先天性疾病,发病率在1/50万;是指在母体卵裂过程中,受精体停止发育,在一个完整的正常胎体内寄生有另外一个或几个不完整的胎体。

【病理基础】

FIF发病机制尚有争议,目前有两种理论,即畸胎瘤理论和同卵双胎理论。根据畸胎瘤理论,FIF是一种分化良好的畸胎瘤,含有部分成熟器官。FIF和畸胎瘤并不是两个绝对实体,而是相同的实体,不同分化阶段的病理现象和成熟度,两者之间很可能有重叠。另外同卵双胎理论指出FIF是由于胚胎发育早期,单卵双胎分裂不全形成连体双胎,不对称性联体双胎是由于受精卵分裂的一个胚胎发育基本正常,而另一个胚胎发育受限或停滞而形成寄生于主胎的发育不良的组织结构,或包入主胎内形成胎内胎。寄生胎发育相对成熟,可有羊膜囊,其内可见发育不全胎儿,具有可辨的轴骨系统,大多数是无头无心畸形的团状胎体,无生命运动;胎内胎是活的组织,可随主胎生长而长大。最终确诊需要病理学检查发现发育成熟或不成熟的器官组织。

【征象描述】

1. X线表现 腹膜平片腹部肿块可见高密度成熟骨骼或脊柱成分。

2. CT或MRI表现 发育正常胎儿或婴幼儿腹膜后或腹腔内见与胎儿相连的胎块样结构,含有部分成熟器官及四肢、脊柱样结构的混合型包块。

【相关疾病】

胎中胎,需与成熟畸胎瘤鉴别。

1. 胎中胎 具有部分成熟器官及成形的脊椎或四肢样结构(图7-13-2-1)。发现寄生胎的同时需注意观察是否合并其他结构畸形。

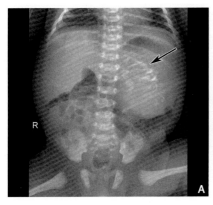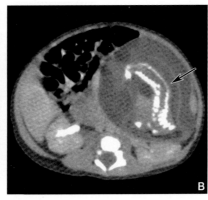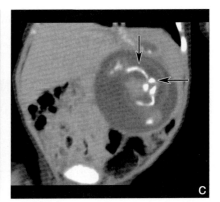

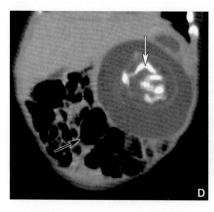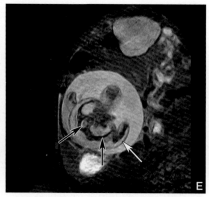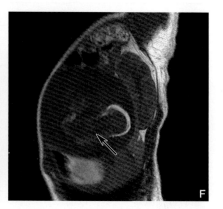

图 7-13-2-1　胎中胎

患者男,3 天。A. 腹部 DR 左上腹可见脊柱样骨化密度影(黑箭);B. 腹部 CT 轴位显示肿块内脊柱样高密度影(黑箭);
C. 腹部 CT 冠状位显示肿块内椎管、肺及肋骨(黑箭);D. 腹部 CT 冠状位显示肿块内四肢骨结构(白箭);E. 腹部 MRI
T₂WI 抑脂冠状位显示肿块内椎管、肋骨及肺样结构(黑箭)、四肢骨样结构(白箭);F. 腹部 MRI T₁WI 矢状位肿块内脊柱
样极低信号(黑箭)

2. **畸胎瘤**　是由 2 个或 3 个原始胚层组织演化
而来的胚胎性肿瘤。具有特征性影像表现,包块境
界清楚,囊内成分不一,瘤体内出现脂肪密度是最常
见的,以及大小不等的钙化灶,有时可见脂-液平面,
肿瘤内的钙化、牙齿或骨骼对诊断定性价值大(图 7-
13-2-2)。畸胎瘤缺乏轴骨系统可与胎中胎鉴别。

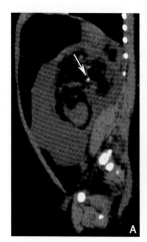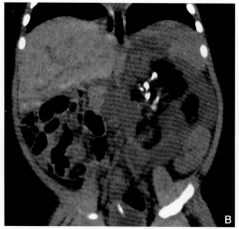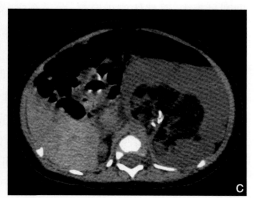

图 7-13-2-2　成熟畸胎瘤

男,3 个月。A~C. 腹部 CT 平扫示腹膜后不规则肿块,内含大量液体、脂肪及斑块状钙化(白箭)

【分析思路】

第一,胎儿及新生儿腹部混合密度肿块,X 线平
片、CT 及 MRI 检查可见肿块内钙化、骨化密度影,甚
至脊柱或四肢骨骼密度影。

第二,影像学上,FIF 与畸胎瘤特征相似,难以鉴
别,产前超声诊断率不足 20% 常被误诊或漏诊。CT
或核磁可作为重要的补充检查。

【疾病鉴别】

胎中胎和畸胎瘤疾病鉴别见表 7-13-2-1。

表 7-13-2-1　胎中胎和畸胎瘤疾病鉴别

疾病	发生部位	组织学特点	影像征象
胎中胎	常发生于腹膜后或腹腔内	具有成形的脊椎或四肢结构	可见发育不良的躯干和短小四肢
畸胎瘤	常发生于骶尾部	缺乏轴骨系统结构	肿瘤内部可见脂肪、钙化、牙齿或骨骼

(赖　华)

参 考 文 献

[1] STANDRING S. 格氏解剖学——临床实践的解剖学基础:第41版[M].丁自海,刘树伟,译.济南:山东科学技术出版社,2017.

[2] RODRIGUEZ M M. Congenital Anomalies of the Kidney and the Urinary Tract (CAKUT)[J]. Fetal Pediatr Pathol, 2014,33(5-6):293-320.

[3] LEE E Y,CHU W C,DILLMAN J R,等.儿科影像诊断学[M].邵剑波,李欣,译.北京:中国科学技术出版社,2021.

[4] 中华医学会小儿外科学分会泌尿外科学组,中华医学会小儿外科学分会小儿尿动力和盆底学组.儿童肾输尿管重复畸形诊治专家共识[J].中华小儿外科杂志,2021,42(6):485-493.

[5] 刘晓霞,翟曜耀,卢再鸣.黄色肉芽肿性肾盂肾炎的CT影像诊断及病理分析[J].临床放射学杂志,2021,40(5):941-944.

[6] 萧芝豹,郭小蓝,庄儒耀,等.气肿性肾盂肾炎10例影像学诊断[J].汕头大学医学院学报,2003,16(2):89-96.

[7] 王建辉,万华,李永华.气肿性肾盂肾炎的CT表现(附8例分析)[J].医学影像学杂志,2015,25(10):1848-1850.

[8] 全昌斌,陶成云,黎晓林.肾结核的影像学比较[J].中国医学影像技术,2000,16(3):195-197.

[9] 李欣,邵剑波.中华影像医学·儿科卷[M].2版.北京:人民卫生出版社,2019.

[10] 马睿.儿童肾积水的影像学诊断策略[J].临床小儿外科杂志,2020,19(3):199-202.

[11] 徐虹,龚一女,吴明妍.中国儿童先天性肾积水早期管理专家共识[J].中国实用儿科杂志,2018,33(2):81-88.

[12] 张维信,杨文智,刘振堂.肾盂输尿管连接处梗阻的X线诊断[J].实用放射学志,1991(2):101-102,95.

[13] 刘赓年 朱绍同.影像诊断征象分析·下卷[M].北京:科学出版社,2019.

[14] 冯潇雨,程娜,张荣军,等.儿童原发性高草酸尿症1型1例并文献复习[J].中国临床研究,2021,34(9):1245-1249.

[15] 卓涛,叶敏,张金伟,等.黄色肉芽肿性肾盂肾炎的临床诊治分析(附41例报告)[J].中华泌尿外科杂志,2019,8:578-582.

[16] 徐赛英,孙国强,曾津津,等.实用儿科放射诊断学[M].2版.北京:人民军医出版社,2011.

[17] 杨泽胜,裴广华.儿童卵巢扭转的影像学研究进展[J].医学影像学杂志,2021,27(3):566-570.

[18] 刘彦锋,潘玉芹,王作祥.睾丸表皮样囊肿的MRI诊断价值[J].医学影像学杂志,2022,32(11):2025-2029.

[19] 吴迪,陈志安,赵珑,等.睾丸表皮样囊肿的CT及MRI表现[J].中国临床医学影像杂志,2016,27(2):118-122.

[20] 刘仁伟,张玉忠,李豪刚,等.睾丸表皮样囊肿的MRI诊断[J].影像诊断与介入放射学,2016,25(3):184-188.

[21] 苏峻,蒋涛,刘小娟,等.睾丸表皮样囊肿的磁共振表现及鉴别诊断[J].中华医学杂志,2014,94(27):2139-2142.

[22] 任红霞,张艳莉,孙小兵,等.6个月以内婴儿子宫阴道积液临床诊治分析[J].中华全科医师杂志,2016,15(6):455-459.

[23] 李正.先天畸形学[M].北京:人民卫生出版社,2000.

[24] 季学兵,王堂娟,罗艺,等.卵巢囊腺瘤与囊腺癌的CT征象及病理对照[J].中国CT和MRI杂志,2014,12(6):47-50.

[25] 叶果景,李春芳,靳仓正,等.卵巢纤维瘤的MR诊断[J].中国CT和MRI杂志,2013,11(2):47-49.

[26] 陈淑君,宋思思,张祖建.卵巢纤维瘤的CT诊断[J].实用放射学杂志,2016,32(9):1411-1413.

[27] 徐生芳,岳松虹,杨来虎,等.先天性阴道发育异常的MRI影像表现[J].医学影像学杂志,2019,29(1):159-162.

[28] 中华医学会妇产科学分会,中国医师协会妇产科医师分会女性生殖道畸形学组.女性生殖器官畸形命名及定义修订的中国专家共识(2022版)[J].中华妇产科杂志,2022,57(8):575-580.

[29] 强金伟.妇科影像学[M].北京:人民卫生出版社,2017.

[30] 王悦,陆菁菁,朱兰,等.Mayer-Rokitansky-Küster-Hauser综合征的MRI表现[J].临床放射学杂志,2016,35(4):552-555.

[31] 马若骛,郭雅彬,张清学,等.46,XY女性性发育异常临床分析[J].中华妇幼临床医学杂志(电子版),2022,18(1):61-66.

[32] 王勇,田小丽,孙浩然.17α-羟化酶缺陷症合并男性女性化的影像学特征[J].放射学实践,2018,33(9):923-926.

[33] ZHANG Z,WANG L,CHEN J,et al. Clinical analysis of adrenal lesions larger than 5 cm in diameter(an analysis of 251 cases)[J]. World J Surg Oncol,2019,17(1):220.

[34] DEFLORENNE E,PEUCHMAUR M,VEZZOSI D,et al. Adrenal ganglioneuromas:a retrospective multicentric study of 104 cases from the COMETE network[J]. Eur J Endocrinol,2021,185(4):463-474.

[35] 郭金友,郑家平,朱晓华,等.腹盆腔非实质脏器肿瘤的MSCT诊断价值[J].临床放射学杂志,2019,38(7):1263-1267.

[36] 徐祖高,邵剑波,王芳,等.儿童胸腹部淋巴瘤的CT诊断[J].放射学实践,2006,7(21):742-744.

[37] 王全永.儿童腹膜后神经母细胞瘤CT特征分析[J].中

国 CT 和 MRI 杂志,2014.8:88-90.

[38] 邵剑波.小儿横纹肌肉瘤影像学表现与评价[J].中国医学计算机成像杂志,2009,15(5):462-467.

[39] 王孝勇,陈新亚,周彦娟.小儿腹膜后畸胎瘤的 CT 与 MRI 表现特征及其诊断价值[J].实用癌症杂志,2022,37(3):501-504.

[40] 曹伟华,常娟锋,蒋立明.腹膜后纤维化的 CT 诊断及误诊分析[J].现代医用影像学,2022,31(06):1010-1014.

[41] 吴慧莹,李鹤虹,鹿连伟,等,儿童寄生胎 CT 特征[J].中国医学影像技术,2021,37(5):716-720.

[42] 李红云,沈立.囊性神经母细胞瘤诊治现状[J].中华小儿外科杂志,2018,39(6):477-480.

[43] 阮小豪,徐丹枫,赵菊平.肾上腺区钙化的诊治进展[J].临床泌尿外科杂志,2022,37(9):718-722.

[44] ZHANG X,LI C,XU C,et al. Correlation of CT signs with lymphatic metastasis and pathology of neuroblastoma in children[J]. Oncol Lett,2018,16(2):2439-2443.

[45] METE O,ERICKSON L A,JUHLIN C C,et al. Overview of the 2022 WHO Classification of Adrenal Cortical Tumors [J]. Endocr Pathol,2022,33(1):155-196.

[46] ATHANASATOS G,DYER R B. The "faceless" kidney [J]. Abdom Imaging,2015,40:2051-2053.

[47] HOFFMAN C K,FILLY R A,CALLEN P W. The "lying down" adrenal sign:a sonographic indicator of renal agenesis or ectopia in fetuses and neonates[J]. Journal of Ultrasound in Medicine,1992,11(10):533-536.

[48] HOUAT A P,GUIMARÃES C T S,TAKAHASHI M S,et al. Congenital Anomalies of the Upper Urinary Tract:A Comprehensive Review[J]. Radiographics,2021,41(2):462-486.

[49] MANTICA G,ACKERMANN H. Horseshoe kidney[J]. Pan Afr Med J,2018,30:26.

[50] SAKALA M D,DYER R B. The horseshoe kidney[J]. Abdom Imaging,2015,40(7):29101.

[51] CHUNG E M,LATTIN G J,FAGEN K E,et al. Renal Tumors of Childhood:Radiologic-Pathologic Correlation Part 2. The 2nd Decade:From the Radiologic Pathology Archives[J]. Radiographics,2017,37(5):1538-1558.

[52] WONG H Y F,LEE K H. The pancake kidney[J]. Abdom Radiol,2019,44(1):381-382.

[53] PASQUALI M,SCIASCIA N,D'ARCANGELO L G,et al. Pancake kidney:when it is not a problem[J]. BJR Case Rep,2018,4(3):20170117.

[54] MUTTARAK M,SRIBURI T. Congenital renal anomalies detected in adulthood[J]. Biomed Imaging Interv J,2012,8(1):e7.

[55] PATRIZI L,CORRADO G,SALTARI M,et al. Congenital renal malrotation in ovarian cancer surgery:A case report [J]. Gynecol Oncol Case Rep,2012,4:41-43.

[56] CHUNG E M,GRAEBER A R,CONRAN R M. Renal Tumors of Childhood:Radiologic-Pathologic Correlation Part 1. The 1st Decade:From the Radiologic Pathology Archives[J]. Radiographics,2016,36(2):499-522.

[57] ALGIN O,OZMEN E,GUMUS M. Hypertrophic columns of bertin:imaging findings [J]. Eurasian J Med,2014,46(1):61-63.

[58] YEH H C,HALTON K P,SHAPIRO R S,et al. Junctional parenchyma:revised definition of hypertrophic column of Bertin[J]. Radiology,1992,185(3):725-732.

[59] GIMPEL C,AVNI E F,BREYSEM L,et al. Imaging of Kidney Cysts and Cystic Kidney Diseases in Children:An International Working Group Consensus Statement[J]. Radiology,2019,290(3):769-782.

[60] REDDY B V,CHAPMAN A B. The spectrum of autosomal dominant polycystic kidney disease in children and adolescents[J]. Pediatr Nephrol,2017,32(1):31-42.

[61] ZIEGLER W H,LÜDIGER S,HASSAN F,et al. Primary URECs:a source to better understand the pathology of renal tubular epithelia in pediatric hereditary cystic kidney diseases[J]. Orphanet J Rare Dis,2022,17(1):122-134.

[62] MEYERS M L,TREECE A L,BROWN B P,et al. Imaging of fetal cystic kidney disease:multicystic dysplastic kidney versus renal cystic dysplasia[J]. Pediatr Radiol,2020,50(13):1921-1933.

[63] BERGMANN C,GUAY-WOODFORD L M,HARRIS P C,et al. Polycystic kidney disease[J]. Nat Rev Dis Primers,2018,4(1):50-74.

[64] SILVERMAN S G,LEYENDECKER J R,AMIS E S. What is the current role of CT urography and MR urography in the evaluation of the urinary tract[J]. Radiology,2009,250(2):309.

[65] PETERS C A. Congenital ureteropelvic junction obstruction:a pragmatic approach [M]//Pediatric Urology. Milan:Springer Milan,2015.

[66] LI K,ZHANG X,YAN G,et al. Prenatal Diagnosis and Classification of Fetal Hypospadias:The Role and Value of Magnetic Resonance Imaging Journal of Magnetic Resonance Imaging[J]. J Magn Reson Imaging,2021,53:1862-1870.

[67] SMULIAN J C,SCORZA W E,GUZMAN E R,et al. Prenatal sonographic diagnosis of mid shaft hypospadias [J]. Prenat Diagn,1996,16(3):276-280.

[68] MEIZNER I,MASHIACH R,SHALEV J,et al. The 'tulip sign':a sonograp ohic clue for in-utero diagnosis of severe hypospadias[J]. Ultrasound Obstet Gyneccol,2002,19:250-253.

[69] WONG K R,PFAFF M J.CHANG C C,et al. A range of malar and masseteric hypoplasia exists in treacher collins

syndrome[J]. Plast Reconstr Aesthet Surg,2013,66(1):43-46.

[70] WEI S. BALOCH Z W,LIVOLSI V A. Pathology of struma ovarii:A report of 96 cases[J]. Endocrine Pathol,2015,26:342-348.

[71] BOKHARI A,ROSENFELD G S,CRACCHIOLO B,et al. Cystic struma ovaripresenting with ascites and an elevated Ca-125 level. A case report[J]. J Reprod Med,2003,48:52-56.

[72] JUNG S I,KIM Y J,LEE M W,et al. Struma ovari:CT findings[J]. Abdom Imaging,2008,33(6):740-743.

[73] TALLAI B,GULISTAN T G,ALRAYASHI M N A B,et al. A Rare Presentation of Renal Papillary Necrosis in a COVID-19-Positive Patient[J]. Case Rep Urol,2021,2021:6611861.

[74] XIANG H,HAN J,RIDLEY W E,et al. Lobster claw sign:Renal papillary necrosis[J]. J Med Imaging Radiat Oncol,2018,62 Suppl 1:90.

[75] Society for Maternal-Fetal Medicine,GHAFFARI N. Ectopic ureterocele[J]. Am J Obstet Gynecol,2021,225(5):B14-B15.

[76] MUNEER A,MACRAE B,KRISHNAMOORTHY S,et al. Urogenital tuberculosis-epidemiology,pathogenesis and clinical features[J]. Nat Rev Urol,2019,16(10):573-598.

[77] KENNISH S J,WAH T M,IRVING H C. Unenhanced CT for the evaluation of acute ureteric colic:the essential pictorial guide[J]. Postgrad Med J,2010,86(1017):428-436.

[78] GUINET C,GHOSSAIN M A,BUY J N,et al. Mature cystic teratomas of the ovary:CT and MR findings[J]. Eur J Radiol,1995,20(20):137-143.

[79] RATHOD K,KALE H,NARLAWAR R,et al, Unusual "floating balls" appearance of an ovarian cystic teratoma:sonographic and CT findings[J]. J Clin Ultrasound 2001,29(1):41-43.

[80] OUTWATER E K,SIEGELMAN E S,HUNT J L. Ovarian teratomas:tumor types and imaging characteristics[J]. Radiographics,2001,21(2):475-490.

[81] SINTIM-DAMOA A,MAJMUDAR A S,COHEN H L,et al. Pediatric ovarian torsion:spectrum of imaging findings[J]. Radiographics,2017,37(6):1892-1908.

[82] MANDOUL C,VERHEYDEN C,CURROS-DOYON F,et al. Diagnostic performance of CT signs for predicting adnexal torsion in women presenting with an adnexal mass and abdominal pain:a case-control study[J]. Eur J Radiol,2018,(98):75-81.

[83] SHERLOCK M,SCARSBROOK A,ABBAS A,et al. Adrenal Incidentaloma[J]. Endocr Rev,2020,41(6):775-820.

[84] CHANG H C,BHATT S,DOGRA V S. Pearls and pitfalls in diagnosis of ovarian torsion[J]. Radiographics,2008,28(5):1355-1368.

[85] CARR N J,BIBEAU F,BRADLEY R F,et al. The histopathological classification,diagnosis and differential diagnosis of mucinous appendiceal neoplasms,appendiceal adenocarcinomas and pseudomyxomaperitonei[J]. Histopathology,2017,71(6):94.

[86] WANG F,LI J Z,YU D X,et al. Chondroblastoma of the distal femoral metaphysis:A case report with emphasis on imaging findings and differential diagnosis[J]. Medicine,2018,97(17):e0336.

[87] BENJAPIBAL M,SANGKARAT S,LAIWEJPITHAYA S,et al. Meigs' syndrome with elevated serum CA125:Case report and review of the literature[J]. Case Rep Oncol,2009,2(1):61-66.

[88] LOYA A G,SAID J W,GRANT E G. Epidermoid cyst of the testis:radiologic-pathologic correlation[J]. Radiographics,2004,24(1):243-246.

[89] CHO J H,CHANG J C,PARK B H,et al. Sonographic and MR imaging findings of testicular epidermoid cysts[J]. Am J Roentgenol,2002,178:743-748.

[90] VAGLIO A,MARITATI F. Idiopathic Retroperitoneal Fibrosis[J]. J Am Soc Nephrol,2016,27:1880-1889.

[91] MAO X,CHENG L,LIN S,et al. Rare fetus-in-fetu:Experience from a large tertiary pediatric referral center[J]. Frontiers in Pediatrics,2021,9:678479.

[92] POROES F,PETERMANN D,ANDREJEVIC-BLANT S,et al. Pediatric cystic lymphangioma of the retroperitoneum[J],Medicine,2020,99(28):e20827.

[93] YOSHITAKE Y,ASAYAMA K. YOSHIMITSU K,et al. Bilateral ovarian leiomyomas:CT and MRI features[J]. Abdom Imag,2005,30:117-119.

[94] JONG H L,YOONG K J. JI K P,et al. Ovarian vascular pedicle sign revealing organ of origin of a pelvic mass lesion on helical CT[J]. AJR Am J Roentgenol,2003,7:131-137.

第八章　骨关节与软组织

第一节　临床相关症状和体征

小儿骨关节与软组织系统是骨科或小儿外科的一门亚学科，在医院一般设置为小儿骨科。儿童从出生到发育成熟，在不同时期发育状态不一样，其疾病谱也不同。儿童期骨关节系统生长活跃，儿童骨关节在发育过程中，会出现一些偏离正常轨道的情况，与成人骨科相比，儿童期骨关节系统疾病以先天发育畸形较多见。由于婴幼儿不会用语言表达症状，婴幼儿期骨关节与软组织疾病常因家长发现患儿的异常症状或体征（如哭闹不安、关节红肿、肢体活动减少等）而就诊，而学龄期或青春期儿童常能自己口述异常的症状或体征。小儿骨关节与运动系统全身症状不多，以局部症状为主，主要为局部疼痛、畸形、运动功能障碍、局部肿块和全身症状，这些症状可独立存在，也可多个症状同时或先后出现。

一、骨关节与软组织系统一般检查

小儿骨科疾病的诊断首先需要详细询问病史和全面的体格检查，体格检查前需要和患儿及家长充分沟通，获得患儿的信任和配合。体格检查按顺序进行，检查部位充分显露，其基本的检查方法包括眼看、手摸、活动和测量，主要从以下几个方面进行。

1. **全身性观察**　身高和体重是常规检查。观察体型、胖瘦、高矮和有无特殊体态。从背后、前面和侧面观察其站立姿势，观察面部、头颈、脊柱、四肢有无明显畸形，观察走、跑、下蹲和起立的动作，了解其四肢和躯干的形态及完成基本动作的情况。

2. **步态观察**　步态是指人体变换位置时身体重心从失去平衡到恢复平衡的前进过程，它是人体结构、功能、行为及心理活动在行走时的外在表现。步态周期是指一侧肢体足跟落地到同侧足跟再次落地的过程，其间包括负重期、摆动期两个阶段，前者

占步态周期的 60%，后者占 40%，当人体某部位产生病变时可以产生不同的异常步态。

3. **畸形检查**　首先明确畸形的类型及具体部位，初步分析畸形来源于骨、关节或软组织，然后进行肢体长度与成角畸形的测量，判断畸形的严重程度。

4. **关节活动度的测量**　测量关节活动度包括主动活动与被动活动两部分。具体包括关节伸直、屈曲，外展、内收，旋前、旋后，内翻、外翻，内旋、外旋等活动度测量。

5. **肌力检查**　肌力主要包括运动肌力和静止肌力两种。运动肌力是指改变体位的力量，静止肌力是指对抗外力的力量，关节没有明显动作。肌力检查一般采用徒手测量法，肌力分为 6 级。

6. **神经系统检查**　在骨关节系统，神经系统检查也是十分必要的，尤其是在出现肌力减弱、肌张力改变、共济失调和神经接头功能紊乱等情况时。神经系统的检查包括运动功能、感觉功能、脑神经功能、深浅反射、协调功能、平衡功能、智力等检测。

二、疼痛

疼痛是小儿骨关节与软组织系统疾病常见的症状之一。疼痛是指与组织损伤或与潜在组织损伤相关的一种不愉快的躯体感觉和情感体验。急性炎症、创伤，常常引起局部急性疼痛，往往为剧痛，以锐痛为主。急性化脓性感染表现为局部红、肿、热、痛，疼痛更为明显，伴有发热、寒战、关节活动障碍等。慢性痛常表现持续、中度疼痛，以钝痛为主，如慢性关节炎。疼痛是生长迅速的骨肿瘤最显著的症状，也是患儿就诊的主要原因。良性肿瘤多无疼痛或仅轻度胀痛，恶性肿瘤几乎均有局部疼痛，最初为间歇性、轻度疼痛，继而发展为持续性剧痛、夜间痛，当瘤为溶骨性时症状更明显。部分患者可出现局部肿块和肢体肿胀。

一旦出现疼痛,首先需要明确疼痛的部位,其次明确疼痛的原因或诱因(如外伤、炎症或肿瘤)。分析疼痛的伴随症状,是否存在感觉异常、发热或其他症状,疼痛的加重、缓解因素。

三、畸形

畸形是人体或组织形态、大小、部位,结构异常或缺陷的一种病理状态。原因有先天性和后天性两种,小儿先天性畸形较常见。例如,多指畸形是最常见的先天性手畸形,表现为一个指或多个指,全部或部分的重复,在桡侧的多拇指发病率占总数的90%。先天性肌性斜颈表现为患儿面部不对称,头颈向一侧偏斜,婴儿期颈部一侧有肿块,幼儿期可在颈部摸到条索状物,不痛不痒,常有头颈活动受限。先天性髋关节发育不良在婴儿期表现为患儿双侧臀部或大腿皮纹不对称,一侧下肢外旋少动,在幼儿期出现外八字步态,步态不稳,易摔跤,行走时像"鸭步"。脊柱侧弯起病隐匿,常因家长发现患儿双肩不等高、胸廓畸形、骨盆倾斜、髋部突出或脊柱不直而就诊。由于肿瘤影响肢体骨骼的发育,可导致后天性骨骼变形,如髋内翻、膝内翻等;骨折可引起受伤部位畸形。

四、运动活动障碍

运动活动障碍指患者运动系统的某一部位受损导致骨骼肌活动异常,从而无法正常活动,表现为关节活动度减少、丧失或出现肢体的反常活动。包括动力性和静力性运动功能障碍,前者指组成关节动态稳定的结构或组织(神经、肌肉、关节囊和韧带)损伤造成的关节功能障碍,后者是指组成关节静态稳定的结构或组织(骨与关节软骨、半月板或软骨盘)损伤或疾病引起的关节支持结构损坏或关节粘连、僵硬等造成的运动功能障碍。

关节活动度减少是指关节活动度达不到正常的范围,常见于骨关节炎、关节畸形、关节周围皮肤挛缩或支配关节活动的神经、带动关节的肌肉不完全性损害,疼痛也常引起关节活动度减少。例如,婴幼儿下肢急性骨髓炎常表现为发热伴有肢体不活动或肢体活动度减少,全身情况及精神状态差。关节活动丧失常见于支配关节活动的肌肉、神经完全性损害,或因患者骨折、局部剧烈疼痛而拒绝活动或组成关节的结构完全粘连、僵硬。肢体反常活动是指非关节部位出现不正常的活动或超出正常的关节活动,常见于骨折或关节囊、韧带松弛。例如,儿童期骨肿瘤晚期,疼痛肿胀造成肢体活动受限,导致跛行。

五、肿块

肿块是机体外表或机体内凸起的非正常组织结构,可为圆形、类圆形或其他形状的包块,多见于软组织肿瘤或肿瘤样病变,骨肿瘤破坏侵入软组织也可以形成肿块,也见于某些炎症性肿块。在影像学检查中常被描述为占位性病变,可分为良性或恶性。良性肿块一般边界清晰,邻近软组织受压推移,生长速度慢,压痛不明显,邻近骨质可出现压迫性骨质吸收或反应性骨质硬化。恶性肿块一般边缘模糊,可在疼痛发生一段时间后出现,增长速度较快,局部可出现压痛,邻近骨表面骨质破坏,提示受侵袭。病变因组织成分不同,肿块影像学检查的密度及信号有所差异。部分先天畸形也可以出现肿块,如先天性斜颈畸形出生后7~14天,一侧胸锁乳突肌出现肿块导致斜颈,肿块随月龄增大,3~5个月后肿块自行缩小,出现不同转归。

六、全身症状

全身症状一般指机体对病原刺激所表现出的全身性反应。如幼儿期急性骨髓炎发病初期,全身症状可为急性败血症表现,如高热、寒战、呕吐和脱水,局部症状表现为肢体出现红、肿、压痛及活动障碍。小儿脊柱结核发病缓慢隐匿,患儿常有烦躁不安、易于疲劳、食欲减退和低热等全身症状。恶性骨肿瘤晚期一般会出现发热、体重减轻、贫血、恶病质等全身症状。

(严志汉)

第二节　骨龄异常(提前与延迟)

【定义】

骨龄(skeletal age,SA/bone age,BA)即骨骼测定年龄(age determination by skeleton),是目前应用最广泛的评价生物年龄的方法之一。它是通过观测骨骼及骨骺核的大小、形态、结构及相互关系的变化反映体格发育程度,并通过统计学处理,以年龄的形式,以岁或月为单位进行表达的生物学年龄。骨的发育贯穿全部生长发育期,骨化开始点(骨化中心钙化点)和结算点(成熟状态)均为已知,不同骨或不同个体之间由软骨模型骨化开始到成年形态的渐进过程的速度不同,为骨成熟度评价提供了基础。骨龄提前或骨龄延迟都属于骨龄发育异常。

【病理基础】

每块骨骼的成熟度指征均以不可逆的顺序规律性出现。手腕部骨成熟度指征所提供的信息可以分为三类：首先是骨化中心的出现；其次是每块骨在趋向其成年形状的过程中逐渐分化，长骨表现为骨骺和干骺端的形状变化，腕骨表现为独特的形状改变；第三是长骨骨骺与干骺端的融合以及腕骨达到成年形状。

骨龄评价最常用的部位是左手腕部，包括29个骨化中心，其中腕骨8颗，掌骨5颗，指骨14颗，加上尺、桡骨远端骨骺核各1颗；此外，拇指内侧籽骨也是骨骼发育的重要标志；拇指内侧籽骨与各骨化中心的出现、形态改变及融合有一定规律，按照正常儿童青少年骨骺核发育规律即可制订骨龄标准。骨骺发育一般规律是骨化中心从无到有，从小到大，关

节面、钩、突逐渐形成，最终骺核闭合。激素对骨骼发育起调节和控制作用，最重要的是下丘脑-垂体-性腺轴（hypothalamic-pituitary-gonadal axis，HPGA），性激素在青春期骨骼发育中起主导作用。许多疾病将影响骨骼发育，导致骨龄提前或骨龄延迟。

【征象描述】

1. X线表现

（1）骨龄提前：与相同性别同龄儿童对比，左手腕部X线平片显示尺桡骨远端骨骺核、掌指骨骨骺核、腕骨骨骺核数目增多，或者形态学上更接近成熟；或者骨龄值超过实际年龄1岁及以上（图8-2-0-1）。

（2）骨龄延迟：与相同性别同龄儿童对比，左手腕部X线平片显示尺桡骨远端骨骺核、掌指骨骨骺核、腕骨骨骺核数目减少，形态学上更幼稚，或者骨龄较实际年龄落后1岁及以上（图8-2-0-2）。

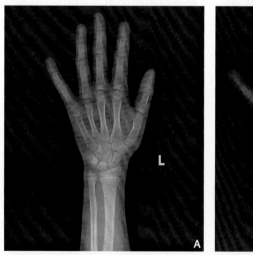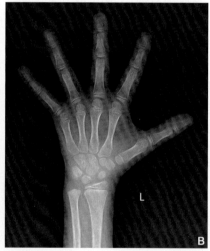

图8-2-0-1 骨龄提前X线表现
A.女,7.6岁,中枢性性早熟,骨龄提前,骨龄11.2岁;B.女,7.6岁,骨龄与实际年龄基本一致,骨龄7.6岁

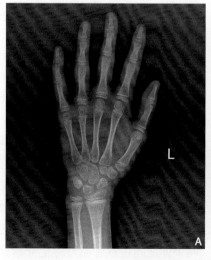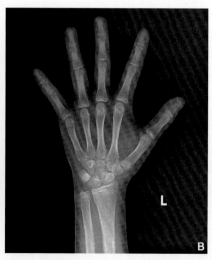

图8-2-0-2 骨龄延迟X线表现
A.女,13岁,甲状腺功能减退,骨龄落后,骨龄10.1岁;B.女,13.2岁,骨龄与实际年龄基本一致,骨龄12.7岁

2. MRI 表现

（1）骨龄提前：比较相同性别同龄儿童，低信号骨化骨骺核数量更多、体积更大，骺软骨更薄，或者骺板提前闭合。

（2）骨龄延迟：比较相同性别同龄儿童，骨骺核数量减少、形态更小，骺软骨明显增厚。

3. 其他影像学检查 头颅 CT、MRI 及垂体 MRI 可以用于评估中枢神经系统有无病变。腹部超声、CT 及 MRI 可用于评估肝、胆、胰腺、脾、双肾及肾上腺。超声或 MRI 可用于评估子宫、卵巢及睾丸病变。

【相关疾病】

1. 常见疾病

（1）骨龄提前往往提示性早熟，其中以中枢性性早熟（central precocious puberty，CPP）最常见，大约90%的女童和25%~60%的男童属于特发性中枢神经性早熟。常见的病理性骨龄提前包括家族性高身材、特发性青春期早熟、性激素过多、血友病、生长板骨折、辐射导致生长畸形。

（2）骨龄延迟最常见疾病包括体质性生长发育延迟，男孩稍多于女孩，90%~95%属于体质性生长发育延迟。病理性骨龄延迟常见疾病包括营养不良、肾性骨营养不良、先天性心脏病、佝偻病（图8-2-0-3）及幼年型特发性关节炎。

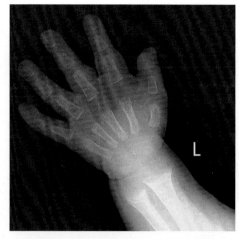

图 8-2-0-3 营养性佝偻病 X 线表现
女，9个月。左手腕部 X 线平片显示腕骨可见很小的头状骨及钩骨，桡骨远端骨骺核未见出现，尺桡骨干骺端膨大、凹陷呈杯口状，临时钙化带密度减低

2. 少见疾病

（1）引起骨龄提前的中枢性性早熟少数是由中枢神经系统疾病所致，如下丘脑错构瘤、垂体性巨人症、视神经胶质瘤、脑室管膜瘤，先天性脑发育异常，中枢神经系统外伤等。导致外周性性早熟的疾病，如先天性肾上腺皮质增生症（图8-2-0-4），异位促性腺激素肿瘤、外源性肥胖、纤维性骨营养不良综合征（McCune-Albright 综合征）等也相对少见。

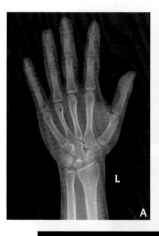
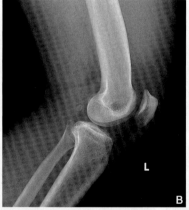
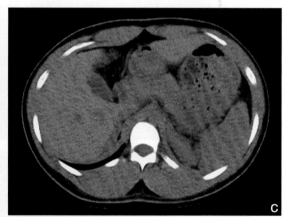
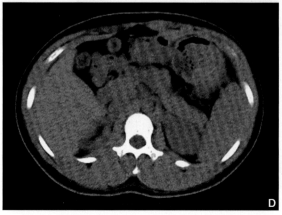
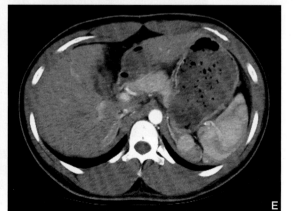

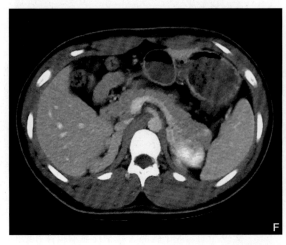

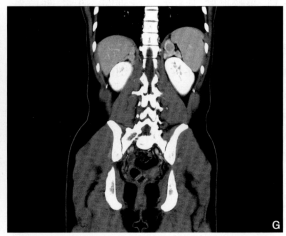

图 8-2-0-4 双侧肾上腺皮质增生 X 线和 CT 表现

患者女,11.6 岁。A、B. 左手正位及左膝侧位显示骨龄提前,相当于 16.8 岁;C~G. 中腹部 CT 平扫及增强显示双侧肾上腺增生,左侧肾上腺占位,动脉期强化明显

(2)导致骨龄延迟的少见疾病包括先天性卵巢发育不全(Turner 综合征)(图 8-2-0-5)、先天性睾丸发育不全(Klinefelter syndrome)、垂体性侏儒症(生长激素缺乏症)、颅咽管瘤(craniopharyngioma)(图 8-2-0-6、图 8-2-0-7)、垂体肿瘤,垂体卒中(图 8-2-0-8)、垂体明显受压(图 8-2-0-9)、垂体脓肿、Rathke囊、甲状腺激素缺乏(图 8-2-0-10)、宫内发育迟缓、假性甲状旁腺功能减退症等。

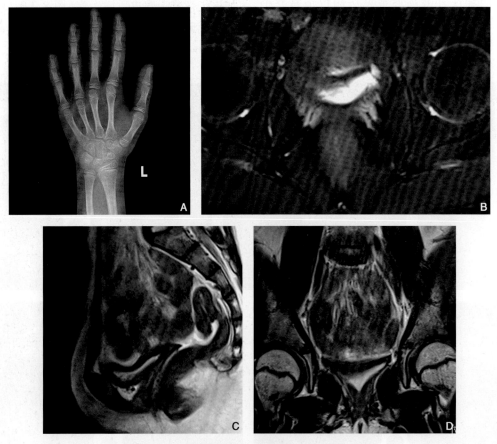

图 8-2-0-5 先天性卵巢发育不全 X 线和 MRI 表现

患者女,11.2 岁。A. 左手腕部正位平片显示第四、五掌骨短,掌骨征阳性,有指骨优势。尺桡骨远端和掌指骨骨骺核完整,均未见闭合征象,长骨骨龄落后,相当于 10.3 岁;B~D. 盆腔 MRI 未见子宫、阴道、卵巢显示

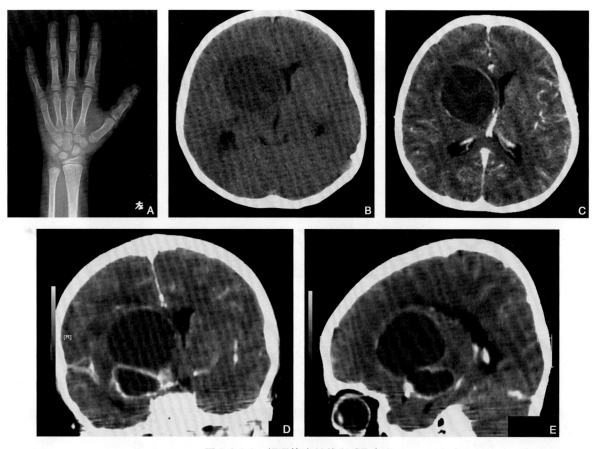

图 8-2-0-6 颅咽管瘤 X 线和 CT 表现

患者男,15 岁。A. 左手腕部正位平片显示骨龄延迟;B~E. 颅脑 CT 平扫及增强轴、冠、矢状位显示鞍上区囊性占位,边缘强化,脑中线受压偏移

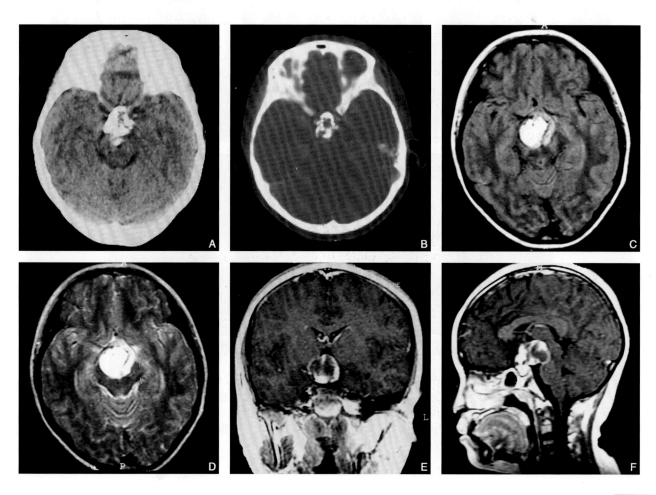

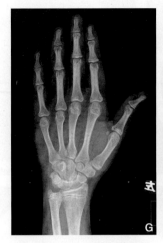
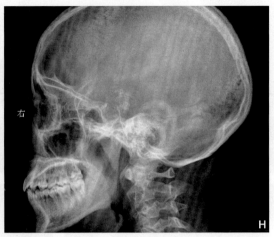

图 8-2-0-7 颅咽管瘤 X 线、CT 和 MRI 表现

患者男,15 岁,身材矮小,视觉障碍,第二性征不发育,内分泌水平低。A、B. 颅脑 CT 平扫显示鞍区占位,可见蛋壳样钙化;C~F. 蝶鞍 MRI 平扫及增强轴、冠、矢状位显示鞍区占位,不规则强化,颅咽管瘤术后 7 年复查,身高 154cm;G. 左手腕部正位平片显示骨龄延迟,13.5 岁;H. 头颅侧位平片显示鞍区扩大,可见残存钙化

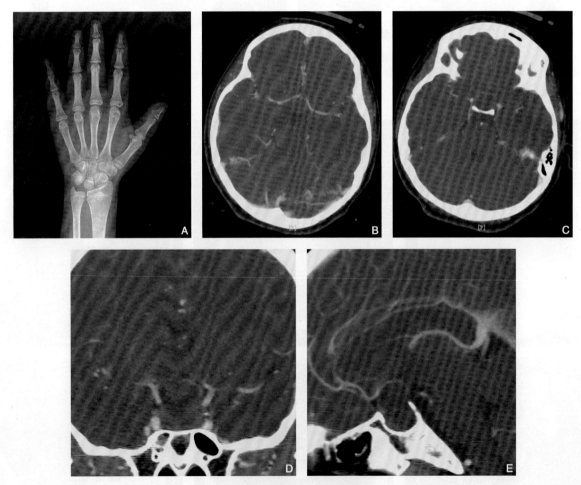

图 8-2-0-8 垂体卒中陈旧性血肿伴异物肉芽肿反应 X 线和 CT 表现

患者女,17 岁 4 个月,原发闭经,身高 147cm。A. 左手腕部正位平片显示骨龄落后,相当于 13.5 岁;B~E. 蝶鞍 CT 增强轴、冠、矢状位显示垂体窝扩大,未见垂体正常形态及密度,其内为稍低密度影,强化不明显

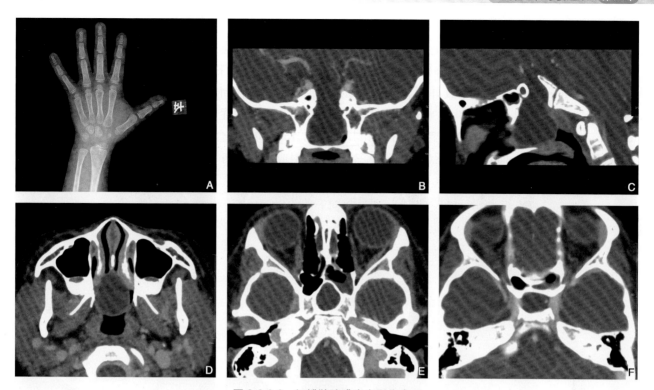

图 8-2-0-9 经蝶鞍脑膜膨出影像表现

患者女,9.3 岁,原发闭经,身高 108.3cm。A. 左手腕部正位平片显示骨龄落后,相当于 6.4 岁;B~F. 蝶鞍 CT 增强轴、冠、矢状位显示垂体窝扩大,未见垂体征象,其内为脑脊液样低密度影,边缘强化

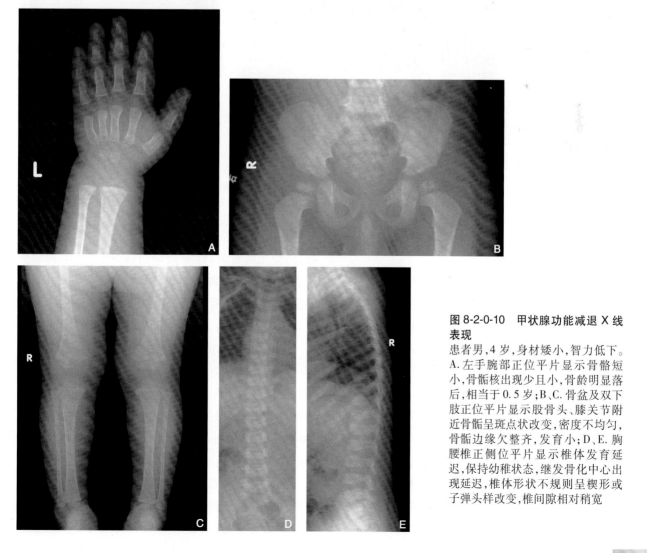

图 8-2-0-10 甲状腺功能减退 X 线表现

患者男,4 岁,身材矮小,智力低下。A. 左手腕部正位平片显示骨骼短小,骨骺核出现少且小,骨龄明显落后,相当于 0.5 岁;B、C. 骨盆及双下肢正位平片显示股骨头、膝关节附近骨骺呈斑点状改变,密度不均匀,骨骺边缘欠整齐,发育小;D、E. 胸腰椎正侧位平片显示椎体发育延迟,保持幼稚状态,继发骨化中心出现延迟,椎体形状不规则呈楔形或子弹头样改变,椎间隙相对稍宽

3. 罕见疾病

（1）导致中枢性性早熟的罕见病，如慢性脓毒性关节炎、脑炎、Sturge-Weber 综合征、神经纤维瘤病Ⅰ型，Temple 综合征等。导致外周性性早熟的罕见病，如家族性男性限性性早熟（familial male limited precocious puberty，FMPP）、原发性醛固酮增多症、Beckwith-Wiedemann 综合征（11p 部分三体

综合征）。

（2）骨龄延迟罕见疾病包括松果体细胞瘤或松果体母细胞瘤，下丘脑和视神经胶质瘤或下丘脑星形细胞瘤，脑积水及鞍上蛛网膜囊肿，朗格汉斯细胞组织细胞增生症（LCH）（图 8-2-0-11），软骨发育不全，Kallmann 综合征、睾丸或卵巢的感染、机械损伤、放射或药物损伤等。

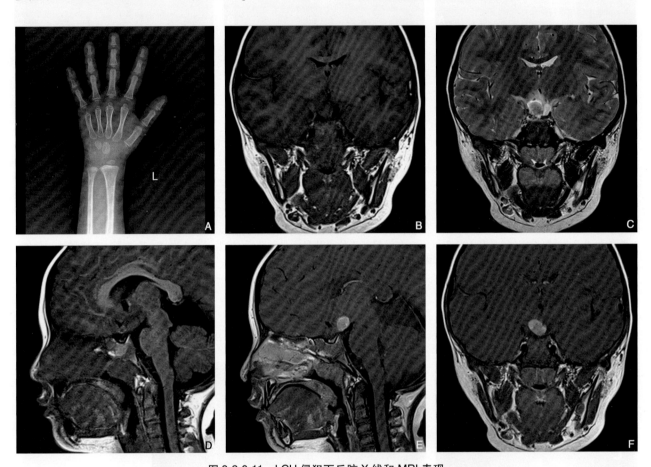

图 8-2-0-11 LCH 侵犯下丘脑 X 线和 MRI 表现

患者女，4.3 岁。A. 左手正位显示骨龄延迟，相当于 2.4 岁；B~F. 蝶鞍 MRI 平扫及增强冠、矢状位显示下丘脑区占位，强化明显，垂体缩小，垂体后叶高信号消失

【分析思路】

第一，明确是否为性早熟、青春期延迟，是否有骨龄提前或骨龄延迟。根据临床表现，体格检查观察第二性征发育情况，实验室检查观察性激素、促性腺激素水平；结合左手腕部 X 线平片判断骨骼发育程度，较实际年龄是提前还是落后，骨龄与实际年龄的差值是多少。

骨龄评价常用方法包括：①骨骺核计数法，较为粗略，目前大多不使用；②骨龄图谱法，简便易行，应用广泛，国际上最常用的是 G-P 图谱法，但多数病例与标准图谱不一致，使用时有一定主观性，且骨成熟率不清楚；③骨龄评分法，以骺核 X 线解剖学标准分期，准确性相对较高，客观性强，重复性及可比性较

好，但使用时费时，计算繁杂，且骺核分期生物学根据不清楚。国内常用的有 TW2 法、TW3 法，中国人手腕骨发育标准-CHN 法及中华 05。

第二，性早熟、青春期延迟是体质性或病理性。

引起骨龄提前最常见的疾病主要是性早熟（precocious puberty，PP），根据下丘脑-垂体-性腺轴是否启动可将性早熟分为真性性早熟（中枢性性早熟）及假性性早熟（外周性性早熟）。特发性性早熟（idiopathic precocious puberty，IPP）是小儿真性性早熟的最常见原因。

生长发育延迟男孩稍多于女孩，包括体质性及病理性青春期延迟，最常见的是体质性青春期延迟，第二性征发育延迟，骨龄落后 2~3 岁，实验室检查

提示内分泌水平与骨龄水平基本相当,GnRH(促性腺激素释放激素)分泌不足,血清 FSH(卵泡刺激素)、LH(黄体生成素)、性激素水平低,FSH、LH 对 GnRH 的反应性均在青春期前,一旦达到相应的骨龄,下丘脑-垂体成熟,性激素水平升高,第二性征发育和生长突增。

病理性青春期延迟(pathological delay of growth and puberty,PDGP)包括高促性腺激素性性腺功能减退症(hypergonadotropic hypogonadism)及低促性腺激素性性腺功能减退症(hypogonadotropic hypogonadism)。如先天性卵巢发育不全(Turner syndrome),性激素分泌不足,负反馈导致促性腺激素分泌过多,血清 FSH、LH 增高。如颅咽管瘤(craniopharyngioma),垂体肿瘤等下丘脑-垂体病变,或 Kallmann 综合征等先天性疾病可导致促性腺激素分泌不足,血清 FSH、LH 和性激素水平降低。

第三,明确性早熟、青春期延迟的病因。结合临床、影像学检查及实验室检查,排除了中枢神经系统疾病、肾上腺及性腺疾病,以及其他导致性早熟及生长发育延迟疾病之后,多数情况下为体质性或特发性性早熟、青春期发育延迟。

【疾病鉴别】

基于临床和影像信息的鉴别诊断流程见图 8-2-0-12。

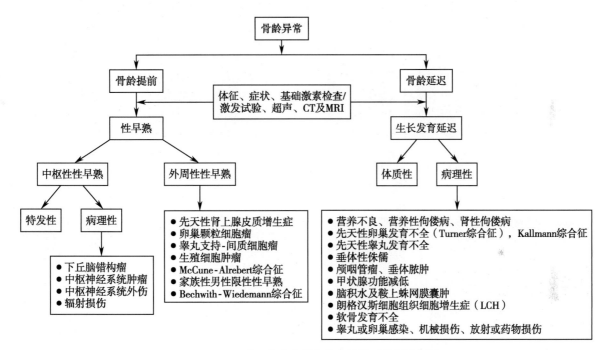

图 8-2-0-12 基于临床和影像信息的鉴别诊断流程图

(陈荟竹 宁 刚)

第三节 生长板异常(早闭与增宽)

【定义】

生长板又称骨骺板,是长短管状骨干骺端与骨骺之间的盘状软骨结构,是长骨生长及骨小梁结构形成的基础。生长板过早闭合(premature physeal closure)即骨骺过早闭合,骨折、感染、肿瘤等多种原因可导致长短管状骨干骺端软骨生长板过早闭合,影响骨骼的生长发育,可能导致骨关节畸形。反之,如果各种原因阻碍生长板软骨细胞周期的进程,导致生长板软骨基质钙化不足,临时钙化带及初级骨小梁形成障碍,则可导致生长板增宽(widened physis)。

【病理基础】

生长板随着骨骺的发育成熟而逐渐与原始骨化中心融合,可纵向及横向生长。从 2 岁开始,二次骨化中心逐渐增大,骨骺与干骺端发生骨化,生长板逐渐变薄呈板状。12 岁之后,生长板进一步变薄呈波浪状,开始闭合;18 岁以后大多数骨骺生长板完全闭合,X 线平片上表现为一层致密的骨骺线。研究发现儿童长骨干骺端生长板的表面积和体积均随年龄增长而呈线性增加,并在青春期达到平台期,与性别无明显相关性。

多种因素,如骨折、感染、肿瘤、废用、放疗辐射损伤,以及某些先天性疾病、内分泌代谢性疾病等均可影响生长板的演变规律,如果正常的有机成分钙化不足,病理上表现为干骺端骨小梁表面骨样组织钙化不足,导致生长板增宽。如果骨骺生长板损伤或骨骺生长板骨化加速,可引起骨骺板提前闭合,影响骨骼的生长发育,甚至导致肢体的短缩或畸形。

生长板损伤早期,创伤区出现血肿和水肿,骨骺和干骺端的血管沟通,从而形成跨生长板血管桥,进而演变为肉芽组织纤维桥乃至骨桥。

【征象描述】

正常的生长板软骨在 X 线平片变现为透明的骨骺板或骨骺线,CT 上表现为带状或线状低密度区。磁共振 T_1WI、T_2WI、PDWI(质子密度加权成像)或 GRE 图像呈高信号,且信号高于骨骺软骨,高于骨骼肌;随年龄增加,T_1WI 和 T_2WI 信号有逐渐减低的趋势。

1. X 线表现 生长板过早闭合,可以表现为透明的骨骺板、骨骺线不均匀变窄或局部消失,密度增高、致密(图 8-3-0-1)。生长板增宽,X 线表现为透明的骨骺板或骨骺线较同龄儿童增宽(图 8-3-0-2)。

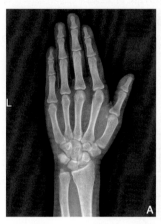
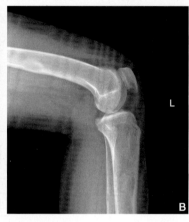
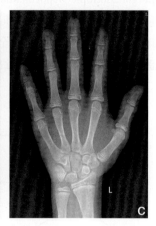

图 8-3-0-1 纤维性骨营养不良综合征(McCune-Albright 综合征)X 线表现

患者女,12 岁,纤维性骨营养不良综合征(McCune-Albright 综合征)。A、B. 骨骺板提前闭合,可见多骨性纤维结构不良,骨质破坏,呈磨砂玻璃样改变;C. 正常对照,女,11.7 岁,骨龄 12 岁

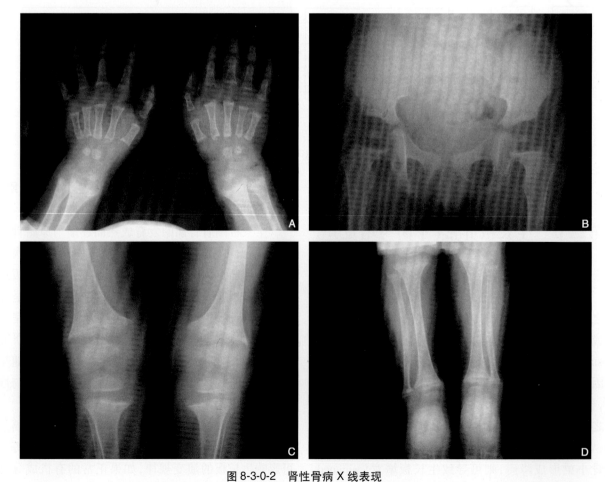

图 8-3-0-2 肾性骨病 X 线表现

患儿,5 岁,A~D. 双手腕尺桡骨远端、双下肢股骨两端及胫腓骨两端干骺端凹陷增宽,骨骺生长板透亮带增宽

2. CT表现 儿童低密度软骨骺板、骨骺线连续性中断,局部致密带,提示生长板局部过早闭合。如果CT发现低密度骨骺板或骨骺线较同龄儿童增宽则提示生长板增宽。由于CT密度分辨率更高,可以更早期发现低密度软骨板中的小灶性致密灶,以及增宽的生长板边缘模糊的钙化骨小梁。

3. MRI表现 MRI对钙化不敏感,对比T_1WI及T_2WI呈低信号的骨干、干骺端及临时钙化带,软骨的信号尤其是生长板软骨是相对高信号,易于判断软骨生长板是否出现局部过早闭合,抑脂PDWI或GRE图像上失去高信号作为骨骺闭合的标准。钆对比剂增强扫描后可见生长板软骨强化,而钙化或闭合的骨骺线不强化。

【相关疾病】

1. 生长板过早闭合

(1)常见疾病:骨折。长骨生长板骨折占儿童骨折损伤的6%~30%,其中约30%引起肢体短缩和成角畸形。

儿童骺软骨骨折或骨骺干骺端骨折最常累及生长板。Salter Ⅰ型:骨折线穿过生长板,无移位时很难发现;Salter Ⅱ型:骨折线穿过生长板,延伸至干骺端,干骺端部分很小,移位后容易观察;Salter Ⅲ型:骨折线穿过生长板,延伸至骨骺;Salter Ⅳ型:骨折线穿过骨骺、生长板和干骺端;Salter Ⅴ型:生长板压缩骨折。损伤较轻时(Ⅰ或Ⅱ型Salter损伤)可能导致生长板轻度增宽,与竞技运动项目相关:体操运动员常见于桡骨远端,田径运动员常见于胫腓骨远端,棒球手常见于肱骨近端。损伤严重(Ⅲ、Ⅳ或Ⅴ型Salt-

er损伤)或治疗不当者可导致局部骨桥形成。由于骨桥的存在,除骨桥局部失去成骨作用外,还限制相邻部位骨样组织的正常生长,但较远部位的骨样组织发育不受骨桥影响,长期必将造成同一骨两侧发育不平行,而出现肢体短缩和畸形。因此及早发现并正确处理骨桥为骨骺损伤后期治疗的关键。一般情况下,X线平片即可明确骨桥的诊断,但MRI对骨桥的大小、部位、邻近生长板和骨骺、干骺端的状况判断更加完整和准确,此种信息对手术方案的设计非常重要。

(2)少见疾病:骨髓炎、化脓性关节炎、医源性(外科手术)损伤、幼年型特发性关节炎(JIA)、辐射导致生长畸形、热损伤及冻伤。

小儿骨髓炎常位于干骺端,一般情况下,软骨生长板对干骺端或骨骺的细菌性感染有一定阻挡作用,很少穿越骺板;若病原体毒力较强或感染持续时间较长时,也可累及邻近生长板,导致局部过早闭合(图8-3-0-3)。骨结核、关节结核、结核分枝杆菌易侵犯邻近软骨,包括生长板骺软骨和关节软骨可能较早期受累,可能导致生长板局部过早闭合及关节间隙变窄。髋关节化脓性感染、慢性充血或关节囊内积血可能直接累及整个生长板早期闭合,幼年型特发性关节炎(juvenile idiopathic arthritis,JIA)受累关节慢性充血可能刺激骨骺及干骺端过度生长,也可能导致生长板早期闭合和短肢畸形,膝关节最常见,常不对称。由于生长板早期闭合常导致生长障碍,所以早期正确判断感染与生长板的关系在临床上非常重要。

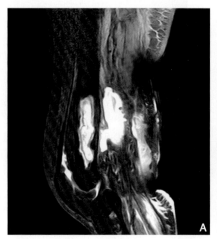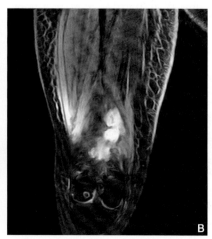

图8-3-0-3 化脓性骨髓炎及关节炎MRI表现

患者女,12岁。A、B.右大腿MRI显示右股骨远段、右侧股骨远端骨骺核及胫骨上端骨髓腔内可见斑片状不规则异常信号,右膝关节腔内可见积液,周围肌肉软组织肿胀,T_2WI抑脂序列显示右侧胫骨上端局部骺线闭合

（3）罕见疾病：维生素 A 中毒、血友病及纤维性骨营养不良综合征等。

纤维性骨营养不良综合征又称 McCune-Albright 综合征或 Albright 综合征。临床表现为颅面部畸形呈"骨性狮面"，皮肤咖啡牛奶斑，假性性早熟。影像临床特点：①X 线表现为全身多骨出现单个或多个囊状透亮区或"磨玻璃"样改变，伴沙石样钙化，可见粗糙的骨嵴分隔呈丝瓜瓤状；②患儿多有疼痛、跛行、肢体短缩及弓状（"牧羊人手杖"样）畸形，常发生病理性骨折；③常于病变骨骼的相应区域或相应神经节段分布区域有咖啡牛奶样色素沉着；④假性性早熟，85% 的患儿 2 岁以内出现阴道流血，然后逐渐出现其他第二性征，可导致所有骨骺生长板提前愈合（图 8-3-0-4）。CT 可以较为准确地判断骨骼病变区域的密度差异，有无小钙化灶；尤其是颅底部及面部骨骼病变的范围和密度变化的判断明显优于普通 X 线平片。MRI 和超声在判断和监测内生殖器的发育尤其在卵巢囊肿的大小和周期性变化方面有优势。

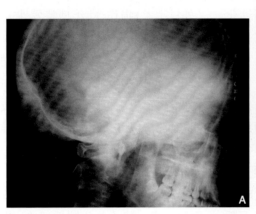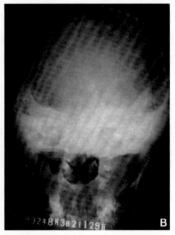

图 8-3-0-4　Albright 综合征 X 线表现
患者女，14 岁，2 岁时阴道出血，全身皮肤多数散在咖啡牛奶斑，超声提示卵巢囊肿。A、B. 颅板增厚、硬化，枕骨及颅底明显

2. 生长板增宽

（1）常见疾病：生长板骨折、慢性反复创伤、佝偻病、股骨头骨骺滑脱症（SCFE）、肾性骨营养不良（ROD）。

佝偻病（rachitis）是以钙、磷代谢紊乱及新形成的骨基质（类骨质或骨样组织）不能正常完成骨矿化为特点，发生于婴幼儿大多数是营养性佝偻病，儿童时期发病大多数为代谢性佝偻病。佝偻病所致生长板增宽，可见长骨干骺端呈杯口状凹陷，临时钙化带呈模糊毛刷状。

医源性骨骺骨干融合术后双侧不等长，辐射损伤辐射后血管炎导致生长畸形，烧伤或冻伤导致生长板融合和发育不良等都有明确的病史，结合病史容易诊断。

股骨头骨骺滑脱症好发年龄为 8～14 岁，常向后、向内侧滑移，导致生长板变宽和股骨头骨骺变"短"（图 8-3-0-5），20%～25% 为双侧但可不同时发生。营养性佝偻病、肾性佝偻病骨骼表现类似，原因为干骺端先期钙化带类骨质堆积缺乏矿化，生长板增宽，常伴干骺端破损，骨密度减低，骨小梁模糊。

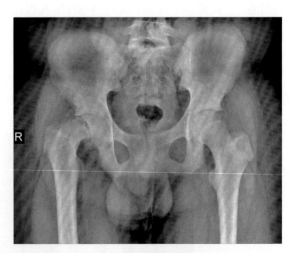

图 8-3-0-5　股骨头骨骺滑脱症 X 线表现
髋关节正位 X 线，右侧股骨头骨骺向下方滑移，可见生长板增厚（较左侧正常对照）

（2）少见疾病：骨髓炎、幼年畸形性骨软骨炎、完全静脉营养、巨人症、黏多糖贮积症、成骨不全（OI）、低磷酸酶症。

黏多糖贮积症（mucopolysaccharidosis，MPS）是由于降解黏多糖的溶酶体酶中某些酶的缺乏，引起各种黏多糖代谢物如硫酸软骨素、硫酸肝素、硫酸角质素等蓄积在胶原组织细胞,多以骨骼病变为主,男女均可发病。依据其临床表现、酶的缺乏和遗传表现、尿液测定和血液生化检查结果,以及皮肤成纤维细胞培养等办法,将黏多糖病分为6型,以Ⅰ型多

见,临床表现最为典型;大多数患者均有严重或多发的骨骼畸形。除了骨骺骨化延迟,生长板显得相对增宽,可见肋骨呈船桨样,髂骨下部变窄致髋臼顶陡峭,以及明显的脊柱椎体形态异常(图8-3-0-6)。

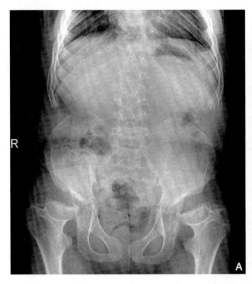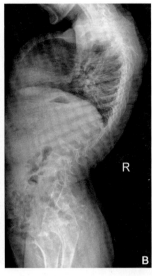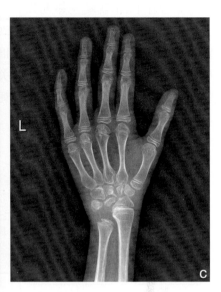

图 8-3-0-6　黏多糖贮积症 X 线表现

患者女,13.5 岁。A、B. 腰骶椎正侧位平片椎体形态失常,呈"弹头"样,椎间隙增宽,提示椎体上下缘软骨板增宽;图 A 显示肋骨呈"飘带"征;骨盆形态失常,坐骨切迹小,髋臼发育不良,双侧股骨头骨骺核小、显示不清,仅见增宽的低密度软骨生长板;C. 左手腕部 X 线平片提示骨龄落后,约相当于 9.1 岁,腕骨骨骺核小而不规则

（3）罕见疾病,甲状腺功能减退症、维生素 C 缺乏症、干骺端发育不良。

甲状腺功能减退症(呆小病)表现为骨成熟严重迟缓,生长板增宽;严重者可见股骨头骨骺核碎裂,结合临床易于鉴别(图8-3-0-7)。如果是在治疗过程中,由于有追赶生长,骨龄落后及骨骼畸形将不那么明显。

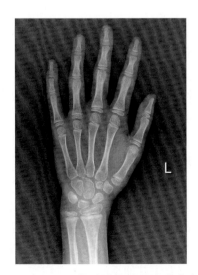

图 8-3-0-7　甲状腺功能减退症治疗中 X 线表现

患者女,13 岁,骨龄相当于 10.1 岁,生长板宽于同龄儿童

【分析思路】

第一,结合临床病史及影像学检查明确,骨骺生长板是否有异常,是过早闭合还是生长板增宽,累及所有生长板还是一个或数个部位生长板。外伤及感染大多累及单个或者邻近数个骨骼生长板(图8-3-0-3、图8-3-0-5)。性早熟或青春期发育迟缓、佝偻病和肾性骨营养不良、全静脉营养、巨人症、黏多糖贮积症、成骨不全、低磷酸酶症、甲状腺功能减退症、缺铜症、干骺端发育不良等先天性疾病或遗传代谢性疾病可累及所有生长板。

第二,X 线平片是骨关节病变首选的影像学检查方法,因为骨关节有良好的对比度,可清楚显示骨结构和病变;其次,X 线平片空间分辨率高,而且检查范围较大,观察病变整体性好,最大的优点是检查方法简便,费用较低。对于全身多骨性生长板增宽或提前闭合,或单骨性生长板异常的双侧对照,X 线平片都有重要价值。缺点是密度分辨率低,影像有重叠,对软组织病变、弥漫性骨髓病变、早期病变及复杂部位病变不易显示。骨关节病变 CT 检查的优点是密度分辨率高,没有影像重叠,对显示钙化、细小病变更敏感。骨关节病变 MRI 检查的优点在于其软组织分辨率高,能清楚显示软骨和滑膜,能较早显示骨髓的

病变和骨转移性病变,可早期诊断外伤、感染、骨坏死、退行性变等疾病,尤其是外伤或感染所致的局灶性提前闭合(骨桥)的诊断及鉴别诊断,较为准确。

第三,生长板异常的诊断和鉴别诊断,必须结合病史,结合骨干、干骺端及邻近关节的影像学改变,协助病因诊断。如果是外伤骨折所致,一般是单个或邻近骨关节生长板异常,还可见陈旧性骨折征象。如果是感染所致,如干骺端骨结核或关节结核,除了骨骺生长板变窄,可见相关的骨骼坏死及冷脓肿,关节间隙变窄或关节强直。

第四,X 线平扫及 CT 上生长板不显影,仅根据骺线的外形、密度变化不易确定生长板是否受累;但 MRI 可以提供生长板受累的直接征象,如信号异常、连续性中断等,增强检查正常生长板和骨感染区界限更容易被界定。

【疾病鉴别】

基于临床和影像信息的鉴别诊断流程见图 8-3-0-8。

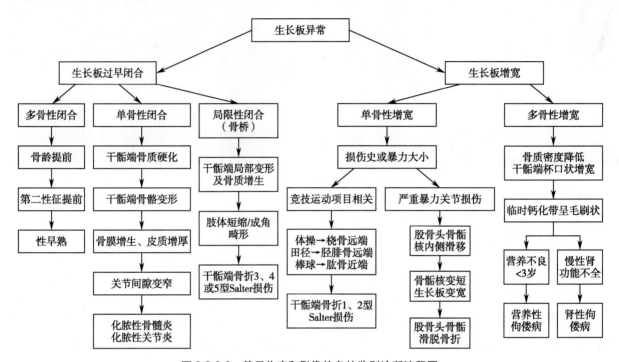

图 8-3-0-8　基于临床和影像信息的鉴别诊断流程图

(宁　刚　白万晶)

第四节　骨软骨发育障碍

【定义】

骨软骨发育障碍是一类疾病的总称,一般指由于基因突变或长期表达异常引起的遗传性、全身性骨关节发育异常。临床上常因侏儒或身材矮小就诊,检查过程中发现患儿全身骨骼形态和/或密度异常。

【病理基础】

骨发育一般是通过膜内化骨和软骨内成骨完成的;膜内化骨是指由骨髓间充质前体细胞发育形成扁骨、部分颅面骨;长骨和其他类型骨发育则是利用软骨作为生长板的发育过程。由于基因突变或长期表达异常影响了膜内化骨和/或软骨内成骨的过程,从而导致骨软骨发育障碍。其中一部分在出生后立即发现异常,一部分生后正常而在生长发育过程中逐渐出现异常。

【征象描述】

1. X 线表现　中轴骨和/或周围骨骨骼失去正常形态,出现不同程度骨骼畸形。比如肢体短缩、胸廓狭窄、扁平椎等;干骺端亦形态失常。上述骨骼畸形伴或不伴骨质密度异常。

2. CT 表现　同 X 线表现,但 CT 较 X 线对病变细节观察更细致,且可一并观察有无其他伴随疾病。

3. MRI 表现　通过 X 线及 CT 即可做出较为准确的诊断,MRI 主要了解颅脑及椎管内脊髓有无异常,帮助了解有无其他系统畸形或病变。

【相关疾病】

常见骨软骨发育障碍疾病详见表 8-4-0-1。

表 8-4-0-1　常见骨软骨发育障碍疾病诊断要点

疾病	典型影像特征	临床表现
石骨症(图 8-4-0-1)	干骺端硬化,夹心椎表现,椎体上下缘致密,肋骨骨皮质增厚,髓腔狭窄,颅底骨致密增厚	进行性贫血、牙齿发育不良,视觉和听觉缺陷,容易发生自发性骨折,智力低下
骨斑点症(图 8-4-0-2)	好发于手足、骨盆、长骨骨骺和骨端,见多发斑点状致密影	多偶然发现
成骨不全(图 8-4-0-3)	全身多部位骨质疏松,四肢长骨纤细,皮质菲薄,易骨折,骨骼弯曲畸形,颅板薄,颅缝增宽	骨质疏松易骨折,蓝色巩膜、听力下降、牙齿发育不全
软骨发育不全(图 8-4-0-4)	椎弓根间距从上至下逐渐缩小;椎体后缘呈扇贝形;长骨对称性缩短,干骺端喇叭口样扩大;枕骨大孔缩小,颅底缩短;髂骨翼呈象耳状,骨盆入口呈香槟状改变;肋骨发育不全,短肋	肢根型侏儒,出生时即可辨认,智力正常
假性软骨发育不全(图 8-4-0-5)	椎体上下缘多不规则,略呈双凸变形,似"横置的花瓶状";椎体前缘上下角缺损而呈台阶状;椎弓根间距不缩小;双侧肋骨呈"括弧征";四肢长骨干骺端"尖刺征"	短肢侏儒(肢根型或肢中型),生后 2 岁发病,智力正常

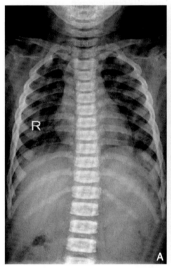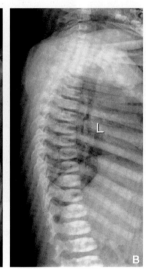

图 8-4-0-1　石骨症的 X 线表现

患者男,3 岁。A、B. X 线示胸腰椎上下椎体缘普遍骨质增生硬化,呈"夹心椎"表现。双侧肋骨骨皮质增厚,骨髓腔狭窄

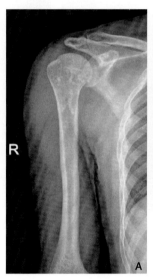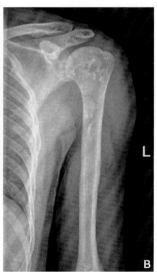

图 8-4-0-2　骨斑点症的 X 线表现

患者男,20 岁。A、B. X 线示双侧肱骨上段、肩胛骨、肩峰见发斑点状、条带状密度增高影,长轴与骨长轴平行,边界清楚

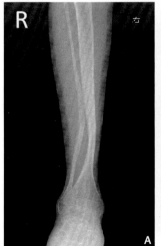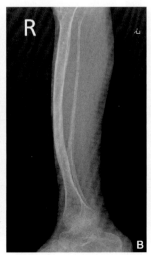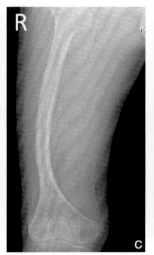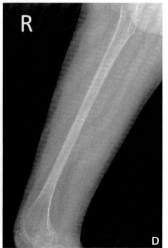

图 8-4-0-3　成骨不全的 X 线表现

患者男,16 岁。A~D. X 线示右下肢诸骨骨质密度减低,长骨纤细,皮质菲薄,股骨及胫腓骨骨骼弯曲

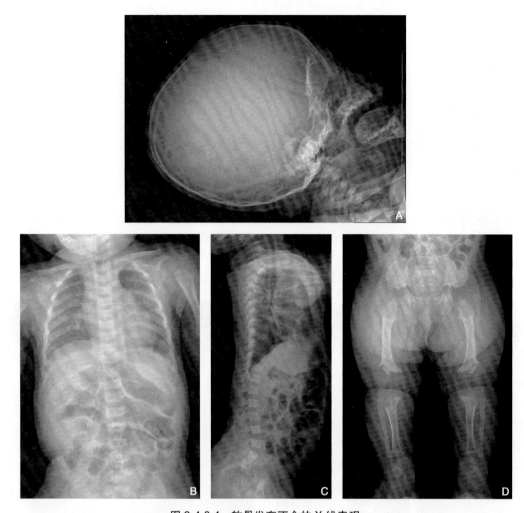

图 8-4-0-4　软骨发育不全的 X 线表现

患者女,1 岁。A~D.X 线示枕骨大孔缩小,颅底缩短;脊柱椎弓根间距从上至下逐渐缩小;椎体后缘呈弧形;长骨对称性缩短,干骺端喇叭口样扩大

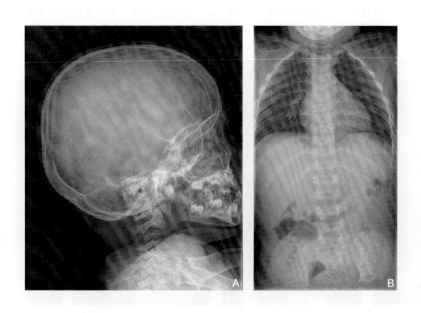

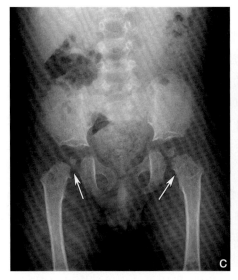
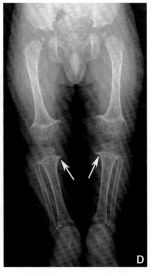

图 8-4-0-5 假性软骨发育不全的 X 线表现
患者男,4 岁。A~D. X 线示脊柱椎体略呈双凸变形,似"横置的花瓶";双侧股骨近端骨骺发育不良而呈小骨骺;四肢长骨干骺端"尖刺征"(白箭)

【分析思路】

骨软骨发育障碍是一类疾病的统称,具体分析思路如下:

第一,需要认识骨骼发育不全,要学会鉴别正常变异与病理改变,但有时仅凭影像学很难诊断,需要结合临床病史协助诊断。

第二,如何分析。首先分析病变部位,位于中轴骨亦或四肢骨,病变累及骨骺、干骺端还是骨干。其次观察病变骨质密度有无改变,骨质密度增高、夹心椎表现则特征性提示石骨症;骨斑点症在长骨骨骺和干骺端可见弥漫多发的斑点状、结节状高密度影。成骨不全导致骨质密度减低。

第三,结合患者的临床病史、特征性临床表现、实验室检查及基因学检查等,可缩小鉴别诊断范围,比如成骨不全患儿可见蓝色巩膜。

【疾病鉴别】

骨软骨发育障碍需要综合影像学特征及临床信息进行诊断和鉴别诊断,见图 8-4-0-6。

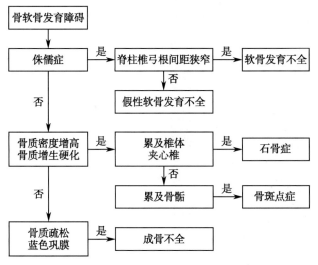

图 8-4-0-6 常见骨软骨发育障碍影像诊断思维导图

(杨映霞 侯巧玲 范 淼)

第五节 多发骨病变

【定义】

多发骨病变是指某种疾病以单骨多发或多骨单发/多发的形式累及骨骼系统,累及两个或两个以上部位骨质的病变。本节内容不包含骨软骨发育障碍所表现的多发骨病变,骨软骨发育障碍相关内容详见本章第四节。

一、骨质疏松

【定义】

骨质疏松(osteoporosis)是以骨量减少、骨质量受损及骨强度降低,导致骨脆性增加、易发生骨折为特征的全身性疾病。

【病理基础】

多发病变骨重建失衡,骨吸收大于骨形成,最终导致单位体积内正常矿化的骨组织含量减少,但骨内的有机成分和钙盐含量仍保持正常比例。

【征象描述】

1. **X 线表现** 骨质密度普遍减低。长骨表现为骨松质中骨小梁数目减少、变细,骨小梁的间隙增宽,骨皮质变薄出现分层现象;脊柱表现为椎体内横行骨小梁减少而纵行骨小梁相对明显,骨皮质变薄,椎体终板密度减低、变薄,呈边缘锐利的细线状,严重时椎体可能变扁,呈楔形改变。

2. **CT 表现** 与 X 线基本相同,但较 X 线显示细微骨折更敏感。

【相关疾病】

1. **废用性骨质疏松** 明确外伤、制动病史,影像上表现为骨质密度减低,骨小梁变细,间隙增大,骨皮质变薄(图 8-5-1-1)。

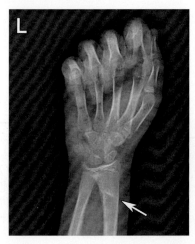

图 8-5-1-1　废用性骨质疏松的 X 线表现
患者女,10 岁。X 线图像示左桡骨远段骨折线（白箭）,左腕诸骨骨质密度减低,骨小梁稀疏

周关节炎,多关节受累多见。发病高峰在 4~6 岁和 12~20 岁。临床可出现轻度发热、体重减轻、贫血、肝脾肿大和轻度生长迟缓。影像上以手掌指关节、腕关节、膝关节等多见,对称性增粗、肿胀。颈椎病变以脊椎多见。早期表现为关节周围软组织肿胀、大量积液、骨质疏松、软骨下骨质侵蚀、骨髓水肿、滑膜增厚,终末期关节强直、关节脱位或半脱位(图 8-5-1-2)。

2. 幼年型特发性关节炎（juvenile idiopathic arthritis,JIA）　原因不明,属于自身免疫系统疾病,是儿童期最常见的慢性风湿性疾病,主要表现为外

3. 特发性幼年型骨质疏松（idiopathic juvenile osteoporosis,IJO）　发生于青少年不明原因的全身普遍性骨质疏松,为自限性疾病,易发生骨折。X 线片可见全身多关节(双肩、腕、手小关节、膝、踝及脊柱)普遍性骨质疏松,松质骨及皮质骨均可出现斑点状透光区,骨皮质变薄,骨小梁增宽,承重骨易发生自发性骨折;而中轴关节椎体内纵行骨小梁呈栅栏状或者梳齿状改变,椎体呈楔形改变或双凹变形。

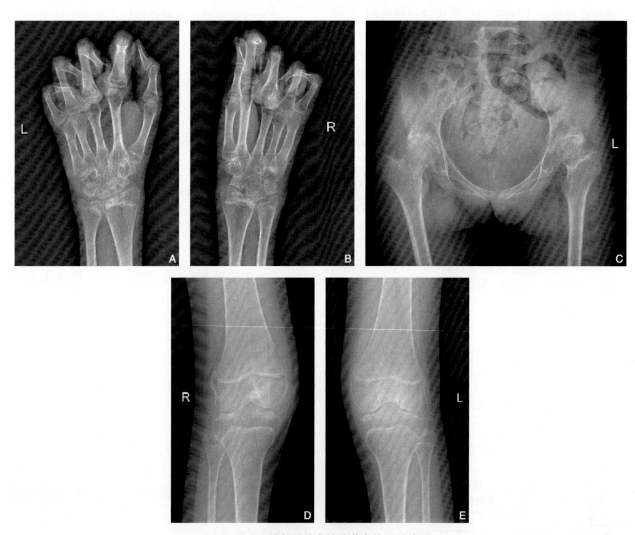

图 8-5-1-2　幼年型特发性关节炎的 X 线表现
患者女,14 岁。A~E.X 线示双手、双膝关节诸骨对称性骨质密度减低,关节间隙不同程度变窄,双手多个关节面毛糙、模糊、关节面下骨质吸收,周围软组织肿胀。骨盆诸骨骨质密度减低,双髋及双侧骶髂关节间隙变窄,关节面模糊,关节面下骨质吸收,双侧股骨头塌陷变扁

4. 原发性甲状旁腺功能亢进症（primary hyperparathyroidism）　甲状旁腺分泌过多的甲状旁腺激素，导致钙磷代谢障碍，血钙升高、血磷降低。①骨膜下骨皮质吸收；②骨质密度减低；③纤维囊性骨炎、棕色瘤；④软骨下骨吸收；⑤骨小梁性骨吸收、骨质硬化；⑥钙盐沉积，常见肾脏钙化，尿路结石（图 8-5-1-3）。

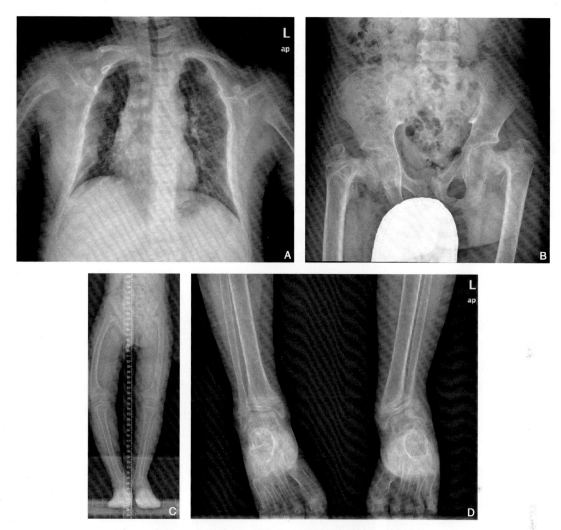

图 8-5-1-3　原发性甲状旁腺功能亢进症的 X 线表现
患者男，12 岁。A～D. X 线示全身弥漫性骨质疏松，广泛骨膜下、骨皮质及软骨下骨吸收，双下肢弯曲畸形

【分析思路】

第一，认识骨质疏松征象。

第二，观察影像，除了骨质密度减低，有无骨膜下骨皮质吸收、软骨下骨吸收，有无伴随骨质囊性病灶，关节滑膜有无异常，有无合并骨折，周围软组织有无钙化。

第三，结合病史，有无外伤、制动史，甲状旁腺有无病变，有无发热、贫血、肝脾肿大、关节肿痛等临床症状，实验室检查有无异常等。

【疾病鉴别】

骨质疏松常见相关疾病主要鉴别诊断要点见表 8-5-1-1。

表 8-5-1-1　骨质疏松常见相关疾病主要鉴别诊断要点

疾病	临床特征	影像特征	主要伴随征象
废用性骨质疏松	明确外伤史、制动史	骨质密度减低，骨小梁变细，间隙增大，骨皮质变薄	
幼年型特发性关节炎	发热、体重减轻、贫血、肝脾肿大和轻度生长迟缓	对称性外周多关节病变；早期 MRI 表现为关节周围软组织肿胀、软骨下骨质侵蚀、骨髓水肿、滑膜增厚；终末期关节强直、脱位或半脱位	

续表

疾病	临床特征	影像特征	主要伴随征象
特发性幼年型骨质疏松	骨骼疼痛	全身多关节普遍性骨质疏松	骨折
原发性甲状旁腺功能亢进症	骨骼疼痛,血钙、血甲状旁腺激素升高,血磷降低	骨膜下骨皮质吸收;纤维囊性骨炎、棕色瘤;软骨下骨吸收;骨小梁性骨吸收、骨质硬化;钙盐沉积,常见肾脏钙化,尿路结石	骨折

二、骨质软化

【定义】

骨质软化(osteomalacia)是指单位体积内类骨质矿化不足,骨的有机成分正常,钙盐含量减低。

【病理基础】

成骨过程中,由于钙磷等矿物质吸收和排泄障碍,造成骨样组织的钙盐沉积不足,从而引起骨质软化,组织学上可见未钙化的骨样组织增多。

【征象描述】

X线/CT表现:骨质密度减低,骨皮质变薄,骨小梁变细,骨小梁和骨皮质边缘模糊,以腰椎和骨盆明显;承重骨骼弯曲畸形。

【相关疾病】

维生素D缺乏性佝偻病(vitamin D deficiency rickets):维生素D缺乏导致钙磷代谢障碍,见于软骨内化骨活跃部位,如长骨干骺端、肋骨前端、尺桡骨远端。早期尺骨远端先期钙化带模糊,两侧呈尖刺状,随后先期钙化带变平或略凹陷,骨密质模糊,骨小梁稀疏。进展期佝偻病的X线表现具有特征性,即干骺端呈毛刷样、杯口状改变,骨干皮质外可有骨膜新骨形成。严重者骺板明显增厚,先期钙化带模糊毛糙、不规则,直至完全消失,骨小梁稀疏呈网状,骨密质分层、模糊或部分消失。骨骺核出现延迟或较小,边缘模糊,骨龄落后。胸廓畸形表现为串珠肋、鸡胸或漏斗胸、郝氏沟。颅骨变薄呈方颅、囟门增大,前后囟相通。恢复期可见先期钙化带密度逐渐增高、增厚,逐渐平整,骨质密度改善,出现生长障碍线。后遗症期可见"O"形腿畸形,即两侧胫骨向内侧弯曲呈"O"形,胫骨内侧皮质增厚,干骺端略膨大(图8-5-2-1)。

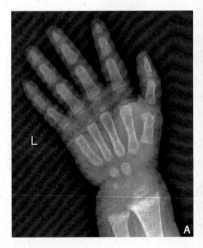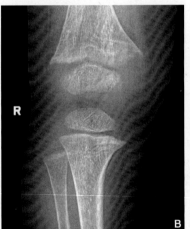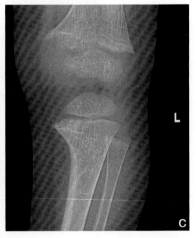

图8-5-2-1 维生素D缺乏性佝偻病的X线表现

患者男,22个月。A~C.X线示左尺桡骨远端、双侧股骨远端及腓骨近端干骺端先期钙化带增宽,干骺端呈杯口状、毛刷样改变,干骺端骨小梁稀疏、模糊,骨皮质变薄

【分析思路】

第一,认识骨质软化征象。

第二,结合喂养史、病史及相关实验室检查综合考虑。

【疾病鉴别】

表现为骨质软化的疾病在儿童时期主要为维生素D缺乏性佝偻病,其余少见疾病为肾性佝偻病、低血磷性抗维生素D佝偻病、维生素D依赖性佝偻病、先天性甲状腺功能减退。上述疾病影像表现相似,鉴别诊断主要为病因鉴别,依赖于基因检测及相关实验室检查。基于临床信息的骨质软化相关疾病主要鉴别诊断要点见表8-5-2-1。

表 8-5-2-1 基于临床信息的骨质软化
相关疾病主要鉴别诊断要点

疾病	临床特征	实验室检查
维生素 D 缺乏性佝偻病	日照不足,维生素 D 摄入不足,生长过快	血清 25-(OH) Vit D₃ < 12ng/ml,甲状旁腺激素升高,血钙降低,血磷降低
肾性佝偻病	慢性肾功能障碍病史	血钙降低,血磷升高
低血磷性抗维生素 D 佝偻病	常染色体显性或隐性遗传,多 1 岁后发病,2 岁后仍有活动性佝偻病症状	血钙正常,血磷明显降低,尿磷增加
维生素 D 依赖性佝偻病	常染色体隐性遗传,表现为严重佝偻病	血钙、血磷严重降低,碱性磷酸酶明显升高并继发甲状旁腺功能亢进
先天性甲状腺功能减退	智力明显低下,特殊面容	甲状腺功能相关激素水平异常

（注：血清 25-(OH) Vit D_3 < 12ng/ml 中含 LaTeX 下标）

三、骨质破坏

【定义】

骨质破坏(destruction of bone)是指局部骨质为病理组织所取代而造成的骨组织缺失。

【病理基础】

骨质破坏可以由病理组织本身直接溶解骨组织使之消失,或由病理组织引起的破骨细胞生成和活动亢进所致。

【征象描述】

1. X 线表现　局部骨质密度减低,骨小梁稀疏,骨皮质与骨小梁模糊以致消失,伴或不伴骨膜反应。

2. CT 表现　易于区分松质骨和皮质骨的破坏。松质骨破坏表现为局部骨小梁稀疏,骨小梁破坏区的骨髓被病理组织取代,逐渐发展为斑片状甚至大片状骨质缺损。皮质骨的破坏表现为骨皮质内出现小透亮区,或骨皮质内外表面不规则的虫蚀样改变,或者出现骨皮质缺损;伴或不伴骨膜反应。

3. MRI 表现　松质骨的破坏表现为高信号的骨髓被较低信号或混杂信号所代替,皮质骨的破坏表现与 CT 相似。病变周围骨髓可出现不同程度水肿,表现为 T_1WI 呈低信号、T_2WI 呈高信号,边缘模糊。

【相关疾病】

1. 化脓性骨髓炎(suppurative osteomyelitis)小儿常见骨感染性疾病,常有高热病史,多发生在干骺端,不跨越骺板,病灶呈骨质破坏合并骨质疏松,

其内可见死骨形成;骨膜下脓肿形成可引起骨膜增生,可见葱皮样、花边状和骨针样骨膜反应,周围软组织明显肿胀。倘若急性骨髓炎治疗不及时或不彻底则迁延为慢性骨髓炎,表现为局限性骨破坏,骨质增生硬化,髓腔狭窄,骨干增粗变形,骨外膜广泛增生形成骨包壳,残留死骨可逐渐吸收被新骨取代(图8-5-3-1)。

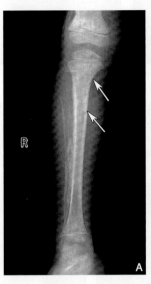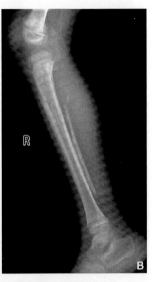

图 8-5-3-1 急性化脓性骨髓炎的 X 线表现

患者男,5 岁。A、B. X 线示右腓骨干见斑片状、片状骨质破坏,累及骨皮质,部分骨皮质不连续,局部骨质密度增高;右侧胫骨中上段骨干密度不均,见斑片状骨质破坏(白箭),边界不清

2. **骨结核**(bone tuberculosis)　起病缓慢,有低热、消瘦病史。长骨结核表现为骨骺和干骺端骨质破坏,可跨越骺板,内部见沙砾样死骨,邻近骨骼骨质疏松(图 8-5-3-2)。短管状骨结核以手短管状骨结核多见,骨髓腔内囊状骨质破坏,骨干膨大,皮质变薄并见层状骨膜反应,称为"骨气臌"。脊柱结核则以骨质破坏和椎间隙变窄为主。

3. **骨梅毒**(osseous syphilis)　母胎梅毒感染史。表现为广泛、多发、对称性的干骺端炎、骨膜炎、骨髓炎等;干骺端炎表现为骺板增厚,先期钙化带增厚增浓、不规整;骨髓炎表现为骨干骨质破坏,常伴随骨膜炎,即骨质破坏与骨质增生并存,极少出现死骨;可见 Wimberger 征(双侧胫骨近端和/或双侧股骨远端内侧对称性骨质破坏,图 8-5-3-3)。

4. **朗格汉斯细胞组织细胞增生症**(Langerhans cell histiocytosis,LCH)　可累及多系统、多器官,骨骼系统为最常见受累部位。骨骼系统以中轴骨和长骨受累多见。活动期表现为溶骨性骨质破坏,有软组织肿胀或包块。①颅骨:穿凿样骨质缺损,边缘

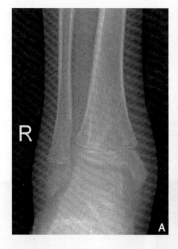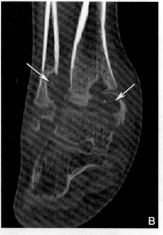

图 8-5-3-2　骨结核的 X 线和 CT 表现
患者女,11 岁。A. X 线示右胫腓骨远端骨骺及干骺端见斑片状密度减低区,边界清楚,未见硬化边,未见骨膜反应;B. CT 示右胫腓骨下段骨骺及干骺端见斑片状密度减低区,内见沙砾样死骨(白箭),边界清楚,未见硬化边,未见骨膜反应,周围骨质疏松,右踝关节周围软组织肿胀

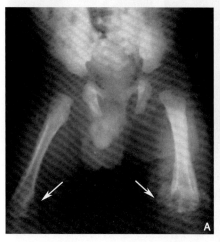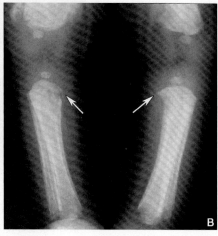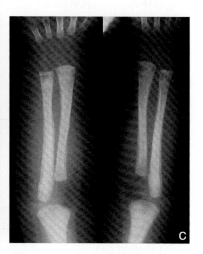

图 8-5-3-3　骨梅毒的 X 线表现
患者女,38 天。A~C. X 线示双侧股骨、胫腓骨、尺桡骨先期钙化带密度不均匀,部分呈锯齿状改变,带下可见横行透亮带,长骨骨干均见骨膜增生,桡骨呈虫噬状骨质破坏;双侧股骨远端及胫骨近端可见 Wimberger 征(白箭)

锐利,伴有硬化,颅骨内外板破坏不完全时可出现"钮扣样"死骨或双边征象;②长骨:多见于骨干和干骺端,骨破坏区长轴与骨干一致,边缘清晰,轻度硬化,常伴骨膜增生;③扁骨和不规则骨:以骨盆和肋骨多见;髂骨呈单房或多房囊状破坏,周围伴有比较明显的增生和硬化性改变,可出现"洞套洞"征象或软组织肿块;肋骨多呈膨胀性破坏,边界清楚无硬化,可伴有骨膜反应;④椎体:表现为单或多囊状骨质破坏,轻度膨胀,边缘硬化,可伴局限性软组织肿块;晚期椎体常被压缩成平板状或楔形(钱币样),但椎间隙多保持正常。CT 及 MRI 可清楚显示病变部位溶骨性骨质破坏区及软组织肿块(图 8-5-3-4)。

5. **多发性内生软骨瘤**　伴肢体畸形者称为奥利尔病(Ollier disease),合并肢体软组织血管瘤者称为马富奇综合征(Maffucci syndrome)。常侵犯短管状骨,位于干骺端和骨髓腔内,膨胀性骨质破坏区,肿瘤内部可见囊变、钙化及分隔,边缘有硬化边,增强后病灶呈小环状或不规则形强化(图 8-5-3-5)。

6. **非骨化性纤维瘤**(non-ossifying fibroma,NOF)　常见于四肢长骨干骺端骨质破坏,呈偏心性生长并向骨髓内延伸,直径不小于 2cm,自行消退,可有反应性骨硬化(图 8-5-3-6)。

7. **纤维性结构不良**(fibrous dysplasia,FD)　是累及骨髓腔的良性纤维骨性病变。多骨型 FD,亦称纤维软骨发育不良或全身性骨纤维囊性病,与 McCune-Albright 综合征相关。长骨纤维结构不良呈边界欠清的骨髓内病变,基质呈磨玻璃样或模糊改变,病变区可透亮,或见条状骨纹和斑点状致密影,呈丝瓜络样改变,磨玻璃样骨化是纤维性结构不良的特征表现(图 8-5-3-7)。

8. **白血病**　造血器官中原始细胞或幼稚白细胞异常增生为特征的血液系统恶性肿瘤。广泛侵犯全身各个系统和器官,主要侵及骨髓、淋巴组织和脾脏。早期表现为骨质疏松,然后发生溶骨性骨质破坏;椎体常见压缩性骨折;典型的"白血病线"(指临时钙化带下可出现完全或不完全横行透亮带,一般

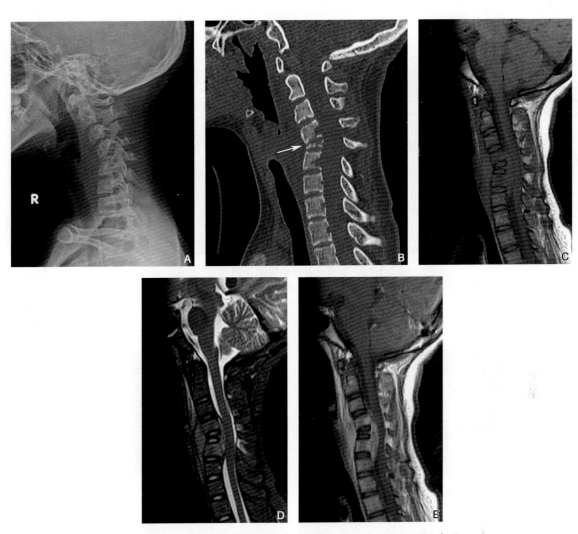

图 8-5-3-4 朗格汉斯细胞组织细胞增生症的 X 线、CT 和 MRI 表现
患者女,11 岁。A、B. X 线及 CT 示颈椎生理曲度反弓,颈 4、5、6 椎体溶骨性骨质破坏,以颈 5 椎体为著呈钱币样改变,周围软组织肿胀(白箭);C、D. T₁WI 及 T₂WI 抑脂序列颈 4、5、6 椎体及附件见异常信号,T₁WI 呈等、稍低信号,T₂WI 抑脂序列呈稍高信号,边缘模糊,其中颈 5 椎体明显压缩变扁呈钱币样改变;周围软组织肿块形成,前后缘为著,并向前推压食管后壁,向后压迫硬膜囊,颈髓受压变细,髓内未见异常信号;E. 增强扫描 T₁WI 病变椎体及椎旁软组织肿块明显强化

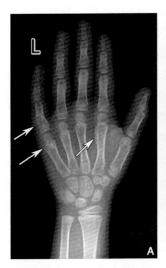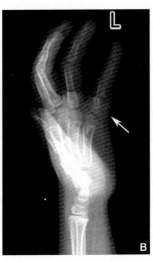

图 8-5-3-5 多发性内生软骨瘤的 X 线表现
患者男,7 岁。A、B. X 线示左手第 2、5 掌骨及第 5 近节指骨见膨胀性骨质破坏(白箭),边缘清晰并可见硬化边,内密度不均,可见斑片状密度增高影

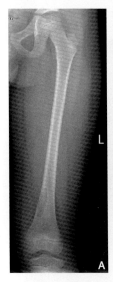
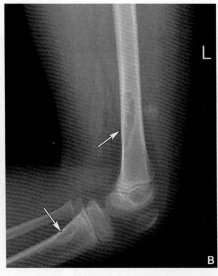
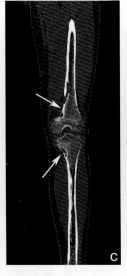
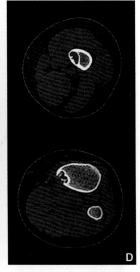

图 8-5-3-6　非骨化性纤维瘤的 X 线和 CT 表现

患者男,9 岁。A、B. X 线示左股骨下段及左胫骨上段偏心性椭圆形骨质破坏(白箭),边界清楚有硬化边,骨皮质变薄,未见骨膜反应;C、D. CT 示左股骨下段及左胫骨上段骨皮质内分别见一椭圆形骨质破坏(白箭),累及骨髓腔,其内可见纤细骨嵴,边界清楚,边缘可见硬化边,周围未见骨膜反应,周围软组织未见肿块

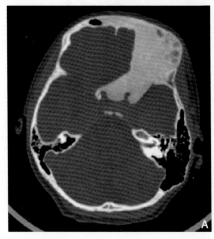
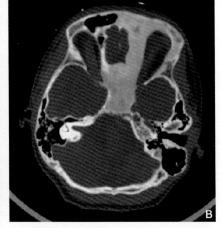

图 8-5-3-7　纤维性结构不良的 CT 表现

患者男,10 岁。A、B. CT 示左侧额骨、额窦、筛窦、蝶骨及左侧眼眶外上壁、顶壁呈膨胀性改变,骨质密度增高,呈磨玻璃样改变

宽 2~3mm,边缘模糊)、眼部绿色瘤及全身骨髓浸润,结合临床及实验室检查,可做出诊断,最终确诊依靠骨髓穿刺(图 8-5-3-8)。

9. 转移瘤　小儿最常见的骨转移瘤原发肿瘤多为神经母细胞瘤、胚胎型横纹肌肉瘤、骨肉瘤和尤因肉瘤,临床上主要表现为持续性骨痛,可发生病理性骨折,血清碱性磷酸酶可升高,血钙升高。表现为骨松质中多发或单发的穿凿样、虫噬样、大片状骨质破坏,可兼有斑片状、结节状成骨,病灶无硬化边,无骨膜反应,常伴病理性骨折(图 8-5-3-9)。鉴别要点:原发肿瘤病史。

【分析思路】

第一,认识骨质破坏征象。

第二,首先判断病变的生长方式,双侧肢体对称

病变还是单侧肢体病变,病变是外生性还是膨胀性,是偏心性生长还是中心性生长。其次观察病变的密度,单纯溶骨性骨质破坏亦或溶骨性骨质破坏兼有成骨性骨质破坏。接着分析病变的部位,短管状骨、长骨、颅面骨还是骨盆等。再者观察有无伴随征象,比如骨膜反应、软组织肿块等。

第三,结合患者病史及相关实验室检查进行综合分析。如骨髓炎多有高热病史;骨结核表现病程缓慢,有低热、盗汗全身中毒症状;骨梅毒有母胎梅毒感染史;转移瘤有原发肿瘤病史;白血病的实验室检查通常白细胞计数升高。

【疾病鉴别】

骨质破坏常见相关疾病主要鉴别诊断要点见表 8-5-3-1。

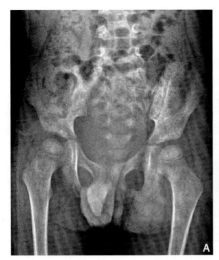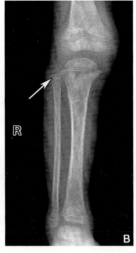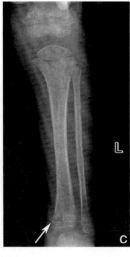

图 8-5-3-8　白血病的 X 线表现

患者男,3 岁。A~C. X 线示双侧股骨、胫腓骨、尺桡骨普遍虫蚀状骨质破坏,边界不清,部分骨骺板下可见"白血病线"(白箭)

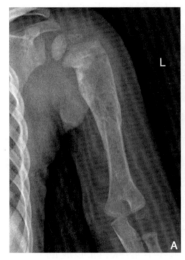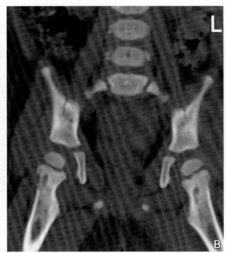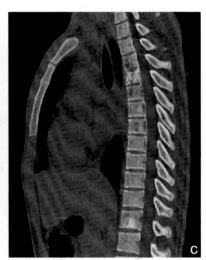

图 8-5-3-9　神经母细胞瘤骨转移的 X 线和 CT 表现

患者男,13 岁。A. X 线示左侧肱骨见多发斑片状、片状溶骨性骨质破坏,边界不清;B、C. CT 示双侧股骨、脊柱多个椎体见多发斑片状溶骨性骨质破坏,脊柱部分椎体亦见成骨性骨质破坏,边界不清

表 8-5-3-1　骨质破坏常见相关疾病主要鉴别诊断要点

疾病	临床特征	影像特征	主要伴随征象
化脓性骨髓炎	高热病史	急性期骨质破坏伴骨膜反应,软组织肿胀;慢性期骨质广泛增生硬化、髓腔变窄。可有死骨形成	
骨结核	有低热、消瘦病史	长骨病变好发于骨骺和干骺端,可跨越骺板,内部见沙砾样死骨,周边骨骼骨质疏松;短管状骨见特征性"骨气臌";脊柱结核以骨质破坏和椎间隙变窄为主	
骨梅毒	母胎梅毒感染史	表现为广泛、多发、对称性的干骺端炎、骨膜炎、骨髓炎;极少见死骨	
朗格汉斯细胞组织细胞增生症	多系统、多器官受累	颅骨病灶穿凿样骨质缺损,边缘锐利,伴有硬化;长骨中心性骨破坏长轴与骨干一致,轻度硬化,常伴骨膜增生;骨盆病灶呈单房或多房囊状破坏,周围伴有比较明显的增生和硬化性改变;椎体病变表现为单或多囊状骨质破坏,边缘硬化,晚期扁平椎,但椎间隙多保持正常	

疾病	临床特征	影像特征	主要伴随征象
多发性内生软骨瘤		短管状骨髓腔内膨胀性骨质破坏,内部可见囊变、钙化及分隔,边缘有硬化边	Ollier 病;Maffucci 综合征
非骨化性纤维瘤		四肢长骨干骺端偏心性骨质破坏,有硬化边	
纤维性结构不良		病变广泛;骨髓腔内磨玻璃样骨质破坏,夹杂透亮或条状骨纹和斑点状致密影,呈丝瓜络样改变	McCune-Albright 综合征
白血病	广泛侵犯全身各个系统和器官;实验室检查异常	早期表现为骨质疏松,然后发生溶骨性骨质破坏;椎体常见压缩性骨折;典型的"白血病线"	
转移瘤	原发肿瘤病史	骨松质中多发溶骨性骨质破坏,可兼有斑片状、结节状成骨,无硬化边,无骨膜反应	

四、骨外生性病变

【定义】

骨表面形成新生物。

【病理基础】

瘤体常见为骨软骨瘤,其顶端被覆透明软骨帽,外层包裹纤维包膜。

【征象描述】

1. **X 线/CT 表现** 骨表面见外生隆起,可为圆形、类圆形、菜花状或不规则形,呈窄基底或宽基底与母骨相连,母骨骨小梁可延续至外生病变内。

2. **MRI 表现** 显示病变与母骨的骨密质相连续,骨密质 T_1WI 及 T_2WI 均呈低信号;中心与母骨骨髓腔相连续,呈 T_1WI 高信号、T_2WI 稍高信号;软骨帽 T_1WI 呈等信号(与肌肉相比),T_2WI 与关节软骨相似,若软骨帽厚度大于 2cm,则提示恶变。

【相关疾病】

1. **骨软骨瘤** 是一种外覆软骨帽的骨性赘生物,起源于骨外表面,内含髓腔与正常骨髓腔相通。骨软骨瘤是最常见的良性骨肿瘤,占全部良性骨肿瘤的 20% ~ 50%。多发性骨软骨瘤占 14%,为遗传性多发性外生骨疣(hereditary multiple exostoses,HME)。HME 以下肢骨的两端最多见,通常呈双侧对称性受累。骨软骨瘤的骨皮质、骨松质与肿瘤母骨相延续,肿瘤背关节向骨干方向生长,其骨松质内可见骨小梁结构,肿物大小不一。根据肿瘤与正常骨骼相连的基部形态可分为带蒂和宽基底两种类型(图 8-5-4-1)。

2. **牵曳征** 是骨骼发育过程中因肌腱过度牵拉,刺激局部成骨细胞生长活跃,而形成的骨性突起。最常见的部位是比目鱼肌腱的腓骨附着点。影像表现为肌腱附着点处发生的骨性突起,范围小,与

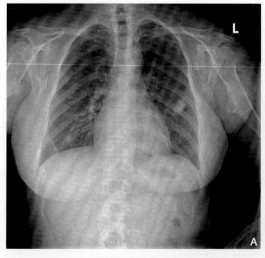
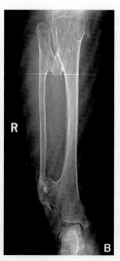
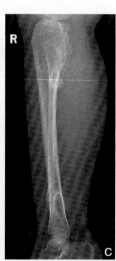

图 8-5-4-1 骨软骨瘤的 X 线表现

患者男,16 岁。A~C.X 线示双侧肋骨、肩胛骨、肱骨及右侧胫腓骨见多发丘状骨性突起,背离关节面生长,呈宽基底与母骨相连,内见骨小梁与母骨骨小梁相延续,顶端稍膨大呈菜花状,右腓骨下段受压变形

肌肉走行一致,尖端多尖锐。

3. 骨旁骨瘤 骨皮质表面的骨性突起,不与母骨的髓腔相通。

4. 成熟型骨化性肌炎 指发生于肌肉或结缔组织中的非典型骨形成,病因以创伤为多见。影像表现为骨周围软组织内团块状骨性致密影。

【分析思路】

第一,认识骨外生性病变征象。

第二,观察病变。首先观察病变形态;其次观察病变与母骨是否相连,连接处为宽基底还是窄基底;接着观察病变密度,是否均匀,是否有特征性的点状、环状软骨钙化;最后观察伴随征象。

第三,结合病史综合考虑。

【疾病鉴别】

骨外生性病变常见相关疾病主要鉴别诊断要点见表8-5-4-1。

表8-5-4-1 骨外生性病变常见相关疾病
主要鉴别诊断要点

疾病	临床特征	影像特征
骨软骨瘤		长骨干骺端、背向关节面生长的骨性突起,骨性突起的骨密质、骨松质与母骨相连;可见点状、环状钙化;MRI可显示软骨帽
牵曳征		肌腱附着点处发生的骨性突起,与肌肉走行一致,尖端多尖锐;无纤维包膜及软骨帽
骨旁骨瘤		骨皮质表面的骨性突起,不与母骨的髓腔相通
成熟型骨化性肌炎	多有外伤史	骨周围软组织内团块状骨性致密影,与邻近骨质无延续相连的关系

（杨映霞 侯巧玲 范淼）

第六节 长骨膨胀性骨质破坏

【定义】

长骨膨胀性骨质破坏(dilatant bone destruction of long bones)是指长骨局部骨质为病理组织所代替而造成正常骨组织缺失的病变,并且骨质破坏区域骨骼轮廓增大、变形、骨皮质变薄。

【病理基础】

骨质破坏的病理基础是正常骨质为病理组织所取代,导致骨组织缺失,可由病理组织本身直接使骨

组织溶解消失,或病理组织引起破骨细胞生成和活动亢进所致。当病变靠近骨外膜时,一方面骨质破坏区不断向周围扩大,另一方面骨膜下新骨不断形成,使得病变区域骨轮廓增大、变形,从而形成膨胀性骨质破坏。

【征象描述】

1. X线表现 表现为骨质密度减低,骨小梁稀疏或消失,正常骨结构消失,骨质破坏区轮廓增大、骨皮质变薄,周围可见不同程度扩张的骨壳(图8-6-0-1)。

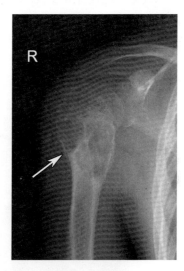

图8-6-0-1 长骨膨胀性骨质破坏X线表现(白箭)

2. CT表现 表现同X线。CT较X线可清晰显示病灶数目、形态、边界和邻近骨质、骨膜、软组织肿块,对显示微小骨折、钙化、成骨改变较敏感(图8-6-0-2)。

3. MRI 表现为骨质破坏区轮廓增大、骨皮质变薄,T_1WI、T_2WI病变的信号根据内含成分的不同

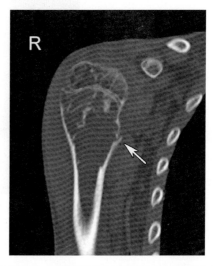

图8-6-0-2 长骨膨胀性骨质破坏CT表现(白箭)

而有所不同。MRI适用于分析病灶内成分以及评估病灶累及范围,对液体、软骨、纤维组织、黏液样基质构成的病变表现出良好的特异性。含液体成分及黏液样基质的病变表现为T₁WI低信号、T₂WI高信号(图8-6-0-3);富含纤维组织的病变,T₁WI和T₂WI均呈较低信号(图8-6-0-4)。但MRI对成骨病变和钙化不敏感,难以分辨细小或淡薄的骨化或钙化。

【相关疾病】

长骨膨胀性骨质破坏大多数见于良性骨肿瘤和肿瘤样病变,少数见于恶性骨肿瘤,详见表8-6-0-1。

【分析思路】

长骨膨胀性骨质破坏是长骨病变的影像特征之一,分析思路如下:

第一,首先明确病变是否为骨质破坏,并且生长方式为膨胀性。

第二,分析病变。首先观察骨质破坏是否伴随葱皮样、放射状骨膜反应以及骨膜三角等恶性骨肿瘤征象,定性病灶良、恶性。其次观察病变的部位,位于骨骺、干骺端还是骨干。再次观察病变属于局限性病变还是广泛性病变;若为局限性,是表现为偏心性骨质破坏还是中心性骨质破坏。最后分析病变的形态及特征,比如长径是否与骨干一致、病灶内部有无钙化/骨化、是否合并软组织肿块等。

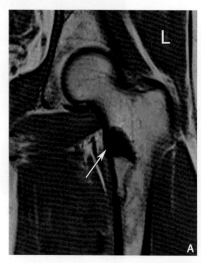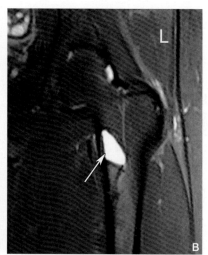

图8-6-0-3 含液体成分病灶的MRI表现

A.T₁WI示左侧股骨上段病变呈低信号(白箭);B.T₂WI示病变呈明显高信号(白箭)

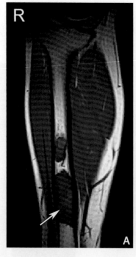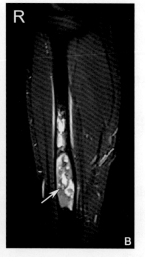

图8-6-0-4 含纤维成分病灶的MRI表现

A.T₁WI示右侧胫骨中段病变呈等/低信号(白箭);B.T₂WI示病变呈不均匀高信号,内见条索状低信号,提示纤维成分(白箭)

表 8-6-0-1　长骨膨胀性骨质破坏常见相关疾病

疾病	好发年龄	好发部位	典型影像特征	其他
单纯性骨囊肿（图 8-6-0-5）	20 岁以下	干骺端和骨干，不跨越骺板	中心性骨破坏，长轴与骨干一致；"骨片陷落征"（图 8-6-0-6）	
动脉瘤样骨囊肿（图 8-6-0-7）	20 岁以下青少年多见	干骺端，很少侵及骨骺	膨胀呈"气球样/皂泡样"，可见骨膜反应，边缘光滑伴硬化，容易合并出血出现液-液平面，长轴与骨干平行，可见少许钙化	
纤维性结构不良（图 8-6-0-8）	10~30 岁	常见于长管状骨，多骨受累，病变较广泛，见于骨髓腔	囊状、丝瓜络样改变，虫蚀状改变，磨玻璃样改变，象牙质样或斑片状致密影	Albright 综合征
骨嗜酸性肉芽肿（图 8-6-0-9）	10 岁以下儿童多见	发生在长骨病变，多位于骨干和干骺端的髓腔	单房或多房囊状改变，骨皮质变薄，边界清楚，可见硬化边，可有平行或葱皮样骨膜反应，无中断，周围软组织肿胀，包绕骨质破坏区呈袖套状	
非骨化性纤维瘤（图 8-6-0-10）	10~20 岁多见	长管状骨干骺端，沿骨干蔓延	皮质型多侵犯骨皮质，髓腔型主要侵犯松质骨，单囊或多囊，有骨性间隔或骨嵴，局部骨皮质变薄，可见硬化缘。MRI 除间隔和骨嵴外，病灶内部一般在 T_1WI 上为低信号，T_2WI 上为等、高信号。内有粗大骨嵴，突入髓腔的病灶边缘呈扇贝样硬化为特征性表现	神经纤维瘤病 I 型
内生性软骨瘤（图 8-6-0-11）	10~30 岁多见	短管状骨多见，少数见于长骨，发生在骨髓腔内，好发于干骺端	类圆形骨质破坏，边界清晰，有硬化边，皮质变薄膨胀，有沙砾状、点环状钙化，发生在骨内膜形成扇贝样压迹。无骨膜反应及软组织肿块	
骨纤维结构不良（图 8-6-0-12）	好发于 10 岁以下儿童	几乎仅见于胫骨，累及胫骨前缘骨皮质，干骺端受累少见，不累及骨骺	呈分叶状，单房或多房，骨皮质膨胀性骨质破坏，可见较厚骨嵴，有硬化边，可见钙化斑及骨化影散在分布，无骨膜反应。增强扫描病灶呈显著强化	
软骨黏液样纤维瘤（图 8-6-0-13）	10~30 岁	常见于长骨干骺端	由纤维、黏液样区、透明软骨区，三者呈不同比例相间存在，呈分叶状，偏心性、膨胀性骨质破坏，髓腔侧硬化边，外侧骨皮质变薄呈波浪状，病灶与长骨长轴平行。MRI 上 T_1WI 呈等或稍低信号，PDWI 及 T_2WI 抑脂序列软骨成分和黏液样成分均呈高信号	
软骨母细胞瘤（图 8-6-0-14）	10~25 岁多见	好发于骨骺，可累及干骺端	呈分叶状，类圆形骨质透亮区，有硬化边，有环状、弓形钙化，增强扫描呈轻、中度强化	
骨母细胞瘤（图 8-6-0-15）	11~30 岁	常侵犯干骺端，可累及骨干和骨端	骨缺损区膨胀性生长，伴有薄层反应骨，周围软组织肿胀随病程延长，钙化逐渐增多，病灶周围出现清楚的薄壳状钙化为本瘤的特征	
毛细血管扩张型骨肉瘤（图 8-6-0-16）	10~20 岁	多位于长骨干骺端	病灶以膨胀性、溶骨性骨质破坏为主，边界模糊，层状、放射状骨膜反应，骨膜三角，软组织肿块，常见液-液平面，无硬化边，边缘及肿瘤可见结节状强化	具有骨肉瘤的影像表现，容易合并出血

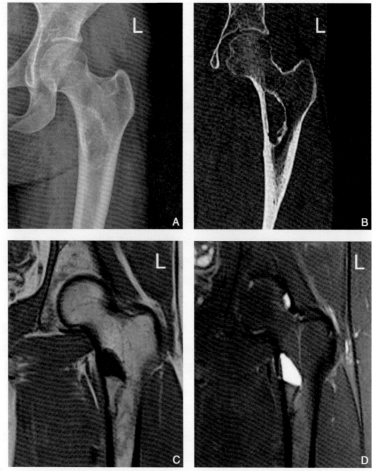

图 8-6-0-5 单纯性骨囊肿的 X 线、CT 和 MRI 表现
患者女,21 岁。A. X 线示左股骨上段轻度膨胀性骨质破坏,长轴与骨
干长轴一致,有硬化边;B. CT 示病灶内密度均匀;C. MRI 平扫 T_1WI 示
病变内见片中低信号;D. MRI 平扫 T_2WI 示病变内相应区域呈明显高
信号

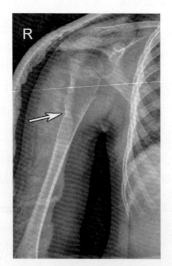

图 8-6-0-6 单纯性骨囊肿合并病理性骨折 X 线表现
患者女,8 岁。X 线示右肱骨上段轻度膨胀性骨质破坏,
长轴与骨干长轴一致,局部骨皮质不连,可见"骨片陷落
征"(白箭)

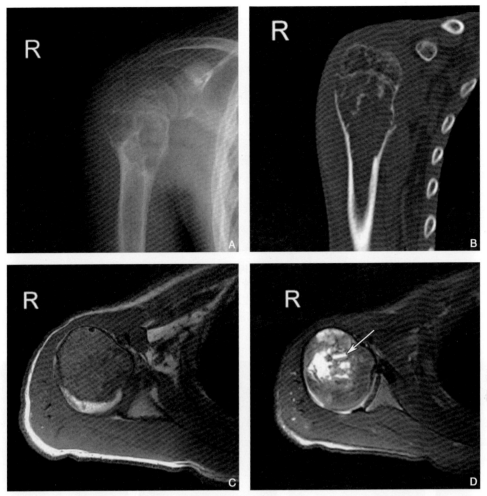

图 8-6-0-7 动脉瘤样骨囊肿合并病理性骨折的 X 线、CT 和 MRI 表现
患者男,12 岁。A. X 线示右肱骨干骺端溶骨性骨质破坏,呈膨胀性生长,未跨越骺板,病灶内见多个分房及骨嵴,内部见少许钙化,局部骨皮质连续性中断,周围形成软组织肿块;B. CT 清晰显示病变内部骨嵴;C. T₁WI 示病变呈等信号;D. T₂WI 示病灶内由大小不一的囊腔组成,囊间隔分界清楚,囊内见液-液平面(白箭)

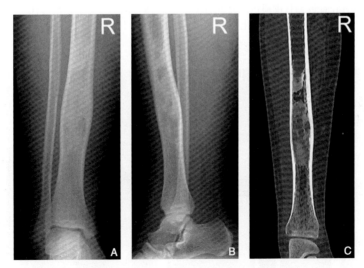

图 8-6-0-8 纤维结构不良 X 线和 CT 表现
患者男,6 岁。A、B. X 线示右胫骨局部骨外形膨大,可见类圆形囊状透亮区及片状骨质密度增高区,呈丝瓜络样改变;C. CT 示病变内见多发片状磨玻璃样密度影

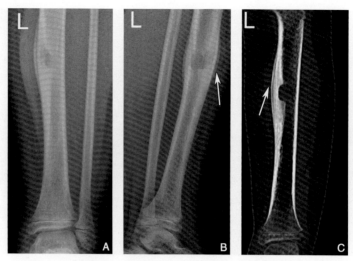

图 8-6-0-9　骨嗜酸性肉芽肿 X 线和 CT 表现

患者女,4 岁。A、B. X 线示左股骨上段骨髓腔内溶骨性骨质破坏,骨干呈轻度膨胀性改变,局部骨皮质增厚,可见连续性层状骨膜反应,包绕骨质破坏区呈袖套状(白箭);C. CT 显示更为清楚

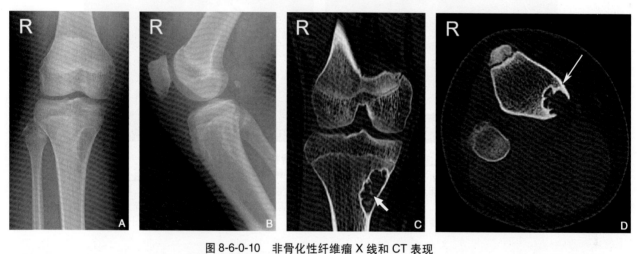

图 8-6-0-10　非骨化性纤维瘤 X 线和 CT 表现

患者男,16 岁。A、B. X 线示右胫骨近端骨皮质内膨胀性骨质破坏区,呈偏心性,可见硬化边;C、D. CT 示病灶累及髓腔,内见纤细骨嵴(短粗箭),髓腔的病灶边缘呈扇贝样硬化(细长箭),无钙化或骨化

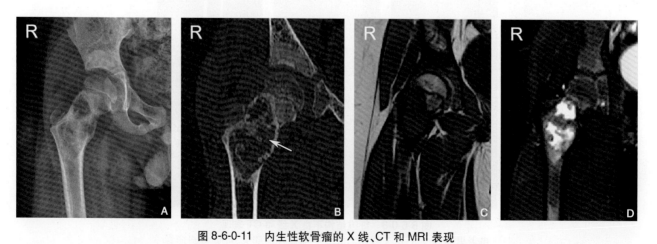

图 8-6-0-11　内生性软骨瘤的 X 线、CT 和 MRI 表现

患者男,7 岁。A. X 线示右股骨颈及粗隆间膨胀性骨质破坏;B. CT 示病灶内斑点状、环形钙化(白箭),有硬化边,未见软组织肿块;C. T_1WI 示病变呈低信号;D. T_2WI-FS 示不均匀高信号,软骨成分因富含水而呈明显高信号

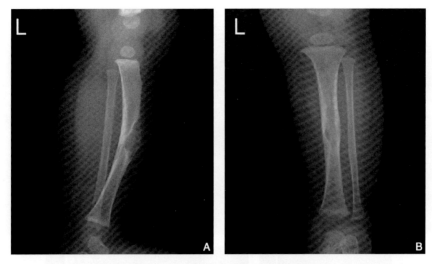

图 8-6-0-12 骨纤维结构不良 X 线表现

男,7 个月。A、B. 左股骨正侧位 X 线示左胫骨干中段前缘见一溶骨性骨质破坏,
骨皮质受累,骨皮质膨胀变薄,其内可见斑片状磨玻璃影,并可见斑点状钙化影,
有硬化边

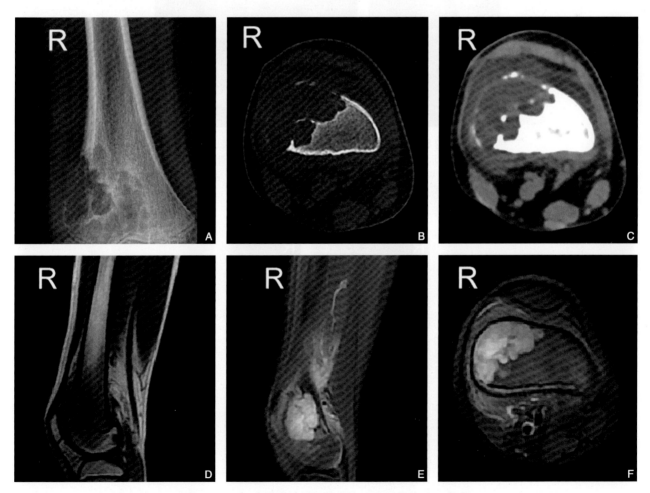

图 8-6-0-13 软骨黏液样纤维瘤的 X 线、CT 和 MRI 表现

患者女,9 岁。A. X 线示右股骨远端多房囊状骨质破坏区,其内可见较大骨嵴存在;B、C. CT 清晰显示病灶内骨嵴,可见硬化
边;D. T_1WI 示病变呈等/稍低信号;E、F. T_2WI-FS 示病变呈分叶状高信号,软骨及黏液因富含水而呈高信号,病灶内斑片状、
条状低信号提示纤维成分

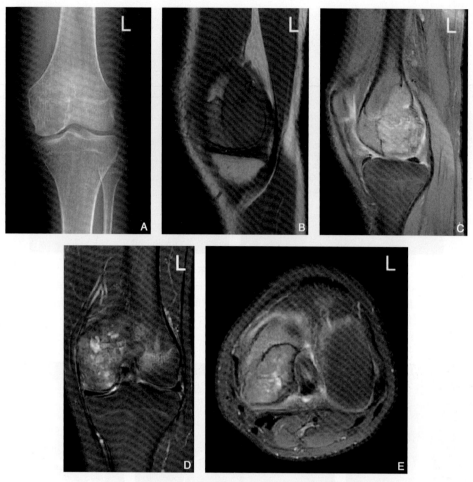

图 8-6-0-14 软骨母细胞瘤的 X 线和 MRI 表现

患者男,14 岁。A. X 线示左股骨内侧髁骨骺分叶状膨胀性溶骨性骨质破坏,可见少许硬化边,病灶跨越骺线;B. T₁WI 示病变呈低信号;C～E. T₂WI-FS 示病变呈分叶状高信号,软骨因富含水而呈高信号,周边环以低信号硬化边

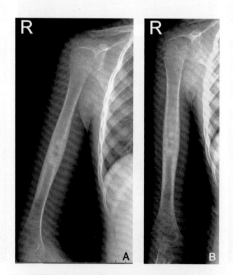

图 8-6-0-15 骨母细胞瘤 X 线表现

患者男,6 岁。A、B. 右肱骨正侧位 X 线示右侧肱骨中段骨干中心性溶骨性破坏区,骨皮质膨胀、明显增厚,骨质破坏区内可有多发片状钙化或骨化影

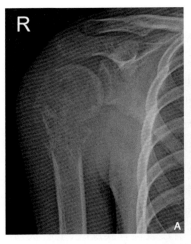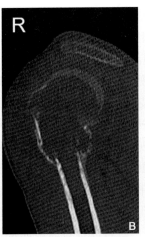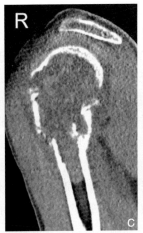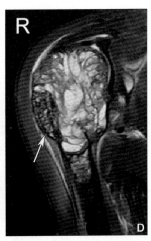

图 8-6-0-16　毛细血管扩张型骨肉瘤的 X 线、CT 和 MRI 表现

患者男,17 岁。A. X 线示右肱骨上端膨胀性骨质破坏,可见骨膜反应,局部骨皮质断裂、不连,周围软组织肿胀;B、C. CT 清晰显示骨皮质及骨膜反应连续性中断;D. T₂WI 见多发囊性病灶,内见分隔,部分囊性病灶内可见液-液平面,病灶突破骨皮质向周围生长,可见放射状骨膜反应(白箭),周围软组织肿胀

第三,结合患者的临床病史以及影像学检查,部分疾病具有特殊的表现。比如,骨嗜酸性肉芽肿具有炎性细胞增高,少许有嗜酸性粒细胞升高,血沉加快,具有临床症状轻及自限自愈的修复过程。

【疾病鉴别】

长骨膨胀性骨质破坏只是病灶的一个征象,在影像中还应综合分析才能做出诊断和鉴别诊断(图8-6-0-17)。

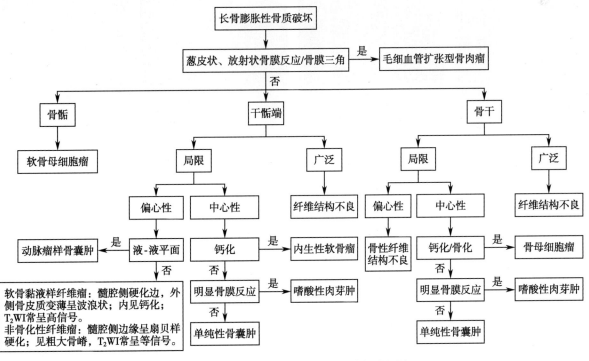

图 8-6-0-17　基于影像特征的鉴别诊断流程图

（杨映霞　侯巧玲　范　淼）

第七节　长骨浸润性骨质破坏

【定义】

长骨浸润性骨质破坏是发生于四肢长骨具有侵袭性的骨质破坏表现,骨质破坏区与周围正常骨质无明确的界限,边缘不整,提示病变生长快速,破坏力强。

【病理基础】

组织病理学上,浸润性骨质破坏区正常骨组织被病理性组织取代,它是由病理组织本身直接使骨组织溶解吸收,或者由病理组织引起的破骨细胞生成及活动亢进所致,病变区一般无包膜,病理组织浸润性生长导致与正常骨组织无明确的边界,病理组织常生长快速,可以是肿瘤也可以是炎症等引起。其发生的骨结构部位、累及的程度不同时可以表现为不同的形态,其可累及骨松质和/或骨皮质,骨皮质的破坏在 X 线平片上更容易显示。当病理组织以局灶性病变出现时可呈地图样;当以多发小病灶出现时,则呈斑片状;累及骨皮质时出现骨皮质缺损或虫蚀状改变;当病变在髓腔浸润并在骨皮质沿着骨哈弗斯管浸润穿透骨皮质导致哈弗斯管扩大,则呈筛孔状;随着病程进展,多发的骨质破坏区可融合成片。

【征象描述】

1. **X 线表现**　骨质破坏区表现为局部骨质密度减低、骨小梁稀疏和正常骨结构消失,浸润性骨质破坏特点是病灶边缘模糊、境界不清,无硬化边,与正常骨移行带宽,常累及骨皮质,可见骨皮质不连续、缺损,且多发病灶有融合成片的倾向。浸润性骨质破坏可表现为地图样(单发的孤立性低密度区)、虫蚀样(局部多发的小的、不规则的低密度区,趋向相互融合,融合后呈斑片状)、渗透样(累及部位弥漫微小孔洞样或条纹状低密度区,虽然穿透了骨皮质但在 X 线平片上常难以显示,骨的整体形态常完整存在),不同类型的破坏可同时存在(图 8-7-0-1)。浸润性骨质破坏常伴有侵袭性骨膜反应,呈层状、放射状、葱皮样,常侵及软组织,形成软组织肿块,可有肿瘤骨或瘤软骨形成。

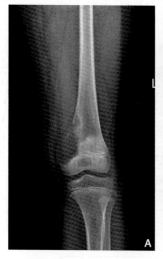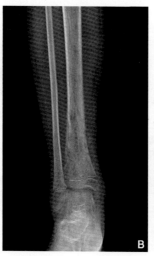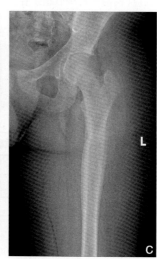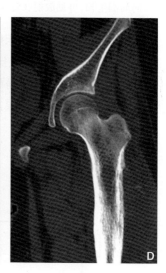

图 8-7-0-1　不同形态浸润性骨质破坏

A. 股骨干骺端骨肉瘤显示地图样骨质破坏;B. 胫骨下端骨髓炎显示虫蚀状骨质破坏;C、D. 股骨上段骨肉瘤显示渗透样骨质破坏

2. **CT 表现**　由于 CT 密度分辨率明显高于 X 线平片,显示骨质破坏较 X 线平片更敏感,易于区分骨松质和骨皮质的破坏,可以精细评价骨质破坏的范围,可以显示骨皮质穿透与周围软组织肿块,可显示病变是否存在钙化及钙化的形态,还可显示相应的骨膜反应(图 8-7-0-2)。骨松质的破坏先是表现为局部骨小梁的稀疏、消失,之后发展为斑片状甚至大片状骨松质缺损。骨皮质的破坏表现为骨皮质内出现小的透亮区,或表现为骨皮质内外表面的不规则虫蚀样改变,骨皮质因内外表面的侵蚀破坏而变薄,或者出现全层的骨皮质缺损。

3. **MRI 表现**　MRI 不能单独作为判断是否为浸润性骨质破坏的检查方法,但是 MRI 可清晰显示病变在骨内的累及范围,以及周围软组织、邻近关节和神经血管结构的受累情况,能够反映肿瘤组织的成分和肿瘤内部有无坏死,可显示肿瘤边缘形态及周围水肿情况(图 8-7-0-2C、E)。

【相关疾病】

长骨浸润性骨质破坏大部分见于原发性骨恶性肿瘤或恶性肿瘤骨转移,但也见于炎症和良性骨病变,详见表 8-7-0-1。

表 8-7-0-1　长骨浸润性骨质破坏相关疾病

良性骨病变	原发性骨恶性肿瘤	转移性骨肿瘤
常见	常见	常见
骨髓炎	骨肉瘤	神经母细胞瘤
少见	尤因肉瘤	肾透明细胞肉瘤
朗格汉斯细胞组织	少见	
细胞增生症(LCH)	淋巴瘤	
	软骨肉瘤	
	白血病	

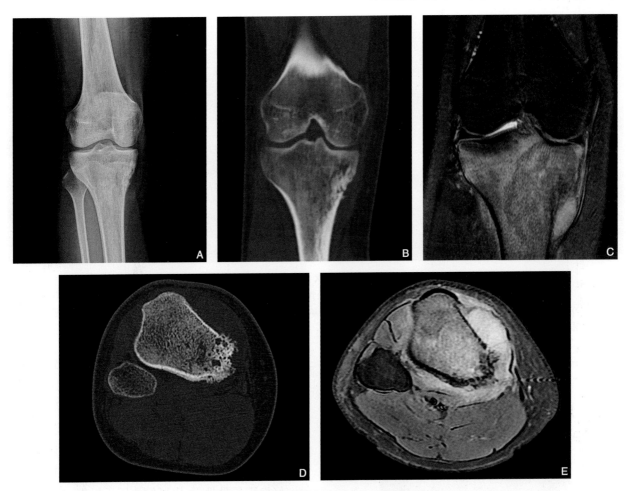

图 8-7-0-2 浸润性骨质破坏 X 线、CT 及 MRI 表现

患者男,18 岁,诊断骨肉瘤。A. X 线正位片显示胫骨上端内侧虫蚀状骨质破坏;B、D. 冠状位、横断位 CT 更清晰显示骨松质斑点状骨质破坏,突破骨皮质,周围可见针状骨膜反应,破坏区内见肿瘤成骨;C、E. 冠状位、横断位抑脂 T_2WI 显示胫骨上端片状高低混杂信号伴周围骨髓水肿,周围见软组织肿块形成

1. **骨髓炎** 是由化脓性细菌引起的骨组织感染。骨髓炎可发生于各年龄段,但以儿童和青少年好发,多灶性骨髓炎亦可发生在任何年龄,但常发生于新生儿。临床上急性起病,高热、寒战,患肢局部出现红、肿、热、痛和功能障碍,炎性指标明显升高。发病部位以干骺端最多见,但婴幼儿由于骨骺和干骺端血管相通,因此可同时累及。病变早期表现为局部软组织肿胀,发病后 10～14 天出现骨质疏松、骨质破坏,骨质破坏多呈虫蚀状,可见骨质增生硬化、死骨形成。由于骨膜下脓肿的刺激,可出现层状骨膜反应,病程越长,骨膜增生越显著,密度越高(图 8-7-0-3)。

2. **骨肉瘤** 骨肉瘤起源于原始成骨组织,其特征为增殖的肿瘤细胞直接形成骨或骨样组织。根据临床特点、肿瘤在骨内的位置以及组织学特点,骨肉瘤可分为多种类型,包括低级别中心型骨肉瘤、普通型骨肉瘤、毛细血管扩张型骨肉瘤、小细胞型骨肉瘤、继发性骨肉瘤、骨旁骨肉瘤、骨膜骨肉瘤、高级别表面骨肉瘤,其中以普通型骨肉瘤最多见,约占全部骨肉瘤的 90%。普通型骨肉瘤起源于髓内,是儿童和青少年最常见的恶性骨肿瘤,好发于 10～20 岁,男性略多于女性。好发于长管状骨干骺端,最多见于股骨下端和胫骨上端,其次为肱骨近端。临床上病程较短,多在 6 个月左右,以疼痛、肿块、关节活动受限、皮温增高症状最常见,血清碱性磷酸酶增高明显。

肿瘤起源于干骺端髓腔内呈浸润生长,早期表现为松质骨斑片状或地图样破坏,边界模糊,皮质不完整呈虫蚀状改变,以后破坏区融合扩大,向周围骨质及骨外蔓延,可突破骨骺板。周围常可见明显软组织肿块形成。肿瘤骨由肿瘤性成骨或成软骨细胞形成,呈象牙质、云絮状、针状,是骨肉瘤特征性表现(图 8-7-0-4)。病灶区域可见侵袭性骨膜反应,呈层状、花边样或放射针状骨膜反应,在肿瘤生长快速区域骨膜反应可被破坏,上下端残留三角形骨膜,即 Codman 三角,Codman 三角并非骨肉瘤特异性征象,也可见于其他恶性肿瘤或炎症。根据骨质破坏及肿瘤骨的比例又将骨肉瘤 X 线表现分为成骨型、溶骨型和混合型 3 种,混合型最多见,成骨型和混合型因

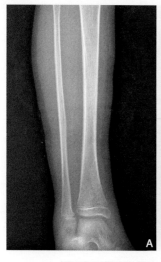
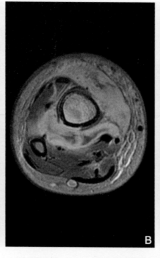
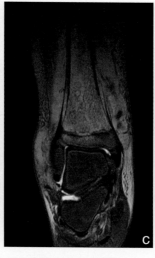
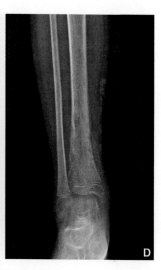

图 8-7-0-3 骨髓炎早期 X 线、MRI 表现及 X 线演变

患者男,10 岁,诊断化脓性骨髓炎。A. X 线正位片显示早期胫骨下端骨质疏松、软组织肿胀;B、C. MRI 横轴位及冠状位抑脂 T_2WI 显示干骺端及周围软组织广泛高信号,骨膜下见脓肿形成;D. 1 个月后 X 线复查显示胫骨下端虫蚀状骨质破坏伴层状、花边状骨膜反应,局部见骨质增生

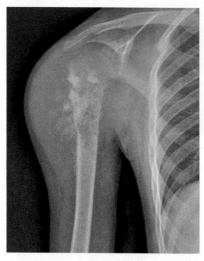

图 8-7-0-4 普通型骨肉瘤 X 线表现

患者男,15 岁,诊断右肱骨上端骨肉瘤化疗后复查。X 线肱骨侧位片显示肱骨干骺端斑片状骨质破坏伴软组织肿块,其内见云絮状肿瘤骨,病灶下端见 Codman 三角

肿瘤骨存在与其他类型浸润性骨质破坏疾病鉴别诊断较容易,溶骨型骨肉瘤鉴别诊断较困难。骨肉瘤可以在病骨或关节另一侧形成不连续的跳跃性转移灶,经血行转移主要转移至肺。

3. **朗格汉斯细胞组织细胞增生症(Langerhans cell histiocytosis,LCH)** 是一种骨髓来源的肿瘤性疾病,由未成熟树突状细胞异常增生导致,以单系统骨骼受累最常见,又称骨嗜酸性肉芽肿。可单发或多发,单发更多见,临床症状轻微,自然病程既可缓解又可复发。好发于婴幼儿及青少年,尤其是 10 岁以下儿童,多灶性一般发生在 3 岁以下;好发部位为颅骨、下颌骨、脊柱、肋骨和长骨。长骨 LCH 最常发生于骨干或干骺端。典型 X 线表现为局灶性溶骨性

病变,骨皮质出现钻孔样破坏,无反应性硬化,存在较为成熟的骨膜反应,可伴有范围较广的软组织肿胀,也可侵入周围软组织形成软组织肿块(图 8-7-0-5)。

4. **尤因肉瘤(Ewing sarcoma)** 尤因肉瘤是一种起源不明的小圆细胞肿瘤,是儿童和青少年第二常见的恶性骨肿瘤,好发于 5~15 岁,男性多于女性,好发于长骨骨干,也可发生于干骺端。肿瘤生长浸润骨髓腔及哈弗斯管,侵犯、穿透骨膜形成软组织肿块。临床上以疼痛为主要症状,局部可触及压痛性肿块,伴表面发红、皮温升高,全身可有发热、贫血等症状,生化检查白细胞增高、血沉加快。可以早期转移到骨和肺。影像学表现为以髓腔为中心的浸润性骨质破坏,髓内见斑片状溶骨破坏,周围骨皮质呈筛孔状破坏,可见侵袭性骨膜反应,呈葱皮样、不连续,也可呈放射状,早期即可见穿破皮质形成的较大软组织肿块,骨质破坏区可伴有不规则骨质增生硬化,但不会产生骨样组织(图 8-7-0-6)。

5. **淋巴瘤** 组织学上以淋巴细胞、组织细胞及前体细胞异常增殖为特征,分为原发性和继发性,原发性局限于骨或骨髓,继发性骨淋巴瘤伴有全身性病变。原发性骨淋巴瘤可发病于任何年龄,但高峰期多介于 40~60 岁。小儿原发性骨淋巴瘤罕见,多为非霍奇金淋巴瘤,多发生在 10 岁以上,常表现为局部症状较重而全身症状较轻或无,根据病灶累及部位不同而表现不一,以累及四肢长骨、脊柱最多见,可单病灶发病,也可多病灶发病。非霍奇金淋巴瘤多表现为溶骨性骨质破坏,呈渗透样或斑片状,边界不清,可伴有轻度骨膜反应,受累骨常有广泛骨质疏松。典型骨淋巴瘤通常沿着哈弗斯管浸润生长,

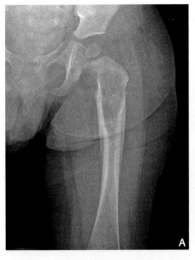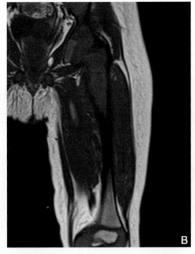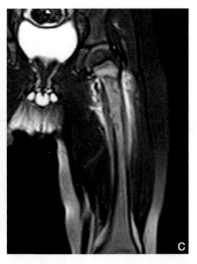

图 8-7-0-5　LCH X 线与 MRI 表现

患者男,1 岁,诊断朗格汉斯细胞组织细胞增生症。A. 股骨正位 X 线平片显示股骨上段地图样骨质破坏区,边界部分模糊,周围可见层状骨膜反应;B、C. 冠状位 T_1WI、冠状位抑脂 T_2WI 显示病灶呈 T_1WI 低信号、T_2WI 抑脂呈高信号,病变周围骨髓及周围软组织水肿改变

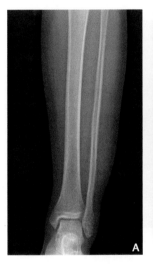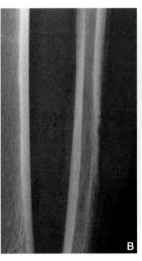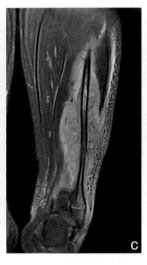

图 8-7-0-6　尤因肉瘤 X 线与 MRI 表现

患者男,13 岁,诊断尤因肉瘤。A、B. X 线正位片、腓骨病变区局部放大片显示腓骨中下段骨干筛孔状骨质破坏伴针状骨膜反应,局部骨皮质破坏;C. 冠状位抑脂 T_2WI 显示包绕腓骨骨干软组织肿块

在发生骨外侵犯时通常呈轻微骨皮质破坏或无骨皮质破坏,骨病变沿着哈弗斯系统蔓延至周围形成与骨皮质破坏不对称的较大软组织肿块(图 8-7-0-7)。

6. **转移瘤**　指其他部位的恶性肿瘤出现骨转移,在儿童和青少年少见,常为血行转移,神经母细胞瘤转移最常见,其他常见肿瘤包括肾透明细胞肉瘤、肾母细胞瘤、横纹肌肉瘤和视网膜母细胞瘤等。全身骨骼均可累及,但以富含红骨髓的中轴骨最多见,可表现为孤立性骨转移,四肢骨多累及干骺端和骨干,不侵及骨骺。影像表现可为溶骨性、成骨性或混合性,表现为溶骨性骨质破坏时,多为松质骨内局灶性低密度区,边界多不清楚,骨皮质破坏后可形成较局限的软组织肿块,多无骨膜新生骨或有层状骨膜反应,易发生病理性骨折(图 8-7-0-8)。

7. **白血病**　为起源于骨髓造血干细胞的恶性肿瘤,其特征为骨髓内异常的白血病细胞弥漫性增生取代正常骨髓组织,并常侵入周围血液,是小儿最常见的血液系统恶性肿瘤性疾病。急性白血病病情进展迅速,儿童以急性淋巴细胞白血病多见,高峰年龄 2~5 岁,主要临床表现为贫血、出血、反复感染、白血病细胞浸润各组织及器官引起的相应症状。多数白血病患儿可因骨髓浸润而出现骨痛,但骨质浸润发生率并不高,常见骨质浸润在 X 线平片表现为普遍性骨质疏松、干骺端低密度带(白血病带)、局灶性骨质破坏及层状骨膜反应。白血病带表现为干骺端或骺板下出现的横行透亮带,宽 3~5mm,横贯于干骺端,其机制是白血病细胞浸润及软骨内化骨障碍所致(图 8-7-0-9)。

8. **软骨肉瘤**　起源于软骨或软骨结缔组织,其细胞有向软骨分化的趋势,以形成软骨基质为特点。可以分为原发性和继发性,其中原发性占 85%~90%。软骨肉瘤发病年龄广泛,好发年龄 30~60 岁,在儿童和青少年中少见,多为内生软骨瘤或骨软骨瘤

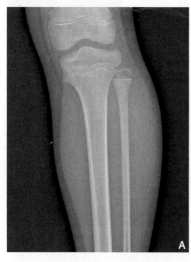
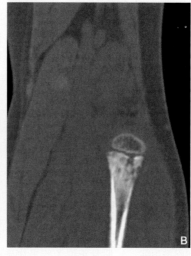
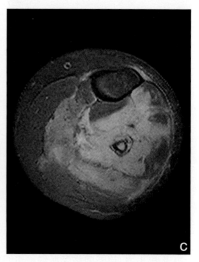

图 8-7-0-7　淋巴瘤 X 线、CT 及 MRI 表现

患者男,10 岁,诊断 B 细胞性恶性淋巴瘤(Burkitt 淋巴瘤)。A、B. 显示腓骨上端虫蚀状骨质破坏伴骨质增生;C.横断位抑脂 T₂WI 显示腓骨淋巴瘤组织渗透浸润骨皮质形成明显软组织肿块,边界模糊

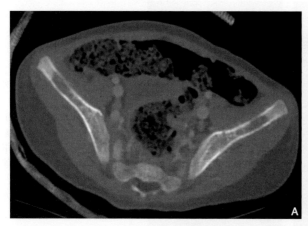
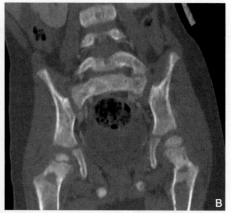

图 8-7-0-8　转移瘤导致病理性骨折

患者男,5 岁,诊断神经母细胞瘤。A、B. 横轴位、冠状位骨盆 CT 显示股骨上段、骨盆及腰骶椎溶骨性骨质破坏

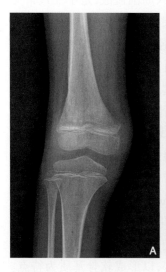
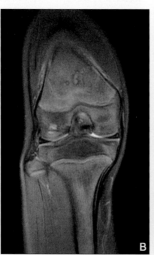
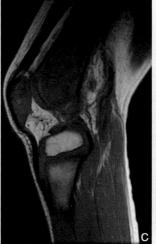
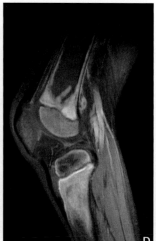

图 8-7-0-9　白血病浸润膝关节 X 线及 MRI 表现

患者男,8 岁,诊断急性淋巴细胞白血病。A. X 线显示股骨远端干骺端横行不规则透亮带(白血病带);B~D. 冠状位抑脂 T₂WI、矢状位 T₁WI、矢状位增强显示白血病浸润股骨下段和胫骨上段

继发恶变而来。原发性软骨肉瘤根据病变部位和组织学特征分为7种类型,包括常规型(髓内型)、透明细胞型、间充质型、黏液型、去分化型、骨膜型。间充质型软骨肉瘤是少见的高级别软骨肉瘤亚型,由未分化的圆细胞和高分化的透明软骨岛构成,可出现在任何年龄,但在10~20岁相对常见。颅面骨、肋骨、椎骨、骨盆和股骨最常受累,发生在长骨时多位于骨干。临床上病程短,症状出现早而重,无特异性。影像表现为髓腔内大小不等、形态不规则的溶骨性破坏,伴点状、不规则形钙化,边缘界限欠清,骨膜反应不明显,可出现皮质破坏,并向软组织延伸,有时可见骨膨胀、皮质变薄和骨内膜扇贝样压迹。

【分析思路】

长骨浸润性骨质破坏反映病变进展快速、破坏力强,可见于良性或恶性病变,不同原因引起的浸润性骨质破坏常常伴随其他的一些临床特征和影像表现,需综合考虑,分析思路如下:

第一,准确识别骨质破坏类型,在X线平片及CT上评估病灶的边缘、移行带,浸润性骨质破坏轮廓多不规则,边界不清,与正常骨组织的移行带较宽。

第二,病变数目。长骨浸润性骨质破坏所涉及疾病均可为多发,但骨髓炎、LCH、软骨肉瘤、淋巴瘤以单发病变就诊更多见,骨肉瘤、尤因肉瘤多在原发病变被发现之后出现多发转移病灶,以多发病灶为表现的最常见疾病为转移瘤、白血病。

第三,儿童在不同年龄段有不同的疾病谱,比如5岁以下原发恶性骨肿瘤少见,多为转移性瘤,比如神经母细胞瘤、肾透明细胞肉瘤骨转移;尤因肉瘤、骨肉瘤均好发于10~20岁,但是在10岁以下尤因肉瘤更多见;而LCH、骨髓炎在小儿任何年龄段均可发

生。骨淋巴瘤、软骨肉瘤在小儿罕见。

第四,虽然大部分长骨浸润性骨质破坏病变均表现为疼痛、肿胀和活动受限的非特异性症状,但某些症状还是有助于区分肿瘤或炎症。与骨肿瘤相关的疼痛往往是持续的、钝性的,通常在休息时严重,在夜间特别严重。软组织肿块和局部温度升高,以及快速生长,可能提示恶性肿瘤。骨髓炎起病多较急、局部有急性炎症症状,炎症指标明显升高,就诊时影像骨质破坏不明显。朗格汉斯细胞组织细胞增生症症状多较轻微。转移瘤一般有原发肿瘤病史。

第五,骨肿瘤通常好发于骨骼中的某些特定部位,如尤因肉瘤多发生骨干且位于骨骼的中央,而骨肉瘤多发生在干骺端偏心分布。骨肉瘤具有成骨的特点,大部分可见肿瘤骨,而其他恶性肿瘤或病变成骨较少,但需注意不能把反应性骨质增生误认为成骨。软骨肉瘤因含软骨成分常出现钙化。不同病变骨膜反应形态特点不同,尤因肉瘤骨膜反应多呈洋葱皮样,骨肉瘤常见Codman三角,朗格汉斯细胞组织细胞增生症及骨髓炎所致的骨膜反应呈单层或多层样且常较成熟。尤因肉瘤和淋巴瘤常见大的软组织肿块,并与骨质破坏不成比例。

浸润性骨质破坏只是提示病变具有侵袭性,需要联合其他影像学特征和临床信息进行诊断和鉴别诊断。浸润性骨质破坏所涉及疾病有恶性也有良性,治疗方式及预后完全不同,需注意鉴别。另外恶性骨肿瘤影像学表现多样,可以发生在不典型部位,也可以有不典型表现,最终需以病理组织学诊断为准。

【疾病鉴别】

基于临床和影像信息的鉴别诊断流程见图8-7-0-10。

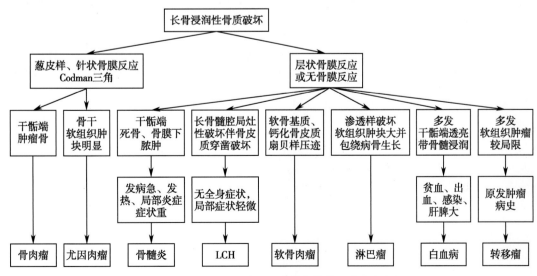

图8-7-0-10　基于临床和影像信息的鉴别诊断流程图

（杜美美）

第八节　髋关节发育畸形

【定义】

髋关节发育畸形是指组成髋关节的各骨失去正常的对应关系致关节形态改变,其可以是肌肉、韧带等软组织的原因,也可以是骨畸形的原因。

【征象描述】

X线表现:可能是髋臼、股骨头、股骨头骨骺核及股骨颈形态、大小、角度、密度及对应关系变化。

1. **髋关节脱位、半脱位**　髋臼完全未覆盖(图8-8-0-1A)或部分覆盖股骨头骨骺(图8-8-0-1B)。

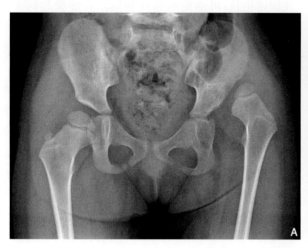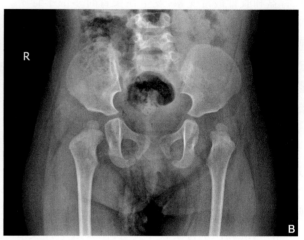

图 8-8-0-1　髋关节脱位、半脱位 X 线表现
A. 脱位;B. 半脱位

2. **股骨颈干角改变**　包括颈干角增大或减小,在髋关节正位片上股骨颈和股骨干轴线的交角为股骨颈干角,正常值为 120°~140°(图 8-8-0-2A),大于140°为髋外翻(图 8-8-0-2B),小于 120°为髋内翻(图8-8-0-2C)。

3. **股骨头骨骺位置改变**　股骨头骨骺与干骺

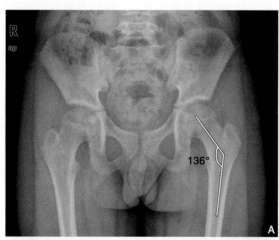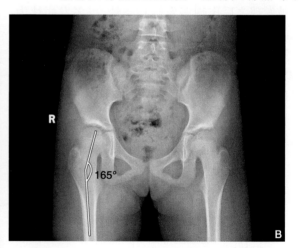

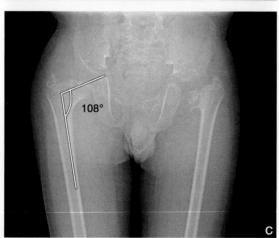

图 8-8-0-2　髋关节正位 X 线
A. 正常髋;B. 髋外翻;C. 髋内翻

端间隙增宽,股骨头骨骺向后滑移(图8-8-0-3A)、向下滑移(图8-8-0-3B)、向内移位(图8-8-0-4)。

4. 股骨头骨骺骨质密度及形态改变 股骨头骨骺骨质破坏和/或骨质密度增高、股骨头骨骺细小等(图8-8-0-5)。

诊断4岁以下婴幼儿髋关节发育最有价值的X线参数是Hilgeniner线(或Y线)、Perkins-Ombredanne线、Shenton-Menard线(耻颈线)、Calve线和髋臼指数(图8-8-0-6)。评价4岁以上儿童髋关节发育有价值的X线参数是外侧中心、边缘角(C-E角)、Tonnis角、股骨颈干角(图8-8-0-7)。

正常髋关节正位片的X线影像为:①双侧股骨头骨骺均位于Perkins方格内下象限;②Shenton线(耻颈线)及Calve线连续;③髋臼角(髋臼指数)发育正常,可作为参考的髋臼角大小约:3~4个月为25°,5~24个月为20°,2~3岁为18°,3~7岁为15°,7岁以上为10°;④外侧中心边缘角(C-E角):正常范围为20°~46°,小于20°表示髋臼形成不全;

⑤Tönnis角(臼顶倾斜角):正常为0~10°,大于13°提示不正常;⑥股骨颈干角(CCD):正常股骨颈干角为120°~140°,大于140°为髋外翻,小于120°为髋内翻。

【相关疾病】

1. 常见疾病

发育性髋关节发育不良(developmental dysplasia of hip,DDH):是指发育过程中一系列髋臼和股骨近端畸形以及头臼相互关系异常的疾患,包含发育不良、半脱位及全脱位,是小儿最常见的髋关节疾患。女孩比男孩患病率高8倍。在单侧脱位,左侧是右侧的2倍,双侧脱位发生在25%的脱位患者。它是一种动态发育性疾患,会随着生长发育而逐渐好转或进一步加重。病理改变包括髋臼发育不良,髋臼窝内充填脂肪纤维组织,圆韧带迁曲肥大,关节囊松弛,股骨前倾角增大,股骨头骨骺小等。股骨头是否位于髋臼窝内是诊断本病的直接依据。其影像表现如下:

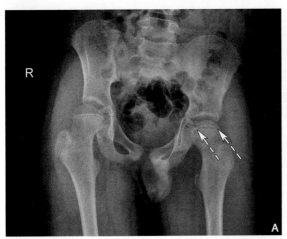
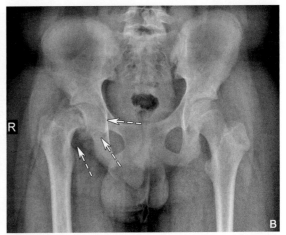

图8-8-0-3 髋关节正位X线
A. 股骨头骨骺后方滑移(虚箭);B. 股骨头骨骺下方滑移(虚箭)

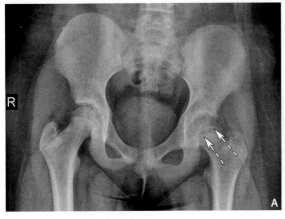
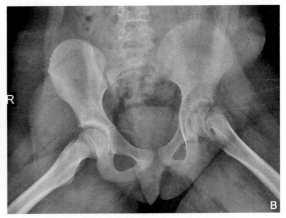

图8-8-0-4 股骨头骨骺向内滑移
A. 髋关节正位(虚箭);B. 髋关节蛙式位

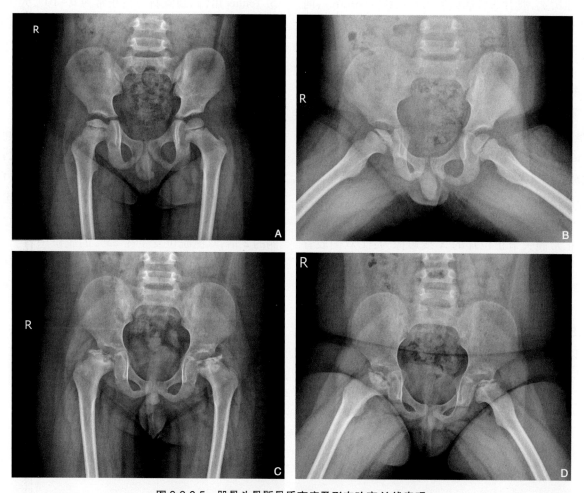

图 8-8-0-5 股骨头骨骺骨质密度及形态改变 X 线表现
A、B 示股骨头骨骺骨质密度增高、骨骺形态减小；C、D. 示股骨头骨骺骨质低密度破坏及骨质密度增高、骨骺形态减小。A、C. 髋关节正位；B、D. 髋关节蛙式位

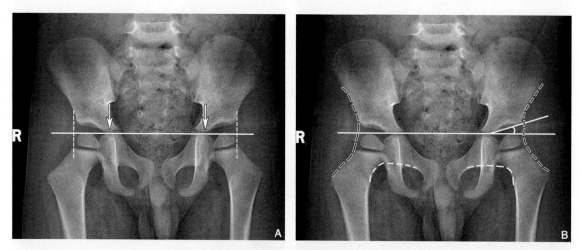

图 8-8-0-6 正常髋关节 X 线正位片
A. 正位 X 线平片显示 Hilgeniner 或 Y 线，是穿过两侧髂骨翼最低点的水平线（箭），Y 形软骨上方髂骨下缘的切线（实线），它为 DDH 评估的各种参数创建了基线。Perkins-Ombredanne 线垂直于 Y 线，它穿过髋臼顶的最外侧点做 Hilgeniner 线的垂线（虚线），Y 线和 Perkins-Ombredanne 线共同构成 Perkins 方格；B. 正位 X 线平片显示 Shenton-Menard 线（耻颈线），是一条沿着股骨颈内侧和与同侧闭孔上缘绘制的平滑连续弧形（虚线）。髋臼指数（髋臼角）是衡量髋臼外侧角度的指标，它是由 Y 线和连接髂骨下缘和髋臼外侧缘的斜线形成的角度（实线）。Calve 线是髂骨外缘与股骨颈外缘所连成的弧线，能反映股骨头与髋臼的关系及髋臼上缘的完整性（灰色虚线）

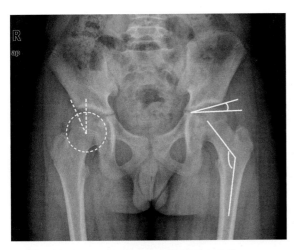

图 8-8-0-7 正常髋关节 X 线正位片
正位 X 线平片显示外侧中心边缘角(虚线和圆)用于评估股骨头的外侧覆盖度,它由一条穿过股骨头中心的垂直线和一条连接股骨头中心和髋臼边缘的直线构成夹角。Tönnis 角(实线)用于测量髋臼表面,由一条水平线和一条从髋臼顶部内侧到外侧硬化边缘延伸的切线形成(锐角)。股骨颈干角(实线)是由股骨颈长轴和股骨干长轴相交形成的夹角

1) 典型 X 线影像表现(图 8-8-0-8):①患侧髋臼发育不良,髋臼变浅,髋臼顶向外上方倾斜、髋臼角度加大;骨骺出现晚且小;②股骨头骨骺超出 Perkins 方格内下象限,可表现为脱位或半脱位;③Shenton 线及 Calve 线的连续弧形线受到破坏;④外侧中心边缘角(C-E 角)减小,小于 20°;⑤假髋臼形成:脱位较久者,脱位的股骨头压迫同侧髋臼上方形成凹陷区,并形成假关节,正常的髋臼窝变浅;⑥von Rosen 拍片法:双大腿外展 45°的骨盆前后位像,正常情况下两侧股骨干轴线的延长线向上通过髋臼外缘,交叉在第 5 腰椎和第 1 骶椎之间,脱位时

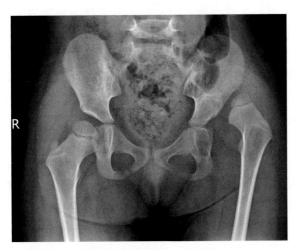

图 8-8-0-8 髋关节 X 线正位片,左侧发育性髋关节发育不良伴髋关节脱位
患者女,6 岁,步态不稳,确诊 DDH 伴左髋关节脱位。骨盆正位片示左侧髋臼发育不良,髋臼变浅,髋臼顶向外上方倾斜,髋臼角度加大,股骨头骨骺位于 Perkins 方格外上象限,Shenton 线及 Calve 线不连续

此线经过髂前上棘,交叉于第 5 腰椎以上;⑦DDH 常具有正常的股骨颈干角,较不常见的可与髋内外翻相关联。

2) CT 表现:CT 三维重组图像可直接显示股骨与髋臼的解剖关系、股骨前倾角和髋臼窝深度等,股骨前倾角为股骨颈与远端股骨髁间的夹角,正常值出生时为 30°~50°,儿童期为 15°~30°,成人平均值为 12°。

3) MRI 表现:可清楚显示股骨头软骨部分和二次骨化中心发育状况,直接显示股骨头移位情况与髋臼形态。股骨头软骨部分呈中等信号,二次骨化中心呈短 T_1、长 T_2 信号,与周围结构分界明显。

2. 少见疾病

(1) 股骨头骨骺滑脱症(slipped capital femoral epiphysis,SCFE):是发生在青少年股骨头骨骺相对于股骨颈逐渐向后、向内、向下滑脱的疾患,股骨头骨骺向后、向内、向下移位,导致髋关节内翻和股骨外旋和内收。好发年龄 8~14 岁,男孩患病多于女孩。20%~40%的患者可双侧受累,通常认为与青春期过快生长有关。Harrie 的研究提示,生长激素和性激素的不平衡弱化了生长板,从而易受来自负重和剪切力的损害。股骨头骨骺滑脱症表现为通过股骨近端生长板的 Salter-Harris Ⅰ型骨折。髋关节疼痛,偶尔膝关节疼痛是该病常见的症状。其影像表现如下:

1) X 线典型表现(图 8-8-0-9):①Capener 三角

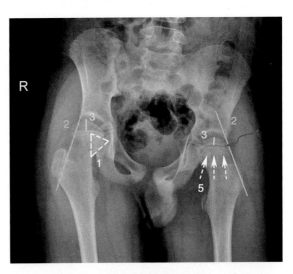

图 8-8-0-9 左股骨头骨骺滑脱症 X 线表现
患者男,11 岁,左下肢疼痛伴跛行 15 天,确诊左股骨头骨骺滑脱症。髋关节正位片示 1. Capener 三角征:与右侧对比,左侧股骨颈内侧缘、股骨头骨骺线、髋臼后壁所围成的区域变小;2. Trethowan 征:Klein 线与患侧股骨头骨骺交点减少或消失;3~4. 与右侧对比,左侧骺板变宽、不规则,骨骺高度降低;5. 干骺端苍白征:左侧干骺端附近可见密度增高的新月形区域

征消失,对股骨头骨骺滑脱症的早期诊断是有价值的。在青少年正常的髋关节正位片上,股骨颈内侧部与髋臼后壁重叠,产生致密的三角形阴影;在大部分的股骨头骨骺滑脱症病例,该三角缺失(图 8-8-0-9)。②随着该病的进展,股骨头骨骺滑脱症表现为 Trethowan 征(图 8-8-0-9),即 Klein 线与患侧股骨头骨骺交点减少或消失。Klein 线是指沿股骨颈上缘划线并沿股骨头方向的延长线,正常此线应切割部分股骨头骺部,若骨骺位于该线内侧,提示股骨头骨骺向下滑脱。③在后期,关节周边骨质疏松表现明显,生长板增宽模糊,骨骺高度减低。髋关节的蛙式位投照能较容易显示滑脱,与对侧比较是有帮助的。④干骺端苍白征(图 8-8-0-9),是在前后位观察到的 X 线双密度,这种双密度是因为骨骺向后滑脱并被放射叠加在干骺端上,在早期诊断是有价值的。⑤后倾角是由骨骺骨化中心前后缘连线向下做垂线与股骨干轴线构成的角,正常为 0~10°,股骨头骨骺滑脱症时角度增大(图 8-8-0-10)。⑥该病的慢性期表现为沿着股骨颈上外部反应性骨形成,伴有重塑,导致股骨颈突起和增宽,表现为"手枪握把",称为 Herndon 峰(图 8-8-0-11)。股骨头骨骺滑脱分度:轻度滑脱(Ⅰ度),股骨颈移位小于股骨头直径的 1/3;中度滑脱(Ⅱ度),股骨颈移位为股骨头直径 1/3~1/2;重度滑脱(Ⅲ度),股骨颈移位超过股骨头直径的 1/2。

2) MRI 较 CT 和 X 线更敏感,可以诊断隐匿性滑脱或滑脱前期,在 T_2WI 骺板周围水肿是骨骺滑脱的征象。MRI 表现为骨骺板增宽、不规则,呈长 T_1、长 T_2 信号,STIR 序列可显示股骨头、骺板及干骺端骨髓水肿,关节囊内可见长 T_1、长 T_2 液体信号,轴位及矢状位像可以观察到股骨头移位方向

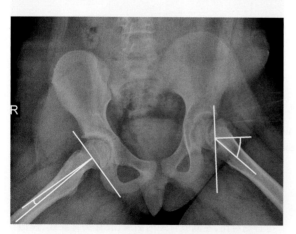

图 8-8-0-10 左股骨头骨骺滑脱症 X 线表现
患者女,10 岁,左下肢跛行 1 个月余,确诊左股骨头骨骺滑脱症。髋关节蛙式位片示左侧股骨后倾角较右侧明显增大

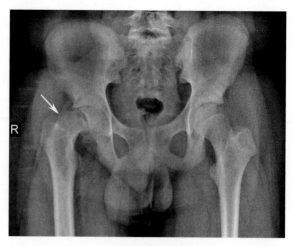

图 8-8-0-11 右侧股骨头骨骺滑脱症 X 线表现
患者男,15 岁,右髋及右膝关节痛 5 个月余,确诊右侧股骨头骨骺滑脱症。髋关节正位片示右侧股骨颈突起和增宽,表现为"手枪握把",称为 Herndon 峰(箭)

(图 8-8-0-12)。

(2) Legg-Calve-Perthes(LCP)病:又称股骨头骨骺缺血性骨坏死、股骨头骨骺骨软骨炎、扁平髋,是发生于儿童股骨头骨骺的自限性、非系统性疾病,是一种儿童期发生的特发性股骨头骨骺缺血坏死病症。以 4~8 岁儿童多见,男女发病率为 4:1,多为单侧发病,双侧占 10%~20%。临床上主要表现跛行,患侧髋关节疼痛和活动受限。Legg-Calve-Perthes 病发病机制至今尚未明了,但股骨头颈骨内压增高和静脉回流障碍是其发病机制的关键。若治疗及时,股骨头可完全修复正常;若未治疗或治疗不当常遗留永久性畸形,表现为股骨头囊性变,碎裂,塌陷,最后可导致扁平髋畸形。其影像表现如下:

1) X 线表现:①初期,主要表现为髋关节间隙增宽、关节周围软组织肿胀、股骨头向外移位,早期一般在 2~3mm,晚期可达 5mm,此期临床症状与影像学改变常不相符。②早期,主要表现为骨质破坏和骨骺发育迟缓。主要是股骨头骨骺较正常者小,关节间隙增宽,部分骨骺或整个骨骺密度增加。由于股骨头骨骺向外侧移位,股骨头骨骺前上方因受重力过重,骨骺前上方或整个骨骺变扁平,股骨头骨骺的前外侧软骨下可出现一个界限清楚的条形密度减低区即"新月征"(图 8-8-0-13A),系关节软骨下骨折,具有重要的临床意义。同时可出现股骨颈短粗、骺线不规则增宽、骨质疏松等改变。③碎裂期(进展期),主要为股骨头骨骺坏死和修复(图 8-8-0-13B、C)。由于骨骺坏死加重,骨骺不均匀密度增高,骨骺内出现囊变,坏死周围新生骨形成,而出现硬化区和稀疏区相间分布。④修复期,此时期病变

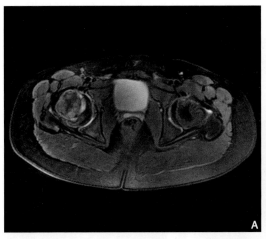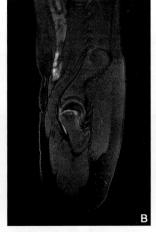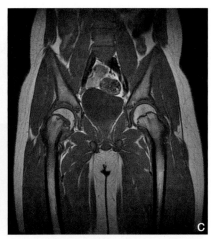

图 8-8-0-12　右侧股骨头骨骺滑脱症 MRI 表现

患者男,11 岁,右下肢疼痛伴跛行 15 天,确诊右侧股骨头骨骺滑脱症。A~C. 抑脂 T₂WI(A 为轴位、B 为矢状位)及 T₁WI(C 为冠状位)示右侧股骨头骨骺向后方移位,股骨头骨骺板增宽、不规则,抑脂序列见骺板及股骨干骺端骨髓水肿,关节囊积

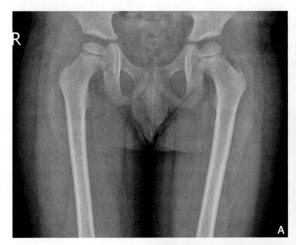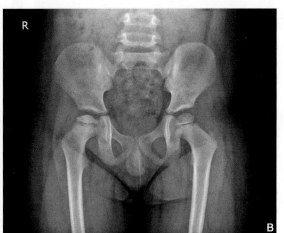

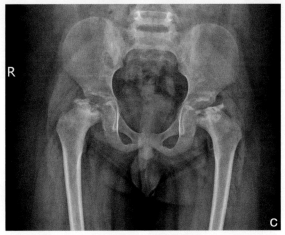

图 8-8-0-13　双侧股骨头骨骺缺血坏死 X 线表现

患者男,6 岁,确诊双侧股骨头骨骺缺血坏死。A. LCP 病早期,右侧股骨头骨骺较对称减小,骨骺软骨下条形密度减低区"新月征";B. LCP 病进展期,右侧股骨头骨骺骨质密度增高;C. LCP 病进展期,双侧股骨头骨骺碎裂、骨质囊变、坏死周围新生骨形成,出现硬化区和稀疏区相间分布

稳定,骨骺坏死区被吸收,骨质疏松区由正常的骨小梁填充,因此骨骺的密度趋向均匀一致,骨骺可恢复正常形态。如果处理不当也可使骨骺明显增大和变形,股骨头呈卵圆形,扁平状或蘑菇形,并向外侧移位或半脱位,髋臼也出现代偿性扩大,关节间隙增宽等,晚期可继发关节退变。

2)MRI表现:早期主要表现为滑膜炎和少量关

节积液,髋软骨及骺板软骨增厚,在T_2WI上为高信号;随病变进展,骨骺变扁,T_1WI和T_2WI上骨骺内可见线状或条带状(图8-8-0-14)不规则形低信号,为骨折和新生骨形成,骨骺线可增宽、变形;修复期骺线不均匀变窄或提早消失、变形,骨骺信号可逐渐恢复正常,但变扁平。

3)CT表现与X线表现相似(图8-8-0-15)。

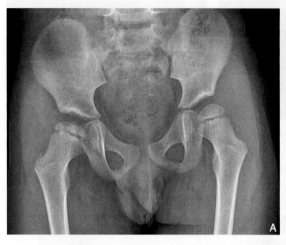
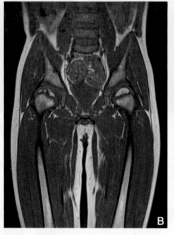
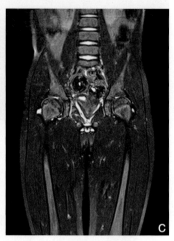

图8-8-0-14 右侧股骨头骨骺缺血坏死X线、MRI表现
患者男,5岁,确诊右侧股骨头骨骺缺血坏死。A.示右侧股骨头骨骺扁小,骨骺内见斑片状骨质破坏区,周围见环状骨质增生硬化区;B、C.T_1WI及抑脂T_2WI示右侧股骨头骨骺扁小,骨骺内见条带状低信号影

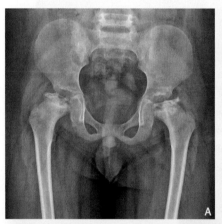
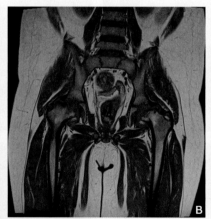
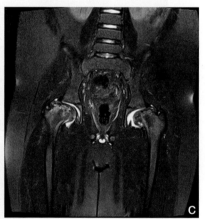
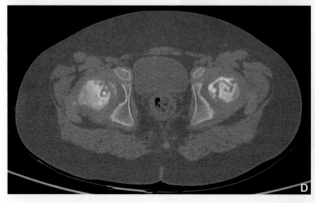
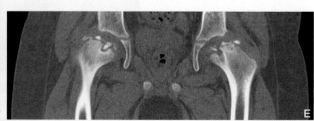

图8-8-0-15 双侧股骨头骨骺缺血坏死X线、CT和MRI表现
患者男,6岁,确诊双侧股骨头骨骺缺血坏死。A.示双侧股骨头骨骺扁平,骨骺见骨质增生硬化及条片状骨质破坏区;B、C.T_1WI及抑脂T_2WI示双侧股骨头骨骺宽大扁平呈条带状低信号影,股骨颈干骺端毛糙,股骨颈骨髓水肿,双髋关节积液;D、E.CT轴位及冠状位重建示双侧股骨头骨骺扁平、碎裂,骨质密度增高,并见死骨形成,病灶累及股骨颈干骺端,干骺端形态不规则

（3）先天性髋内翻（congenital coax vara, CCV）也称发育性髋内翻（developmental coax vara, DCV）：表现为股骨颈-干角较正常小，股骨颈骺线欠规整。其病因不明，有家族遗传史但遗传因素不明显，是多种原因造成的胚胎发育异常、先天性骺板发育异常、股骨颈内侧钙化过程受阻，以致股骨颈内侧发育异常，是小儿跛行常见原因之一。本病无性别差异，左右侧发病率均等，单侧发病多于双侧，约30%双侧发病。典型临床表现为患儿无痛性跛行，单侧发病者患肢短，双侧发病者行走呈鸭步，似双侧髋脱位。先天性髋内翻的股骨头内侧与股骨颈交界处见三角形骨缺损区或称骨发育不全区，为骨化延迟的软骨组织。由于该缺损区处于股骨颈的主要负重线径路上，减少了股骨颈承受力量的能力，随年龄、体重的不断增加，患儿站立行走负重，加重了股骨颈的弯曲，而导致股骨头骺内下倾斜，股骨颈应力异常。髋内翻加重，颈干角进行性减小，甚至呈锐角，大粗隆上移达髂骨平面，最后髋内翻畸形呈手杖样外形。

典型X线影像表现：常用测量参数为颈干角及骺角（图8-8-0-16），主要表现为：①股骨颈变短、增宽，颈干角小于120°，多在80°~100°；②骺角（HEA）增大，即双髋Y形软骨的Hilgenreiner线与股骨颈干骺端骺板线的夹角增大（正常值20°~35°），大于60°需要外科手术治疗，小于60°、畸形不发展者，可暂不手术，小于45°者，有可能自愈；③股骨颈骺线不规整，近似垂直并增宽（图8-8-0-17），最宽可达4~5mm，正常骺线宽一般在1mm左右，此征象为最早的X线改变，尤应注意；④股骨颈变短，股骨颈内下部分出现三角形骨碎片呈倒"V"字形为特征性

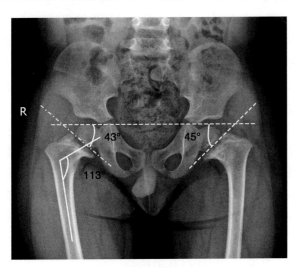

图8-8-0-16 双侧先天性髋内翻X线表现
患者男，6岁，步态异常，确诊双侧先天性髋内翻4年。骨盆正位片示双侧股骨颈干角变小（实线），双侧骨骺角增大（虚线）

表现之一（图8-8-0-17），为局部软骨异常骨化所致；⑤股骨头扁平、变小，股骨前倾角（股骨髁平面与股骨颈前倾平面之间的夹角）减小甚至翻转；⑥股骨头下移，大粗隆向上移位，最后髋内翻畸形呈手杖样外形；⑦Shenton线连续，髋臼发育多正常。

（4）髋外翻（coxa valga）：先天性髋外翻较先天性髋内翻更少见，典型影像表现为股骨颈干角大于140°，股骨头位置较高，股骨颈近于垂直位，髋臼外上缘受压变平且向上，有时合并髋关节半脱位（图8-8-0-2B）。

3. 罕见疾病

（1）Meyer发育不良（Meyer dysplasia）：又称股骨头骨骺发育不良（dysplasia epiphysealis capitis femoris），是以股骨头骨化中心延迟出现且不规则骨化的一种多无自觉症状的发育异常。它通常影响两侧臀部，好发于2~4岁，平均年龄为2.5岁，多见于男孩。虽然MD不需要治疗，但它的准确诊断是至关重要的，因为它的异常X线表现酷似股骨头骨骺坏死，常被误诊为Legg-Calve-Perthes病而进行一些不必要的干预。这种疾病无症状，无需治疗，2~4年后自行消退。X线影像学表现为一个小的、不规则、破裂或囊性股骨头骨骺，无软骨下骨折、塌陷或不稳定，骨骺高度微小的损失是唯一的长期后遗症。

（2）股骨近端局灶性缺损（proximal femoral focal deficiency, PFFD）：是一种罕见的先天性畸形，其特征是股骨近端部分或完全发育不全和髋关节发育异常。PFFD发病率为（0.5~2）/10万，90%为单侧。PFFD有50%与其他先天性下肢异常相关，如胫骨发育不全和膝关节前交叉韧带发育不全。从预后的观点看，Levinson和他的同事们提出了基于股骨头、股骨节段和髋臼畸形的严重性将其分为4型，包括：A型，股骨头出现，股骨节段短，股骨颈内翻畸形，髋臼正常；B型股骨头出现，但是与短的股骨节段之间缺少骨性连接，髋臼为发育不良表现；C型，股骨头缺失或仅为一小的骨化核，股骨节段短和向近端逐渐变细，髋臼严重发育不良；D型，股骨头和髋臼缺失，股骨节段呈残端，闭孔扩大。常规的平片即可对股骨近端局限性缺损做出诊断，股骨短，股骨近端向上、后、外移位到髂骨翼；股骨头骨骺的骨化不同程度延迟。

【分析思路】

首先，髋关节发育畸形的影像学表现，可能是髋臼、股骨头、股骨头骨骺核及股骨颈形态、大小、角度、密度及对应关系变化。

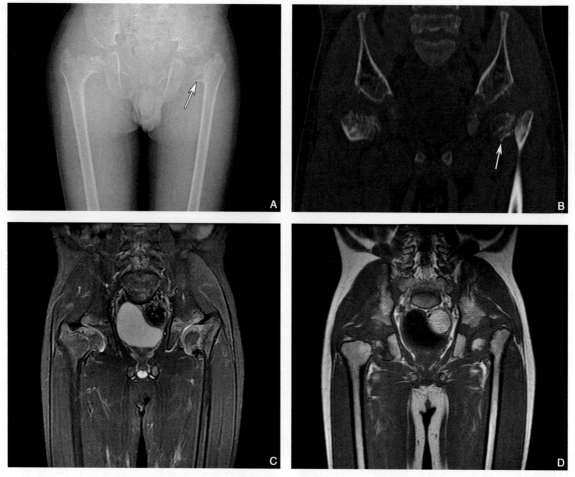

图 8-8-0-17 双侧先天性髋内翻 X 线、CT 和 MRI 表现

患者男,9 岁,步态异常,确诊双侧先天性髋内翻。A、B. 示双侧股骨颈变短,颈干角减小,骨骺角增大,左侧股骨颈骺板增厚并变垂直,左股骨颈内下部分见倒"V"形三角形骨碎片(白箭),左侧股骨头骨骺下移,大粗隆向上移位,股骨呈手杖样外形,右侧股骨头骨骺变扁变小;C、D. T₁WI、抑脂 T₂WI 冠状位示右侧股骨头骨骺外侧分及双侧髋臼骨髓呈长 T₁、长 T₂ 水肿信号,双侧髋关节少量积液

髋关节发育畸形为儿童常见的骨关节发育畸形之一,其中最常见为发育性髋关节发育不良,而股骨头骨骺滑脱症、股骨头骨骺缺血坏死、先天性髋内外翻为相对少见的疾病,Meyer 发育不良、股骨近端局灶性缺陷则更为罕见。除发育性髋关节发育不良可表现双侧臀纹不对称外,以上病变临床均可表现为下肢跛行、关节疼痛。影像学检查可以将以上病变进行鉴别。

髋关节发育畸形的影像学表现,可能是髋臼、股骨头、股骨头骨骺核及股骨颈形态、大小、角度、密度及对应关系变化。

当患儿因下肢跛行或关节疼痛行骨盆正位片检查后,先观察双侧髂骨髋臼窝发育是否正常,当出现髋臼窝变浅、髋臼顶向外上方倾斜、髋臼角增大时首先考虑发育性髋关节发育不良,先天性髋内翻、股骨近端局灶性缺损也可导致髋臼的发育异常,需进一步观察骨骺角的改变,发育性髋关节发育不良患者

骨骺角正常,而先天性髋内翻患者骨骺角明显增大,且股骨颈内下部分出现特征性三角形骨碎片;若除髋臼发育不良外,存在股骨近端部分或完全发育不全,则应考虑罕见的股骨近端局灶性缺损;如髋臼发育正常,则进一步观察双侧股骨颈干角角度是否存在异常,当颈干角增大超过 140°,股骨颈近于垂直位,考虑先天性髋外翻;当颈干角减小低于 120°时,骨骺角明显增大,考虑先天性髋内翻;若颈干角角度正常,观察股骨头骨骺的形态、密度及位置,股骨头骨骺密度正常,股骨头形态变小或相对股骨颈干骺端位置发生改变,则诊断为股骨头骨骺滑脱症,若股骨头位置正常,股骨头形态和密度出现异常,则诊断为股骨头骨骺缺血坏死(Legg-Calve-Perthes 病),若股骨头骨骺位置及密度均未见异常,其高度稍变小,则应考虑为 Meyer 发育不良。

【疾病鉴别】

髋关节发育畸形的鉴别诊断流程见图 8-8-0-18。

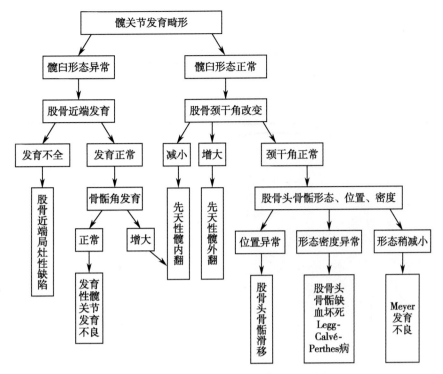

图 8-8-0-18 髋关节发育畸形的鉴别诊断流程图

（付玉川）

第九节 关节肿胀、关节破坏及滑膜增厚（炎性病变）

【定义】

关节肿胀是指由于各种原因造成的关节外形增大、变粗,包括关节内积液和关节囊增厚及其周围软组织充血水肿。

关节破坏是指各种原因造成的关节软骨或关节软骨下方的骨质局部缺失。

滑膜增厚是指各种原因造成滑膜炎症,导致滑膜厚度增加。

【病理基础】

关节肿胀常由于关节积液或关节囊及其周围软组织充血、水肿、增厚所致,常见于感染、外伤、出血性疾病及肿瘤等疾病。

关节破坏是由于关节软骨及其下方的骨质为病理组织所侵犯取代所致,常见于各种关节感染、肿瘤及痛风等疾病。

滑膜增厚是由于感染、创伤、关节炎及一些疾病如血友病等造成滑膜充血水肿,滑膜炎症形成,出现滑膜血管翳,引起滑膜增厚。

【征象描述】

1. **X 线表现** 关节肿胀表现为周围软组织影膨隆,脂肪垫和肌肉间脂肪层移位或模糊消失,整个

关节区密度增高(图 8-9-0-1A);大量关节积液时尚可见关节间隙增宽。关节破坏只累及关节软骨时,仅出现关节间隙狭窄;当侵犯到关节面骨质时,可出现关节周围骨质疏松,相应关节骨性关节面不规则破坏(图 8-9-0-1B)。

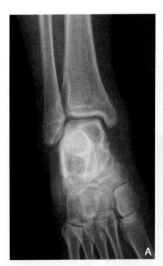
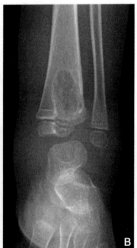

图 8-9-0-1 关节肿胀及关节破坏 X 线表现
A. 关节肿胀;B. 关节破坏

2. **CT 表现** 关节肿胀时可直接显示软组织密度的关节囊肿胀和/或增厚;关节腔积液常呈均匀的水样密度影,如合并出血或积脓,其密度可较高(图 8-9-0-2A)。关节破坏 CT 表现与 X 线所见相仿,均不能显示关节软骨改变,但 CT 对于关节间隙狭窄及

关节软骨下的骨性关节面骨质破坏显示清晰（图8-9-0-2B），即使是细微的改变也可以检出。

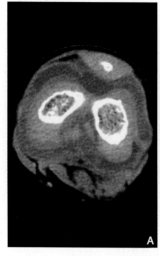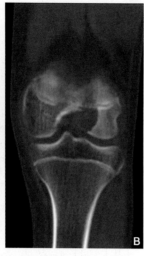

图8-9-0-2 关节肿胀及关节破坏 CT 表现
A.关节肿胀；B.关节破坏

3. MRI 表现 关节肿胀时可直接显示肿胀和/或增厚的关节囊呈软组织信号（图8-9-0-3A）；关节腔积液其信号强度呈均匀的水样信号影，如关节积液内还有蛋白、碎片或出血产物，其信号强度会有所不同；关节内出血表现为分层现象。关节软骨破坏表现为 T_1WI 上正常线形中等信号消失或增粗，被不均匀的混杂信号所取代，T_1WI 和 T_2WI 示关节软骨信号强度不均匀增加，软骨表面变得不规则为关节软骨破坏的可靠征象；关节软骨下的骨质破坏表现为 T_1WI 低信号、T_2WI 高信号的骨质缺损区（图8-9-0-3B、C）。滑膜增厚表现为滑膜厚度增加，可呈线状、结节状或肿块样；疾病病期不同，增厚的滑膜信号特征也不相同，急性期在 T_1WI 呈稍低信号、T_2WI

呈高信号（图8-9-0-4），但相比液体，其在 T_1WI 上信号稍高一些，T_2WI 上信号不如单纯液体均匀，慢性期在 T_1WI 及 T_2WI 上均表现为低信号，增强后炎症滑膜会迅速强化（图8-9-0-5）。

【相关疾病】

1. 常见疾病

（1）幼年型特发性关节炎（juvenile idiopathic arthritis，JIA）：是一组16岁前起病，病因不明，以慢性关节炎（持续6周或以上）为主要特征，可伴有其他组织、器官损害的全身性疾病，并除外其他原因所致。包括7种亚型，不同亚型性别比例存在差异、临床表现也不同，主要表现为发热、皮疹、关节肿胀及疼痛、心包炎、肝脾和淋巴结肿大、神经系统症状等。病理上，关节病变以慢性非化脓性滑膜炎为特征，受累滑膜的滑膜绒毛肥大，滑膜内细胞层增生；滑膜下组织充血水肿，血管内皮细胞增生及淋巴细胞、浆细胞浸润。

病变不同时期存在不同的影像表现。在初次诊断 JIA 时，MRI 及超声检查对疾病诊断及评估具有重要价值，病变早期 MRI 表现为：①关节积液，在 T_1WI 呈低信号、T_2WI 呈高信号（图8-9-0-4、图8-9-0-5）；②滑膜炎，滑膜增厚，增强扫描后明显强化（图8-9-0-4、图8-9-0-5）；③骨髓水肿，骨小梁区域内边界不清、含水量增多信号（图8-9-0-4）；④软组织炎症，软组织肿胀，在 T_1WI 呈低信号、T_2WI 呈高信号（图8-9-0-4）；⑤腱鞘炎，腱鞘呈渗出信号，增强扫描可见强化；⑥附着点炎，肌腱附着部位的炎症信号，常见于附着点炎相关性关节炎。晚期出现关节破坏，包括软骨损伤、骨侵蚀等改变，软骨损伤依靠 MRI 评估，表现为软骨变薄、边缘不规则或缺失；骨

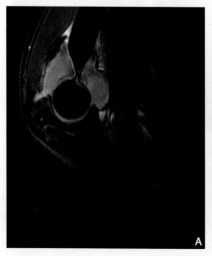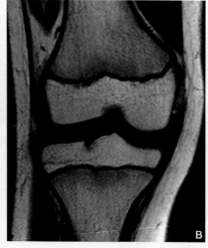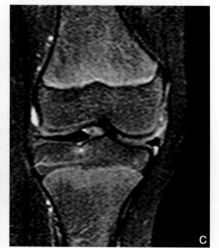

图8-9-0-3 关节肿胀及关节破坏 MRI 表现
A.关节肿胀；B. T_1WI 关节破坏；C.抑脂 T_2WI 关节破坏

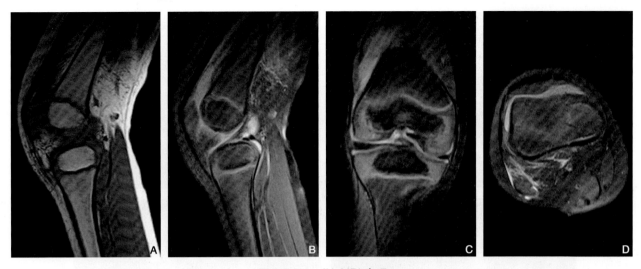

图 8-9-0-4　JIA MRI 表现

患者男,4 岁,发热、双膝关节疼痛 2 周余,JIA。A~D. T₁WI(A)及抑脂 T₂WI(B~D),示关节积液、滑膜炎、骨髓水肿

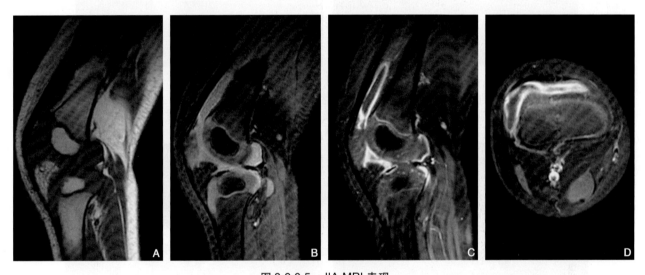

图 8-9-0-5　JIA MRI 表现

患者男,2 岁,确诊 JIA 5 个月余。A~D. T₁WI(A)、抑脂 T₂WI(B)及增强 T₁WI(C、D),示关节积液、滑膜增厚及强化

侵蚀则依靠 X 线和 CT 评估,表现为局部骨质的缺失。终末期出现强直,腕关节是最常见的融合部位。

(2)强直性脊柱炎(ankylosing spondylitis):是一种以中轴关节慢性炎症为主的全身性疾病,实验室检查 HLA-B27 多为阳性、血清类风湿因子多阴性。发生于 10~40 岁,男比女约为 5∶1。以骶髂关节、脊柱、髋关节等受累为主。病理改变以附着点病和滑膜炎为主,附着点病是主要的病理特征,主要发生于骶髂关节和脊椎关节。骶髂关节为双侧对称性发病,影像上早期表现为滑膜炎,关节滑膜增厚和关节积液,引起关节肿胀(图 8-9-0-6);随后出现关节软骨破坏,之后软骨下骨侵蚀,首先累及髂侧关节面,侵蚀灶逐渐增多、变大,病变发展可侵蚀骶骨侧关节面,关节间隙出现不规则增宽,之后又逐渐变窄,最后发生骨性强直(图 8-9-0-7);关节周围骨髓内脂肪蓄积,骶髂关节周围韧带肥厚骨化。骶髂关

节炎发病后上行性侵及脊柱,椎间关节囊、黄韧带、棘间和棘上韧带均可骨化,当发生广泛骨化时导致脊柱强直。髋关节是最常受累的周围关节,亦为双侧对称受累,表现为少量关节积液、关节间隙较均匀变窄、关节面模糊中断、关节面及相邻骨质内小囊变区、囊变区周围轻度反应性骨硬化、髋臼和股骨头关节面边缘骨赘及关节骨性强直(图 8-9-0-8)。

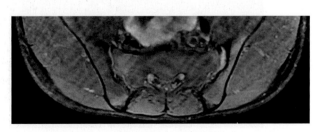

图 8-9-0-6　强直性脊柱炎早期骶髂关节 MRI 表现

患者男,15 岁,左髋关节疼痛 5 个月,确诊强直性脊柱炎。抑脂 T₂WI 示左侧骶髂关节滑膜增厚

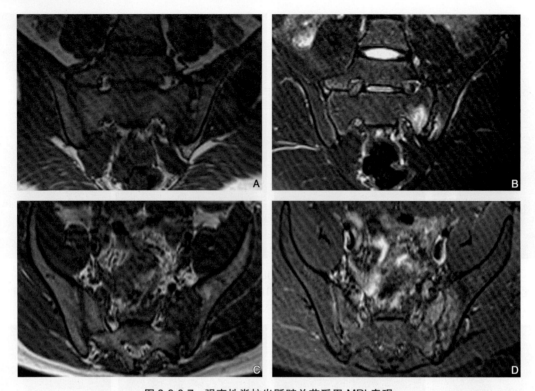

图 8-9-0-7 强直性脊柱炎骶髂关节受累 MRI 表现
患者男,13 岁,强直性脊柱炎治疗后复查,左侧骶髂关节受累。A～D. T_1WI(A、C)及抑脂 T_2WI(B、D)示左侧骶髂关节软骨、髂侧及骶侧关节面下骨质破坏、关节间隙出现不规则增宽

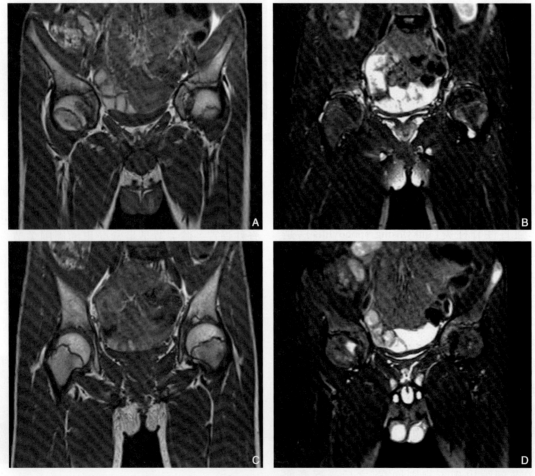

图 8-9-0-8 强直性脊柱炎髋关节受累 MRI 表现
患者男,15 岁,确诊强直性脊柱炎 3 年,双髋关节受累。A～D. T_1WI(A、C)及抑脂 T_2WI(B、D)示双侧髋关节软骨、股骨头及髋臼骨质破坏,关节少量积液,关节间隙狭窄

（3）化脓性关节炎（pyogenic arthritis）：为化脓性细菌侵犯关节引起的急性炎症。男性居多，婴儿期较儿童期多见。临床发病急，常有严重的全身症状如高热、寒战、白细胞增高、血沉加速等；关节部软组织出现严重的红、肿、热、痛，关节部有波动感，运动功能受限。一般为关节单发，多发少见，以承重大关节如髋、膝关节多见。病变的发展大致分3个阶段，早期为浆液性渗出期，中期为浆液纤维蛋白性渗出期，后期为脓性渗出期。影像表现具有一定特点：①早期，滑膜改变，关节囊和关节周围软组织肿胀，关节间隙增宽，邻近骨质疏松（图 8-9-0-9）；②晚期，关节间隙狭窄、骨质破坏和增生，以关节承重区软骨破坏严重处最明显（图 8-9-0-9）；③愈合期，骨性强直可见骨端连续。

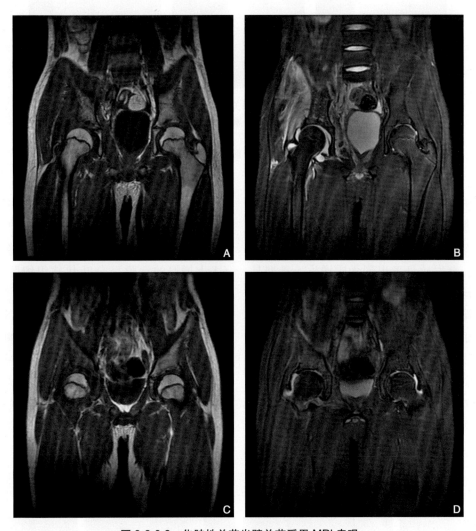

图 8-9-0-9　化脓性关节炎髋关节受累 MRI 表现
患者男，13 岁，发热 5 天，右髋疼痛 3 天，诊断化脓性关节炎，右髋关节受累。A、B. T_1WI 及抑脂 T_2WI 示右髋关节囊和关节周围软组织肿胀、关节积液、关节间隙增宽、髋臼骨髓水肿；C、D. 1 周后 T_1WI 及抑脂 T_2WI 示关节软骨破坏及关节面下承重部分髋臼骨质破坏，关节间隙变窄

（4）关节结核（joint tuberculosis）：占全身骨关节结核的 30%～40%，发病慢、病程长。早期常见关节肿胀、关节疼痛及活动受限，无明显发红、发热。后期可有寒性脓肿产生，穿破后形成窦道并继发化脓感染。最多见于髋关节，其次为膝关节。可分为骨型和滑膜型。病理上，滑膜型早期表现为滑膜炎、肉芽组织形成，进展期肉芽组织侵及软骨致破坏，晚期关节间隙变窄、软骨下骨质破坏，严重者死骨形成，较易形成窦道或合并化脓性感染；骨型则病灶通过骨骺的边缘或直接破入关节面后，侵蚀关节软骨，继而侵犯滑膜，产生滑膜炎，形成结核肉芽组织，多可见沙砾状死骨。

关节结核按病变类型、时期、程度及有无继发感染影像表现而有所不同，可有滑膜增厚、关节软组织肿胀、关节软骨破坏、关节间隙变窄、骨质破坏（重者形成死骨）、寒性脓肿及窦道等表现（图 8-9-0-10）。

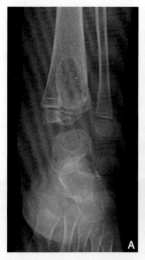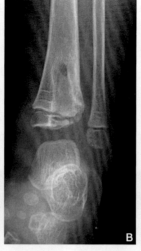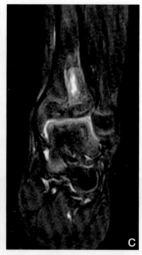

图 8-9-0-10　关节结核踝关节受累 X 线及 MRI 表现

患者男,6 岁,确诊关节结核 2 年,左踝关节受累。A. X 线示左踝关节肿胀、胫骨下端干骺端及骨端偏侧性骨质破坏、关节间隙稍增宽;B. 7 个月后复查 X 线示骨破坏区范围缩小、密度增高、骨端碎裂、关节间隙增宽;C. 1 年后复查抑脂 T_2WI 示骨破坏区范围缩小、骨端基本恢复正常、关节间隙无狭窄或增宽

滑膜型早期关节肿胀、滑膜增厚、关节大量积液、邻近骨质疏松,进展期关节边缘软骨破坏、关节间隙不对称性变窄、骨端骨质破坏、骨质疏松明显、寒性脓肿及瘘管形成,继发感染者出现骨质增生。骨型具有骨骺和干骺端结核的表现,关节肿胀、关节间隙不对称性狭窄,骨端骨质破坏、骨质疏松。MRI 增强时滑膜、结核肉芽肿及脓肿壁均明显强化,有时可见无强化小干酪坏死灶。

(5)色素沉着绒毛结节性滑膜炎(pigmented villonodular synovitis):是一种原因不明的关节病变,主要累及关节滑膜、滑液囊和腱鞘。以青壮年多见。通常为单一关节受累,以膝关节多见。发病缓慢,病程长,受累关节以疼痛、肿胀为主,关节周围可触及肿块。病理上,滑膜增厚呈绒毛状或结节

状;在结缔组织基质中有载脂细胞和多核巨细胞等浸润,含铁血黄素沉积于细胞内外;早期病灶血管较多(血管翳),老病灶则减少。影像表现:X 线及 CT 上增厚的滑膜呈分叶状软组织肿块,由于含铁血黄素沉积呈高密度(图 8-9-0-11),关节面压迫性侵蚀,关节软骨下或关节旁非持重区有多发囊性病灶,关节周围骨质无疏松为其特点;晚期关节间隙狭窄,一般无骨赘形成。MRI 最敏感并有一定特异性,滑膜增厚呈结节样,或表现为不均匀肥厚的滑膜伴积液(图 8-9-0-11),增生的滑膜在 T_2WI 呈不均匀高信号,也可因含铁血黄素较多呈低信号,增强后增厚滑膜明显强化。

2. 少见疾病

血友病性关节炎(hemophiliac arthritis):血友

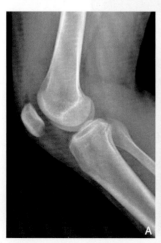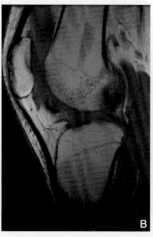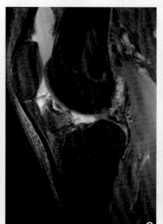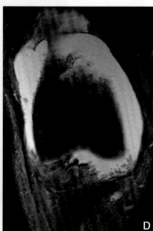

图 8-9-0-11　色素沉着绒毛结节性滑膜炎膝关节受累 X 线及 MRI 表现

患者女,18 岁,右膝疼痛 1 年,术后病理诊断色素沉着绒毛结节性滑膜炎。A. X 线示右膝关节肿胀、关节积液、局部团块状软组织密度影;B~D. T_1WI(B)及抑脂 T_2WI(C、D)示关节滑膜团块状增厚,局部呈毛刷样,关节肿胀、大量积液

病是因缺乏某种凝血因子所致的出血性疾病,关节内反复出血引起血友病性关节炎,多见于膝、踝、肘和肩关节。表现为关节肿胀、疼痛和功能障碍。实验室检查示凝血活酶时间和凝血时间延长。病理上,反复关节出血可刺激滑膜增生肥厚,形成血管翳,破坏关节软骨;进一步破坏软骨下骨,形成继发性骨性关节炎;晚期有不同程度的关节纤维性强直。影像表现:出血早期 CT 表现为关节囊内高密度影,随病程进展密度减低或完全吸收;反复出血患者见关节囊肥厚,关节腔内充填低于肌肉的软组织密度影;软骨下骨质见软组织密度区,周围骨质硬化;骨端骨质疏松;骨骺增大,边缘不规则;病程长者常有骨赘形成等骨性关节炎表现(图 8-9-0-12)。MRI 可显示关节内出血、滑膜增厚、软骨破坏、骨质破坏和软骨下骨囊肿形成,增强后增厚的滑膜明显强化。

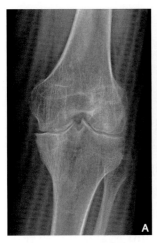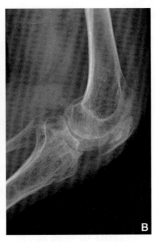

图 8-9-0-12 血友病性关节炎膝关节受累 X 线表现
患者男,23 岁,左膝痛半个月,确诊血友病 18 年。A、B. X 线示左膝关节诸骨密度减低、边缘唇状骨质增生,关节间隙狭窄,股骨髁间窝较宽大,胫骨平台关节面下局部低密度区,周围骨质增生硬化

3. 罕见疾病 如慢性反应性关节炎、炎性肠病性关节炎。

【分析思路】

青少年关节炎疾病众多,包括 JIA、化脓性关节炎、关节结核、强直性脊柱炎、色素沉着绒毛结节性滑膜炎、血友病性关节炎等。这些疾病往往都有关节积液、关节破坏或滑膜增厚征象。大多数情况下,影像检查比较容易观察到这些征象,但需结合临床及实验室检查结果,全面分析影像学特点,方可做出

影像诊断。具体思路如下:

第一,观察发病关节数量。单关节发病多见于化脓性关节炎、关节结核及色素沉着绒毛结节性滑膜炎,多关节发病可见于强直性脊柱炎,而 JIA 及血友病性关节炎可单关节或多关节发病。

第二,观察哪些关节受累。JIA 以膝关节最多见,其次为髋、骶髂、颞颌、腕及踝关节;强直性脊柱炎几乎所有病例都有骶髂关节受累并且双侧对称,其次为脊椎关节;化脓性关节炎以承重大关节如髋、膝关节多见;关节结核最多见于髋关节,其次为膝关节;色素沉着绒毛结节性滑膜炎以膝关节最多见。

第三,了解临床表现及既往病史。化脓性关节炎患者发病急骤、全身症状明显、病变进展快;血友病性关节炎患者有血友病病史,实验室检查凝血功能指标异常;关节结核患者 95% 以上继发于肺结核。

第四,观察关节影像表现,如关节间隙、关节软骨及骨破坏位置、滑膜增厚、骨性关节炎及周围骨质疏松等情况。化脓性关节炎关节间隙早期可狭窄、负重关节面破坏、邻近骨质疏松不明显,晚期多有骨性强直;关节结核关节软骨破坏较慢,软骨与骨破坏常见于关节面边缘、承重部位晚期破坏、骨质疏松呈渐进性、关节强直较少见且多为纤维性强直;强直性脊柱炎骶髂关节为双侧对称性发病,滑膜增厚、关节软骨及骶髂骨关节面下骨质破坏,关节间隙早期增宽之后变窄最后骨性强直,关节周围骨髓内脂肪浸润;色素沉着绒毛结节性滑膜炎特点为滑膜呈毛刷或结节样增厚,其内因含铁血黄素较多而在 T_1WI 及 T_2WI 均呈低信号,关节周围骨质无骨质疏松;血友病性关节炎见出血影像表现,病程长者常有骨赘形成等骨性关节炎表现。

第五,观察关节周围是否有病变。JIA 受累关节周围可见腱鞘炎或者附着点炎表现。强直性脊柱炎骶髂关节受累后可上行侵及脊柱,椎间关节囊、黄韧带、棘间和棘上韧带等出现附着点病表现,当发生广泛骨化时脊柱强直,呈竹节样改变。

【疾病鉴别】

基于影像及临床信息的鉴别诊断流程见图 8-9-0-13。

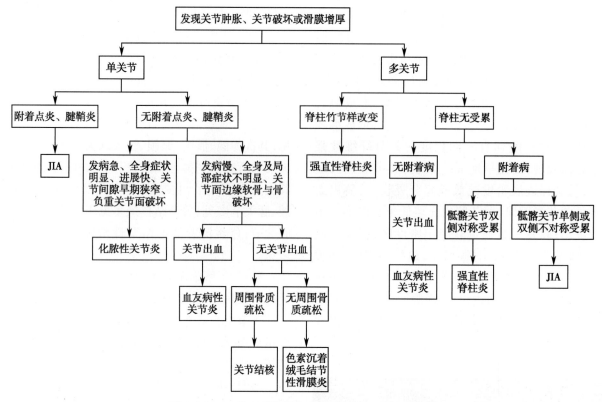

图 8-9-0-13　基于影像及临床信息的鉴别诊断流程图

（刘　锟）

第十节　椎体畸形

一、扁平椎

【定义】

扁平椎（vertebra plana）是指椎体上下径均匀或不均匀变小，椎体前后径及横径增大，椎体呈扁平状，故称扁平椎。

【病理基础】

扁平椎的病理基础为不同原因导致的椎体骨质破坏，在重力或外伤的情况下椎体塌陷变扁，也可为正常椎体在暴力性的外伤中出现塌陷。出现这种征象原因包括感染性疾病、肿瘤样疾病、缺血性疾病、创伤性疾病等。

【征象描述】

1. **X线**　椎体上下径均匀或不均匀变小，椎体前后径及横径增大，椎体密度增高。

2. **CT表现**　能更灵敏地发现椎体形态变化，及椎旁的情况。

3. **MRI表现**　可更早期发现椎体信号改变，因不同疾病及疾病不同时期各异，MRI亦可显示椎旁软组织肿块或肿胀情况。

【相关疾病】

1. **朗格汉斯细胞组织细胞增生症（Langerhans cell histiocytosis, LCH）**　脊柱受累以胸椎多见，其次为腰、颈椎。可单发也可多发。早期表现为椎体溶骨性破坏，呈一致性塌陷，形成扁平椎，称"钱币征"，影像上显示病椎不同程度变扁，X线/CT密度增高，MRI信号减低，此外MRI能显示软组织肿块影浸润至椎旁及椎管内，增强后可见强化（图8-10-1-1）。椎间盘无受累。治愈后椎体高度可部分恢复。少数病灶仅局限于椎体后部附件，如椎弓、棘突。

2. **脊柱结核（spine tuberculosis）**　常继发于肺结核或其他部位的原发灶，多发生于腰椎和下段胸椎，颈椎受累相对少见。病变早期表现为轻度骨质疏松，随后出现椎体破坏，通常椎体前部破坏早于后部，且程度重于后部，骨皮质破坏后形成椎旁脓肿或硬膜外脓肿，沿韧带下播散导致多个连续或不连续椎体破坏。严重者椎体塌陷、楔形变，脊柱成角、后凸，椎间盘受累时表现为椎间隙变窄（图8-10-1-2）。

3. **椎体压缩性骨折（vertebral compression fracture）**　好发于胸腰椎，为脊柱轴向暴力作用所致，可累及单个或多个椎体。影像上表现为椎体压

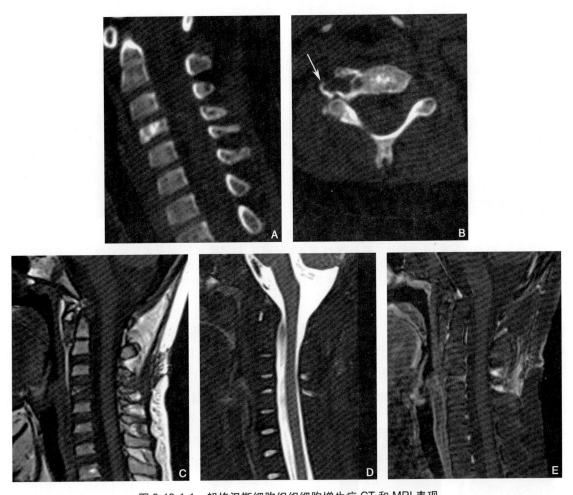

图 8-10-1-1　朗格汉斯细胞组织细胞增生症 CT 和 MRI 表现

患者男,5 岁。A、B. CT 显示颈 4 椎体变扁、骨质密度增高,右侧附件可见溶骨性骨破坏(白箭);C、D. MRI 示颈 4 椎体变扁,T_1WI 信号减低、T_2WI 抑脂信号略增高,椎间盘形态、信号无异常;E. MRI 增强 T_1WI 显示椎体明显强化,累及棘突,棘突旁软组织肿胀

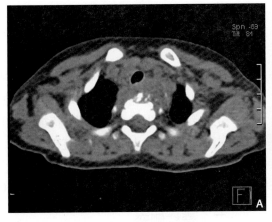
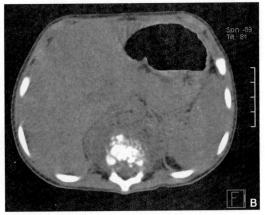

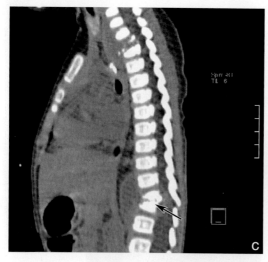
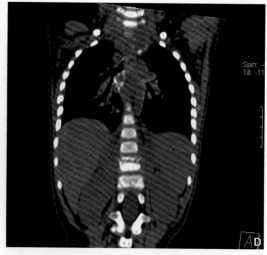

图 8-10-1-2　脊柱结核 CT 表现

患者男,10 岁。A、B.CT 平扫显示胸 1、胸 11 椎体骨质破坏,以前缘为著,可见多发死骨碎片影,椎体周围、椎管内可见软组织肿块,界限较清晰;C、D.CT 平扫 MPR 图像显示胸 1、2、11、12 椎体崩塌、变扁,胸 1/2、11/12 椎间隙明显变窄,脊柱后凸,椎旁软组织肿块呈梭形,凸向椎管内压迫硬膜囊(黑箭),纵隔内可见钙化淋巴结影

缩变扁,可伴有脊柱侧弯或后凸。CT 显示椎体边缘可呈双边,骨小梁嵌插形成横行致密线影。MRI 可见骨折线周围骨髓水肿呈高信号(图 8-10-1-3),椎旁软组织肿胀,还可以显示脊髓损伤的情况。

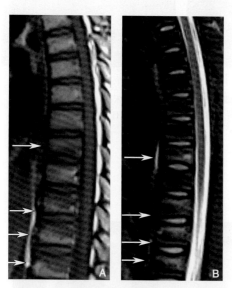

图 8-10-1-3　椎体压缩性骨折 MRI 表现

患者男,11 岁。胸椎中段压痛,轻叩击痛。A、B.MRI 示胸 8、10、11、12 椎体变扁,椎体上缘可见斑片状 T_1WI 稍低、T_2WI 抑脂高信号影(白箭)

4. 白血病(leukemia)　可累及全身骨骼,脊柱为常见受累部位,病变常多发,可同时累及椎体及附件,X 线显示受累椎体骨质疏松,椎体变扁呈楔形或双凹鱼椎骨状,部分椎体可见与骨骺平行的透亮线,椎间盘不受累;CT 可见病变椎体及附件内多发低密度的虫蚀状骨破坏;MRI 检查表现为脂肪骨髓被造血骨髓替代,T_1WI 显示椎体信号局灶性或弥漫性减低,T_2WI 表现为骨髓腔内不规则高信号(图 8-10-1-4)。

5. 神经母细胞瘤(neuroblastoma)　椎体转移发生早,病变多见于下段胸椎及腰椎,多为跳跃性,受累椎体可压缩变扁(图 8-10-1-5),椎旁可见软组织肿块,除脊柱转移外,长骨及颅骨也常见转移灶,长骨骨质破坏旁可见层状骨膜反应,颅骨骨膜反应表现为放射状骨针。

【分析思路】

第一,认识这个征象。

第二,如何分析。首先观察椎体变扁的形态,钱币样或楔形;其次观察病椎累及的具体部位,单发或多发以及是否连续椎体受累。

第三,分析合并的脊柱其他影像学表现,如是否伴随附件的受累、椎间盘受累以及椎旁是否存在肿胀或肿块等。

第四,积极观察骨骼系统以外是否存在病变,如肝、脾、造血系统、肺、淋巴结以及垂体的异常。

第五,结合患者的临床病史、特征性临床表现、实验室检查等,可缩小鉴别诊断范围。

【疾病鉴别】

基于影像特征的鉴别诊断流程见图 8-10-1-6。

二、脊柱侧弯

【定义】

脊柱侧弯(scoliosis)是指以脊柱的某一段持久地偏离身体中线,使脊柱向侧方凸出弧形或"S"形

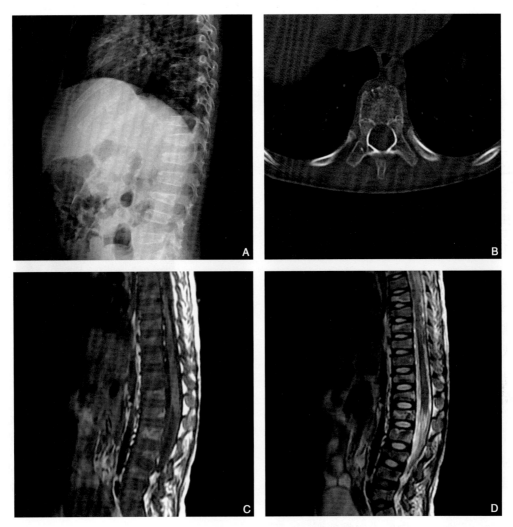

图 8-10-1-4 白血病致扁平椎 MRI 表现

患者女,3 岁。A. 侧位 X 线平片显示胸、腰椎椎体不同程度的变扁,相应椎间隙增宽;B. 胸椎 CT 横轴面显示椎体内虫蚀状骨质破坏;C、D. MRI 平扫 T_1WI 及 T_2WI 显示胸、腰椎椎体变扁,椎体信号不均匀,可见斑片状长 T_1、长 T_2 信号

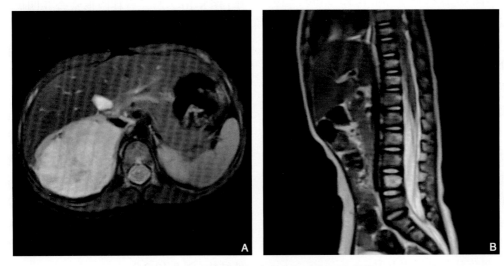

图 8-10-1-5 神经母细胞瘤致扁平椎 MRI 表现

患者男,2 岁。A. MRI 平扫 T_1WI 显示右侧腹膜后区实性肿块;B. T_2WI 矢状位显示胸椎椎体变扁,胸、腰椎椎体内可见片状高信号

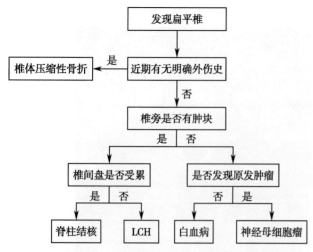

图 8-10-1-6　基于影像特征的鉴别诊断流程图

为主要表现的疾病。

【病理基础】

脊柱侧弯可分为可逆性与不可逆性。可逆性常见于胸段或胸腰段，站立或行走明显，平卧或悬吊时消失。不可逆性多由于不同原因引起椎体结构性改变所导致，不为体位改变而消失或增加。可逆性若长期脊柱一侧软组织挛缩，亦可导致脊柱结构性改变，而致不可逆性侧弯。

【征象描述】

1. X 线表现　可逆性侧弯表现为 1 个侧弯弧，多数凸向右侧，骨质结构无改变。不可逆性侧弯呈 3 个侧弯，亦称"S"状畸形，中间为原发侧弯，上、下侧弯为代偿，常同时合并脊柱旋转。正位平片可测量脊柱侧弯角度来判断侧弯的严重程度，Cobb 法为自原发侧弯上下端椎体的上下缘分别做平行线，两线的夹角即为侧弯角度，<40° 为轻度侧弯，40°～70° 为中度侧弯，>70° 为重度侧弯。

2. CT 表现　可进一步评估脊柱骨质结构改变，如先天性发育畸形、骨质吸收破坏等。

3. MRI 表现　可评估相关神经系统异常以及心血管系统、泌尿系统等相关疾病，便于疾病的鉴别诊断。

【相关疾病】

儿童脊柱侧弯可见于多种疾病中，其中最常见为特发性脊柱侧弯，其他还包括先天性脊柱侧弯、神经肌肉疾病、创伤性、脊柱感染或肿瘤、结缔组织病、黏多糖贮积症及手术或放疗所致的医源性脊柱侧弯等。其中，常见疾病包括以下几种：

1. 特发性脊柱侧弯（idiopathic scoliosis）　病因不明，见于 10～18 岁的儿童中。严重的脊柱侧弯多见于女性，最典型表现为胸椎右侧弯伴代偿性胸腰段

左侧弯（图 8-10-2-1），侧弯脊柱多沿纵轴向凸侧旋转，凸侧肋骨向后凸呈"剃刀背"表现。本病无椎体发育异常，严重者凹侧椎体变扁呈楔形，椎间隙变窄。

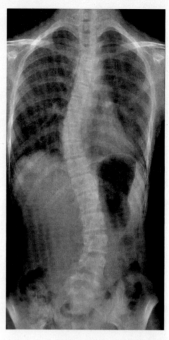

图 8-10-2-1　特发性脊柱侧弯 X 线表现

患者女，12 岁。脊柱全长正位 X 线平片显示脊柱顺列完整，以 T_9 椎体为中心右凸，Cobb 角约为 31°；以 L_3 椎体为中心左凸，Cobb 角约为 25°。诸椎体骨质结构完整，椎旁软组织无异常

2. 先天性脊柱侧弯（congenital scoliosis）　为各种先天性椎体发育畸形所导致，常同时合并后凸畸形。椎体畸形为形成、分节障碍所致，可表现为半椎、楔形椎、融合椎及裂椎畸形，或多种畸形同时发生（图 8-10-2-2）。脊柱畸形常合并凹侧肋骨融合或缺如，并常伴有脊髓栓系、脊髓纵裂和脊髓空洞积水症等神经系统畸形。严重者可合并肛门闭锁、心血管畸形、气管食管瘘、肾脏及肢体发育不良，称为 VACTERL 综合征。

3. 神经纤维瘤病 I 型（neurofibromatosis type I，NF I）　常累及骨骼，其中脊柱侧弯最常见，可为单纯椎体发育异常，或由于脊柱旁丛状神经纤维瘤或脊髓内病变，如脊髓栓系、脊髓空洞症和脊髓肿瘤所导致，后者多见于脊柱左凸时。多发生于胸椎，节段较短，但侧弯角度较锐，常伴有严重后凸，形成侧后凸畸形，椎体楔形变伴骨质疏松，可同时累及附件结构（图 8-10-2-3）。

4. 神经肌肉疾病（neuromuscular disease）　由大脑、脊髓和/或肌肉系统疾病引起，常见疾病包括脊髓性肌萎缩（spinal muscular atrophy）、脑性瘫

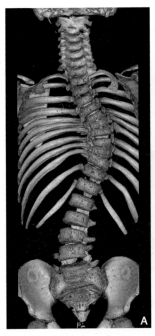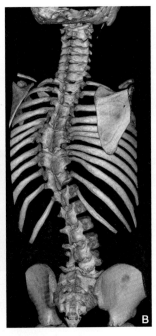

图 8-10-2-2　先天性脊柱侧弯 CT 表现

患者男,11 岁。A、B. CT 三维重建图像显示脊柱呈反"S"形侧弯,寰枢椎融合,胸椎结构紊乱;第 5~7 椎体及椎板融合,第 8~10 胸椎体及椎板融合,第 10~11 胸椎部分椎板融合,第 3~5 腰椎体形态失常,第 3 腰椎左侧椎板与第 4 腰椎融合,第 5 腰椎仅见半椎弓及棘突附件结构,部分与第 4 腰椎附件融合

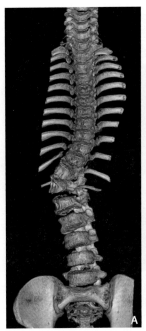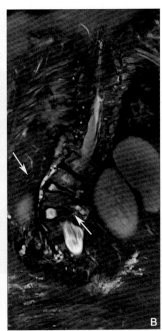

图 8-10-2-3　神经纤维瘤病Ⅰ型 CT 和 MRI 表现

患者男,8 岁。A. CT 三维重建图像显示脊柱以胸 12 椎体为中心向右凸,胸 11、胸 12 及腰 1 椎体形态失常;双侧第 12 肋形态短小;B. MRI 平扫冠状位抑脂 T_2WI 显示双侧脊柱旁及皮下软组织内见多发"蚓状"高信号影,胸 12 椎体左侧病变较大(白箭)

痪、脊髓小脑性共济失调、脊髓灰质炎等。主要是由于胸背部肌肉无力造成椎旁肌不能很好地支撑脊柱而导致。脊柱骨骼本身发育良好,椎体无畸形。脊柱侧弯曲度大,影响节段长,自颈椎至腰椎呈连续"C"形曲度,无明显的代偿侧凸形成(图 8-10-2-4)。

5. **马方综合征(Marfan syndrome)** 一种常染色体显性遗传代谢缺陷所致的结缔组织疾病,主要累及骨、心血管系统、眼和神经系统。可有家族史。骨骼受累达 90%,脊柱侧弯是其骨骼受累最常见的表现之一,其脊柱侧弯发生率为 40%~60%。多在婴幼儿期发病,发病与性别无关。影像上除观察脊柱侧弯外(图 8-10-2-5),还可显示胸骨畸形、升主动

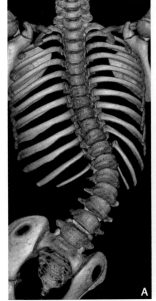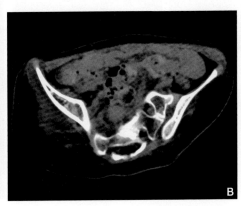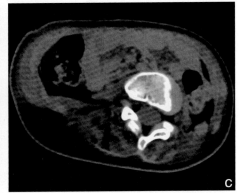

图 8-10-2-4　脊髓性肌萎缩 CT 表现

患者男,8 岁。A. CT 三维重建图像显示脊柱以 L_2 为中心向左侧凸,部分腰椎略呈顺时针旋转;B、C. CT 轴位图像显示腰背部、臀部肌群严重萎缩,体积减小,肌间隙夹杂大量脂肪密度影

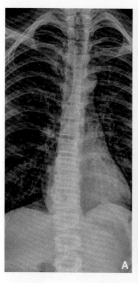
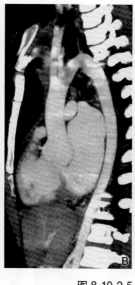
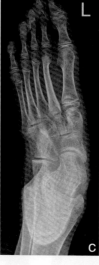
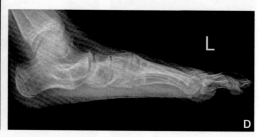

图 8-10-2-5 马方综合征 X 线和 CT 表现

患者男,12 岁。A. 胸部 X 线正位片显示胸椎以胸 11 为中心轻度向右凸;B. 心脏 CTA 显示主动脉窦稍增宽,升主动脉延长; C、D. 左足 X 线平片显示距骨、舟骨形态失常,内外弓角度增大,呈扁平足

脉根部扩张、升主动脉夹层动脉瘤等其他脏器受累情况。

6. 肿瘤或肿瘤样病变致脊柱侧弯 脊柱或脊柱旁肿瘤或肿瘤样病变造成椎体、附件骨质破坏、吸收,周围组织的痉挛反应,以及肿瘤体积较大时对脊柱挤压,亦导致脊柱侧弯。造成儿童脊柱侧弯肿瘤或肿瘤性病变多为良性病变,病程较长,如骨样骨瘤、脉管畸形等。影像上除显示脊柱侧弯外,还可见脊柱骨质破坏或吸收,椎旁软组织肿块,脊柱侧弯凹向病变侧,侧弯顶点多为病灶所在位置(图 8-10-2-6)。

【分析思路】

儿童脊柱侧弯主要见于青少年特发性脊柱侧弯,但需要鉴别的疾病包括多种,分析思路如下:

第一,认识这个征象。

第二,如何分析。首先观察椎体附件的形态,有无发育畸形或骨质吸收破坏情况;其次观察侧弯累及脊柱节段长度,侧弯程度。

第三,观察椎管内影像学表现,如是否脊髓异常、圆锥位置及马尾终丝结构是否正常等。

第四,积极观察脊柱以外其他系统是否存在病变,如皮肤、心血管系统、泌尿生殖系统的异常。

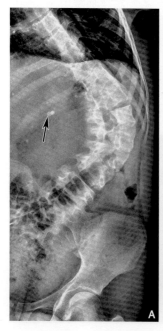
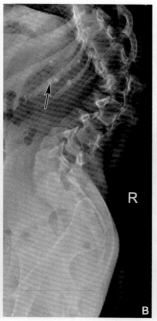
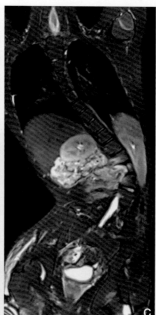
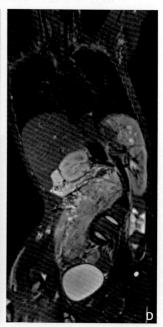

图 8-10-2-6 脊柱旁静脉畸形 X 线和 MRI 表现

患者男,14 岁。A、B. X 线正侧位平片显示脊柱以 L₁ 为中心明显向左侧弯、向后凸,未见明显半椎体、蝴蝶椎畸形,右中上腹多发点状、小结节状高密度影(黑箭);C、D. MRI 平扫冠状位抑脂 T₂WI 显示左侧脊柱旁巨大稍高信号团块影

第五,结合患者的临床病史、特征性临床表现、实验室检查等,可缩小鉴别诊断范围。

【疾病鉴别】

基于影像特征的鉴别诊断流程见图 8-10-2-7。

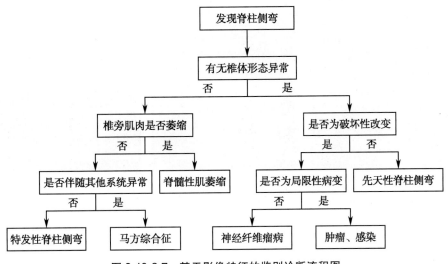

图 8-10-2-7 基于影像特征的鉴别诊断流程图

（王　健　刘俊刚）

第十一节　软组织肿块

一、囊性肿块

【定义】

软组织内囊性肿块是指儿童躯干四肢软组织内发生的单房或多房的肿块样病变,肿块内充满不同性质的液体,外周由囊壁构成肿块轮廓,多房状病灶内具有分隔。

【病理基础】

囊性肿块囊液病理基础为血液、淋巴液或其他不同原因导致囊壁分泌的液体。出现这种囊性肿块的原因包括先天性病变、肿瘤样病变等。

【征象描述】

1. **超声表现**　囊液呈无回声区,如果囊内蛋白成分含量较高时,可表现为均匀或不均匀低回声;如合并感染,囊壁可毛糙增厚,内部回声可增高,周围皮下组织可有炎性表现。囊性无回声或低回声区一般无血流信号,但囊液若是流动的血液则可探测到血流信号。

2. **MRI 表现**　囊液成分常表现为均匀 T_1WI 低、T_2WI 高信号;若蛋白成分含量较高时,T_1WI 呈等信号或稍高信号、T_2WI 为高信号;若存在出血,T_1WI 呈高信号、T_2WI 呈低信号;若囊液为缓慢流动的血液,T_1WI 呈等低信号、T_2WI 呈明显高信号。

【相关疾病】

软组织囊性肿块主要见于先天性脉管畸形,最常见的为淋巴管畸形、静脉畸形,另外需与软组织内脓肿或外伤后血肿鉴别。

1. **淋巴管畸形**（lymphatic malformation,LM）是由于淋巴管扩张而形成的先天性畸形,不伴有管腔内皮细胞增生。病变随年龄增长而缓慢增长,可因感染或出血导致肿块突然增大。按照现行国际脉管性疾病研究学会分类系统,淋巴管畸形分为微囊型、大囊型和混合型。超声表现为单房或多房薄壁无回声病变。MRI 可更好地显示其形态、边界及信号变化,常可显示多房改变,囊液呈 T_1WI 低、T_2WI 高信号（图 8-11-1-1）,出血后可见液-液平面。

2. **静脉畸形**（venous malformation）　由异常扩张的静脉窦成分组成,无细胞增殖特点。通常在患儿出生后即被发现。病灶表面呈青紫色,突出或不突出皮肤表面,压之可缩小,体位实验阳性,病变与身体成比例生长,终身渐近发展,不会自行消退。超声显示为边界清楚的可被压缩的低血流量低回声管状通道,可见多发静脉石,呈强回声、伴声影。MRI 表现为 T_1WI 上为中等信号强度的实体团块,T_2WI 抑脂序列上呈均匀高信号团块影,由于血液流动缓慢,静脉畸形常伴有静脉石,病灶增强后呈缓慢延迟强化（图 8-11-1-2）。

3. **软组织脓肿**（soft tissue abscess）　可为原发性感染,也可继发于骨髓炎或关节炎,经骨膜下脓

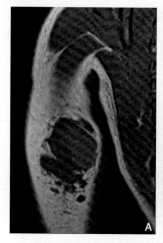
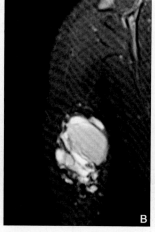
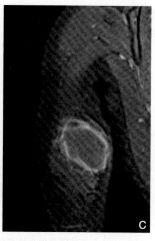

图 8-11-1-1　淋巴管畸形 MRI 表现

患者男，2 岁。A. MRI 平扫 T_1WI 显示右上臂后内侧皮下脂肪间隙不规则肿物，呈稍低信号；B. MRI 平扫抑脂 T_2WI 显示病变呈多房囊状，囊液信号不均，呈稍高至高信号；C. MRI 增强 T_1WI 显示囊壁及分隔部分强化

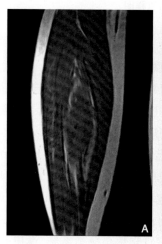
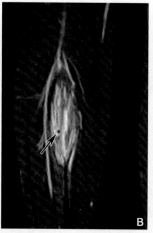
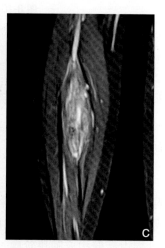

图 8-11-1-2　静脉畸形 MRI 表现

患者女，11 岁。A. MRI 平扫 T_1WI 显示右小腿后侧肌群内混杂信号团块影，边界尚清，呈等信号；B. MRI 平扫抑脂 T_2WI 显示病变呈高至低混杂信号，呈肌纹理样外观，内见小类圆形低信号静脉石（黑色箭头）；C. MRI 增强 T_1WI 延迟扫描显示病变大部分强化

肿或关节积脓向软组织内蔓延。临床呈急性过程，伴红、肿、热、痛。MRI 上，病变早期表现为受累肌肉肿胀，病变边界不清，肌间隙模糊；炎症进一步发展形成脓腔，脓液 T_1WI 低、T_2WI 高信号，弥散受限；脓肿壁较厚，增强后呈环形强化（图 8-11-1-3）；常可观察到合并的骨髓炎、骨膜下积脓、肌炎及关节炎等相关征象。

4. 软组织血肿（soft tissue hematoma） 系软组织创伤后，毛细血管破裂，血液积聚在肌束、腱膜、骨骼等间隙内形成，常伴周围软组织水肿及邻近骨骼的创伤性改变。血肿的 MRI 表现随着时间的推移信号变化最有特点，急性期 T_1WI、T_2WI 均呈低信号，急性期和亚急性期可伴周围肌肉组织广泛水肿，T_2WI 呈高信号。亚急性期由于细胞外正铁血红蛋白形成，T_1WI 表现为血肿边缘出现高信号环，此为

较特征表现（图 8-11-1-4）。当细胞外正铁血红蛋白大量形成时，血肿在各序列表现为弥漫性高信号。后期正铁血红蛋白分解为含铁血黄素时，T_1WI、T_2WI 均呈低信号，T_2WI 更明显。

【分析思路】

第一，从多种影像学检查中认识囊性肿块。

第二，如何分析。首先看病史，重点观察肿块是否随体位改变或运动前后体积变化，近期有无突然增大、有无外伤病史、临床症状（有无发热、疼痛及全身症状）、实验室检查有无炎性指标升高、皮表颜色等。

第三，观察影像上肿物边界是否清晰、是否分叶、分叶深浅、单房还是多房改变、有无出血表现、囊内液体回声/信号特征及有无强化、周围有无感染表现。

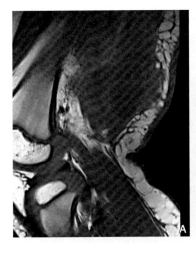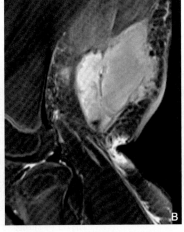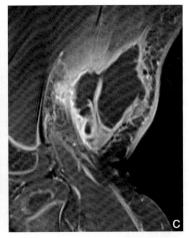

图 8-11-1-3　软组织脓肿 MRI 表现

患者女,4 岁。A. MRI 平扫 T_1WI 显示右腘窝分叶状团块影呈低信号,边界不清;B. MRI 平扫抑脂 T_2WI 显示病变呈高信号,周围脂肪间隙及肌肉明显肿胀;C. MRI 增强 T_1WI 显示囊壁及分隔略厚,明显强化,囊内容物无强化。周围肌肉明显强化,皮下脂肪内见网格状强化

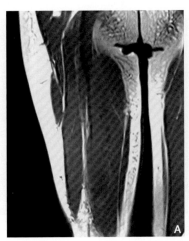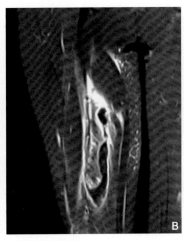

图 8-11-1-4　软组织血肿 MRI 表现

患者女,6 岁。A. MRI 平扫 T_1WI 显示右大腿内侧肌群肿胀,内见不规则形态团块影,边缘呈不均匀高信号,中央呈低信号;B. MRI 平扫抑脂 T_2WI 显示病变呈低信号,周围肌肉水肿呈高信号

第四,影像上注意观察周围骨骼软组织伴发异常,如是否伴有骨髓炎、骨膜下积脓、肌炎及关节炎等。

【疾病鉴别】

软组织囊性肿块主要鉴别诊断要点见表 8-11-1-1。

表 8-11-1-1　软组织囊性肿块主要鉴别诊断要点

疾病	临床特征	影像特征	主要伴随征象
淋巴管畸形	缓慢增长,感染或出血可致突然增大	单房或多房、薄壁囊肿,出血后呈液-液平面	
静脉畸形	出生后即被发现,体位实验阳性	超声:低血流量低回声;MRI:缓慢延迟强化	静脉石
软组织脓肿	临床呈急性过程,红、肿、热、痛	厚壁环形强化	骨髓炎、骨膜下积脓、肌炎及关节炎
软组织血肿	创伤史	MRI 信号变化符合血肿演变	周围软组织水肿,邻近骨骼创伤

二、含脂肪肿块

【定义】

含脂肪肿块是指 CT 或 MRI 在肿块内检测到与皮下脂肪类似的密度或信号,代表肿块内存在脂肪成分,故称含脂肪肿块。

【病理基础】

含脂肪肿块的病理基础为脂肪母细胞或成熟的脂肪细胞存在于肿块内,出现这种现象包括含脂肪的肿瘤及部分肿瘤的退化脂肪化生等。

【征象描述】

1. **CT 表现** 肿块内存在与皮下脂肪相仿的低密度灶,CT 值在 $-120 \sim -65HU$ 之间。

2. **MRI 表现** 肿块内脂肪成分 T_1WI 高信号、T_2WI 稍高信号影,脂肪抑制序列信号明显减低。

【相关疾病】

含脂肪肿块见于不同的疾病,最常见的疾病为脂肪母细胞瘤、脂肪瘤。另外,需要与表现为肿块内含部分脂肪的其他疾病相鉴别,如婴儿纤维性错构瘤、血管瘤消退期等。

1. **脂肪母细胞瘤(lipoblastoma)** 好发于 3 岁以下婴幼儿,临床表现为无痛性肿块或结节,生长缓慢,多呈局限性生长,其中 70% 以上源于四肢,界限清楚。病理表现为黏液基质下分布不同发育阶段的脂肪母细胞组成的脂肪小叶。MRI 信号取决于脂肪母细胞与黏液成分比例。脂肪成分与皮下脂肪信号相仿,间隔与肌肉呈等信号,增强后轻、中度强化,黏液成分 T_2WI 抑脂呈高信号(图 8-11-2-1),具有特征性表现为脂肪区域内有动脉延伸至软组织结节内。

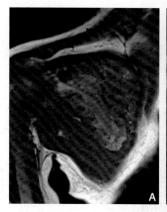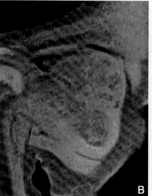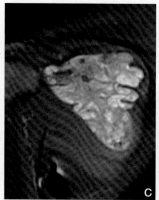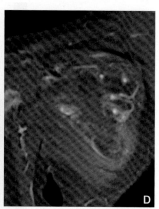

图 8-11-2-1 脂肪母细胞瘤 MRI 表现

患者女,2 岁。A. MRI 平扫 T_1WI 显示右侧冈下肌明显增粗,内见一分叶状不规则肿物影,呈等至高混杂信号;B. MRI 平扫 T_1WI 抑脂后高信号明显减低;C. MRI 平扫 T_2WI 显示病变呈不均匀高信号影,内见分隔及片状稍低信号;D. MRI 增强 T_1WI 显示病灶边缘及分隔呈线状强化

2. **脂肪瘤(lipoma)** 发病年龄较脂肪母细胞瘤大,临床上常可触及浅表性肿块,通常无痛,生长缓慢,压迫神经可引起神经痛。病变由成熟的脂肪细胞组成,CT 表现为肿块与皮下脂肪呈等密度,增强后无明显强化,包膜密度与肌肉类似。MRI 上各序列呈均匀脂肪信号,纤维间隔较脂肪母细胞瘤间隔明显纤细,外周有薄的低信号包膜,可轻微强化(图 8-11-2-2)。

3. **婴儿纤维性错构瘤(fibrous hamartoma of infancy)** 男孩好发,约 90% 发生在 1 岁以内。病变最好发于腋窝和上臂,也可见于躯干、腹股沟区域和外生殖器,常孤立发生,位于皮下,可延伸至肌肉层。病变在组织学由成熟脂肪组织、纤维组织和未成熟间充质组织构成,不同成分含量的变化反映在这些病变的 MRI 信号特征中,钙化很少见。

4. **血管瘤消退期** 包括婴儿血管瘤及迅速消退型先天性血管瘤。婴儿血管瘤(infantile hemangioma,IH)经历增生期、稳定期后,于 1 岁后逐渐消退,大部分消退期为 3 ~ 5 年,甚至更长。迅速消退型先天性血管瘤(rapidly involuting congenital hemangioma,RICH)出生时肿瘤已生长至最大,出生后不再增大,并开始逐渐消退。血管瘤在消退的过程中发生脂肪化生,因此在消退期及消退完全的病灶内存在不等含量的脂肪成分。当仍残存血管瘤成分时可见富血供的肿瘤实质及流空血管影;消退完全的病灶内见比例不等的脂肪及纤维成分混杂。

【分析思路】

含脂肪肿块可见于多种疾病,分析思路如下:

第一,认识这个征象,了解脂肪成分的 CT 密度以及 MRI 信号特征。

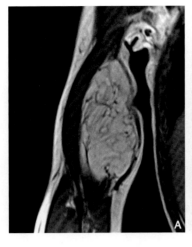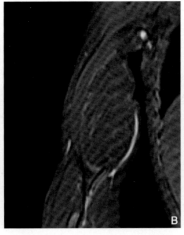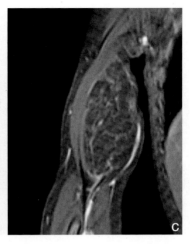

图 8-11-2-2　脂肪瘤 MRI 表现

患者男,21 个月。A. MRI 平扫 T_1WI 显示右上臂中下段前内侧皮下高信号团块,边界清晰;B. MRI 平扫 T_2WI 抑脂呈低信号,内见条索状、小结节状分隔;C. MRI 增强 T_1WI 显示边缘及纤维分隔呈明显强化

第二,如何分析。首先观察脂肪成分占肿块的比例,重点观察脂肪以外的成分影像特征,如软组织密度/信号部分形态、强化程度。

第三,结合临床发病年龄、发病部位,了解病变体积变化情况,比如是否缓慢增大,或先增大后缩小。

【疾病鉴别】

含脂肪肿块主要鉴别诊断要点见表 8-11-2-1。

表 8-11-2-1　含脂肪肿块主要鉴别诊断要点

疾病	好发年龄	好发部位	影像特征
脂肪母细胞瘤	3 岁以下	四肢	脂肪与黏液混杂信号,边缘、分隔强化
脂肪瘤	高于脂肪母细胞瘤	全身浅表部位	均匀脂肪信号
婴儿纤维性错构瘤	1 岁以内	腋窝和上臂	脂肪、纤维混杂信号
血管瘤消退期	1 岁以后	全身	根据消退程度变化,血管瘤明显强化

三、不含脂肪实性肿块

【定义】

发生在儿童躯干、四肢以实性成分为主的肿块,内不含脂肪成分。

【病理基础】

儿童躯干、四肢不含脂肪成分实性肿块包括各种良、恶性肿瘤,呈不同的病理表现。

【征象描述】

1. 超声表现　超声可显示以实性为主肿块,不同的软组织肿块形态及回声各异。

2. MRI 表现　肿块实性成分信号变化较大,可呈低信号、等信号或高信号,增强后肿块强化程度多样,可为均质或不均质。肿块内可见 T_1WI 低信号、T_2WI 高信号囊变坏死区。

【相关疾病】

儿童躯干、四肢不含脂肪成分实性肿块包括血管瘤、神经纤维瘤病 I 型、横纹肌肉瘤、原始周围神经外胚叶肿瘤和骨外尤因肉瘤等。

1. 血管瘤(hemangioma)　具有血管内皮细胞异常增殖的特点,包括婴儿血管瘤和先天性血管瘤。婴儿血管瘤一般在出生后 1~2 周出现,经历增长期、稳定期后逐渐消退。先天性血管瘤分为迅速消退型先天性血管瘤(rapidly involuting congenital hemangioma, RICH)和不消退型先天性血管瘤(non-involuting congenital hemangioma, NICH)。RICH 出生后生后即停止生长,并快速消退。病灶单发多见,头颈部、躯干和四肢均为好发部位。NICH 瘤体不消退,随着年龄增大,瘤体亦缓慢增大。CT 表现为中等密度肿物,不伴钙化,增强后呈持续显著强化。MRI 表现为 T_1WI 等信号、T_2WI 稍高信号肿物影,增强后呈快速明显持续强化(图 8-11-3-1、图 8-11-3-2),肿物内或邻近可见流空血管影。消退期肿物逐渐被脂肪替代。

2. 神经纤维瘤病 I 型(neurofibromatosis type I,NF I)　躯干四肢病变常表现为丛状神经纤维瘤,通常沿小的无名神经呈"蚯蚓状"生长。病变可位于皮肤表浅或深部软组织内,深部病变常导致周围骨质破坏。长骨病变可导致骨骼弯曲、骨折并假关节形成。病变通常在 CT 上呈等或稍低密度,MRI

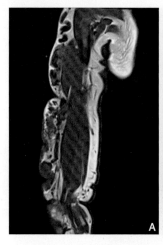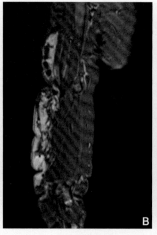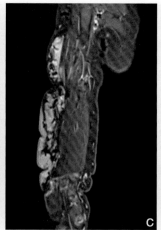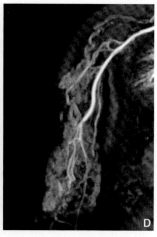

图 8-11-3-1 婴儿血管瘤 MRI 表现

患者女,5 个月。A. MRI 平扫 T_1WI 显示右上臂及前臂皮下团块影多发团块影,与肌肉呈等信号,边缘可见流空血管影; B. MRI 平扫 T_2WI 抑脂像显示病变呈高信号;C.增强后,MRI 增强 T_1WI 显示病变明显强化;D. CE-MRA 显示病灶供血动脉及回流静脉

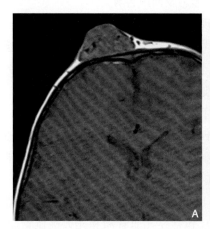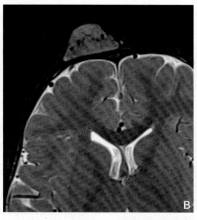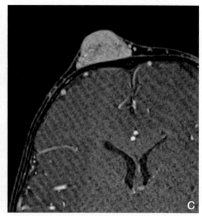

图 8-11-3-2 不消退型先天性血管瘤 MRI 表现

患者男,17 个月。A. MRI 平扫 T_1WI 显示右额部皮下见团块影,呈等信号,界限清晰,病变内可见流空血管影;B. MRI 平扫 T_2WI 抑脂像显示病变呈稍高信号;C.增强后,MRI 增强 T_1WI 显示病变明显强化

上呈 T_1WI 信号轻度略高于骨骼肌肉,T_2WI 与肌肉相比呈高信号,病变中央呈低信号,形成"靶征",增强扫描呈不同程度的强化(图 8-11-3-3)。发生于脊柱旁者,可呈哑铃形向椎管内延伸,伴或不伴椎间孔扩大,可致脊柱侧弯。

3. **横纹肌肉瘤**(rhabdomyosarcoma,RMS)发生于躯干及四肢者多见于年长儿,多为腺泡型及未分化型。肿瘤位置较深,可沿筋膜浸润,并破坏邻近骨骼。影像表现缺乏特异性,CT 上肿瘤密度稍低于肌肉,由于出血、坏死可致密度不均匀,T_1WI 以低信号为主,T_2WI 呈高信号,增强后肿瘤呈不均匀强化(图 8-11-3-4)。肿瘤附近可见转移性淋巴结肿大。

4. **原始神经外胚叶肿瘤/骨外尤因肉瘤**(primitive neuroectodermal tumor/extraskeletal Ewing sarcoma) 好发于胸壁、脊柱旁区、四肢及腹膜后。肿瘤恶性程度高,早期可出现骨、肺及肝转移。影像

学表现缺乏特异性,通常表现为大的边界不清的软组织肿块,可有坏死或出血,钙化罕见,肿块压迫推移邻近结构,很少包绕血管,发生于胸壁或骨旁者可见溶骨性骨质破坏。CT 上,病变实性成分密度稍低于肌肉,可见囊变坏死区。T_1WI 肿瘤与肌肉呈等信号,T_2WI 及 STIR 呈不均匀高信号,增强后可见不同程度强化(图 8-11-3-5)。

【分析思路】

儿童不含脂肪实性为主的肿块包括多种类型,分析思路如下:

第一,了解儿童躯干四肢不含脂肪实性为主的肿块常见疾病。

第二,如何分析。首先这一类肿瘤在影像上多不具备特征性,因此要积极观察肿瘤以外是否存在病变,如特征性皮肤改变、其他器官如心血管、眼、颅后窝等部位的异常。

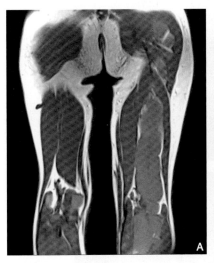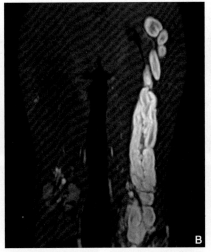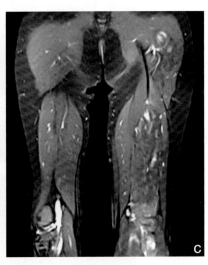

图 8-11-3-3　神经纤维瘤病 I 型 MRI 表现

患者女,4 岁。A. MRI 平扫 T_1WI 显示左大腿至膝关节后方"蚯蚓状"软组织肿块影,呈稍高信号,界限清晰;B. MRI 平扫 T_2WI 抑脂显示病变呈稍高信号,部分区域中央呈低信号,形成"靶征";C. MRI 增强 T_1WI 显示病变强化程度不等

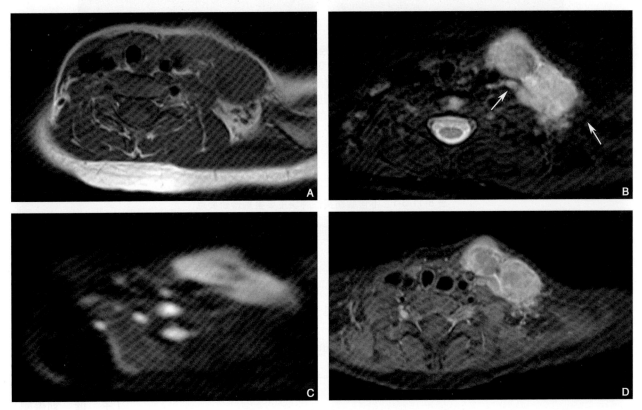

图 8-11-3-4　横纹肌肉瘤 MRI 表现

患者男,5 岁。A. MRI 平扫 T_1WI 显示左侧颈根部软组织结节影,呈均匀等信号影;B. MRI 平扫 T_2WI 显示呈稍高信号,边缘可见浸润性改变(白箭);C. DWI 显示病变呈高信号;D. MRI 增强 T_1WI 显示病变强化程度不等,周围浸润性病变可见强化

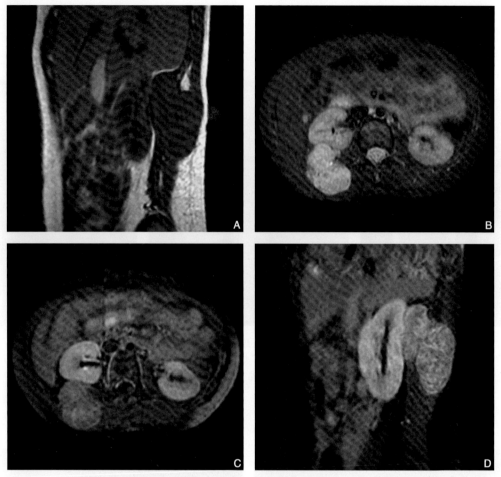

图 8-11-3-5　原始神经外胚叶肿瘤 MRI 表现

患者女,7 岁。A. MRI 平扫矢状面 T_1WI 像见病变与周围肌肉呈等信号,边界较清楚,病变与肾脏后缘相贴;B. MRI 平扫轴面 STIR 像见右侧腰背部肌层深部肿块呈高信号,病变向腹膜后突入,肾脏受压向前移位;C、D. MRI 平扫增强 T_1WI 抑脂像见病变呈不均匀强化,可见散在斑片状稍低信号区

第三,结合患者的临床病史、特征性临床表现、实验室检查及基因学检查等,可缩小鉴别诊断范围。

【疾病鉴别】

不含脂肪肿块主要鉴别诊断要点见表 8-11-3-1。

表 8-11-3-1　不含脂肪实性肿块主要鉴别诊断要点

疾病	临床特征	影像特征	伴随征象
血管瘤	出生后即可发现	持续显著强化	
神经纤维瘤病 Ⅰ 型	皮肤咖啡牛奶斑	"蚯蚓状"生长 靶征	
横纹肌肉瘤	躯干及四肢者多见于年长儿	浸润性生长 周围淋巴结转移	骨破坏
原始神经外胚叶肿瘤/骨外尤因肉瘤	胸壁、脊柱旁区、四肢及腹膜后	边界不清 可有坏死或出血	早期骨、肺及肝转移

（王　健　刘俊刚）

第十二节　软组织钙化

【定义】

软组织钙化是指 X 线平片或 CT 平扫上形态各异的高密度钙化影。

【病理基础】

软组织钙化的病理基础为不同原因导致的固体性钙盐在组织或病灶内的沉积。出现这种病理性钙化的原因包括血栓钙化、异位骨化、代谢性及结缔组织疾病等。

【征象描述】

1. **X线、CT表现** 可清晰显示钙化的位置、数量、形态,显示为环状、条纹状高密度影,成熟的骨化灶内可见骨小梁结构。

2. **MRI表现** 成熟的钙化呈T_1WI低信号、T_2WI低信号。当结节钙化不完全时,可表现为T_1WI等信号、T_2WI等信号。异位骨化的骨松质区T_1WI、T_2WI呈稍高信号,接近黄骨髓信号。

【相关疾病】

软组织钙化见于不同的疾病,分为局限性及弥漫性疾病,局限性病变最常见的疾病为静脉畸形及局限性骨化性肌炎;弥漫性病变常见于皮肌炎及进行性骨化性肌炎。

1. **静脉畸形(venous malformation)** 由衬有内皮细胞的无数血窦组成,窦腔内血流缓慢,如有血液凝固形成血栓,血栓机化、钙化,形成静脉石。超声显示为边界清楚的可压缩的低血流量低回声管状通道,可能见到多发静脉石,呈强回声、伴声影。X线、CT可显示软组织内静脉石,表现为小类圆形高密度影。MRI上,静脉石在所有序列呈结节状低信号(图8-12-0-1),静脉畸形T_1WI上表现为中等信号强度的实体团块,T_2WI抑脂序列上呈均匀高信号团块影,增强后呈病灶缓慢延迟强化,静脉石不强化。

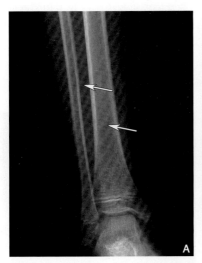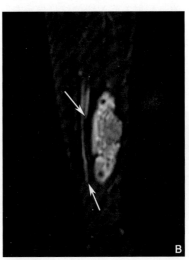

图8-12-0-1 静脉畸形X线和MRI表现

患者女,9岁。A. X线平片显示右小腿下段软组织内多发小类圆形钙化结节,部分与胫骨重叠(白箭);B. MRI平扫T_2WI序列显示右小腿下段后侧肌群内分叶状高信号病灶,内多发小类圆形结节呈低信号(白箭)

2. **骨化性肌炎(myositis ossificans)** 又称局限性骨化性肌炎(myositis ossificans circumscripta)或局限性异位骨化(localized heterotopic ossification),多见于外伤后,好发于四肢、肩及臀部深部软组织。早期表现为局限性软组织肿块,MRI信号不均匀,周围可见水肿,增强后呈不均匀强化。4~6周后肿块边缘可见钙化,逐渐形成蛋壳样包绕,数月后整个病灶可形成团块状骨化。X线平片显示条纹状或层状骨化与肌束平行,成熟的骨化灶内可见骨小梁结构(图8-12-0-2)。CT典型表现为病灶外周带不同程度的环形钙化或骨化,中央部密度等于或略低于邻近肌肉组织密度。MRI可见低信号的钙化或骨化影,骨化内部可见高信号脂肪髓。

3. **皮肌炎(dermatomyositis)** 儿童多见于5~14岁,临床起病缓慢,皮肤损害主要表现为Heliotrope疹(上眼睑和眶周水肿性紫红色皮疹)、Gottron征(掌指关节、近指间关节、肘关节、膝关节伸面及内踝鳞屑样红色皮疹),横纹肌受累表现为近端肌群对称性进行性肌无力、肌痛、肌压痛。MRI表现为肌肉内广泛信号异常,双侧对称分布,主要累及上下肢的近端肌肉,严重者可累及远端肌群。早期平片表现阴性,病变进展发生肌肉、韧带、筋膜内钙盐沉积后,表现为结节状或板层样沿肢体长轴分布的高密度影(图8-12-0-3)。

4. **进行性骨化性纤维结构不良(fibrodysplasia ossificans progressiva,FOP)** 又称进行性骨化性肌炎(myositis ossificans progressiva),为一种少见的常染色体显性遗传病,以全身进行性软组织内异位骨化为特点,常合并大拇指/趾短小畸形等骨骼发育畸形。异位骨化多自颈、胸背部开始,逐渐沿及躯干、四肢、头面部,并向腹侧发展。异位骨化始于韧带、肌腱及筋膜,早期呈线样、骨疣状突起,侵及骨骼肌时表现为与肌肉长轴平行的条带状或分支状骨化,背肌骨化可伴随脊柱全长(图8-12-0-4)。异物

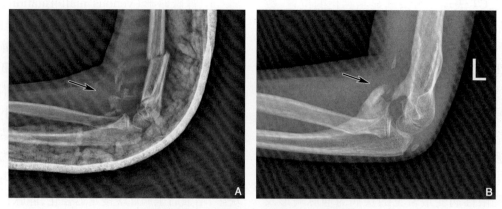

图 8-12-0-2　局限性骨化性肌炎 X 线表现

患者女,10 岁。A. 肘关节 X 线侧位片显示左肘关节掌侧软组织内条纹状不均匀高密度影(黑箭),外周密度较高,内部密度不均匀;B. 2 个月后,复查肘关节 X 线侧位片显示左肘关节掌侧软组织内条纹状高密度影较前进展(黑箭)

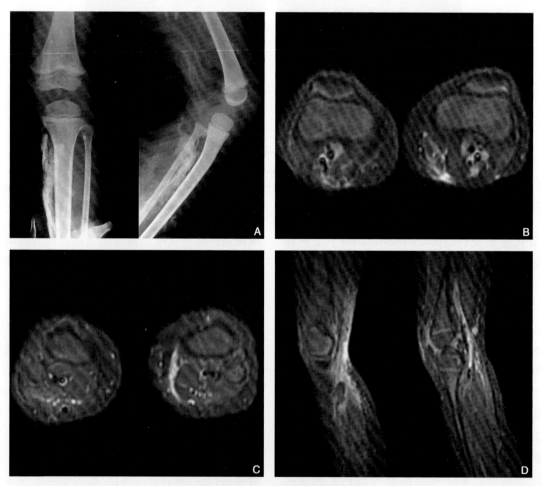

图 8-12-0-3　皮肌炎 X 线和 MRI 表现

患者男,3 岁。A. 左膝关节正侧位平片见腘窝区及下肢内后方软组织内广泛钙化斑;B、C. MRI 平扫轴位 STIR 显示双下肢内后方皮下脂肪及肌肉内高信号影,边缘模糊;D. MRI 平扫矢状位 STIR 示腓肠肌内侧头内高信号病变

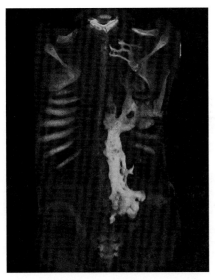

图 8-12-0-4 进行性骨化性纤维结构不良的 CT 表现
CT 平扫三维重建图像显示右侧背部巨大不规则骨化团块

骨化可与正常骨间形成骨桥或假关节,甚至可发生骨性强直。

5. 肿瘤钙化 可见于滑膜肉瘤、脂肪瘤、婴儿肌纤维瘤病、钙化性上皮瘤(图 8-12-0-5)、钙化性腱膜纤维瘤(图 8-12-0-6)等,钙化可为点状、偏心性或边缘性。

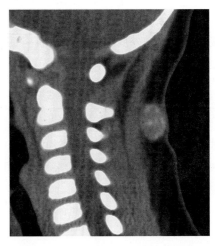

图 8-12-0-5 钙化性上皮瘤 CT 表现
患者女,22 个月。CT 平扫显示颈后部皮下类圆形软组织密度结节影,边缘贴附于表皮,内散在小斑点状高密度钙化

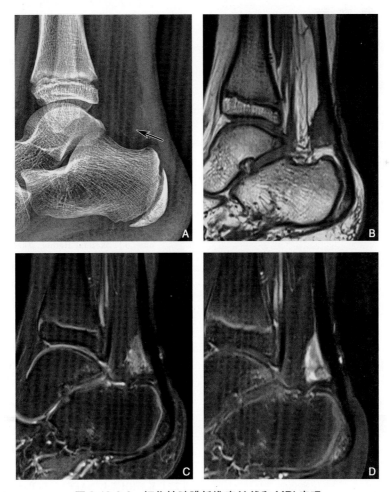

图 8-12-0-6 钙化性腱膜纤维瘤 X 线和 MRI 表现
患者女,8 岁。A. X 线平片示跟腱前方椭圆形软组织密度结节影,边缘散在小斑点状高密度钙化(黑箭);B~D. MRI 显示跟腱前方椭圆形结节,边界清晰,T$_1$WI 呈等信号、T$_2$WI 抑脂稍高信号,增强后明显强化,细小钙化 MRI 显示欠佳

【分析思路】

第一,认识这个征象。

第二,如何分析。重点观察钙化的分布位置,局限性的还是广泛分布的。其次观察钙化的形态,环形、条状或骨小梁样。另外还需动态随访观察钙化的变化趋势,从病灶外周向中央或从肌肉、肌群中心部开始逐渐向外延伸。

第三,积极观察其他系统是否存在病变,如近端肌群对称性进行性肌无力、疼痛伴特征性皮肤损害、其他器官如肺部、食管及骨骼的异常。

第四,结合患者的临床病史、特征性临床表现等,可缩小鉴别诊断范围。

【疾病鉴别】

软组织钙化主要鉴别诊断要点见表8-12-0-1。

表8-12-0-1 软组织钙化主要鉴别诊断要点

疾病	临床特征	影像特征	伴随征象
静脉畸形	体位实验阳性	类圆形静脉石,缓慢延迟强化	
骨化性肌炎	外伤史	双侧对称分布,四肢近端肌肉,沿肢体长轴分布	
皮肌炎	Heliotrope 疹 Gottron 征	条纹状或层状骨化与肌束平行,成熟的骨化灶内可见骨小梁结构	间质性肺炎等
进行性骨化性纤维结构不良	发作与恢复交替	自颈、胸背部开始,沿及躯干、四肢、头面部	大拇指/趾短小畸形

(王 健 刘俊刚)

参 考 文 献

[1] 邓忠良,蒋电明. 运动系统疾病[M]. 北京:人民卫生出版社,2017.

[2] 蔡威,张潍平,魏光辉. 小儿外科学[M]. 6版. 北京:人民卫生出版社,2020.

[3] 武苏,汪素美,朱子阳,等. 2132例矮小症患儿病因及骨龄分析[J]. 临床儿科杂志,2015,33(8):730-733.

[4] 熊英,程萌,徐克惠. 中枢性性早熟诊断与治疗共识(2022)[J]. 实用妇产科杂志,2023,39(6):422-424.

[5] 胡宏志,程晓东,张浚哲,等. 正常成人胫骨近端骨骺融合部位的形态学分析[J]. 中华骨科杂志,2022,42(14):905-911.

[6] 徐文坚,袁慧书. 中华影像医学·骨肌系统卷[M]. 北京:人民卫生出版社,2019.

[7] 李欣,邵剑波. 中华影像·医学儿科卷[M]. 北京:人民卫生出版社,2019.

[8] LEE E Y,CHU W C,DILLMAN J R,等. 儿科影像诊断学[M]. 邵剑波,李欣,译. 北京:中国科学技术出版社,2021.

[9] 钟京谕,司莉萍,耿佳,等. 软骨黏液样纤维瘤及其恶变的临床特点和影像诊断[J]. 临床放射学杂志,2021,40(2):328-334.

[10] 韩萍,于春水. 医学影像诊断学[M]. 4版. 北京:人民卫生出版社,2018.

[11] GREENSPAN A. 骨关节影像学——临床实践方法[M]. 程晓光,译. 4版. 北京:中国医药科技出版社,2011.

[12] 妙朝英,刘颖军,臧丽莉. 儿童疾病临床影像学特点[M]. 北京:人民军医出版社,2014.

[13] 叶滨宾. 儿科影像诊断与临床·骨关节系统卷[M]. 北京:人民军医出版社,2011.

[14] 吴振华,张立军. 小儿骨关节临床影像学[M]. 北京:人民卫生出版社,2012.

[15] 中华医学会儿科学分会免疫学组,中华儿科杂志编辑委员会,中国儿童风湿免疫病联盟. 中国幼年特发性关节炎诊断及治疗临床实践指南(2023版)[J]. 中华儿科杂志,2023,61(5):398-411.

[16] CRAIG J G,CODY D D,VAN HOLSBEECK M. The distal femoral and proximal tibial growth plates:MR imaging,three-dimensional modeling and estimation of area and volume[J]. Skeletal Radiol,2004,33(6):337-344.

[17] ARSHAD F,BISHOP N. Osteogenesis imperfecta in children[J]. Bone,2021,148:115914.

[18] DAMJANA K,VESNA T P,ANA G. The role of radiography in diagnosing,monitoring and prognosing juvenile idiopathic arthritis[J]. Pediatric radiology,2024,54(4):481-489.

[19] VLYCHOU M,ATHANASOU N A. Radiological and pathological diagnosis of paediatric bone tumours and tumour-like lesions[J]. Pathology,2008,40(2):196-216.

[20] MILLER T T. Bone tumors and tumorlike conditions:analysis with conventional radiography[J]. Radiology,2008,246(3):662-674.

[21] KAROUT L,NAFFAA L. Pediatric Hip Disorders:Imaging Guidelines and Recommendations. Radiol Clin North Am,2022,60(1):149-163.

[22] SOLIMAN H,ELNOUEAM K,ETTABY A,et al. Whole-body three-dimensional short tau inversion recovery and

T1-weighted in/opposed phase MRI in the detection of neuroblastoma bone marrow metastasis: comparative study with PET/CT utilising bone marrow biopsy as the reference standard[J]. Clin Radiol,2023,78(7):e535-e541.

[23] ANGELINI A,MOSELE N,GNASSI A,et al. Vertebra Plana: A Narrative Clinical and Imaging Overview among Possible Differential Diagnoses[J]. Diagnostics(Basel,Switzerland),2023,13(8):1438.

[24] BAKY F,MILBRANDT T A,ARNDT C,et al. Vertebra Plana in Children May Result from Etiologies Other Than Eosinophilic Granuloma[J]. Clinical orthopaedics and related research,2020,478(10):2367-2374.

[25] GUGLIELMI R,DI CHIO T,KALEETA M J,et al. Preoperative and Postoperative Imaging in Idiopathic Scoliosis: What the Surgeon Wants to Know[J]. Semin Musculoskelet Radiol,2021,25(1):155-166.

[26] MOHANTY S P,PAI K M,NARAYANA K J K,et al. Vertebral,intraspinal and other organ anomalies in congenital scoliosis[J]. Eur Spine J,2020,29(10):2449-2456.

[27] MESITI BRITTNEY L. SCOLIOSIS:An Overview[J]. Radiol Technol,2021,93(1):55-72.

[28] ALQASSAB S,LALAM R,BOTCHU R,et al. Imaging of Pediatric Soft Tissue Tumors and Tumor-like Conditions [J]. Semin Musculoskelet Radiol,2021,25(1):39-56.

[29] CARQUEJA I M,SOUSA J,MANSILHA A. Vascular malformations:classification,diagnosis and treatment[J]. Int Angiol,2018,37(2):127-142.

[30] SNYDER E,SARMA A,BORST A J,et al. Lymphatic Anomalies in Children:Update on Imaging Diagnosis,Genetics and Treatment[J]. AJR Am J Roentgenol,2022,218(6):1089-1101.

[31] MALONEY E,ALDASUQI K,IRSHAID L,et al. Update of pediatric soft tissue tumors with review of conventional MRI appearance-part 2:vascular lesions, fibrohistiocytic tumors, muscle tumors, peripheral nerve sheath tumors, tumors of uncertain differentiation, and undifferentiated small round cell sarcomas[J]. Skeletal Radiol,2022,51(4):701-725.

[32] ACORD M R,PACE E,ELALI A,et al. Imaging of pediatric extremity soft tissue tumors:A COG Diagnostic Imaging Committee/SPR Oncology Committee White Paper[J]. Pediatr Blood Cancer,2023,70(Suppl 4):e29944.

[33] PORRINO J,ALDASUQI K,IRSHAID L,et al. Update of pediatric soft tissue tumors with review of conventional MRI appearance-part 1:tumor-like lesions, adipocytic tumors, fibroblastic and myofibroblastic tumors, and perivascular tumors[J]. Skeletal Radiol, 2022, 51 (3):477-504.

[34] JAWAD N,MCHUGH K. The clinical and radiologic features of paediatric rhabdomyosarcoma[J]. Pediatr Radiol,2019,49(11):1516-1523.

[35] WRIGHT A,DESAI M,BOLAN C W,et al. Extraskeletal Ewing Sarcoma from Head to Toe:Multimodality Imaging Review[J]. Radiographics,2022,42(4):1145-1160.

[36] WENDLING D,CHOUK M,GUILLOT X,et al. Circumscribed myositis ossificans[J]. Joint Bone Spine,2021,88(2):105119.

[37] BAUER A H,BONHAM J,GUTIERREZ L,et al. Fibrodysplasia ossificans progressiva:a current review of imaging findings[J]. Skeletal Radiol,2018,47(8):1043-1050.

[38] SPALKIT S,SINHA A,PRAKASH M,et al. Dermatomyositis:Patterns of MRI findings in muscles,fascia and skin of pelvis and thigh[J]. Eur J Radiol,2021,141:109812.

中英文名词对照索引

登录中华临床影像征象库步骤

▌公众号登录 >>

扫描二维码
关注"临床影像及病理库"公众号

点击"影像库"菜单
进入中华临床影像库首页

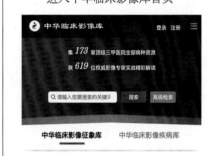

▌网站登录 >>

输入网址 medbooks.ipmph.com/yx
进入中华临床影像库首页

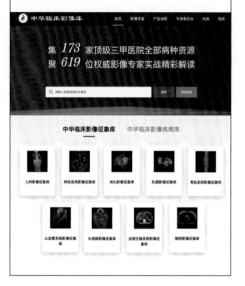

进入中华临床影像库首页
注册或登录

PC 端点击首页"兑换"按钮
移动端在首页菜单中选择"兑换"按钮

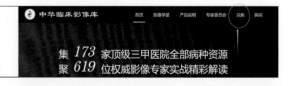

输入兑换码,点击"激活"按钮
开通中华临床影像征象库的使用权限

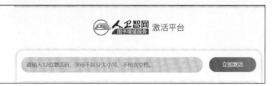

48